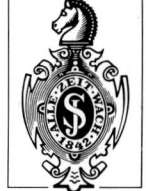

G. Riecker

Klinische Kardiologie

Krankheiten des Herzens und des Kreislaufs

Unter Mitarbeit von
H. Avenhaus · H. D. Bolte · W. Hort
B. Lüderitz · B. E. Strauer

Mit 159 Abbildungen

Springer-Verlag
Berlin Heidelberg New York 1975

Professor Dr. G. RIECKER
Medizinische Klinik I der Universität, Klinikum Großhadern,
8 München 70, Marchioninistraße 15

ISBN 3-540-07316-7 Springer-Verlag Berlin Heidelberg New York
ISBN 0-387-07316-7 Springer-Verlag New York Heidelberg Berlin

Library of Congress Cataloging in Publication Data. Main entry under title: Klinische Kardiologie. In-
cludes bibliographies and index. 1. Heart — Diseases. 2. Blood — Circulation, Disorders of. I. Riecker,
G., 1926 —. II. Avenhaus, H. RC681.K57 616.1'2 75-14209

Satz, Druck und Bindearbeiten: Universitätsdruckerei H. Stürtz AG, Würzburg

Unseren akademischen Lehrern

Kurt Kramer
Johannes Linzbach
Herbert Schwiegk
Rudolf Zenker

in Dankbarkeit gewidmet

Vorwort

Mit dem vorliegenden Werk wird der Versuch unternommen, die Krankheiten des Herzens, des Kreislaufs und der Gefäße in enger Verbindung mit der gesamten inneren Medizin und in einer auf die praktischen Bedürfnisse ausgerichteten Form für Studierende und Ärzte darzustellen.

Jeder Beitrag schildert die mit den einfachen Mitteln der Vorgeschichte, des Beschwerdebildes und der körperlichen Untersuchung faßbaren Symptome und ihre differentialdiagnostische Abgrenzung, außerdem den Aussagewert apparativ ermittelter Meßgrößen sowie die Indikationen und Risiken spezieller invasiver Untersuchungsmethoden. In den Therapieempfehlungen (einschl. Notfallpläne, Prophylaxe und Nachsorgemaßnahmen) haben wir unsere eigenen Erfahrungen und die im Schrifttum niedergelegten Dosierungsangaben, ferner die verfügbaren statistischen Ergebnisse zur Spätprognose verwertet und den Wirkmechanismus, die Pharmakokinetik, sowie die Nebenwirkungen der aufgeführten Pharmaka berücksichtigt. Die pathologisch-anatomischen und pathophysiologischen Erläuterungen sind problembezogen ausgewählt und sollen das Verständnis der Pathogenese vertiefen. Die knapp gehaltenen Literaturhinweise beschränken sich auf die wichtigsten Originalmitteilungen und auf das weiterführende Schrifttum.

Wir sind uns der Schwierigkeiten bewußt, die klinische Kardiologie in dem vorgegebenen Umfange umfassend zu beschreiben. Auf Vollständigkeit wurde deshalb verzichtet, was die Auslassung sehr seltener Anomalien des Herz-Gefäßsystems, von Außenseitermethoden, von umstrittenen Behandlungsverfahren wie auch von Randgebieten erklären möge. Dessen ungeachtet erbitten wir von unseren ärztlichen Lesern Kritik und Ergänzungsvorschläge. — Dem Springer-Verlag danken wir für die bewährte Zusammenarbeit, für die sachkundige Beratung und wertvolle Unterstützung bei der Herstellung des Buches.

Der Herausgeber
Die Autoren

Inhaltsverzeichnis

Autorenverzeichnis

Priv.-Doz. Dr. H. AVENHAUS
II. Medizinische Klinik
des Landeskrankenhauses
8630 Coburg, Ketschendorferstr.33

Professor Dr. H.D. BOLTE
Medizinische Klinik I
der Universität München
Klinikum Großhadern
8000 München 70, Marchioninistr. 15

Professor Dr. W. HORT
Pathologisches Institut
der Universität
3550 Marburg, Robert-Koch-Straße 5

Priv.-Doz. Dr. B. LÜDERITZ
Medizinische Klinik I
der Universität München
Klinikum Großhadern
8000 München 70, Marchioninistr. 15

Professor Dr. G. RIECKER
Medizinische Klinik I
der Universität München
Klinikum Großhadern
8000 München 70, Marchioninistr. 15

Priv.-Doz. Dr. B.E. STRAUER
Medizinische Klinik I
der Universität München
Klinikum Großhadern
8000 München 70, Marchioninistr. 15

1. Einleitung

In der klinischen Kardiologie stehen wir ebenso wie in der allgemeinen Medizin in einem für unseren Beruf eigentümlichen Spannungsfeld zwischen naturwissenschaftlicher Erkenntnismethode und dem ärztlichen Handeln.

Die naturwissenschaftliche Methode hat Schule gemacht und diese imponierende Entwicklung naturwissenschaftlicher Methoden war die Voraussetzung für den Erfahrungszuwachs der vergangenen Jahrzehnte.

Man sollte sich aber vor Augen halten, daß ein beträchtlicher Teil dieser Naturkenntnis vom methodischen Versuchsansatz her determiniert wird. Was wir unter „Objektivität" verstehen, ist letzten Endes ein Problem der Methodenkritik. Wissenschaftlich begründete Irrlehren und Sackgassen geistiger Entwicklungen gehen nicht selten auf methodische Ursachen zurück. Damit eng verknüpft ist das Verhältnis der Medizin zur Technik.

Medizin und Technik. Quantitativ sehen wir uns einer Fülle von apparativ verarbeiteten Methoden konfrontiert, die zur Schonung des Patienten und letzten Endes auch aus Kostengründen dazu herausfordert, sorgfältig zwischen nützlichen und entbehrlichen technischen Mitteln zu unterscheiden. Denn ohne eine solche kritische Einordnung unseres Instrumentariums in den ärztlichen Arbeitsablauf würden wir der Vielfalt des Angebotenen erliegen, uns im Dickicht zahlloser maschinell gewonnener Daten verlieren und unsere Patienten einem inhumanen, weil kommunikationslosen Materialismus ausliefern.

In welchem Umfange die Technik in die moderne Medizin schon Eingang gefunden hat, zeigt sich deutlich daran, daß Sachkompetenz sich heute nicht mehr allein auf Stoffwissen und Erfahrungswissen, sondern zunehmend auf Fähigkeiten gründet, spezielle Methoden zu beherrschen. Häufig wird die Rolle, die jemand in einem vorgegebenen Arbeitsprogramm zu erfüllen hat, wesentlich vom Methodischen her bestimmt und leitet von dort her ihren Leistungswert ab.

Es ist offenkundig, daß diese Methodenexplosion der Subspezialisierung schier unaufhaltsam den Weg bereitet und die Gefahr eines unbezogenen, unkritischen Medizinkonsums heraufbeschwört, und zwar dadurch, daß sie den Kranken zum Projekt eines zum Selbstzweck angewachsenen Diagnosensystems degradiert.

Kritische Indikationsstellung, Abwägung von Aussage und Risiko, Praxisbezogenheit der Maßnahmen, interdisziplinäre Kooperation (Konsiliarsystem!) und erläuternder Dialog mit dem Patienten sind unverzichtbare Ansprüche, um der drohenden Überspezialisierung zu begegnen [5].

Funktionsdiagnostik in Stufen. Für die Gegebenheiten der ärztlichen Praxis macht diese Entwicklung zunächst einmal die Aufstellung von allgemein verbindlichen, d.h. standardisierten Untersuchungsprogrammen (Diagnostik in Stufen) und ebenso von standardisierten Behandlungsprogrammen (z.B. Notfallpläne, Nachsorgepläne) notwendig.

Es muß erwähnt werden, daß die gerade hierdurch erreichbare Steigerung von ärztlicher Leistung, die dem Patienten unmittelbar zugute kommt, zweifellos durch einen gewissen Verlust an individueller Handlungsfreiheit des einzelnen Arztes infolge wachsender Interdependenz mit seinen Partnern eingetauscht werden muß, ein Problem, mit dem sich jede Gesellschaft — nolens volens — auseinandersetzen muß, und das mit der technologischen Entwicklung aufs engste verknüpft ist.

In Anlehnung an die bisher geübte Praxis soll sich der Funktionsablauf eines diagnostischen Programms in 3 Hauptstufen gliedern:

Stufe I: Erstuntersuchender Arzt
    Bedside-Untersuchungstechnik
    kleines Labor, EKG

Stufe II: Fachärzte
a) Röntgenuntersuchung
b) unblutige Registriermethoden
    (z.B. EKG, Phonokardiogramm, Pulsregistrierung, Ergometrie)
c) großes Routinelabor

Stufe III: Spezialisten
a) klinisch-physiologische Methoden
    (Herzkathetermethoden)
b) Angiographie
c) Hormonanalysen
d) biochemische, immunbiologische, bakteriologische und serologische Untersuchungen
e) Echokardiographie
f) Anwendung von Radionukliden
g) Myokardbiopsie.

Mit der Bezeichnung „erstuntersuchender Arzt" ist derjenige Untersucher zu verstehen, der sich der Mittel der biographischen und anamnestischen Erforschung des Krankheitsverlaufs, der Bedside-Untersuchungstechnik und wenig aufwendiger Laborhilfen sowie des EKGs bedient und hieraus den weiteren Untersuchungsgang oder die Soforttherapie entscheidet. Sein Tätigkeitsbereich kann verschieden sein: praktischer Arzt, Facharzt, Betriebsarzt, Stationsarzt, Notaufnahmearzt etc. Entscheidend ist hier nicht die Berufsbezeichnung oder ein Zertifikat, sondern die ausgeübte Rolle in einem vorgegebenen diagnostischen Untersuchungsgang.

Welches Gewicht den einzelnen Untersuchungsinstanzen zukommt, ist von Krankheit zu Krankheit ganz verschieden.

Auf dem Herz-Kreislauf-Sektor gibt es eine große und immer noch wachsende Zahl von Krankheiten und Folgestörungen, die nur in gemeinsamer Bemühung und mit dem organisierten Einsatz aller technischen Hilfsmittel verhütet, diagnostiziert und behandelt werden können: sekundäre Hypertonien, erworbene und angeborene Herzfehler, Koronarinsuffizienz und Myokardinfarkt, die Myokarditiden, thromboembolische Erkrankungen, entzündliche und nichtentzündliche (z.B. diabetische) Angiopathien etc.

Die heute weitgehend standardisierten Untersuchungsprogramme bei Hypertonie sind exemplarisch für das, was unter einer gezielten, stufenweise aufgebauten Suchdiagnostik zu verstehen ist.

In den meisten Fällen wird die Diagnose, zumindest die begründete Vermutungsdiagnose, mit den einfachen, aber umfassenden Hilfsmitteln der diagnostischen Stufe I gestellt, wohingegen den speziellen apparativen Hilfsmitteln (Röntgen, EKG, Herzkatheter etc.) die Rolle zu quantifizieren, zu lokalisieren und gültig zu beweisen zukommt. In diesem Sinne muß deshalb die überragende Bedeutung der anamnestischen Erhebung und einer präzisen wie geübten Untersuchung des Kranken durch den erstuntersuchenden Arzt betont werden.

Pharmakotherapie. Es ist eine alltägliche Erfahrung, daß mit der Verwendung differenter Pharmaka das Therapierisiko wächst. Das pharmakologische Experiment liefert uns Angaben über Resorption, Stoffverteilung, Stoffabbau, Rezeptorbindung und -ausscheidung. Die enge Verknüpfung von experimenteller Pharmakologie und Pharmakotherapie liegt auf der Hand, und nirgendwo sind unsere ärztlichen Entscheidungen so sehr an naturwissenschaftliche Fakten gebunden wie hier. Beispiele sind die Abhängigkeit der Glykosidtoleranz von der extrazellulären Kaliumkonzentration, die Verdrängung der Herzglykoside vom Glykosidrezeptor der Herzmuskelzellmembran durch Diphenylhydantoin, die Potenzierung der Wirkung von Dicumarol durch Salizylate, Phenylbutazon usw., die barbituratinduzierte Enzymaktivität in der Leber, der gesteigerte Östrogen-Abbau und die gesteigerte Metabolisierung von Digitoxin durch das Tuberkulostatikum Rifampicin; ferner: die Hemmung der mikrosomalen Oxydation von Tolbutamid durch Chloramphenicol, die verlängerte Halbwertszeit bei gleichzeitiger Anwendung von Paracetamol und Salicylsäure durch Verminderung der Glukuronidierung beider Substanzen, verstärkter Insulineffekt durch Alkohol, etc.

Angesichts der Vielfalt dieser Determinanten verwundert die verhältnismäßig hohe Zahl von Arzneimittelnebenwirkungen, nämlich rund 5% per verordnetes Mittel [1], nicht und fordert eine energische Reduktion der verordneten Medikamente überhaupt, eine gezieltere Indikationsstellung und vertiefte Kenntnisse der Arzneimittelwechselwirkungen.

Probleme der klinischen Nosologie. Mehr als uns möglicherweise bewußt ist, bezieht sich das therapeutische Handeln zunächst auf die unmittelbar erkennbaren Krankheitszeichen (Leitsymptom- und Syndromklassifizierung) und auf die Einschätzung der Prognose. Dementsprechend zielt der patientenzentrierte Untersuchungsgang in erster Linie auf die Gewinnung von basalen Meßgrößen, ohne daß diese Befunde im einzelnen geeignet zu sein brauchen, den Erkenntnisprozeß bis hin zur nosologisch begründeten Diagnose voranzutreiben. Dieser Modus einer „Therapie ohne Diagnose" steht in der Notfallbehandlung vitaler Organfunktionsstörungen, bei unklärbaren Krankheitsbildern als „Diagnose ex iuvantibus" und nicht selten bei der Indikationsstellung zu operativen Eingriffen ganz im Vordergrund, dem sich eine Verdichtung von nachfolgend eingeholten Erkenntnisinhalten bis hin zur mehr oder weniger unscharfen Diagnose im Sinne des traditionell nosologischen Ordnungsbegriffes oder der Krankheitseinheit sukzessive anschließt. Jeder einzelne dieser Erkenntnisschritte wird zur Voraussetzung verbesserten therapeutischen Handelns.

In bezug auf den therapeutischen Nutzen „kann eine Diagnose u.U. ein bloß beschreibender oder benennender Ausdruck, ein hypothetisches Zwischenergebnis, aber auch die wissenschaftlich zwingende Zuordnung eines krankhaften Geschehens zu einem definierten Krankheitsbild sein, das in der Systematik der klinischen Nosologie einen festen Platz einnimmt und (sofern es genügend aufgeklärt und verstanden ist) eine rationelle und spezifische Therapie ermöglicht und fordert. — Einziges Ziel auch der wissenschaftlichen Medizin ist nicht die intellektuelle Befriedigung des Arztes durch die Diagnose, sondern die Behandlung des Patienten; aber auch, daß dabei die Motive des Helfenwollens untrennbar mit den Notwendigkeiten des Wis-

senmüssens verknüpft sind" (BUCHBORN, 1975) [2]. In diesem Sinne versteht sich die klinische Kardiologie als ein unselbständiges, mit den übrigen Subspezialitäten methodisch und nosologisch vielfach verknüpftes Teilfachgebiet der inneren Medizin.

Psychovegetative Störungen. Bemerkenswert ist bei allem Umfang unseres Wissens aber doch die verbreitete Verlegenheit, ja Unfähigkeit von naturwissenschaftlich ausgebildeten Ärzten, den sog. funktionellen Organstörungen diagnostisch und therapeutisch zu begegnen. Die Angaben über die Häufigkeit funktioneller Syndrome schwanken zwischen 25 und 80%, die Altersverteilung bevorzugt das 2. und 3. Lebensjahrzehnt, die Symptomatologie ist bunt, unbestimmt und entzieht sich dem objektiven Nachweis durch Test und Zahl.

Dagegen sind einige ihrer Folgestörungen wie Trunksucht, Eßsucht, Medikamentenabusus und Rauchgewöhnung der Gegenstand wiederum genauer somatischer Analysen, gewissermaßen Forschung am Symptom, und gerade deswegen ohne Aussicht auf therapeutische Einwirkung.

Diese Beispiele sind geradezu symptomatisch dafür, daß naturwissenschaftliches Denken, wenn es sich nur noch kausal-mechanistisch, oder allein mit Hilfe technisch unterstützter Testverfahren und Meßergebnisse vollzieht und dann zur materialistischen Ideologie erhebt, eine für uns und für die Erziehung unserer jungen Ärzte folgenschwere Fehlentwicklung beinhalten würde, die, weil zum Selbstzweck geworden, das ärztliche Urteilen und Handeln verarmen und den Patienten einem mehr oder weniger undifferenzierten und unbarmherzigen Zahlenfetischismus ausliefern würde.

Wie sehr die geistige und körperliche Gesundheit eines Menschen von seinem geglückten Lebensentwurf, von dem Erlebnis der Geborgenheit in Familie und Gemeinschaft, von der Achtung seiner Mitmenschen bestimmt wird, wissen wir alle. Um so dringlicher scheint es, daß die lehrende Medizin die Biographie des Kranken, seine sozialen Umstände und die Konformation seiner geistigen Bedürfnisse gleichfalls methodenkritisch erfaßt und der objektiven Analyse systematisch zugänglich macht (JORES, 1973) [4].

Es ist in diesem Zusammenhang der Erwähnung wert, daß HELMHOLTZ schon 1877 in seinem berühmt gewordenen, oft zitierten Antrittsvortrag zur Feier des Stiftungstages der Militärischen Bildungsanstalt in Berlin über „Das Denken in der Medizin" auf die weitreichenden Konsequenzen der naturwissenschaftlichen Denkweise und ihre Rückwirkung auf die Medizin hingewiesen hat:

„Unsere Generation hat noch unter dem Druck spiritualistischer Metaphysik gelitten, die jüngere wird sich wohl vor dem der materialistischen zu wahren haben. Ich bitte Sie, nicht zu vergessen, daß auch der Materialismus eine metaphysische Hypothese ist, eine Hypothese, die sich im Gebiet der Naturwissenschaften allerdings als sehr fruchtbar erwiesen hat, aber doch immer eine Hypothese bleibt" [3].

Literatur

1. Boston Coll. Drug. Surv. Progr. Am. J. Kosp. Pharm. **30**, 584 (1973).
2. BUCHBORN, E.: Medizin ohne Diagnose? In: Gross, R., und E. Buchborn: Probleme der klinischen Nosologie. Internist **16**, H. 2, Berlin-Heidelberg-New York: Springer 1975.
3. HELMHOLTZ, H.: Vorträge und Reden. 2. Bd., Braunschweig 1896.
4. JORES, A.: Der Kranke mit psychovegetativen Störungen. Verlag für Medizin. Psychologie, Göttingen: Vandenhoeck und Ruprecht 1973.
5. RIECKER, G.: Experiment und klinische Medizin. Münchner med. Wschr. **117**, 557, Nr. 14 (1975).

2. Untersuchungsmethoden

2.1. Die allgemeinen Untersuchungsmethoden

Für die Erkennung und Beurteilung von Krankheiten des Herzens und des Kreislaufs ist die Erfassung der Vorgeschichte, des Beschwerdebildes und die körperliche Untersuchung des Kranken mit den einfachen Methoden der „bedside"-Untersuchung unerläßlich und von ergiebiger Aussagekraft. Aber erst die Verknüpfung der hierdurch gewonnenen Einzelbefunde erlaubt brauchbare diagnostische Überlegungen. Dagegen verrät der Versuch, aus einem einzigen Symptom bzw. Befund eine umfassende Diagnose zu formulieren, den klinisch Unerfahrenen. Unrationell und unverantwortlich ist ein Vorgehen, ungezielt, d.h. ohne gründliche Untersuchung mit nicht-invasiven Methoden, die speziellen, oft risikobelasteten Untersuchungstechniken einzusetzen.

Die nachfolgenden Ausführungen sind stichwortartige Aufzählungen und sollen das praktische Vorgehen markieren. Bezüglich Einzelheiten und Grundlagen sei auf das weiterführende Schrifttum verwiesen.

2.1.1. Vorgeschichte

Familienanamnese (z.B. beim arteriellen Hochdruck), Erbleiden (z.B. bei angeborenen Herz- und Gefäßanomalien), Kindheitsentwicklung, Schulfähigkeit, Geburten, Vorkrankheiten, speziell: eitrige Tonsillitis, fieberhafter Gelenkrheumatismus, Infektionskrankheiten, katarrhalische Infekte, allergische Hauterscheinungen; Angaben über das *zeitliche* Auftreten einer Blausucht, einer verminderten körperlichen Lei-

stungsfähigkeit, von Beinschwellungen, von Atemnot, von Herzrhythmusstörungen etc. — Berufsanamnese — Lebensweise, Rauchgewohnheiten, Alkoholkonsum; Medikamente, speziell: Abführmittel, entwässernde Pharmaka, Digitalispräparate etc. — Psychosoziale Anamnese — Ergebnisse früherer Untersuchungen.

2.1.2. Beschwerdebild

Minderung der körperlichen Leistungsfähigkeit: entsprechend der Einteilung der New York Heart Association 1945 (s. Tabelle 11.5 auf S. 343).

Atemnot: In Ruhe (Ruhedyspnoe): beim klinischen Schweregrad IV chronischer Herzkrankheiten, bei fortgeschrittener respiratorischer Insuffizienz im Gefolge primärer Lungenkrankheiten; psychisch ausgelöste Tachypnoe und Dyspnoe.

Während körperlicher Belastung (Belastungsdyspnoe): kardialer und pulmonaler Genese, Übergewicht, Trainingsmangel, Anämie.

In Form nächtlicher Anfälle von Atemnot (sog. Asthma cardiale, z.B. bei Linksherzinsuffizienz, Mitralstenose), Orthopnoe (vornehmlich bei Zuständen mit akuter und chronischer Lungenstauung). Hingegen deuten Angaben über das Empfinden „nicht durchatmen zu können" oder „gelegentlich tief Luft holen zu müssen" (Seufzeratmung) eher auf nicht-organische, psychosomatische Zusammenhänge.

Herzrhythmusstörungen. Herzklopfen (=verstärkter Herzschlag, meist jedoch rhythmisch und normofrequent): Trainingsmangel, Anämie, Hyperthyreose, im Gefolge psychischer Erregung, bei gesteigerter Proprioceptivität, aber auch im Verlaufe von Hochdruckkrisen, bei Herzfehlern (z.B. Aorteninsuffizienz höheren Schweregrades) und nach Applikation herzwirksamer Pharmaka (z.B. Digitalis, Coffein).

Herzjagen, Herzrasen (schnelle rhythmische oder arrhythmische Herzschlagfolge): meist situativ oder anfallsweise als supraventrikuläre paroxysmale Tachykardie (s.S. 239), seltener verursacht durch eine paroxysmale Vorhoftachykardie (z.B. bei Digitalisüberdosierung) oder bei Tachyarrhythmia absoluta (meist durch Vorhofflimmern, -flattern). — Angaben über „Aussetzen des Herzschlages" im Gefolge von supraventrikulär oder ventrikulär entstandenen Extrasystolen; Abhängigkeit von körperlicher Belastung weist auf organische Ursachen hin.

Schmerzen im Oberkörper. Typische Angina pectoris (im Gefolge einer Coronarinsuffizienz): Brustenge, retrosternales Brennen, Schmerzen in der Herzgegend mit Ausstrahlung meist in die linke Schulter und Radialsegment des linken Armes, Hals und Unterkiefer beiderseits, weniger häufig auf die rechte vordere Brusthälfte und rechte Schulter; belastungsabhängig, Kälteauslösung, Besserung durch Nitropräparate. Im Ruhezustand auftretende Angina pectoris-Anfälle lassen an Hochdruckkrisen denken! Retrosternaler Dauerschmerz: Verdacht auf Myokardinfarkt, Perikarditis. — Atypische Angina pectoris: „early morning angina" (beim Aufwachen, Aufstehen, verschwindet beim Umhergehen); „walk through-angina" (Belastungsschmerz, der beim Weitergehen verschwindet); „Prinzmetalangina" (Schmerzanfälle in Ruhe, typischer EKG-Befund; s.S. 164); Roemheld-Syndrom (Auslösung von pectanginösen Beschwerden nach Mahlzeiten; sog. gastrokardialer Symptomenkomplex). — Plötzlich auftretender, bedrohlicher Schmerz (Zerreißschmerz) über der vorderen Brustwand *und* am Rücken zwischen den Schulterblättern: Verdacht auf eine Dissektion der Aortenwand (Differentialdiagnose: Perforation eines Sinus-Valsalvae-Aneurysmas). — Thoraxschmerzen, die supraclavicular rechts lokalisiert sind, werden beim Aneurysma bzw. entzündlichen Prozessen im Bereich der Aorta ascendens beobachtet.

Auf nicht-kardiale Ursachen deuten Angaben über „Stechen in der Brust", „Bruststiche", über messerstichartige Brustschmerzen hin; häufig ist dieser Schmerztyp in der Gegend der linken Brustwarze lokalisiert; treten sie beim Liegen auf, ist an vertebrogene Wurzelreizsymptome zu denken, eine Abhängigkeit von der Inspiration ist auf eine Pleuritis sicca verdächtig (z.B. Lungenembolie), wird aber auch als Begleiterscheinung einer Pleurodynie (z.B. bei Coxsackie-Virusinfektion), bei myositischen Prozessen im Bereich der Thoraxwand, nach Rippenfraktur und im Sternocostalbereich umschrieben beim Tietze-Syndrom (s. S. 166) beobachtet. Abgrenzung nicht-kardialer Schmerzursachen paravertebral: Nucleus pulposus-Hernie, Kompression eines Wirbelkörpers, Tumoren im Wirbelkanal, Spondylitis ankylopoetica, Tumoren im Mediastinalbereich, Morbus Scheuermann, Tendomyose etc.

Synkopen (Anfälle von Bewußtlosigkeit) kardialzirkulatorischer Genese: am häufigsten als Adams-Stokesscher Anfall im Gefolge einer bradykarden (s.S. 248 und 301), oder einer extrem tachykarden Herzrhythmusstörung, bei hochgradiger valvulärer Aortenstenose (meist belastungsabhängig), beim „subclavian-steal"-Syndrom, durch einen Kugelthrombus vor einer stenosierten Mitralklappe, beim seltenen Vorhofmyxom, beim hypersensitiven Carotis sinus-Syndrom, als Lach-, Husten- oder Miktionssynkope und im Gefolge einer akuten arteriellen Hypotension bei Hypovolämie oder bei Orthostase, speziell bei der sog. „postural hypotension" (s.S. 400). Klinisch bedeutungsvoll sind intermittierende cerebrale Durchblutungsstörungen kardialer Genese (z.B. Herzinsuffizienz, arterielle Embolie bei Mitralstenose oder nach Myokardinfarkt), die mit anfallsweisem Schwindel, vorübergehendem Bewußtseinsverlust oder neurologischen Herdsymptomen einherzugehen pflegen. — Abgrenzung von psychiatrischen und hirnorganischen Ursachen sowie von endogenen (z.B. Porphyrie, Durchgangssyndromen bei Überwässerung, Disequilibrium-Syndrom, Hypercalcämie, Hypoglykämie) Ursachen und exogenen Intoxikationen!

Schmerzen im Bereich der Extremitäten: Intermittierendes Hinken (Claudicatio intermittens), weist auf arterielle Durchblutungsstörungen hin; bei Haltungsschmerz und Ruheschmerz: Abgrenzung thrombophlebitischer Ursachen, Polyneuropathie, Weichteilrheumatismus, vertebragene Wurzelreizsyndrome (Lumbosacralbereich).

Vieldeutig und diagnostisch nur in Verbindung mit anderen Symptomen wegweisend sind Angaben über Müdigkeit, Mattigkeit, Kopfdruck, über kardiale Mißempfindungen ("ich spüre, daß ich ein Herz habe"), Schweregefühl der Beine, Wadenkrämpfe, kalte Hände und Füße, sowie Hitzewallungen. Diagnostisch unbrauchbar ist die allgemeine Angabe von "Kreislaufstörungen". Zur Symptomatologie psychovegetativer Störungen siehe [21a].

2.1.3. Inspektion

Die Beobachtung des Kranken hinsichtlich seines Bewußtseinszustandes, seines Ernährungszustandes, seines Körperbaues, seiner körperlichen Belastbarkeit, Haltung, Bewegung und Sprache, Hautfarbe, Behaarung, Pigmentverteilung, Atmung, Venenfüllung, sichtbarer Pulsationen, trophischer Störungen etc. liefert eine Vielzahl wertvoller Informationen, die den Schweregrad der Krankheit und den Leidenszustand des Patienten vermittelt und darüber hinaus spezielle diagnostische Hinweise gibt. Die kardiologische Diagnostik bedient sich des *gesamten* Katalogs der Körperuntersuchung; einigen Krankheitszeichen kommt allerdings eine besondere Aussagekraft zu: Cyanose, Uhrglasnägel und Trommelschlegelfinger, abnorme Pulsationen, Füllungszustand und Pulsationen der V.jugularis, Dyspnoe, Herz- und Gefäßgeräusche etc.

Cyanose. Die Blaufärbung der Wangen, Lippen, Schleimhäute, der Conjunctiven und des Nagelbettes wird als *zentrale Cyanose* bezeichnet; ihr liegt eine arterielle Hypoxämie entweder als Folge einer alveolären Minderbelüftung der Lunge (z.B. bei chronischer Lungenstauung, beim Lungenemphysem) oder eine Beimischung venösen Blutes in den arteriellen Kreislaufabschnitt (z.B. Rechts-Links-Shunt bei Fallotscher Tetralogie) zugrunde. — Eine Verlangsamung des Blutstromes in der Endstrombahn (z.B. bei chronischer Herzinsuffizienz, im Schockzu-

stand) bewirkt eine vermehrte prozentuelle Extraktion des Blutes an Sauerstoff, die arteriovenöse Sauerstoffdifferenz wird größer, der Sauerstoffgehalt des Venenblutes ist erniedrigt; demzufolge sind die (venenreichen) Hautpartien des Körperstammes, Lippen und Acren flächenhaft livide verfärbt: *periphere Cyanose*. — Lokalisierte Cyanosen (z.B. an den Acren, Unterschenkeln, Lippen) sind Ausdruck örtlicher vasomotorischer Reaktionen (z.B. auf Kältereiz bei lokaler Stauung oder im Rahmen eines postthrombotischen Syndroms) und daher ohne Aussagewert hinsichtlich kardialer Funktionen oder allgemeiner Kreislaufperfusion. — Livedo racemosa, s.S. 404.

Uhrglasnägel und **Trommelschlegelfinger** sind Begleitsymptome einer chronischen und höhergradigen arteriellen Hypoxämie pulmonaler (z.B. Asthma bronchiale) oder kardialer Genese (z.B. primär cyanotische angeborene Herzfehler).

Abnorme Pulsationen. Verstärkte Carotispulsationen (z.B. bei Aorteninsuffizienz), pulsierende Parenchymstrumen (z.B. bei Hyperthyreose), Pulsationen in der Supraclaviculargrube (z.B. bei a.v.-Fistel der A. subclavia), der sichtbare Herzspitzenstoß (bei Linksherzhypertrophie), systolische Hebungen der vorderen Brustwand, oft mit einem Herzbuckel (Voussure) vergesellschaftet (bei angeborenen Herzfehlern mit Rechtsherzhypertrophie), diskrete pulssynchrone Dehnungen sichtbarer Körperarterien (z.B. infolge arteriosklerotischer Wandveränderungen der A. temporalis, A. radialis, A. tibialis post.).

Füllungszustand und Pulsation der V. jugularis. Bei einer Steigerung des zentralen Venendruckes bleibt die *Füllung der V. jugularis* auch im Sitzen erhalten, dabei ist das Gärtnersche Zeichen (Entleerung der Handrückenvenen bei Anheben des Unterarmes über Vorhofhöhe) positiv. Ein hepatojugulärer Reflux weist auf eine verminderte Dehnbarkeit des Niederdrucksystems (z.B. im Gefolge einer Rechtsherzinsuffizienz oder bei venöser Einflußstauung extrakardialer Ursache) hin. Mögliche Ursachen einer venösen Einflußstauung: Rechtsherzinsuffizienz, tumoröse oder entzündliche Mediastinalprozesse, Tricuspidalstenose, Constrictio pericardii (Panzerherz), Pericarditis exsudativa, substernale Struma (Tauchkropf), Thrombose der V. cava superior.

Vergrößerte Amplitude der *a-Welle* (präsystolische Welle) der V. jugularis: Formen der pulmonalen Hypertonie, Pulmonalstenose, Links-Rechts-Shunt auf Venen-, Vorhof- oder Ventrikelebene (Lungenvenentransposition, Vorhofseptumdefekte, Ventrikelseptumdefekte) mit sekundärer Rechtsherzhypertrophie, Tricuspidalstenose, Tricuspidalatresie.

Kammersystolische Venenpulsation: verläßliches Symptom einer Tricuspidalinsuffizienz (angeboren oder erworben), ggf. mit einem positiven Leberpuls vergesellschaftet. — Kurzzeitiger systolischer Venenkollaps trotz erhöhten venösen Füllungszustandes bei Constrictio pericardii.

Dyspnoe (= abnorm vermehrte Atemarbeit): Belastungsdyspnoe ist ein Frühsymptom der Belastungsinsuffizienz des Herzens und bei Mitralstenose. Ruhedyspnoe beim Schweregrad IV der chronischen Herzinsuffizienz. Abgrenzung: primär pulmonale Ursachen. — Orthopnoe, anfallsweise in Form des Asthma cardiale, generell bei allen Zuständen mit chronischer Lungenstauung (z.B. Mitralstenose, Linksherzinsuffizienz, Hypervolämie), oft mit begleitender Bronchialobstruktion (verlängertes Exspirium). Abgrenzung: Bronchialasthma. — Cheyne-Stokessches Atmen und Biotsche Atmung: im Gefolge cerebraler Durchblutungsstörungen, bei beginnender Linksherzinsuffizienz, pharmakologisch induzierter Atemdepression. — Kussmaulsche Atmung: Coma diabeticum und metabolische Azidosen anderer Ursache (z.B. bei fortgeschrittener Niereninsuffizienz).

Husten: Nächtliches Auftreten von Husten; häufig Frühsymptom einer Linksherzinsuffizienz (Stauungslunge!).

Ratschowsche Lagerungsprobe: Empfindlichste, nicht-invasive Untersuchungsmethode zur Aufdeckung arterieller Durchblutungsstörungen im distalen Bereich der unteren Extremitäten (Durchführung [20a]). Einzelheiten s.S. 45.

Trendelenburgsche Probe: Prüfung der Klappenschlußfähigkeit im Bereich der V. saphena magna [20a]. Einzelheiten s.S. 47.

Perthessche Probe: Prüfung der Klappenschlußfähigkeit der V. communicantes im Unterschenkelbereich [20a]. Einzelheiten s.S. 47.

2.1.4. Palpation

Arterielle Pulsverteilung und abnorme Gefäßpulsationen: Fehlende Radialispulse bei bestimmten Formen des Aortenbogensyndroms mit Abgangsstenosen oder Verschluß der A. subclavia und ihrer distalen Aufzweigungen. — Verminderte oder fehlende Pulsation der A. femoralis bei Stenosen im Bereich der Aorta; der A. poplitea im Bereich der Oberschenkelarterien; der Fußpulse (A. tibialis post. und A. dorsalis pedis) im Unterschenkel-Fußbereich. Danach Klassifikation der obliterierenden Arteriopathien in I. Beckentyp, II. Oberschenkeltyp, und III. distaler Typ. (s.S. 416). — Arterieller Hochdruck im Bereich der oberen Körperhälfte und verminderte Arterienpulse der unteren Extremitäten: Verdacht auf Aortenisthmusstenose oder Stenosen im Bereich der Bauchaorta. — Palpabler, pulsierender Tumor im Abdomen: Verdacht auf Aneurysma der Bauchaorta. — Abnorm lokalisierte Pulsationen im Bereich arteriovenöser Fisteln und Aneurysmen (z.B. Cimino-Shunt bei Patienten im Dauerdialyse-Programm), in Form des positiven (venösen) Leberpulses bei Tricuspidalinsuffizienz und als arterielle Pulsationen intercostal bei Aortenisthmusstenose.

Pulsqualität: Die Unterdrückbarkeit der Radialispulse gilt als brauchbarer Hinweis auf die Höhe des arteriellen Blutdrucks (z.B. bei arteriellem Hochdruck, bei Schockzuständen). — Pulsus celer et altus (z.B. bei Aorteninsuffizienz, Ductus arteriosus Botalli, große a.v.-Fisteln) — Pulsus parvus et tardus (z.B. hochgradige valvuläre Aortenstenose). — Selten eruierbar der Pulsus paradoxus bei Concretio pericardii. — (Einzelheiten s. [7a] u. [44a]).

Pulsfrequenz: Nur unsicherer Rückschluß auf die Herzfrequenz. Bei Tachyarrhythmia absoluta und früheinfallenden Extrasystolen: Pulsdefizit! (= Differenz der über dem Herzen auskultierten Herzschlagfolge und der palpatorisch ermittelten Pulsfrequenz).

Palpables Schwirren: Über beiden Carotiden und Jugulum: fortgeleitetes Stenosegeräusch bei valvulärer Aortenstenose. Abgrenzung: Carotisstenose, Aneurysma im Bereich der Aorta ascendens und Arcus aortae, Knotenstruma, Hyperthyreose.

Im 3.–4. ICR parasternal links: Ventrikelseptumdefekt; selten bei coronarer a.v.-Fistel und nach Perforation eines Sinus-Valsalvae-Aneurysmas.

Herzspitzenregion: spätdiastolisch bei Mitralstenose.

Infraclaviculär links: Ductus arteriosus Botalli.

2. ICR parasternal links: Pulmonalstenose, ggf. Durchflußgeräusch bei großem Vorhofseptumdefekt.

Mitte Sternum: Subaortenstenose und valvuläre Aortenstenose höheren Schweregrades.

Gefäßschwirren bei arteriellen Gefäßstenosen. — Abgrenzung eines palpablen Schwirrens gegen das Hautemphysem (häufig Folge von Rippenfrakturen z.B. nach transthorakaler Herzmassage).

Hebender Herzspitzenstoß: Außerhalb der Medioclavicularlinie: Zeichen einer Linksherzhypertrophie (z.B. Aorteninsuffizienz, Mitralinsuffizienz). — Innerhalb der MCL und in Form der epigastrischen Pulsation: bei Rechtsherzhypertrophie (z.B. Formen der pulmonalen Hypertrophie, Pulmonalstenose) (s. auch [44a]).

Die Brustwandbewegung des Herzens wird als Apexkardiogramm aufgezeichnet (s.S. 24).

Hebende Herzaktion über dem Sternum: Meist bei Rechtsherzhypertrophie (z.B. Pulmonalstenose), selten auch bei Herzwandaneurysma im Bereich der Vorderwand der linken Kammer (z.B. nach Myokardinfarkt).

Hauttemperatur: Kalte Acren (Hände, Wangen, Nase, Stirn) mit Tachykardie, peripherer Cyanose und Hypotonie: Schocksyndrom (sog. kalte, hypotone Tachykardie). Ausnahme: Normale oder erhöhte Hauttemperatur in der frühen Phase des septischen Schocks. — Abgrenzung: Lokale arterielle Durchblutungsstörungen, Raynaud-Syndrom, vasomotorisch bedingte Herabsetzung der Hauttemperatur.

Ödeme und Höhlenergüsse sind vieldeutige Symptome; bei gleichzeitiger kardialer Grundkrankheit *und* Nachweis eines erhöhten zentralen Venendrucks auf kardiale Genese hinweisend. Abgrenzung gegen Lymphödem, Becken- und Beinvenenthrombose, gegen zahlreiche andere Ursachen generalisierter Salz-Wasser-Retention (s.S. 337).

2.1.5. Perkussion des Herzens

Unterscheidung von absoluter und relativer Herzdämpfung praktisch ohne diagnostischen Wert. — Ermittlung der Herzkonfiguration auf perkutorischem Wege ist unsicher. — Von praktischer Bedeutung ist die Perkussion der maximalen äußeren Herzgrenzen, um einen Anhalt über die Herzgröße zu gewinnen (Einzelheiten s. [20a]).

2.1.6. Auskultation des Herzens (und der Gefäße)

Beurteilungskriterien: Auskultationspunkt (Punctum maximum) Extratöne (systolisch, diastolisch) Herzgeräusche (systolisch, diastolisch, kontinuierlich) und ihre Fortleitung in die benachbarten Stromabschnitte; ferner: Reibegeräusche (Grundlagen s. [20a, 34a, 44a]).

Auskultationspunkt (Punctum maximum): Herzspitzenregion und vordere Axillarlinie (verstärkt in Linkslage und während körperlicher Belastung): Mitralstenose.

Herzspitzenregion und intraapikal: Mitralinsuffizienz.

Mitte Sternum und 4. ICR parasternal links: Aorteninsuffizienz.

2. ICR parasternal rechts mit Fortleitung in die Carotiden: *valvuläre* Aortenstenose.

Mitte Sternum mit Fortleitung zum 2. ICR parasternal rechts: Subaortenstenose.

2. und 3. ICR parasternal links: die häufigsten angeborenen Herzfehler (Vorhofseptumdefekt, Ventrikelseptumdefekt, Pulmonalstenose).

Infraclaviculär links: Ductus arteriosus Botalli.

Interscapulär, paravertebral links: Aortenisthmusstenose.

Jugulum: Aneurysma der thorakalen Aorta.

Paraumbilical: Nierenarterienstenose.

Unteres Abdomen Mitte: Stenosen und Aneurysmen der Bauchaorta.

Ferner: Arterielle Gefäßgeräusche über stenosierten Gefäßabschnitten, vornehmlich der Extremitäten (A. brachialis, A. femoralis, A. poplitea) und des Halses (A. carotis communis resp. externa).

Herztöne:

I. Herzton: verstärkt bei Mitralstenose, Hyperthyreose, sympathicotoner Reaktionslage, Bradykardie; abgeschwächt bis fehlend bei Mitralinsuffizienz, Herzinsuffizienz, Hypertonie, Aortenvitien, bei PQ-Verlängerung, im Schock; Spaltung des I. Herztones bei Schenkelblock (meist Rechtsschenkelblock), künstlichem Schrittmacher, Links-Rechts-Shunt (Seitendifferente Schlagvolumina!), Klappeninsuffizienz.

IIa. Herzton (Aortenklappenschlußton): verstärkt bei arterieller Hypertonie, postextrasystolische Herzschläge, sympathicotone Reaktionslage, sklerosierende Prozesse im Bereich der Aorta ascendens oder der Aortenklappen; abgeschwächt bei arterieller Hypotonie, bei valvulärer Aortenstenose, höhergradiger Aorteninsuffizienz, Linksherzinsuffizienz.

IIb. Herzton (Pulmonalklappenschlußton): verstärkt bei allen Formen pulmonaler Hypertonie (prä- und postcapillär), erhöhtes pulmonales Durchflußvolumen (z.B. Vorhofseptumdefekt); abgeschwächt bei Pulmonalstenose.

Spaltung der II. Herztöne: von der Respiration abhängig und physiologisch. — Abnorm weite Spaltung bei Rechtsschenkelblock, linksventriculären Extrasystolen, Vorhofseptumdefekt. — Atemfixierte Spaltung bei Vorhofseptumdefekten. — Paradoxe Spaltung (Pulmonalanteil geht dem Aortenanteil zeitlich voran) beim Linksschenkelblock, transvenösem Herzschrittmacher, bei hochgradiger valvulärer Aortenstenose und Aortenisthmusstenose, sowie bei erheblicher Volumenbelastung des linken Ventrikels (großes Pendelvolumen bei Aorteninsuffizienz).

Extratöne (Abb. 4.1 auf S. 97).

Frühsystolischer Klick (= ejection click; pathologische Verstärkung des Nachsegmentes des 1. Herztones) bei Aortenstenose, Aortenklappen-

sklerose, Aortenaneurysma, Hypertonie, Aorteninsuffizienz; Pulmonalstenose, pulmonale Hypertonie, angeborene Vitien mit Links-Rechts-Shunt, Eisenmenger-Reaktion, M. Ebstein, Hyperthyreose.

Der *meso- und spätsystolische Klick* kann Folge einer abgelaufenen Perikarditis sein (sog. perikarditischer Extraton), in anderen Fällen folgt diesem Extraton ein Geräusch und ist hier Hinweis auf eine Mißbildung des Mitralsegels mit kammersystolischem Prolaps eines aneurysmatisch erweiterten Mitralsegels mit begleitender (meist hämodynamisch geringgradiger) Mitralinsuffizienz.

Der *dritte Herzton* hat dumpfen Klangcharakter, tritt protodiastolisch auf; er ist bei Jugendlichen physiologisch und bei Zuständen mit rasch erfolgender Kammerfüllung (z.B. Mitralinsuffizienz) oder bei verminderter Dehnbarkeit eines Ventrikels (z.B. bei Herzinsuffizienz) pathologisch.

Vorhoftöne sind gewöhnlich leise und niederfrequent und Folgesymptom eines erhöhten enddiastolischen Drucks in der nachgeschalteten Kammer (z.B. Aortenstenose, Kardiomyopathien).

Der *Mitralöffnungston* (nieder- bis mittelfrequent — am häufigsten bei Mitralstenose) fällt 0,07–0,12 sec nach Beginn des II. Herztones ein (s.S. 96). Abgrenzung vom protodiastolischen Extraton bei Perikardverkalkungen bzw. Perikarderguß (selten!).

Herzgeräusche: Erst die Verknüpfung von Auskultationsmaximum, Fortleitung und zeitlichem Auftreten eines Geräusches während des Herzcyclus ermöglichen eine anatomische Zuordnung (s. auch [7a, 20a, 34a]).

Systolische Geräusche: Proto-, meso-, spät- und holosystolische Geräusche. Beispiele für ein holosystolisches Geräusch sind die Mitralinsuffizienz mittleren und höheren Schweregrades, die Tricuspidalinsuffizienz und, lauter und ohrnahe, der Ventrikelseptumdefekt. — Spätsystolische Geräusche werden u.a. bei leichtgradigen Formen einer Mitralinsuffizienz gehört. — Klappenstenosen der aortalen oder pulmonalen Ausflußbahn (z.B. valvuläre Aorten- oder Pulmonalstenose) oder ein vermehrter Blutdurchfluß durch diese Klappen (z.B. bei Aorteninsuffizienz, beim Vorhofseptumdefekt) führen zu Geräuschen von Crescendo-descrescendo-Charakter (Spindelform im Schallbild!), die in Abhängigkeit vom Schweregrad der Stenose mit einem Intervall vom I. Herzton beginnen (sog. Intervallgeräusche), ihr Geräuschmaximum in der Mitte der Systole oder sogar erst spätsystolisch erreichen und vor bzw. mit Beginn des II. Herztones enden. Fortleitung dieser systolischen Stenosegeräusche in die angrenzenden Gefäßstämme (z.B. bei der valvulären Aortenstenose in die Carotiden).

Diastolische Geräusche: Hochfrequentes, protodiastolisches Geräusch bei der Aorten- und Pulmonalinsuffizienz. — Niederfrequentes, erst im Anschluß an den Mitralöffnungston entstehendes Geräusch bei der Mitralstenose. — Abgrenzung: Austin-Flint-Geräusch (s.S. 123). Präsystolisches Crescendogeräusch bei Mitralstenose mit noch erhaltenem Sinusrhythmus. — Diastolische Durchflußgeräusche bei Mitral- und Tricuspidalinsuffizienz und bei Links-Rechts-Shunts (z.B. Vorhofseptumdefekt, Lungenvenentransposition).

Kontinuierliches Geräusch = systolisch-diastolisches Geräusch, Maschinengeräusch: am häufigsten beim Ductus arteriosus Botalli, bei coronaren a.v.-Fisteln, nach Perforation eines Sinus-Valsalvae-Aneurysmas und bei pulmonalen a.v.-Fisteln.

Herzsynchrone Reibegeräusche meist perikardialen Ursprungs (Pericarditis fibrinosa resp. sicca z.B. im Verlaufe einer Coxsackie-Virusinfektion, im Rahmen eines Dressler-Syndroms (s.S. 83), im Verlauf einer urämischen Intoxikation, beim invasiven Bronchialcarcinom etc.).

2.2. Spezielle Untersuchungsmethoden

2.2.1. Elektrokardiogramm

Ableitungsprogramm: Das Elektrokardiogramm (EKG) ist die Aufzeichnung der elektrischen Potentiale im Ablauf einer Herzaktion (Abb. 2.1). Die Potentiale entstehen im Schrittmachersy-

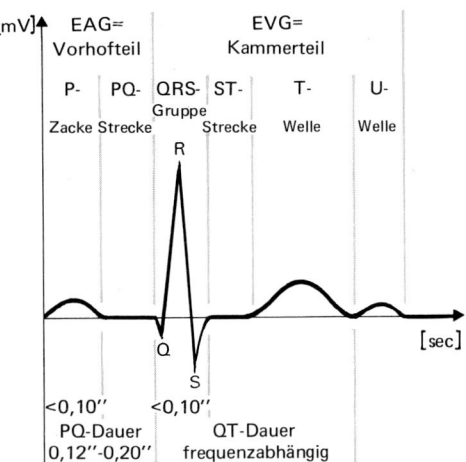

Abb. 2.1a. Das normale Elektrokardiogramm einschließlich Lagetypen

stem des Herzens, werden in das Arbeitsmyokard fortgeleitet, breiten sich im Gesamtorganismus aus und werden mittels an der Körperoberfläche befestigter Elektroden abgeleitet und auf Direktschreibern, Kathodenstahloscillographen u.a. registriert. Üblicherweise werden 12 Ableitungspositionen gewählt:

Die bipolaren Einthovenschen Standardableitungen I–III (Abb. 2.2a), die unipolaren Goldbergerschen Ableitungen aVR, aVL, aVF (Abb. 2.2b), die unipolaren Wilson-Brustwandableitungen V_1–V_6 (Abb. 2.2c u. 2.3).

Daneben werden *Spezialableitungen* zur Lokalisierung des Vorhofteiles (Oesophagusableitungen, intrakardiale Ableitungen), hoch- und tiefsitzender Myokardläsionen (Wilson-Brustwandableitungen (Abb. 2.3) 2 ICR höher, bzw. 2 ICR tiefer), basal und dorsal gelegener Myokardschädigungen (Nehb-Ableitungen), rechtsatrialer und rechtsventriculärer Überlastung (rechtspräkordiale Ableitungen) sowie zur Erfassung der Erregungsausbreitung im spezifischen Reizleitungssystem (His-Bündel-Elektrographie) und zur Computer-Diagnostik des EKG (Franksche Ableitungen) angewendet.

Das EKG setzt sich aus einem Vorhofteil (Erregungsausbreitung und Rückbildung in den Vorhöfen (=Elektroatriogramm) und einem Kammerteil (Erregungsausbreitung und -rückbildung

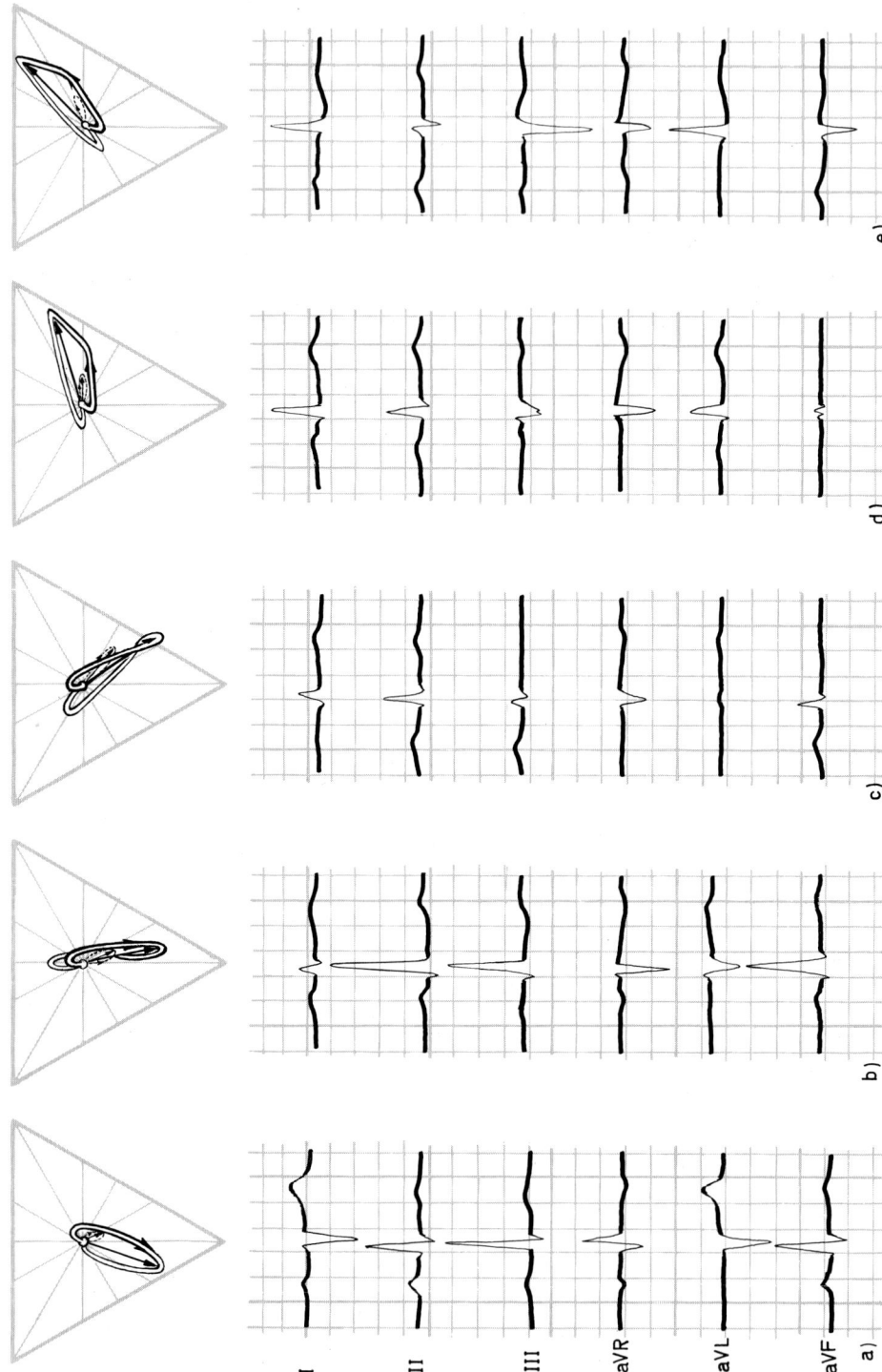

Abb. 2.1b. a) Rechtstyp, b) Steiltyp, c) Indifferenztyp, d) Linkstyp, e) überdrehter Linkstyp

der Herzkammern = Elektroventrikulogramm) zusammen [21, 25]. (Auswertungskriterien s. Tabelle 2.1.)

Elektroatriogramm: P-Welle: Vorhofdepolarisation. PTa-Abschnitt: Dauer der Vorhoferregung. Ta-Welle: Vorhofrepolarisation.

Die P-Welle ist normalerweise in allen Ableitungen positiv, außer in III, V_1 und den rechtspräcordialen Ableitungen. Bei Dextroversion, beim AV-Knoten-Rhythmus und Coronarsinusrhythmus ist P negativ (II, III, aVF, evtl. auch in V_3–V_6). Beim Vorhofstillstand, beim sog. mittle-

ren AV-Knotenrhythmus, bei Vorhofflimmern, bei paroxysmaler und Sinustachykardie und bei der AV-Dissoziation können P-Wellen im EKG fehlen. Ein negatives P_I ist beim Situs inversus nachweisbar.

P-Dauer: bis 0,11 sec.
P-Amplitude: 0,1–0,3 mV.

Zunahmen der P-Dauer über 0,11 sec sind stets pathologisch. Da der rechte Vorhof normalerweise 0,01–0,03 sec vor dem linken Vorhof erregt wird, kommt es bei Überlastung des linken Vorhofes zu einer P-Verbreiterung und P-Doppelgipfligkeit (P-sinistrocardiale: Mitralvitien, Aortenvitien, Hypertonus). Bei Überlastung des

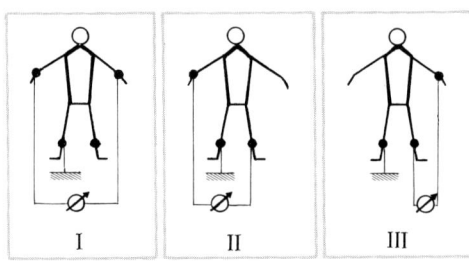

Abb. 2.2a

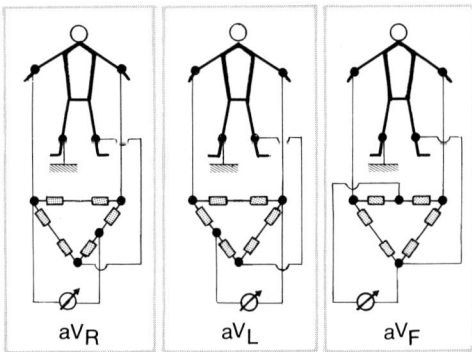

Abb. 2.2b

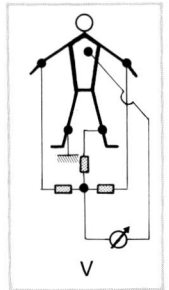

V   Abb. 2.2c

Abb. 2.2. Elektrodenschaltung der Ableitungen nach EINTHOVEN (I–III), GOLDBERGER (aVR, aVL, aVF) und WILSON (V) [25]

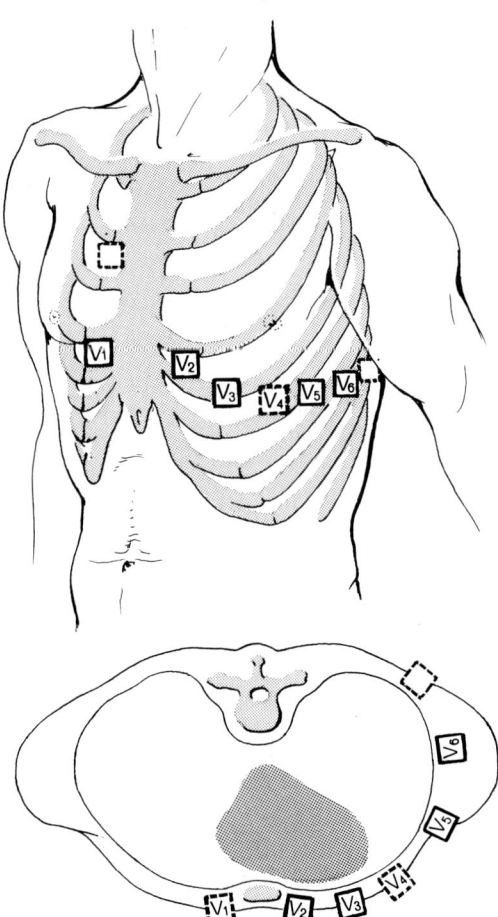

Abb. 2.3. Elektrodenposition der Wilson-Brustwandableitungen (V_1–V_6) [25]

rechten Vorhofes resultiert eine P-Überhöhung (P-dextrocardiale: akutes und chronisches Cor pulmonale, Pulmonalstenose, angeborene Herzvitien). Bei beidseitiger Vorhofüberlastung (dekompensierter Hypertonus, Mitralvitien, schwere Aortenvitien, kongenitale Vitien) werden verbreiterte, überhöhte und biphasische Vorhofwellen registriert (P-cardiale). Auriculäre Leitungsstörungen gehen meist mit einer deutlichen P-Abflachung, Doppelgipfligkeit und P-Verbreiterung einher. Intermittierendes Fehlen sowie gleitende Formveränderungen der P-Wellen werden bei sinuauriculären Blockierungen gefunden. PTa-Abschnitt und Ta-Welle sind normalerweise nur mittels intrakardialer oder Oesophagusableitungen nachweisbar. Beim Vorhofinfarkt ist gelegentlich im Extremitäten-EKG, seltener in den Brustwandableitungen, eine Anhebung des PTa-Abschnittes (linker Vorhof) oder abnorme Senkung (rechter Vorhof) zu erkennen.

Das PQ-Intervall (AV-Intervall, atrioventriculäre Überleitungszeit) entspricht dem Intervall vom Beginn der Vorhoferregung (frühester P-Beginn) bis zum Anfang der Kammererregung (frühester QRS-Beginn).

PQ-Dauer: 0,12–0,20 sec.

Die PQ-Dauer ist frequenz- und altersabhängig. Sie nimmt mit steigender Herzfrequenz ab und mit höherem Lebensalter zu. Eine Verkürzung des PQ-Intervalles tritt beim WPW-Syndrom (Antesystolie), beim Lown-Ganong-Levine-Syndrom, beim AV-Knotenrhythmus, bei Sympathicotonie und bei sinu-rechts-auriculären Leitungsstörungen auf. Die PQ-Dauer ist verlängert beim AV-Block I. Grades, beim bilateralen Schenkelblock, bei Vagotonie sowie unter medikamentösen Einflüssen (Digitalis, β-Receptorenblocker, Antiarrhythmica). Gleitende Veränderungen der PQ-Dauer sind bei der AV-Dissoziation und Interferenzdissoziation nachweisbar, beim AV-Block II. Grades (Wenckebach-Periodik), bei wanderndem Vorhofschrittmacher. Beim totalen AV-Block mit AV-Knotenrhythmus mit Kammereigenrhythmus sowie bei ventriculärer Tachykardie ist eine zeitliche Beziehung zwischen der P-Welle, der PQ-Dauer und dem QRS-Komplex nicht zu erkennen.

Elektroventrikulogramm: QRS-Komplex (Kammerkomplex): Beginn der Kammerdepolarisation. T-Welle: Kammerdepolarisation. ST-Abschnitt: Zustand vollständiger Kammerdepolarisation. QT-Abschnitt: Elektrische Kammersystole.

Tabelle 2.1. Die Auswertung des Elektrokardiogramms

Störung	Auswertekriterium
1. Spannungsanomalien	Größter Ausschlag in den Standard-Ableitungen $>1,5$ mV $<0,5$ mV
2. Abnorme Lagetypen	α_R beim Erwachsenen $>-30°$ $>+90$
3. Rhythmusstörungen	P-R R-R
4. Störungen der Vorhofleitung	$P>0,1$ sec; Formveränderungen
5. Störungen der Vorhof-Kammer-Überleitung	$PQ>0,2$ sec
6. Störungen der intraventriculären Erregungsausbreitung	$QRS>0,1$ sec
7. Störungen der intraventriculären Erregungsrückbildung	ST-T = Formveränderungen
8. Störungen der Kammererregungsdauer	$QT>0,04$ sec vom Sollwert abweichend

Die Q-Zacke ist die erste negative Ausschlagsrichtung des Kammerkomplexes und repräsentiert normalerweise den Beginn der Kammerseptumerregung (V_4–V_6; I und aVL: Linkslagetyp; II, III, aVF: Steil- bis Rechtslagetyp). Das normale Q in den Extremitätenableitungen ist an seiner Basis nicht breiter als 0,03 sec und hat eine Amplitude von 25% der nachfolgenden R-Zacke. Lediglich bei Drehung der anatomischen Herzlängsachse im Uhrzeigersinn können tiefe und breite Q-Zacken in III (S_I–Q_{III}-Typ) auftreten. Bei Herzgesunden findet sich gelegentlich ein breites Q (bis zu 0,04 sec) in aVL. Unter Normalbedingungen sind Q-Zacken in V_1–V_3 nicht nachweisbar. Lediglich eine QS-Zacke in V_1 (isoelektrisches R) kann vorkommen. Auch in den hohen Brustwandableitungen (2 ICR höher) sind Q-Zacken in V_1–V_3 normalerweise nicht vorhanden. Q-Zacken in V_1–V_3 (V_1–V_3 2 ICR höher) sowie qrS-Komplexe und QS-Komplexe mit versenkter R-Zacke sind meist Nekrosenzeichen bzw. infarktverdächtig.

Pathologische Q-Zacken (Tabelle 2.2) sind Ausdruck einer myokardialen Nekrose und werden durch die dem nekrotischen Areal anliegenden Elektroden registriert. Sie sind breit ($\geq 0,04$ sec) und tief ($\geq 25\%$ der nachfolgenden R-Zacke) bzw. erscheinen in den Ableitungen, die normalerweise kein Q aufweisen (V_1 bis V_3). Von wesentlicher Bedeutung für die Erfassung eines alten Hinterwandinfarktes ist der Nachweis einer pathologischen Q-Zacke in III (Pardeè-Q). Die Kriterien sind:

Verbreiterung ($\geq 0,04$ sec),
Vertiefung ($\geq 25\%$ der nachfolgenden R-Zacke),
gleichzeitige Verbreiterung eines Q in aVL auf 0,02 sec,
gleichzeitiges Vorkommen eines Q_{II},
positives P_{II} (Ausschluß eines AV-Knotenrhythmus).

Beim WPW-Syndrom (negative Delta-Wellen) können Q-Zacken vorgetäuscht werden. Ein normales Q_{III} verschwindet bei tiefer Inspiration, das Pardeè-Q hingegen wird nur geringfügig kleiner. Beim Rechtsschenkelblock besitzen pathologische Q-Zacken die gleiche Bedeutung wie bei normaler intraventriculärer Erregungsausbreitung. Beim Linksschenkelblock sind Q-Zacken in V_5 und V_6 pathologisch; hingegen kommt tiefen Q-Zacken (QS-Komplex) in V_1 bis V_3 (V_4) im allgemeinen keine infarktverdächtige Bedeutung zu. Bei der obstruktiven hypertrophischen Kardiomyopathie sind pathologische Q-Zacken (Septumhypertrophie) auch ohne abgelaufenen Myokardinfarkt häufig (Pseudoinfarktbilder).

Die mittlere Dauer des *QRS-Komplexes* beträgt (0,08 sec (0,05–0,11 sec). Eine Verbreiterung von QRS ist beim Schenkelblock obligat; daneben können QRS-Verbreiterungen auftreten bei Herzhypertrophie, degenerativen und entzündlichen Herzerkrankungen, Hyperkaliämie sowie beim WPW-Syndrom. Die QRS-Amplitude ist abhängig vom Lagetyp (Extremitätenableitun-

Tabelle 2.2. Vorkommen pathologischer Q-Zacken

I.	Vorderwandinfarkt Lateralinfarkt WPW-Syndrom Rechtsherzhypertrophie Dextroversio cordis
II.	Vorderwandinfarkt Hinterwandinfarkt (Linkstyp)
III.	Hinterwandinfarkt akutes Cor pulmonale WPW-Syndrom Herzhypertrophie (li-Re) ($S_I Q_{III}$-Linkstyp) (Steil-Rechtstyp)
aVL	Lateralinfarkt WPW-Syndrom (lagebedingt)
aVF	Hinterwandinfarkt akutes Cor pulmonale WPW-Syndrom Herzhypertrophie (Li-Re)
V_1-V_3	Supraapikaler Vorderwandinfarkt Septuminfarkt Linksschenkelblock (QS-Komplex) WPW-Syndrom lagebedingt (QS-Komplex)
V_4-V_6	Vorderwandinfarkt Vorderwandspitzeninfarkt Vorderwandseiteninfarkt WPW-Syndrom

gen), der Größe des Summationsvektors, der Leitfähigkeit des Thorax. Im Brustwandprogramm ist R am kleinsten in V_1 (rS), R nimmt bis V_5 zu, bei V_6 ($-V_8$) meist wieder ab (Rs). Die RS-Relation ist in V_1 normalerweise <1, bei V_2 (3, 4) $=1$ (Übergangszone) und bei $V_{5(6)}$ >1. Im Bereich der Übergangszone sind Knotungen und Kerbungen des QRS-Komplexes normal, solange die Spitzen der Knotungen nicht mehr als 0,04 sec auseinanderliegen. Knotungen bei verlängerter QRS-Dauer sind meist pathologisch. Bei verzögerter intraventriculärer Erregungsausbreitung (z.B. Herzhypertrophie, Myokardinfarkt, Schenkelblock) ist der letzte, endgültige Umschlag der Aufwärts- in eine Abwärtsbewegung verlängert. Dieser „Beginn der end-gültigen Negativitätsbewegung" (GNB, „oberer Umschlagspunkt") überschreitet normalerweise nicht 0,03 sec (V_1) bzw. 0,05 sec (V_5, V_6).

Eine präcordiale Hochspannung wird normaler-weise bei Kindern und Jugendlichen sowie bei Magerkeit und Sympathicotonie registriert. Sie ist außerdem nachweisbar bei Herzhypertrophie, Schenkelblock, WPW-Syndrom, Extrasystolie. Die Summe der S-Amplitude in V_1 und R-Am-plitude in $V_{5(6)}$ (Sokolow-Index) liegt normaler-weise unter 3,5 mV, bei Linksherzhypertrophie über 3,5 mV.

Eine *QRS-Niedervoltage* ($< 0,5$ mV im Extremi-täten-EKG und $< 1,0$ mV im Brustwand-EKG) wird beobachtet bei: Myokardinfarkt (Spitzen- und Vorderwandinfarkt), Lungenemphysem, Perikarderguß, Myxödem, Amyloidose. Eine präcordiale Niedervoltage tritt oft bei linksseiti-gem Pleuraerguß, Pneumothorax und Pneumo-nie, ferner bei Adipositas und Zwerchfellhoch-stand auf.

Abnorm tiefe und breite *S-Zacken* kommen vor: Lageabhängig beim Linkstyp (III, aVF) und beim Rechtstyp (I, aVL), bei Linksherzhypertro-phie und beim Linksschenkelblock (III, aVF, V_1–V_3), bei Rechtsherzhypertrophie und beim Rechtsschenkelblock (I, aVL, V_4–V_7), bei der Doppelhypertrophie (V_1–V_6), beim akuten Cor pulmonale (I, aVF, V_4–V_7). Abnorm kleine S-Zacken werden beobachtet in V_1–V_3 bei Rechts-hypertrophie und beim Rechtsschenkelblock, in V_4–V_7 bei Linksherzhypertrophie und beim Linksschenkelblock.

Der ST-Abschnitt entspricht physiologisch dem Zustand der vollständigen Kammerdepolarisa-tion. Er verläuft in den Extremitätenableitungen und in den linkspräcordialen Brustwandableitun-gen meist isoelektrisch, in den rechtspräcordialen Ableitungen leicht konvexbogig gehoben. Sen-kungen des ST-Abschnittes (ascendierender ST-Abschnitt) mit oder ohne T-Abflachung und Ne-gativierung der T-Wellen treten auf bei Tachy-kardie, Orthostase und Sympathicotonie. Für die akute Coronarinsuffizienz sind horizontal ge-senkte und descendierende ST-Strecken mit oder ohne T-Negativierungen typisch. Bei Herzhyper-trophie, erworbenen und kongenitalen Vitien und entzündlichen Herzerkrankungen kommen meist ST-Streckensenkungen mit muldenförmi-gem oder descendierendem Verlauf vor, die T-Welle kann abgeflacht oder präterminal negativ sein. Digitalisglykoside führen typischerweise zu muldenförmigen Senkungen mit präterminalen T-Negativierungen. Die pathologischen Seiten-typen gehen mit descendierenden ST-Strecken und präterminalen T-Negativierungen einher: pathologischer Linkstyp (I, aVL, V_4–V_6), patho-logischer Rechtstyp (II, III, aVF, V_1–V_3, V_4). Komplette Schenkelblöcke weisen infolge QRS-Flächenverbreiterung zu den einzelnen Ablei-tungen diskordante Verlagerungen von ST und T auf. Entsprechendes gilt für ST- und T-Ver-änderungen infolge QRS-Verbreiterung beim WPW-Syndrom. Beim akuten Myokardinfarkt werden in den der Nekrose gegenüberliegenden Ableitungen oft gegensinnige ST-Streckensen-kungen beobachtet.

Hebungen der ST-Strecke sind typisch im akuten Myokardinfarktstadium (Vorderwandinfarkt: I, II, aVL, V_2–V_6; Hinterwandinfarkt: II, III, aVF, V_6–V_8, Nehb-D). Sie kommen darüber hinaus vor bei Vagotonie (konvexbogig geho-bene ST-Strecken mit Übergang in breite und meist hohe T-Wellen), bei der akuten Pericarditis (meist in allen Ableitungen) (s.S. 85), bei patholo-gischen Seitentypen (pathologischer Linkstyp: III, aVF, V_1–V_3; pathologischer Rechtstyp: I, aVL, V_4–V_6); beim akuten Cor pulmonale (II, aVF, V_1–V_2) und beim Schenkelblock (diskor-dante ST-Streckenverlagerung zu den Ableitun-gen mit negativer QRS-Flächenvergrößerung).

Die T-Welle ist im allgemeinen positiv, außer in III und V_1 (isoelektrisch oder negativ) und in aVR (stets negativ). Bis zum 25. Lebensjahr kann die T-Welle in V_1 und V_2 negativ bleiben, bei Frauen evtl. bis zum 35. Lebensjahr. Bei älte-ren Erwachsenen ist die T-Welle in V_2 stets posi-tiv, ebenso in V_3–V_6. T-Negativierungen werden beobachtet: im Folgestadium des Myokardin-farktes (gleichschenklig terminal negativ) in den Ableitungen mit initialer ST-Streckenanhebung; im Folgestadium umschriebener myokardialer oder subepikardialer Läsionen (Herzoperatio-nen, Perikardektomie, akutes Cor pulmonale, entzündliche Herzerkrankungen); beim Situs in-versus (I, aVL), bei Dextroversio cordis (I).

T-Überhöhungen treten auf bei schwerer und akuter Hypoxie (coronares T, Erstickungs-T), bei Hyperkaliämie (schmalbasig, spitz-zeltförmig, s. Abb. 2.4), in den Ableitungen mit der größten R-Amplitude, bei Vagotonie (breitbasig, asymmetrisch).

Der QT-Abschnitt (Anfang Q-Zacke bis zum Ende der T-Welle) entspricht der elektrischen Kammersystole. Seine Dauer ist frequenzabhängig [27]. Sie ist verlängert im Folgestadium des Myokardinfarktes sowie bei entzündlichen Herzerkrankungen; bei ausgeprägter Linksherzhypertropie, bei Hypokaliämie, beim totalen AV-Block bei Vagotonie und Sympathicotonie, unter Belastung und medikamentösen Einflüssen (Chinidin, Novocamid). Die QT-Dauer ist verkürzt bei Hypercalcämie und Digitalisüberdosierung, gelegentlich bei Vagotonie und im Initialstadium des akuten Myokardinfarktes und entzündlicher Herzerkrankungen.

Positive U-Wellen ($\geq 1,5$ mV) werden beim Herzgesunden, bei Linksherzhypertrophie, Hyperthyreose und unter Belastung beobachtet. Biphasische und negative U-Wellen kommen vor bei Linksherzhypertrophie (V_4–V_6) und Rechtsherzhypertrophie (V_2–V_3) sowie beim frischen Hinterwandinfarkt (III, aVF). TU-Verschmelzungswellen sind fast regelmäßig bei Hypokaliämie nachweisbar (biphasisch mit T-Abflachung und U-Positivierung), gelegentlich bei cerebralen Insulten, akuter Pankreatitis, Vagotonie und unter Belastung. Akutes Cor pulmonale (V_1–V_3) und Lungenödem (V_4–V_7) gehen oft mit breiten, negativen TU-Verschmelzungswellen einher.

Elektrokardiographische Muster: Das Elektrokardiogramm ist ein unentbehrliches Hilfsmittel der kardiologischen Diagnostik in erster Linie bei:
1. Myokardinfarkt
2. Herzrhythmusstörungen
3. Coronarinsuffizienz
4. Herzhypertrophie- und Überlastung
5. Cor pulmonale
6. Perikarditis
7. Elektrolytstörungen.

ad. 1. Myokardinfarkt (s. S. 182).
ad. 2. Herzrhythmusstörungen (s. S. 223).

ad. 3. Coronarinsuffizienz (s. S. 168).
ad. 4. Herzhypertrophie.

Die EKG-Veränderungen bei der *Kammerhypertrophie* (Tabelle 2.3, 2.4) sind bedingt durch Lageänderungen, Zunahme der Muskelmasse, Distanzänderungen zwischen Kammer- und vorderer Thoraxwand, Verzögerung der Erregungsausbreitung und Störung der Erregungsrückbildung. Demzufolge werden die Summationsvektoren nach der Seite der hypertrophierten Kammer abgelenkt, die über der hypertrophierten Kammer ableitbaren Potentiale werden größer, der Beginn der endgültigen Negativitätsbewegung wird oft verzögert und die T-Welle (Repolarisation) abgeflacht. Bei sekundärer Myokardschädigung verändern sich typischerweise auch die ST-Strecke (Senkung), die T-Welle (Negativierung) und U-Welle (negativ oder biphasisch). Die größte Treffsicherheit für eine *Linksherzhypertrophie* gibt der Sokolow-Index (S in V_1 + R in $V_{5,6}$) mit 90%. Bei Jugendlichen und Sportlern, bei denen die EKG-Kriterien der Linksherzhypertrophie (s. Tabelle 2.3) auch ohne Linksbelastung häufig überschritten werden, ist eine Linksherzhypertrophie bei $SV_1 + RV_{5,6} >$

Tabelle 2.3. EKG-Kriterien bei Linksherzhypertrophie

1. Linkslagetyp oder überdrehter Linkslagetyp
2. R-Überhöhung in I ($\geq 1,5$ mV)
   S-Vertiefung in III ($\geq 1,0$ mV)
   ($R_I + S_{III} \geq 2,5$ mV)
3. R-Überhöhung in $V_{5,6}$
   S-Vertiefung in $V_{1,2}$
   ($RV_5 + SV_1 \geq 3,5$ mV)
4. ($R_I - S_I$) + ($S_{II} - R_{III}$) $\geq 1,7$ mV
5. Verspätung der endgültigen Negativitätsbewegung (GNB) $\geq 0,055$ sec ($V_{5,6}$)
   GNB in V_6 – GNB in $V_1 \geq 0,032$ sec
6. ST-Senkung in I,aVL, $V_{5,6}$
   ST-Hebung in $V_{2,3}$
   T-Abflachung bzw. Negativierung
   in I,aVL, $V_{5,6}$
   R/T in I,aVL, $V_{5,6} \geq 10$
7. U-Negativierung (oder biphasisch)
   in I,aVL,V_{3-5}
8. QT-Verlängerung

Tabelle 2.4. EKG-Kriterien bei Rechtsherzhypertrophie

1. Rechtslagetyp, Steiltyp Erwachsener,
   $S_{I,II,III}$-Typ
2. R-Überhöhung in V_1 ($\geqq 0,7$ mV)
   S-Verkleinerung in V_1 ($\leqq 0,2$ mV)
   R/S-Relation (V_1) $\geqq 1$
3. R-Verkleinerung in $V_{5,6}$ ($\leqq 0,5$ mV)
   S-Vertiefung in $V_{5,6}$ ($\geqq 0,7$ mV)
   R/S-Relation ($V_{5,6}$) $\leqq 1$
4. $RV_1 + SV_5 \geqq 1,05$ mV
   $(R_I + S_{III}) - (S_I + R_{III}) \leqq -1,5$ mV
5. Verspätung der endgültigen Negativitätsbewegung (GNB) $\geqq 0,03$ sec (V_1)
   GNB in V_6 − GNB in $V_1 \leqq 0,008$ sec
6. ST-Senkung in V_1–V_3
   T-Negativierung in V_1–V_3
   rS-Zacken in V_1–$V_{5,6}$

3,5 mV und gleichzeitigem $RV_{1,2} > 0,2$ mV wahrscheinlich. Die Häufigkeit der Verspätung der endgültigen Negativitätsbewegung (25–50%) hängt vom Stadium der Herzerkrankung ab. Eine ST-T-Alteration ist in 70–90% der Fälle nachweisbar. Eine schwache Korrelation weisen Veränderungen der QT-Dauer und der U-Welle auf (ca. 10%).

Die Rechtsherzhypertrophie (s. Tabelle 2.4) wird im EKG erkennbar, wenn die Relation der Gewichte des linken und rechten Ventrikels nahe oder über „1" liegt. Ein Rechtstyp ist bei Erwachsenen meist Zeichen einer Rechtshypertrophie, bei Steiltyp und Sagittaltyp Erwachsener besteht zumindest der Verdacht auf vermehrte Rechtsherzbelastung. Die elektrokardiographischen Zeichen der Rechtsherzhypertrophie (s. Tabelle 2.4) werden gelegentlich in den rechtspräcordialen Ableitungen früher oder deutlicher manifest. Das Vorliegen eines Rechtsschenkelblocks ist — ähnlich wie beim Linksschenkelblock — für eine Rechtsherzhypertrophie nicht beweisend; eine Rechtsherzhypertrophie wird wahrscheinlich, wenn gleichzeitig $RV_1 > 1,0$ mV bzw. $> 1,5$ mV.

Bei der *kombinierten Hypertrophie* überwiegen im allgemeinen die Zeichen der Linksherzhypertrophie. Die gleichzeitige Rechtsherzbelastung wird durch ein steil- oder rechtstypisches Extremitäten-EKG, R-Überhöhung in V_1 (auch in den rechtspräcordialen Brustwandableitungen) und eine RS-Relation (V_1) $\geqq 1$ erkennbar. Bei ausgeprägter Rechtsherzhypertrophie weisen eine linkspräcordiale Hochspannung, S-Vertiefung in V_1 und V_2 sowie ein deutlicher Linkstyp im Extremitäten-EKG auf eine zusätzliche Linksherzbelastung hin.

ad. 5. Cor pulmonale (s. S. 212).

ad. 6. Perikarditis: Die Perikarditis zeigt in 60–80% der Fälle charakteristische EKG-Veränderungen:

a) im akuten Stadium ST-Streckenanhebungen in allen Ableitungen außer aVR: ST-Senkung);

b) im Zwischenstadium leicht angehobene, isoelektrische oder leicht gesenkte ST-Abschnitte mit T-Abflachungen oder T-Negativierungen;

c) im Folgestadium terminale T-Negativierungen.

Pathologische Q-Zacken sowie R-Verlust werden bei der Perikarditis nicht beobachtet. Die ST-Streckenanhebungen und T-Negativierungen sind im Vergleich zum Myokardinfarkt weniger ausgeprägt. Bei Pericarditis exsudativa ist oft eine periphere und präcordiale Niedervoltage nachweisbar. In 10% der Fälle treten Herzrhythmusstörungen auf. Bei der Pericarditis constrictiva finden sich gekerbte P-Zacken („P en plateau"), Niedervoltage, ST-Streckensenkungen und T-Negativierungen. Oft bestehen Vorhofflimmern und Extrasystolen. Bei Veränderung der Körperlage bleibt die elektrische Herzachse meist fixiert.

ad. 7. Elektrolytstörungen: Typische EKG-Bilder werden durch Störungen des Kalium- und Calciumhaushaltes hervorgerufen. Bei Hypo- und Hyperkaliämie besteht im allgemeinen keine enge Korrelation zwischen dem Serumspiegel und den elektrokardiographischen Veränderungen, ebensowenig im Verlauf einer Hypocalcämie, während die Veränderungen bei Hypercalcämie oft unspezifisch sind. Die klinische Bedeutung des Hypo- und Hyperkaliämie-EKG liegt in der einfachen Diagnosesicherung der Elektrolytstörung sowie in der Verlaufsbeobachtung.

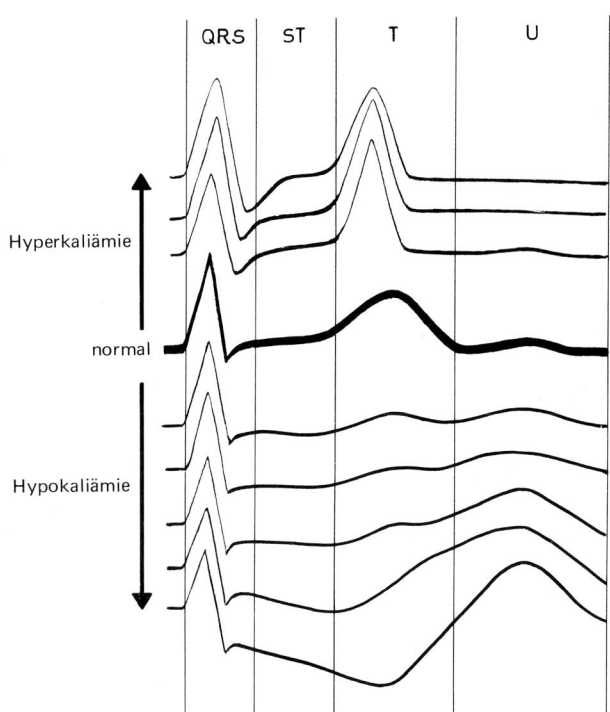

Abb. 2.4. Schematische Darstellung der Veränderungen von QRS, ST, T und U bei Veränderungen des Serum-Kalium-Gehaltes [44]

Hypokaliämie: Mit fortschreitendem Schweregrad: T-Abflachung, ST-Streckensenkungen ($\geq 0,05$ mV), präterminale T-Negativierung, Überhöhungen der U-Welle (0,1 mV), breite TU-Verschmelzungswellen; normale QT-Dauer; gelegentlich Verlängerung der PQ-Dauer (Abb. 2.4). Die Veränderungen des Kammerendteiles sind am deutlichsten in II, $V_{3,4}$ erkennbar. Bei schwerer Hypokaliämie: supraventriculäre und ventriculäre ES, AV-Knotentachykardie, Vorhofflimmern, QRS-Verbreiterungen.

Hyperkaliämie: Spitzzeltförmige, überhöhte, schmalbasige und symmetrische T-Wellen (Abb. 2.4). In schweren Fällen ($> 7,0$ mval/l) atriale, atrioventriculäre und ventriculäre Leitungsstörungen, PQ-Verlängerung, hochgradige QRS-Verbreiterung, Vorhofextrasystolen, Vorhofstillstand, Kammereigenrhythmus, sinusoidale oder biphasische Kammerkomplexe, diastolischer Kammerstillstand. Die T-Negativierung nach einem Infarkt wird durch eine Hyperkaliämie verstärkt, T-Negativierungen im Gefolge einer Linksherzhypertrophie und Coronarinsuffizienz werden dagegen meist aufgerichtet.

Funktionelle T-Negativierungen lassen sich durch Kaliumzufuhr positivieren. Bei gleichzeitiger Hyponatriämie, Hypernatriämie, Acidose und Hypocalcämie wird das Hyperkaliämie-EKG ausgeprägter.

Hypercalcämie: Verkürzung der QT-Dauer auf Kosten des ST-Segmentes. Früher Abgang der T-Welle aus dem QRS-Komplex heraus. Bei hochgradiger Hypercalcämie häufig Rhythmusstörungen (Bradykardie, Vorhofflimmern, ventriculäre Extrasystolen, AV-Blockierungen).

Hypocalcämie: Verlängerung der QT-Dauer auf Kosten des ST-Segmentes. QRS und T sind unverändert. Die elektrische und mechanische Systole ist verlängert.

Spezialuntersuchungen: Mit dem *Oesophagus-Elektrogramm* können verborgene bzw. in den Standardableitungen nicht erkennbare Vorhoferregungen dargestellt werden, z.B. bei supraventriculären Arrhythmien, Vorhofflimmern und -flattern, AV-Knotenrhythmus, AV-Dissoziation [6]. Es kann in Zweifelsfällen ferner zur Unterscheidung zwischen Vorhof- bzw. supraventriculären und Kammertachykardien, zur Erkennung von Reentry-Mechanismen bei ventriculären und Vorhofarrhythmien und zur Diagnose von atrialen Erregungsausbreitungs- und Rückbildungsstörungen beitragen (Beurteilung der P-Konfiguration, der PTa-Strecke und Ta-Welle). Die herznahen EKG-Potentiale werden über eine Sondenelektrode abgeleitet, die in den Oesophagus eingeführt wird. Die Methode ist auch am bewußtlosen Patienten anwendbar. Die Qualität der Vorhofpotentiale hängt von der richtigen Lokalisation der Elektrodensonde in Vorhofnähe ab. Genauere Resultate liefert daher die Ableitung des intraatrialen Elektrogrammes mittels Elektrodenkatheter im rechten Vorhof (z.B. Einschwemmkatheter), der unter Röntgenkontrolle bis an die Vorhofwand vorgeschoben wird. Bei gleichzeitiger Registrierung des Oesophagus-EKG (linker Vorhof) kann die Überleitungszeit zwischen den Vorhöfen bestimmt werden [6].

Durch intraatriale Potentialableitungen und atriale Stimulation können Rückschlüsse auf die sinu-atriale Überleitung sowie die Impulsbildung des Sinusknotens gewonnen werden *(Sinusknoten-Funktionsprüfung)*. Neben der schnellen atrialen Stimulation, die eine Aussage zur Sinusknotenautomatie ermöglicht, erlaubt die gekoppelte atriale Einzelstimulation eine Messung der sinu-atrialen Leitungszeit [28]. Vorhofelektrogramme und Vorhofstimulation werden über quadripolare, in den Vorhof eingeführte Elektrodenkatheter durchgeführt. Das Verfahren gewinnt zunehmende Bedeutung in der Erkennung von sinu-atrialen Leitungsstörungen (sinus-atriale Blockierungen) und von bradykarden sowie tachykarden Rhythmusstörungen (Bradykardie-Tachykardie-Syndrom, „sick sinus"-Syndrom) [23].

Die Registrierung des *His-Bündel-Elektrogrammes* ermöglicht eine Analyse der Erregungsleitung im AV-Knoten und spezifischen Leitungssystems [35, 42]. Es dient unter anderem zur Lokalisation von AV-Leitungsstörungen, zur Differenzierung zwischen recht- und rückläufigen Erregungleitungen, zur Abgrenzung des Entstehungsortes ektoper Erregungen, z.B. bei ungeklärtem supra- bzw. infrabifurkalen Erregungsursprung, zur Objektivierung pharmakologischer Wirkungen an der AV-Überleitung. Das Verfahren zur Registrierung von His-Bündel-Elektrogrammen ist praktisch komplikationslos. Die Potentiale werden über einen in den rechten Ventrikel eingeführten Elektrodenkatheter bipolar abgeleitet und über AC-Verstärker (gemeinsam mit einigen konventionellen EKG-Ableitungen) auf einer Registriereinheit hoher zeitlicher Auflösung registriert. Die einzelnen Spikes in einer Registrierung entsprechen der Gruppe der Vorhofpotentiale (PA-Zeit: 20–30 msec), dem His-Bündel-Elektrogramm (AH-Zeit: 80–100 msec) und der Depolarisation des elektrodennahen Ventrikelseptums (HV-Zeit: 40–60 msec).

Hinsichtlich der *Lokalisationsdiagnostik* sind wesentliche Resultate durch die His-Bündel-Elektrographie erbracht worden: Die AV-Blockierung I. Grades ist meist oberhalb des Hisschen Bündels lokalisiert. Die PQ-Verlängerung beruht auf einer Verlängerung des Intervalles zwischen Vorhof- und His-Bündel-Erregung (AH-Intervall); AV-Blockierung II. Grades scheint in der Mehrzahl der Fälle proximal des Hisschen-Bündels gelegen zu sein (Wenckebach-Periodik); beim AV-Block II. Grades ohne Wenckebach-Periodik liegt die Blockierung meist distal des Hisschen Bündels. Beim AV-Block III. Grades kann die Blockierung sowohl proximal wie distal des Hisschen Bündels lokalisiert sein.

2.2.2. Phonokardiographie

Die Phonokardiographie ist eine nicht-invasive mechanokardiographische Untersuchungsmethode, die die Registrierung der Schallphänomene des Herzens oder der Gefäße über ein Mikrophon ermöglicht. Hierzu können sowohl Körperschallmikrophone verwendet werden, die direkt die Schallschwingungen von der Brustwand aufnehmen wie Luftschallmikrophone, die die Schallwellen über Luft auf eine Membran weitergeben. Die graphische Aufzeichnung erfolgt auf einem Mehrkanalschreiber unter Verwendung geeigneter Filtersysteme, die eine optimale Verstärkung bestimmter Frequenzen zuläßt. Die bei der Herzaktion entstehenden Schwingungen liegen zwischen 10 und 1 000 Hz, wobei vor allem die Geräuschphänomene unterhalb 250 Hz von Interesse sind. Die höherfrequenten Geräuschanteile, die weniger intensiv wahrgenommen werden, können durch Tiefpaß-filter selektiv verstärkt werden. Die tiefen Frequenzen werden dabei in unterschiedlichem Maße ausgefiltert bzw. abgeschwächt, so daß eine Verstärkung der höherfrequenten Schwingungsanteile resultiert. Allgemein üblich sind die Filtersysteme nach MAASS und WEBER, bestehend aus 6 Tiefpaßfiltern, die eine Differenzierung charakteristischer Herzschallphänomene erlauben. Dementsprechend sind die Phonokardiographie-Geräte meist mit folgenden „Abstimmungen" ausgerüstet: $t_1 = 35$ Hz, $m_1 = 70$ Hz, $m_g = 140$ hz (gehörsähnlich), $m_2 = 140$ Hz, $h_1 = 250$ Hz, $h_2 = 400$ Hz. — Jede „Abstimmung" beinhaltet eine Filtercharakteristik, die angibt, in welcher Intensität ein am Eingang des Systems aufgenommener Ton am Ausgang wiedergegeben wird. Bei den genannten Abstimmungen erfahren tiefe Töne eine Intensitätsabschwächung und hohe Töne eine Intensitätsverstärkung. Steile Filter (m_2, h_1, h_2) unterdrücken tieferliegende Frequenzen, während flachere Filter (t_1, m_1) außer den Herzgeräuschen auch einen Teil der tiefen Herztonfrequenzen hindurchlassen und damit gewissermaßen das Frequenzspektrum des jeweiligen Herzschalls erkennen lassen [41].

Die technische Qualität eines Phonokardiogramms wird also bedingt durch den Frequenzgang der Herzschallabstimmungen, durch die Bauart des Mikrophons und die Art der Registriersysteme, wobei an Stelle der früher üblichen Lichtschreiber heute meist Direktschreiber-Systeme verwendet werden.

In der Klinik dient die Herzschallschreibung der Dokumentation und der Ergänzung des Auskultationsbefundes; d.h. Voraussetzung für eine erfolgreiche Phonokardiographie ist eine genaue Auskultation.

Die Aussage des Phonokardiogramms wird wesentlich durch die Abnahmepunkte determiniert, die durch den Auskultationsbefund vorgegeben sind. Die Herzschallschreibung erfolgt also durch den Arzt im Anschluß an die Untersuchung mit dem Stethoskop. Normalerweise sind folgende Auskultationspunkte zu berücksichtigen: Herzspitze; 5. Intercostalraum links parasternal und über dem Sternum; 2. Intercostalraum parasternal rechts; Erbscher Punkt: 3. Intercostalraum links parasternal; 2. Intercostalraum links parasternal.

Pathologische Befunde über der Herzspitze kommen oftmals in Linksseitenlage deutlicher zur Darstellung, funktionelle Geräusche verschwinden häufig im Inspirium. Der erste Herzton wird vornehmlich über der Herzspitze deutlich, während der zweite Herzton vor allem über der Basis beurteilbar ist. Während der Registrierung müssen ggfs. durch Kontrolle des Kurvenbildes die Lage des Patienten oder die Abnahmepunkte korrigiert werden. Für die Erstellung aussagefähiger Schallkurven ist die Regulierung der Verstärkerempfindlichkeit besonders wichtig. Hierbei ist vor allem auf eine korrekte Null-Linie zu achten. Durch zu große Verstärkung können Geräusche vorgetäuscht werden; eine zu geringe Empfindlichkeit kann dazu führen, daß leise Geräusche gar nicht mehr dargestellt werden. — Bei nicht eindeutigen Befunden kann die Belastungs-Phonokardiographie und die Herzschallschreibung mit zwei Mikrophonen weitere Aufschlüsse bringen.

Ein schneller Papiervorschub (100 oder 200 mm/sec) erleichtert die Deutung des Phonokardiogramms. Die simultane Registrierung einer EKG-Ableitung erlaubt die zeitliche Zuordnung der Schallphänomene zu den einzelnen Phasen der Herzaktion (Abb. 2.5).

Sind alle genannten technischen Voraussetzungen erfüllt, so stellt die Herzschallschreibung eine wichtige Hilfe bei der Erkennung kardialer Erkrankungen, insbesondere im Rahmen der Herzfehlerdiagnostik dar.

Normalerweise sind beide Herztöne in allen Frequenzbereichen phonokardiographisch registrierbar. Der erste Herzton gliedert sich in ein Vorsegment, Haupt- und Nachsegment, wobei das Hauptsegment meist höherfrequent ist als Vor- und Nachsegment. Der 2. Herzton, der das Ende der mechanischen Systole anzeigt, liegt in Frequenzbereichen von 100–150 Hz. Aorten- und Pulmonalsegment sind auch beim Gesunden oft getrennt erkennbar bei vorangehendem Aortenschluß. Der aortale Anteil des 2. Herztons weist gewöhnlich eine größere Amplitude auf.

Grundsätzlich ist auskultatorisch wie phonokardiographisch zu unterscheiden zwischen Herztö-

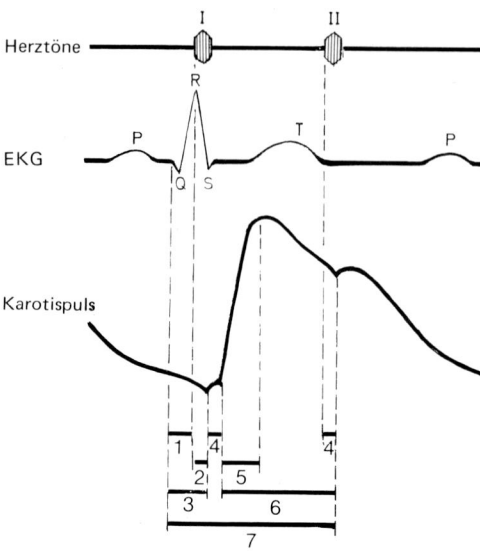

Herztöne

EKG

Karotispuls

Abb. 2.5. Herzschall, EKG und Carotissphygmogramms *minus* zentrale Pulswellenlaufzeit), 3 = *An*-
zum Beginn des 1. Herztons. 2 = *Druckanstiegsgeschwindigkeit* (Beginn des Hauptsegments des 1.
Herztons bis zum Steilanstieg des Carotissphygmogramms *minus* zentrale Pulswellenlaufzeit). 3 = *Anspannungszeit :* Umformungszeit + Druckanstiegszeit.
4 = *zentrale Pulswellenlaufzeit* (Beginn des 2. Herztones [aortales Segment] bis zur Incisur). Verspätung des Carotissphygmogramms gegenüber den
Vorgängen im Herzen). 5 = *Pulskurvenanstiegszeit*
(Beginn des Steilanstiegs bis zum Gipfelpunkt).
6 = *Austreibungszeit* (Pulskurvenanstieg bis zur Incisur). 7 = *Systolendauer* (Beginn der elektrischen
Kammererregung bis zum Beginn des 2. Herztones)

nen und Herzgeräuschen. Zu den ersteren sind
zu rechnen: Klappenöffnungs- und Klappen-
schlußtöne, Aorten- bzw. Pulmonaldehnungs-
töne (ejection clicks), ventriculäre Füllungstöne,
extrakardiale Töne und Schluß- und Öffnungs-
töne nach operativem Klappenersatz (künstliche Herzklappen).
Die Herzgeräusche umfassen systolische, diastolische und systolisch-diastolische (= kontinuierliche) Geräusche. Zu den während der Systole registrierbaren Geräuschen werden die Schallphänomene von Preßstrahlgeräuschen gezählt (Stenosen von Aorta und Pulmonalis) sowie die
(meist holosystolischen) Insuffizienzgeräusche
(Mitral-, Tricuspidalinsuffizienz). Die Geräusch-
maxima dieser Phänomene sind durch die Ab-
leitungspunkte gegeben (s. oben). Je nach der

zeitlichen Zuordnung sind früh- und spätsystolische Geräusche zu differenzieren.
Bei den diastolischen Schallphänomenen sind
hochfrequente Insuffizienzgeräusche (Aorta,
Pulmonalis) zu trennen von den meist tieffre-
quenten Stenosegeräuschen (Mitralis, Tricuspidalis). — Kontinuierliche (systolisch-diastolische) Geräusche finden sich z.B. beim Ductus arteriosus Botalli persistens und bei der AV-Fistel.
(Einzelheiten s. Kapitel: Angeborene und erworbene Herzfehler.)
Die klinisch-diagnostische Bedeutung der Phonokardiographie gegenüber der Auskultation
liegt in der Form- und Frequenzanalyse von
Herzgeräuschen. Weiterhin können atemabhängige Herzschallphänomene beurteilt werden.
Durch die zusätzliche zeitliche Zuordnung der
phonokardiographisch dargestellten Herztöne
und Geräusche kann die Identifikation der Herzschallphänomene und ihrer Kausalfaktoren wesentlich erleichtert werden [5, 20].

2.2.3. Sphygmographische Methoden

Carotispulskurve: Die Registrierung des Carotissphygmogramms erfolgt durch Aufsetzen
eines Pulsabnehmers über die Arteria carotis
communis kurz unterhalb ihrer Teilungsstelle.
Bei dieser mechano-kardiographischen Untersuchungsmethode werden die wechselnden Volu-
menverhältnisse der Arteria carotis graphisch
dargestellt, wobei eine weitgehende Korrelation
zu den blutig gemessenen Druckwerten besteht.
Die zeitlichen Bezüge der Carotispulskurve geben sich durch das in aller Regel simultan registrierte EKG und Phonokardiogramm (s.
Abb. 2.5).
Die normale Carotispulskurve bietet folgendes
Bild: Nach einer kleinen Vorschwankung, die in
bezug zur Anspannungszeit gesehen werden
muß, folgt der steil aufsteigende (anakrote)
Schenkel, der in den Kurvengipfel übergeht und
evtl. einen zweiten Gipfel (dikrote Welle) aufweisen kann. Es folgt der steil abfallende (katakrote)
Schenkel mit einer typischen Incisur als Ausdruck des Aortenklappenschlusses. Diese (normalerweise) deutliche Markierung erlaubt im
Phonokardiogramm die Erkennung des aortalen
Segments des 2. Herztons.

Das Carotissphygmogramm ist zeitlich verzögert gegenüber dem Phonokardiogramm, dem EKG und auch dem Apex-Kardiogramm (s. unten). Diese Verzögerung gegenüber den Vorgängen am Herzen wird durch die zentrale Pulswellenlaufzeit (4 in Abb. 2.5) bestimmt, die als Distanz zwischen dem aortalen Segment des 2. Herztons und der Incisur in der Carotispulskurve gemessen wird; sie ist erhöht bei starren Gefäßen (Hypertonie, Arteriosklerose) und in diagnostisch verwertbarer Weise bei der Hyperthyreose. Der Normalwert der Pulswellenlaufzeit liegt zwischen 0,02 und 0,04 sec. Als Umformungszeit (1) wird der Abstand zwischen dem Beginn der elektrischen Kammererregung bis zum Beginn des Hauptsegments des 1. Herztons verstanden. Der Normalwert liegt bei 0,05–0,06 sec. Die Druckanstiegszeit (2) bezeichnet den Beginn des Hauptsegments des 1. Herztons bis zum Steilanstieg des Carotissphygmogramms, abzüglich der zentralen Pulswellenlaufzeit (s. oben) (normal: 0,03 bis 0,04 sec). Unter der Anspannungszeit (3) wird das Zeitintervall von Umformungszeit (1) zuzüglich der Druckanstiegszeit (2) verstanden, d.h. der Abstand vom Beginn der elektrischen Kammererregung bis zum Beginn des Steilanstiegs (abzüglich der zentralen Pulswellenlaufzeit). Der Normalwert für die Anspannungszeit liegt bei ca. 0,09 sec. Die Pulskurvenanstiegszeit (5) ist definiert als der Abstand vom Beginn des Steilanstiegs bis zum Gipfelpunkt des Carotissphygmogramms (Normalwert: ca. 0,06 sec). Die (frequenzabhängige) Austreibungszeit (6) erstreckt sich vom Beginn des Steilanstiegs bis zur Incisur (normal: etwa 0,28 sec). Die Systolendauer (7) umfaßt das Intervall vom Beginn der elektrischen Kammererregung bis zum Beginn des 2. Herztons [20].

Klinische Bedeutung besitzt das Carotissphygmogramm vor allem bei Aortenstenosen. Die valvuläre Aortenstenose führt im Rahmen des verzögerten Blutauswurfs zu systolischen Schwingungen im Steilanstieg (Hahnenkamm-Phänomen), die sich dem Austreibungsgeräusch mitteilen. Der Pulskurvenanstieg sowie die Austreibungszeit sind bei der valvulären Aortenstenose verlängert. Die Incisur ist meist erhalten. In der frühen Systole (nach dem 1. Herzton) findet sich häufig ein Aortendehnungston (ejection

click), der mit dem Fußpunkt des Carotissphygmogramms coincidiert (Abb. 4.16).

Bei der idiopathischen hypertrophischen Subaortenstenose (obstruktive Kardiomyopathie, muskuläre subvalvuläre Aortenstenose) findet sich entsprechend der funktionellen hämodynamischen Zweiteilung des linken Ventrikels ein zweiter Gipfel der Carotispulskurve („Krebsschere"). Die Austreibungszeit ist häufig verlängert. Durch Amylnitrit-Inhalation können das Krebsscheren-Phänomen ebenso wie die auskultatorischen Befunde (vom 1. Herzton abgesetztes Systolicum) verstärkt werden (s.S. 81).

Ein Pulsus bisferiens zeigt sich im Carotissphygmogramm bei schwerer Aorteninsuffizienz (Doppelgipfligkeit mit mesosystolischem Druckabfall). Die Incisur ist meist verstrichen als Folge des gestörten Aortenklappenschlusses. Die Druckanstiegszeit ist verkürzt, die Austreibungszeit geringfügig verlängert [30] (s. Abb. 4.18).

Venenpulskurve: Durch Aufsetzen einer Druckkapsel auf den Bulbus venae jugularis kann eine Venenpulskurve zur Darstellung gebracht werden, die die Volumenänderungen im Bereich der großen Halsvenen widerspiegelt. Eine trägheitslose Registrierung der Volumenschwankungen gelingt durch Ableitung mittels eines Lichtstrahls. Zur Leberpulsregistrierung wird eine Druckkapsel auf die unterhalb des rechten Rippenbogens vordringende Leber fest aufgesetzt. — Auch über einen intravasal liegenden Venenkatheter kann eine Venenpulskurve abgeleitet werden.

Die üblicherweise registrierte Druckpulskurve zeigt das in Abb. 2.6 wiedergegebene Kurvenbild: Die Vorhofkontraktion bedingt die a-Welle, welche einem kurzen Rückstau des venösen Volumens vor dem Herzen entspricht. Durch Fortleitung der Carotispulskurve ist die c-Welle verursacht. Der rasche Blutabfluß aus den Halsvenen in den rechten Vorhof bei systolischer Abwärtsbewegung der Ventilebene des Herzens führt zu dem systolischen Kollaps „x". Wenn sich die Ventrikelebene wieder nach oben (nach der Ventrikelsystole) bewegt, so kommt es zu einem kurzen Rückstau, der die d-Welle in der Venenpulskurve hervorruft. Der diastolische

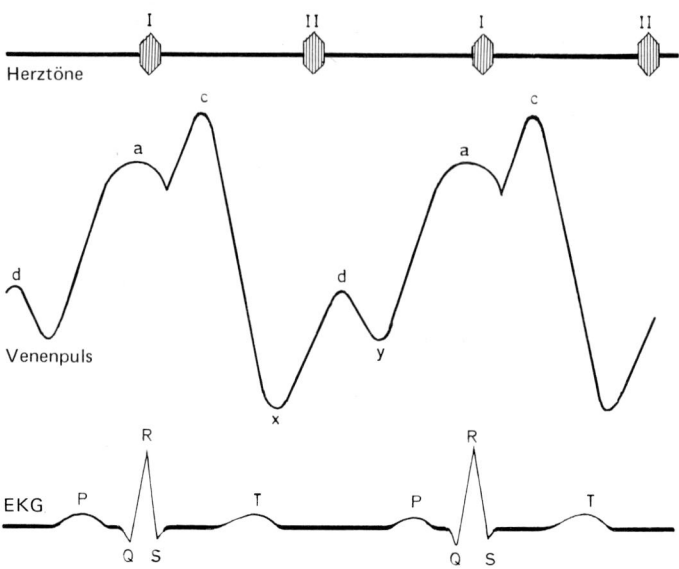

Abb. 2.6. Venenpuls und EKG. a = a-Welle (Vorhofkontraktion). c = c-Welle (Fortleitung der Carotispulskurve). x = systolischer Kollaps (Tiefertreten

der Ventrikelebene). d = d-Welle (Zurücktreten der
Ventilebene). y = diastolischer Kollaps (Ventrikelfüllung)

Kollaps „y" tritt dann ein, wenn sich die Vorhöfe
(bzw. die Halsvenen) bei Öffnung der Segelklap-
pen in den Ventrikel entleeren.

Bei rechtsventriculärer Drucksteigerung auf der
Basis einer verminderten Dehnbarkeit des rechten Ventrikels findet sich nicht selten eine erhöhte a-Welle in der Venenpulskurve (Pulmonalstenosen, pulmonale Hypertonie, sehr selten
Tricuspidalstenose).

Die Tricuspidalinsuffizienz führt in schweren
Fällen typischerweise zu einer Aufhebung des systolischen Kollapses (x). Der diastolische Kollaps (y) ist verstärkt aufgrund des erhöhten Volu-
meneinstroms.

Diagnostische Bedeutung besitzt der Venenpuls
ferner bei der Pericarditis constrictiva (Panzerherz), durch die Ausbildung eines frühdiastolischen dips (Kollaps) und eines diastolischen Pla-
teaus aufgrund der verminderten Compliance
(entsprechend der intrakardial registrierbaren
Druckkurve, s.S. 86).

Apex-Kardiogramm: Das Ventrikelsphygmogramm wird in Linksseitenlage oberhalb der
anatomischen Herzspitze (normalerweise 5. Intercostalraum in der Medioclavicularlinie) registriert. Diese Methode erlaubt es, den mechanischen Ausdruck der Kontraktion des linken

Ventrikels ohne wesentliche Verzögerung (im
Gegensatz zum Carotissphygmogramm) zu erfassen. In erster Linie lassen sich Rückschlüsse
auf das Füllungsverhalten des linken Ventrikels
gewinnen.

Das normale Ventrikelsphygmogramm (Abb.
2.7) weist eine relativ kleine a-Welle als Ausdruck der Vorhofkontraktion auf.

Die systolische Auswärtsbewegung entspricht
dem anschließenden Steilanstieg bis zum Gipfelpunkt. Es folgt die Einwärtsbewegung (abfallende Kurve), die in der frühen Diastole mit dem
Punkt O ihren Tiefstpunkt erreicht. Der Punkt O
(„opening point") coincidiert zeitlich mit der
Mitralklappenöffnung, d.h. dem Beginn der
Ventrikelfüllung. Es schließt sich die schnelle
Füllungswelle (sF) an, die ihre zeitliche Entspre-
chung als hämodynamisches Korrelat des raschen frühdiastolischen Einstroms in den linken
Ventrikel in einem 3. Herzton oder Füllungston
findet. — Die Höhe der a-Welle (a) kann prozen-
tual in Beziehung gesetzt werden zur Höhe H
(Gesamthöhe des Apex-Kardiogramms bezogen
auf den tiefsten Punkt O). Das Verhältnis a zu H
ist z.B. bei der idiopathischen hypertrophischen
Subaortenstenose zugunsten von a verschoben
aufgrund der verminderten Dehnbarkeit des lin-

EKG

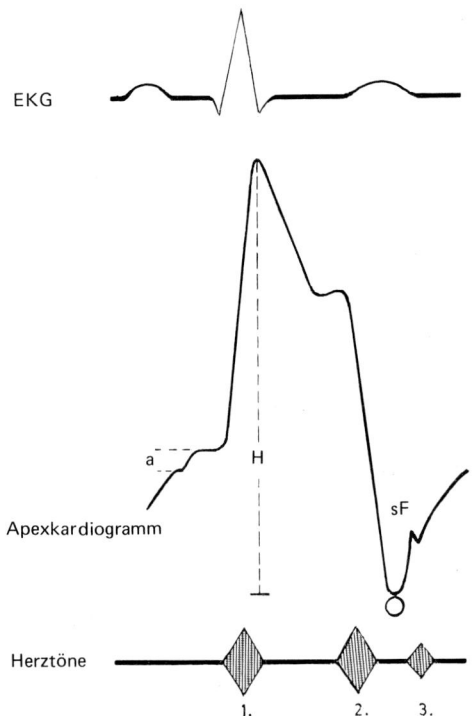

Apexkardiogramm

Herztöne

1.   2.   3.

Abb. 2.7. Apex-Kardiogramm, EKG und Herzschall. a = a-Welle (Vorhofkontraktion). H = Höhe
des Kurvenausschlages. O = „opening point" (Zeitpunkt der Mitralklappenöffnung). sF = schnelle Füllungswelle. 1. = 1. Herzton. 2. = 2. Herzton. 3. = 3.
Herzton oder Füllungston. H = Höhe des Apexkardiogramms bezogen auf den Punkt O. Das a-zu-H-
Verhältnis bezeichnet die Höhe von a in Prozent
von H

ken Ventrikels bei muskulärer Hypertrophie mit
funktioneller Zweiteilung des linken Ventrikels
[17, 30].
Die klinische Bedeutung des Apex-Kardiogramms wird besonders bei Mitralvitien deutlich. Bei der Mitralstenose ist naturgemäß aufgrund der alterierten Mitralsegel die Füllung des
linken Ventrikels verzögert. Die schnelle Füllungswelle ist deshalb allenfalls nur angedeutet
nachweisbar. Der Punkt O des Apex-Kardiogramms fällt typischerweise mit dem Mitralöffnungston (MÖT) zeitlich zusammen (Abb. 4.2
auf S. 98). Bei Vorhofflimmern fehlt die a-Welle.

Bei Vorliegen einer Mitralinsuffizienz ist hingegen die schnelle Füllungswelle betont wegen des
erhöhten Einstromvolumens in den linken Ven-

trikel bei zeitlicher Coincidenz mit einem 3.
Herzton.
Bei kombinierten Mitralvitien kann aufgrund
des Apex-Kardiogramms auf die dominierende
Komponente des Herzfehlers geschlossen wer-
den. Bei überwiegender Stenose fehlt die schnelle
Füllungswelle, während sie bei Vorhandensein
einer vorwiegenden Mitralinsuffizienz sehr aus-
geprägt ist. Das Apex-Kardiogramm erlaubt die
Differenzierung eines Mitralöffnungstones (bei
Mitralstenose) von einem 3. Herzton durch die
Zuordnungsmöglichkeit des Punktes O der Spit-
zenstoßkurve.

2.2.4. Echokardiographie

Bei der Echokardiographie handelt es sich um
die Untersuchung des Herzens durch die Registrierung reflektierter Ultraschallwellen. Am linken Sternalrand wird ein Schallkopf fest aufgesetzt. An den einzelnen Strukturen des Herzens kommt es durch Schallimpedanzänderung
zur Reflektion von Ultraschallwellen (2–4,5
MHz), die eine Registrierung elektrischer Signa-
le ermöglicht. Es wird im Prinzip die Zeit gemessen, die vom Beginn des Sendeimpulses bis
zur Aufnahme des Empfangssignals vergeht;
hierbei besteht eine enge Beziehung zu dem
Abstand zwischen reflektierender Struktur und
Schallkopf [11].
Die Echowellen erlauben die Beurteilung der Mi-
tralklappenfunktion, der Aorta und der Kam-
merwände. Die Bewegungen der reflektierenden
Flächen werden durch photographische Registrierung des oscilloskopischen Bildes dokumen-
tiert.
Die klinische Bedeutung der Echokardiographie
betrifft vor allem die Mitralvitien-Diagnostik,
die Erkennung eines Perikardergusses und der
(seltenen) Vorhoftumoren. Ferner läßt sich die
linksventriculäre Funktion echokardiographisch abschätzen.
Tumoren im Bereich des Vorhofs und größere
Vorhofthromben führen zu schwachen Echowellen. Bei Vorliegen eines Perikardergusses erscheint die Distanz zwischen dem Echo des Perikards und der Ventrikelwand vergrößert (s.S. 85).
Insbesondere bietet sich die Möglichkeit der
echokardiographischen Verlaufskontrolle der

Ergußbildung durch Beurteilung der flüssigkeits-
bedingten echofreien Zone um die Herzwand.
Das Echo des vorderen Mitralklappensegels ist
besonders gut registrierbar. Daher lassen sich
Mitralvitien (bzw. Bewegung und Dicke des anterioren Mitralklappensegels) in besonderem
Maße mit dieser Methode erfassen. — Während
normalerweise das anteriore Segel der Mitralklappe in der Diastole eine rasche Vorwärtsbe-
wegung aufweist, ist diese bei Mitralklappenstenosen signifikant verzögert. Die Abflachung der
frühdiastolischen Phase korreliert mit dem Ausmaß des Strömungshindernisses [12]. — Nach
der Füllung bewegt sich das vordere Mitralklappensegel wieder nach hinten und nähert sich bei
der Vorhofkontraktion erneut dem Registrier-
kopf. Der Mitralklappenschluß bedingt
wiederum eine Rückwärtsbewegung des vorderen Segels. Als aussagefähig hat sich die Echokardiographie speziell bei der Verlaufsbeurteilung nach Commissurotomie der Mitralklappe
erwiesen [11].
Die Aortenklappenfunktion läßt sich ungleich
schwieriger durch das Echokardiogramm erfassen. Indirekte Schlüsse lassen sich in erster
Linie durch Alteration der Mitralklappenfunk-
tion bei Aortenvitien gewinnen.
In neuerer Zeit ist verschiedentlich versucht worden, die linksventriculäre Funktion echokardiographisch zu erfassen (Schlagvolumen, enddiastolisches Volumen, Auswurffraktion) [11, 14,
1a]. Es ergab sich dabei eine gute Übereinstimmung der echokardiographisch bestimmten
enddiastolischen Volumina des linken Ventrikels
mit den kineangiographisch ermittelten Werten
[14]. Eine endgültige Beurteilung weiterer Anwendungsmöglichkeiten (Vitiendiagnostik angeborener Herzfehler, nach operativem Klappenersatz) der Echokardiographie ist derzeit noch
nicht möglich [1a].

2.2.5. Vektorkardiographie

Mit der Vektorkardiographie werden prinzipiell
die gleichen bioelektrischen Vorgänge erfaßt und
registriert wie mit der Elektrokardiographie.

Während das EKG die skalare Registrierung
elektromotorischer Potentiale beinhaltet, ohne

die Richtung anzugeben, gibt die Vektorkardiographie nicht nur Aufschluß über Spannung
(Größe), Positivität oder Negativität (Sinn), sondern auch über die Richtung entsprechend der
vektoriellen Aufzeichnung elektromotorischer
Kräfte. Die Vektorschleife setzt sich bei der vektoriellen Registrierung aus der Verbindung der
Einzelvektoren zusammen, die während eines
Herzcyclus auftreten. Die Größe des Vektors
wird durch die Länge eines Pfeiles angegeben, die
Spitze bezeichnet die Richtung und die Lage gibt
den Sinn (Positivität oder Negativität) zu erkennen. Der Ursprung der Vektoren liegt im Null-
Punkt des axialen Systems. — Im Unterschied
zum EKG erfolgt beim Vektorkardiogramm die
Projektion der elektrischen Potentiale des Herzens auf eine Ebene der Körperoberfläche, resul-
tierend aus mehreren Ableitungen (zwei oder
mehrere) in dieser Ebene. Die Vektorschleife
wird gewöhnlich auf die Frontal-, Horizontal-
und Sagittalebene projiziert. Der räumliche
Vektor kann aus den zweidimensionalen Projek-
tionen konstruiert werden. Durch Berücksichtigung der wechselnden Momentanachsen im Verlaufe eines Herzcyclus ist es möglich, durch die
Verbindung der somit resultierenden Einzelvektoren aus dem Elektrokardiogramm eine Vektorschleife zu konstruieren. — Üblicherweise
wird das Vektorkardiogramm jedoch über einen
Kathodenstrahl-Oscillographen photographisch
registriert. Im normalen VKG lassen sich drei
Schleifen unterscheiden: die kleinere P- und T-
Schleife sowie die größere QRS-Schleife, welche
eine elliptische Form aufweist. Die Vektorschleife, die im Null-Punkt beginnt, endet auch
dort und ist somit geschlossen. Anfangs- und
Endteil der Schleife werden langsam registriert,
der Hauptteil wird schneller aufgezeichnet. Die
Vektorschleife stimmt weitgehend mit der anatomischen Herzachse überein. Es sei darauf hingewiesen, daß für die Erstellung eines VKG verschiedene Elektrodenanordnungen und Refe-
renzsysteme verwendet werden können, die erhebliche Deutungsunterschiede bedingen. Am
weitesten verbreitet ist das Franksche System
[49].
Die klinischen Vorteile des Vektorkardio-
gramms gegenüber dem EKG sind nicht eindeutig belegt. Dennoch kann das VKG eine wichtige

diagnostische Hilfe sein, wenn das EKG keine eindeutigen Befunde zu erkennen gibt. Dies gilt vor allem für die Erkennung einer rechts- oder linksventriculären Hypertrophie bei Rechts- bzw. Links-Schenkelblock. — In der Infarktdiagnostik kann das VKG bei der Beurteilung nicht-penetrierender Infarkte, eines postero-basalen Infarktes und bei gleichzeitigem Vorliegen von Infarkt und Linksschenkelblock von Vorteil sein. — Außerdem hat sich das Vektorkardiogramm bei Verlaufsbeobachtungen erworbener oder angeborener Vitien als nützliche Ergänzung erwiesen [49].

2.2.6. Röntgenologische Untersuchung des Herzens

Röntgenologische Untersuchungstechniken stellen einen essentiellen Bestandteil der kardiologischen Diagnostik dar, sowohl zur Feststellung qualitativer Größen als auch in quantitativer Hinsicht (z.B. Ventrikelvolumina, Koronarographie). Die folgende Darstellung soll stichwortartig orientieren und die Benutzung weiterführender Literatur erleichtern.

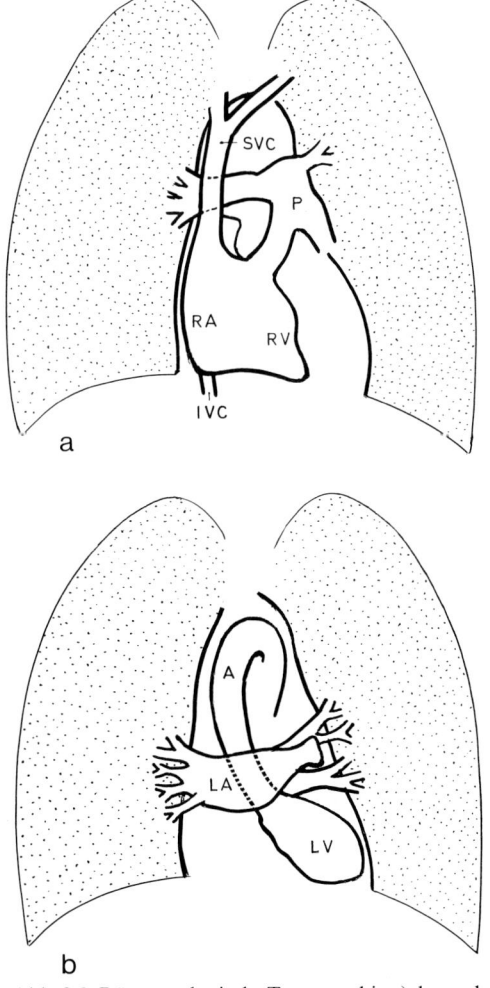

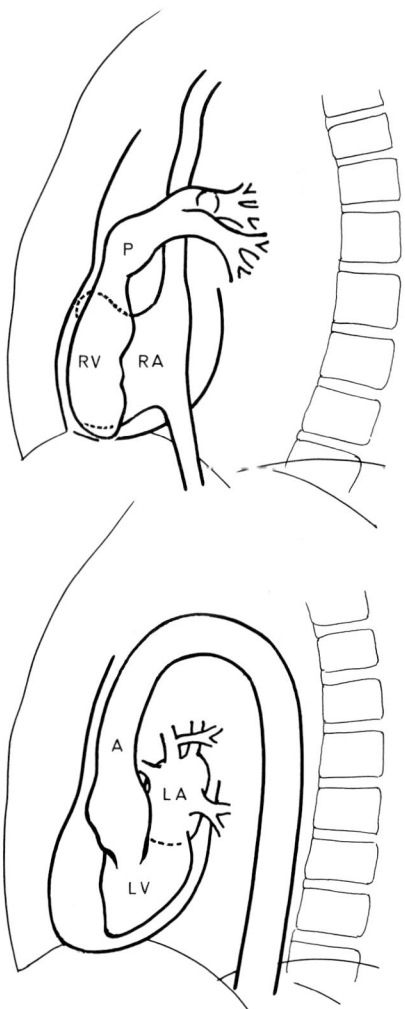

Abb. 2.8. Röntgenologische Topographie a) des rechten und b) des linken Herzens einschließlich der zu- und abführenden großen Gefäße (p.a.—und Seitenbild). SVC; vena cava sup.; IVC: vena cava inf.;

P: arteria pulmonalis; RA: rechter Vorhof; RV: rechter Ventrikel; LA: linker Vorhof; LV: linker Ventrikel; A: Aorta

Herzfernaufnahme:

Durch den großen Abstand (2 m) zwischen Röhrenfocus und Film wird eine verzerrungsfreie Beurteilung der Herzgröße ermöglicht (paralleler Strahlengang).

Im p.a. (postero-anterioren) Strahlengang sind folgende Herz- und Gefäßabschnitte randständig (Abb. 2.8):

a) *links von oben nach unten*

1. Distaler Bereich des Aortenbogens (aorta ascendens) — nach links und oben ausladend bei Aortenaneurysma.
2. Hauptstamm der Pulmonalarterie — erweitert und prominent bei pulmonaler Hypertonie (z.B. primär oder sekundär bei Vorhofseptumdefekt, Ventrikelseptumdefekt, inkompletter und kompletter AV.-Kanal; physiologisch im Kindesalter).
3. Linkes Herzohr — prominent bei Hypertrophie des linken Vorhofes, z.B. bei Mitralstenose, Mitralinsuffizienz. Cardiomyopathien — Zeichen der „verstrichenen Herztaille"! — Außerdem findet sich bei Vergrößerung des linken Vorhofes eine vermehrte Spreizung der Trachealbifurkation (90° und > 90°) (normal ∼60°) (Abb. 2.9a).
4. Linker Ventrikel — prominent und nach links ausladend bis thoraxwandständig bei Druck- und Volumenbelastungen des linken Herzens: Hypertonie, Aorteninsuffizienz, Mitralinsuffizienz, Cardiomyopathien unterschiedlicher Ätiologie.

b) *rechts von oben nach unten*

1. Vena cava superior — erweitert bei Tricuspidalinsuffizienz.
2. Rechter Vorhof — betont nach rechts ausladend bei überwiegender Rechtsherzinsuffizienz; pulmonale Hypertonie, Tricuspidalinsuffizienz, absoluter Arrhythmie.

Rechtes vorderes Schrägbild (1. schräger Durchmesser, Fechterstellung) —

Der Patient ist zur Filmebene mit der rechten Schulter nach vorn gedreht mit einem Winkel von 45–60 Grad. Randbildend sind vorn von oben nach unten:

1. Aorta ascendens (teilweise).
2. Truncus pulmonalis.

3. Conus pulmonalis.
4. Linker Ventrikel.

Randbildend sind von oben nach unten:

1. Gefäße (Vena cava superior, distaler Arcus aortae) und Aorta descendens, rechter Hauptstamm der Art. pulmonalis.
2. Linker Vorhof.
3. Rechter Vorhof.
4. Vena cava inferior.

Der Raum, der in dieser Stellung nach hinten von der Wirbelsäule und nach unten vom Zwerchfell begrenzt wird, heißt retrokardialer Raum. Hier verlaufen Oesophagus und Aorta descendens. Eine Vergrößerung des linken Vorhofes nach hinten bewirkt im rechten Schrägbild eine Verschattung des normalerweise hellen retrokardialen Raumes. Faßbar wird die Vergrößerung des linken Vorhofes in einer umschriebenen Verlagerung des Oesophagus, der durch Kontrastmittelfüllung („Breischluck") sichtbar wird (Abb. 2.9b).

Linkes vorderes Schrägbild (2. schräger Durchmesser, Boxerstellung) — Der Patient ist zur Filmebene mit der linken Schulter nach vorn gedreht (Drehungswinkel 45–60 Grad).

Randbildend sind *vorn* von oben nach unten:

1. Aorta ascendens.
2. Rechtes Herzohr.
3. Rechter Ventrikel.

Randbildend sind *hinten* von oben nach unten:

1. Aorta ascendens und Pulmonalgefäße.
2. Linker Vorhof.
3. Linker Ventrikel.
4. Vena cava inferior (inkonstant).

Der Bezirk, der vorn vom linken Vorhof, hinten von der Wirbelsäule und oben vom Gefäßstiel bzw. dem Aortenbogen gebildet wird, wird als „Aortenfenster" bezeichnet. Eine besonders helle Darstellung dieses Bezirkes spricht für eine verminderte pulmonale Perfusion (z.B. Pulmonalstenose). Im linken vorderen Schrägbild wird das septum interventriculare orthograd getroffen, so daß rechter Ventrikel nach vorn und linker Ventrikel nach hinten annähernd gleichmäßig ausladen. In der internistisch-kardiologischen Praxis ist zur Beurteilung des Herzens die Seitenaufnahme (üblicherweise das linke Seitenbild) nur selten von geringerer Aussagefähigkeit als die Aufnahmen im 1. und 2. schrägen Durchmesser zusammengenommen. Deshalb gehört dem Seitenbild in der internistischen und kardiologischen Praxis Vorzug vor den Aufnahmen in den schrägen Durchmessern, sofern nicht angeborene Anomalien vermutet werden (z.B. Transpositionen der großen Gefäße).

Seitenbild: (s. auch Abb. 2.8 und 2.9 b)

Es ist üblich, das linke Seitenbild zur Auswertung heranzuziehen. Bei der Aufnahme liegt die linke Thoraxseite dem Film an.

Vorn randbildend sind von oben nach unten:
1. Aorta ascendens.
2. Hauptstamm der Pulmonalarterie.
3. Rechter Ventrikel.
Der zwischen diesen Konturen und der vorderen Thoraxwand befindliche Bezirk wird als retrosternaler Raum bezeichnet.
Hinten randbildend sind von oben nach unten:
1. Aorta descendens und Pulmonalgefäße.
2. Linker Vorhof.
3. Linker Ventrikel.
4. Untere Hohlvene.
Ist der linke Vorhof vergrößert (z.B. bei Mitral-

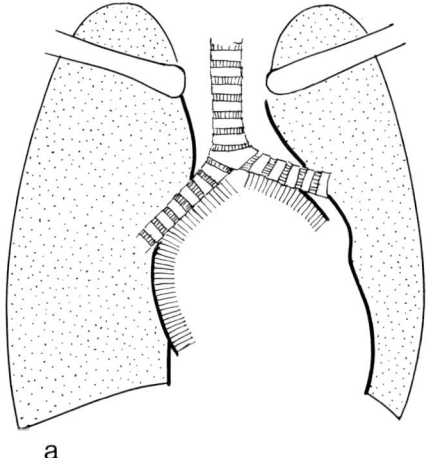 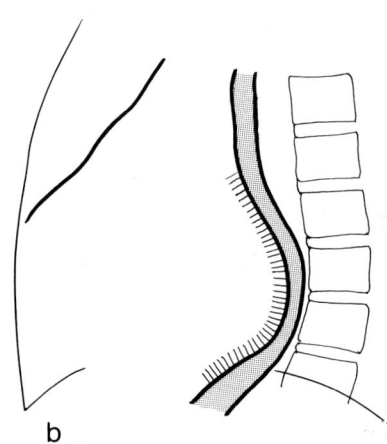

a   b

Abb. 2.9. Vergrößerung des linken Vorhofes (z.B. bei Mitralstenose) a) vermehrte Spreizung der Trachealbifurkation (p.a.-Aufnahme) b) Verlagerung des Oesophagus nach dorsal (Seitenbild, Oesophaguskontrastbreischluck)

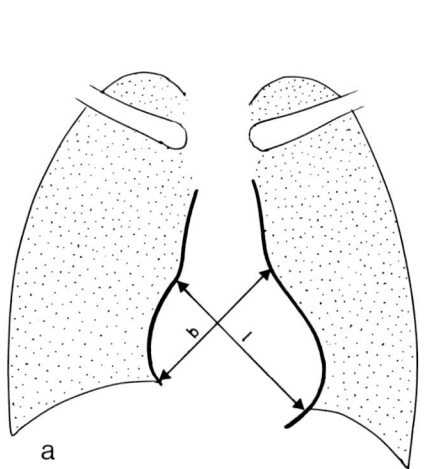 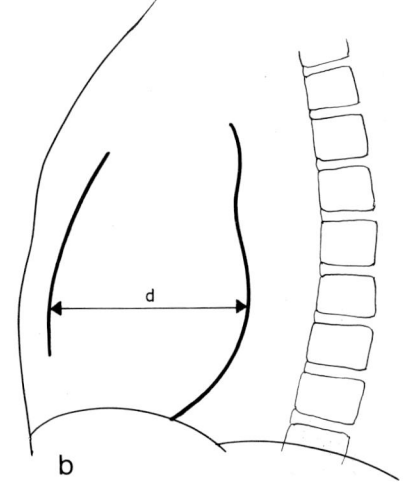

a   b

Abb. 2.10. Herzdurchmesser zur Bestimmung des röntgenologischen Herzvolumens (nach [7 b])

stenose), dann wird im Seitenbild seine Kontur bogig nach hinten verlagert, wodurch der Oesophagus nach hinten abgedrängt wird: Der Holzknechtsche Raum wird eingeengt. Dieser Befund läßt sich besonders klar röntgenologisch durch Kontrastmittel im Oesophagus belegen (Oesophagus-Breischluck) (s. Abb. 2.9b).

Eine Vergrößerung des linken Ventrikels (z.B. bei Aorteninsuffizienz, Mitralinsuffizienz, fortgeschrittener Hypertonie) ist erkennbar an einer Dorsalverlagerung der randbildenden Kontur im Seitenbild nach hinten. Dieses Symptom geht bei mittelgradigen Aortenklappenstenosen einer im p.a. Röntgenbild feststellbaren Linksherzvergrößerung voraus.

Aus dem p.a.-Röntgen des Thorax sowie dem Seitbild (Herzfernaufnahme, Fokus-Film-Abstand: 2 m) läßt sich nach folgender Methode intravital eine Größe für das Herzvolumen gewinnen: Das Herzvolumen ergibt sich aus dem Produkt des größten Längen (l)- und Breiten (b)-Durchmessers mit dem größten Tiefendurchmesser (t_{max}) und einem Korrekturfaktor, welcher bei einem Fokusabstand von 2 m 0,4 beträgt. Dieser Korrekturfaktor gleicht sowohl die geringen projektionstechnisch bedingten Verzerrungen aus wie auch die Tatsache, daß die Herzform geometrisch nicht exakt zu definieren ist. Die Formel zur Berechnung des Herzvolumens lautet somit:

$$V = l \times b \times t_{max} \cdot \times 0{,}4$$

Die Festlegung der Herzdimensionen sowie die Berechnung ist nicht aufwendig. Man gewinnt auf diese Weise ein Maß für das Herzvolumen in Millilitern (s. auch Abb. 2.10) [10, 10a].

Kymographie

Dieses Verfahren dient zur Registrierung der Herzwandkonturen (z.B. aufgehoben oder stark reduziert bei Perikardtamponade). Dabei wird während einer Aufnahme ein zwischen Kassette und Objekt befindlicher Bleiraster (0,5 mm breite Schlitze im Abstand von 1,2 cm) parallel zur Filmebene und senkrecht zum Bleischlitz bewegt. Dadurch wird jede quer zu den Schlitzen bewegte Bildlinie in eine Kurve ausgezogen.

2.2.7. Angiographie des Herzens und der Gefäße

Ventrikulographie

Die Kontrastmittelinjektion erfolgt mit Hilfe von Kathetern, die zur möglichst guten Durchmischung im Blut mehrere seitliche Mündungen besitzen (z.B. Oedman, „pig tail"), über die Vena oder Arteria femoralis in den rechten bzw. linken Ventrikel. Die Injektion mittels maschineller Injektionsspritze hat heute wegen der höheren Flußgeschwindigkeiten ($\sim$ 14–16 ml/sec) des Konstrastmittels und zur Applikation größerer Kontrastmittelmengen (40–60 ml) den Vorzug gegenüber manuellen Injektionstechniken. Die röntgenologische Aufnahmetechnik erfolgt in der Regel cinematographisch mit einer Bildfrequenz von 50/s. Zur Gewinnung anatomischer Details gebührt dem AOT-Verfahren (Großbildaufnahmen mit Filmblattwechsel) der Vorzug.

Die Aufnahmetechnik des linken Ventrikels wird in 30–45° in rechts anteriorer Position durchgeführt. Indikationen sind:

Mitralinsuffizienz (Objektivierung eines Kontrastmittelreflux an der Mitralklappe als Ausdruck einer Schlußunfähigkeit der Mitralklappe), hypertrophische obstruktive Cardiomyopathie (Kontraktionsablauf, Feststellung der Obstruktion), Myokardinsuffizienz (sekundär und bei Klappenfehlern; primär bei Kardiomyopathien unterschiedlicher Ätiologie).

Unter Zugrundelegung des intraventrikulären linksventrikulären Volumens als einem Rotationsellipsoid wird aus dem Flächenbild, das angiographisch ermittelt wird, das endsystolische Volumen sowie das enddiastolische Volumen nach folgender Formel ermittelt:

$$V = \frac{\pi}{6} \, L \cdot D^2 \cdot f$$

L: Distanz zwischen der Mitte der Aortenklappe und der Herzspitze;

D: senkrecht zu L verlaufender größter Querdurchmesser;

f: Verstärkungsfaktor (abhängig von Entfernung der Röntgenröhre vom Herzen des Patienten sowie der Verstärkung durch das Projektionsgerät).

Die Auswertung erfolgt anhand von cinematographischen Registrierungen. Die Differenz aus dem endsystolischen Volumen (ESV) und dem enddiastolischen Volumen (EDV) entspricht dem Schlagvolumen (SV).

Das Produkt aus Schlagvolumen und Herzfrequenz ergibt das Herzzeitvolumen. Aus der Differenz zwischen dem so gemessenen Herzzeitvolumen und dem Herzzeitvolumen, das mit Hilfe von Indikatorverdünnungsmethoden beim gleichen Patienten gemessen wird, läßt sich bei Klappenschlußunfähigkeiten (Mitralklappen, Aortenklappen) das Regurgitationsvolumen herleiten. Die Auswurffraktion (AF) ergibt sich aus dem Quotienten: Schlagvolumen dividiert durch enddiastolisches Volumen (SV:EDV). Normalwerte liegen oberhalb 60–65%. Starke Erniedrigungen der Auswurffraktion sind bei fortgeschrittener koronarer Herzkrankheit und Herzwandaneurysma zu beobachten, ferner bei hämodynamisch höhergradigen Herzklappenfehlererkrankungen, sowie bei Kardiomyopathien.

Von den zahlreichen Methoden zur Volumen-Bestimmung des linken Ventrikels hat die oben geschilderte Flächen-Längen-Methode [10a, 41a, 24a, 17a] die größere praktische Bedeutung erlangt gegenüber anderen Methoden (Achsenmethode unter Anwendung der Formel für das Volumen eines Rotationsellipsoides und der Flächen-Schwerpunkt-Methode). Einzelheiten s. [22a] und auf S. 38.

Neben der Feststellung der genannten Ventrikeldaten (enddiastolisches Volumen, endsystolisches Volumen, Schlagvolumen, Auswurffraktion, Regurgitationsvolumen, Herzminutenvolumen) gestattet die Ventrikulographie in Verbindung mit gemessenen intraventrikulären Drucken Angaben über die ventrikuläre Dehnbarkeit während der Diastole und über Änderungen der Wandspannung während der Systole. Außerdem vermittelt die cinematographische Technik die Feststellung von ventrikulären Asynergien [46a]:

Hypokinesie: Verminderung der systolischen Bewegung der Ventrikelwand.

Asynerese: umschriebene Hypokinesie.

Akinesie: völliges Sistieren eines umschriebenen Ventrikelwandbezirkes.

Dyskinesie: paradoxe Bewegung von einzelnen Bezirken der Ventrikelwand (= Ventrikelwandaneurysma).

Asynchronie: Störung des zeitlichen Kontraktionsablaufes z.B. bei multiplen kleineren Dyskinesien in Verbindung mit Hypokinesien. Umschriebene Hypertrophien (z.B. Septumhypertrophie) in Verbindung mit Asynchronien sind bei obstruktiven Cardiomyopathien zu beobachten. Sanduhrförmige, aber auch bizarre andere Konfigurationen sind hierbei anhand der Ventrikulogramme festzustellen.

Zur Diagnose einer Septumhypertrophie bei rechtsventrikulärer Ausflußtrakt-Obstruktion ist die Ventrikulographie des rechten Ventrikels in 30° linksanteriorer Position angezeigt. In der gleichen Aufnahmeposition ist bei Ventrikelseptumdefekt ein ggf. vorhandener Shunt durch Ventrikulographie zu erfassen (s. auch [4a]).

Koronarangiographie

Die röntgenologische Darstellung der Koronararterien und seiner Äste mittels Kontrastmittel (z.B. Urografin 76%, Hypaque 85, Conray 480) dient der Feststellung von Stenosierungen bzw. Anomalien als Voraussetzung für die Indikationsstellung zu einem koronarchirurgischen Eingriff. Zu den Indikationen s. Tabelle auf S. 170.

Praktisches Vorgehen
a) nach JUDKINS [21 b]
   — Punktion der Arteria femoralis nach SELDINGER,
   — Einbringung eines Führungsdrahtes (Mandrain)
   — Zurückziehen der Punktionskanüle
   — Einführung des Katheters über den Führungsdraht in die Aorta descendens
   — Zurückziehen des Führungsdrahtes
   — Anschluß des Katheters an eine Hahnkombination mit Saug-/Injektionsspritze.
   — Die Hahnkombination besitzt einen Anschluß zur Anbringung eines Druckrezeptors (Statham-Element).
   — Aspiration von Blut und Spülung des Katheters mit physiologischer Kochsalzlö-

sung (versetzt mit 5000 E Heparin/500 ml Kochsalzlösung)

— Vorschieben des Katheters im Aortenbogen, dessen Spitze sich auf Grund einer Vorbiegung meist dann leicht im Ostium der *linken* Koronararterie placieren läßt.

— Injektion von Kontrastmittel (3–5 ml innerhalb von 1–3 sec).

— Während der Injektion Röntgen-Cine-Angiographie in linksanteriorer Position (40–50°).

— Bei guter Bildqualität sofort anschließende erneute Injektion von Kontrastmittel nunmehr in rechtsanteriorer Position (20–30°).

— Zurückziehen des Katheters.

10 min vor der Angiographie erhält der Patient 0,8–1,6 mg Nitroglycerin (Nitrolingual-Kapseln), sowie 0,5–1 mg Atropin subcutan bzw. i.v. zur Prophylaxe von Bradykardien. Unmittelbar nach der Kontrastmittelinjektion wird der Patient durch Zuruf zu kräftigen Hustenstößen aufgefordert mit dem Ziel, durch Zwerchfellaktionen eine beschleunigte Passage des Kontrastmittels zu erzielen, und eine Bradykardisierung zu vermeiden. Nach der Darstellung der linken Koronararterienäste wird über einen Führungsdraht der Katheter zurückgezogen und anschließend ein mit entsprechender Vorbiegung versehener Koronarkatheter zur Darstellung der *rechten* Koronararterie über den Führungsdraht vorgeschoben.

Koronarographie der rechten Koronararterie analog dem Vorgehen bei der linken. Dabei wird durch Drehung des Katheters im Uhrzeigersinn bei entsprechender Vorbiegung des Katheters die Erreichung des Ostiums der rechten Koronararterie erleichtert.

Nach Darstellung der rechten Koronararterie in den 2 Ebenen (s.o.) wird die Ventrikulographie mittels pig tail-Katheter angeschlossen (s.o.). Wird jedoch eine Auswertung von isovolumetrischen Ventrikeldaten angestrebt, dann sollte die Ventrikulographie vor der Koronarangiographie durchgeführt werden.

b) nach SONES [46a]:

Arteriotomie der rechten Arteria brachialis, Einführung des Sones-Katheters, der eine Biegung besitzt, die sich mit Hilfe entspre-

chender Manipulationen sowohl zur Sondierung der linken als auch der rechten Koronararterie eignet.

Nach erfolgter Sondierung der Koronararterienostien wird entsprechend dem Verfahren nach JUDKINS vorgegangen.

c) nach BOURASSA bzw. AMPLATZ [5a, 1b]:

Da technisch die Sondierung des rechten Koronararterienostiums mit Hilfe von Judkins-Katheter in seltenen Fällen von ausgeprägter Aortenelongation bzw. -Dilatation erschwert ist, kann in solchen Fällen die Anwendung von modifizierten Judkins-Kathetern nach BOURASSA oder AMPLATZ hinsichtlich der Sondierung des Ostiums doch noch erfolgreich sein.

Zu den *Komplikationen* Koronarangiographie s. Tabelle 2.5.

Tabelle 2.5. Komplikationen der Koronarangiographie (aus [48c])

A. *Herz und Koronararterien*

Herzrhythmusstörungen (4–6%) (Kammertachykardie, Kammerflimmern, extreme Bradykardie, Asystolie, av-Blockierung, temporäre Schenkelblockierung) Myokardinfarkt (0,1–0,6%) Blutdruckabfall (>30–40 mm Hg) (0,8–1,2%) Kardiogener Schock (<0,2%)

B. *Periphere Arterien* (art. brachialis, art. femoralis)

Arterienokklusion: Judkins-Technik (<1%) Sones-Technik (4–6%) Hämatom (0,07–1,6%) Pseudoaneurysma (<0,06%) Thrombose (1,2–1,7%) Hirnembolie (0,1–0,2%) Periphere Embolie (<0,5%)

C. *Weitere Komplikationen*

Dissektion und Perforation von Arterien und Aorta Hämatothorax Kontrastmittelreaktion Gefäßinfektion intramyokardiale und intraperikardiale Kontrastmittelinjektion

D. *Begleitreaktionen*

Sinusbradykardie ischämische EKG-Veränderungen Blutdrucksenkung Übelkeit, gelegentlich Erbrechen

Bei der *Auswertung* von Koronarogrammen kommt es darauf an, Ausmaß und Lokalisation von Stenosierungen zu beschreiben. Zur Einteilung von koronarographischen Schweregraden s. Tabelle 6.9 auf S. 170.

Die *Gesamtmortalität* nach Koronarangiographie beträgt 0,45%. Sie ist bei Anwendung der Sones-Technik mit 0,13% geringer als bei der Judkins-Technik mit 0,78%. Die erhöhte Mortalität bei Anwendung der Judkins-Technik scheint in Zusammenhang mit Läsionen bzw. Lösung von arteriosklerotischen Plaques an ostiennahen Stenosen der linken Hauptstamm-Koronararterie zu stehen.

Entsprechend der Krümmung des Aortenbogens ist die Verwendung von verschiedenen Kathetern nach JUDKINS mit unterschiedlich langer Biegung (Größe 4, Größe 5, Größe 6) möglich. Entsprechende Katheter sind auch für die Durchführung der Koronarographie der rechten Koronararterie vorhanden.

Aortographie

Die Aortographie mit der Darstellung der Aorta ascendens, des Aortenbogens, sowie der von der Aorta abgehenden Gefäße wird durch eine mittels Katheter im Bereich der Aortenwurzel injizierten Kontrastmittelmenge von 40–60 ml Urografin 76% durchgeführt. Das retrograde Vorgehen mittels Katheterapplikation über die Arteria femoralis ist wegen Perforationsgefahr dann kontraindiziert, sofern Stenosierungen im Bereich des Aortenrohres vermutet werden (z.B. Aortenisthmusstenose). In einem solchen Falle ist das Vorgehen über die Arteria brachialis, zweckmäßigerweise vom rechten Arm aus, zur röntgenologischen Darstellung des stenosierten Gefäßabschnittes (z.B. Aortenisthmusstenose) sinnvoll. Zur Verwendung gelangen Katheter nach OEDMANN sowie Modifikationen (pig tail).

Zur genauen *Lokalisation* der stenosierten Gefäße sind Großbildaufnahmen erforderlich, wobei möglichst die simultane Aufnahmetechnik in zwei aufeinander senkrecht stehenden Ebenen durchzuführen ist.

Eine Aortographie ist indiziert bei Hinweisen auf folgende Erkrankungen: 1. Aortenisthmusste-

nose (Coarctatio aortae), 2. dissezierendes Aortenaneurysma, 3. Aortenbogen-Syndrome (Diagnostik der Abgangsstenosen), 4. Aortenklappeninsuffizienz zur Feststellung des Regurgitationsvolumens an der Aortenklappe, 5. Angeborene Anomalien der großen Gefäße; bei korrigierter Transposition verläuft die Aorta vorn retrosternal und nicht wie normalerweise hinter der Arteria pulmonalis (seitliches Bild).

Pulmonalisangiographie

Zur angiographischen Darstellung herznaher Pulmonalisstenosen empfiehlt sich die Angiographie aus dem rechten Ventrikel. Um Überlagerungseffekte zu vermeiden ist aber zur Darstellung der mehr peripheren Pulmonalisgefäßabschnitte das Kontrastmittel in den Pulmonalarterienstamm zu injizieren. Indikationen sind: periphere Pulmonalarterienstenosen bzw. Thromboembolie (präoperative Diagnostik der Embolektomie aus der A. pulmonalis, s.S. 213), Hinweise für hämodynamisch wirksame pulmonal-arterio-venöse Kurzschlußverbindungen.

2.2.8. Die Sondierung des Herzens (einschl. Meßgrößen)

Die Herzkatheterisierung dient der Sondierung des Herzens und angrenzender Gefäße, der intra- und extrakardialen Druckmessung, der Ermittlung kardialer und hämodynamischer Funktionsgrößen sowie der Kontrastmitteldarstellung des Herzens, der Coronararterien und herznaher Gefäße (Angiokardiographie) (Tabelle 2.6). Entsprechend den Indikationen (Tabelle 2.7) werden Katheterisierungen des rechten Herzens einschließlich der Lungenstrombahn (Rechtsherzkatheterisierung), der Aorta und des linken Ventrikels (Linksherzkatheterisierung) sowie des linken Vorhofes und des linken Ventrikels (transseptale Linksherzkatheterisierung) durchgeführt, ggf. in Verbindung mit Kontrastmitteldarstellungen der Ventrikel, der Lungenstrombahn, der Aorta und der Coronararterien (Ventrikulographie, Pulmonalisangiographie, Aortographie, Coronarangiographie).

Tabelle 2.6. Untersuchungen bei der Herzkatheterisierung

I. *Sondierung des Herzens und herznaher Gefäße:* Erfassung von aortopulmonalen, arteriovenösen, interventriculären und interatrialen Kurzschlußverbindungen, von Arterien- und Venentranspositionen, Gefäßstenosen und abnormen Gefäßverläufen, von Ventrikel- und Vorhofdimensionen

II. *Intra- und extrakardiale Druckmessung:* Erfassung von atrialen, arteriellen und ventriculären Druckgrößen (systolisch, diastolisch; Mitteldruck), von Druckgradienten, Druckkonturen (Formanalyse) und Druckamplituden; ggf. Druckmessung in Ruhe und unter Belastung sowie unter pharmakologischen Eingriffen (Amylnitrit, Nitroglycerin u.a.)

III. *Kardiale und hämodynamische Funktionsgrößen:* Erfassung von Herzminutenvolumen, Herzindex und Schlagvolumen, (Indikatorverdünnungstechniken), von intra- und extrakardialen Sauerstoffsättigungen, von Säure-Basen-Status. Ermittlung der äußeren Herzarbeit, des Tension-Time-Index, von Kreislaufwiderständen, von Shuntvolumina, von Klappenöffnungsflächen. Bestimmung der Inotropieindices, der ventriculären Dehnbarkeit, ggf. Messung der Coronardurchblutung (Fremdgasmethoden)

VI. *Angiokardiographie:* Erfassung abnormer Verläufe und Kaliber der großen Gefäße, von Fisteln. Aneurysmen und Stenosen. Feststellung von Shunts. Bestimmung ventriculärer Volumengrößen (enddiastolisch, endsystolisch, Auswurffraktion) und Regurgitationsvolumina (Mitralklappe, Aortenklappe); selektive Darstellung der Coronararterien (Coronarangiographie)

Tabelle 2.7. Indikationen zur Herzkatheterisierung

Angeborene und erworbene Herzfehler
Erkrankungen herznaher Gefäße
Kardiomyopathien
Coronare Herzkrankheit
Pulmonale Hypertonie

Kathetertechniken: Das Einführen der Katheter erfolgt durch transcutane Punktion (Seldinger-Technik) oder mittels Gefäßfreilegung. Beide Eingriffe werden in Lokalanaesthesie durchgeführt. Der Punktionsort ist in der Regel die Inguinalregion, 1–2 Querfinger unterhalb des Leistenbandes. Eine Punktion in Höhe des Leistenbandes ist wegen der Gefahr extraperitonealer Blutungen auf jeden Fall zu vermeiden. Bei spe-

Tabelle 2.8. Komplikationen der Herzkatheterisierung

1. *Punktionsstelle:* Thromboembolie, Blutung, Pseudoaneurysma, arterio-venöse Fistel, Perforation, Gefäßspasmus

2. *Herz und herznahe Gefäße:* Erregungsbildungs- und Leitungsstörungen, Ischämiereaktion, Endokardläsion, Vorhof-, Ventrikel- und Gefäßperforation, vagovasale Synkope, Gefäßokklusion, Kontrastmittelpenetration, Intima- und Endokardinfektion

3. *Weitere Komplikationen:* Knoten- und Schlingenbildung des Katheters, Luftembolie, Aortenklappenperforation, Coronarsinusperforation, Coronararterienperforation und -dissektion, Kontrastmittelüberempfindlichkeit (Angiokardiographie)

zieller Indikation, z.B. Aortographie bei Aortenisthmusstenose, kann auch die Arteria cubitalis mittels Seldinger-Technik punktiert werden. Die Gefäßfreilegung erfolgt in der Cubitalregion (Arteria und Vena cubitalis). *Die Seldinger-Technik* [45] umfaßt im einzelnen die transcutane Punktion des Gefäßes, das Einführen eines Führungsdrahtes durch die Punktionskanüle, die Entfernung der Punktionskanüle, das Einführen des Katheters über den Führungsdraht und die Entfernung des Führungsdrahtes (s.S. 31). Das Verfahren ermöglicht eine rasche Kathettereinführung unter Vermeidung von Gefäßeröffnung und Gefäßnaht. Die Komplikationen betreffen Fehlpunktionen, Blutungen, Thromboembolien, lokale Infektionen ([17b] und Tabelle 2.8). Bei Punktion arteriosklerotischer Plaques können periphere Embolien auftreten. Die Komplikationsrate liegt insgesamt unter 1%. Die Kathetereinführung mittels direkter *Gefäßfreilegung* ist zeitaufwendiger. Sie wird gelegentlich durch Gefäßspasmen erschwert. Im Anschluß an die Katheterisierung ist eine sorgfältige Gefäßnaht erforderlich. Zu den Komplikationen zählen Blutungen, Hämatome, Gefäßstenosierungen (Tabelle 2.8). Das Verfahren ist indiziert bei ineffektiver Seldinger-Technik, zur Einführung endständig verschlossener Katheter (Angiographiekatheter, Schrittmachersonden, Katheter-Tipmanometer) und bei der Coronarangiographie nach SONES.
Zur intrakardialen Einführung der Katheter sowie zur Kontrolle der Katheterposition ist eine

Röntgendurchleuchtungseinrichtung erforderlich, üblicherweise mit Bildwandler und Fernsehvorrichtung (Vermeidung größerer Strahlenbelastung). Die Registrierung von Angio- und Ventrikulogrammen erfolgt durch eine Cine-Vorrichtung mit Kleinbildkamera (32–200 Bilder/sec) in 1 oder 2 Ebenen. Unterschiedliche Projektionsebenen (linker und rechter vorderer Schrägdurchmesser u.a.) werden durch Drehung des Patienten in einer Drehmulde oder durch Drehung der Röntgenfilmanlage um den liegenden Patienten erreicht. Zur Erfassung von Anomalien herznaher Gefäßstämme sowie bei erforderlichen Großblattaufnahmen werden die Kontrastmitteldarstellungen auf 35 × 35 cm-Film registriert, der während der Kontrastmittelinjektion mit einer Geschwindigkeit von 1–3 Bilder/sec in 1 oder 2 Ebenen an der darzustellenden Region abläuft.

Die *Rechtsherzkatheterisierung* erfolgt mit endständigen Cournand-Kathetern (Ch. 6 und 7, 100 oder 125 cm lang), mit denen neben den Drücken im rechten Vorhof, dem rechten Ventrikel und in der Pulmonalarterie auch der Druck in der Pulmonalcapillare gemessen werden kann. Zu jedem Katheter sollten mehrere Führungsdrähte mit flexibler Spitze verfügbar sein, um ein Auswechseln der Katheter zu ermöglichen und die Katheterposition schneller zu erreichen (Verringerung der Strahlenbelastung). Zur Katheterisierung des Sinus coronarius und zur kontinuierlichen Blutentnahme sind end- *und* seitenständige Katheter vorzuziehen, ebenso für die Durchführung der rechtsseitigen Ventrikulographie und Pulmonalisangiographie. Zur Vermeidung des Rückschlagens des Katheters während der Kontrastmittelinjektion und zur besseren Kontrastmittelanfärbung empfiehlt es sich, weitlumige Katheter (CH. 8, 9) zu verwenden und die Katheterisierung von der Vena cubitalis (linker Arm) durchzuführen. Alle zur Herzkatheterisierung verwendeten Katheter müssen steril, frei von Blut- und Farbstoffresten und von äußeren Rauhigkeiten sein. Dies bedeutet, daß die Katheter nach jedem Eingriff sorgfältig in fließendem Wasser ($^1/_2$–1 Std) durchgespült, anschließend mit Preßluft getrocknet und sterilisiert werden. Beschädigte Katheter sind zu verwerfen. Einmalkatheter sind aus Gründen der Sterilität und Infektionsprophylaxe dem mehrfach verwendbaren Kathetermaterial vorzuziehen.

Die Katheterisierung des rechten Herzens mittels *Einschwemmkathetertechnik* ist indiziert bei der Verlaufskontrolle hämodynamischer Größen (z.B. Myokardinfarkt, akutes Cor pulmonale), zur Druckmessung bei pulmonaler Hypertonie, zur Feststellung von Kurzschlußverbindungen. Das Einführen des Katheters erfolgt durch Seldinger-Technik (Vena cubitalis, Vena femoralis) (s.S. 31) ohne Röntgenkontrolle. Die Katheterposition wird durch Druckanalyse gesichert. Bei Katheterlage in peripheren Pulmonalisästen kann das Gefäß durch kurzzeitiges Aufblasen eines Ballons in Katheterspitzennähe verschlossen werden, so daß ein dem Pulmonalcapillardruck entsprechender Druck registriert wird. Neben der Druckmessung können Blutproben entnommen sowie Injektionen (Pharmaka, eiskalte Ringer-Lösung zur Bestimmung des Herzminutenvolumens u.a.) durchgeführt werden. Die mittels Einschwemmkathetertechnik gemessenen Drücke weisen z.T. erhebliche Phasenverschiebungen und Dämpfungen auf, so daß eine routinemäßige Anwendung zur präoperativen Diagnostik von Herzfehlern nicht sinnvoll erscheint. Darüber hinaus ist das Verfahren wesentlich zeitaufwendiger als die Rechtsherzkatheterisierung mit Seldinger Verfahren und Cournand-Kathetern. Komplikationen sind u.a. Herzrhythmusstörungen, Katheterabrisse, Thromboembolie und Luftembolie.

Die retrograde *Linksherzkatheterisierung* erfolgt mittels end- *und* seitenständigen Kathetern. Der Katheter wird über den Aortenbogen bis zur Aortenwurzel vorgeschoben und durch leichtes Drehen in den linken Ventrikel eingeführt. Die Position des Katheters im linken Ventrikel soll nach Möglichkeit so gewählt werden, daß Herzrhythmusstörungen nicht auftreten. Eine retrograde Katheterisierung des linken Vorhofes vom linken Ventrikel gelingt nur in wenigen Fällen. Die Ventrikulographie erfolgt mittels Injektion von Kontrastmitteln (z.B. Urographin, 76%) mit einer Geschwindigkeit von 14–18 ml pro sec, für 3–4 sec. Während der Kontrastmittelinjektion treten häufig Herzrhythmusstörungen auf (meist ventriculäre Extrasystolen), die sich durch vorherige Austastung des Ventrikels zwecks störungsfreier Katheterlokalisation weitgehend vermeiden lassen. Bei der Rechts- und Links-herzkatheterisierung ist vordringlich auf ein luftblasen- und blutfreies Kathetersystem zu achten. Bei Aspiration von Blutgerinnseln ist der Katheter nach Zurückziehen in die Aorta descendens mehrfach abzusaugen bzw. zu wechseln.

Die *transseptale Katheterisierung* [7, 37] erfordert die Punktion des Vorhofseptums mittels einer Perforationsnadel, über die ein Katheter (ÖDMAN, BROCKENBROUGH) in den linken Vorhof und weiter in den linken Ventrikel geführt wird. Nach Punktion und Einführen des Katheters in den linken Vorhof kann auch bei Verwendung einer weichen Spirale der Ventrikel sondiert und der Katheter über die Spirale in den linken Ventrikel

vorgeschoben werden. Die Punktion des Vorhofseptums darf nur bei Kontakt mit dem Limbus des Foramen ovale und Schmerzfreiheit erfolgen. Komplikationen sind Vorhofperforationen mit Gefahr der Herzbeuteltamponade und Punktion der Aorta. Eine linksventriculäre Kontrastmittelinjektion durch den transseptal eingeführten Brockenbrough-Katheter sollte wegen der Gefahr der transmuralen Kontrastmittelpenetration vermieden werden; hingegen läßt sich eine Laevokardiographie mit einem transseptal eingeführten Katheter, z.B. vom Typ „pig tail", ohne weiteres durchführen (linker Vorhof, linker Ventrikel) [48]. Die transseptale und retrograde Linksherzkatheterisierung sollte nur dort durchgeführt werden, wo thorax- und herzchirurgische

Tabelle 2.9. Normalwerte von Drucken. Volumengrößen und Inotropieindices. Messungen unter Ruhebedingungen ohne Prämedikation. P_{RA}: Mitteldruck im rechten Vorhof; P_{RVS}: systolischer Druck im rechten Ventrikel; P_{APS}: systolischer Druck in der Pulmonalarterie; P_{APD}: diastolischer Druck in der Pulmonalarterie; P_{AP}: Mitteldruck in der Pulmonalarterie; P_{LVS}: systolischer Druck im linken Ventrikel; P_{LVED}: enddiastolischer Druck im linken Ventrikel; P_{syst}: systolischer Aortendruck; $\bar{P}_{art}$: arterieller Mitteldruck; HZV: Herzzeitvolumen; SV: Schlagvolumen; ~TTI: Tension-Time-Index (Näherungsformel); dp/dt_{max}: maximale Druckanstiegsgeschwindigkeit im linken Ventrikel; dp/dt_{min}: maximale Druckabfallsgeschwindigkeit im linken Ventrikel; $t–dp/dt_{max}$: Zeitintervall vom Beginn der Ventrikelkontraktion bis zum Erreichen von dp/dt_{max}; $dp/dt_{max}/IP$: Quotient aus dp/dt_{max} und dem isovolumetrischen Druck zum Zeitpunkt von dp/dt_{max}; EDV: enddiastolisches Volumen; ESV: endsystolisches Volumen; AF: Auswurffraktion; ΔP: spätdiastolischer Druckanstieg im linken Ventrikel; ΔV: spätdiastolischer Volumeneinstrom in den linken Ventrikel; $\Delta P/\Delta V$: Index für die Steifigkeit des linken Ventrikels; dp/dt_{diast}: spätdiastolische Druckanstiegsgeschwindigkeit im linken Ventrikel [48a, 48b]

$\bar{P}_{RA}$ (mm Hg)	P_{RVS} (mm Hg)	P_{APS} (mm Hg)	P_{APD} (mm Hg)	$\bar{P}_{AP}$ (mm Hg)	P_{LVS} (mm Hg)	P_{LVED} (mm Hg)
$5,5 \pm 0,5$	$28 \pm 3,5$	$27 \pm 3,5$	$12,5 \pm 2$	17 ± 2	124 ± 4	10 ± 1

P_{syst} (mm Hg)	HZV (l/min)	Herzindex (l/min/m²)	P_{diast} (mm Hg)	$\bar{P}_{art}$ (mm Hg)	SV (ml)	Herzarbeit $\left[\dfrac{\text{mm Hg} \cdot \text{ml}}{\text{min} \cdot \text{kg}}\right]$
124 ± 4	$7,17 \pm 0,49$	$3,97 \pm 0,23$	74 ± 3	93 ± 3	107 ± 6	$11\,700 \pm 680$

~TTI $(P_{syst} \cdot \sqrt{n})$	dp/dt_{min} (mmHg/sec)	$t–dp/dt_{max}$ [msec]	$\dfrac{dp/dt_{max}}{IP}$ [1/sec]		dp/dt_{max} (mm Hg/sec)	EDV (ml)
1089 ± 51	1303 ± 79	61 ± 5	35 ± 4		1850 ± 147	152 ± 4

ESV (ml)	AF (%)	ΔP (mm Hg)	ΔV (ml)	$\dfrac{\Delta P \text{ (mm Hg)}}{\Delta V \quad \text{ml}}$		dp/dt_{diast} (mm Hg/sec)
43 ± 2	72 ± 2	$7,5 \pm 1$	58 ± 9	$0,13 \pm 0,05$		32 ± 4

Eingriffe zur Behandlung etwaiger Komplikationen möglich sind.

Zur Coronarangiographie nach JUDKINS werden transcutan Katheter eingeführt, mit denen die linke und rechte Coronararterie selektiv sondiert werden. Vor dem Einführen der Katheter ist auf sorgfältige, luftblasen- und blutfreie Durchspülung und Füllung der Katheter mit Kontrastmittel zu achten. Das Einführen selbst hat zur Vermeidung von Coronararterienläsionen vorsichtig unter fortlaufender Druckregistrierung zu erfolgen. Nach vorheriger Applikation von Nitroglycerin und Atropin werden 3–5 ml Kontrastmittel in jede Coronararterie injiziert (linker und rechter vorderer Schrägdurchmesser). (Weitere Einzelheiten s.S. 168). Das Verfahren nach SO-NES erfordert die Arteriotomie (rechter Arm). Das methodische Vorgehen entspricht prinzipiell der Judkins-Technik. Zu den Komplikationen beider Verfahren [17b] s.S. 32.

Druck- und Volumenmessung: Das konventionelle druckaufnehmende System besteht aus dem Herzkatheter, einem Mehr-Wege-Hahn-System und dem Druckreceptor. Die intrakardial auftretenden Drucke werden über die Flüssigkeitssäule auf den Druckreceptor übertragen, in dem entsprechend der Druckänderung Bewegungen einer Metallmembran auftreten. Die Membran ist mit einem nach dem Prinzip des Dehnungsmeßstreifens arbeitenden Glied einer Wheatstoneschen Brücke verbunden. Die auftretenden Spannungsänderungen werden elektrisch verstärkt, auf Kathodenstrahloscillographen sichtbar gemacht und auf Photo-, UV- oder Direktschreibern registriert. Vor jeder Druckmessung müssen der Druckreceptor geeicht, der auf die Atmosphäre bezogene Nulldruck ermittelt und die Trägerfrequenzbrücken abgeglichen werden. Bei Verwendung der Katheter „pig tail" und „Brockenbrough" ohne Zwischenstück lassen sich Drucke mit einer Frequenztreue von 18–22 Hz messen. Höhere Eigenfrequenzen werden durch Kathetertipmanometer erreicht, bei denen ein Mikrodruckreceptor an der Spitze des Katheters (CH. 5–8) lokalisiert ist (Normalwerte s. Tabelle 2.9).

Der Nachteil dieser Spezialkatheter sind der hohe Preis, die erhöhte Reparaturanfälligkeit,

die erforderliche Einführung über ein eröffnetes Gefäß bzw. durch einen mittels Seldinger-Technik eingeführten weitlumigen Schlauch; darüber hinaus ist nur bei wenigen Modellen mit vertretbaren Außendurchmessern (CH. 7) eine zusätzliche Leitung für Nullpunktsbestimmung, Blutentnahmen und Ventrikulographie verfügbar.

Dämpfungsgrad (h) und Eigenfrequenz (F) des druckaufnehmenden Systemes lassen sich aus induzierten Schwingungen nach folgenden Formeln berechnen [16]:

$$h = \sqrt{\frac{\lg \cdot (x_2/x_1)}{^2 + \lg(x_2/x_1)}}$$

$$F = \frac{Fd}{\sqrt{1 - h^2}}$$

(P = Dauer der gedämpften Schwingung; 1/p = Fd = Schwingungsfrequenz).

Neben der Druckregistrierung hat sich zur Quantifizierung der kontraktilen Myokardfunktion die Bestimmung von Inotropiegrößen bewährt: maximale Druckanstiegsgeschwindigkeit im linken Ventrikel (dp/dt_{max}), Zeitintervall vom Beginn des Ventrikeldruckanstiegs bis zum Erreichen von dp/dt_{max} ($t\text{-}dp/dt_{max}$), Quotient aus maximaler Druckanstiegsgeschwindigkeit und dem isovolumetrischen Druck zum Zeitpunkt von dp/dt_{max} ($dp/dt_{max}/IP$), isovolumetrische Kraft-Geschwindigkeits-Beziehungen ($V_{CE}\text{-}IP$-Kurven) mit Ermittlung von $V_{CE\text{-}max}$ und V_{max}. Voraussetzungen sind eine phasen- und frequenzgetreue Druckregistrierung, im Idealfall mittels Kathetertipmanometer, sowie die Ermittlung des 1. Differentialquotienten des Druckes im linken Ventrikel (P) nach der Zeit (dp/dt_{max}). dp/dt kann graphisch aus Schnellregistrierungen mit hoher zeitlicher Auflösung bestimmt oder — nach dynamischer oder graphischer Eichung — mittels Differenzierverstärker fortlaufend ermittelt und registriert werden. Aus simultan registrierten intraventriculären Drucken und Cineventrikulogrammen lassen sich diastolische Druck-Volumen-Beziehungen des lin-

ken Ventrikels sowie Aussagen über die linksventriculäre Dehnbarkeit („Compliance") herleiten.

Mittels der Cineventrikulographie [30° rechter
vorderer Schrägdurchmesser (RAO), 60° linker
vorderer Schrägdurchmesser (LAO)] können *Volumengrößen* des linken Ventrikels bestimmt werden (enddiastolisches, endsystolisches und
Schlagvolumen, Auswurffraktion).

Das Volumen ist bei Anwendung der Cineventrikulographie in 1 Ebene:

$$V = \frac{\pi}{6} \cdot L \cdot D^2 \cdot f$$

(L = Distanz zwischen der Mitte der Aortenklappe und der Herzspitze; D = vertikal zu L verlaufender größter Querdurchmesser des linken
Ventrikels; $\pi = 3{,}14 \cdot$ Messungen im rechten vorderen Schrägdurchmesser (RAO): 30°; f = Verstärkungsfaktor) (s.S. 30).

Bei der Cineventrikulographie in 2 Ebenen [10]
errechnet sich das linksventriculäre Volumen
als:

$$V = \frac{\pi}{6} \cdot D(RAO) \cdot D(LAO) \cdot L(RAO)$$

Nach Planimetrierung des Cineventrikulogram-
mes kann der Querdurchmesser (D) berechnet
werden:

$$D = 4 \cdot \text{Fläche} / \pi L$$

Signifikante Unterschiede zwischen der Durch-
messer-Methode und dem Durchmesser-Flä-
chen-Verfahren bestehen nicht.

Vor Festlegung der Durchmesser ist der Verstär-
kungs- und Projektionsfaktor zu ermitteln. Die
Differenz zwischen enddiastolischem und endsy-
stolischem Volumen entspricht dem totalen
Schlagvolumen. Meist ist das cineventrikulogra-
phisch ermittelte Schlagvolumen größer als
das nach Indikatorverdünnungstechniken bestimmte Schlagvolumen. Die Konturenerken-
nung des linken Ventrikels erfordert eine ausreichende Kontrastmittelanfärbung in Endsystole
und Enddiastole. Die linksventriculäre Vo-

lumenanalyse wird erschwert bei ventriculären
Extrasystolen, bei unscharfen Wandkonturen,
bei prominenter Mitralklappe und vorspringen-
den Papillarmuskeln.

Ein wesentlicher Parameter für die Beurteilung
der kontraktilen Funktion des linken Ventrikels
ist die *Auswurffraktion* (ventrikulographisch bestimmt als Quotient aus dem Schlagvolumen und
dem enddiastolischen Volumen). Die Auswurffraktion beträgt bei normaler Myokardfunktion
60–65%. Sie ist u.a. bei der coronaren Herzkrankheit und Herzinsuffizienz schweregradabhängig vermindert. Normale und erhöhte Werte
werden z.B. bei der kompensierten Aorteninsuffizienz und der hyperthrophischen obstruktiven
Kardiomyopathie gefunden. Die niedrigsten
Werte sind bei dekompensierten Vitien und bei
der coronaren Herzkrankheit mit Herzwandaneurysma nachweisbar.

Bestimmung des Herzminutenvolumens: Die Ermittlung des Herzzeitvolumens (HZV) bzw.
Herzminutenvolumens (HMV) erfolgt nach dem
Fickschen Prinzip bzw. nach abgeleiteten Verfahren, insbesondere den Indikatorverdünnungstechniken. Nach dem Fickschen Prinzip ist

$$HMV = \frac{\text{Sauerstoffverbrauch (ml/min} \cdot 100)}{\text{av} DO_2 \text{ (Vol. \%)}}$$

Der Sauerstoffverbrauch wird unter „steady-
state"-Bedingungen über 3 min gemessen. Die
Ermittlung der arterio-venösen Sauerstoffdifferenz (avDO_2) erfolgt in Blutproben aus einer Arterie und aus der Arteria pulmonalis. Zur Berechnung des O_2-Gehaltes wird zunächst die O_2-Ka-
pazität ermittelt (Hb-Gehalt [g%]) multipliziert
mit der Hüfnerschen Zahl (1,34) zuzüglich des
physikalisch gelösten Sauerstoffes von ca.
0,3 Vol.-%. Durch Multiplizierung der O_2-Ka-
pazität des Blutes mit der arteriellen und venösen
O_2-Sättigung ergibt sich der O_2-Gehalt des arteriellen und venösen Blutes, dessen Differenz als
avDO_2 (Vol.-%) in die Bestimmung des HZV ein-
geht. Das Verfahren setzt genaue Bestimmungen
des Sauerstoffverbrauches, der arteriellen und
venösen O_2-Sättigungen und des Hb-Gehaltes
des Blutes voraus.

Zuverlässige und hinreichend genau reproduzierbare Meßergebnisse liefern die *Indikatorverdünnungstechniken* [18, 29]. Ein definierter Kälte- oder Farbstoffbolus wird in das rechte Herz injiziert. Nach Passage der Lungenstrombahn und des linken Herzens gelangt der Testbolus in den großen Kreislauf. Mittels eines intraarteriell eingeführten Thermoelementes wird die ankommende Kältemenge erfaßt und in Form der Kälteverdünnungskurve auf Kompensationsschreibern hoher Empfindlichkeit registriert (Thermodilutionskurve). Bei Verwendung von Farbstoff (z.B. Indocyanin) wird arterielles Blut abgesaugt und durch eine Photozellenküvette geleitet. Die im infraroten Spektralbereich (800 mµ) gemessene Farbstoffkonzentration wird in Form der Farbstoffverdünnungskurve auf Kompensationsschreibern registriert [26]. Nach semilogarithmischer Extrapolation des absteigenden Kurvenabschnittes bis zur Nullinie wird das Integral der Konzentrations-Zeit-Kurve des Indikators ermittelt und das Herzzeitvolumen berechnet. Unter Verwendung von Farbstoff ist die mittlere Farbstoffkonzentration direkt proportional der injizierten Menge (i) und indirekt proportional dem Durchflußvolumen pro Zeit (HMV). Das Herzminutenvolumen (l/min) errechnet sich somit als Quotient der injizierten Farbstoffmenge und der Beziehung:

$$HMV = \frac{i \cdot 60}{\bar{c} \cdot t}$$

(i: injizierte Farbstoffmenge [mg]; $\bar{c}$: mittlere Indikatorkonzentration [mg/l]; t: Zeitintervall zwischen Erscheinen des Indikators und dem Schnittpunkt der extrapolierten Indikatorverdünnungskurve mit der Nullinie [sec]). Das erhaltene Plasma-Herzminutenvolumen ist unter Berücksichtigung des Hämatokrit auf Vollblut umzurechnen. Die Eichung der Farbstoffverdünnungskurven erfolgt durch Messung definierter Farbstoffkonzentrationen.
Für die Eichung der Thermodilutionskurven ist die Ermittlung der Temperaturcharakteristik des Thermoelementes erforderlich. Die Auswertung der Thermodilutionskurven unterscheidet sich prinzipiell nicht von der Farbstoffverdünnungstechnik. Unter Verwendung eines Thermoele-

mentes mit bekannten Temperaturempfindlichkeitskoeffizienten e_2 und eines Kompensationsschreibers mit definierter Papiervorschubgeschwindigkeit e_1 ist:

$$\mathring{V} = v \cdot \frac{T_R - T_i}{F \cdot e_1 \cdot e_2}$$

$$\left[\frac{ml}{min}\right] = [ml] \frac{[°C]}{[ml^2] \cdot [min/mm] \cdot [°C/mm]}$$

$F\,[mm^2]$ — planimetrierte Fläche der Kurve,
$\mathring{V}$ — HZV [ml/min]
v — Injektionsvolumen [m^3]
T_R — Rektaltemperatur [°C]
T_i — Temperatur der injizierten Lösung (ca. 0 °C)
$T_R - T_i$ — T [°C]
e_1 — Papiergeschwindigkeit [min/mm] z.B. Vorschubgeschwindigkeit 200 mm/min $\cong e_1 = 1/200$ = 0,005 [min/mm]
e_2 — Temperaturempfindlichkeit des Thermoelementes [°C/mm], (für jedes Element durch Eichung zu bestimmen).

Die Meßgenauigkeit beider Methoden setzt eine weitgehend konstante Blutströmungsgeschwindigkeit und eine vollständige Durchmischung des Indikators mit dem Blut oder Plasma voraus. Bei der Farbstoffverdünnungstechnik ist eine konstante Absauggeschwindigkeit erforderlich. Die Vorteile der Kälteverdünnungstechnik sind u.a.: geringer apparativer Aufwand und niedrige Betriebskosten. Die Kälteinjektion kann während einer Untersuchung beliebig oft wiederholt werden; eine störende Rezirkulationswelle tritt nicht auf. Blutverluste, wie sie durch das Absaugen arteriellen Blutes bei der Farbstoffverdünnungstechnik vorkommen, werden vermieden. Allerdings können quantitative Messungen bei langen Meßstrecken (z.B. Injektion in die obere und untere Hohlvene und in den rechten Vorhof bei Lokalisation des Temperaturreceptors in der Aorta abdominalis) in Folge des Temperaturverlustes an das umgebende Gewebe verfälscht werden.

Durch Verwendung von Injektionskathetern mit distal eingelassenen Temperaturfühlern (Einschwemmkatheter) erübrigt sich die arterielle Punktion und das Einbringen des Thermoelementes. Eine vollständige Durchmischung des Indikators wird jedoch infolge der kurzen Meßstrecke meist nicht erreicht. Allerdings haben vergleichende Untersuchungen eine befriedigende Korrelation zu den mittels Verwendung von Injektionskathetern und separat eingeführten Thermoelementen gemessenen Herzminutenvoluma gezeigt. Die Katheter werden üblicherweise in die Arteria pulmonalis vorgeschoben (Einschwemmkathetertechnik) und eignen sich zur Bestimmung und Überwachung des Herzminutenvolumens, z.B. bei Intensivpatienten und zur Verlaufskontrolle nach Myokardinfarkt. Durch gleichzeitigen Einsatz von Analogrechnern wird das Herzminutenvolumen wenige Sekunden nach Kälteinjektion digital angezeigt.

Neben der Ermittlung der Zeitvolumina lassen sich mit den Indikatorverdünnungstechniken Kreislaufzeiten, Shunts und Regurgitationsvolumina feststellen [4, 52]. Ein verzögerter Indikatordurchgang zeigt einen Links-Rechts-Shunt, ein verfrühter Indikatordurchgang einen Rechts-Links-Shunt. Die Shuntvolumina können mittels Kurvenanalyse bzw. dem Fickschen Prinzip berechnet werden. Zum Nachweis eines Rechts-Links-Shunt wird das Thermoelement wie bei der Bestimmung des Herzminutenvolumens in die Aorta abdominalis eingeführt, bei Links-Rechts-Shunt in die Nähe des vermuteten Defektes. Zur Ermittlung von Regurgitationen wird das Thermoelement in den Herzabschnitt gebracht, in den das Blut zurückfließt (z.B. linker Vorhof bei Mitralinsuffizienz, linker Ventrikel bei Aorteninsuffizienz).

Kreislaufzeiten lassen sich darüber hinaus mittels der *Funktionsszintigraphie* bestimmen; Peak-zu-Peak-Zeit (rechter Vorhof — rechter Ventrikel; rechter Ventrikel — linker Ventrikel), mittlere Transitzeit (rechter Vorhof, rechter Ventrikel, linker Ventrikel). Das Verfahren wird ambulant durchgeführt und ist praktisch komplikationslos. Die Funktionsszintigraphie [6 b] erfolgt mit einem EKG-getriggerten Kamerasystem nach intravenöser Injektion von 10–20 mCi

^{99m}Tc Pertechnat von 0,5–1 ml (1 Bild von 0,2 sec pro Herzcyclus). Die Zeitaktivitätskurven werden mit Hilfe eines Rechners über dem rechten Vorhof, rechten Ventrikel und linken Ventrikel erstellt. Der klinische Wert liegt in der Verlaufs- und Therapiekontrolle von Patienten mit Vitien, coronarer Herzkrankheit, Kardiomyopathien u.a. Wegen des erheblichen Kostenaufwandes wird die Methode in der Kardiologie vorerst nur dort Eingang finden, wo die Apparaturen aus primärer nuclearmedizinischer Indikation bereits verfügbar sind [6 b].

Ermittlung hämodynamischer Größen:

Herzindex, Schlagvolumen und Schlagvolumenindex: Aus dem Herzminutenvolumen (l/min) wird durch Einbeziehung der Körperoberfläche (m^2) der Herzindex errechnet (l/min/m^2). Das Schlagvolumen ergibt sich durch Division des Herzminutenvolumens durch die Herzfrequenz (ml). Für die Ermittlung des Schlagvolumenindex (ml/Schlag/m^2) ist das Schlagvolumen durch die Körperoberfläche zu dividieren. Schlagvolumen und Schlagvolumenindex lassen sich ausschließlich bei regelmäßigem Rhythmus berechnen. Bei absoluter Arrhythmie und ventriculärer Extrasystolie kann die Berechnung beider Größen sowie der Herzarbeit und des Tension-Time-Index durch Mittelwertsbildung von Herzfrequenz und mittlerem systolischen Druck über 1 min näherungsweise erfolgen.

Kreislaufwiderstände: Die Berechnung der Kreislaufwiderstände erfolgt nach dem Ohmschen Gesetz. Der Widerstand (R) ist gleich dem Quotienten aus der Spannung bzw. dem Druck (U) und der Stromstärke (I). Für die Berechnung des Strömungswiderstandes im großen Kreislauf (R$_S$) wird U als Differenz des arteriellen ($\bar{P}_{art}$) und rechtsatrialen Mitteldruckes ($\bar{P}_{RA}$) angegeben (mm Hg); die Stromstärke ist gleichbedeutend mit dem Herzzeit- bzw. Herzminutenvolumen (l/min). Zur Standardisierung wird der Druck in dyn/cm^2 umgerechnet (Umrechnungsfaktor: 1,332):

$$R_S = \frac{(\bar{P}_{art} - \bar{P}_{RA}) \cdot 80}{HZV} \quad [\text{dyn} \cdot \text{sec} \cdot \text{cm}^{-5}]$$

$$R_S = \frac{(\bar{P}_{art} - \bar{P}_{RA}) \cdot 1,332}{HZV/60} \quad [\text{dyn} \cdot \text{sec} \cdot \text{cm}^{-5}]$$

Für die Berechnung des Strömungswiderstandes im kleinen Kreislauf (R_L) wird die Differenz der Mitteldrücke zwischen der Arteria pulmonalis ($\bar{P}_{AP}$) und dem linken Vorhof ($\bar{P}_{LA}$) bzw. der Pulmonalcapillare ($\bar{P}_{PC}$) ermittelt:

$$R_L = \frac{(\bar{P}_{AP} - \bar{P}_{LA}) \cdot 80}{HZV} \quad [dyn \cdot sec \cdot cm^{-5}]$$

Bei Verwendung der Druckdifferenz zwischen Arteria pulmonalis und dem mittleren diastolischen Druck im linken Ventrikel kann der sogenannte gesamte Lungenstrombahnwiderstand ($R_{L\text{-}ges}$) berechnet werden. Die Differenz zwischen R_L und $R_{L\text{-}ges}$ gibt ein Maß für den Stenosegrad bei Mitralklappenstenosen.

Herzarbeit: Die äußere Herzarbeit ist überwiegend eine Druck-Volumen-Arbeit und ergibt sich als Produkt aus dem mittleren systolischen Druck und dem Herzminutenvolumen. Zur Standardisierung kann das HMV auf das Körpergewicht bezogen werden. Entsprechend der Dimension handelt es sich um die Herzleistung:

$$Herzarbeit = (\bar{P}_{art} - \bar{P}_{PC}) \cdot HMV/kg \left[\frac{mm\,Hg \cdot ml}{min \cdot kg}\right]$$

Anstelle des mittleren systolischen Aortendrukkes, der mittels Planimetrie ermittelt wird, kann auch die Differenz zwischen dem arteriellen Mitteldruck ($\bar{P}_{art}$) und dem mittleren diastolischen Ventrikeldruck bzw. dem Mitteldruck im linken Vorhof ($\bar{P}_{LA}$) oder in der Pulmonalcapillare ($\bar{P}_{PC}$) eingesetzt werden:

$$Herzarbeit = (\bar{P}_{art} - \bar{P}_{PC}) \cdot HMV/kg \left[\frac{mm\,Hg \cdot ml}{min \cdot kg}\right]$$

Unter Berücksichtigung des spezifischen Gewichtes von Blut (1,055), des Umrechnungsfaktors von [mm Hg] in cm [H_2O] und der Dimension [$m \cdot kg \cdot min^{-1}$] ergibt sich:

$$Herzarbeit = (\bar{P}_{art} - \bar{P}_{PC}) \cdot HMV \cdot 1,055 \cdot 13,6 \cdot 10^{-3}$$
$$[m \cdot kg \cdot min^{-1}]$$

Die Berechnung der Arbeit des rechten Ventrikels erfolgt durch Einsetzen der Druckdifferenz zwischen dem Mitteldruck in der Arteria pulmonalis und im rechten Vorhof. Allerdings ist zu berücksichtigen, daß der Anteil der Beschleunigungsarbeit des rechten Ventrikels in Relation zur Druck-Volumen-Arbeit wesentlich höher ist als für den linken Ventrikel, so daß die Druck-Volumen-Arbeit des rechten Ventrikels unter pathologischen Funktionszuständen und pharmakologischen Eingriffen für die gesamte äußere Herzarbeit nicht repräsentativ zu sein braucht.

Tension-Time-Index (TTI): Der Tension-Time-Index entspricht dem systolischen Spannungs-Zeit-Integral bzw. dem systolischen Druck-Zeit-Integral eines Ventrikels. Er gibt ein Maß für die systolisch entwickelte und aufrechterhaltene Myokardspannung und somit für die Haltebetätigung des Herzens. Er wird durch Planimetrierung der systolischen Ventrikeldruckkurve pro min berechnet und in [mm Hg·min] angegeben. Als Näherungsformel kann das Produkt aus dem mittleren systolischen Druck und der Quadratwurzel der Herzfrequenz ermittelt werden ($\bar{P}_{syst} \cdot \sqrt{n}$) [6a].

Oxymetrie und Blutgasanalyse: Die Bestimmung der Sauerstoffsättigung im arteriellen und venösen Blut stellt ein wesentliches Hilfsmittel zur Feststellung von Lokalisation und Ausmaß von Kurzschlußverbindungen dar. Die O_2-Sättigung in der Arteria pulmonalis gibt zudem ein brauchbares Maß für die Verlaufsabschätzung des HZV bei Herzerkrankungen. Die Höhe der arteriellen O_2-Sättigung zeigt u.a. Störungen der alveolären Ventilation an. Bei jeder Herzkatheterisierung werden Blutproben aus der Vena cava inferior, der Vena cava superior, dem rechten Vorhof, der Arteria pulmonalis, dem linken Ventrikel und ggf. dem linken Vorhof entnommen. Die Blutentnahme erfolgt langsam unter Vermeidung von Luftblasenbeimischung. Plastikspritzen sollten wegen der Diffusion von O_2 und CO_2 in das Material nicht verwendet werden. Durch Beimischung einer kleinen Menge Heparin wird die Blutkoagulation verhindert. Die Blutproben werden unmittelbar nach der Entnahme analysiert. Die Sauerstoffsättigungen werden mittels Transmissionsoxymetrie (z.B. Oxymeter der Fa. Atlas) oder Reflektionsoxymetrie (z.B. Oxymeter der Fa. American Optical) bestimmt [26, 51]. Wegen z.T. erheblicher Meßungenauigkei-

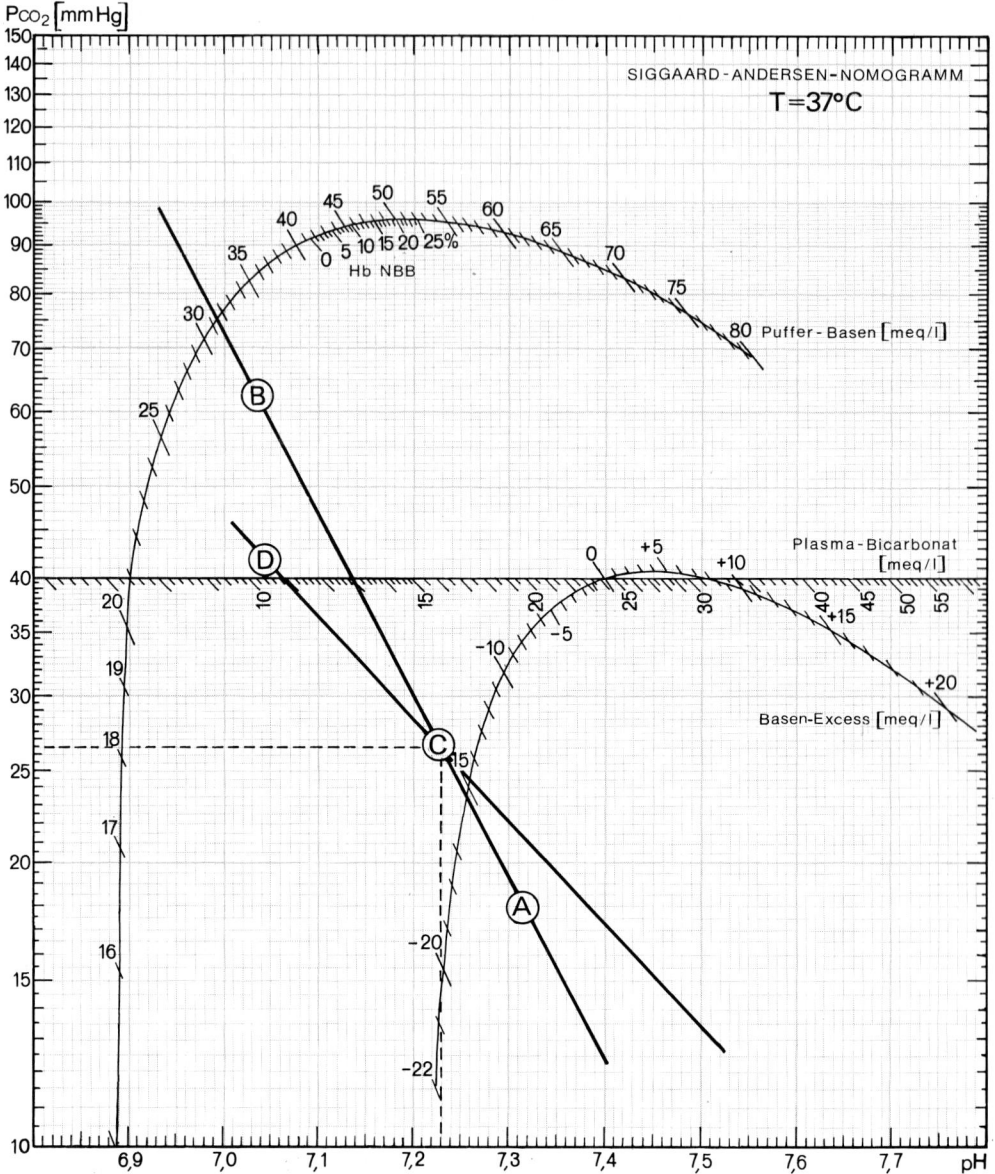

Abb. 2.11. Nonogramm nach SIGGAARD-ANDERSEN

ten einiger Reflektionsoxymeter im Bereich niedriger Sauerstoffsättigungen (z.B. Sinus coronarius) sollte die Meßgenauigkeit des Oxymeters
mit einem Standardverfahren (z.B. mittels ma-
nometrischer Blutgasanalyse nach VAN SLYKE
überprüft werden. Neue Techniken ermöglichen
eine direkte Bestimmung des Sauerstoffgehaltes
im Blut (z.B. Lex-O_2-Con der Fa. Lexington Ap-
paratus) sowie eine fortlaufende Messung der
Sauerstoffsättigungen im Blut mittels intravasal
eingeführter Oxymetriekatheter (Fa. Edwards).

Die Beziehung zwischen der Sauerstoffsättigung
(%) und dem Sauerstoffpartialdruck (mm Hg)
ist durch die Dissoziationskurve des Hämoglo-
bins festgelegt. Diese Charakteristik ist abhängig
von der Temperatur und dem pH bzw. dem CO_2-
Partialdruck (PCO_2). Unter Zugrundelegung
der Sauerstoffsättigung, Temperatur und dem
PCO_2 kann der PO_2 der Dissoziationskurve entnommen werden. Der PO_2 wird in der Praxis
mittels Elektrodentechnik bestimmt (Clark-
Elektroden). Der physikalisch gelöste Sauerstoff

ist dem PO_2 direkt proportional korreliert. Für die Bestimmung ist der Löslichkeitskoeffizient zu berücksichtigen.

Ein erniedrigter arterieller PO_2 (< 80 mm Hg) sowie eine niedrige arterielle O_2-Sättigung ($< 90\%$) finden sich u.a. bei alveolärer Hypoventilation, bei Atelektasen, bei Störungen des Verhältnisses zwischen pulmonaler Ventilation und Perfusion. Bei akuter Hypoventilation wird eine Abnahme des PO_2 oft schneller nachweisbar als eine Zunahme des PCO_2. Der arterielle PCO_2 gibt einen wesentlichen Anhaltspunkt für die alveoläre Ventilation. Ein $PCO_2 > 45$ mm Hg (Hyperkapnie) weist auf eine alveoläre Hypoventilation (oder Inhalation von CO_2) hin (z.B. zentrale Atemdepression, Lungenemphysem). Bei einem $PCO_2 < 35$ mm Hg liegt meist eine alveoläre Hyperventilation vor (z.B. bei gesteigertem Atemantrieb, bei intrapulmonalen Verteilungsstörungen, in der Schwangerschaft). Bei metabolischer Acidose kann der PCO_2 infolge Stimulation der Chemoreceptoren mit konsekutiver Hyperventilation proportional mit der Abnahme des pH erniedrigt sein [46].

Rasche Änderungen des pH treten bei respiratorischer Acidose und Alkalose auf, ohne daß nennenswerte Änderungen der Pufferkapazität meßbar sein müssen. Metabolische Acidose und Alkalose verändern die Pufferkapazität entsprechend der Ionenverteilung im Blut sowie im Intra- und Extracellulärraum. Eine akute metabolische Acidose kann durch Zufuhr von Na-Bicarbonat ausgeglichen werden (Basendefizit multipliziert mit 30% des Körpergewichtes, z.B. Basendefizit: 15 mval/l, Körpergewicht: 70 kg: $15 \cdot 0,3 \cdot 70 = 315$ mval Na-Bicarbonat). Ein akutes Basendefizit zeigt eine stattgehabte Gewebshypoxie und anaerobe Stoffwechselphase an (z.B. Schock, arterielle Hypoxie, acidotisches Coma diabeticum). Ein chronisches Basendefizit tritt oft bei Nierenerkrankungen (hyperchlorämische Acidose) oder infolge renaler Kompensation bei Höhenbewohnern sowie nach Hyperventilation auf. Ein akuter Basenüberschuß ist typisch nach schwerem Erbrechen (hypochlorämische Alkalose), ferner bei chronischer Hyperkapnie, beim Aldosteronismus, unter Steroidbehandlung, beim M. Cushing. Die gesamte Pufferkapazität des Blutes (Plasma-Bicarbonat, Hämoglobin, basische Plasmaproteine) beträgt

normalerweise etwa 48 mval/l (42 mval/l bei hämoglobinfreiem Blut). Der Gehalt abnormer saurer und basischer Valenzen im Blut wird als Basendefizit bzw. Basenüberschuß angegeben.

Die Beziehungen zwischen pH, PCO_2 und HCO_3^- sind durch die Gleichung

$$pH = pK + \lg \frac{[HCO_3^-]}{a \cdot PCO_a}$$

festgelegt.

$$\left(pK = \lg \frac{[H^+][HCO_3^-]}{[CO_2]};\right.$$

$HCO_3^- = $ Plasmabicarbonatkonzentration;
$a \cdot PCO_2 = $ Plasmakonzentration an gelöstem CO_2).

Wenn Blut (37° C) mit definiertem PCO_2 äquilibriert wird, können über die Messung des pH der äquilibrierten Blutprobe der PCO_2, der Basen-Exzeß, Plasmabicarbonat und Standardbicarbonat ermittelt werden. Die Beziehungen lassen sich graphisch unter Verwendung des pH-lgPCO_2-Diagrammes darstellen (Abb. 2.11). Auf der Abszisse ist der pH (linear), auf der Ordinate der lgPCO_2 aufgetragen. Die horizontalen Linien sind die PCO_2-Isobaren [3, 8].

Beispiel: [nach 8]

A. Das Blut wird mit einem Gasgemisch äquilibriert (z.B. 2,66% CO_2, 25% O_2). Der Blut-pH ist 7,31 (37° C). Barometerdruck (P_B) = 743 mm Hg; Wasserdampfdruck (P-H_2O) = 47 mm Hg. $PCO_2 = (743-47)(2,66)/100 = 18,5$ mm Hg. Diese Werte (pH = 7,31, $PCO_2 = 18,5$ mm Hg) werden in das Diagramm eingetragen (A).

B. Eine zweite Blutprobe wird mit einem Gasgemisch höherer CO_2-Konzentrationen äquilibriert (z.B. 9,33% CO_2, 25% O_2). pH = 7,03, $PCO_2 = 65$ mm Hg. Dieser Punkt (B) wird ebenfalls auf dem Diagramm markiert. Die Verbindungslinie zwischen beiden Punkten entspricht der in vitro bestimmten Pufferlinie des Blutes. Ihr Schnittpunkt mit der Basen-Exzeß-Skala gibt den Wert des vorliegenden Basen-Exzeß (mval/l).

C. Der aktuelle Blut-pH ist 7,23. Die Vertikale zu diesem pH schneidet die Pufferlinie (C). Die durch diesen Punkt verlaufende Horizontale (PCO_2-Isobare) gibt den aktuellen PCO_2 im Blut (= 26,5 mm Hg).

D. Zur Bestimmung der Plasmabicarbonatkonzentration wird die diesem Beispiel zugehörige Gerade konstanter Bicarbonatkonzentration ermittelt, auf der Punkt C liegt, d.h. eine Gerade (Steigung –1) durch C. Der Schnittpunkt mit der 40 mm Hg-Isobare gibt den Wert der Plasmabicarbonatkonzentration.

Hinsichtlich der Normalwerte der arteriellen Blutgase s. Tabelle 2.10.

Tabelle 2.10. Normalwerte der arteriellen Blutgasanalyse

pH	7,38–7,44
O_2-Sättigung (%)	94
pO_2 (mm Hg)	85–90
pCO_2 (mm Hg)	37–43
CO_2-Gehalt im Plasma (mM/l)	21–28
Plasma-Bicarbonat-Konzentration (mval/l)	21–27
Standard-Bicarbonat-Konzentration (mval/l)($pCO_2 = 40$ mm Hg, O_2-Sättigung $= 100\%$)	21–27
Basen-Exzeß (mval/l) ($pCO_2 = 40$ mm Hg, pH $= 7,4$)	−3 bis +3
Pufferkapazität (mval/l)	44–48

2.2.9. Angiologische Untersuchungsmethoden

Allgemeine Diagnostik

1. Anamnese: Zur Allgemeindiagnostik der Gefäßerkrankungen gehört die Erhebung einer ausführlichen Anamnese (vgl. Tabelle 2.11). Auf eine familiäre Belastung ist dabei besonders zu achten (Diabetes mellitus, Hypertonie, coronare Herzkrankheit, Venenleiden etc.). Eine spezielle berufliche Belastung (sitzende Tätigkeit, Arbeit am Preßlufthammer, Exposition gegenüber chemischen Noxen) kann wichtige diagnostische Hinweise geben. Auch auf besondere Lebensgewohnheiten (Nikotinabusus, Alkohol, Medikamente) sollte geachtet werden. Besonderes Gewicht ist auf die Eruierung von Vorkrankheiten zu legen: Rheumatische Krankheiten als Prädisposition von Arteriitiden und Endokarditiden; Myokardinfarkt, cerebraler Insult bei arteriellen Gefäßerkrankungen (zu den Risikofaktoren der Arteriosklerose, s.S. 411). Nach einem Vitium cordis muß bei Verdacht auf eine Embolie ge-

Tabelle 2.11. Untersuchungsgang bei Gefäßerkrankungen

Allgemeine Diagnostik
1. Anamnese (hereditäre Belastung, berufliche Exposition, Lebensgewohnheiten, Noxen, subjektive Beschwerden)
2. Inspektion (trophische Störungen, Hautfarbe, Varizen, Induration, Ödeme)

Diagnostik arterieller Erkrankungen
1. Palpation (Allen-Test, Adson-Test, Test beim Schultergürtelsyndrom: Hyperabduktionssyndrom, Costo-Clavicular-Syndrom)
2. Auskultation und Phono-Angiographie
3. Lagerungsprobe (Ratschow); Faustschlußprobe
4. Gehprobe
5. Oscillographie (einschl. Belastungs-Oscillographie)
6. Rheographie (Querschnitt- und Längsschnitt-Rheographie)
7. Plethysmographie
8. Ophthalmodynamometrie
9. Thermographie
10. Röntgen, Angiographie, spezielle Methoden (Isotopen, Doppler, Fremdgas, Flowmeter)

Spezielle Diagnostik bei venösen Erkrankungen
1. Perkussionsversuch
2. Perthes-Versuch
3. Trendelenburg-Versuch
4. Lowenberg-Test
5. Phlebographie

fahndet werden (z.B. Mitralstenose mit Vorhofflimmern). Schließlich geben die subjektiven Beschwerden des Patienten entscheidende Hinweise. Schmerzen bei arteriellen Erkrankungen (Claudicatio intermittens, Dyspragia intermittens angiosklerotica Ortner), Hitzegefühl bei Erythromelalgie; Spannungsgefühl und krampfartige Schmerzen z.B. beim Paget- von Schroetter-Syndrom (Verschluß bzw. Kompression der Vena axillaris). Parästhesien können bei Ischämiesymptomen auf der Basis arterieller Verschlüsse und bei funktionellen Durchblutungsstörungen (Raynaud-Syndrom) auftreten. Rasche Ermüdbarkeit und Kältegefühl sind weitere Hinweise auf Durchblutungsstörungen.

2. Inspektion: Die Inspektion bietet in fortgeschrittenen Stadien meist auffallende Befunde.

Hierbei ist vor allem auf Hautfarbe und trophische Störungen zu achten. Bei arteriellen Verschlußkrankheiten findet sich häufig eine blasse, kühle, evtl. blaß-cyanotische oder marmorierte Hautfarbe. Tiefrot und warm ist die Haut bei Erythromelalgie. Lokale venöse Stauungszustände bedingen eine cyanotische Haut. Die Acrocyanose wird in ursächlichem Zusammenhang mit einer lokalen Überempfindlichkeit gegenüber Kältereizen gesehen. Zu den trophischen Störungen gehören Hautnekrosen, Ulcera und Gangrän. Varicen (aneurysmatische Aussackungen der Venen) können Ausdruck einer primären Venenwandschwäche oder Folge von Venenthrombosen sein. Bei Störungen des venösen Rückflusses finden sich häufig Ödeme.

Diagnostik arterieller Erkrankungen:

1. Palpation: Die Prüfung der Hauttemperatur kann durch einfaches Auflegen der Hand erfolgen. — Bei der Suche nach arteriellen Durchblutungsstörungen sollten zunächst die tastbaren Pulse palpiert werden: Arteria carotis communis, Arteria subclavia, Arteria axillaris, Arteria brachialis, Arteria radialis u. ulnaris, Aorta abdominalis, Arteria iliaca, Arteria femoralis, Arteria poplitea, Arteria tibialis posterior und Arteria dorsalis pedis. Ist einer dieser Pulse nicht palpabel oder stark abgeschwächt, so muß eine Verlegung proximal der Palpationsstelle angenommen werden. Durch Vergleich des eigenen Radialispulses können Verwechselungen mit dem Fingerkuppenpuls des Untersuchers umgangen werden.

Der *Allen-Test* dient der Differenzierung von Verschlüssen der Arteria radialis und ulnaris. In Supinationsstellung der Hand wird die Arteria ulnaris komprimiert bei gleichzeitiger Ausführung von Faustschlußbewegungen; ist die Arteria radialis obliteriert, so tritt eine diffuse Abblassung der Haut ein, die nach Lösung der Kompression wieder zurückgeht. Eine Obliteration der Arteria ulnaris wird durch Kompression der Arteria radialis in Pronationsstellung ausgeschlossen.

Der *Adson-Test* kann zum Ausschluß eines Scalenus anterior- oder Halsrippen-Syndroms angewendet werden: Bei abduzierten Armen wird der Kopf nach hinten gebeugt und zur mutmaßlich kranken Seite in tiefer Inspiration gedreht. Der Test ist positiv, wenn sich (infolge Einengung der Strombahn) der Puls stark abschwächt oder verschwindet.

Beim Hyperabduktions-Syndrom ist beim Kreuzen der Arme hinter dem Kopf der Radialispuls abgeschwächt, oder überhaupt nicht mehr palpabel.

Das Costoclavicular-Syndrom ist durch Beschwerden bei zurückgezogenen und hängenden Schultern charakterisiert.

2. Auskultation, Phonoangiographie: Bei Einengung des Arterienlumens finden sich häufig über dem betroffenen Gefäß mit dem Stethoskop auskultierbare Geräusche, die auf Schwingungen der Gefäßwand und der umgebenden Weichteile zurückzuführen sind (Strömungsgeräusche). Stenosegeräusche können als Frühsymptome chronischer arterieller Verschlußkrankheiten gelten. Die phonoangiographische Registrierung dient der Dokumentation und der Lokalisationsdiagnostik.

3. Lagerungsprobe, Faustschlußprobe: Die Lagerungsprobe nach Ratschow als Funktionsprüfung der Hautdurchblutung hat für die Beurteilung arterieller Verschlußkrankheiten große Bedeutung erlangt: — Der liegende Patient führt 2 min lang mit senkrecht erhobenen Beinen 30 Rollbewegungen pro min mit Plantar- bzw. Dorsalflexion des Fußes aus. Bei arteriellen Verschlüssen kommt es zu einer fleckförmigen Abblassung der Haut, besonders an den Fußsohlen, evtl. auch zu Schmerzen. Nach Hinsetzen und Hängenlassen der Beine tritt normalerweise nach 3–5 sec eine diffuse Rötung und nach 15 sec eine Füllung der kollabierten Venen des Fußrückens ein. Bei arteriellen Verschlußkrankheiten ist die reaktive Hyperämie verzögert (20–60 sec und länger); ebenfalls verspätet ist die Venenfüllung (bis über 60 sec). — Die Faustschlußprobe stellt eine ähnliche Funktionsprobe an den oberen Extremitäten dar (60 Faustschlußbewegungen bei erhobenen Armen).

4. Gehprobe: Die ärztlich kontrollierte Gehprobe (120 Schritte pro min auf ebenem Boden) gibt wichtige Aufschlüsse über den Kompensationsgrad von Durchblutungsstörungen. Zu beurteilen sind die Gehstrecke (Claudicatio-distance) und die Gehzeit (Claudicatio-time) bis

zum Auftreten des Claudicatio-Schmerzes, ferner der Beginn der Tempoverlangsamung und
der Zeitpunkt schmerzbedingten Anhaltens.

5. *Oscillographie*: Die Oscillographie dient der
Erfassung von pulsatorischen Volumen- und
Druckschwankungen. — Es ist zu unterscheiden
zwischen der mechanischen Oscillographie, bei
der die pneumatischen Schwankungen des Man-
schettendrucks (Blutdruckmanschette) registriert werden und der weitaus empfindlicheren
elektronischen Oscillographie. Bei der acralen
Oscillographie werden elektronische Pulsabneh-
mer an den Kuppen der Zehen (oder Finger) fixiert. — Arrhythmien erschweren die Auswertung, bei der die Kurvenform, die Amplituden-
größe, die Zeitwerte sowie die Seitendifferenzen
zu beurteilen sind. Der oscillometrische Index
bezeichnet die höchsten Ausschläge (Gefäßpulsationen) über bestimmten Extremitätenab-
schnitten. Obliterierende Gefäßprozesse weisen
eine einseitige plötzliche Verminderung der Ausschläge auf. Die Kurvenform läßt bei elektronischer Oscillographie Rückschlüsse auf die Elastizität der Gefäße, stenosierende Prozesse und
Kompensationsgrad zu. Bei obliterierenden Gefäßprozessen findet sich auf der betroffenen Seite
eine Verschiebung des oscillometrischen Indexes
zu niedrigen Entlastungsdrucken hin.
Lassen die Ruhekurven keine eindeutige Beurteilung zu, so stellt die Belastungsoscillographie
eine wichtige Hilfe dar. Ein normales Bela-
stungsoscillogramm macht eine hämodynamisch
relevante   Strombahnbehinderung   unwahrscheinlich.

6. *Rheographie*: Bei der Rheographie werden
über Elektroden die Schwankungen der Blutfül-
lung als Funktion veränderter elektrischer Leitfähigkeit erfaßt. Die Volumenpulskurven entsprechen dabei weitgehend denen der elektronischen Oscillographie. Die Rheographie erfaßt jedoch eher die funktionelle Durchblutungssitua-
tion (Längsschnitt- und Querschnittrheogra-
phie: gegenüberliegende Elektroden auf verschiedenen Höhen der Gliedmaßen).

7. *Plethysmographie*: Die Plethysmographie
dient der Erfassung von Volumenschwankungen
und läßt somit eine Bestimmung des arteriellen
Stromvolumens in den Extremitäten zu. Bedeu-

tung besitzt insbesondere die Venenverschluß-
plethysmographie, die die Volumenzunahme distal einer venösen Blockade erfaßt und eine
quantitative Durchblutungsmessung erlaubt.
Für die Bestimmung von Umfangsänderungen
kommen verschiedene Verfahren in Betracht
(z.B. luftgefüllte Manschette, Dehnungsmeß-
streifen). Auch eine Differenzierung zwischen
Haut- und Muskeldurchblutung ist mit plethys-
mographischen Methoden möglich. Die Ruhe-
durchblutung (angegeben in ml/100 ml Gewebe
$\cdot$ min^{-1}) ist klinisch weniger bedeutungsvoll als
die „Maximaldurchblutung" (nach arterieller
Drosselung bzw. Muskelarbeit), die als Kriterium der Kompensation eines arteriellen Gefäß-
verschlusses angesehen werden kann.

8. *Ophthalmodynamometrie*: Bei dieser Methode
wird mit einer Druckkapsel indirekt der arterielle Druck in der Orbita bzw. der Arteria ophthalmica gemessen und zu dem Systemblutdruck
in Beziehung gesetzt. Es wird dabei derjenige
Druck bestimmt, bei dem pulsatorische Schwankungen unterdrückt werden können. Diagnostisch wesentlich sind vor allem die Seitenunter-
schiede, die Hinweise für eine Obliteration der
Vena carotis interna, communis bzw. ophthalmica darstellen können.

9. *Thermographie*: Die Thermographie kann zur
Beurteilung organischer und funktioneller
Durchblutungsstörungen eingesetzt werden; daneben ist die Methode vor allem für die Früher-
fassung des Mammacarcinoms von Bedeutung.
Über einen Detektor wird die von der Durchblutung abhängige infrarote Strahlung erfaßt, die
die Hautoberfläche abgibt. Als Raster aus zahlreichen Einzelmessungen werden die Zonen
unterschiedlicher Hauttemperatur photographisch registriert. Technische Weiterentwick-
lungen (Densitometer, Farbaufnahme) und Pro-
vokationsverfahren haben die Aussagefähigkeit
dieser Methode erhöhen können. Durchblutungsstörungen der unteren und oberen Extremitäten sind ebenso thermographisch erfaßbar wie
cerebrale Durchblutungsstörungen bei intra-
und   extrakraniellen   Gefäßerkrankungen
[50].

10. *Röntgen, Angiographie, Isotopenuntersuchun-
gen, Ultraschalldiagnostik*: Bei der Röntgenuntersuchung der Gefäße sind Weichteilaufnah-

men und Kontrastmitteldarstellungen zu unterscheiden, wobei die letzteren die wesentlich größere Aussagekraft besitzen. Leeraufnahmen kommen zur Erkennung von Gefäßverkalkungen in Frage, lassen im übrigen aber nur bedingt diagnostische Schlüsse zu und sind auf die Fälle begrenzt, in denen angiographische Methoden kontraindiziert sind (Blutungsbereitschaft, Kontrastmittelunverträglichkeit, schwere Herzinsuffizienz). Die Arteriographie ist vornehmlich zur Abklärung organischer Arterienveränderungen indiziert. Die Vasographie der Arterien mit Röntgenkontrastmitteln kann durch direkte Punktion erfolgen (hohe, subdiaphragmale oder lumbale Aortographie, Punktion der Arteria femoralis), oder durch Katheterangiographie (indirekte Vasographie), die besonders für die selektive Darstellung einzelner Organgefäße und Gefäßverzweigungen geeignet ist.

Zur Diagnostik und Therapiekontrolle peripherer Durchblutungsstörungen werden in neuerer Zeit auch nuclearmedizinische Methoden eingesetzt. Mit der 133-Xenon-Clearance ist eine getrennte Bestimmung der Haut- und Muskeldurchblutung möglich. Außerdem kann eine Abschätzung der Durchblutung bei Belastung (Gehen) in verschiedenen Muskeln vorgenommen werden [19]. Die Anwendung von 99 m-Technetium hat sich bei der Beurteilung der distalen Gliedmaßendurchblutung insbesondere bei Blutverteilungsstörungen als nützlich erwiesen [25].

Weitere, technisch aufwendige Methoden zur Durchblutungsmessung sind die Cine- bzw. Videodensitometrie und die Fremdgasanalyse (Argon, Stickoxydul), ferner die Anwendung elektromagnetischer Flowmeter.

Eine nicht-invasive Methode zur Abschätzung peripherer Durchblutungsstörungen ist das Ultraschall-Echoverfahren, das auf einem Doppler-Effekt bei der Reflektion von Ultraschallwellen durch Blutpartikel (Erythrocyten) beruht.

Spezielle Diagnostik bei venösen Erkrankungen: Bei Thrombophlebitiden sind palpatorisch oft schmerzhafte Stränge zu fühlen. Häufig finden sich entzündliche Infiltrationen des umgebenden Gewebes, evtl. sind schmerzhafte Resistenzen in der Tiefe zu tasten. — Unterschenkelödeme bei chronischer Abflußstauung sind palpatorisch leicht erkennbar. Druckschmerz der Plantarmuskulatur des Fußes (Payrsches Zeichen) und Wadenschmerz bei Dorsalflexion des Fußes (Homansches Zeichen) sind Hinweise für eine Thrombophlebitis bzw. Phlebothrombose.

1. Perkussionsversuch: Mit den Fingerspitzen werden am stehenden Patienten die Varicen in Wadenhöhe palpiert, zugleich werden sie mit den Fingern der anderen Hand am Oberschenkel perkutiert. Bei Klappeninsuffizienz (vornehmlich Vena saphena magna) wird distal die Erschütterung der klopfenden Finger gefühlt [24].

2. Perthes-Versuch: Der Perthes-Versuch dient als Funktionsprüfung der tiefen Venen und der Venae perforantes bei Varicenträgern. Am stehenden Patienten wird unterhalb des Knies ein Stauschlauch angelegt. Der Patient belastet sich anschließend durch Umhergehen. Bei Durchgängigkeit der tiefen Venen und suffizienten Klappen Vv. perforantes entleeren sich die zuvor gestauten oberflächlichen Varicen.

3. Trendelenburg-Versuch: Der Trendelenburgsche Versuch wird zur Prüfung der Klappenfunktion der Vena saphena magna und der Vv. perforantes bei Oberschenkelvaricen durchgeführt. Bei angehobenen Beinen in Rückenlage werden die Varicen der Vena saphena magna ausgestrichen. Danach wird ein Stauschlauch unterhalb des Leistenbandes angelegt. Wenn sich die Varicen im Stehen nicht füllen, so sind die Vv. perforantes intakt. Kommt es nach Abnahme des Stauschlauches zu einer raschen retrograden Auffüllung, so handelt es sich um eine Klappeninsuffizienz der Vena saphena magna. Eine entsprechende Funktionsprüfung der Vena saphena parva ist bei Kompression in der Kniekehle möglich. Der Mahorner-Ochser-Versuch ermöglicht durch Anlegen mehrerer Tourniquets eine Lokalisationsdiagnostik insuffizienter Venae perforantes.

4. Lowenberg-Test: Beim Lowenberg-Test wird durch Kompression mit einer Blutdruckmanschette die Schmerzschwelle an den unteren Extremitäten bestimmt, um Venenthrombosen zu erkennen, die klinisch ohne erkennbare Symptome sind. Bei Beinvenenthrombosen liegt die Schmerzschwelle niedriger als bei Normalpersonen (160–180 mm Hg), aufgrund entzündlicher Alterationen der Venenwand bzw. des umgebenden Gewebes.

5. *Phlebographie:* Die Phlebographie stellt die röntgenologische Darstellung des venösen Systems nach Kontrastmittelinjektion dar und ermöglicht darüber hinaus die Beurteilung verschiedener Durchfluß- und Abflußphasen (Phleboskopie). Die Phlebographie kann zur Kollateralbeurteilung vor Varicenveröddung und vor der operativen Varicenentfernung bzw. Ligatur insuffizienter Vv. communicantes notwendig werden.

Neben den dargestellten Untersuchungsverfahren werden bei venösen Erkrankungen plethysmographische Methoden, die Thermographie, die Infrarotphotographie und in neuerer Zeit der Radiofibrinogen-Thrombosetest eingesetzt [21a].

2.2.10. Leistungsprüfung des Herzens und des Kreislaufs

Der Anwendungsbereich einer Leistungprüfung des Herz-Kreislauf-Systems umfaßt
1. die Feststellung der körperlichen Belastbarkeit und der maximalen Leistungsfähigkeit (z.B. bei Sportlern) [1, 2, 9, 39],
2. die objektive Erfassung einer Herzinsuffizienz (s.S. 345), und als klinisch wichtigste Indikation
3. die Diagnostik der Coronarinsuffizienz (s.S. 166), einschl. Verlaufsbeurteilung.

Kontraindikationen: Verdacht auf frischen Herzinfarkt, Herzwandaneurysma, pathologisches Ruhe-EKG, Ruheangina, pathologische Bradykardie, Ruheinsuffizienz des Herzens, Fieber, Hypertonie, Anämie [36]. Zur Belastbarkeit des Herzinfarktpatienten im Rahmen der Rehabilitation siehe [47].

Methoden: Die Durchführung eines Belastungsversuchs soll unter standardisierten Bedingungen, individuell dosiert und beim Kranken in Gegenwart eines Arztes sowie unter strenger Beachtung der Kontraindikationen (s. oben) erfolgen.

In der Regel wird die Belastungsstufe 6 min lang durchgeführt (steady state-Prinzip). Beim vita

maxima-Prinzip werden die Belastungsstufen bereits nach 1–2 min erhöht und die hiermit erreichbaren Leistungsspitzen ermittelt [39].

Zu den standardisierten stufenweise durchgeführten Belastungsformen gehören:
1. der Step-Test nach Master,
2. die Arbeit an der Kletterstufe,
3. die Laufbandbelastung,
4. die Fahrradergometerarbeit [22].

Bei dem *Step-Test nach* MASTER [33] wird im Takt eines Metronoms eine genormte zweistufige Doppeltreppe für 90 sec mit 4 Schritten überstiegen (Stufenhöhe und Stufentiefe: 23 cm, Breite 65 cm). Der 5. und 6. Takt dient jeweils der Körperwendung. Anzahl und Geschwindigkeit des Stufensteigens werden nach Alter, Gewicht und Geschlecht abgestuft bzw. variiert [38, 43] (Tabelle 2.12). Einfacher Master-Test: $1^1/_2$ min, doppelter Master-Test 3 min Belastungsdauer [32]. Die EKG-Registrierungen werden a) unter Ruhebedingungen, b) sofort nach Belastung, c) 3 min nach Belastung oder 6 min nach Belastung bzw. bis zur Normalisierung der EKG-Veränderungen vorgenommen.

Der Master-Test erreicht keine individuelle maximale Belastung. Step-Test und Laufband haben außerdem den Nachteil, während der Belastung keine einwandfreie EKG-Registrierung zu erlauben.

Kletterstufe und *Fahrradergometer* (Dreh- oder Tretkurbelergometer) sind geeignete Methoden, um submaximale und maximale Belastungsstufen unter kontrollierten Bedingungen durchzuführen. Sie sind hinsichtlich Genauigkeit, Reproduzierbarkeit und Wirkungsgrad vergleichbar gute Methoden, die Kletterstufe hat den Vorteil, durch Einbeziehung der oberen Extremitäten eine zusätzliche körperliche Belastung herbeizuführen, außerdem entfallen Eichprobleme und es können auch Gehbehinderte getestet werden [22]. Für Herzkatheteruntersuchungen unter Belastungsbedingungen eignen sich speziell konstruierte Fahrradergometer, die eine Belastung im Liegen gestatten.

Zur *quantitativen Bemessung* wird die Leistung (Produkt aus Kraft und Weg pro Zeiteinheit) in $kp \times m/sec.$ (mkp = Meterkilogrammgewicht) oder Watt angegeben.

Tabelle 2.12. Belastungsschema für den Zweistufen-Test nach Master. Zahl der Master-Stufen, die während $1^1/_2$ Minuten im Belastungsversuch erfüllt werden muß. Die erste Zahl ist der Wert für Männer, die zweite Zahl (in Klammern) der Wert für Frauen (nach A.M. Master 1950; aus [43])

Gewicht kg	Alter							
	5–9	10–14	15–19	20–29	30–39	40–49	50–59	60–69
18,144–22,226	35	36 (33)	(33)					
22,680–26,762	33	35 (33)	32 (32)					
27,216–31,298	31	33 (32)	31 (30)					
31,752–35,834	28	30 (32)	30 (29)					
36,288–40,370	26	30 (28)	29 (28)	29 (28)	28 (27)	27 (24)	25 (22)	24 (21)
40,824–44,906	24	29 (27)	28 (26)	28 (27)	27 (25)	26 (23)	25 (22)	23 (20)
45,360–49,442	22	27 (25)	27 (25)	28 (26)	27 (25)	25 (23)	24 (21)	22 (19)
49,896–53,978	20	26 (23)	26 (23)	27 (25)	26 (24)	25 (22)	23 (20)	22 (18)
54,422–58,514	18	24 (22)	25 (22)	26 (24)	26 (23)	24 (21)	23 (19)	21 (18)
58,968–63,050	16	23 (20)	24 (20)	25 (23)	25 (22)	23 (20)	22 (19)	20 (17)
63,504–67,586		21 (18)	23 (19)	24 (22)	24 (21)	23 (19)	21 (18)	20 (16)
68,040–72,122		20 (17)	22 (17)	24 (21)	24 (20)	22 (19)	20 (17)	19 (16)
72,576–76,658		18 (15)	21 (16)	23 (20)	23 (19)	22 (18)	20 (16)	18 (15)
77,112–81,194		(13)	20 (14)	22 (19)	23 (18)	21 (17)	19 (16)	18 (14)
81,648–85,730			19 (13)	21 (18)	22 (17)	20 (16)	19 (15)	17 (14)
86,184–90,266			18 (12)	21 (17)	21 (16)	20 (15)	18 (14)	16 (13)
90,720–94,802				20 (16)	21 (15)	19 (14)	17 (13)	16 (12)
95,256–99,338				19 (15)	20 (14)	18 (13)	17 (13)	15 (11)
99,792–103,874				18 (14)	20 (13)	18 (13)	16 (12)	14 (11)

1 Watt (W) $= 0,102$ kp $\times$ m/sec $= 6,12$ kp $\times$ m/min

1 kp $\times$ m/sec $= 9,81$ W

1 kp $\times$ m/min $= 0,163$ W.

Belastungsstufen von 300 KP $\times$ m/min entsprechen somit ca. 55 Watt. Ruhiges Gehen auf ebener Strecke erfordert eine Leistung von 25 Watt, Höchstleistungen trainierter Sportler liegen bei 400–450 Watt. Beim einfachen Master-Test beträgt der Belastungsgrad etwa 60–70 Watt, beim doppelten Master-Test ungefähr 125 Watt [38].

Als (indirekte und direkte) *Kriterien für die Leistungsfähigkeit des Herz-Kreislauf-* resp. *Lungensystems* werden herangezogen

1. die Arbeitskapazität (Watt) und maximale Sauerstoffaufnahme (ml/min);
2. der maximale im relativen steady state erreichbare Sauerstoffpuls (maximale O_2-Aufnahme/maximale Herzfrequenz)
3. der zentrale Venendruck (s.S. 345);
4. die arterio-venöse-O_2-Differenz im Gesamtkreislauf (s.S. 345);
5. Schlagindex, Herzindex, enddiastolisches Ventrikelvolumen und Auswurffraktion des linken Ventrikels sowie die mittlere zirkumferentielle Verkürzungsgeschwindigkeit des linken Ventrikels (s.S. 345 und 172);
6. die Druck-Flußbeziehung im Lungenkreislauf (s.S. 338);
7. Kontraktilitätsindices und Kontraktilitätsreserve des linken Ventrikels (s.S. 332). (Nr. 3–7 jeweils in Ruhe und während körperlicher Belastung).

Weiterführendes Schrifttum s. [1, 2, 22, 39].

2.3. Literatur

1. ADAMS, C.W.: Symposium on exercise and heart. Amer. J. Cardiol. **30**, 713 (1972).
1a. AUTENRIETH, G.: Echokardiographie, Grundlagen. Anwendungsbereich und Aussagewert der Methode. Internist **16**, 172 (1975)
1b. AMPLATZ, K., FORMANEK, G., STANGER, P., WILSON, W.: Mechanics of Selective Coronary Artery Catheterization via Femoral Approach. J. Radiology **89**, 1040–1047 (1967).

2. AMSTERDAM, E.A., WILMORE, J.H., DEMARIA, A.N.: Symposium on exercise in cardiovascular health and disease. Amer. J. Cardiol. **33**, 713 (1974).

3. ASTRUP, P.: A simple electrometric technique for the determination of carbon dioxide tension in blood and plasma, total content of carbon dioxide in plasma, and bicarbonate content in "separated" plasma at a fixed carbon dioxide tension (40 mm Hg). Scand. J. clin. Lab. Invest. **8**, 33 (1956).

4. BAYER, O., LOOGEN, F., WOLTER, H.H.: Die Herzkatheterisierung bei angeborenen und erworbenen Herzfehlern. Stuttgart: Thieme 1967.

4a. BEUREN, A.J.: Die angiographische Darstellung kongenitaler Herzfehler — Ein Atlas. W. De Gruyter & Co., Berlin, 1966.

5. BLÖMER, H.: Was leistet die Phonokardiographie. Med. Klin. **62**, 1710 (1967).

5a BOURASSA, M.G., LESPERANCE, J.: Selective coronary arteriography by the percutaneous femoral artery approach. Amer. J. Roentgenol. **107**, 377 (1969).

6. BOTH, A., GLEICHMANN, K., SEIPEL, L.: EKG-Diagnostik in der Intensivmedizin mit Hilfe intrakardialer und oesophagealer Ableitungen. Intensivmedizin **10**, 343 (1973).

6a. BRETSCHNEIDER, H.J.: Aktuelle Probleme der Koronardurchblutung und des Myokardstoffwechsels. Regensburger ärztl. Fortbildung XV, 1:1–27 (1967)

6b. BREUEL, H.P., STRAUER, B.E., EMRICH, D.: Die Bedeutung der Parameter des Funktionsszinti grammes zu hämodynamischen Größen. Zschr. Kardiol., 1975 (i. Druck)

7. BROCKENBROUGH, E.C., BRAUNWALD, E., ROSS, J. JR.: Transseptal left heart catheterization: A review of 450 studies and description of an unproved technic. Circulation **25**, 15 (1962).

7a. BURCH, G.E.: A Primer of Cardiology. 4th ed. Philadelphia: Lea and Febiger 1971.

7b. COCCHI, U., THURN, P., BÜCHELER, E.: Einführung in die Röntgendiagnostik. Stuttgart: Thieme-Verlag 1971.

8. DAVENPORT, H.W.: The ABC of acid-base chemistry. Chicago: Univ. Chic. Press 1963.

9. DEMANY, M.A., TAMBE, A., ZIMMERMAN, H.A.: Correlation between coronary arteriography and the post-exercise electrocardiogram. Amer. J. Cardiol. **19**, 526 (1967).

10. DODGE, H.T., SANDLER, H., BOXLEY, W.H., HAWLEY, R.R.: Usefulness and limitations of radiographic method for determining left ventricular volumes. Amer. J. Cardiol. **18**, 10 (1966).

10a DODGE, H.T., BAXLEY, W.: Left Ventricular Volume and Mass and Their Significance in Heart Disease. Amer. J. Cardiology **23**, 528–537 (1969).

11. FEIGENBAUM, H., ZAKY, A., NASSER, W.K.: Use of ultrasound to measure left ventricular stroke volume. Circulation **36**, 480 (1967).

12. FOLLATH, F.: Die Echokardiographie. Schweiz. Rdsch. Med. **62**, 585 (1973a).

13. FOLLATH, F.: Echokardiographische Untersuchungen vor und nach mitraler Kommissurotomie. Schweiz. med. Wschr. **103**, 279 (1973b).

14. FOLLATH, F., SCHMITT, H.E., BURKART, F.: Echokardiographische Beurteilung der linksventrikulären Funktion. Schweiz. med. Wschr. **103**, 1776 (1973).

15. FRIEDBERG, C.K.: Erkrankungen des Herzens. Stuttgart: Thieme 1972.

16. FRY, D.L.: Physiologic recording by modern instruments with particular reference to pressure recording. Physiol. Rev. **40**, 753 (1960).

17. GADIENT, A., MANOLAS, J., ARBENZ, U., MEHMEL, H., WIRZ, P., RUTISHAUSER, W.: Zeitwerte im Apex-Kardiogramm bei Coronarsklerose. Schweiz. med. Wschr. **103**, 315 (1973).

17a. GREENE, D.G., CARLISLE, R., GRANT, C., BUNNELL, I.L.: Estimation of Left Ventricular Volume by One-Plane Cineangiography. Circulation **35**, 61–69 (1967).

17b. GREEN, G.S., MCKINNON, C.M., RÖSCH, J., JUDKINS, M.P.: Complications of Selective Percutaneous Transfemoral Coronary Arteriography and their Prevention. Circulation **45**, 552–557 (1972).

18. HEGGLIN, R., RUTISHAUSER, W., KAUFMANN, G., LÜTHY, E., SCHEU, H.: Kreislaufdiagnostik mit der Farbstoffverdünnungsmethode. Stuttgart: Thieme 1962.

19. HELD, K., SCHREIER, A.: Die 133-Xenon-Clearance der Armmuskulatur. Klin. Wschr. **52**, 728 (1974).

19a. HERMAN, M.V., GORLIN, R.: Implications of Left Ventricular Asynergy. Amer. J. Cardiology **23**, 538–547 (1969).

20. HOLLDACK, K., WOLF, D.: Herzschallfibel. Stuttgart: Thieme 1967.

20a. HOLLDACK, K.: Lehrbuch der Auskultation und Palpation, 8. Aufl. Stuttgart: Thieme 1974.

21. HOLZMANN, M.: Klinische Elektrokardiographie. Stuttgart: Thieme 1965.

21a. JORES, A.: Der Kranke mit psychovegetativen Störungen. Göttingen: Vandenhoeck und Ruprecht 1973.

21b. JUDKINS, M.P.: Percutaneous Transfemoral Selective Coronary Arteriography. Radiologic Clinics of North-America, Vol. VI, Nr. 3, 467–495 (1968).

21c. JUNG, W., FRIDRICH, R., DUCKERT, F., GRUBER, U.F.: Der Radiofibrinogentest zur Diagnose frischer tiefer Venenthrombosen. Schweiz. med. Wschr. **105**, 39 (1975)

22. KALTENBACH, M.: Der Aussagewert von Belastungsprüfungen. Internist **16**, 152 (1975).

22a. KALTENBACH, M., MARTIN, K.-L., ZILLES, K.:

Volumenbestimmung des linken Ventrikels aus dem Kineangiogramm. Verh. dtsch. Ges. Kreislaufforsch. **37**, 423–427 (1971).

23. KAPLAN, B.M., LANGENDORF, R., LEO, M., PICK, A.: Tachycardie-Bradycardie-Syndrome (so-called "Sick-Sinus Syndrome) Amer. J. Cardiol. **31**, 497 (1973).

24. KAPPERT, A., RÖSLER, H.: Die Nuklearmedizinische Analyse der peripheren Strombahn mit Hilfe von 99 m-Technetium. Schweiz. med. Wschr. **103**, 1087 (1973).

24a. KENNEDY, J.W., BAXLEY, W.A., FIGLEY, M.M., DODGE, H.T., BLACKMON, J.R.: Quantitative Angiocardiography—I. The Normal Left Ventricle in Man. Circulation **34**, 272–278 (1966).

24b. KLEPZIG, H., FRISCH, P.: Röntgenologische Herzvolumenbestimmung. Stuttgart: Thieme 1965.

25. KOENIG, W.: Klinisch-physiologische Untersuchungsmethoden, Thieme (1972)

26. KRAMER, K.: Bestimmung des Sauerstoffgehaltes und der Hämoglobinkonzentration in Hämoglobinlösung und hämoglobinfreiem Blut auf lichtelektrischem Wege. Z. Biol. **95**, 126 (1934).

27. LEPESCHKIN, E.: Das Elektrokardiogramm — Ein Handbuch für Theorie und Praxis. Dresden-Leipzig: Steinkopff 1957.

28. LÜDERITZ, B.: Fortschritte der Elektrokardiographie — einschließlich intrakardialer Ableitungen, Internist **16**, 137 (1975).

29. LÜTHY, E.: Die Hämodynamik des suffizienten und insuffizienten rechten Herzens mit besonderer Berücksichtigung der Thermodilutionsmethode und der Bestimmung des enddiastolischen Ventrikelvolumens. Bibl. cardiol. **11**, Basel: Karger 1962.

30. LÜTHY, E., WIRZ, P., RUTISHAUSER, W., KRAYENBÜHL, H.-P., SCHEU, H.: Herz. In: Klinische Pathophysiologie (W. Siegenthaler Hrsg.). Stuttgart: Thieme 1973.

31. MARTINEZ-RIES, M.A., BRUTO DE COSTA, B.C., CECENA-SELDNER, F.A., GENSIN, G.C.: Normal electrocardiogram in the presence of severe coronary artery disease. Amer. J. Cardiol. **25**, 320 (1970).

32. MASTER, A.M.: Exercise testing for evaluation of cardiac performance. Amer. J. Cardiol. **30**, 718 (1972).

33. MASTER, A.M., OPPENHEIMER, E.T.: A simple tolerance test for circulatory efficiency with standard tables for normal individuals. Amer. J. med. Sci. **177**, 223 (1929).

34. MENDEL, D.: A practice of cardiac catheterization. Oxford-Edinburgh: Blackwell 1968.

34a. MICHEL, D.: Die angeborenen Herzfehler (Auskultation, Phonokardiographie, Differentialdiagnose). Berlin-Göttingen-Heidelberg: Springer 1964.

35. NEUSS, H., SCHLEPPER, M.: Die Registrierung von Elektrogrammen des Hisschen Bündels beim Menschen. Herz/Kreislauf **3**, 12 (1971).

35a. REINDELL, H., MUSSHOFF, K., KLEPZIG, H.: Physiologische und pathophysiologische Grundlagen der Größen- und Formänderungen des Herzens. Handb. Inn. Med. 4. Aufl., Bd. IX/1, Springer, Berlin 1960.

36. RIECKER, G.: Wertigkeit klinischer Belastungsprüfungen bei koronarer Herzkrankheit. Dtsch. med. Wschr. **98**, 891 (1973).

37. ROSS, J. JR.,: Transseptal left heart catheterization. A new method of left atrial puncture. Ann. Surg. **149**, 395 (1959).

38. ROSSKAMM, H.: Das Belastungs-EKG. Boehringer Mannheim GmbH, 1968.

39. ROSSKAMM, H.: Funktionsprüfung von Herz und Kreislauf. Sandoz AG, Nürnberg 1971.

40. ROSSKAMM, H., BLÜMCHEN, G., KIEFER, H., WRONKA, M., SCHNELLBACHER, K., WINK, K., JAEDICKE, W., LÖNNE, E., REINDELL, H.: Die Indikation zur Koronarangiographie. Herz/Kreislauf **4**, 315 (1972).

41. SANDEN, K. v., FERRONI, E., GAEDCKE, W.: Einige Grundfragen der Phonokardiographie. SRW-Nachrichten 5/6 (1958).

41a. SANDLER, H., DODGE, H.T.: The use of single plane angiocardiograms for the calculation of left ventricular volume in man. Amer. Heart J. **3**, 325–334 (1968).

42. SCHERLAG, B.J., LAU, S.H., HELFANT, R.M., BERKOWITZ, W.D., STEIN, E., DAMATO, A.N.: Catheter technique for recording His-bundle activity in man. Circulation **39**, 13 (1969).

43. SCHIMERT, G., SCHIMMLER, W., SCHWALB, H., EBERL, J.: Die Coronarinsuffizienz. In: Hdb. inn. Med., Bd. IX, 3. Teil. Berlin-Göttingen-Heidelberg: Springer 1960.

44. SCHRÖDER, R., SÜDHOF, H.: Praktische EKG-Auswertung. Stuttgart: Schattauer 1968.

44a. SCHWEIZER, W.: Einführung in die Kardiologie. Bern-Stuttgart-Wien: Huber 1972.

45. SELDINGER, S.J.: Technik der Arteriographie. In: Handb. der Medizinischen Radiologie (O. OLSSON, F. STRUD, H. VIETEN, A. ZUPPINGER, Hrsg.), Bd. X/3. Berlin-Göttingen-Heidelberg-New York: Springer 1964.

46. SEVERINGHAUS, J.W.: Blood gas concentrations. In: Handbook of Physiology (W.F. HAMILTON, PH. DAW. Eds.), Chapter 61. Baltimore: Williams and Williams 1973.

46a. SONES, M. JR.: Cinecardioangiography. Clinical Cardiopulmonary Physiology. Ed. by Burgess L. Gordon and Ross C. Kory, New York 1960.

46b. SPIECKERMANN, P.G., BRETSCHNEIDER, H.J.: Vereinfachte quantitative Auswertung von Indikatorverdünnungskurven. Tierexperimentelle und Modellversuche zur Fehlerbreite von Näherungsverfahren für eine vereinfachte oder automatische Herz-Zeit-Volumen-Bestimmung mit der Kälteverdünnungsmethode. Arch. Kreislauf-forschg. **55**, 211 (1968).

47. STEIN, G.: Belastbarkeit des Infarktpatienten. Med. Klin. **67**, 836 (1972).

48. STEINHART, L., ENDRYS, J.: Die transseptale Lä-vokardiographie. Fortschr. Röntgenstr. **93**, 753 (1960).

48a. STRAUER, B.E., BOLTE, H.D., HEIMBURG, P., RIECKER, G.: Zur koronaren Herzkrankheit. I.: Eine korrelative Studie über Hämodynamik und Kontraktilität an 110 Patienten. Zschr. Kardiol., **64**, 300 (1975).

48b. STRAUER, B.E., BOLTE, H.D., HEIMBURG, P., RIECKER, G.: Zur koronaren Herzkrankheit. II.: Eine Analyse diastolischer Druck-Volumen-Be-ziehungen und linksventrikulärer Dehnbarkeit an 110 Patienten. Zschr. Kardiol. **64**, 311 (1975).

48c. STRAUER, B.E.: Koronarangiographie. Z. Inter-nist **16**, 161–167 (1975).

49. WENGER, R.: Klinische Bedeutung der Vektor-kardiographie. Med. Klin. **67**, 827 (1972).

50. WINSOR, T.: Thermographie. In: Lehrbuch und Atlas der Angiologie (A. KAPPERT). Bern-Stutt-gart-Wien: Huber 1972.

51. ZIJLSTRA, W.G.: Reflektionsoxymetrie. In: Oxy-metrie, Theorie und klinische Anwendung (K. KRAMER, Hrsg.). Stuttgart: Thieme 1960.

52. ZIMMERMAN, H.A.: Intravascular catheterization. Springfield/Ill.: Thomas 1966.

3. Entzündliche Herzerkrankungen und Kardiomyopathien

3.1. Allgemeines

Nach klinisch-praktischen Gesichtspunkten haben die einzelnen Erkrankungen des Herzens eine unterschiedliche Wertigkeit hinsichtlich Morbidität und den Möglichkeiten des diagnostischen und therapeutischen Zugangs. Außerdem stehen je nach dem klinischen Bild einmal mehr diagnostische Überlegungen mit Fragen nach der Ätiologie und ein andermal mehr therapeutische Erwägungen im Vordergrund. Deshalb ergeben sich unterschiedliche Einteilungen der entzündlichen Erkrankungen des Herzens.

Zur *Einteilung* der Kardiomyopathien nach ätiologischen Gesichtspunkten s. Tabelle 3.1. Während sich bei dieser Anordnung die geringsten Überschneidungen ergeben, sind bei einer Einteilung nach anatomischen Gesichtspunkten, wie sie Tabelle 3.2 wiedergibt, beim Patienten im Einzelfall jeweils krankhafte Prozesse an mehreren Strukturen oder Funktionssystemen gleichzeitig erfaßt (z.B. gleichzeitiges Auftreten von Endokarditis, Myokarditis, Perikarditis und Herzrhythmusstörungen bei Endocarditis lenta).

Aus praktischen Gründen hat sich außerdem eine Unterscheidung in entzündliche und nicht-entzündliche Herzerkrankungen eingebürgert, wobei zur Gruppe der entzündlichen alle diejenigen gezählt werden, die im Gefolge einer Infektion (Bakterien, Viren) oder im Rahmen rheumatisch-allergischer Erkrankungen (rheumatische Karditis, Immunkarditis) entstanden sind. Allerdings schließt der fehlende Nachweis von entzündlichen klinischen Zeichen jeweils entzündliche Veränderungen pathologisch-morphologischer Art nicht aus.

Im folgenden sollen im einzelnen diejenigen Erkrankungen des Herzens besprochen werden, die in der kardiologischen Praxis die größte Bedeutung haben.

3.2. Rheumatische Karditis

3.2.1. Pathologische Anatomie

Die rheumatische Karditis tritt bei akutem rheumatischen Fieber in der Mehrzahl der Fälle im Kindesalter, bei Erwachsenen seltener auf. Die Häufigkeitsangaben schwanken stark.

Die rheumatische Karditis kann das Endokard, das Myokard und auch das Perikard befallen. Bei einer Pankarditis — der am häufigsten eine rheumatische Genese zugrundeliegt — sind alle drei Schichten befallen.

Die rheumatische Endokarditis ist im Kapitel über erworbene Herzklappenfehler behandelt (s.S. 91).

Bei einer rheumatischen Myokarditis ist im floriden Stadium das Aschoff-Geipelsche Knötchen pathognomonisch. In seiner klassischen Form wird es nur im Herzmuskel gefunden. Die Knötchen entwickeln sich weitgehend im kollagenen Bindegewebe des Herzens, bevorzugt liegen sie neben kleinen Arterien. In der Regel beginnt die Bildung des Granuloms mit einer fibrinoiden Verquellung der Grundsubstanz [40] und einer sogenannten fibrinoiden Nekrose kollagener Fasern. In diesem Anfangsstadium erfolgt eine Fibrinexsudation aus kleinen Blutgefäßen ins Gewebe. Es schließt sich eine Zellproliferation an, die in jüngeren Granulomen [24] aus größeren

Tabelle 3.1. Klassifikation der Kardiomyopathien nach ätiologischen Gesichtspunkten

---

I. Ätiologisch ungeklärte (primäre) Kardiomyopathien

A. Verlaufsformen mit Hypertrophie
   1. obstruktiv
   2. nicht-obstruktiv

B. sog. kongestive Verlaufsformen
   1. ohne Beteiligung des Immunsystems
   2. mit Beteiligung des Immunsystems

C. Endokardiale Fibroelastose

D. Endomyokardfibrose

II. Genetisch determinierte Kardiomyopathien

A. obstruktiv

B. nicht obstruktiv

III. Sekundäre Kardiomyopathien

A. infektiös
   1. Viren
   2. Bakterien
   3. Rickettsien
   4. Protozoen
   5. Metazoen

B. toxisch
   1. Pharmaka (z.B. Barbiturate, Analgetica,
      Anaesthetica, Isoproterenol)
   2. Vergiftungen (z.B. Cobalt, Cadmium, Arsen)
   3. Alkohol-Kardiomyopathie

C. allergisch-rheumatisch
   1. Anaphylaxie, postvaccinale (Serumkrank-
      heit, Nahrungsmittel- und Pollenallergien)
   2. rheumatische Karditis
      (Endo-, Myo-, Perikarditis)
   3. Immunkarditis
      a) bei Kollagenosen:
         Erythematodes
         Dermatomyositis
         Sklerodermie
         Periarteriitis nodosa
      b) bei Dressler-Syndrom
      c) bei Postkardiotomie-Syndrom

D. endokrin
   1. Hyperthyreose
   2. Hypothyreose
   3. Somatotropismus
   4. Karzinoid
   5. Diabetes mellitus
   6. Schwangerschaft, Puerperium

E. metabolisch
   1. ischämische Kardiomyopathie
   2. Anämie
   3. chronische und akute Hypokaliämie
   4. Glykogen-Speicherkrankheiten
   5. Hämochromatose
   6. Xanthomatose
   7. Herz-Amyloidose
   8. Malnutrition
   9. Urämie
  10. Oxalose
  11. Hypovitaminose (z.B. Thiaminmangel)

F. infiltrativ
   1. infiltrative Metastasen maligner Tumoren
   2. Hämoblastose
   3. Sarkoidose

G. primäre Herztumoren

H. Kardiomyopathie bei chron.
   Druck-/Volumenbelastung

J. Kardiomyopathien bei neuromuskulären
   Erkrankungen
   1. progressive Muskeldystrophie
   2. myotonische Dystrophie
   4. paroxysmale hypokaliämische Lähmung
   5. Friedreich-Ataxie

K. Kardiomyopathien durch physikalische
   Einwirkungen
   1. Thoraxkontusion
   2. Elektroschock
   3. bei Strahlentherapie

L. senile Kardiomyopathie
   (senile Polypathie)

---

rundlichen bis ovalen Zellen mit einem basophilen Cytoplasma besteht. Später sollen diese Zellen eine spindelförmige Gestalt — wie Fibroblasten — annehmen und sich fischzugartig anordnen. Das Granulom vernarbt dann allmählich. Die Herkunft der Zellen in dem Aschoff-Geipelschen Knötchen hat viele Kontroversen ausgelöst. Der Streit entzündete sich vor allem an zwei

besonderen Zellformen, die in den Granulomen vorkommen: den Anitschkow-Zellen und den mehrkernigen Riesenzellen. Die Anitschkow-Zellen zeichnen sich durch einen hellen Zellkern aus, dessen Chromatin in einem gewundenen Faden („raupenförmig") inmitten des Kernes liegt. Diese Zelle wird heute von der Mehrzahl der Autoren aus dem undifferenzierten Mesenchym ab-

Tabelle 3.2. Klassifikation der Herzerkrankungen nach anatomischen Gesichtspunkten (modif. n. [23])

Endokarderkrankungen
  Endokarditis
  Herzklappenfehler

Myokarderkrankungen

Perikarderkrankungen
  Perikarditis
  Perikardconstriction
  Perikardtamponade

Coronare Herzkrankheit

Rhythmusstörungen
(System der Erregungsbildung und Erregungsleitung)

geleitet und als Kardiohistiocyt bezeichnet, da sie nur im Herzen vorkommt. Bei den seltener auftretenden mehrkernigen Riesenzellen, die auch Aschoff-Zellen oder Eulenaugenzellen genannt werden, wird neben der Herkunft aus großen Histiocyten auch eine myogene Genese diskutiert. Reste untergegangener Herzmuskelfasern sind in den Granulomen gelegentlich nachgewiesen worden und neuerdings ließ sich z.B. mit markierten Antiseren Aktomyosin in Aschoff-Geipelschen Knötchen demonstrieren.

Die Granulome können an vielen Stellen des Myokards vorkommen. Bevorzugt sind [20] der Bindegewebszwickel zwischen Aorta und Mitralklappe sowie die linke Kammerwand und die Herzspitze.

Ein rheumatisches Granulom geht allmählich in eine bindegewebige Narbe über. Die Narbenbildung trägt an den Herzklappen wesentlich zur Deformierung bei (s.S. 93). Im Myokard ist die Möglichkeit zu erwägen, daß schrumpfende perivasculäre Narben oder eine bindegewebige Verdickung der Intima zu einer Lichtungseinengung der kleinen Arterien und damit zu einer unzureichenden Versorgung der regionalen Muskelfasern führen können.

In resezierten Herzohren von Patienten, bei denen eine operative Behandlung eines erworbenen Herzklappenfehlers durchgeführt wurde, fanden sich rheumatische Granulome auch ohne klinische Aktivitätszeichen der rheumatischen Erkrankung. Diesem Befund kommt deshalb keine wesentliche prognostische Bedeutung zu. Post-

operative Rezidive traten bei Patienten mit Aschoff-Geipelschen Knötchen im Herzohr nicht gehäuft auf, und auch die Mortalität war nicht erhöht. Unter dem Einfluß einer Cortisontherapie gebildete Aschoff-Geipelsche Knötchen sollen zellärmer als unbehandelte sein [27].

Beim rheumatischen Fieber kann es auch zu unspezifischen entzündlichen Veränderungen im Myokard mit interstitiellen Infiltraten mit Lymphocyten und Plasmazellen kommen. Ihnen messen SAPHIR und LANGENDORF [51] im Verein mit degenerativen Veränderungen der Muskelfasern eine größere Bedeutung als Substrat für die schweren klinischen kardialen Symptome zu als den rheumatischen Knötchen.

Das Reizleitungssystem wird beim akuten rheumatischen Fieber häufig mitbefallen. Während Aschoff-Geipelsche Knötchen im übrigen Myokard ohne klinische Bedeutung bleiben können, vermögen sie im spezifischen Muskelsystem eine Unterbrechung der Reizleitung zu bewirken.

Bei der rheumatischen Perikarditis steht in der Regel die Exsudation im Vordergrund. Es entwickelt sich eine fibrinöse Entzündung mit einem zottigen Exsudat.

3.2.2. Ätiologie und Pathogenese
(Tabelle 3.3)

Die rheumatische Karditis ist die folgenschwerste Manifestation des akuten rheumatischen Fiebers und für den Krankheitsverlauf entscheidend. Das Prädilektionsalter der erkrankten Pa-

Tabelle 3.3. Pathogenetische Faktoren der rheumatischen Karditis

β-hämolysierende Streptokokken

Antigene:
  M(?)-Protein (KAPLAN [34])
  C-Substanz (MCCARTHY [44])
  N-Acetyl-glucosamin

Kreuz-reagierende Antikörper gegen Herzgewebe

Immunologische Reaktionslage (u.a. Erbfaktoren)

Virusinfekte als Manifestationsfaktor
(BURCH u. Mitarb. [13])

Soziales Milieu

tienten liegt zwischen dem 5. und 24. Lebensjahr mit einem Maximum zwischen dem 5. und 17. Lebensjahr. Nach übereinstimmenden Mitteilungen im Schrifttum liegt die Erkrankungshäufigkeit zwischen 2 und $4^0/_{00}$ im Alter zwischen 6 und 19 Jahren [1, 2].

Die *ätiologische Bedeutung* β-hämolysierender Streptokokken der Gruppe A für die Entstehung der rheumatischen Karditis ist aufgrund klinischer, epidemiologischer, bakteriologischer und immunologischer Beobachtungen allgemein anerkannt. Die Primärinfektion spielt sich in der überwiegenden Zahl der Fälle im Nasen-Rachen-Raum ab. Eine Angina tonsillaris etwa 1–3 Wochen vor einem rheumatischen Fieber ist typisch. Auch Rezidive eines rheumatischen Fiebers und einer rheumatischen Karditis entstehen häufig einige Wochen nach einer Pharynxinfektion mit hämolytischen Streptokokken. Patienten mit einer Streptokokkeninfektion (Kinder, Adoleszenten, junge Erwachsene) erkranken mit einer Häufigkeit von 0,5–3% an einem rheumatischen Fieber. Erkrankungen an rheumatischem Fieber sind zwischen 37 und 50% mit einer rheumatischen Karditis mit Klappenläsionen vergesellschaftet. Diese Zahlen lassen deutlich werden, daß eine bestimmte Konstellation gegeben sein muß, ehe eine Infektion mit β-hämolysierenden Streptokokken zu einer Erkran-

kung an rheumatischer Karditis führt. Eine schlüssige Klärung der Pathogenese ist bis heute nicht erfolgt. Außer Frage steht aber, daß immunologische Reaktionen im Zusammenhang mit einer Infektion mit β-hämolysierenden Streptokokken eine wichtige Rolle spielen.

Bestimmte Fraktionen der cellulären Membran der Streptokokken stellen nämlich Antigene dar für Antikörper, die im menschlichen Organismus nach einer Infektion mit Streptokokken gebildet werden. Die Untersuchungen von KAPLAN [34] ergaben ein Protein, das ein Bestandteil der Streptokokken-Zellwand ist. Es entspricht wahrscheinlich dem M-Protein (s Abb. 3.1) und wurde *kreuzreagierendes* Antigen genannt, weil es zur Bildung von Antikörpern führt, die sowohl mit Herzmuskelsarkolemm als auch mit Streptokokken-Substanzen reagieren. Diese Antikörper können bei der Mehrzahl der Patienten mit rheumatischem Fieber nachgewiesen werden.

Durch andere Untersuchungen [44] ist der antigene Charakter der C-Substanz β-hämolysierender Streptokokken untersucht worden. Einer der immunologisch wirksamen Komponenten dieser C-Substanz ist *N-Acetyl-glucosamin*. Diese Substanz ist ein wichtiger Bestandteil von Glucoproteinen und Mucopolysacchariden menschlichen Bindegewebes. Es zeigt eine positive Kreuzreaktion mit Antiseren gegen menschliches Bindegewebe. Demnach können auch auf diese Weise kreuzreagierende Antikörper für die Pathogenese der rheumatischen Karditis von Bedeutung sein. Es ist aber nicht gesichert, ob diese Immunreaktionen tatsächlich die Pathogenese bestimmen, oder ob sie lediglich Begleitphänomene der zugrundeliegenden Herzerkrankung sind.

Darüber hinaus ist eine *erbliche Disposition* zu vermuten, weil Erkrankungen an rheumatischem Fieber sich in bestimmten Familien häufen. Dieser Umstand sowie die Bevorzugung des jüngeren Lebensalters bis etwa zum 25. Lebensjahr stehen im Einklang mit einer unterschiedlichen immunologischen Reaktion auf eine Infektion mit β-hämolysierenden Streptokokken. Schließlich ist auch an die Beteiligung von *Virusinfektionen* zu denken. So scheint nach den Untersuchungen von BURCH und GILES [12] ein

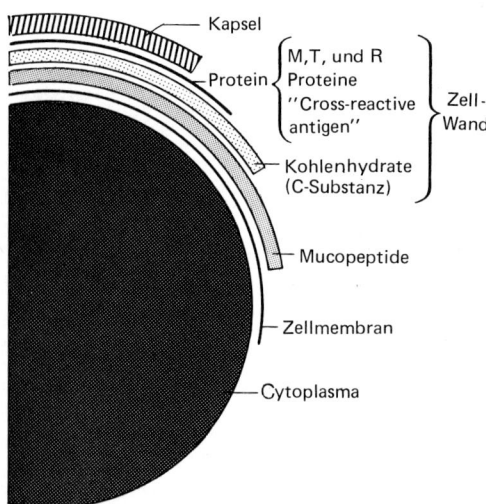

Abb. 3.1. Biochemische Matrix der Streptokokken-Zellwand (schematisch) (nach [67])

Streptokokkeninfekt als konditionierender Faktor dafür angesehen werden zu können, daß eine klinisch latente Virusinfektion manifest wird.

Die Pathogenese der rheumatischen Karditis ist also offensichtlich ein komplexer Vorgang, der von zahlreichen Faktoren bestimmt wird, deren Prävalenz jeweils beim einzelnen Patienten nicht immer klar erkennbar wird.

Weniger für die Pathogenese als vielmehr für die Diagnostik bedeutsam ist eine weitere Eigenschaft hämolysierender Streptokokken: Hämolysierende Streptokokken führen im menschlichen Organismus zur Bildung von *Antistreptolysinen*, die als Antikörper gegen Streptolysin oder Streptohämolysin gerichtet sind. Diese Substanzen sind Enzyme, die von Streptokokken gebildet werden. Es sind zwei Varianten beschrieben worden: Streptolysin O (sauerstofflabil) und Streptolysin S (sauerstoffstabil).

Durch diese Substanzen entstehen auf Blutagarplatten klare hämolytische Zonen um die Kolonnen der hämolytischen Streptokokken. Nur das Streptolysin O wirkt als Antigen und die Entwicklung der Antikörper auf Streptolysin O (Antistreptolysin O, ASLO) im menschlichen Serum wird als eigentliches spezifisches Zeichen einer vorausgegangenen Streptococcus-A-Infektion angesehen.

70–90% der Patienten, die an einem akuten rheumatischen Fieber leiden, weisen erhöhte Antistreptolysin O-Titer im Serum auf. Das Fehlen des Antistreptolysins bei einigen Infektionen mit hämolytischen Streptokokken oder rheumatischem Fieber kann darauf beruhen, daß bestimmte dieser Streptococcus A-Stämme kein Streptolysin O bilden. Andererseits sind andere Streptococcus-A-Antikörper wie das Antifibrinolysin (Antistreptokinase) oder die Antihyauronidase häufig auch ohne den Anstieg des Antistreptolysin O-Titers deutlich erhöht. Weitere nachweisbare Antikörper sind: Anti-Diphospho-Pyridin-Nucleotidase und Antidesoxyribonuclease.

Unterschiede in der Virulenz der Streptokokken und den immunologischen Reaktionen, aber auch die unterschiedliche Anfälligkeit des Wirtes begründen, daß auf viele Infektionen mit hämolytischen Streptokokken keine aktive rheumatische Erkrankung folgt.

Wesentlich für die Entstehung der rheumatischen Karditis scheinen Ablagerungen von Antigen-Antikörper-Komplexen im Gewebe des Herzens zu sein, wobei die Bindung von Antikörpern mit dem Verbrauch von Komplement (β-1-C-Globulin) (wesentlicher Repräsentant der dritten Komplementkomponente) einhergeht. Ort der Antikörperbindung ist nach fluorescenzserologischen Untersuchungen [29, 36] das subendokardiale Gewebe; ferner sind es arterielle Gefäße des Interstitiums, Strukturen des Aschoff-Knötchens und das Sarkolemm der Muskelfibrillen.

Das Antigen ist bisher chemisch nicht identifiziert worden. Immerhin sind korrespondierende Antikörper sowohl durch Extrakte aus menschlichem Herzgewebe als auch durch A-Streptokokken absorbierbar [34].

3.2.3. Klinik und Diagnostik

Die kardialen Manifestationen des rheumatischen Fiebers sind entzündliche Veränderungen am Myokard, am Endokard, insbesondere an den Herzklappen sowie am Perikard. Bei nur etwa der Hälfte der Patienten mit rheumatischem Fieber kommt es zur Ausbildung der rheumatischen Karditis, obwohl pathologisch-

Tabelle 3.4. Klinische Symptome bei rheumatischem Fieber

Fieber

Arthralgie mit Schwellung, Rötung

Karditis
   Perikarditis (Perikardreiben!)
   Myokarditis
   Herzinsuffizienz
   Tachykardie

Valvulitis
   pathologische Geräusche und Töne

Hautzeichen
   Rötung
   Erythema marginatum ($\sim$5%)
   rheumatische Knötchen
   (Knöchel, Ellbogen, Knie, Fußrücken,
   an Sehnen der Hand)

Chorea SYDENHAM
   (Spätmanifestation, nach 2–6 Monaten)

Abdominalschmerzen ($\sim$10%)

Anzahl der Fälle

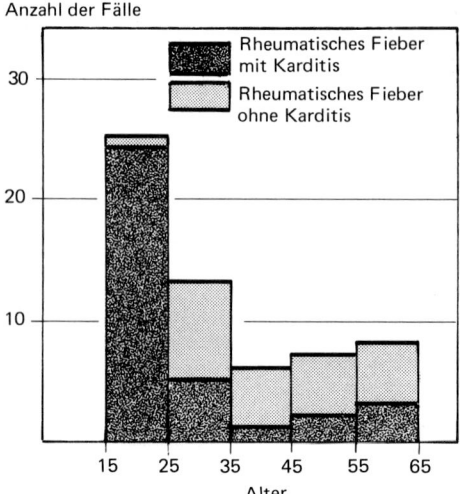

Abb. 3.2. Häufigkeit rheumatischer Karditis bei Patienten mit rheumatischem Fieber in Abhängigkeit vom Lebensalter (aus ANSCHÜTZ [4])

anatomisch häufiger Zeichen einer rheumatischen Karditis (s. 3.2.1.) nachgewiesen werden können. Dabei besteht eine deutliche Altersabhängigkeit in der Weise, daß im Alter zwischen 15 und 25 Jahren die kardiale Manifestation bei etwa 90% liegt, während sie in den folgenden Jahrzehnten wesentlich hinter dem Prozentsatz der Patienten ohne Karditis zurücksteht (hierzu s. Abb. 3.2).

Die *klinische Symptomatologie* (s. Tabelle 3.4.) der rheumatischen Karditis kann sehr wechselvoll sein, und auch die Schwierigkeit einer sicheren Erkennung des rheumatischen Fiebers erschwert die Diagnose erheblich. Das Zusammentreffen folgender Symptome kann die Diagnose erleichtern (modifizierte Jones-Kriterien [3, 17]:

Hauptsymptome:
Karditis,
Polyarthritis,
Chorea,
subcutane Knötchen,
Erythema marginatum.
Nebensymptome:
Fieber,
Arthralgie,
Blutsenkungsreaktion beschleunigt,
Leukocytose,
C-reaktives Protein erhöht,

verlängertes AV-Intervall im EKG, vorausgegangener Streptokokkeninfekt, rheumatischer Herzklappenfehler oder rheumatisches Fieber in der Vorgeschichte.

Diese Zusammenstellung von Symptomen, die als sog. Jones-Kriterien bekannt geworden sind, hat sich insofern als brauchbar erwiesen, als sich mit ihrer Hilfe die Diagnose eines akuten rheumatischen Fiebers sichern läßt, wenn folgendes Zusammentreffen gegeben ist:

Ein rheumatisches Fieber kann angenommen werden, wenn zwei Hauptkriterien oder ein Hauptkriterium zusammen mit zwei Nebenkriterien nachweisbar sind. So nützlich die Verwendung dieser diagnostischen Kriterien vor allem für Verlaufsbeobachtungen sind, so kann doch nicht bestritten werden, daß bei manchen Patienten mit rheumatischem Herzklappenfehler weder in der Anamnese ein akutes rheumatisches Fieber noch ein Streptokokkeninfekt nachgewiesen werden kann. Man muß annehmen, daß in solchen Fällen eine rheumatische Infektion vorlag, ohne daß es zu so ausgeprägten Symptomen gekommen ist, daß die modifizierten Jones-Kriterien als positiv bewertet werden konnten [4] (s. auch Kapitel Pathogenese).

Der dringende Verdacht auf eine rheumatische Aktivität bei rheumatischem Herzfehler ist gegeben: bei sich rasch verstärkender Herzinsuffizienz, einer Kardiomegalie, bei Neuauftreten von Herzgeräuschen sowie elektrokardiographischen Veränderungen. Es ist anzunehmen, daß eine rheumatische Aktivität subklinisch in der Mehrzahl der scheinbar inaktiven rheumatischen Herzfehler abläuft.

Laboratoriumsdiagnostik: Typische Untersuchungsbefunde beim akuten rheumatischen Fieber sind eine Erhöhung der Blutsenkungsreaktion um 70 mm in der ersten Stunde, eine Erhöhung der α_2-Globuline auf mehr als 0,6 g/100 ml. Diese Erhöhung der α_2-Globuline ist vorwiegend bedingt durch eine Vermehrung von α_2-Makroglobulin. Das Immunglobulin A ist in der akuten Phase erhöht, während in dem subchronisch-chronischen Verlauf dann die Immunglobulin-A-Vermehrung durch eine Immunglobulin-G-Vermehrung abgelöst wird. Erhöhungen des Antistreptolysintiters auf mehr als 250 I.E. finden sich in 77–97% der Fälle mit rheumatischer Karditis gegenüber 10–35% ohne klinische Hinweise auf eine rheumatische Aktivität. Findet sich wiederholt ein Antistreptolysintiter im Normbereich, so schließt ein solcher Befund ein rheumatisches Fieber und eine rheumatische Karditis zu 80% aus [38].

Unspezifisch erhöhte Antistreptolysintiterwerte können bedingt sein durch bakterielle Verunreinigungen der zu untersuchenden Seren, durch Hämolyse (Kälte, Wärme), durch eine Hyperlipoproteinämie sowie durch Hypercholesterinämie, beispielsweise bei Hepatitis, nephrotischem Syndrom. Der Mechanismus dieser unspezifischen Titererhöhungen ist nicht geklärt. Es scheint aber sicher zu sein, daß Cholesterin in Verbindung mit Phosphatiden wesentlich ist [43].

Ergeben sich Verdachtsmomente dafür, daß Antistreptolysintiterwerte unspezifisch erhöht sind, dann sind folgende diagnostische Möglichkeiten vorhanden, um eine Infektion mit Streptokokken festzustellen, sofern diese zur Bildung von entsprechenden Antikörpern geführt haben: a) durch den Nachweis von Antikörpern gegen andere Streptokokkenantigene, z.B. die Antistreptokokken-DPNase-Reaktion [48]; b) durch die von BADIN [6] und CABAU [16] empfohlene Albuminmethode (Zusatz einer bestimmten Menge von Humanalbumin in Form der Fraktion V nach COHN [2,4 mg/ml] zum Serum); c) durch die Dextransulfat-Methode nach BURSTEIN und SAMAILLE (Fällung der β-Lipoproteide mit Dextransulfat und Calciumchlorid) [43].

Nach klinischen Erfahrungen scheint das Dextransulfatverfahren das praktikabelste zu sein.

Die Antistreptolysin-O-Bildung kann durch Penicillinmedikation unterdrückt werden. Deshalb kann das rheumatische Fieber ohne Antistreptolysintiteranstieg bei gleichzeitiger Penicillinbehandlung verlaufen [52].

Die Aktivitätsbeurteilung einer floriden rheumatischen Karditis kann außerdem durch die Bestimmung von Myokardantikörpern mittels der Immunfluoreszenztechniken erzielt werden (s. hierzu 3.2.2. und Tabelle 3.5). Im allgemeinen werden zur Beurteilung des Verlaufsstadiums einer rheumatischen Karditis unter Berücksichtigung der unspezifischen Wirkung der antirheumatischen Therapie auf serologische Meßgrößen, die Blutsenkungsreaktion herangezogen, sowie die Bestimmung des α_2-Globulins, insbe-

Tabelle 3.5. Humorale Antikörper gegen Myokardsarkolemm bei rheumatischer Karditis (nach [29])

	Zahl der Patienten	Positiver indirekter Immunfluoreszenz-Test
Rheumatisches Fieber	171	41,5%
a) mit Karditis	71	63,5%
b) ohne Karditis	74	26,0%
c) fragliche Karditis	26	26,9%

Tabelle 3.6. Serologische Diagnostik bei rheumatischer Karditis

Blutsenkung	erhöht ~ 70 mm in der 1. Std
α_2-Globuline (α_2-Makroglobulin)	$> 0,6$ g/100 ml
Immunglobulin G	erhöht (> 1670 mg%)
Immunglobulin A	erhöht (> 360 mg%)
Antistreptolysin-Titer	$> 1 : 250$ O.E. (cave: falsch-positive Resultate bei dekomp. Rechtsinsuffizienz, Hepatitis, Hyperlipämie, nephrotischem Syndrom)
Myokardantikörpernachweis (indir. Immunfluoreszenztest)	positiv bei 40–70%

sondere mit seiner Unterfraktion, dem α_2-Makroglobulin. Die Höhe des Antistreptolysintiters erlaubt einen zuverlässigen Schluß auf die Aktivität der rheumatischen Erkrankung. Die Erhöhung der Immunglobulin-A-Konzentration im Serum kann ein zusätzlicher Hinweis für ein Rezidiv sein (s. auch Tabelle 3.6).

Differentialdiagnose der rheumatischen Karditis: Die differentialdiagnostischen Überlegungen werden sich im Einzelfall jeweils nach dem Leitsymptom richten (z.B. Arthralgie, kardialer Auskultationsbefund, humorale Entzündungszeichen, Herzinsuffizienz). Im einzelnen sind abzugrenzen: (in Stichworten) bakterielle Endokarditis, Lupus erythematodes, Vorhofseptumdefekt mit congenitaler Mitralinsuffizienz, rheumatoide Arthritis, nicht-rheumatische Myokarditis bzw. Kardiomyopathie, Papillarmuskeldysfunktion, Vorhofmyxom, Fibroeleastose, grippale Infekte, Gonorrhoe, Erythema nodosum, chronische Anaemien (Sichelzell-Anaemie), Meningokokken-Meningtis.

Indirekter Immunfluoreszenztest zum Nachweis humoraler Antikörper gegen Myokard (s. [61]):

In der klinisch-immunologischen Diagnostik ist der Nachweis eines humoralen, im Blut zirkulierenden Antikörpers (Immungloblin) zu erbringen, wenn ein bekanntes Antigen in vitro mit dem gesuchten Antikörper zur Reaktion gebracht wird. Je genauer das Antigen untersucht und damit definiert ist, um so exakter ist die Aussage über die Spezifität der dem Nachweis dienenden Antigen-/Antikörperreaktion. Dabei kann man sich folgender Nachweisreaktionen bedienen: Präzipitation (quantitative Präzipitinkurven, Präzipitation in Gelen, radiale Immunodiffusion, Immunelektrophorese), Antigenbindungsreaktionen (Antigenbindungskapazität, quantitative Immunabsorption, Radioimmunoassay), Reaktionen mit zellulären Oberflächenantigenen (Bindung, Agglutination, zytotoxische Reaktion, u.a.), Reaktionen mit Komplement (z.B. Komplementbindungsreaktion), Reaktionen mit markierten (Fluoreszein-Isothiocyanat, Peroxydase, Ferritin) Antikörpern.

Zum Nachweis der humoralen Antikörper dient als Antigenmaterial ein 5-Mikron-Gefrierschnitt von Herzmuskulatur (Mensch, Meerschweinchen, Ratte). Das auf einem Objektträger befindliche Präparat wird mit dem Testserum (fraglich Antikörper-haltig) überschichtet. Nach einer standardisierten Einwirkungszeit, während der sich Antikörpermoleküle an das Antigenmaterial binden, wird durch Phosphatpufferlösung nicht gebundenes Protein abgewaschen. Anschließend wird das Präparat überschichtet mit einem Fluoreszein-markierten Antiimmunglobulin jeweils aus der IgG-, IgA- und IgM-Fraktion, wodurch erreicht wird, daß sich fluoreszierendes Material an den Myokard-Antigen-/Antikörperkomplex bindet. Diese Komplexe fluoreszieren im ultravioletten Licht und lassen sich mit Hilfe eines Fluoreszenzmikroskopes sichtbar machen. Neben der Unterscheidung, ob es sich um eine positive oder negative Reaktion handelt, kann differenziert werden zwischen verschiedenen Lokalisationen. So unterscheiden wir Antikörper, die gegen sarkolemmale Strukturen gerichtet sind (sarkolemmaler Typ), solche, die gegen Kernmaterial gerichtet sind (nukleärer Typ) und solche, die gegen Myofibrillen gerichtet sind (myofibrillärer Typ). Darüber hinaus läßt sich gelegentlich auch eine intermyofibrilläre Lokalisation der fluoreszierenden Komplexe feststellen. Auch Mischtypen sind gelegentlich zu beobachten. Eine weitere Differenzierungsmöglichkeit ergibt sich aus der Tatsache, daß positive Reaktionen mit Fluoreszein-konjugiertem Immunglobulin verschiedener Fraktionen (IgG, IgA, IgM) möglich sind.

Im Unterschied zu diesem oben beschriebenen indirekten Immunfluoreszenztest unterscheidet sich der direkte Immunfluoreszenztest dadurch, daß ein fluoreszenzmarkiertes Antiimmunglobulin direkt mit Myokard als Antigen reagiert. Dieser Test hat für die klinische Diagnostik von Kardiomyopathien noch keine praktische Bedeutung.

Zur Herstellung des fluoreszenzmarkierten Immunglobulins, das mit dem nachzuweisenden Antigen-Antikörperkomplex reagieren soll, sind im Prinzip folgende Arbeitsschritte notwendig: Präparation des Antigens — Immunisierung (Ziege, Schaf, Kaninchen) — Bestimmung des Antikörpertiters — Reinigung des Antikörpers — Markierung mit Fluoreszenzfarbstoff (Fluoreszein) — Reinigung des markierten Antikörpers (Sephadex-Gel-Filtration, Säulenchromatographie, u.a.) — Bestimmung des Quotienten aus unspezifischer (Protein)-Fluoreszenz und spezifischer Immunfluoreszenz. Fluoreszein-markierte Anti(Mensch)-Immunglobuline sind im Handel erhältlich.

Dieses Verfahren der indirekten Immunfluoreszenz (COONS [63]) gestattet also im Vergleich mit anderen Nachweisreaktionen nicht nur die Feststellung einer Antigen-Antikörperreaktion, sondern es erlaubt darüber hinaus auch deren morphologische Lokalisation.

Resultate bei Patienten: Charakteristischerweise lassen sich bei Patienten mit der viszeralen Form des *Lupus erythematodes* humorale Antikörper gegen Kernsubstanzen (DNS, RNS) feststellen. Das hierzu in zahlreichen Tests verwendete Antigenmaterial ist meist heterologen Ursprunges (z.B. Hühnererythrozyten). Nach unseren [61] und den Untersuchungen anderer Autoren findet sich aber auch bei Verwendung menschlichen Myokards als Antigen in hohem Prozentsatz (~90%) eine positive Reaktion gegen Kernmaterial. Bei Patienten mit florider *rheumati-*

scher Karditis ist mit einer Koinzidenz von 60–80% ein positives Testergebnis mit sarkolemmaler Lokalisation nachzuweisen. Aber auch bei rheumatischen Karditiden, im Verlauf *rheumatischer Herzklappenfehler* ohne klinisch nachweisbare Aktivität des rheumatischen Prozesses finden sich in allerdings geringerem Prozentsatz (20–30%) humorale Antikörper im indirekten Immunfluoreszenztest vom sarkolemmalen Typ. Bei *Postkardiotomie-Syndrom* ist der indirekte Myokardimmunfluoreszenztest in ca. 80–100% der Fälle positiv (sarkolemmaler Typ) und diagnostisch von hoher Treffsicherheit. Dabei steht ein positives Testergebnis in guter Übereinstimmung zur klinischen Symptomatologie und gestattet eine differentialdiagnostische Abgrenzung gegenüber anderen entzündlichen Erkrankungen. Ein Postkardiotomiesyndrom tritt auf bei etwa $1/3$ der Patienten nach kardiochirurgischen Eingriffen. Bei *Postmyokardinfarktsyndrom* ist in etwa 30–50% der Fälle mit einem positiven Testergebnis zu rechnen. Außerdem findet sich bei Patienten mit idiopathischer, *ätiologisch ungeklärter Kardiomyopathie* (primäre Kardiomyopathie) in etwa 30–50% der Fälle eine positive Reaktion (sarkolemmaler Typ). Korreliert man das klinische Bild bei primären Kardiomyopathien mit den Befunden des indirekten Immunfluoreszenztestes, dann sind Symptome wie Herzrhythmusstörungen, Kardiomegalie, sowie Links- und Rechtsherzinsuffizienz bei Myokardantikörperträgern häufiger und ausgeprägter. Durchschnittlich haben Patienten mit positiven Testbefunden einen längeren Krankheitsverlauf als diejenigen ohne Antikörpernachweis [46].

Der hohe Prozentsatz, in dem gegen Myokard gerichtete Antikörper bei primären Kardiomyopathien nachzuweisen sind, läßt auf eine Beteiligung des Immunsystems bei dieser Erkrankung schließen. Dabei ist die Frage einer autoimmunologischen Reaktion im engeren Sinne unbeantwortet. Die Validität des indirekten Immunfluoreszenztestes ist zur Abgrenzung einer *Viruskarditis* noch unbestimmt, da bisher eindeutige Kriterien für eine virusbedingte Herzmuskelerkrankung unter klinischen Bedingungen nur selten zu gewinnen sind. Negative Immunfluoreszenzergebnisse (0% pos.) haben wir bei einem

Kollektiv von Patienten mit *Alkoholkardiomyopathie* [62] beobachtet.

Zur Beurteilung der Validität des indirekten Immunfluoreszenztestes ist zu berücksichtigen, daß bei etwa 3% klinisch gesunder Personen (Blutspender) positive Testresultate bei Verwendung von Myokard als Antigen festzustellen sind und in etwa 10% bei einem gemischten chirurgisch-internistischen Krankheitskollektiv ohne Hinweise für eine Immunkrankheit.

Schlußfolgerungen: Unter Voraussetzung der methodologischen Gegebenheiten ist die diagnostische Validität eines Tests ganz allgemein am größten, wenn einerseits ein hoher Prozentsatz positiver Resultate koinzidiert mit einem klar definierten Krankheitsbild und wenn andererseits eine besonders geringgradige Koinzidenz mit einer ebenfalls klar definierten Erkrankung anzutreffen ist. Ersteres ist beim indirekten Immunfluoreszenztest der Fall bei Postkardiotomie-Syndrom, rheumatischer Karditis im akuten Schub und Lupus erythematodes visceralis. Letzteres ist der Fall bei Alkoholkardiomyopathie. Für die diagnostische Differenzierung von primären, ätiologisch ungeklärten Kardiomyopathien ist ein positiver indirekter Immunfluoreszenztest in etwa ein bis zwei Drittel der Fälle nachweisbar, dem für die therapeutischen Maßnahmen eine Bedeutung zukommen kann. Ob aber bei solchen primären Kardiomyopathien mit nachgewiesenen Antikörpern gegen Myokardgewebe eine immunsuppressive Therapie erfolgreicher ist als bei den Patienten ohne Antikörpernachweis, ist Aufgabe und Frage einer kontrollierten Studie

Zweifellos gewinnt der indirekte Immunfluoreszenztest zum Nachweis von Antikörpern gegen Myokard im Serum von herzkranken Patienten erst seine volle diagnostische Wertigkeit unter Berücksichtigung des gesamten diagnostischen Befundemusters, bestehend aus Vorgeschichte, klinischem Untersuchungsbefund, Elektrokardiogramm, Herzkatheterisierung, Angiographie, Koronarangiographie, klinisch-chemischer Untersuchungsbefunde und zusätzlich klinisch-immunologischer Untersuchungen wie Antistreptolysintiter, quantitative Immunglobulinbestimmung, Luesreaktionen, Immunelektrophorese u.a.

3.2.4. Therapie (s. Tabelle 3.7)

Die Behandlung der rheumatischen Karditis ist von zwei Gesichtspunkten bestimmt: 1. soll der für die Endo-/Myokarditis pathognomische Prozeß der streptokokken-allergischen Antigen/Antikörperreaktion gehemmt bzw. unterbunden werden; 2. soll durch die Hemmung des Strepto-

Tabelle 3.7. Behandlungsprinzipien der rheumatischen Karditis

---

Corticosteroide
  z.B. Prednisolon 50 mg tgl. beginnend, alle 4 Tage
  reduzierend um 5 mg insgesamt 6 Wochen

Acid. acetylosalicylicum
  z.B. 3mal tgl. 1–2 g

Salicylate

Pyrazolonkörper

Penicillin
  3mal tgl. 2 Mill. I.E. p.o. für 10 Tage,
  dann 3mal tgl. 1 Mill. I.E.

Elimination von Infektionsquellen

---

kokkenwachstums die Produktion von Streptokokkenantigen verhindert werden.

Der Behandlungsplan (s. Tabelle 3.7.) der rheumatischen Endokarditis unterscheidet sich in diesem frühen Stadium von dem der rheumatischen Myo- bzw. Perikarditis nicht. Er sieht vor: Corticosteroide oder Salicylate oder Pyrazolonkörper. Die Anwendung von Steroiden hat vergleichsweise die geringste Quote an Unverträglichkeitserscheinungen bzw. Nebenwirkungen, sofern Kontraindikationen (Ulcuskrankheit, Diabetes mellitus, noch nicht abgeschlossenes Knochenwachstum) berücksichtigt werden. Beim Erwachsenen wird eine Therapie mit 50 mg Prednisolon täglich empfohlen unter langsamer Reduktion um 5 mg alle 4 Tage. Insgesamt sollte diese Behandlung mindestens 6 Wochen durchgeführt werden. Bei erneutem Auftreten von Aktivitätszeichen muß die Dosis wieder erhöht werden.

Außerdem ist eine Behandlung mit Penicillin indiziert, entsprechend einer Dosierung von 3mal täglich 2 Mill. I.E. für 10 Tage und dann 3mal täglich 1 Mill. I.E. per os.

Nach dem Abklingen der floriden rheumatischen Zeichen ist eine prophylaktische Penicillinbehandlung bis zum 25. Lebensjahr mit einer täglichen Dosis von 2mal 1 Mill. I.E. per os oder einer i.m.-Injektion von Depot-Penicillin 1,2 Mill. I.E. (z.B. Tardocillin 1 200) im Abstand von 3 Wochen notwendig. Bei Erwachsenen (> 25J.) soll die Prophylaxe für 3 Jahre nach dem akuten rheumatischen Fieber durchgeführt werden [53]. Außerdem ist für die Ausschaltung von Infektionen durch Foci zu sorgen (z.B. Tonsillektomie, Zahnextraktion).

3.2.5. Prognose

Die *Häufigkeit* von Herzklappenfehlern wird beim Kind mit 60% [31], beim Erwachsenen mit 18% bzw. 11,6% [1] nach Abklingen des akuten rheumatischen Schubes beziffert. In der genannten Häufigkeit ist also mit einem das weitere Leben bestimmenden Herzklappenfehler zu rechnen. (Hierzu s.S. 91. — Erworbene Herzklappenfehler.)

Tödliche Verläufe in der akuten Phase des rheumatischen Fiebers haben sich in den letzten 40 Jahren von ~ 20% auf ~ 2% vermindert. Dabei ist die Todesursache eine akute Herzinsuffizienz, die sich infolge eines myogenen Herzversagens entwickelt oder im Rahmen von Herzrhythmusstörungen auftritt. Ehe aber die Diagnose einer myogenen Herzinsuffizienz gestellt wird, muß eine Herzbeuteltamponade bzw. ein Perikarderguß ausgeschlossen werden. (Hierzu s.S. 84.) Rezidive des rheumatischen Fiebers sind in 30–75% vorwiegend bei Jugendlichen zu erwarten. Die Spätprognose des rheumatischen Fiebers hängt in erster Linie davon ab, ob ein Klappenfehler entsteht oder nicht. Die Häufigkeit wird mit 30–40% geschätzt. Sie wird größer mit jedem Rezidiv, bis zu 90% nach zwei oder mehr Rückfällen. Diese Zahlen unterstreichen ganz besonders die Bedeutung der Penicillinprophylaxe. Die Prognose der rheumatischen Herzklappenfehler wird an anderer Stelle (s. Kap. 4) erörtert.

3.3. Karditis bei bakterieller Sepsis

3.3.1. Pathologische Anatomie

Das Angehen einer Infektion auf den Herzklappen hängt von der Abwehrkraft des Organismus sowie von der Virulenz und der Anzahl der Erreger ab. In erster Linie werden die mechanisch stärker beanspruchten Klappen des linken Herzens befallen. Vermutlich begünstigen winzige Läsionen die Ansiedlung der Erreger.

Häufig läßt sich klinisch und pathologisch-anatomisch eine akute und eine subakute bakterielle Endokarditis unterscheiden. Eine akute bakterielle Endokarditis geht meist auf makroskopisch unveränderten Klappen in Szene. Als Erreger spielen β-hämolysierende Streptokokken, Pneumokokken und Staphylokokken die Hauptrolle. Sie rufen oberflächliche Nekrosen im Klappengewebe hervor, die häufig von Fibrin und bakterienhaltigen Thromben bedeckt werden. Wenn sie abreißen, entstehen metastatische Abszesse.

Eine subakute bakterielle Endokarditis (= Endocarditis lenta) spielt sich meist auf deformierten Klappen bei erworbenen oder angeborenen Vitien ab. Es entwickelt sich eine ulcerös-thrombotische Entzündung, bei der die Thromben meist größer als bei der akuten bakteriellen Endokarditis sind. Als Erreger werden überwiegend vergrünende Streptokokken nachgewiesen, sie dominieren aber heute nicht mehr so eindeutig wie früher.

An den Klappen der rechten Herzhälfte siedeln sich vor allem hochvirulente und resistente Erreger an, die direkt in das venöse System eingebracht worden sind. Als häufigste Quellen stellten sich unsterile Injektionen bei Drogensüchtigen oder länger liegende Kunststoffkatheter heraus.

Einer ulcerösen Entzündung kann eine Klappenperforation folgen. Nach dem Abtöten der Erreger kommt es dann zu einer Defektheilung mit Klappeninsuffizienz, der oft eine Herzinsuffizienz nachfolgt.

Im Rahmen einer bakteriellen Sepsis wird nicht selten auch das Myokard befallen, entweder von einem extrakardialen Streuherd oder über eine bakterielle Endokarditis. Dabei entstehen oft etwa stecknadelkopfgroße Abszesse im Herzmuskel, die häufig Staphylokokken oder Streptokokken enthalten. Subendokardial gelegene Abszesse können über eine Geschwürsbildung am Endokard zu einem Einbruch in die Herzkammer führen, subepikardiale Herde rufen eine Perikarditis hervor.

3.3.2. Pathogenese

Die *bakterielle Endokarditis* ist eine Erkrankung der Herzklappen und des muralen Endokards durch eine bakterielle Infektion. Voraussetzung sind eine Bakteriämie und eine Absiedlung der Erreger im Bereich der Klappen, auch an Klappenprothesen. Die Art und Häufigkeit der pathogenen Keime ist aus Abb. 3.3 zu ersehen. Die weitaus häufigste Infektion mit der Folge einer bakteriellen Endokarditis ist durch Streptococcus viridans (∼70%) verursacht. Bemerkenswert ist ferner der zweithäufigste Befall mit Staphylokokken entsprechend einer Zahl von 7,8%. Staphylokokken-Endokarditiden verlaufen erfahrungsgemäß foudroyant mit den klinischen Zeichen einer Sepsis.

Es nimmt nicht wunder, daß Operationen im Nasen-Rachen-Raum und im Munde vorwiegend Streptokokkenbakteriämien begünstigen, mit resultierender bakterieller Karditis. So sind Zahnextraktionen und Tonsillektomien häufige prädisponierende Ereignisse. Beziehungen zwischen anamnestischen Faktoren und zu vermutendem Keimbefall sind aus einer Zusammenstellung von FRIEDBERG [25] (s. Tabelle 3.8) zu ersehen. Staphylokokken sind gewöhnlich Ursache einer bakteriellen Endokarditis, die auf eine offene Herzoperation wegen einer angeborenen Herzkrankheit oder bei Klappenersatz wegen einer erworbenen Herzklappenerkrankung folgen.

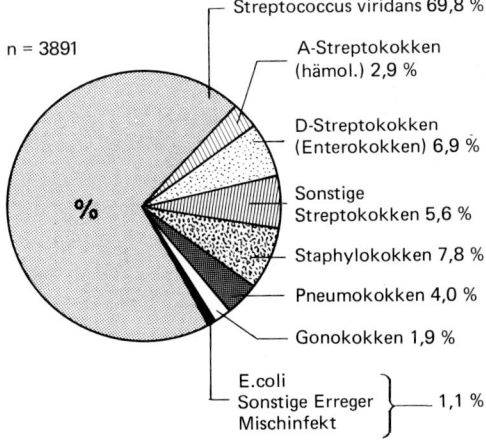

Abb. 3.3. Häufigkeit von Erregern bei bakterieller Endokarditis (3891 Fälle) (nach [53])

Tabelle 3.8. Anamnestische Hinweise für in Frage kommende Erreger bei bakterieller Karditis (nach [25])

Zahnextraktion	Furunkel,
Streptococcus viridans	Nagelbeißen
Streptococcus faecalis	Staphylokokken
Intestinale Eingriffe	Epidermophytose
Streptococcus faecalis	Staphylokokken
Escherichia coli	Streptococcus
	haemolyticus
Urologische Eingriffe	Narkotica-Süchtige
Streptococcus faecalis	Staphylokokken
Gramnegative Bakterien	Hefebakterien
Abort	Kontakt mit Ratten
Streptococcus faecalis	Spirillum
Staphylococcus aureus	Streptobacillus
Corynebakterien	moniliformis
Anaerobe Streptokokken	Katzenbiß
	Pasteurella

Staphylokokken verursachen eine bestimmte Form der Endokarditis an der Tricuspidalklappe von Heroinsüchtigen.

Koagulase-positive Staphylokokken produzieren das Enzym Koagulase, das sich mit einem reagierenden Faktor des Blutes verbindet und Plasma koaguliert. Koagulase begünstigt Staphylokokken bei der Abszeßbildung, indem sie zu Fibrinbildung führt, das die Bakterien vor einer Phagocytose schützt. Außerdem bewirkt sie in kleinen Gefäßen Thrombenbildung, die zur ischämischen Nekrose führen. *Staphylococcus aureus* ist gewöhnlich Koagulase-positiv und pathogen; Staphylococcus albus Koagulase-negativ.

Der Nachweis von Koagulase gilt als ein wichtiges Kriterium der Pathogenität von Keimen. Weitere Kriterien sind die Fähigkeit bakterieller Kulturen zur Mannitspaltung und der Nachweis von Phosphatase. Es sei betont, daß alle chronischen eitrigen Entzündungen mit Abszeßbildungen wie beispielsweise Osteomyelitiden, Zahngranulome, Abszesse fakultative Ursachen einer Bakteriämie sein können.

Folgende Faktoren prädisponieren unabhängig von der Eintrittspforte und von der Art des Keimes in erhöhtem Maße zur bakteriellen Endokarditis: Aufgrund anamnestischer und autoptischer Untersuchungen ergeben sich bei 40–74%

der Patienten mit bakterieller Endokarditis Hinweise für eine früher abgelaufene *rheumatische Karditis* [4]. Es ist nun aber nicht so, daß ein besonders schwerer Verlauf eines fortgeschrittenen Klappenfehlers rheumatischer Ätiologie besonders zur bakteriellen Besiedlung neigt. Vielmehr dekompensiert der lange bestehende kompensierte Klappenfehler in dem Augenblick der bakteriellen Besiedelung, der nach autoptischen Untersuchungen in ~40% gleichzeitig zu einer Myokarditis führt.

Hinzu kommt ferner, daß *kongenitale Vitien* in unterschiedlicher Häufigkeit für eine bakterielle Endokarditis prädisponieren, außerdem prothetische Klappenersatzoperationen, besonders in Aortenposition und mit autologem Sehnentransplantat.

Im Vergleich zur Vorantibiotica-Ära hat die bakterielle Endokarditis als Komplikation bei angeborenen kardialen Anomalien deutlich abgenommen. Deshalb ist bei Ventrikelseptumdefekt nur noch in etwa 10–15% der Fälle und bei Ductus arteriosus Botalli in etwa 25% der Fälle mit einer bakteriellen Endokarditis zu rechnen.

Eine ausgeprägte Bevorzugung des Jugendlichenalters für die Erkrankung, wie wir sie bei der rheumatischen Karditis kennen, ist bei der bakteriellen Endokarditis nicht nachweisbar.

3.3.3. Klinik

Vorbemerkungen: Die bakterielle Karditis manifestiert sich klinisch in den meisten Fällen zunächst als *Endo*karditis. Besonders foudrouyant verläuft die *akute Endokarditis* (meist verursacht durch Staphylokokken), die innerhalb von zwei Monaten zum Tode führt. Sie ist zu unterscheiden von der *subakuten bakteriellen Endokarditis* (LIBMAN). Synonym gebraucht wird der Begriff *Endocarditis lenta,* wobei ursprünglich diese Bezeichnung von SCHOTTMÜLLER eingeführt wurde für die Endokarditis, die durch Streptococcus viridans hervorgerufen wird.

Fälschlicherweise besteht die Tendenz, den Koagulase-negativen Staphylococcus albus nicht als pathogen zu betrachten. Staphylococcus albus

ist heute jedoch häufiger als früher Ursache von
akuter und subakuter bakterieller Endokarditis,
besonders nach operativen Eingriffen am Herzen
(etwa 12% der Erkrankungen mit subakuter
bakterieller Endokarditis).

Symptomatologie: Die ersten Zeichen einer bakteriellen Endokarditis können so unterschiedlich
sein, daß die Diagnose oft über Wochen verfehlt
wird. Die Patienten klagen über ein allgemeines
Krankheitsgefühl, Gewichtsverlust, leichte Ermüdbarkeit, subfebrile Temperaturen, Schweiß-
neigung, Kopf- und Muskelschmerzen sowie
über Gelenkbeschwerden. In akuten Fällen treten auch erhöhte Temperaturen ($>39°$ C) und
Schüttelfrost, verbunden mit Dyspnoe und Oppressionsgefühl auf. Nach längerem Verlauf stellen sich Blässe und ein fahlgraues Hautcolorit
(Anämie!) sowie Petechien an den Conjunctiven
und am Gaumen ein.

Als pathognomisch gelten sog. *Osler-Knötchen.* Es handelt sich dabei um kleine, erhabene
Papeln, etwa von der Größe einer Erbse, die
aber auch größer oder so klein wie ein Steck-
nadelkopf sein können. Charakteristischerweise
haben sie eine bläuliche Färbung. Am häufigsten treten sie an den Fingerbeeren und Zehen
auf, im Thenar oder Hypothenar oder an
den Fußsohlen, selten an den Seiten der Finger
oder an den Häuten zwischen den Zehen. Sie sind
immer druckempfindlich, und die Patienten können ihr plötzliches Auftreten durch den Schmerz
feststellen, den sie hervorrufen. In Einzelfällen
sind Fingerschmerzen, hervorgerufen durch Osler-Knötchen, erste und wegweisende Beschwerden. Es handelt sich dabei mutmaßlich um
Mikroembolien. In anderen Fällen ist das erste
Symptom eine cerebrale Embolie mit Hemiparese bei Vorhofflimmern. (Zur Häufigkeit
anamnestischer Angaben s. Tabelle 3.9.)

Die *klinische Symptomatologie* wird in erster Linie durch den Herzklappenfehler bestimmt. In
der überwiegenden Zahl der Fälle sind Mitral-
und Aortenklappe gemeinsam befallen ($\sim 50\%$).
Die klinische Symptomatologie der Klappenfehler entspricht derjenigen der rheumatischen
Klappenfehler und wird im einzelnen auf S. 91 ff.
(Erworbene Herzklappenfehler) abgehandelt.
Das Ausmaß der Klappenzerstörung ist im all-

Tabelle 3.9. Anamnestische Hinweise für eine subakute bakterielle Endokarditis (nach [4])

Fieber	92%
Appetitlosigkeit	68%
Schweißausbruch	62%
Schüttelfrost	49%
Gewichtsverlust	49%
Herzbeschwerden	31%
Arthralgie	29%
Hautembolien	20%
Arterielle Embolien	15%
Nasenbluten	8%
Hämaturie	4%

gemeinen aber größer, so daß die rasche Entwicklung einer Herzinsuffizienz beobachtet
wird. Das Myokard ist nicht allein durch die abnorme Hämodynamik durch Klappendestruk-
tion belastet, sondern Coronariitis, perivasculäre Infiltrate und Abszesse sind in einem Teil der
Fälle pathologisch-anatomisch nachweisbar.
Elektrokardiographisch sind pathologische Befunde häufig, aber nicht pathognomonisch.

Renale Symptome in Form von Erythrocyturie
und Proteinurie zählen zu den nahezu obligaten
Begleiterscheinungen einer bakteriellen Endokarditis. Leber und Milz sind häufig vergrößert.

Geordnet nach der Häufigkeit finden sich die
einzelnen Symptome zusammengestellt in der
Abb. 3.4.

Die *Diagnose* einer subakuten bakteriellen Endokarditis beruht auf dem Vorliegen 1. eines
Klappenfehlers oder einer angeborenen kardiovasculären Mißbildung (Geräuschbefund!), 2.
auf einem fieberhaften Verlauf, 3. auf Embolien
und 4. auf einer positiven Blutkultur. Für die
Prognose entscheidend ist die Diagnose einer
bakteriellen Karditis in einem Stadium, in dem
es noch zu keiner Klappenläsion gekommen ist.
Wegen der entscheidenden Bedeutung einer
Frühdiagnose sollte eine subakute bakterielle
Endokarditis für sehr wahrscheinlich gehalten
werden, wenn ein Patient mit einem charakteristischen Geräusch eines Herzklappenfehlers länger als 1 Woche fieberhaft erkrankt ist. In diesem
Stadium kann die Feststellung von Petechien
oder Osler-Knötchen die Diagnose sichern. Eine
erhöhte Senkungsgeschwindigkeit und eine mä-

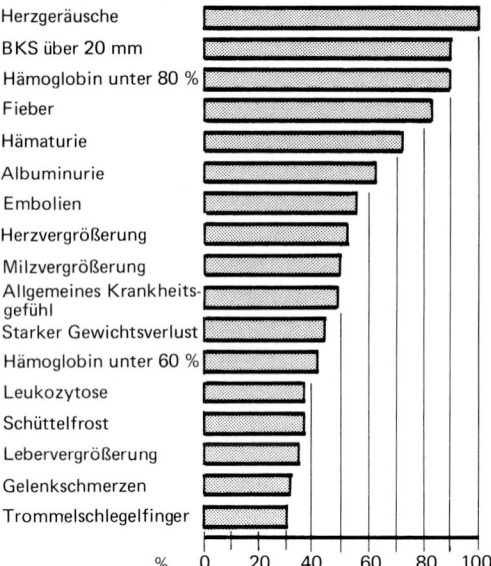

Abb. 3.4. Klinische Symptome bei bakterieller Endokarditis mit prozentualen Angaben über die Häufigkeit der Einzelsymptome (nach [53, 54])

Tabelle 3.10. Differentialdiagnose der bakteriellen
Endokarditis

Virusinfektion (Grippe)
Reaktivierung eines rheumatischen Prozesses
Lupus erythematodes
Cerebrale Thrombose oder Blutung
Meningitis
Chronische Pyelonephritis
Harnwegsinfektion mit Urolithiasis
Neoplasma mit Tumorfieber

ßige Leukocytose mit Linksverschiebung sind
regelmäßige Befunde auch in der Frühphase einer
bakteriellen Endokarditis. Eine Anämie, eine
Splenomegalie, Trommelschlegelfinger und Nie-
ren- bzw. Milzinfarkte gelten als verhältnismäßig
späte Symptome. (Zur Differentialdiagnose s.
Tabelle 3.10.)
Zur Gewinnung von *Blutkulturen* sollten in
stündlichen Abständen ca. 5 Kulturen angelegt
werden; dabei empfiehlt es sich wegen der höheren Trefferquote zur Hälfte arterielle Blutproben
zu entnehmen. — Erst nach Entnahme der
Blutproben für die Blutkulturen sollte mit der
antibiotischen Therapie begonnen werden.

Zwischen dem Eindringen der Bakterien in die
Blutbahn und häufig folgendem Schüttelfrost
bzw. dem Fiebermaximum liegt in der Regel eine
Zeitspanne von 1–2 Std. Als günstigste Zeit für
die Blutentnahme gilt die Periode des Fieberan-
stieges, also 1–2 Std vor dem Temperaturmaxi-
mum. Bei Verdacht auf Erkrankungen, bei denen die Zahl der Erreger in der Blutbahn erfahrungsgemäß nur gering ist, wie z.B. bei der Endocarditis lenta, sollten 4 Blutproben innerhalb von
2 Tagen entnommen werden.
**Zur Technik der Blutentnahme für eine kulturelle
Züchtung der Keime:** Bei der Blutentnahme ist
ein streng aseptisches Vorgehen eine wichtige
Voraussetzung für die Verwertbarkeit der Untersuchungsergebnisse. Die Probe wird gewöhnlich
aus einer Vene in der Ellenbeuge entnommen:
Injektionsstelle mittels zweier mit Desinfektions-
mittel getränkter Tupfer gründlich reinigen.
Dann mittels steriler Spritze mindestens 8–10 ml
Blut entnehmen und noch vor Eintritt der
Gerinnung die bereitgestellten Nährmedien be-
impfen. Zur Verbesserung und Beschleunigung
des Erregernachweises empfiehlt es sich, die
Nährsubstrate zuvor im Brutschrank anzuwär-
men. Ist eine unmittelbare Beimpfung nicht
möglich, so ist die Verwendung von evakuierten,
liquoid-(polyanetholphosphorsaures Natrium)-
enthaltenden Venülen (Hersteller: Behringwer-
ke, Marburg) zweckmäßig. Liquoid verhindert
die Gerinnung des Blutes. Wenn nicht Einweg-
spritzen und -kanülen verwendet werden, sollte
die benutzte Spritze heißluftsterilisiert sein.
Kolben und Cylinder sind mittels steriler Pin-
zetten zusammenzusetzen, auch die Kanüle ist
unter Verwendung einer Pinzette aufzustecken,
damit eine Kontamination mit Keimen vermieden wird.

3.3.4. Therapie

Die entscheidende therapeutische Maßnahme
bei bakterieller Karditis ist die Behandlung mit
dem geeigneten Antibioticum. Nicht immer ist es
ärztlich vertretbar, mit der Antibioticatherapie
erst dann zu beginnen, wenn das Ergebnis der
Blutkulturen sowie die Bestimmungen der Anti-
bioticaresistenz der jeweiligen Keime vorliegen,

vor allem dann nicht, wenn ein akuter Verlauf zu einem sofortigen therapeutischen Handeln zwingt. Im Hinblick auf die Wahrscheinlichkeit der in Frage kommenden Keime (vgl. Kap. 3.3.2 Pathogenese) hat die sofortige Anwendung von Penicillin in hoher Dosierung die größte Erfolgswahrscheinlichkeit. Sofern keine Penicillinallergie vorliegt, ist folgendes Vorgehen zweckmäßig: 20–40 Mega *Penicillin* pro Tag in 4 Einzeldosen jeweils als Kurzinfusion intravenös. Diese hohe Dosis ist erforderlich, da die Infektion an der Klappe bactericide Antibioticakonzentrationen erforderlich macht. Insofern sind bakteriostatisch wirksame Antibiotica wie Tetracycline, Sulfonamide, Chloramphenicol u.a. meist nur unzureichend wirksam. Die Anwendung von Penicillin per os ist bei dieser Indikation zu unsicher. Die Ausscheidung von Penicillin kann durch Probenecid in einer Dosierung von $4 \times 0,5$ g/Tag vermindert werden [22], mit der Folge erhöhter Plasmakonzentrationen von Penicillin (cave neurotoxische Nebenwirkungen von Penicillin!).

Um insbesondere bei akuten Verlaufsformen das Antibioticaspektrum noch zu erweitern, wird die Gabe von *Streptomycin* in einer Dosis von 3mal 0,5 g/Tag für die Zeit bis zum Vorliegen von Resultaten der Blutkulturen empfohlen. Antikoagulantien und Corticosteroidbehandlungen sollten in dieser Phase der Erkrankung vermieden werden.

Im Falle einer Penicillinallergie empfiehlt sich die Anwendung von Cephalosporinen (z.B. Cephalothin in einer Dosis von 3mal 4 g/Tag jeweils als Kurzinfusion intravenös). Auch dabei kann die Elimination durch Probenecid in einer Dosis von 4mal 0,5 g/Tag verzögert werden. Eine Steigerung der bactericiden Wirkung ist durch Kombination mit Gentamycin in schon niedriger Dosis von nur 2mal 20 mg/Tag i.m. möglich. Wegen nicht sicher nephrotoxischer Wirkungen ist insbesondere bei der Anwendung von Cephaloridin eine regelmäßige Kontrolle der Nierenfunktion durch Messung des Serum-Kreatinins dringend anzuraten.

Besteht eine Parallelallergie gegen Penicillin und Cephalotin, ist eine Behandlung mit *Lincomycin* (Albiotic) in einer Dosierung von 2mal 4 g/Tag in jeweils 250 ml notwendig (Infusionsgeschwin-

digkeit 50 mg/kg/Std. Außerdem kommt Erythromycin (2–3 g/Tag in 4 Kurzinfusionen) in Frage. Allerdings ist bei diesem Antibioticum eine rasche Resistenzentwicklung der Keime möglich.

Enterokokken-Karditiden erfordern in jedem Falle eine kombinierte Behandlung mit Penicillin und Streptomycin in der oben angegebenen Dosierung. Empfohlen wird auch eine Behandlung mit Ampicillin (4mal 5 g/Tag i.v.) zusammen mit Gentamycin in subinhibitorischen Dosierungen (z.B. 2mal 20 mg/Tag i.m.).

Die Behandlung von *Staphylokokken-Endokarditiden* erfolgt mit *Oxacillin* in einer Dosis von 12–16 g/Tag in 4 Kurzinfusionen, bei Penicillinallergie mit Cephalothin (3–4mal 5 g/Tag als Kurzinfusionen). Zweckmäßig ist auch hierbei die Kombination mit Probenecid (3–4mal 0,5 g oral).

Für seltenere Erreger wie *Coli* und *coliforme Keime, Proteus mirabilis*, ist eine Behandlung mit Ampicillin oder Cephalosporinen in Kombination mit Gentamycin angezeigt, vorausgesetzt, daß Resistenzbestimmungen nicht andere Resultate ergeben bzw. nicht vorliegen.

Im Falle eines Erregernachweises von indolpositiven Proteuskeimen und Pseudomonas aeruginosa sowie Keimen der Coli-Gruppe wird empfohlen, Carbenicillin in Dosierungen bis zu 20–30 g in 4 Kurzinfusionen pro Tag in Kombination mit Gentamycin (2,4–3,2 mg/kg Körpergewicht bei normalem Glomerulumfiltrat) anzuwenden.

In neuerer Zeit ermöglicht eine Vielfalt von verfügbaren Cephalosporin-Antibiotica (z.B. Cephaloridine, Cephalothin, Cephalexin, Cephazolin, Cephacetril, Cephradine) eine differenzierte Anwendung bei einzelnen Keimen (E. coli, Proteus mirabilis, Klebsiella) unter Berücksichtigung von minimalen Hemmkonzentrationen und der Bioverfügbarkeit (Gewebskonzentrationen, Plasmakonzentrationen, renale Elimination u.a.). Außerdem hat die Behandlung von Infektionen mit E. coli, Pseudomonas aeruginosa, Klebsiella u.a. durch neuere Aminoglykosid-Antibiotica (Tobramycin, Amikacin, insbesondere bei Klebsiella-Stämmen) neben Gentamycin eine Bereicherung erfahren.

Unter den *Pilzinfektionen* sind am häufigsten solche mit Histoplasma capsulatum und Candida albicans. Dabei empfiehlt sich neuerdings die Behandlung per os mit einem Antimycoticum der Fa. Bayer (bay 5097) (Canesten), das in einer parenteralen Applikationsform noch nicht im Handel ist, fungistatisch wirksam und ohne toxische Nebenwirkungen sein soll.

Entwickelt sich unmittelbar *nach herzchirurgischen Eingriffen,* Operationen im Bereich des Urogenitaltraktes, des Abdomens, nach Zahnextraktionen oder im Verlaufe von Pyodermien eine hochakute Endokarditis, dann sind mit großer Wahrscheinlichkeit die verursachenden Keime *Staphylokokken.* Diese Behandlung sollte modifiziert werden je nach dem Resultat einer kulturellen Züchtung des betreffenden Keimes.

Führt eine antibiotische Behandlung bei nachgewiesener bakterieller Endokarditis und begleitendem Herzklappenfehler nicht zum Erfolg, dann ist ein frühzeitiger chirurgischer Eingriff mit prothetischem Klappenersatz u. U. lebensrettend.

Bei den Patienten mit bakterieller Endokarditis, bei denen die Diagnose klinisch sicher, aber bakteriologisch unbewiesen ist, sollte die Therapie mit tägl. 25 Mill. G-Penicillin im 24-Std-Dauertropf begonnen werden, zusätzlich 1 g Streptomycin intramuskulär. Die Gabe von Probenecid (Benemid) (0,5 g alle 6 Std) erhöht den Plasmawirkspiegel von Penicillin. Läßt sich das Zustandsbild innerhalb von 2–3 Tagen durch diese Behandlung nicht beeinflussen, ist die tägliche Penicillindosis zu verdoppeln. Ist auch diese Therapie ohne Effekt, dann sollte Cephalotin in einer Dosis von 3mal 4 bis 3mal 6 g/Tag jeweils als Kurzinfusion angewendet werden. — Als weitere Kombinationen bieten sich an: Penicillin + Oxacillin oder Cephalotin + Gentamycin oder Carbenicillin + Gentamycin.

Vor Abschluß der Antibioticatherapie, die im allgemeinen einen Zeitraum von 4–6 Wochen nach Fieberfreiheit umfaßt, ist es erforderlich, daß die Ausgangsherde für eine bakterielle Besiedelung (Tonsillen, Zähne, Nebenhöhlen, Urogenitalsystem u.a.) beseitigt werden. Bei operablen kongenitalen Herzfehlern ist die Ausheilung einer bakteriellen Endokarditis eine dringliche Indikation zur operativen Korrektur. Zur Verhütung von Rezidiven ist eine Antibioticaprophylaxe mit Penicillin bei allen Bedingungen zu empfehlen, unter denen mit einer Bakteriämie zu rechnen ist, insbesondere bei Zahnextraktionen, Tonsillektomien und Operationen. Die Prophylaxe sollte einen Tag vor der Operation beginnen und postoperativ 2–3 Tage fortgesetzt werden. (Über die Therapie der Klappendefekte s.S. 103 u. 120; über die Therapie der Herzinsuffizienz, s.S. 347.)

3.3.5. Prognose

Die Prognose der Patienten mit bakterieller Endokarditis wird bestimmt durch die Art, Menge

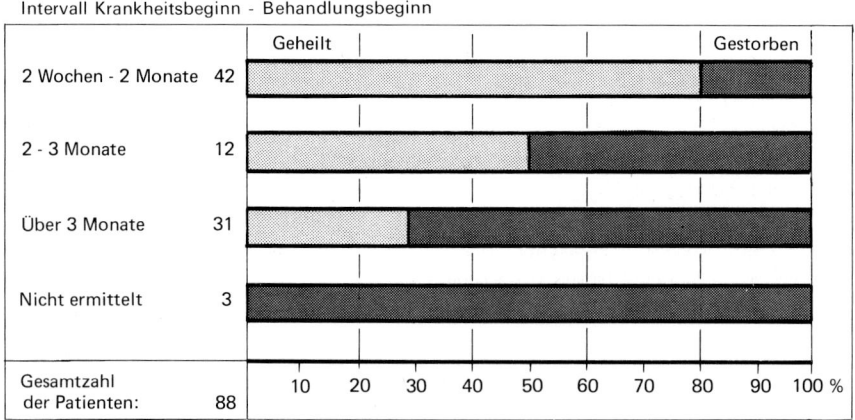

Abb. 3.5. Prognose quoad vitam bei Patienten mit bakterieller Karditis in Abhängigkeit vom Intervall zwischen Krankheitsbeginn und Behandlungsbeginn (aus [54])

und Virulenz der Erreger, die Dauer der Erkrankung, die Art und den Schweregrad der Klappendefekte und durch das Lebensalter.

Die Heilungsziffern bei Endocarditis lenta (Streptococcus viridans) liegen zwischen 60–90%. Dabei sind die höheren Zahlen gültig für die Patienten, bei denen das Intervall zwischen Diagnosestellung und Behandlungsbeginn verhältnismäßig kurz ist (vgl. Abb. 3.5).

Akut verlaufende Endokarditiden, meist durch Staphylococcus aureus verursacht, haben hingegen eine wesentlich schlechtere Prognose. Hierbei betragen die Überlebenszahlen nur um 20–30 %. Stark belastet ist auch die Prognose von Endokarditiden infolge Infektion mit Pilzen sowie bestimmten gramnegativen Bakterien, besonders Pseudomonas aeruginosa, ohne daß hierfür Anhaltszahlen bekannt sind. Die ungünstige Prognose erklärt sich durch die schlechte therapeutische Zugänglichkeit mit Antibiotica. (Zur Prognose der erworbenen Herzklappenfehler s.S. 103, 120, 128 — Erworbene Herzklappenfehler.)

3.4. Viruskarditis

3.4.1. Pathologische Anatomie

Öfter wird ein Virusinfekt von einer Myokarditis begleitet, vor allem bei Grippe, Poliomyelitis, Masern, Varicellen, Virushepatitis, Mumps, Röteln, infektiöser Mononucleose und Psittakose. Diese Myokarditiden verlaufen in der Regel gutartig und klingen innerhalb von Tagen oder wenigen Wochen ab. Im Säuglingsalter sind Todesfälle bei Coxsackie-B-Myokarditis öfter beobachtet worden.

Die Infiltrate bevorzugen bei der Virusmyokarditis die Hinterwände der Vorhöfe, die Septen und die Herzspitze [20]. Mikroskopisch beherrschen meist Lymphocyten, Plasmazellen und Monocyten das Bild. In frühen Stadien können aber auch neutrophile Granulocyten auftreten. Charakteristisch sind ferner Einzelfasernekrosen.

Schwer zu klären ist oft die Frage, ob Narben im Myokard Folge einer vorausgegangenen Virus-

myokarditis sind, und ob Zusammenhänge zwischen einer restriktiven Kardiomyopathie und einer früher abgelaufenen Herzmuskelentzündung bestehen.

3.4.2. Ätiologie und Pathogenese

Die einzelne Viruseinheit, das sog. Virion, besteht aus einem zentralen Kern von infektiöser Nucleinsäure, der von einer Proteinhülle, dem sog. Capsid umgeben ist. Die Funktion des Capsids besteht u.a. darin, das Eindringen der Nucleinsäure in die Wirtszelle zu erleichtern bzw. zu ermöglichen. Dabei wird die Wirtsspezifität des Virus vom Capsid bestimmt. Das Protein bzw. die Proteine des Capsids oder seiner Untereinheiten, der sog. Capsomeren, wirken als Antigen. Die Anordnung der Capsomeren ergibt die für die einzelnen Virusarten unterschiedliche Form des Virions. Als Nucleocapsid bezeichnet man

Tabelle 3.11. Virusinfektionen als Ursache für Herzerkrankungen, geordnet nach der Häufigkeit von Infektionen. Am häufigsten ist ein Verlauf als Perikarditis, weniger häufig als Myokarditis und selten als Endokarditis (nach [12])

Perikarditis	Myokarditis	Endokarditis
Coxsackie B	Coxsackie B	Coxsackie B
Influenza	Influenza	
Adenovirus	Adenovirus	
ECHO	ECHO	
Coxsackie A	Coxsackie A	Coxsackie A
Mumps		
Herpes zoster	Herpes zoster	
Herpes simplex		
Poliomyelitis	Poliomyelitis	
infektiöse Mono-	Cytomegalie	
nukleose	Röteln	
(EB-Virus)	Hepatitis	
	Varicellen	
	Gelbfieber	
	Choriomeningitis,	
	(lymphocytär)	

die aus Nucleinsäure und Capsid bestehende Einheit. Diese kann noch von Außenhüllen umgeben sein, die aus Protein, Kohlenhydrat und Lipoiden bestehen. Bei verschiedenen Viren sind darüber hinaus Fermente, wie Phosphatasen, Katalasen, Lipasen und die für die Anheftung an die Wirtszelle wichtige Neuraminidase (Myxoviren) festgestellt worden.

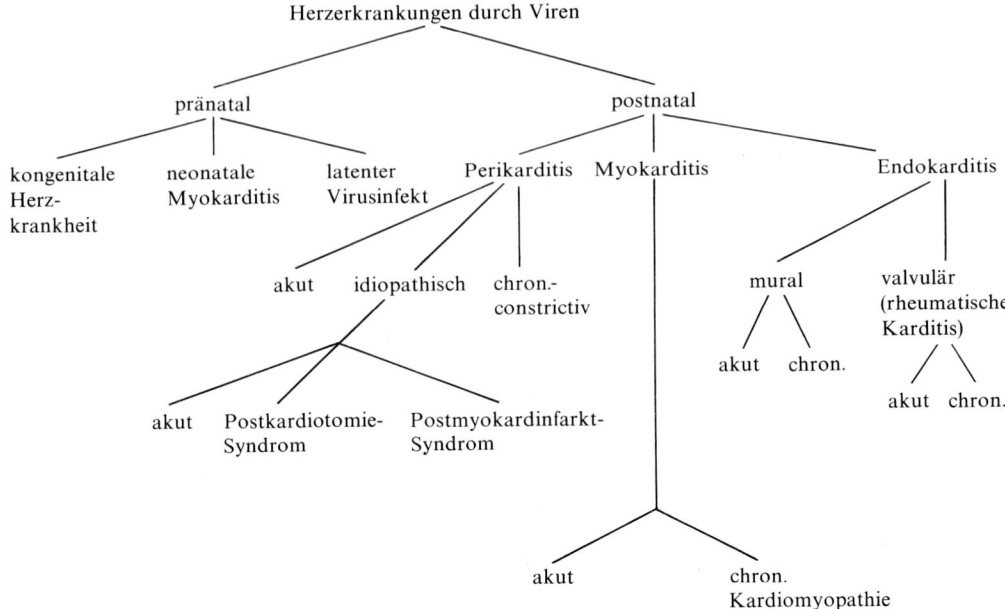

Abb. 3.6. Mögliche Bedeutung von Viren für die Entstehung von Herzerkrankungen (nach [12])

Virusinfektionen führen, sofern es zu einer Erkrankung des Herzens als Karditis kommt, in erster Linie zu Entzündungsreaktionen am Perikard in Form einer Perikarditis. In zweiter Linie wird das Myokard befallen. Bislang nicht gesichert, aber wahrscheinlich ist, daß auch in seltenen Fällen eine Endokarditis bei Infektionen mit Coxsackie-Viren auftritt. Die häufigsten Erreger, die zu einer Manifestation der Erkrankung am Herzen führen, sind — der Häufigkeit nach geordnet — in Tabelle 3.11. aufgeführt. Der häufigste Viruskeim, der bei einer Viruskarditis nachgewiesen werden kann, gehört der Gruppe Coxsackie-B an, insbesondere Coxsackie-B_5. Von BURCH u. Mitarb. ist wiederholt darauf hingewiesen worden, daß Viren in vielfältiger Weise die Entstehung anderer Kardiomyopathien begünstigen können [11, 12, 13]. So wird es von diesen Autoren sogar für wahrscheinlich gehalten, daß eine Virusinfektion eine Prädisposition bildet, beispielsweise für die Erkrankung an rheumatischer Karditis im Verlaufe eines rheumatischen Fiebers. Das Prinzip dieses Konzepts wird deutlich aus der Abb. 3.6. Grundlagen hierfür sind Untersuchungen an Herzmuskulaturen von Kranken, die aus nicht-kardialen Ursachen verstorben waren. Es ließ sich nämlich bei diesen

Patienten mit Hilfe von fluoreszenzoptischen Methoden (direkter Immunfluoreszenz-Test) der Nachweis von gegen Viruspartikel gerichteten Antikörpern auf der Herzmuskelmembran erbringen [14].

3.4.3. Klinik und Diagnostik

Die Erkennung einer virusbedingten Herzerkrankung beim Menschen basiert gewöhnlich auf einer klinischen Diagnose. Untersuchungsbefunde wie die Isolation von Viren aus dem Stuhl, aus Rachenspülwasser und anderen Körperflüssigkeiten sowie eine Änderung von Antikörpertitern tragen zur Diagnosestellung bei. Die Patienten machen sehr häufig Angaben über uncharakteristische vorausgegangene fieberhafte Erkrankungen mit Beteiligung der oberen Luftwege. Bei einigen Virusinfektionen sind die klinischen Zeichen so typisch, daß die Diagnose einer virusbedingten Nasopharyngitis, Tonsillitis, Sinusitis oder einer Mumpsinfektion gestellt werden kann. Sofern nicht der Virusinfekt beispielsweise als Mumps oder Masern offensichtlich ist, ist man mitunter geneigt, eine *bakterielle Infektion* im Respirationstrakt anzunehmen, zumal der Nachweis von bakteriellen Keimen wesentlich leichter zu erbringen ist als von Viren. So bedeutet der kulturelle Nachweis von Bakterien aus dem Nasen-Rachen-Raum nämlich nicht den Ausschluß eines gleichzeitigen Virusinfektes. In einigen wenigen Fällen steht die kardiale Symptomatologie bereits bei Beginn der Erkrankung im Vordergrund. Meist läßt sich aber eine Latenzperiode von einigen Tagen nach Abklingen der allgemeinen Zeichen des Virusinfektes eruieren, während der der Patient symptomlos ist. Dieses Intervall wird dann gefolgt von den Symptomen der Herzerkrankung.

Typische *klinische Zeichen einer Viruskarditis* sind: Plötzlicher Beginn der kardialen Erkrankung, entweder mit Präkordialschmerz infolge einer akuten Perikarditis oder mit Rhythmusstörungen. Beispielsweise kann im Anschluß an eine außergewöhnliche körperliche Belastung ein totaler AV-Block unter dem Bilde eines Adams-Stokes-Anfalles auftreten, oder es entwickelt sich eine tachykarde Rhythmusstörung unter dem Erscheinungsbild einer Herzinsuffizienz. Auch eine akute Myokardinsuffizienz mit den Zeichen des Linksherzversagens (Lungenödem) kann Beginn einer Viruskarditis sein. Hinweissymptome sind ferner der bevorzugte Befall jüngerer Personen und eine epidemische Häufung der Erkrankung. — Insbesondere bei Coxsackie-Infektionen läßt sich ein Intervall von 8–14 Tagen zwischen dem Beginn der Karditis und einem vorausgegangenen grippalen Infekt (Rhinitis, Myalgien, Fieber, Tracheobronchitis) eruieren.

Das *Elektrokardiogramm* der Patienten zeigt ggf. die klassischen Zeichen einer akuten Perikarditis oder unspezifische negative T-Wellen sowie Abnormitäten der ST-Strecke (s. EKG bei Perikarditis, S. 18, 84). Außerdem sind verschiedene Ausprägungen von atrioventriculären Überleitungsstörungen zu beobachten sowie Störungen der atrialen und ventrikulären Erregungsausbreitung und -rückbildung, ferner Rhythmusstörungen. Andererseits kennen wir sehr diskrete Verlaufsformen einer Viruskarditis, wobei lediglich das Auftreten einer Ruhetachykardie, von einzelnen Extrasystolen oder einer Abflachung von T-Wellen im Elektrokardiogramm die einzigen

Zeichen einer kardialen Begleiterkrankung bei Virusinfekt darstellen.

Die *virusbedingte Myokarditis* ist in ihrer akuten Form gekennzeichnet durch rasch sich ausbildende Symptome der Herzinsuffizienz mit klinischer und röntgenologischer Größenzunahme des Herzens sowie die schon erwähnten elektrokardiographischen Zeichen. In welcher Häufigkeit die chronische Persistenz dieser Symptome einer Viruskarditis nach dem Abklingen der humoralen entzündlichen Zeichen schließlich als eine „chronische Myokarditis" oder als Kardiomyopathie diagnostiziert wird, bzw. in welcher Häufigkeit eine congestive Kardiomyopathie die Folge einer Viruskarditis ist, ist eine wichtige, aber ungelöste Frage (s.u.).

Virusendokarditiden sind bislang sicher nur pathologisch-anatomisch diagnostiziert worden, wenngleich man annehmen muß, daß bei vorbestehenden Klappenfehlern infolge von zusätzlich auftretenden Virusinfekten Verschlechterungen herbeigeführt werden, die im Sinne einer virusbedingten Myo- und Endokarditis gedeutet werden müssen [3].
Neben der klinischen *Diagnostik* sind Methoden zur Erkennung von Virusinfektionen nützlich, die im Prinzip darauf hinauslaufen, einerseits serologische Anhaltspunkte zu gewinnen mit Hilfe des Neutralisationstestes, der Komplementbindungsreaktion und der Hämagglutinationsteste und andererseits durch den Nachweis des Virus (Virusisolation) den pathogenen Keim selbst nachzuweisen. Eine Zusammenstellung der in Frage kommenden Methoden sowie ihre Ergiebigkeit ist aus Tabelle 3.12 zu ersehen.

Dabei ist besonders zu berücksichtigen, daß die einmalige Bestimmung eines Antikörpertiters wertlos ist, da sich nur aus dem Verlauf heraus, durch Bestimmung von wenigstens zwei — aber möglichst mehr — Bestimmungen die Diagnose stellen läßt. Es ist nämlich bekannt, daß es nach einer Infektion zu einem Anstieg der Antikörpertiter kommt, worauf nach einem einige Zeit erhöht bleibenden Titerwert wieder ein Abfall der Meßgrößen zu beobachten ist. Eine größere Zuverlässigkeit für die Diagnose kommt der Virusisolation zu, wobei für die häufigsten in Frage

Tabelle 3.12. Immunologische Untersuchungsmethoden zur Diagnostik bei Viruskarditiden

Virus	Antikörpernachweis (Serologie)	Virusisolation aus:
Coxsackie A + B	NT, KBR	Faeces, Rachenabstrich, u.a.
Influenza	HHT, KBR	Rachenabstrich
Adenovirus	KBR, NT	Faeces, Rachenabstrich, u.a.
ECHO	NT, KBR	Faeces, Rachenabstrich, u.a.
Poliomyelitis	NT, KBR	Faeces, Rachenabstrich, u.a.
Varicella	KBR, NT	Bläscheninhalt
Herpes	NT, KBR	Bläscheninhalt
Mumps	KBR, HHT, NT	Rachenabstrich, Urin
E.B.-Virus	Paul-Bunnel-Test	

NT = Neutralisationstest, KBR = Komplementbindungsreaktion, HHT = Hämagglutinationshemmungstest

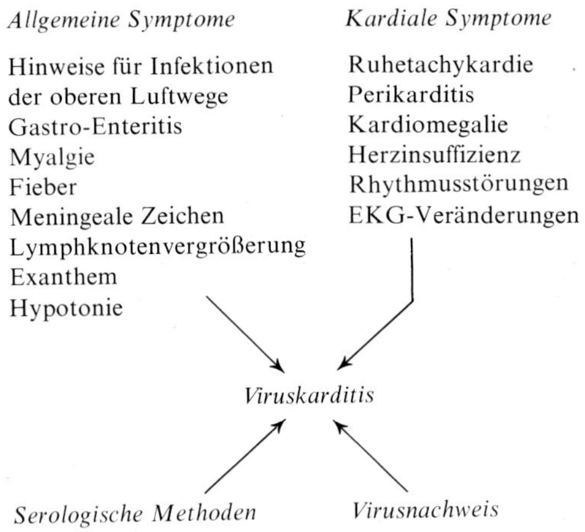

Allgemeine Symptome	Kardiale Symptome
Hinweise für Infektionen der oberen Luftwege	Ruhetachykardie
Gastro-Enteritis	Perikarditis
Myalgie	Kardiomegalie
Fieber	Herzinsuffizienz
Meningeale Zeichen	Rhythmusstörungen
Lymphknotenvergrößerung	EKG-Veränderungen
Exanthem	
Hypotonie	

Viruskarditis

Serologische Methoden   *Virusnachweis*

Abb. 3.7. Diagnostik der Viruskarditis

kommenden Viren Coxsackie B und A sowie Influenza Proben von Faeces, Rachenabstriche bzw. Rachenspülwasser zur Untersuchung gelangen müssen. Zusammengenommen ergibt sich die Diagnose einer Viruskarditis durch allgemeine Symptome, kardiale Symptome, serologische Untersuchungsmethoden und den Virusnachweis (Abb. 3.7).

Umstritten ist die *chronische Virusmyokarditis*. Experimentelle Untersuchungen an Mäusen, die mit Coxsackie B 3-Virus infiziert waren, zeigten zu $1/3$ bis zur Hälfte myokardiale Nekrosen. Dabei ließ sich in der Herzmuskulatur dieser Tiere das Virus vom 9. Tag nach der Inokulation an nicht nachweisen. Dennoch waren eine ausgeprägte Fibrose sowie die mikroskopischen Zeichen der Entzündung und Herzmuskelhypertrophie auch noch 6 Monate danach deutlich erkennbar. Der Pathomechanismus der Erkrankung ist unklar. Immerhin könnten immunologische Vorgänge eine Rolle spielen. So könnte man sich vorstellen, daß bei Patienten, bei denen eine chronische Kardiomyopathie mit zahlreichen fieberhaften Schüben diagnostiziert wurde, ein spätes immunologisches Stadium einer Coxsackie-Virusinfektion besteht. Für diese Hypothese sprechen Untersuchungsbefunde bei an Myokarditis verstorbenen Patienten, bei denen sich im Myokard virales Antigenmaterial mit fluoreszenzoptischen Methoden nachweisen ließ [37].

3.4.4 Therapie

Für die *Behandlung* der Viruskarditiden gelten zunächst allgemeine Richtlinien: Bettruhe; Therapie der Herzinsuffizienz (Glykoside, Diuretica); Therapie der Rhythmusstörungen; bei Fieber Antipyretica bzw. Wadenwickel. Bei akuter Symptomatik ist vor der Anwendung von Steroiden zu warnen, da Verschlechterungen bei akuter Viruskarditis, insbesondere bei Kindern, beobachtet wurden. Bei chronisch-rezidivierenden Viruskarditiden mit persistierender Symptomatologie der Herzinsuffizienz, bei Kardiomegalie, wobei die differentialdiagnostische Unterscheidung zur Kardiomyopathie unklarer Ätiologie Schwierigkeiten bereiten kann, ist ein Behandlungsversuch mit *Corticosteroiden* gerechtfertigt; dabei sollte für 6–8 Wochen behandelt werden, und zwar beginnend mit einer Dosierung von 40 mg Prednisolon täglich, mit Reduktion der Dosis um 5 mg alle 5 Tage, bis zu einer täglichen Dosierung von 10–15 mg.

Der therapeutische Nutzen einer prolongierten *Bettruhe* ist besonders bei den mehr protrahiert verlaufenden Kardiopathien nachgewiesenermaßen von hohem Wert. Auf die Befolgung dieses therapeutischen Grundsatzes muß bei den betreffenden Patienten daher besonderer Nachdruck gelegt werden [45]. — Bei unkomplizierter Virusperikarditis erübrigt sich eine medikamentöse Therapie. Bedeutung hat bei gefährdeten Patienten (Herzklappenfehler mit Myokardinsuffizienz) die Prophylaxe von Virusinfekten mit Hilfe von Vaccinen, wobei allerdings die Wirksamkeit von Vaccinen gegen kardiotrope Viren (Coxsackie und Influenza) noch nicht eindeutig erwiesen ist.

Antikoagulantien sind insbesondere bei Perikarditis wegen der Gefahr der Perikardtamponade durch Blutung kontraindiziert.

3.4.5. Prognose

Die Prognose der akuten Viruskarditis ist im allgemeinen günstig, die meisten Patienten, die mit den Zeichen der akuten Perikarditis im Rahmen von Virusinfekten erkranken, werden wieder symptomlos. Eine klare quantitative Aussage ist allerdings aus Gründen des schwierigen diagnostischen Zugangs nicht möglich. Ganz besonders erschwert sind klare prognostische Angaben im Falle der chronischen Viruskarditis, da bisher nicht geklärt ist, ob und wenn ja in welchen Fällen Beziehungen von Viruskardiopathien zu solchen Zustandsbildern bestehen, die wir unter der Diagnose ätiologisch ungeklärter Kardiomyopathien zusammenfassen. (Hierzu s. auch S. 79.)

3.5. Immunkardiopathien

3.5.1. Pathologische Anatomie

An den Herzklappen kann sich beim Erythematodes visceralis eine atypische abakterielle Endokarditis entwickeln.

Die Vegetationen auf den Klappen sind gewöhnlich etwas größer und ausgedehnter als beim rheumatischen Fieber. Auch befallen sie häufig die Ober- und Unterseite der Klappen und nicht selten sind sie auch an der Klappenbasis, am mu-

ralen Endokard und auch auf Sehnenfäden entfaltet. Charakteristisch ist der Befall mehrerer Klappen und die häufige Beteiligung des rechten Herzens. Die Tricuspidalis ist gewöhnlich gemeinsam mit der Mitralis befallen, die Pulmonalklappen häufiger als die Aortenklappen. Abgeheilte atypische Endokarditiden führen zwar zu fibrösen Verdickungen der Klappe, aber nicht zu Defekten mit Vitien.

Mikroskopisch finden sich in den Klappen ein herdförmiges Ödem, fibrinoid degenerierte kollagene Fasern, Ansammlungen von Histiocyten, Lymphocyten und Plasmazellen sowie auch die charakteristischen „purple bodies", die den aus Kernresten entstandenen Einschlüssen in den LE-Zellen entsprechen.

Die Wärzchen bestehen aus Fibrin, Blutplättchen und nekrotischen Klappenanteilen. Auch sie können Hämatoxylin-Körperchen (purple bodies) enthalten. Am Perikard tritt oft eine fibrinöse oder serös-fibrinöse Entzündung auf, der später umschriebene Verwachsungen oder eine vollständige Obliteration des Herzbeutels folgen. Im Myokard sind mikroskopisch herdförmige Entzündungen mit Infiltraten aus Histiocyten, Lymphocyten und Plasmazellen nachgewiesen worden. An den Gefäßen treten manchmal Veränderungen ähnlich wie bei einer Panarteriitis auf. Selten sind Sinus- und AV-Knoten mitbefallen [33] oder es tritt ein kompletter AV-Block auf.

Bei der *Panarteriitis* (Periarteriitis) nodosa sind die Coronararterien häufig mitergriffen, nach BURCK [15] bei 80%. Makroskopisch sind an den Kranzarterien manchmal perlschnurartig angeordnete Knötchen sichtbar. Auf der entzündeten Intima können sich Thromben entwickeln, die bei einer überkritischen Drosselung oder einem Verschluß der Lichtung zu einer Ischämie führen. Da die Hauptstämme der Coronararterien meist verschont bleiben, treten gewöhnlich nur kleinfleckige Nekrosen im Myokard und nur selten größere Infarkte auf. Als Rarität kann auf dem Boden der entzündlichen Wandveränderungen ein Coronararterienaneurysma mit Perforation in den Herzbeutel und tödlichem Hämatoperikard entstehen.

Bei der *Sklerodermie* kann sich ein Cor pulmonale auf dem Boden einer Lungenfibrose entwikkeln, und außerdem ist im Myokard die Entstehung einer schweren Fibrose möglich.

3.5.2. Immunkardiopathien bei Kollagenosen

Erythematodes: Beim Erythematodes werden klinische Zeichen der Herzerkrankungen bei 55–60% der Patienten beobachtet. Die klinischen kardialen Manifestationen sind weniger deutlich ausgeprägt als die anderen Zeichen des Erythematodes wie Fieber, Arthritis, Hautsymptome, Nierensymptome und hämatologische Befunde.
Klinisch verläuft die Herzerkrankung als akute, subakute oder chronische Perikarditis mit Ergußbildung, Kardiomegalie und den Zeichen der Rechtsherzinsuffizienz. Im Beginn steht ein protodiastolischer Galopprhythmus und eine Tachykardie im Vordergrund. Eine Rechtsherzinsuffizienz ist in etwa 10% der Fälle vorhanden. Elektrokardiographische Veränderungen sind, abgesehen von den Zeichen der akuten Perikarditis, uncharakteristisch. Differentialdiagnostisch ist der indirekte Immunfluoreszenztest (s. Kap. 3.2. S. 60) verwertbar. Es zeigt sich charakteristischerweise eine ausgeprägte Fluoreszenz von Kernmaterial als sog. nucleärer Typ der Immunfluoreszenz, ohne daß, wie bei anderen Kardiomyopathien, auch andere Strukturen das Fluoreszenzphänomen zeigen.

Die *Prognose* wird durch eine Herzinsuffizienz bei Erythematodes zusätzlich belastet. Therapeutische Erfolge können erzielt werden, wenn die übliche Behandlung der Herzinsuffizienz (s. dort) mit Corticoiden kombiniert wird.

Die *autoptisch* nachzuweisenden Veränderungen am Endokard, die als Libman-Sacks-Endokarditis bekannt sind, haben keinen sicheren Krankheitswert.
Periarteriitis nodosa und nekrotisierende Angiitis: Bei der Periarteriitis nodosa und verwandten Formen der nekrotisierenden Angiitis (hyperergische Angiitis) mit Beteiligung der kleinen Coronargefäße kommt es zu Myokardläsionen und auch Myokardinfarkten. Eine Analyse von 60 autoptisch bestätigten Periarteriitis nodosa-Fäl-

len — unter besonderer Berücksichtigung des Herzens — ergab, daß Beschwerden und Symptome der Herzinsuffizienz die wesentlichen klinischen Zeichen waren [32]. Herzinsuffizienz war bei 57% der Fälle aufgetreten. 44% waren daran verstorben. Bei nur 3 Fällen war klinisch ein Myokardinfarkt diagnostiziert worden.

Die Unterscheidung einer *Periarteriitis nodosa* von einer *Hypersensitivitätsangiitis* kann sich prämortal nur auf Vermutungen stützen. Als Hinweis kann lediglich dienen, daß bei der letzteren pulmonale pathologische Befunde im Röntgenbild verhältnismäßig häufig sind. Für die Therapie ist die Unterscheidung aber ohne Bedeutung, da bei beiden Erkrankungen eine hochdosierte Steroidbehandlung die Therapie der Wahl ist.
Diesen Gefäßerkrankungen des allergisch-hyperergischen Formenkreises steht die *Wegenersche Granulomatose* nahe. Diese Erkrankung ist ausgezeichnet durch die klassische Trias: Granulome, meist blutend im mittleren Nasenraum, Lungeninfiltrate, Nierensymptome wie bei subakuter Glomerulonephritis. Am Herzmuskel finden sich pathologisch-anatomisch eine fokale nekrotisierende Vasculitis, Muskelfasernekrosen und entzündliche Zellinfiltrate, gelegentlich Riesenzellen.
Das klinische Bild ist gekennzeichnet durch eine röntgenologische Vergrößerung des Herzens, sowie durch die Symptomatik der Herzinsuffizienz mit Perikarditis und Perikarderguß (s. auch S. 84).

Primär chronische Polyarthritis: Die Miterkrankung des Herzens bei primär chronischer Polyarthritis ist umstritten. Immerhin ist nachgewiesen worden, daß Herzklappenveränderungen entzündlicher Ätiologie häufiger bei Erkrankungen mit primär chronischer Polyarthritis vorkommen als dies bei einer gesunden Normalbevölkerung der Fall ist. Ein hämodynamisch wirksamer Herzklappenfehler ist nur selten nachweisbar.
Relativ häufig hingegen ist die Perikarditis im Rahmen der primär chronischen Polyarthritis; die Häufigkeit des Auftretens wird mit 3–25% beziffert [4]. Klinisch leichte Verlaufsformen der Perikarditis überwiegen.
Bei einer **Dermatomyositis** kommt es in etwa

30% der Fälle zu einer kardialen Begleiterkrankung. Das pathologisch-anatomische Substrat besteht in einer interstitiellen Myositis. Die Symptomatologie ist gekennzeichnet durch Tachykardie, Arrhythmie und Dilatation des Herzens, wobei als charakteristisch eine Digitalis-refraktäre Tachykardie gilt.

Bei **Sklerodermie** ist das Herz in etwa einem Drittel der Fälle miterkrankt. Es werden interstitielle Infiltrate im Herzmuskel beobachtet, die fibrös umgewandelt werden und verkalken können. Coronararterien sind nicht befallen. Klinisch imponieren Herzrhythmusstörungen, insbesondere Überleitungsstörungen sowie uncharakteristische elektrokardiographische Befunde. Auch die Zeichen einer muskulären Herzinsuffizienz sind beobachtet worden.

3.5.3 Postkardiotomie-Syndrom

Unter einem Postkardiotomie-Syndrom versteht man einen Symptomenkomplex, der zuerst als Postcommissurotomie-Syndrom beschrieben wurde (SOLOFF). 4–21 Tage nach einem operativen Eingriff am Herzen kommt es unter retrosternalen Schmerzen zu den Zeichen einer Perikarditis mit Perikardreiben, gelegentlich auch zu Pleuraergüssen, ferner zu Gelenkbeschwerden, Temperaturerhöhungen, Tachykardie, Leukocytose, Anstieg der Blutsenkungsreaktion.

Besonders charakteristisch für das Postkardiotomie-Syndrom ist ebenso wie für das Postmyokardinfarkt-Syndrom der Nachweis von zirkulierenden Myokardantikörpern, die mit Hilfe des Immunfluoreszenztestes (COONS *et al.* [63]) in 67–97% der Fälle nachgewiesen wurden [5, 35,61]. Diesen zirkulierenden Antikörpern fehlt aber im Gegensatz zur rheumatischen Karditis die typische Kreuzreaktion mit A-Streptokokkenantigen. Für die Differentialdiagnose zur postoperativ aktivierten rheumatischen Karditis gewinnen dabei der Antistreptolysintiter sowie die Bestimmung der α_2-Globulinfraktion differentialdiagnostische Bedeutung.

Therapeutisch haben sich bei Patienten mit Postkardiotomie-Syndrom Corticosteroide bewährt.

3.5.4. Postmyokardinfarkt-Spätsyndrom (Dressler-Syndrom)

Die klinische *Symptomatologie* des Dressler-Syndroms gleicht derjenigen des Postkardiotomie-Syndroms mit Fieber, Perikarditis, Pleuraergüssen, Gelenkbeschwerden und tritt etwa 8–10 Tage nach dem Infarktereignis auf (s. auch Abb. 3.8). Auch hierbei sind Antikörper gegen Myokard mit Hilfe von Immunfluorescenzuntersuchungen nachgewiesen worden, wobei positive Resultate während der Entwicklung und bei voller Ausbildung der klinischen Symptome beobachtet wurden und wobei dann in zeitlichem Zusammenhang mit der Rückbildung der klinischen Symptome die Testergebnisse negativ wurden. Außerdem konnte gezeigt werden, daß die im Serum zirkulierenden Antikörper unter Verwendung von Herzmuskulatur und Skelettmuskulatur als Antigen — nicht aber bei Verwendung anderer Organe als Antigenmaterial — eine positive Reaktion ergaben. Dennoch ist bis heute nicht geklärt, ob den Antikörpern gegen Herzgewebe für die Pathogenese der Erkrankungen eine Bedeutung zukommt. Bemerkenswert ist, daß diese Untersuchungsbefunde diagnostisch zu einer Differenzierung beitragen (s.a. Kap. 3.2., S. 60).

Zur Behandlung des Postmyokardinfarkt-Syndroms und des Postkardiotomie-Syndroms werden mit Erfolg Steroide eingesetzt.

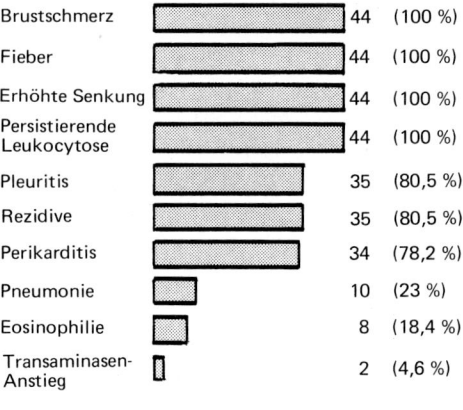

(nach Dressler [21])

Abb. 3.8. Symptomatologie bei Dressler-Syndrom

3.5.5. Seltenere, fraglich entzündliche Kardiopathien

Endokarditis fibroplastica (Löffler): Die parietale fibroplastische Endokarditis (Löffler) ist pathologisch-anatomisch gekennzeichnet durch eine ausgedehnte Verdickung des linksventriculären Endokards, besonders in der Nähe der Herzspitze, in Verbindung mit wandständigen Thromben und Herzdilatation ohne Klappenläsion. In Einzelfällen sind auch Myokard und Perikard betroffen. Das Herzgewicht überschreitet gewöhnlich die 400 g-Grenze.

Klinisch ist die Symptomatologie gekennzeichnet durch eine chronische Stauungsinsuffizienz, wobei die Patienten besonders unter paroxysmaler Dyspnoe und Angina pectoris leiden. Häufig wird das klinische Bild einer constrictiven Perikarditis nachgeahmt, charakterisiert durch Tachykardie, Leber- und Milzvergrößerung, seröse Pleuraergüsse und Ödeme. Besonderes Zeichen ist eine beträchtliche Eosinophilie (bis zu 70%), bei außerdem ausgeprägter Leukocytose. Es erkranken hauptsächlich Männer im 3.–5. Lebensjahrzehnt. Die Verlaufsdauer bis zum Tode beträgt einige Monate bis 3–4 Jahre, im Mittel 18 Monate.

Endomyokardfibrose: Als eigenständige Erkrankung tritt eine Endomyokardfibrose vor allem im tropischen Afrika auf. In Uganda liegt sie etwa 15% aller durch Herzinsuffizienz bedingten Todesfälle zugrunde. Bei dieser eingehend untersuchten Form besteht meist eine hochgradige Verdickung des beiderseitigen Kammerendokards, vor allem im Spitzenbereich [18]. Die Lichtung des rechten Ventrikels kann völlig obliterieren. Parietale Thromben findet man bevorzugt im linken Ventrikel. Ein Mitbefall der hinteren Papillarmuskeln und Sehnenfäden kann zu einer Klappeninsuffizienz führen. Die Gewichtsvermehrung des Herzens liegt im Durchschnitt bei gut $^1/_3$ [56], die Dilatation ist unterschiedlich stark ausgeprägt.

Mikroskopisch sind das Endokard und das angrenzende Myokard durch ein Granulationsgewebe ersetzt. An der Basis liegt ein faserreiches Bindegewebe, das auf das Myokard übergreift.

Weniger stark ausgeprägt ist die Endokardverdickung bei zwei weiteren, vor allem in Südafrika beschriebenen Formen der Endomyokardfibrose: Bei der *kardiovasculären Kollagenose* [7] treten als Frühveränderungen herdförmige Ansammlungen von sauren Mucopolysacchariden im endokardialen Bindegewebe und nachfolgende degenerative Veränderungen auf, und die sog. *kryptogene Herzerkrankung* [30] ist der kardiovasculären Kollagenose weitgehend ähnlich. Entsprechende Herzerkrankungen sind sporadisch auch in anderen Gebieten Afrikas und in anderen Kontinenten beobachtet worden. Auch erkrankten einige Europäer nach jahrelangem Aufenthalt in den Tropen.

Die *Ätiologie* der afrikanischen Endomykardfibrose ist noch ungeklärt. Diskutiert werden besonders bei der in Uganda und Westafrika gehäuft auftretenden Form Ernährungseinflüsse. Ob tatsächlich dem in Bananen und Feigen reichlich vorkommenden 5-Hydroxytryptamin oder einer proteinarmen Kost eine ursächliche Bedeutung zukommt, erscheint zweifelhaft. Ferner wird an einen Zusammenhang mit Filarien- oder anderen Infektionen, an Lymphabflußstörungen, pathogene Immunreaktionen oder Autoimmunphänomene gedacht.

In Europa können selten einmal primäre Kardiomyopathien mit Myokardfibrosen von einer geringen fleckförmigen Endokardfibrose begleitet werden.

Schließlich lassen *Spätstadien* der parietalen fibroplastischen Endokarditis mit Bluteosinophilie [42] eine große Ähnlichkeit mit manchen Formen der afrikanischen Endomyokardfibrose erkennen. Bei der Löfflerschen Endokarditis bestehen in Frühstadien [50] entzündliche Veränderungen im Endokard mit reichlich eosinophilen Granulocyten und Thrombenbildungen. Nach der Thrombenorganisation entwickeln sich herdförmig betonte Endokardverdickungen. Die Thromben können manchmal die Kammerlichtung beträchtlich einengen. Das Myokard läßt in Frühstadien eine eosinophile Myokarditis, in Spätstadien eine Fibrose erkennen.

Fibroelastose: Bei der Fibroelastose steht die Beteiligung des Endokards ganz im Vordergrund. Deshalb spricht man auch von einer Endokard-

Fibroelastose. Sie kann isoliert oder kombiniert mit anderen Herzmißbildungen auftreten. Eine Kombination ist vor allem mit Aortenstenosen oder im Rahmen einer Linksherzhypoplasie mit Aorten- und Mitralstenosen bekannt [26]. Eine sekundäre Endokardfibrose beim Fehlabgang der linken Coronararterie aus der Arteria pulmonalis oder an Stellen, an denen das Blut auf das Endokard aufprallt (Aufprall- oder Insuffizienzschwielen), ist überwiegend von pathologisch-anatomischem Interesse und tritt hinter den anderen Veränderungen am Herzen zurück.

Bei der *primären Form* steht die Endokard-Fibroelastose im Mittelpunkt. Sie führt in der Regel im Säuglings- oder Kindesalter zum Tode, im Erwachsenenalter wird sie seltener beobachtet. Makroskopisch findet sich — bevorzugt im linken Ventrikel — eine in der Regel diffuse, grauweißliche bis graugelbliche, mitunter auch porzellanartige Endokardverdickung [50]. Der linke Vorhof kann ebenfalls befallen sein, gewöhnlich in Kombination mit dem linken Ventrikel. Mikroskopisch liegen der Verdickung vermehrte kollagene und elastische Fasern zugrunde, die meist parallel zur endokardialen Oberfläche angeordnet sind. Daneben kommen auch glatte Muskelfasern vor. Ähnliche Veränderungen können in den Coronararterienwänden gefunden werden. Ein Übergreifen des Prozesses auf innere Wandschichten des Myokards kommt vor. In der Herzmuskulatur ist eine Faserhyperplasie beschrieben worden [9].

Die *Ätiologie* der angeborenen Endokard-Fibroelastose ist unklar. Diskutiert werden embryonale und fetale Entzündungen, Mißbildungen, Stoffwechselstörungen, Behinderung des Lymphabflusses, vermehrte Druckbeanspruchung, Anoxie und Kollagenkrankheiten. Beim Erwachsenen wird auch eine postmyokarditische Entstehung erwogen. Im Erwachsenenalter sind die Endokardveränderungen weniger eindrucksvoll und sie werden nicht selten von parietalen Thromben überdeckt.

Die *Diagnose* einer Fibroelastose des Endokard muß, insbesondere bei einem Kleinkind, dann in Erwägung gezogen werden, wenn die Zeichen der Herzinsuffizienz ohne Herzgeräusche oder zentrale Cyanose bei einem vergrößerten Herzen, besonders mit Vergrößerung des linken Ventrikels und linken Vorhofs, vorhanden sind und das EKG die Zeichen einer Links-Hypertrophie zeigt.

Carcinoid-Herz: Beim metastasierenden Carcinoid kommt es vor allem am rechten Herzen zu Klappenveränderungen und zu herdförmigen oder diffusen, fibrösen oder knorpelähnlichen Verdickungen des Endokards, in denen elastische Fasern vermißt werden. Die Sehnenfäden können mitbefallen sein und schrumpfen. Als initiale Veränderungen sollen ein subendotheliales Ödem und eine Ansammlung saurer Mucopolysaccharide auftreten [19]. Infolge der Klappenveränderungen stellen sich am häufigsten eine Pulmonalstenose und eine Tricuspidalinsuffizienz ein. Nach WENGER ist beim Carcinoidsyndrom die rechte Herzkammer in 80% allein befallen, in 15% gemeinsam mit der linken und nur in 5% ist der linke Ventrikel allein betroffen [59, 55, 28].

Der Entstehungsmechanismus der Endokard- und der Klappenveränderungen ist bisher noch nicht in seinen Einzelheiten geklärt. Diskutiert wird vor allem die Rolle des Serotonins [28], aber auch des Bradykinins.

Sarkoidose des Herzens: Beim Morbus Boeck werden epitheloidzellige Granulome im Myokard in etwa 20% der Fälle beobachtet [39]. Auch kommen größere tumorähnliche Infiltrate vor. Die schwersten Veränderungen liegen gewöhnlich im Kammerseptum. Nur selten führt eine Mitbeteiligung des Herzens beim Morbus Boeck zu einer tödlichen Herzinsuffizienz.

Die Sarkoidose des Myokards kann klinisch symptomlos verlaufen. Nicht ungewöhnlich sind aber Herzinsuffizienzsymptome und Rhythmusstörungen. Verhältnismäßig häufig sind totale AV-Blockierungen im Schrifttum beschrieben. In etwa 20% der Fälle ist mit Erkrankungen des Herzens bei Boeckschem Sarkoid zu rechnen. Die verstorbenen Patienten waren in den meisten Fällen nicht jünger als 40 Jahre [49].

Charakteristische elektrokardiographische Veränderungen beim Boeckschen Sarkoid sind Verlängerungen des AV-Intervalls, inkomplette und komplette Schenkelblockierungen, totaler AV-Block sowie Störungen der Erregungsrückbildung. Gelegentlich werden erhöhte P-Wellen beobachtet sowie Vorhofflimmern.

Die *Diagnose* einer Herz-Sarkoidose ist bei Patienten mit Herzinsuffizienz zu vermuten, bei denen gleichzeitig durch andere klinische Untersuchungsmethoden ein Morbus Boeck gesichert ist, und zwar insbesondere dann, wenn der pulmonale Befund für die Erklärung der Herzinsuffizienz nicht ausreicht. Eine Sarkoidose des Herzens sollte in Erwägung gezogen werden, wenn bei jungen Erwachsenen ein totaler AV-Block beobachtet wird.

3.6. Alkoholkardiomyopathie

Es steht heute außer Zweifel, daß ein chronischer Alkoholismus, ebenso eine akute Erhöhung der Blutalkoholkonzentration zahlreiche Funktionsstörungen des Herzens hervorrufen kann. Inotropiegrößen des Herzens werden vermindert gefunden und elektrokardiographische Zeichen (Senkung der ST-Strecke, AV-Blockierungen I. und II. Grades) sowie Rhythmusstörungen (Vorhoftachykardien, Vorhofflimmern, Extrasystolien etc.) sind zu beobachten. Das klinische Bild wird, wie auch bei anderen Kardiomyopathien, im ausgeprägten Fall bestimmt von den Zeichen der Links- und Rechtsherzinsuffizienz. Ein typisches klinisch-kasuistisches Beispiel möge dies verdeutlichen:

Kasuistik: 40jähriger Pat.; seit 1970 Abnahme der körperlichen Leistungsfähigkeit, zunehmende Belastungsdyspnoe; Mai 1973 und Juli 1973 dekompensierte Herzinsuffizienz entsprechend einem klinischen Schweregrad 4, stationäre Diagnostik und Behandlung. Keine anamnestischen Hinweise für Gelenkrheumatismus. Keine Hypertonie. Bei der klinischen Untersuchung Zeichen der Links- und Rechtsherzinsuffizienz: Ruhedyspnoe, geringgradige Knöchelödeme, Lippencyanose, Zentralisation. Zeichen der Links- und Rechtsherzhypertrophie. Protodiastolischer Galopprhythmus. Herzaktion regelmäßig. Blutdruck 100/70 mm Hg. Mittellautes, annähernd bandförmiges systolisches Geräusch an der Herzspitze. Hepar 14 cm in der Medioclavicularlinie vergrößert palpabel. Röntgenologisch beidseits vergrößertes Herz bei Hinweisen für chronische pulmonale Stauung. Elektrokardiographisch Sinustachykardie und Frequenz von 100/min überdrehter Linkstyp. AV-Block 1. Grades. Intermittierend wandernder Schrittmacher. P mitrale, inkompletter Rechtsschen-

kelblock. Bei der Herzkatheteruntersuchung Zeichen der ausgeprägten pulmonalen Hypertonie, ausgeprägt erhöhte enddiastolische Ventrikeldrucke als Zeichen einer verminderten Dehnbarkeit, stark erniedrigtes Herzzeitvolumen und erniedrigter Herzindex. Ventrikulographisch großer linker Ventrikel mit akinetischen Bezirken im Bereich der Vorderwand. Mäßiger Kontrastmittelreflux in den linken Vorhof. Durch Befragung der Ehefrau ergab sich, daß der Patient jahrelang täglich mehrere Flaschen Bier und mehrere Schnäpse konsumiert hat (~ 2 g Alkohol/kg Körpergew./Tag). Myokardantikörper waren fluoreszenzmikroskopisch nicht nachweisbar. Die Bestimmung der quantitativen Immunglobuline ergab eine ausgeprägte Erhöhung von IgA auf 378 mg-% bei nicht erhöhten IgG und IgM.

Pathologisch anatomisch fanden sich eine hochgradige exzentrische Hypertrophie des linken Ventrikels, eine deutliche Dilatation des rechten Ventrikels, Dilatation beider Vorhöfe sowie zarte Klappen und Koronarien. Histologisch (Flachschnitt, Hinterwand, linker Ventrikel) war eine ausgeprägte feinstreifige netzige Fibrose zwischen hypertrophierten Herzmuskelzellen nachweisbar (aus [62]).

Dieses klinisch-kasuistische Beispiel zeigt eine große Ähnlichkeit mit Kardiomyopathien anderer Ätiologie. Um so mehr muß die klinische Diagnostik darauf ausgerichtet sein, zusätzliche diagnostische Möglichkeiten zur differentialdiagnostischen Abgrenzung zu erschließen.

Neuerdings wurde über Untersuchungen bei insgesamt 18 Patienten mit chronischem Alkoholismus (täglicher Alkoholkonsum: 1,4 g/kg Körpergewicht/Tag über viele Jahre) mit den klinischen Zeichen einer Kardiomyopathie (Herzinsuffizienz bei röntgenologischer Herzvergrößerung) ohne Hinweise für rheumatische Karditis, Hypertonie, ischämische Herzerkrankung berichtet.

Es fand sich bei diesen Patienten eine ausgeprägte Erhöhung der Immunglobuline A um rund 100% gegenüber der Norm sowie eine Erhöhung der Immunglobuline G um rund 35% gegenüber der Norm [62]. Einheitlich fand sich bei allen untersuchten Patienten ein negatives Testergebnis zum Nachweis humoraler Antikörper gegen Myokard mit Hilfe des indirekten Immunfluoreszenztestes. Letzterer Befund ist insofern bemerkenswert, als sich bei zahlreichen anderen Kardiomyopathien humorale Antikörper gegen Myokardgewebe nachweisen lassen (s. Kapitel 3.2., S. 60).

Die Untersuchungsbefunde einer erhöhten Immunglobulin-A-Konzentration, eines negativen Myokardimmunfluoreszenztestes (indirekt) gegen humorale Antikörper bei klinischen Zeichen der Kardiomyopathie und anamnestischen Hinweisen für einen chronischen Alkoholismus (täglicher Konsum etwa 1,4 g/kg Körpergergewicht/Tag über viele Jahre) bedeuten also in dieser Konstellation zusammengenommen diagnostische Merkmale zur differentialdiagnostischen Abgrenzung einer Alkoholkardiomyopathie von anderen Kardiomyopathien.

Zur Pathogenese der Herzrhythmusstörungen wurden von uns Messungen von Membranpotential, Aktionspotential und Refraktärperiode sowie der Anstiegsgeschwindigkeit des Aktionspotentials mit Hilfe von Mikroelektroden an myokardialen Einzelfasern im Tierexperiment vorgenommen. Dabei fand sich, daß bei Herzmuskelfasern, die durch einen chronischen Alkoholismus vorgeschädigt sind, bereits geringe Alkoholkonzentrationen genügen, um Verkürzungen der Refraktärperiode hervorzurufen, was die Entstehung von Herzrhythmusstörungen begünstigen kann. Diese Verkürzungen der Refraktärperiode werden am gesunden Herzmuskel erst bei doppelt so hohen Konzentrationen erreicht. Der Befund erklärt die klinische Erfahrung, daß chronische Alkoholiker nach einem Alkoholexzeß sehr häufig mit Herzrhythmusstörungen in die Klinik eingewiesen werden.

3.7. Ätiologisch und pathogenetisch ungeklärte Kardiomyopathien

Nicht-obstruktive Kardiomyopathie: Aus der Vielzahl von Kardiomyopathien (s. Tabelle 3.1, s.S. 54) muß eine solche Gruppe von Herzerkrankungen abgegrenzt werden, bei der Hinweise für Ätiologie und Pathogenese fehlen. Synonyma dieser Erkrankungen sind: chronische Myokarditis, idiopathische Kardiomyopathie, primäre Myokarderkrankung u.a. Die Schwierigkeit des diagnostischen Zugangs besteht darin, daß neben einer Vielzahl von Ausschlußkriterien auch positive diagnostische Merkmale festgestellt werden müssen, was eine Bedeutung hat, wenn zusätzlich andere Myokarderkrankungen vergesellschaftet sind.

Die *Diagnose einer idiopathischen Myokarderkrankung* ist bei folgender Konstellation zu vermuten: klinische und röntgenologische Kardiomegalie; elektrokardiographische Zeichen der Linksherzhypertrophie; Fehlen einer interkurrierenden Herzerkrankung, wobei die frühere kardiale Vorgeschichte unauffällig ist und klinische Zeichen für erworbene Herzklappenfehler, angeborene Vitien, eine coronare Herzkrankheit, eine Hypertonie, eine Perikarditis und eine Erkrankung der Lunge fehlen. Auch sollten ätiologische Hinweise wie chronischer Alkoholismus, vorausgegangene Virusinfektion, Kollagenosen, metabolische Störungen wie beispielsweise eine Oxalose [8] u.a. bedacht werden (s. Tabelle 3.1 auf S. 54).

Die *klinische Symptomatologie* wird bestimmt von den Zeichen der Myokardinsuffizienz. Anamnestisch häufig sind Präcordialschmerz sowie Hinweise für Embolien (ventrikelwandadhärente Thromben), sowohl arteriell als auch venös (Lungenembolie). Die klinische Untersuchung ergibt Hinweise für Linksherzhypertrophie, pulmonale Hypertension, ferner Galopprhythmen (3. und 4. Herzton), mesosystolische Geräusche und holosystolische Geräusche als Ausdruck von Schlußunfähigkeiten der Atrioventricularklappen. Elektrokardiographisch sind zu beobachten: Tachyarrhythmie mit Überleitungsstörungen (AV-Blockierungen, Ast-Blockierungen), Linkstyp bzw. überdrehter Linkstyp, „Infarktzeichen", uncharakteristische Störungen der Erregungsrückbildung, aber auch elektrokardiographische Normalbefunde. Röntgenologisch können die Zeichen der Kardiomegalie mit und ohne Pulmonalstauung mit besonderer Betonung des linken Ventrikels festgestellt werden [47].

Die ventrikulographisch gemessene Auswurffraktion ist vermindert und das enddiastolische Füllungsvolumen des linken Ventrikels vergrößert. Je ausgeprägter diese Veränderungen (Auswurffraktion $\cong$ 15%, enddiastolisches Volumen > 200 ml), um so mehr ist die Langzeitprognose quoad vitam belastet. Diejenigen Patienten mit beträchtlicher Vermehrung der Muskelmasse des Herzens (Ventrikelwanddicke) haben vergleichsweise die beste Prognose [65].

Die Möglichkeit der Unterscheidung einzelner Fälle mit idiopathischer Kardiomyopathie deutet sich in neuerer Zeit an, da es gelingt, mit Hilfe fluoreszenzoptischer Methoden bei einem Teil

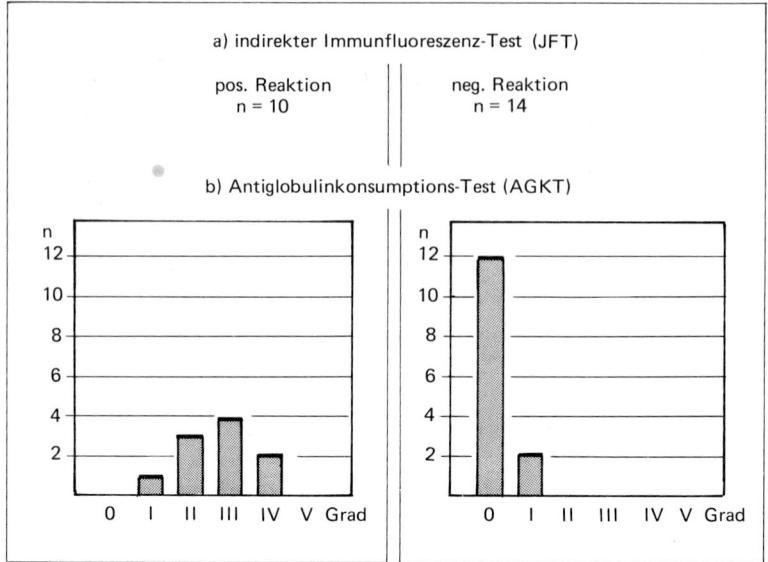

Abb. 3.9. Myokardantikörper-Bestimmung bei 24 Patienten mit primärer Kardiomyopathie. Die Gradeinteilung in 0.I,II,III,IV und V entspricht Titerstufen 1:512, 1:256, 1:128, 1:64, 1:32 und 1:16. Indirekter Immunfluoreszenz-Test nach Coons; Antiglobulinkonsumptions-Test nach Steffen (aus [46])

der Fälle gegen Myokard gerichtete humorale Antikörper nachzuweisen [12, 61, 46]. In gleicher verwertbarer Häufigkeit wie der indirekte Immunfluorescenztest positiv ist, spricht auch der Ausfall des Antiglobulinkonsumptionstestes mit lyofilisiertem Myokard als Antigen für Vorhandensein von Antikörpern (s. Abb. 3.9). Die immunologisch positiven Untersuchungsbefunde sind besonders bei solchen Patienten mit idiopathischer Kardiomyopathie anzutreffen, die eine klinisch gravierende Symptomatologie aufweisen. Diese Resultate lassen zwar keine definitiven Rückschlüsse im Hinblick auf Ätiologie und Pathogenese zu, tragen aber zu einer Differenzierung der Diagnostik und evtl. der Therapie bei.

In neuerer Zeit gewinnt das Verfahren der *endokardialen Myokardbiopsie* für die Diagnostik und die Beurteilung der Prognose einer kongestiven Kardiomyopathie zunehmend an Bedeutung.

Dabei wird transvenös ein Biopsieinstrument in den rechten oder linken Ventrikel eingeführt, das unter röntgenologischer Sicht mit Hilfe eines zangenähnlichen Schneidinstrumentes die Entnahme von Herzmuskelgewebe in der Größe von 1 mm^2 (etwa 1 mg) gestattet. Die Komplikationen durch dieses bioptische Verfahren

sind bei kundiger Anwendung als geringfügig anzusehen, wenn man die Angaben aus dem Schrifttum mit Erfahrungen bei Hunderten von Patienten berücksichtigt. Lediglich vereinzelte Extrasystolen und das Auftreten von Rechtsschenkelblock im Zusammenhang mit der Biopsie sind mitgeteilt (Schrifttum siehe [64]).

Die bioptisch gewonnenen Muskelproben können einer licht- und elektronenoptischen Untersuchung zugeführt werden. Dabei ist die Bedeutung dieser Untersuchungsbefunde (z.B. Fibrose, Mitochondriose, myofibrilläre Texturstörungen) für die Differentialdiagnose von Kardiomyopathien bislang nicht überschaubar, ganz abgesehen davon, daß die Beurteilung durch Möglichkeit von Artefakten erschwert wird, die durch das Biopsieverfahren hervorgerufen sein können.

Obstruktive Kardiomyopathie (Subaortenstenose, idiopathische hypertrophische subaortale Stenose [J.H.S.S.]):

Symptome: Abnorme Ermüdbarkeit, Belastungsdyspnoe, Angina pectoris, Ohnmachtsneigung, Synkopen, Herzklopfen, Arrhythmie und Zeichen einer Herzinsuffizienz (Pleuraergüsse, Leberstauung, Ödeme, u.a.) sind Symptome, die aus einer systolischen Obstruktion des Ventrikelausflußtraktes resultieren. (Zur Einteilung der Aortenstenosen s.S. 113.) Die Symptomatologie beginnt meist bereits im Alter von 20 Jahren. Bei nur geringem Druckgradient kann die Symptomatik verhältnismäßig gering ausgeprägt sein. Dennoch sind auch bei geringen Druckgradienten ebenso wie bei höheren Druckgradienten plötzliche Todesfälle keine Seltenheit.

Bei der *physikalischen Untersuchung* sind charakteristisch ein spät- oder holosystolisches Geräusch links parasternal ohne Fortleitung in Richtung zur Aortenauskultationsstelle. Dabei steht die Lautheit des Geräusches bei dieser Erkrankung in Beziehung zum intraventriculären Druckgradienten. Auch wird ein systolisches Schwirren beobachtet. Der zweite Aortenton ist meist gut hörbar, selten findet sich ein diastolisches Geräusch, häufig ein protodiastolischer Galopp. Die Venenpulskurve zeigt eine hohe a-Welle und die Carotispulskurve einen raschen Anstieg im Gegensatz zur valvulären Aortenstenose, ferner eine mesosystolische Senkung in der Carotispulskurve sowie einen zweiten Anstieg noch während der Systole (s.S. 23). Nach Extrasystolen werden die arteriellen Pulse niedriger (normalerweise höher). Das Apexkardiogramm weist eine erhöhte a-Welle sowie eine plötzliche Abwärtsbewegung während der Systole auf (s. S. 24).

Das *Elektrokardiogramm* ergibt die Zeichen der Linksherzhypertrophie. Charakteristisch sind die Q-Zacken in Ableitung 1, AVL und linkspräcordial. Als Ausdruck einer Septumhypertrophie werden auch rechtspräcordiale positive R-Zacken beobachtet (s.S. 15). Weitere fakultative elektrokardiographische Befunde bei obstruktiver Kardiomyopathie sind ein Linksschenkelblock, ein Rechtsschenkelblock, ein WPW-Syndrom, ein P-mitrale.

Röntgenologisch findet man die Zeichen der Linksherzhypertrophie. Gelegentlich ist aber selbst bei hohem Druckgradienten die Vergrößerung des Herzens auffallend gering. Der linke Vorhof ist dilatiert, der rechte Ventrikel leicht oder mäßig hypertrophiert. Eine poststenotische Dilatation der Aorta fehlt.

Angiokardiographisch zeigt sich eine Einengung der Ausflußbahn des linken Ventrikels mit einem deutlichen Wechsel der Stenose zwischen Systole und Diastole.

Die ventrikulographische Configuration des Herzens kann bei rechtsanteriorer Position bizarre Formen annehmen, die mehr oder weniger der Silhouette einer Sanduhr gleichen. Hypertrophien des Kammerseptums sind besonders bei linksanteriorer Position darstellbar und können im indizierten Falle aus der Subtraktion von rechtsventriculärem und linksventriculärem Angiogramm exakt entnommen werden.

Bei der *Herzkatheteruntersuchung* finden sich eine hohe a-Welle im rechten Vorhof, sowie an der Stenose ein Druckgradient, der bei höherem Schweregrad um 100 mm Hg beträgt. Postextrasystolisch kommt es zu einer Vergrößerung des systolischen Druckgradienten bei gleichzeitiger Verkleinerung der Amplitude des arteriellen Druckes (sog. BROCKENBROUGH-Phänomen).

Therapeutisch werden β-Receptorenblocker mit Erfolg verwendet. Bei ausgeprägter Septumhypertrophie wird auch ein operatives Vorgehen empfohlen. Die Indikationsstellung gilt dabei heute nur dann als gegeben, wenn die therapeutischen Möglichkeiten einer medikamentösen Behandlung mit β-Receptorenblockern ausgeschöpft sind mit unzureichendem therapeutischen Resultat. Dabei wird der klinischen Symptomatik (intraktable Angina pectoris, Zeichen der Rechts- und Linksherzinsuffizienz, klinischer Schweregrad III IV) für die Entscheidung zur Operation die wesentliche Bedeutung zugemessen, sofern die diagnostischen Resultate (s.o.) sinngemäß eine Interpretation dieser Symptome bedeuten (Einzelheiten s. [41]). Herzglykoside sind möglichst zu vermeiden, da sie, wie auch andere positiv inotrope Pharmaka, den intraventriculären Druckgradienten steigern.

3.8. Perikarditis

Entzündliche Erkrankungen des Herzens sind, sofern sie das Perikard und den perikardialen

Tabelle 3.13. Klinische Einteilung von Perikarderkrankungen

Akute Perikarditis
Chronische Perikarditis
Pericarditis constrictiva
Perikarderguß
Perikardtamponade

Spaltraum betreffen, durch besondere klinische Krankheitsbilder charakterisiert, die sich von vorzugsweisen Erkrankungen des Myokards und/oder des Endokards wesentlich unterscheiden. Wegen der sich daraus herleitenden therapeutischen Maßnahmen sollen die Erkrankungen des Perikards im folgenden gesondert behandelt werden.

3.8.1. Ätiologie und Pathogenese

Für die Therapie entscheidend ist die Erkennung einer *Perikarditis als Leitsymptom* einer zugrundeliegenden Ersterkrankung, wie beispielsweise bei Virusinfekten, Tuberkulose, Urämie, Erythematodes sowie bei neoplastischen Erkrankungen. Weitere klinische Ursachen sind aus Tabelle 3.14 zu entnehmen.

Die häufigste Form der Perikarditis ist die sogenannte akute benigne Perikarditis; Synonyma sind: Idiopathische benigne, akute unspezifische Perikarditis. In Epidemien ist die akute benigne Perikarditis verursacht durch Coxsackieviren der Gruppe B oder A, oder durch Influenzaviren. — Immunologische Ursachen im Sinne einer Autoimmunkrankheit liegen dem Postkardiotomiesyndrom oder dem Postmyokardinfarkt-Syndrom sowie der rheumatischen Perikarditis zugrunde. Letztere ist im Gegensatz zu Kindern bei Erwachsenen eine Rarität. — Maligne metastasierende Tumoren bei Bronchialcarcinom, Mammacarcinom und Oesophaguscarcinom führen durch infiltratives Wachstum zur Beteiligung des Perikards. Primäre Perikardtumoren wie etwa ein Mesotheliom sind Seltenheiten. — Eine urämische Perikarditis ist typisch für späte Verlaufsstadien einer chronischen Niereninsuffizienz. Beim Erythematodes ist eine Perikarditis in etwa der Hälfte der Fälle vorhanden, sie stellt aber nicht die Erstmanifestation dieser Erkrankung dar. — Disseziierende Aortenaneurysmen führen dann zu einer Perikardbeteiligung mit entsprechenden Symptomen, wenn Blut zwischen die Perikardblätter eindringt, ohne daß es dabei regelmäßig zu einer Perikardtamponade zu kommen braucht. — Traumatische Perikarditiden werden durch scharfe oder stumpfe Traumen verursacht, mit und ohne Perikardblutungen.

Tabelle 3.14. Ursachen der akuten Perikarditis [57]

A. Idiopathische Perikarditis

B. Infektiöse Perikarditis
1. bakteriell
2. viral
3. durch Pilze
4. bei parasitären Erkrankungen
5. bei Lues

C. Perikarditis bei Kollagenkrankheiten
1. rheumatisches Fieber
2. Lupus erythematodes visceralis
3. Spondylarthritis ankylopoetica
4. Sklerodermie
5. Dermatomyositis
6. Panarteriitis

D. Perikarditis als Überempfindlichkeitsreaktion oder Autoimmunprozeß
1. Serumkrankheit
2. Postperikardiotomie-Syndrom
3. Postmyokardinfarkt-Syndrom

E. Perikarditis als Miterkrankung benachbarter Organe
1. Myokardinfarkt
2. Myokarditis
3. Aortenaneurysma
4. Lungenembolie
5. Erkrankungen des Oesophagus

F. Perikarditis bei Stoffwechselerkrankungen
1. Niereninsuffizienz
2. Myxödem
3. Cholesterin-Perikarditis
4. Addison-Krise
5. diabetische Ketoacidose

G. Perikarditis bei Tumoren
1. sekundär
2. primär

H. Perikarditis bei Traumen
1. direkte Einwirkung
   a) penetrierende Thoraxtraumen
   b) Perforation des Oesophagus
   c) Fremdkörper
2. indirekte Einwirkung
   a) nicht-penetrierende Thoraxtraumen
   b) Bestrahlung

3.8.2 Symptomatologie

Zur Vorgeschichte: Charakteristisch ist ein plötzlich einsetzender *Brustschmerz,* der in die Mitte des Thorax lokalisiert wird, wobei differentialdiagnostisch eine akute Angina pectoris-Symptomatik naheliegt. Der Schmerz wird auf die Gegend des Sternums lokalisiert und strahlt in den Halsbereich und die linke obere Extremität aus. Bei tiefer Einatmung oder bei Drehungen des Thorax nimmt der Schmerz zu. Die Intensität kann nachlassen, wenn der Patient aufsitzt und sich nach vorn beugt. Bei sich langsam entwickelnden Perikarditiden (beispielsweise bei Tuberkulose und bei Erkrankungen des rheumatischen Formenkreises) ist die Schmerzsymptomatik weniger eindrucksvoll. Verläuft eine Perikarditis exsudativ mit Entwicklung einer Herzbeuteltamponade, dann treten subjektive Beschwerden der Einflußstauung wie Dyspnoe, Orthopnoe, Schwellungen an den Extremitäten auf, ohne daß gleichzeitig Schmerzen vorhanden sein müssen.

Klinische Symptome: Ein für Perikarditis pathognomonischer Befund ist das *perikardiale Reibegeräusch*. Es zeigt charakteristischerweise eine Lageabhängigkeit: so kann es sich beim liegenden Patienten dem Nachweis entziehen, während es in aufrechter Körperposition, im Sitzen oder beim Vorwärtsbeugen des Oberkörpers deutlich auskultierbar ist. Je nach der Lokalisation des perikarditischen Prozesses fällt es mit der Vorhofsystole, der Ventrikelsystole oder der Ventrikeldiastole, oder mit allen gleichzeitig zusammen und hat so ggf. mehrere Komponenten. Sind mehrere Komponenten am Patienten auskultierbar, dann ist die diagnostische Wertigkeit besonders groß. Hingegen wird die Unterscheidung von einem extrakardialen akzidentellen Geräusch zu treffen sein, wenn nur *eine* Geräuschkomponente des perikarditischen Reibegeräu-

sches nachweisbar ist. Kurzfristige Wiederholungen der Auskultation erlauben meist die Sicherung der Diagnose, zumal dann, wenn andere klinische Verdachtsmomente für eine Perikarditis sprechen. Werden perikardiale Reibegeräusche apical auskultiert, ist die Unterscheidung von einem begleitenden pleuralen Reibegeräusch ggf. zu treffen, das charakteristischerweise in Abhängigkeit von der Atemphase auftritt. Ein Grund für Verwechslungen ist häufig der, daß die Intensität von Perikardreibegeräuschen in Abhängigkeit von der Atemphase wechselt.

Verläuft eine akute Perikarditis mit *Perikarderguß,* dann ändert sich die Symptomatik.

Bei rascher Entstehung eines Perikardergusses genügen bereits wenige 100 ml, um eine Tamponade zu verursachen (zur Ätiologie der Herzbeuteltamponade s. Tabelle 3.16). Hinweissymptome für einen tamponierenden Perikarderguß sind in Tabelle 3.17 zusammengestellt.
Ein besonders typisches Zeichen für einen sich rasch entwickelnden Perikarderguß ist der Pulsus paradoxus. Man versteht darunter eine abnorme Abnahme des Blutdrucks und der palpablen Pulswelle bei der Inspiration. Die Grenze zu dem normalen Phänomen einer bei Inspiration vorhandenen geringen Abnahme des systolischen Blutdruckes ist fließend. Als eindeutig pathologisch gilt ein inspiratorisches Absinken des systolischen Blutdruckes um mehr als 8–10 mm Hg, sofern die Atmung nicht forciert durchgeführt wird. Differentialdiagnostisch ist allerdings zu berücksichtigen, daß ein Pulsus paradoxus auch bei einer obstruktiven Ventilationsstörung (z.B. bei Bronchialasthma oder bei Lungenemphysem) anzutreffen ist.

Tabelle 3.15. Klinische Ursachen der chronischen constrictiven Perikarditis

Infektionen
  a) bakterielle Infekte
  b) Tuberkulose
  c) Pilzerkrankungen (z.B. Histoplasmose)
  d) Viruserkrankungen (z.B. Coxsackie B 3-Virus)
Erkrankungen des rheumatischen Formenkreises
Neoplastische Erkrankungen
  a) Mesotheliome oder Sarkome
  b) Metastasierungen (bei Bronchialcarcinom, Mammacarcinom, Leukämie u.a.)
Traumen
Röntgenbestrahlung
Ätiologisch ungeklärte Formen

Tabelle 3.16. Klinische Ursachen einer Perikardtamponade

1. Exsudative Perikarditis
  (z.B. Virusinfektionen, Tuberkulose)
2. Urämische Perikarditis
3. Malignome, Metastasen
4. Herzwandruptur und Rupturen der großen herznahen Gefäße
5. Iatrogen:
  Antikoagulantientherapie
  nach diagnostischen Eingriffen
  (z.B. Herzkatheteruntersuchung)
  Schrittmacherbehandlung
  (Sondenperforation)
6. Traumen

Tabelle 3.17. Tamponierender Perikarderguß

1. Klinische Hinweise:
   Herzspitzenstoß nicht tastbar
   Herztöne sehr leise
   Perikardreiben
   Herzgrenzen perkutorisch verbreitert

2. Elektrokardiogramm:
   periphere u. zentrale Niederspannung
   elektrischer Alternans

3. Echokardiogramm:
   Echofreie Zone zwischen
     Perikard und Epikard

4. Röntgen:
   Randpulsation des Herzens aufgehoben
   Katheter im rechten Vorhof nicht
     randständig zu lokalisieren
   Ergußmantel erkennbar bei Angiographie
     in den rechten Ventrikel

5. Hämodynamik:
   Blutdruck (arteriell) erniedrigt:
     < 100 mmHg systolisch
   Blutdruck (arteriell) sinkt
     inspiratorisch ab
   Venendruck (zentral) erhöht: > 25 cm H_2O
   Lungenkapillardruck erhöht: > 20 mmHg

6. Szintigraphie:
   fehlendes szintigraphisches
     Impulsmuster im Ergußbezirk

Bei einem ausgeprägten Perikarderguß ergibt die Perkussion eine Vergrößerung der Herzdämpfungsfigur, die beim liegenden Patienten annähernd eine runde Konfiguration annimmt. Entlang dem linken Rand der Dämpfungsfigur entsteht ein plötzlicher Übergang des Lungenklopfschalls zur absoluten Herzdämpfung. Eine perkutorische Dämpfung über der unteren Hälfte des Sternums spricht mit hoher Treffsicherheit für einen Perikarderguß. Dabei ist der Puls schwach und fadenförmig palpabel und kann völlig schwinden. Analog sind die Herztöne, besonders beim liegenden Patienten, sehr leise. Aber selbst bei großen Perikardergüssen ist der Herzspitzenstoß, wenn auch diskret, palpabel. Bei einem sich langsam entwickelnden Perikarderguß, bei dem selbst Ergußmengen von 1 Liter eine verhältnismäßig geringgradige Symptomatik verursachen und bei einer Pericarditis constrictiva wird das klinische Bild von den Zeichen der Links- und Rechtsherzinsuffizienz bestimmt. Dabei überwiegen die Zeichen der Rechtsherzin-

suffizienz mit Hepatomegalie, ausgeprägtem Ascites und Anasarka. Herzglykoside sind bei Pericarditis constrictiva und tamponierendem Perikarderguß selbstredend nur unzureichend oder nicht wirksam (s. auch Tabelle 3.17).

3.8.3. Röntgenuntersuchung

Bei geringen Ergußmengen sind röntgenologische Untersuchungsbefunde nicht wegweisend. So entziehen sich Ergußmengen von um 100 ml dem röntgenologischen Nachweis sowohl im Standardröntgen als auch bei der Durchleuchtung. Erst mehrere 100 ml führen zu einer Vergrößerung der Herzsilhouette, die eine rundliche, dreieckige oder bocksbeutelartige Form annimmt. Im Flächenkymogramm sind die typischen Randpulsationen des Herzens aufgehoben oder stark reduziert. Die Lungenzeichnung ist weit weniger vermehrt als bei Patienten mit einer chronischen Myokardinsuffizienz des Herzens. Patienten mit akuter benigner Perikarditis lassen zusätzlich einen Pleuraerguß sowie umschriebene bronchitische Veränderungen erkennen. Bei constrictiver Perikarditis ist der Nachweis von perikardialen Verkalkungen kennzeichnend.

3.8.4. Elektrokardiogramm

Die häufigste und wesentlichste elektrokardiographische Veränderung ist eine Hebung der ST-Strecke, entweder in allen drei Standardableitungen (I, II, III) oder in Ableitung I und II bzw. in II oder III, oder nur in der Ableitung I. Gleichzeitig sind diese Veränderungen auch in den präcordialen Ableitungen vorhanden. Die ST-Strecke unterscheidet sich von derjenigen bei Myokardinfarkt insofern, als sie gradlinig schräg nach oben oder mit einer aufwärts gerichteten Konkavität zu einer positiven T-Welle verläuft. Bei Myokardinfarkt mit angehobener RT-Strecke zeigt sich eine nach oben gerichtete Konvexität. Neben den angehobenen ST-Strecken findet sich in den Verlaufsstadien eine negative T-Welle. Dabei wird das Stadium der Isoelektrizität zwischenzeitlich durchlaufen. Eine T-Negativierung in allen drei Extremitätenableitungen ist für Perikarditis in hohem Maße charakteristisch.

Eine periphere und zentrale Niederspannung ist als Zeichen eines Perikardergusses zu werten, sofern diese Veränderung sich im Verlaufe des Krankheitsbildes entwickelt hat.

Elektrokardiographische Differentialdiagnose zwischen Perikarditis und Myokardinfarkt:

1. Die ST-Anhebung in den Ableitungen I oder III tritt bei Perikarditis ohne eine reziproke Senkung der ST-Strecke auf, wie das beim Myokardinfarkt der Fall ist.
2. Eine negative T-Welle in allen drei Standardableitungen spricht für Perikarditis und gegen Myokardinfarkt.
3. Eine R-Zacke in den Brustwandableitungen fehlt bei Perikarditis extrem selten, dagegen häufig beim Myokardinfarkt.

4. Q-Zacken in den Standardableitungen sprechen für Myokardinfarkt und gegen Perikarditis. Eine elektrokardiographische Abgrenzung einer Perikarditis von einem Myokardinfarkt ist immer dann erschwert, wenn perikardiale und myokardiale Schädigungen gleichzeitig manifest sind, wie das im Verlaufe eines Myokardinfarktes der Fall sein kann.

3.8.5 Echokardiographie

Die echokardiographische Diagnostik ist eine besonders empfindliche Methode zum Nachweis eines Perikardergusses. So läßt sich echokardiographisch eine echofreie Zone zwischen linker oder rechter Ventrikelwand und Perikard nachweisen, die der Flüssigkeitsansammlung entspricht (s. Abb. 3.10).

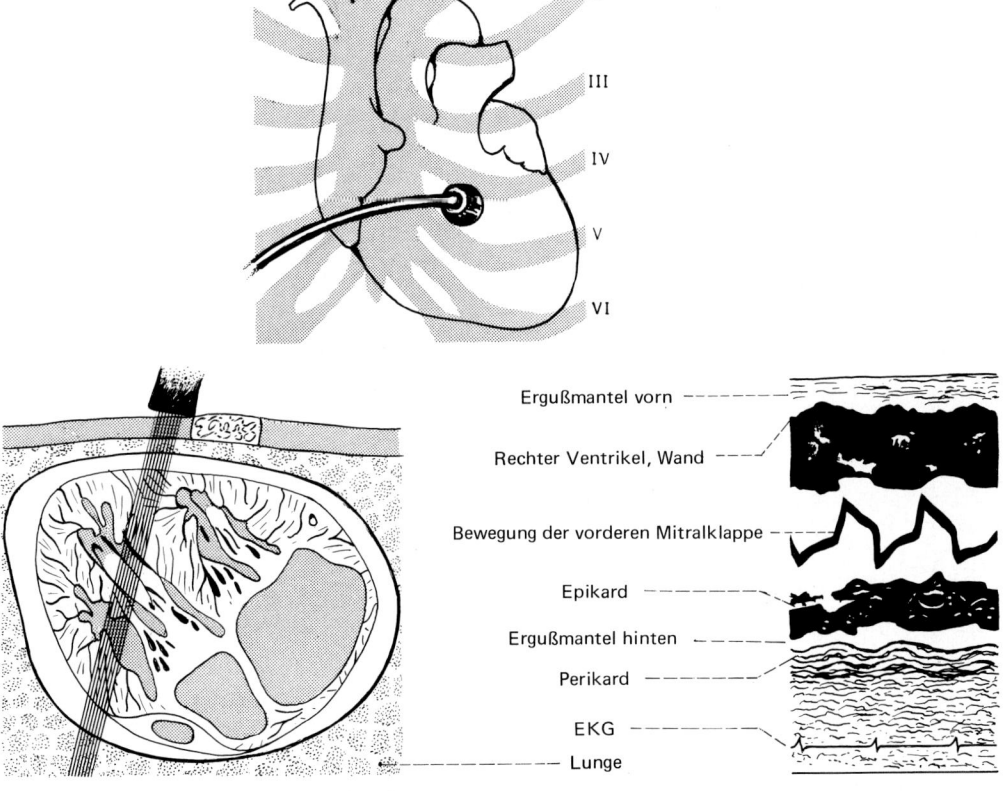

Abb. 3.10. Echokardiogramm bei Perikarderguß

3.8.6. Herzkatheteruntersuchung und Angiographie

Bei Rechtsherzinsuffizienz findet sich ebenso wie bei Perikarditis eine Erhöhung des rechtsventriculären diastolischen Kammerdruckes. Dabei ist der systolische Ventrikeldruck leicht erhöht. Charakteristisch ist bei Perikardconstriction ein frühdiastolisches Absinken des Drucks („dip") mit nachfolgendem hohem diastolischem Plateau (s. Abb. 3.11). Der enddiastolische Druck beträgt dann mehr als $^1/_3$ des systolischen Druckes im rechten Ventrikel und die Druckamplitude ist insgesamt vermindert. Letztere Kriterien können zur differentialdiagnostischen Abgrenzung gegenüber einer Rechtsherzinsuffizienz ggf. herangezogen werden. Entsprechende Änderungen des Druckverlaufs sind auch im linken Ventrikel, wenn auch nicht so ausgeprägt, nachzuweisen. Zur differentialdiagnostischen Abgrenzung einer Perikardconstriction von einer Kardiomyopathie s. Tabelle 3.18.

Bei Perikardtamponade ist eine Angiographie in den rechten Vorhof für einen Perikarderguß beweisend, wenn die angiographische Herzrand-kontur lateral dem rechten röntgenologischen Herzrand festzustellen ist.

3.8.7. Szintigraphie des Herzens

Durch *szintigraphische Untersuchungen* des Herzens ist ein Perikarderguß größeren Ausmaßes dadurch zu verifizieren, daß zwischen Herz und Lungen im a.-p.-Bild ein dem Erguß entsprechender Bezirk mit fehlendem radioaktivem Impulsmuster nachzuweisen ist.

Die sichere Diagnose einer Perikardtamponade ist für das Schicksal des betroffenen Patienten entscheidend, da eine Entlastungspunktion lebensrettend ist.

3.8.8. Behandlung der akuten Perikardtamponade

Perikardpunktion: Für eine Perikardpunktion ergeben sich zwei Indikationen: 1. die Entlastung bei nachgewiesener Herzbeuteltamponade, 2. die Gewinnung von Punktionsflüssigkeit für diagnostische Zwecke.

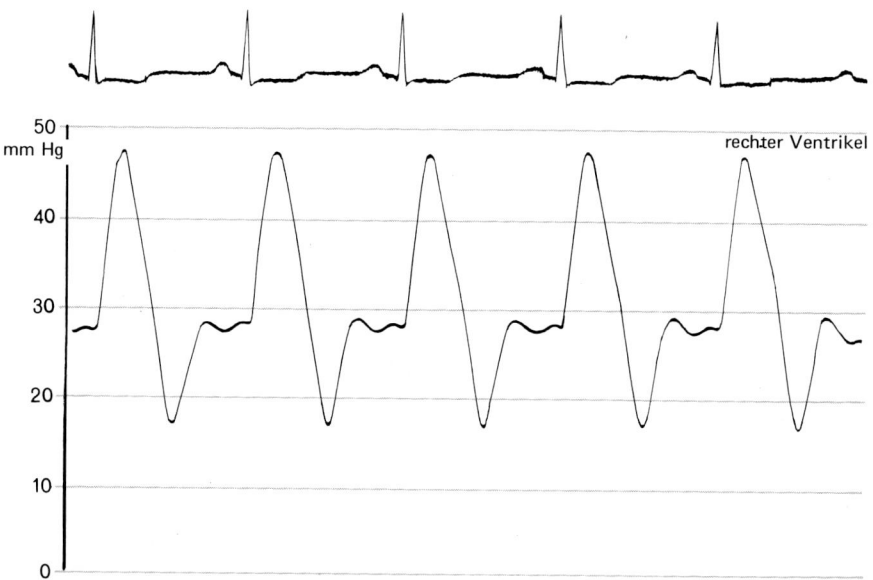

Abb. 3.11. Druckkurvenverlauf bei constrictiver Perikarditis im rechten und linken Ventrikel. Man beachte den frühdiastolischen Druckabfall (*dip*), ohne daß dabei ein Wert von annähernd Null erreicht wird, sowie das mesodiastolische Druckplateau im rechten Ventrikel. Ausgeprägt erhöhter systolischer Druck im rechten Ventrikel. (Einzelheiten s. Text)

Tabelle 3.18. Hämodynamik bei Kardiomyopathie im Vergleich mit constrictiver Perikarditis (nach [24a])

	Constrictive Perikarditis	Cardio-myopathie
1. Druckwerte		
a) Linker Vor-hof (LAP)	Angleichung an RAP	10–20 mmHg > RAP
b) Rechter Vor-hof (RAP)	meist > 15 mmHG y-Tal prominent	meist < 15 mmHg
c) Rechter Ven-trikel (RV)	frühdiastoli-scher Druck-abfall obligat	frühdiastoli-scher Druck-abfall möglich
d) Diastolischer Druck im rechten Ventrikel	$\gtrsim 1/3$ des systo-lischen Drucks	$< \sim 1/3$ des systolischen Drucks
e) Pulmonal-arterie (PA)	meist < 40 mmHg systolisch	meist > 50 mmHg systolisch
f) Diastolisches Druckplateau	RAP = RV = PAD = PWP*	PWP* > RAP
2. Atmungs-abhängigkeit des Druck-wertes	meist nicht vor-handen	meist vorhanden

* PWP = Pulmonalcapillardruck

Folgende Punktionsverfahren sind gebräuch-lich:

Technik des substernalen Zuganges: Diese Tech-nik wird von uns bevorzugt, da hierbei die ge-ringsten Komplikationen zu erwarten sind. — Der Patient wird im Liegen mit Kissen im Rük-ken unterstützt, um den Sternalfortsatz mehr nach vorn zu bringen. Mit der üblichen aseptischen Technik wird das Gebiet im Bereich des Processus xiphoides vorbereitet und durch Infil-tration mit 2%iger Novocainlösung anaesthe-siert. — Eine Lumbalpunktionsnadel (Stärke 17–18 von 8–20 cm Länge) wird dicht unterhalb des Schwertfortsatzes in der Mittellinie eingesto-chen. Die Spitze der Nadel wird aufwärtsgerich-tet und dicht an der Dorsalseite des Schwertfort-satzes und des Sternums gehalten. Während die Nadel langsam und vorsichtig vorgeführt wird, drückt man das Nadelende mit dem Konus ge-gen die Bauchhaut. Auf diese Weise wird die Na-del entlang der Dorsalfläche des Sternums ge-führt, bis sie in die Perikardhöhle eintritt. Wenn man eine kratzende Berührung oder mit der Herzaktion synchrone Bewegungen mit der Na-del spürt, sollte man sie etwas zurückziehen. Das Verfahren kann durch Anwendung des Elektro-kardiogramms, das über die Punktionsnadel ab-geleitet wird, wesentlich sicherer gestaltet wer-den.

Hierzu wird über die Punktionsnadel mit Hilfe einer Klemme eine elektrokardiographische Ab-leitung nach Wilson registriert. Im Augenblick der Berührung der Punktionsnadel mit dem Myokard ändert sich das elektrokardiographi-sche Bild mit Ausbildung einer monophasischen Deformierung. Ein leichtes Zurückziehen der Punktionsnadel läßt dann elektrokardiogra-phisch erkennen, daß keine Berührung mehr mit dem Myokard besteht. Nunmehr kann die Aspi-ration der Perikardflüssigkeit durch die Punk-tionsnadel erfolgen.

Bereits die Aspiration von nur verhältnismäßig wenig Flüssigkeit (Transsudat, Exsudat, Blut, 50–100–150 ml) bewirkt hämodynamisch eine ausgeprägte Besserung, die im Laufe von $1/4$–$1/2$ Std nach der Punktion voll manifest wird.

Die Technik des apikalen Zugangs: Während der Patient sitzend gehalten wird, wird die linke Grenze des Zwerchfells durch Perkussion be-stimmt. Eine Durchleuchtung kann notwendig werden, um diese Linie zu überprüfen.

Der fünfte Intercostalraum wird aufgesucht. Die Haut in diesem Gebiet wird gründlich gereinigt und dann mit sterilen Tüchern abgedeckt. Eine kurzgeschliffene 18er Nadel — zur leichteren Handhabung — auf einer 5- oder 10 cm-Spritze wird in den fünften Intercostalraum auf der durch die äußere Grenze der Herzdämpfung fest-gelegten Linie, aber außerhalb des Herzspitzen-stoßes eingestochen, wenn dieser bestimmt wer-den kann. Die Nadel wird nach dorsal und me-dial in Richtung auf die Wirbelsäule vorgeführt, während man aspiriert.

Der wichtigste Faktor bei der Wahl des Zuganges für die Perikardpunktion ist die Sicherheit des Zuganges. Eine Verletzung der umgebenden Organe Arteria mammaria interna, Lunge, Magen oder das Anstechen einer Coronararterie oder des Myokards sind die Hauptgefahren. Seltener beschriebene Komplikationen sind ein Pneumothorax, eine Ventrikeltachykardie, Kammerflimmern oder eine Infektion der Pleura mediastinalis oder des Peritoneums durch eitriges Exsudat, wenn die Nadel aus dem Perikard zurückgezogen wird.

Bei der substernalen Punktion, mit der man die am tiefsten liegenden Anteile des Perikardbeutels erreicht, liegen der Magen, die Oberfläche der Leber, die Arteria epigastrica superior und die Bauchhöhle innerhalb der Reichweite der vordringenden Nadel. Wenn die Nadel dicht hinter den Schwertfortsatz und das Sternum gerichtet wird, bleibt sie ventral vom Peritoneum.

Nach erfolgter Perikardpunktion und Aspiration von Ergußflüssigkeit können sich eine periphere Niederspannung, eine zentrale Venendrucksteigerung und eine arterielle Hypotonie mit drohender Schocksymptomatik rasch zurückbilden.

Kasuistik: Es handelte sich um einen 48jährigen Patienten mit Myokardinfarkt, bei dem zur Vermeidung von thromboembolischen Komplikationen eine Antikoagulantientherapie mit Phenprocoumon durchgeführt worden war. Im Laufe weniger Tage entwikkelte sich das klinische Bild der zunehmenden Myokardinsuffizienz mit Anstieg des zentralen Venendruckes und Absinken des systemischen Blutdruckes. Hand in Hand damit nahm die Urinausscheidung ab, der Serumkreatininwert stieg von 1,4 auf 2,6 mg% an. Schließlich traten als Zeichen des Linksherzversagens Somnolenz und Verwirrtheit hinzu. Der Herzspitzenstoß war nur angedeutet palpabel. Bei der Auskultation des Herzens waren deutlich erster und zweiter Herzton feststellbar. Mäßig verbreitete Herzdämpfungsfigur perkutorisch. Eine röntgenologische Durchleuchtung ergab aufgehobene Randpulsationen des Herzens. Im Elektrokardiogramm war eine ausgeprägte periphere und zentrale Niederspannung nachweisbar. Aufgrund dieser Symptomkonstellation wurde die Diagnose eines tamponierenden Perikardergusses gestellt. Eine Entlastungspunktion von nur 60 ml eines sanguinolenten Exsudats führte rasch zum Anstieg des Blutdruckes und zum Absinken des zentralen Venendruckes. Das Sensorium war bereits 1 Std nach Entlastungspunktion unauffällig.

Eine Behandlung der Perikardtamponade durch Perikardiocenthese ist aber nur der erste Schritt eines therapeutischen Planes, der die Ursache bzw. das Grundleiden zu berücksichtigen hat.

Die aspirierte Flüssigkeit sollte mikroskopisch und bakteriologisch untersucht werden, um der Krankheitsursache näherzukommen. Bei einer Aspiration von blutiger Flüssigkeit hat sich das Ausspritzen auf ein Filterpapier als Schnelltest bewährt, weil ein blutiges Exsudat oder Transsudat wegen des verhältnismäßig niedrigen Hämatokrits an einem großen Flüssigkeitshof um die corpusculären Anteile des Blutes herum zu erkennen ist. Die Bestimmung des Hämatokrits ist selbstverständlich die zuverlässigere Methode, um Blut von anderen Flüssigkeiten zu unterscheiden.

Eine Antikoagulantientherapie ist bei nachgewiesener Perikardtamponade selbstverständlich zu beenden. Eine Perikardiocenthese ist bei bestehender Antikoagulation kontraindiziert. Im übrigen richtet sich die Behandlung des Perikardergusses nach dem Grundleiden.

Eine chirurgische Behandlung einer Perikardtamponade ist dann notwendig, wenn wiederholt durch Flüssigkeitsansammlung im Perikardraum die Notwendigkeit einer Perikardiocenthese entsteht. Die chirurgische Behandlung ist die Methode der Wahl, wenn die Tamponade durch ein Trauma verursacht wurde.

3.8.9. Behandlung der constrictiven Perikarditis

Die Behandlung der constrictiven Perikarditis mit venöser Einflußstauung besteht in einer partiellen chirurgischen Resektion des Perikard („Fensterung"). Dadurch kann die Symptomatik in etwa 60% der Fälle befriedigend gebessert werden. Allerdings beträgt die Operationsletalität in verschiedenen Kliniken zwischen 10 und 20%. Wenn es als Folge der Erkrankung zu einer ausgedehnten Myokardfibrose gekommen ist, bleibt das Operationsresultat meist enttäuschend. Eine Infusionsbehandlung mit Serumproteinen präoperativ hat sich als geeignet erwiesen, die Operationsletalität zu reduzieren.— Die medikamentöse Behandlung folgt den üblichen Prinzipien einer Therapie der Herzinsuffizienz (s.S. 347).

Zur Behandlung der akuten benignen Perikarditis s.S. 72.

3.9. Literatur

1. ABLARD, G., LARCHAN, A.: Der akute Gelenk-rheumatismus des Erwachsenen. Acta rheumat. (Basel) **20**, 1 (1963).
2. ALBAN, B., EPSTEIN, J.A., FEINSTEIN, A.R., GAV-RIN, J.B., JONAS, S., KLEINBERG, E., SIMPSON, R., SPAGNUOLO, M., STOLLERMANN, G.H., TARANTA, A., TURSKY, E., WOOD, H.F.: Rheumatic fever in children and adolescents. Amer. intern. Med. **60**, Suppl. 5 (1964).
3. American Heart Association: Report of commit-tee on standards and criteria for programs of care of council on rheumatic fever: Jones criteria (mo-dified) for guidance in diagnosis of rheumatic fe-ver. — Modified concepts. Cardiovasc. Dis. **24**, 291 (1955).
4. ANSCHÜTZ, F.: Endokarditis. Stuttgart: Thieme 1968.
5. BACHMANN, G.W., GALM, Y., RAPP, W.: Der dia-gnostische Beitrag immunologischer Untersu-chungsmethoden in der Kardiologie. Wiederbele-bung und Organersatz **4**, 119 (1967).
6. CABAU, N., BADIN, J.: Effects de l'addition d'al-bumine sur l'inhibition spécifique et non spécifi-que de la streptolysine 0 par le sérum humain. (Ef-fects of the addition of albumin on specific and nonspecific inhibition of streptolysin 0 by human serum. C. rend Soc. biol. **3**, 153 (1959).
7. BECKER, B.J.P., CHATGIDAKIS, C.B., VAN LINGEN, B.: Cardiovascular collagenosis with parietal en-docardial thrombosis. A clinicopathologic study of forty cases. Circulation **7**, 345–356 (1953).
8. BEIL, E., SEIBEL, K., RIECKER, G.: Herzerkran-kung bei primärer Oxalose. Klin. Wschr. **47**, 513 (1969).
9. BLACK-SCHAFFER, B., TURNER, M.E.: Hyperpla-stic infantile cardiomegaly. Amer. J. Path. **34**, 745–765 (1958).
10. BRONN, G.C., EVANS, T.N.: Serologic evidence of coxsackievirus. Etiology of congenital heart dis-ease. J. Amer. Med. Ass. **199**, 151 (1967).
11. BURCH, G.E., COLOLOUGH, H.L.: Progressive coxsackie viral pancarditis and nephritis. Ann. int. Med. **71**, 963–970 (1969).
12. BURCH, G.E., GILES, T.D.: The role of viruses in the production of heart disease. Amer. J. Med. **29**, 231–240 (1972).
13. BURCH, G.E., GILES, T.D., COLCOLOUGH, H.L.: Pathogenesis of rheumatic heart disease: Critique and theory. Amer. Heart J. **80**, 556 (1970).
14. BURCH, G.E., SUN, S.C., COLCOLOUGH, H.L., SO-HAL, R.S., DE PASQUALE, M.P.: Coxsackie B viral myocarditis and valvulitis identified in routine autopsy specimens by immunofluorescent tech-niques. Amer. Heart J. **74**, 13–23 (1967).
15. BURCK, H.-CHR.: Panarteriitis nodosa und ihre Sonderformen. Dtsch. med. Wschr. **94**, 912–914 (1969).
16. CABAU, N.: Study of non-specific serum inhibi-tors of streptolysin. O. Inhibition of streptolysin in pulmonary tuberculosis in relation to the evo-lution and nature of the lesions. Rev. Tuberc. (Pa-ris) **25**, 75 (1961).
17. Commitee Report: Jones criteria (revised) for guidance in the diagnosis of rheumatic fever. Cir-culation **32**, 664 (1965).
18. DAVIES, J.N.P., BALL, J.D.: The pathology of en-domyocardial fibrosis in Uganda. Brit. Heart J. **17**, 337–359 (1955).
19. DIRSCHMID, K.: Myokardmetastasen eines Kar-zinoids mit Endokardverdickung. Beitrag zur Ge-nese der Bindegewebsveränderungen bei Karzi-noiden. Wien. klin. Wschr. **81**, 940–941 (1969).
20. DOERR, W.: Entzündliche Erkrankungen des Myokard. Verh. dtsch. Ges. Path. **51**, 67–101 (1967).
21. DRESSLER, W.: The post-myocardial-infarction syndrome. Arch. intern. Med. **103**, 28 (1959).
22. ECKHARDT, R., SCHÖLMERICH, P., THEILE, U.: Endokarditis. In: Therapie innerer Krankheiten (E. BUCHBORN, H. JAHRMÄRKER, H.J. KARL, G.A. MARTINI, G. RIECKER, H. SCHWIEGK, W. SIEGENTHALER, W. STICH, Hrsg.), S. 4 –44. Ber-lin-Heidelberg-New York: Springer 1973.
23. EMANUEL, R.: A classification for the cardiomyo-pathies. Amer. J. Cardiol. **26**, 438–439 (1970).
24. FASSBENDER, H.G.: Zur Morphogenese und Pa-thologie der rheumatischen Herzerkrankungen. In: Die erworbenen Herzerkrankungen im Kin-desalter (F. GRASER, Hrsg.), S. 1–5. Stuttgart: Schattauer 1964.
24a. FOWLER, N.O.: Pericardial Disease. In ed. HURST: The Heart, 3. Ed. S. 1387–1405. McGraw Hill-Book Comp. 1974.
25. FRIEDBERG, C.K.: Erkrankungen des Herzens. Stuttgart: Thieme 1972.
26. GOERTTLER, K.: Die Mißbildungen des Herzens und der großen Gefäße. In: Lehrbuch der speziel-len Pathologischen Anatomie (M. STAEMMLER, Hrsg.), 11. u. 12. Aufl., Erg.-Band I, 1. Hälfte, S. 301–464. Berlin: de Gruyter 1969.
27. GOLDEN, A., HURST, J.W.: Alterations of the le-sions of acute rheumatic myocarditis during cor-tisone therapy. Circulation **7**, 218–223 (1953).
28. HEDINGER, CHR., GLOOR, R.: Metastasierende Dünndarmkarzinoide, Tricuspidalklappenverän-derungen und Pulmonalstenose — ein neues Syndrom. Schweiz. med. Wschr. **84**, 942–946 (1954).
29. HESS, E.V., FINK, C.W., TARANTA, A., ZIFF, M.: Heart muscle antibodies in rheumatic fever and other diseases. J. clin. Invest. **43**, 886–893 (1964).
30. HIGGINSON, J., ISAACSON, CH., SIMSON, I.: The pa-thology of cryptogenic heart disease. Arch. Path. (Chic.) **70**, 497–507 (1960).
31. HOLLISTER, J.E., ENGLEMAN, E.P.: Rheumatic fe-ver in military personal. U.S. armed Forces med. J. **9**, 1436 (1958).

32. HOLSINGER, D.R., OSMUNDSOON, P.J., EDWARDS, J.E.: The heart in periarteriitis nodosa. Circulation **25**, 610 (1962).

33. JAMES, T.N., RUPE, C.E., MONTO, R.W.: Pathology of the cardiac conduction system in systemic lupus erythematodes. Ann. intern. Med. **63**, 402–410 (1965).

34. KAPLAN, M.H.: Autoantibodies to heart and rheumatic fever: the induction of autoimmunity to heart by streptococcal antigen cross-reactive with heart. Ann. N.Y. Acad. Sci. **124**, 903–915 (1965).

35. KAPLAN, M.H., FRENGLEY, D.: Autoimmunity to the heart in cardiac disease. Amer. J. Cardiol. **24**, 459 (1969).

36. KAPLAN, M.H., MEYESERIAN, M., KUSHNER, J.: Immunologic studies of heart tissue as revealed by immunfluorescent methods: isoimmune Wassermann and antiimmunic reactions. J. exp. Med. **113**, 17 (1961).

37. KAWAI, C.: Idiopathic cardiomyopathy. A study on the infections-immune theory as a cause of the disease. Jap. Circ. J. **35**, 765–770 (1971).

38. KINDLER, U.: Zur serologischen Diagnostik der rheumatischen Karditis. Dtsch. med. Wschr. **21**, 850 (1972).

39. KIRCHHEINER, B.: Sarcoidosis cordis. Acta med. scand. **168**, 223–234 (1960).

40. KLINGE, F.: Der Rheumatismus. Ergebn. Path. **27**, 1–336 (1933).

41. KOCHSIEK, K., LARBIG, D., HARMJANZ, D.: Die hypertrophische obstruktive Kardiomyopathie. Berlin-Heidelberg-New York: Springer 1971.

42. LÖFFLER, W.: Endocarditis parietalis fibroplastica mit Bluteosinophilie. Ein eigenartiges Krankheitsbild. Schweiz. med. Wschr. **66**, 817–820 (1936).

43. LOHNES, H.: Das ABC des Rheumatismus. S. 139. Konstanz: Alma-Mater Verlags GmbH 1967.

44. MCCARTHY, M.: Missing links in the streptococcal chain leading to rheumatic fever. Circulation **29**, 488 (1964).

45. MCDONALD, C.D., BURCH, G.E., WALSH, J.J.: Prolonged bed rest in the treatment of idiopathic cardiomyopathy: Amer. J. Med. **52**, 41–50 (1972).

46. OEVERMANN, W., BOLTE, H.D., ZWEHL, U.: Indirekter Immunfluoreszenztest und Antiglobulin-Konsumptionstest in der Diagnostik primärer Kardiomyopathien. Verh. dtsch. Ges. inn. Med. 29.4–3.5.1973. Berlin-Heidelberg-New York: Springer 1974.

47. PERLOFF, J.K.: The cardiomyopathies — current perspectives. Circulation **44**, 942–949 (1971).

48. PETERSEN, K.F., NOWAK, P., THIELE, O.W. et al.: Investigations concerning the action of streptolysin 0 and its unspecific inhibition by lipids. Int. Arch. Allerg. **29**, 69 (1966).

49. PORTER, G.H.: Sarcoid heart disease New Engl. J. Med. **263**, 1350 (1960).

50. REMMELE, W.: Die Erkrankungen des Wandendokards unter besonderer Berücksichtigung ihrer pathologischen Anatomie. Klin. Wschr. **40**, 379–391 (1962).

51. SAPHIR, O., LANGENDORF, R.: Nonspecific myocarditis in acute rheumatic fever. Amer. Heart. J. **46**, 432–442 (1953).

52. SCHMIDT, K.: Die Serologie der Rheuma-Diagnostik. Therapiewoche **21**, 2943 (1971).

53. SCHÖLMERICH, P.: Erkrankungen des Endokard. In: Handbuch der inneren Medizin (SCHWIEGK, H., Hrsg.), Bd. IX/II, S. 543. Berlin-Göttingen-Heidelberg: Springer 1960.

54. SCHÖLMERICH, P.: Bakterielle Endokarditis. In: Lehrbuch der Inneren Medizin (R. GROSS, D. JAHN, P. SCHÖLMERICH, Hrsg.). Stuttgart: Schattauer 1970.

55. SCHWABER, J.R., LUKAS, D.S.: Hyperkinetic and cardiac failure in the carcinoid syndrome. Amer. J. Med. **32**, 846 (1962).

56. SHAPER, A.G., HUTT, M.S.R., COLES, R.M.: Necropsy study of endomyocardial fibrosis and rheumatic heart disease in Uganda. Brit. Heart J. **30**, 391–401 (1968).

57. SPODICK, D.H.: Acute Pericarditis. New York-London: Grune and Stratton 1959.

58. SPODICK, D.H.: Differential diagnosis of acute pericarditis. Progr. Cardiorase. Dis. **14**, 192–209 (1971).

59. WENGER, R.: Endokardfibrosen. Klinik-Therapie-Pathologie. Stuttgart: Thieme 1964.

60. WOSTENHOLME, R., O'CONNOR, M., eds.: Hypertrophic Obstructive Cardiomyopathy. London: J. a. A. Churchill 1971.

61. BOLTE, H.D.: Diagnostische Wertigkeit des indirekten Immunfluoreszenztestes zum Nachweis humoraler Antikörper gegen Myokard. Internist **16**, 180–184 (1975).

62. BOLTE, H.D., MILSTREY, H.R., TEBBE, U., RAHLF, G.: Neuere Aspekte zur klinischen Diagnostik der Alkoholkardiomyopathie. Verh. dtsch. Ges. inn. Med. **80**, 1206–1210 (1974).

63. COONS, A.H., CREECH, H.J., JONES, R.N.: Immunological Properties of an Antibody Containing a Fluorescent Group. Proc. Soc. Exp. Biol. a. Med. **47**, 200–202 (1941).

64. KUHN, H., BREITHARDT, G., KNIERIEM, H.-J., LOOGEN, F., BOCH, A., SCHMIDT, W.A.K., STROOBRANDT, R., GLEICHMANN, U.: Die Bedeutung der endomyokardialen Katheterbiopsie für die Diagnostik und die Beurteilung der Prognose der kongestiven Kardiomyopathie. Dtsch. med. Wschr. **14**, 717 (1975).

65. GOODWIN, J.F.: Hypertrophic diseases of the myocardium. Progr. in Cardiovasc. Dis. **16**, 199–238 (1973).

4. Erworbene Herzklappenfehler

4.1. Allgemeines

Erkrankungen infolge von Herzklappenfehlern haben auf den Lebenslauf der betroffenen Patienten einen einschneidenden, wenn nicht gar bestimmenden Einfluß. Die Verflechtung von Prophylaxe, Erkennung und Behandlung dieser Erkrankungen vollzieht sich nämlich für den Einzelnen über Zeiträume von Jahren und Jahrzehnten.

Die häufigste *Ursache* der Klappenerkrankungen (s. Tabelle 4.1) ist die rheumatische Karditis im Rahmen eines akuten Gelenkrheumatismus. In der überwiegenden Mehrzahl der Fälle ist die Mitralklappe betroffen. An zweiter Stelle sind die rheumatischen Veränderungen an der Aortenklappe lokalisiert und führen zu Aortenklappenstenose oder Insuffizienz. Nur gelegentlich treten Erkrankungen der Tricuspidalklappe auf; auch Pulmonalklappenläsionen sind selten. Bei rheumatischer Ätiologie findet sich in etwa knapp der Hälfte der Fälle ein gleichzeitiger Befall von Mitral- und Aortenklappe. In ungefähr 10% ist dann außerdem die Tricuspidalklappe mitbetroffen. In Gegenden mit einer hohen Luesmorbidität ist die Zahl der Erkrankungen an Aortenklappeninsuffizienz verhältnismäßig häufig [20] (s. S. 93).

Um die *subjektive* Leistungseinschränkung von Patienten mit erworbenen Herzklappenfehlern zu beschreiben, hat sich eine Einteilung der New York Heart Association (1945) bewährt. Diese sieht vier Grade vor und geht von den subjektiven Beschwerden des Patienten aus (s. hierzu S. 343). Dabei besteht zwischen dem klinischen Schweregrad und dem hämodynamischen Schweregrad nicht immer eine enge Korrelation, und zwar besonders nicht bei den leichteren Fällen. Hingegen ist bei den höheren Schweregraden auch meistens ein hoher hämodynamischer Schweregrad zu objektivieren. Für die Beurteilung des gesamten Bildes, die für die Indikationsstellung zur korrigierenden Herzklappenoperation unerläßlich ist, kann aber nur eine integrierende, die besonderen Verhältnisse bei der Betrachtung des Einzelfalles abwägende Berücksichtigung *aller* gemessenen Daten von Nutzen sein.

4.2. Pathologische Anatomie

4.2.1. Normaler Aufbau der Herzklappen

Die Herzklappen bestehen aus einem fibrösen Skelet mit einem endokardialen Überzug. Dem fibrösen Skelet liegt eine kollagene Faserplatte zugrunde. Zu beiden Seiten schließt sich eine fibrös-elastische Schicht an, die an der ventriculären Seite der Semilunarklappen und atrialen Seite der Taschenklappen breit und an der gegenüberliegenden Seite schmal ist. An der Oberfläche werden die Klappen von einem in der Norm

Tabelle 4.1. Ursachen von erworbenen Klappenerkrankungen

Rheumatische Karditis
Bakterielle Karditis
Kardiomyopathien
Papillarmuskeldysfunktion
    Zustand nach Myokardinfarkt
    Coronare Herzkrankheit
Herztumoren (Myxome, Sarkome, Metastasen)
Traumen

lückenlosen Endothelbelag bedeckt. Seine Zellkerne weisen bei Jugendlichen einen recht hohen Ordnungsgrad auf. Mit zunehmendem Alter macht er einer steigenden Unordnung Platz, und es treten sogar Riesenkerne auf. An den Schließungsrändern der Semilunarklappen sind die Endothelien dichter gelagert.

Für die Semilunarklappen trifft zu, daß normale Herzklappen gefäßfrei sind. Die AV-Klappen enthalten jedoch auch unter normalen Bedingungen einige Herzmuskelfasern, Nerven und kleine begleitende Blutgefäße, die jedoch mit bloßem Auge nicht sichtbar sind [4, 24].

4.2.2. Allgemeine Pathologie

Ein erworbener Herzklappenfehler entsteht häufiger chronisch als akut. Er kann zu einer Stenose oder Insuffizienz führen.

Akut entstandene Herzklappenfehler: Eine akut entstandene Stenose ist eine Seltenheit. Ihr liegt meist ein größerer Thrombus oder ein Vorhofmyxom zugrunde. Eine akute Schlußunfähigkeit (Insuffizienz) der Klappen entsteht in der Regel durch eine plötzliche Klappenperforation oder Einrisse, gewöhnlich bei einer ulcerösen Endokarditis, sehr selten infolge eines Traumas, durch eine endokarditisch bedingte Zerreißung von Sehnenfäden oder durch einen Papillarmuskelabriß (meist infolge eines Herzinfarktes).

Relative Klappeninsuffizienz: Einer relativen Insuffizienz liegt eine Erweiterung des Klappenostiums zugrunde. Unter physiologischen Bedingungen sind die Klappenflächen deutlich größer als die Ostien. Sie überlappen sich und verfügen über eine Reserve für den Klappenschluß. Bei einer raschen Erweiterung des Klappenringes oder beim Überschreiten der Adaptationsbreite stellt sich jedoch — bei anatomisch intakten Klappen — eine relative Insuffizienz ein. An der Mitralis wird sie vor allem bei Myokarditis, Infarkten, dekompensierter Hypertonie, selten auch bei Anämie beobachtet. Eine chronische Rechtsinsuffizienz des Herzens führt oft zu einer relativen Tricuspidalinsuffizienz. Sie kann auch eine Pulmonalinsuffizienz bedingen [39].

Chronisch entstandene Herzklappenfehler: Sie zeichnen sich durch fortschreitende Vernarbun-

gen der Klappen aus. Wenn Verwachsungen an den Commissuren im Vordergrund stehen, entsteht eine Stenose. Beherrschen dagegen narbige Retraktionen und Verkürzungen der Klappen das Bild, so entwickelt sich eine Insuffizienz. Häufig verhindern die fibrösen Prozesse an Klappen mit Commissurenverwachsungen sowohl eine genügende Klappenöffnung als auch einen ausreichenden Klappenschluß, so daß dann eine Kombination von Stenose und Insuffizienz vorliegt.

Erworbene Herzklappenfehler sind überwiegend rheumatischen Ursprungs. Am Anfang steht eine abakterielle rheumatische Endokarditis. Sie spielt sich bevorzugt auf den mechanisch am stärksten beanspruchten Klappenpartien ab, d.h. an den Schließungsrändern der Mitralis und der Aortenklappen. Am häufigsten ist die Mitralis allein befallen, dann folgen Mitralis und Aorta gemeinsam und schließlich die Aortenklappen allein. Rheumatische Entzündungen der Klappen des rechten Herzens sind sehr selten.

Die bekannteste Veränderung bei einer frischeren rheumatischen Endokarditis ist die *Endocarditis verrucosa*. Sie steht jedoch nicht am Anfang der rheumatischen Entzündung der Klappen. BÖHMIG [5] vermutet eine seröse Entzündung als Initialveränderung, der dann Fibrinablagerungen im Interstitium nachfolgen. Charakteristisch sind Verquellungen von kollagenen Fasern und Proliferationen von Histiocyten. Vollständige rheumatische Granulome, wie sie vor allem im Myokard auftreten, werden in den Herzklappen jedoch meist vermißt.

Bei der rheumatischen Endokarditis gibt es verschiedene *Verlaufsformen*. Sie kann ohne funktionelle Beeinträchtigung der Klappen ausheilen. Sie kann aber auch zu einem erworbenen Herzklappenfehler führen. Er entwickelt sich schleichend, meist erst im Lauf mehrerer Jahre. In erster Linie werden rezidivierende rheumatische Entzündungen für seine Entstehung verantwortlich gemacht. Es ist jedoch sehr wahrscheinlich, daß auch unspezifische Prozesse eine fördernde Rolle im Werdegang der rheumatisch bedingten Herzklappenfehler spielen.

Mikroskopisch sind nach abgelaufener rheumatischer Entzündung auf den rauhen Klappenoberflächen gehäuft Fibrinthromben nachgewiesen worden [25]. Bei ihrer Inkorporation führen sie zu einer weiteren Klappenverdickung, und es wird auch ihre Rolle bei der Restenosierung nach operativer Herzklappensprengung diskutiert.

Die rheumatische Entzündung greift oft auf die Sehnenfäden über. Sie werden kürzer und dicker und verwachsen oft miteinander.

Mit zunehmender Überlebenszeit der Patienten mit *bakterieller Endokarditis* werden gehäuft Herzklappenfehler beobachtet. Sie treten vor allem nach Endocarditis lenta auf und können vorher bestehende rheumatische Herzklappenfehler verschlimmern. Ulceröse Endokarditiden hinterlassen häufig Klappendefekte mit Insuffizienz.

Eine tertiäre *Lues* spielte früher eine große Rolle bei der Entstehung einer chronischen Aorteninsuffizienz. Heute tritt sie vor allem wegen der wirksamen Bekämpfung luetischer Frühstadien nur noch sehr selten auf. Entweder liegt ihr im Zusammenhang mit einer Aortendilatation nur eine Dehnung des Aortenklappenringes mit Auseinanderweichen der Commissuren zugrunde, oder die Insuffizienz ist durch eine Klappenschrumpfung entstanden.

Unter den *degenerativen Veränderungen* spielt lediglich die Verkalkung eine Rolle bei der Entstehung erworbener Herzklappenfehler. Kalkeinlagerungen in postendokarditisch vernarbten Aorten- und Mitralklappen oder Verkalkungen von Klappenthromben kommen häufig vor. An der Aorta muß jedoch einer Klappenverkalkung nicht unbedingt eine Klappenentzündung vorausgegangen sein. MÖNCKEBERG [29] hat zuerst die nicht entzündliche Sklerose der Aortenklappen beschrieben. Sie tritt im höheren Alter solitär an der Aortenklappe auf, und die Verkalkungen beginnen dabei an der Klappenbasis. Sie sind vor allem in den Sinus ausgeprägt und können zu einer primär calcifizierenden Aortenstenose führen. Im Spätstadium ist eine exakte Abgrenzung entzündlich und nicht entzündlich bedingter Aortenstenosen oft schwer oder sogar unmöglich.

An der Mitralklappe können umfangreiche Verkalkungen im subvalvulären Recessus des muralen Mitralsegels die Klappenfunktion behindern

und sogar zu Stenose oder Insuffizienz führen. Für ihre Entstehung werden vorausgegangene Thromben angeschuldigt.

Herzklappenfehler beim *Carcinoidsyndrom* werden gesondert besprochen (s.S. 77).

4.2.3. Spezielle Pathologie

Die **Mitralstenose** ist meist rheumatischen Ursprungs, seltener liegt ihr eine überstandene bakterielle Endokarditis zugrunde. Je nach dem Stenosegrad sind die Commissurenverwachsungen gering oder umfangreich. Die Segel sind narbig verdickt. Bei ausgeprägter Stenose begrenzen ihre plumpen verdickten Ränder einen schmalen Schlitz, der gerne mit einem Fischmaul verglichen wird. Bei starker Raffung der Sehnenfäden können die Klappen trichterförmig deformiert sein.

Wenn tatsächlich der seltene Fall einer reinen Mitralstenose vorliegt (und nicht eine begleitende Insuffizienz mit im Spiele ist), kommt es zu einer Atrophie des linken Ventrikels [12]. Der linke Vorhof ist dilatiert und hypertrophiert, sein Endokard ist bindegewebig verdickt. In extremen Fällen kann der linke Vorhof mehrere Liter Blut fassen. Die Stauung setzt sich über die klappenlosen Lungenvenen auf die Lungencapillaren fort. Bei längerer Dauer wird die Media der Lungenarterien infolge der Druckerhöhung im kleinen Kreislauf dicker, und es entwickelt sich eine braune Induration der Lunge. Eine Rechtshypertrophie schließt sich an, der eine Dilatation des rechten Vorhofes nachfolgt. In dem dilatierten linken Vorhof, vor allem im Herzohr, können sich Thromben entwickeln.

Die **Mitralinsuffizienz** entsteht meist infolge einer rheumatischen Endokarditis, seltener durch eine Segelruptur bei bakterieller Endokarditis oder nach Abriß eines Papillarmuskels oder von Sehnenfäden. Oft ist sie mit einer Mitralstenose kombiniert.

Die **valvuläre Aortenstenose** geht mit Verkalkungen einher. Die isolierte verkalkende Aortenstenose läßt oft Hinweise auf eine vorangegangene Entzündung vermissen und wird dann als nichtentzündliche Stenose aufgefaßt. Im angloamerikanischen Schrifttum wird diese Form auch als Mönckeberg-Aortenstenose bezeichnet (s.S. 114).

Die Aortenstenose führt zu einer konzentrischen Druckhypertrophie der linken Kammerwand. Dem Dekompensationsstadium entspricht eine exzentrische Hypertrophie. Bei einer reinen, im jüngeren Lebensalter erworbenen Aortenstenose ist die Aortenintima wegen der geringen Druckbelastung zart.

Aorteninsuffizienz: Am häufigsten ist sie rheumatischen Ursprungs, oder sie entsteht nach bakterieller Endokarditis mit Klappenruptur, seltener im Gefolge einer tertiären Lues.

Die Regurgitation des Blutes während der Diastole führt zu einer exzentrischen Volumenhypertrophie der linken Kammer. Auf den Anprall des zurückfließenden Blutes wird das Zahnsche Insuffizienzzeichen zurückgeführt. Es besteht aus halbmond-, leisten- oder faltenartigen Verdickungen, manchmal auch aus Miniaturklappen, die in der septalen Ausflußbahn liegen und zur Aorta hin geöffnet sind.

4.2.4. Chronische Klappenfehler des rechten Herzens

Sie sind sehr selten. Stenosen und Insuffizienz der Tricuspidal- und Pulmonalklappen können rheumatischen Ursprungs sein. Daneben kommen aber auch abgeheilte bakterielle Endokarditiden und auch das Carcinoidsyndrom als gelegentliche Entstehungsursache in Frage.

4.3. Pathogenese (s. Kap. 3, S. 53ff.)

4.4. Mitralstenose

4.4.1. Funktionelle Anatomie und Hämodynamik

Entzündliche Läsionen an der Mitralklappe bestehen in Verschmelzung der Sehnenfäden, Verdickung der Klappenräder mit Verkalkung sowie Verklebung und Verwachsung der Commis-

suren. Wenn die Verwachsung der Commissuren vorherrscht, kann eine erhebliche valvuläre Einengung zustande kommen, obwohl die Klappen selbst verhältnismäßig beweglich sind. Trotz gleichen Stenoseausmaßes, unterscheiden sich aber klinisches Bild und Prognose bei Patienten mit Mitralstenose und guter Klappenbeweglichkeit deutlich von solchen mit verkalkter, rigider und unbeweglicher Mitralklappe.

Klinische Symptome einer Mitralklappenstenose sind erst zu erwarten, wenn das Klappenareal auf etwa die Hälfte reduziert ist. Erst dann kommt es zu einer Behinderung des Blutstromes vom linken Vorhof in den linken Ventrikel mit Entwicklung eines Druckgradienten und Anstieg des linken Vorhofdruckes um ein Mehrfaches der Norm (Abb. 4.5.). Außerdem ist die Geschwindigkeit der Druckabnahme (träger v-y-Abfall in der Vorhofdruckkurve) während der Diastole verlangsamt und zwar in Abhängigkeit vom Schweregrad der Stenose. Insofern wird der linke Vorhofdruck eine Funktion der Diastolendauer und er steigt noch weiter an, wenn durch eine Tachykardie die diastolische Füllungszeit verkürzt wird. Im Gefolge dieser hämodynamischen Auswirkungen kommt es zur Vergrößerung und Hypertrophie des linken Vorhofes. In frühen Stadien einer Mitralklappenstenose kann in Ruhe das linksventrikuläre Füllungsvolumen normal sein. Tritt aber mit zunehmender Dilatation des linken Vorhofes schließlich Vorhofflimmern mit absoluter Arrhythmie ein, dann wird infolge einer fehlenden mechanischen Vorhofsystole die Ventrikelfüllung deutlich geringer [22, 42] Vorhofflimmern tritt anfangs nur intermittierend auf, persistiert aber später so gut wie immer.

Mit dem Auftreten von Vorhofflimmern nimmt das Schlagvolumen des Herzens ab, trotz eines Anstieges des mittleren Vorhofdruckes. Infolge der Blutstase in den fibrillierenden Vorhöfen wird die Neigung zu einer Thrombosierung verstärkt, insbesondere in den Herzohren. In diesem Stadium kommt es häufig zu Embolien in den peripheren Kreislauf.

Die unmittelbare Folge der erhöhten linksatrialen Drucke ist eine Einbeziehung der Lungenstrombahn mit Verminderung der Lungencompliance, einer Abnahme der Vitalkapazität und einem Anstieg der Atemarbeit. Die Wechselwirkung zwischen Körperposition und Druck im Bereich der Lungenvenen ist bei Patienten mit Mitralstenose sehr bedeutsam. Im Liegen ist der pulmonalvenöse Druck gleichmäßig in der gesamten Lunge erhöht. In aufrechter Körperposition jedoch findet sich ein deutlich geringerer Druck in den Oberlappenanteilen im Vergleich zu den unteren, was eine verminderte Perfusion und Ventilation der unteren Lungenanteile gegenüber den oberen zur Folge hat [21].

Im Gefolge der chronischen pulmonalvenösen Druckerhöhung entwickelt sich schließlich eine pulmonalarterielle Hypertension mit progredientem Anstieg des pulmonalvasculären Widerstandes. Daraus resultiert eine rechtsventriculäre Hypertrophie und Herzinsuffizienz, die zusätzlich eine Tricuspidalinsuffizienz, gelegentlich auch eine Pulmonalinsuffizienz sowie eine Vergrößerung des rechten Vorhofes zusammen mit einer Erhöhung des zentralen Venendrucks zur Folge hat [45].

Es zählt zur allgemeinen klinischen Erfahrung, daß bei Erwachsenen mit einer erworbenen pulmonalen Hypertonie, etwa bei Mitralklappenstenose, häufig eine Rechtsherzinsuffizienz bereits bei pulmonalen Drucken eintritt, die weit unter dem systemischen Blutdruck liegen, während z.B. bei Fallotscher Tetralogie der rechtsventriculäre Druck höher ist als der linksventriculäre, ohne daß es zu Insuffizienzzeichen kommt. Wenn auch die Gründe hierfür nicht klar belegt sind, so ist doch wahrscheinlich, daß eine Anpassung an die erhöhten Drucke seit Geburt dabei eine wesentliche Rolle spielt.

4.4.2. Symptomatologie

Zur Vorgeschichte: Obwohl das akute rheumatische Fieber für die Pathogenese der Mitralklappenstenose einen entscheidenden Faktor darstellt, ist doch nicht zu bezweifeln, daß bei einer nicht geringen Anzahl von Patienten mit Mitralklappenstenose Symptome für ein rheumatisches Fieber in der Vorgeschichte nicht nachzuweisen sind. Bemerkenswert ist aber die häufige Angabe durchgemachter eitriger Racheninfektionen. Die Möglichkeit einer nicht-rheumatischen, d.h. viralen Genese der Stenose ist vielfach erörtert, aber bisher nicht bewiesen worden. Bei Patienten

mit anamnestischen Hinweisen für rheumatisches Fieber ist häufig auch zusätzlich zur Klappenerkrankung eine Kardiomyopathie im Sinne der rheumatischen *Karditis* nachweisbar. Eine Antibioticaprophylaxe vermag nach durchgemachtem rheumatischen Fieber die Entwicklung einer Mitralklappenstenose stark zu verzögern, oder sogar zu verhindern.

Klinisch manifeste Mitralklappenstenosen können bereits früh, d.h. etwa 2 Jahre nach dem rheumatischen Fieber, diagnostisch erkennbar sein, aber in der Regel verstreichen etwa 10 Jahre ehe sich eine hämodynamisch wirksame Mitralklappenstenose entwickelt und etwa 20 Jahre bis zur Faßbarkeit von Beschwerden und klinischen Symptomen. Das bedeutet, daß in einem Lebensalter von 30–40 Jahren die meisten Mitralklappenstenosen diagnostiziert werden. Das Altersspektrum der Mitralstenose hat sich in neuerer Zeit mehr ins höhere Lebensalter verlagert. Diese Patienten berichten selten über Symptome für ein akutes rheumatisches Fieber in der Jugendzeit. Neuerdings ist aufgrund einer subtilen Durchsicht des Schrifttums die Hypothese vertreten worden, daß die Entstehung einer Mitralklappenstenose auch nach abgeheilter rheumatischer Endokarditis im Rahmen degenerativer Veränderungen an den Klappenrändern zunehmen bzw. erst entstehen kann. Hierbei ist an eine Virusätiologie zu denken und an Folgezustände einer abgeheilten bakteriellen Endokarditis.

Klinische Symptome: Erstes für den Patienten erkennbares Symptom ist oft *paroxysmales Vorhofflimmern*, das wegen der resultierenden absoluten Arrhythmie subjektiv als Herzklopfen und Herzstolpern bemerkt wird. Im unmittelbaren Zusammenhang damit kommt es zu Dyspnoe, die den Patienten als eine vermehrte Atemarbeit auffällt. Bei Mitralklappenstenose geringen Schweregrades und bei noch bestehendem Sinusrhythmus ist Kurzatmigkeit nur bei schweren körperlichen Belastungen spürbar (klinischer Schweregrad II). Bei höhergradiger Klappenstenosierung kommt es zu *Orthopnoe* und *paroxysmaler nächtlicher Dyspnoe* (Asthma cardiale) im Rahmen eines klinischen Schweregrades III–IV (s. oben). Die Zeichen der Dyspnoe können abnehmen, wenn Vorhofflimmern und rechtsventriculäre Dekompensation auftreten. Für die Patienten stehen dann eher subjektive Zeichen einer leichten Erschöpfbarkeit und allgemeinen Leistungsminderung im Vordergrund. Die Neigung zu Husten und Hustenreiz ist Folge der pulmonalen venösen Hypertonie, wobei geringe Mengen eines oft blutig tingierten Sputums abgehustet werden.

Manche Patienten klagen auch über *Brustschmerzen*, die von einer echten Angina pectoris bei coronarer Herzkrankheit nicht unterscheidbar sind. In solchen Fällen ist eine coronarographische Diagnostik zum Ausschluß von coronaren Stenosen erforderlich, insbesondere dann, wenn eine Herzklappenoperation ansteht.

Zu den gefürchteten Komplikationen des Vorhofflimmerns bei Mitralklappenstenose zählen *arterielle Embolien*. In Fällen, in denen es auch bei Sinusrhythmus zu einer arteriellen Embolie kommt, ist intermittierendes Vorhofflimmern zu vermuten. In beiden Fällen ist eine prophylaktische Antikoagulation indiziert.

Typisch für Mitralklappenstenose sind *Hämoptysen* verschiedener Ausprägung von rostigbraunen Blutbeimengungen im Sputum bis zu profusen Blutungen aus bronchialen Venen. Letztere werden hervorgerufen durch einen abrupten Anstieg des linken Vorhofdruckes im Rahmen einer körperlichen Belastung. Hämoptysen, die aufgrund von Lungenembolien entstehen mit Ausbildung eines Lungeninfarktes, zählen zu den späten Folgen einer Mitralstenose, die dann unter dem Bild einer chronischen Herzinsuffizienz verläuft. Insgesamt hat man aber den Eindruck, daß Hämoptysekomplikationen in früheren Jahren häufiger waren, was wohl zurückzuführen ist auf die heute verhältnismäßig frühzeitige chirurgische Therapie.

In den späteren Verlaufsstadien einer Mitralstenose sind Asthma cardiale-Anfälle und ein rezidivierendes akutes Lungenödem für eine hochgradige Stenosierung charakteristisch. Vorboten sind häufig feinblasige feuchte Rasselgeräusche in den basalen Lungenpartien.

Eine *Erhöhung des zentralen Venendrucks* mit den Zeichen der Einflußstauung im Rahmen eines Rechtsherzversagens, zusammen mit Ödemen, Ascites und Lebervergrößerung zählen zu den Spätsymptomen einer hochgradigen Mitralstenose. Nach allgemeiner klinischer Erfahrung nehmen bei Patienten mit Mitralklappenstenose die Beschwerden relativ langsam zu, und trotz ausgeprägter Zeichen der Rechtsherzinsuffizienz sind Dyspnoe-Beschwerden oft nur geringgradig.

Zu den typischen klinischen Zeichen zählen Lippencyanose, eine rötlich-livide Verfärbung der Wangen (Facies mitralis), eine erhöhte a-Welle der Venenpulskurve bei Sinusrhythmus, ein schlecht zu fühlender arterieller Puls, eine hebende Herzaktion über der vorderen Brustwand als Zeichen der Rechtsherzhypertrophie und eine Hypotension. Im Falle einer Hypertonie bei Mitralklappenstenose ist eine arterielle Embolisation in die Nierenarterien zu erwägen.

Bei der **Auskultation** finden sich die wesentlichen Befunde in der apikalen Region bis zur vorderen Axillarlinie. Ein *lauter, paukender 1. Herzton* wird gefolgt von einer geräuschfreien Systole. Dem 1. Herzton unmittelbar voraus geht bei Sinusrhythmus ein *präsystolisches Geräusch*, das mit punktum maximum umschrieben apikal oder im 4. Intercostalraum links parasternal zu auskultieren ist. Das Präsystolicum ist aber auch bei Aorteninsuffizienz und intakter Mitralklappe feststellbar. — *Der 2. Herzton* kann normal sein, sofern keine pulmonale Hypertonie besteht. Mit zunehmendem Druck in der A. pulmonalis wird der Pulmonalklappenschlußton lauter und kann gelegentlich sogar palpabel sein.

Im Anschluß an den 2. Herzton ist ein als *Mitralöffnungston* bezeichneter Extraton auskultierbar, dessen Abstand (> 0,07 sec) vom 2. Herzton mit der linksatrialen Druckerhöhung invers korreliert; d.h. mit Abnahme der zeitlichen Distanz des Mitralöffnungstones vom 2. Herzton ist eine Zunahme der linksatrialen Druckentwicklung und damit dem hämodynamischen Schweregrad der Mitralstenose zu vermuten (Abb. 4.2.). Bei geringgradiger Mitralklappenstenose kann der Mitralöffnungston sogar etwa 0,12 sec nach dem Aortenklappenschluß einfallen. Im Phonokardiogramm coincidiert er zeitlich mit dem Punkt 0 des Apexcardiogramms und ist so unterscheidbar von einem 3. Herzton. Bei hochgradiger Mitralklappenstenose kann der Mitralöffnungston schon 0,05 sec nach dem Aortenklappen-schlußton feststellbar sein. Aber in Einzelfällen kann auch bei hochgradiger Mitralklappenstenose ein längeres Intervall, besonders bei älteren Patienten nachweisbar sein (s. auch Abb. 4.1.).

Das *diastolische niederfrequente Geräusch* bei Mitralklappenstenose schließt sich dem Mitral-öffnungston unmittelbar an, hat Decrescendo-charakter, schließt bei Sinusrhythmus mit einem präsystolischen Crescendogeräusch ab und ist apikal mit Ausbreitung in die Axillarregion hör-bar, mit punctum maximum in der Region des palpablen Herzspitzenstoßes. Dabei kann eine Umlagerung auf die linke Seite (etwa 30° gegen-über der Horizontalen) die Auskultation erleich-tern, weil auf diese Weise der linke Ventrikel dem auskultierenden Stethoskop angenähert wird. In Einzelfällen kann das diastolische Geräusch so-gar auskultatorisch fehlen, wenn eine besonders ausgeprägte rechtsventriculäre Hypertrophie vorhanden ist, die den linken Ventrikel nach hin-ten abdrängt (sog. stumme Mitralstenose).

Da die Lautheit der auskultierbaren Geräusch-phänomene wesentlich von der Intensität des Blutstromes abhängt, kann durch eine körper-liche Belastung (mehrmaliges Aufsetzen und Hinlegen) eine Intensitätssteigerung des Auskul-tationsbefundes erreicht werden. Insbesondere wird so ein bei leichteren Mitralstenosen nur schwach hörbares *präsystolisches Geräusch* bei Sinusrhythmus deutlicher. Bei Vorhofflimmern kann die Dauer des diastolischen Geräusches während langer Diastolen als ein empfindlicher Index für den hämodynamischen Schweregrad der Stenose angesehen werden. Ein holodiastoli-sches niederfrequentes Geräusch während langer Diastolendauer spricht für eine hochgradige Ste-nose [13a].

Differentialdiagnostisch ist eine begleitende funktionelle *Pulmonalklappeninsuffizienz* (GRA-HAM STEELL) abzugrenzen, die durch ein weiches hochfrequentes Diastolicum mit punctum maxi-mum an der Pulmonalis-Auskultationsstelle charakterisiert ist und als Zeichen einer be-gleitenden pulmonalen Hypertonie gilt.

Auch kann im Zusammenhang damit ein pulmo-naler frühsystolischer Extraton (ejection click) vorhanden sein, der charakteristischerweise bei

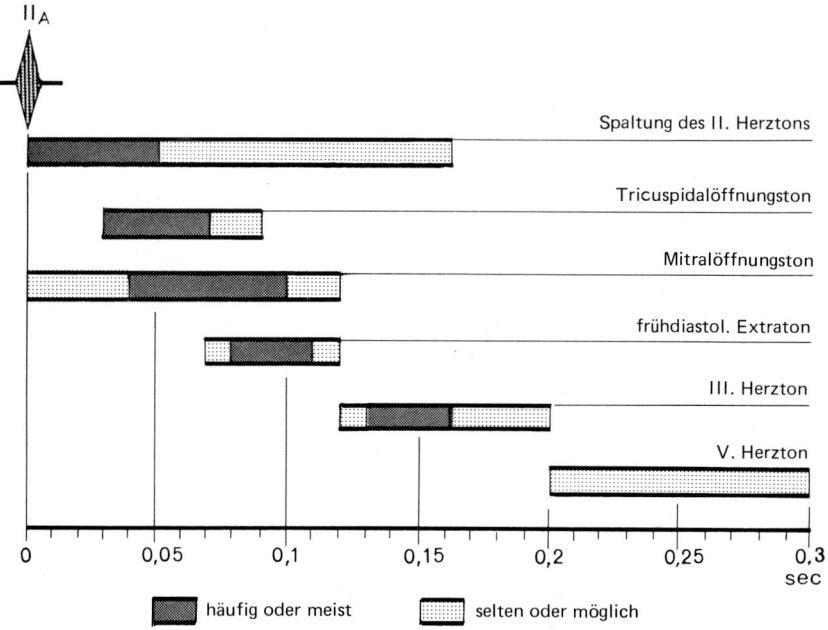

Abb. 4.1. Differentialdiagnose diastolischer Extratöne nach ihrem zeitlichen Abstand vom Aortenklappen-schlußton (nach [28])

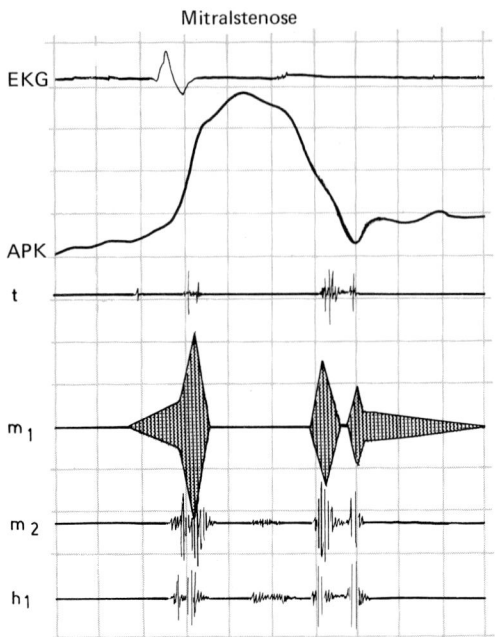

Abb. 4.2. Phonokardiogramm bei Mitralklappenstenose. Man beachte die Koinzidenz des Mitralöffnungstones mit dem 0-Punkt des Apexkardiogramms (APK)(m_1)

Inspiration an Intensität nachläßt. Eine rechtsventriculäre Dekompensation macht sich bemerkbar durch die Zeichen einer Tricuspidalinsuffizienz (positiver Venenpuls, systolisches Geräusch am unteren rechten Sternalrand) und durch einen rechtsventriculären 3. Herzton.

Zur Differentialdiagnose der diastolischen Extratöne s. Abb. 4.1.

Diese Auskultationsphänomene nehmen bei Inspiration an Intensität zu, sofern nicht eine gleichzeitig bestehende absolute Arrhythmie eine genauere Analyse unmöglich macht.

Elektrokardiogramm: Das Elektrokardiogramm stellt einen verhältnismäßig unempfindlichen Parameter zur Beurteilung des Schweregrades einer Mitralklappenstenose dar. Bei Sinusrhythmus kann eine doppelgipflige P-Welle mit einer pathologischen Verlängerung (p-sinistro-cardiale) in Ableitung II sowie eine prominente spätnegative Deflektion in Ableitung V_1 nachweisbar sein. Die elektrische Herzachse ist leicht nach rechts gerichtet und weicht nicht mehr als 100° ab. Erst in den späteren Stadien wird das elektrokardiographische Bild von den Zeichen

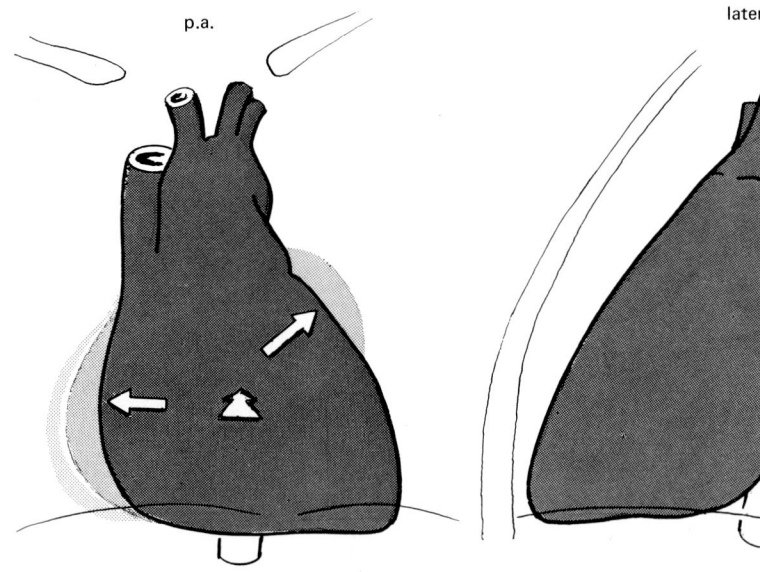

Abb. 4.3. Änderung der röntgenologischen Herzkonfiguration bei Mitralstenose in p.a. und seitlicher Projektion. Die Pfeile symbolisieren die Richtung der Vergrößerung des linken Vorhofes, der im p.a.

Bild einen Kernschatten in der röntgenologischen Region des rechten Vorhofes bildet (s. auch Kap. Röntgenol. Untersuchungsmethoden, hier Abb. 2.10 auf S. 29)

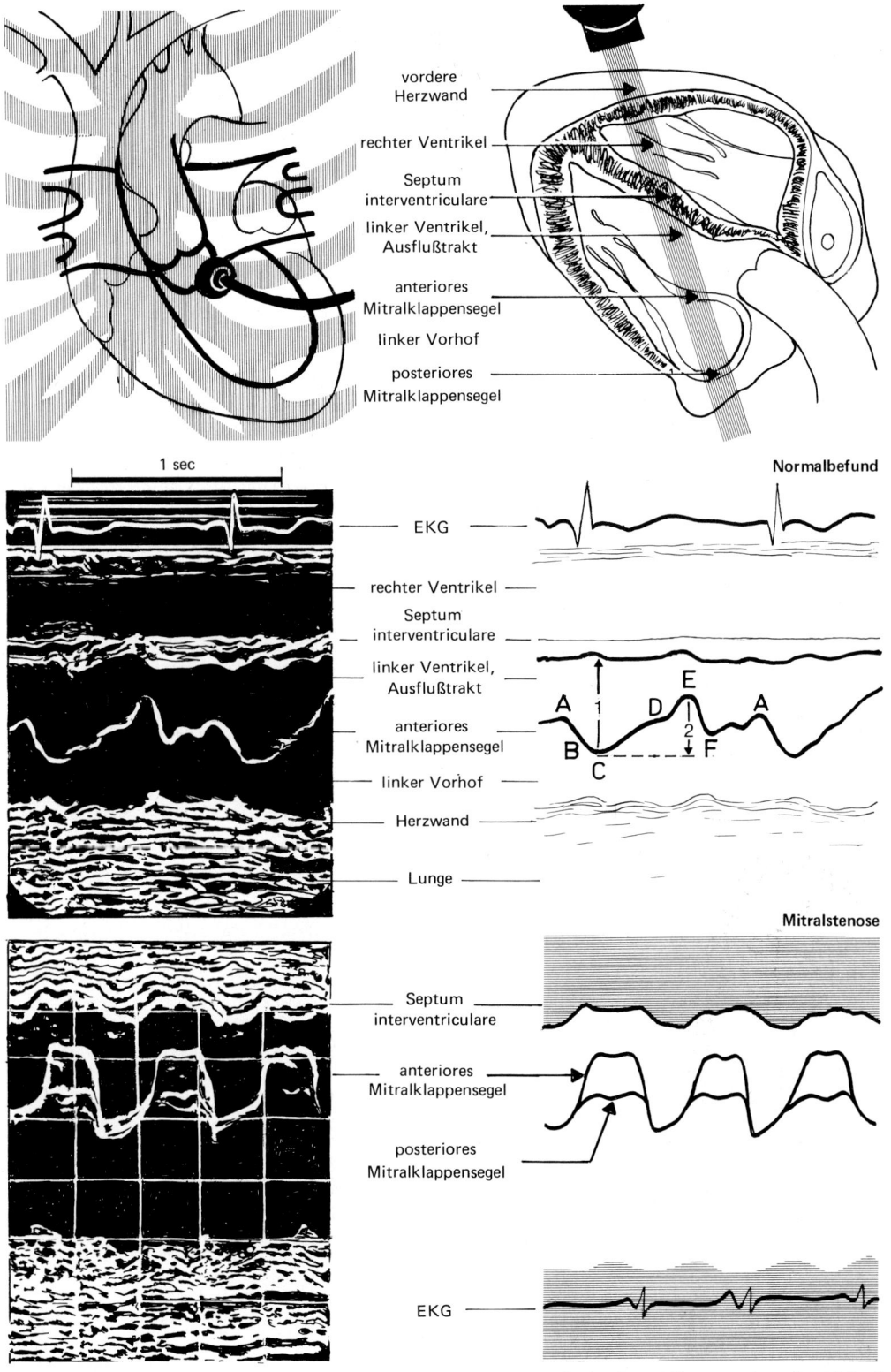

vordere Herzwand

rechter Ventrikel

Septum interventriculare

linker Ventrikel, Ausflußtrakt

anteriores Mitralklappensegel

linker Vorhof

posteriores Mitralklappensegel

1 sec

Normalbefund

EKG

rechter Ventrikel

Septum interventriculare

linker Ventrikel, Ausflußtrakt

anteriores Mitralklappensegel

linker Vorhof

Herzwand

Lunge

A 1 D E A
B   C 2 F

Mitralstenose

Septum interventriculare

anteriores Mitralklappensegel

posteriores Mitralklappensegel

EKG

Abb. 4.4. Echokardiogramm bei Mitralstenose, im Vergleich mit einem Normalbefund. Die anatomische Skizze (oben) zeigt die Projektionsverhältnisse für den Normalbefund. — Die normalerweise biphasische E-F-A-Strecke in der Diastole wird bei Mitralstenose annähernd zu einem Plateau

der Rechtsherzbelastung und -Hypertrophie bestimmt. Vorhofflimmern oder Vorhofflattern
sprechen für einen fortgeschrittenen hämodynamischen Schweregrad.

Thorax-Röntgen (s. Abb. 4.3.; s. auch Kap.
Röntgenuntersuchung S. 29): Eine Vergrößerung des linken Vorhofs äußert sich in einer Dorsalverlagerung des Oesophagus (Kontrastdar-
stellung des Oesophagus durch Kontrastmittel-
breischluck), durch eine Spreizung der Trachealbifurkation (s. Abb. 2.10 auf S. 29) und durch
eine Kernschattenbildung (linker Vorhof) in der
rechten Herzsilhouette bei der p.a. Aufnahme.
Der Nachweis von Kerley-B-Linien im Bereich
der unteren Lungenpartien gilt als zuverlässige
Begleiterscheinung einer chronisch-venösen Lungenstauung. Der Nachweis von Mitralklappen-
kalk bei der röntgenologischen Durchleuchtung

vermag die Diagnose zu präzisieren und ist mit-
bestimmend für die operative Therapie hinsichtlich der Frage, ob eine Commissurotomie oder
ein Klappenersatz vorzunehmen ist.

In späteren Stadien kommen die Zeichen der
rechtsventriculären Vergrößerung hinzu: der
rechte Ventrikel, der vorwiegend an der rechten
Vorderfläche des Herzens liegt, dehnt sich in seiner Ausflußbahn nach oben aus (Seitenbild,
s. S. 29). Dadurch wird die Pulmonalarterie
nach cranial verlagert und füllt die sog.
Herzbucht weitgehend aus. Allerdings ist nicht
jede Herzform mit ausgefüllter Herzbucht und
nur leicht vorspringendem Pulmonalissegment
als Zeichen einer Vergrößerung des rechten Ventrikels zu werten, da diese Konfiguration im Kindesalter häufig und beim Erwachsenen manchmal als normaler Befund zu bewerten ist. In seit-

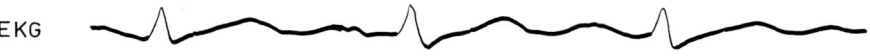

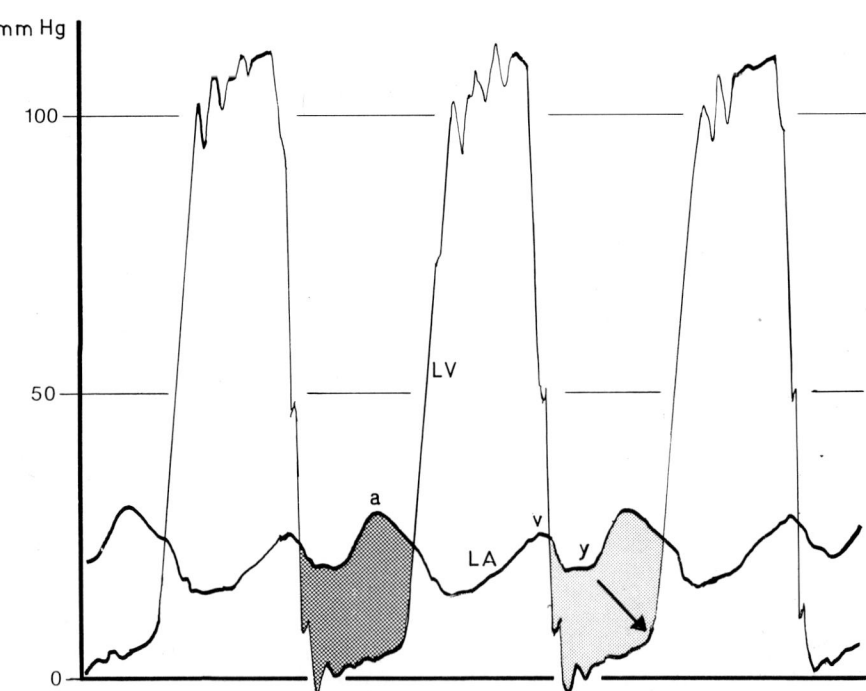

Abb. 4.5. Reine Mitralklappenstenose bei Sinusrhythmus. Druckkurven im linken Ventrikel (LV)
und linken Vorhof (LA) synchron zum Elektrokardiogramm. Man beachte: hohe a-Welle im linken
Vorhof bei hohem diastolischen Gradienten an der
Mitralklappe (schraffierte Fläche)

licher Richtung dehnt sich der rechte Ventrikel bei einer Vergrößerung röntgenologisch nach links aus. Dies führt zu einer Verbreiterung der Herzkonfiguration nach links. Der rechte Ventrikel wird dann links randständig und nimmt im Extrem unterhalb der Pulmonalis den ganzen Herzrand ein. Da bei einer Vergrößerung des rechten Ventrikels eine Rotation des Herzens nach links stattfindet, wird der linke Ventrikel in dieser Situation weitgehend oder vollständig an die linke Herzhinterfläche verlagert. Im linken Seitenbild kommt es durch die erweiterte rechte Kammer zu einer Ausfüllung des retrosternalen Raumes, die im oberen Herzbereich zusammen mit einer erheblichen Dilatation des Ausflußtraktes deutlich wird.

Echokardiographie. Die Ultraschallkardiographie erfaßt die Beweglichkeit der Mitralklappensegel. Normalerweise folgt auf die initiale, vorwärts gerichtete, diastolische Öffnungsbewegung des Anteriorsegels ein Flottieren nach dorsal während der schnellen ventriculären Füllungsphase, und zwar mit einer Geschwindigkeit von 80–150 mm/sec (EF, Abb. 4.4). Bei Sinusrhythmus führt die Vorhofsystole zu einer erneuten Öffnung des anterioren Segels. Bei Mitralstenose ist die frühe diastolische Bewegung verlangsamt. Bei Patienten mit beweglichen, nicht calcifizierten Klappen steht die Geschwindigkeit der Klappenbewegung in guter Korrelation zur mitralen Öffnungsfläche. Patienten mit hochgradiger Mitralklappenstenose haben eine Klappenauslenkung von 15 mm/sec oder weniger; solche mit mäßiger Mitralklappenstenose von 15–25 mm/sec. Darüber hinaus ist bei erhaltenem Sinusrhythmus die Wirkung der Vorhofsystole herabgesetzt oder nicht nachweisbar. Normalerweise bewegt sich das posteriore Segel entgegengesetzt zum anterioren Segel während der Diastole. Bei Mitralklappenstenose sind die beiden Segel einander angenähert, wodurch sich das posteriore Segel sich in dieselbe Richtung wie das anteriore während der Diastole bewegt [13, 15] (s. Abb. 4.4).

Phonokardiographie und Apexkardiographie (s. Abb. 4.2): Obwohl die Diagnose einer Mitralklappenstenose im allgemeinen auch ohne phonokardiographische Methoden klinisch eindeutig ist, so kann es doch nützlich sein, in Zweifels-

Tabelle 4.2. Druckänderungen im Herzen und den großen herznahen Gefäßen bei Mitralstenose in Abhängigkeit vom hämodynamischen Schweregrad

Lage des Katheters	Normalwerte	Hämodynamischer Schweregrad	
		niedrig	hoch
a-Welle (li. Vorhof)	< v-Welle	> v-Welle	> v-Welle
Rechter Vorhof (Mitteldruck)	5	10	18
Rechter Ventrikel	20/0	35/0–5	60/0–10
A. pulmonalis	20/12	35/18	60/40
Linker Vorhof (Mitteldruck)	10	20	40
Linker Ventrikel	125/0–7	125/0–7	100/0–5
Aorta	125/80	125/80	100/85

fällen das Phonokardiogramm und das Apexkardiogramm zusätzlich heranzuziehen. Das ist der Fall bei einer nicht exakten Abgrenzung des Mitralöffnungstones vom 2. Herzton; in solchen Fällen ist die Apexkardiographie in synchroner Schreibung nützlich, wobei der Punkt O des Apexkardiogramms mit dem Mitralöffnungston koindiziert. Auf diese Weise ist auch die Abgrenzung von einem dritten Herzton möglich (s.a. [43]). (Zur Differentialdiagnose der diastolischen Extratöne s. Abb. 4.1).

Herzkatheteruntersuchung (Normalwerte s. Tabelle 2.9 auf S. 36; Druckänderungen bei Mitralstenose s. Tabelle 4.2 sowie Abb. 4.5; s. auch S. 94): Der linke mittlere Vorhofdruck und entsprechend der mittlere Druck in der Pulmonalcapillare sind bei der Mitralklappenstenose erhöht. Kurvenanalytisch findet sich ein träger Abfall der v-y-Strecke (Abb. 4.5). Die a-Welle ist gegenüber der v-Welle deutlich größer, es sei denn, daß Vorhofflimmern besteht. Bei vorhandenem Begleitsystolicum kann zum Ausschluß einer wirksamen Mitralklappeninsuffizienz eine linksventriculäre Angiographie notwendig sein. Bei höhergradiger Mitralklappenstenose sind auch der pulmonalarterielle Mitteldruck und der rechtsventriculäre systolische Druck erhöht. Der rechtsventriculäre enddiastolische Druck und der mittlere rechte Vorhofdruck steigen im Stadium der Rechtsherzinsuffizienz an. Quantitative Beziehungen bestehen zwischen dem klinischen Schweregrad und dem systolischen Druck in der Arteria pulmonalis.

Unter körperlicher Belastung steigen die Lungenarteriendrucke in Abhängigkeit vom Grad

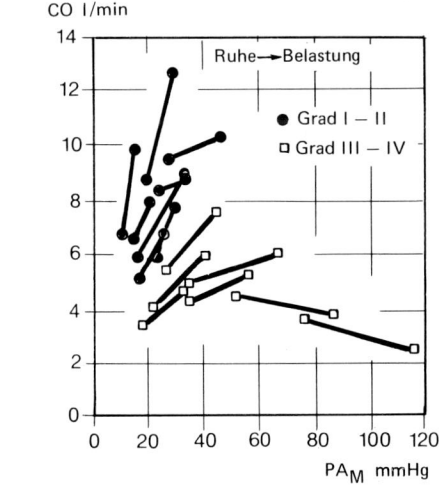

a

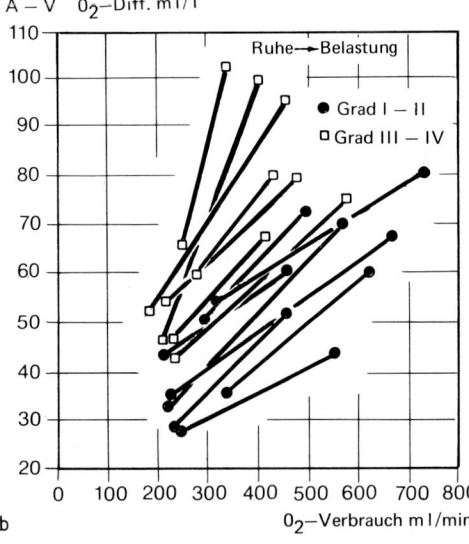

b

Abb. 4.6. Herzauswurf und Lungenarteriendruck sowie arterio-venöse Sauerstoffdifferenz bei Patienten mit Mitralstenose, in Ruhe und bei körperlicher Belastung. Mit zunehmendem klinischen Schweregrad steigen die Lungenarteriendrucke (a) und die arteriovenöse Sauerstoffdifferenz (b) an, und der Herzauswurf wird kleiner (a) (nach THOMASSON u. Mitarb., zit. aus [34])

der Stenosierung weiter an (Abb. 4.6a); der Herzauswurf wird kleiner, und die arteriovenöse Sauerstoffdifferenz entsprechend größer (s. Abb. 4.6 b).

4.4.3. Differentialdiagnose

Zur differentialdiagnostischen Abgrenzung einer Mitralstenose gegenüber einem *Vorhoftumor* können folgende Hinweise dienen: Ein rheumatisches Fieber in der Vorgeschichte spricht gegen Vorhoftumor. Auskultatorische Zeichen können denen einer organischen Mitralstenose sehr ähnlich sein, wobei lageabhängig im Gegensatz zur organischen Mitralstenose der frühdiastolische Extraton inkonstant und niederfrequent sein kann. Außerdem findet man eine stark erhöhte Blutsenkungsreaktion, eine meist geringgradige Hämolyse und häufig arterielle Embolien. Von großem Wert ist die Echokardiographie, die charakteristischerweise multiple Echos zwischen vorderem und hinterem Segel der Mitralklappe erkennen läßt. Entscheidend für die Abklärung ist die Angiokardiographie aus dem rechten Ventrikel, ggf. mit der röntgenologischen Darstellung des Tumors im linken Vorhof [31, 38].

Ein *Vorhofseptumdefekt* bei Erwachsenen kann vom Auskultationsbefund her (weite Spaltung des 2. Herztones, betonter Pulmonalklappenschlußton, Zeichen der Rechtsinsuffizienz) zu Verwechslungen mit einer Mitralstenose führen. Die Herzkatheteruntersuchung sichert die Diagnose durch den Nachweis eines Shunts (O_2-Sättigungsbestimmung, Indikatorverdünnungskurven) sowie die Echokardiographie [23] im Falle eines Vorhofseptumdefektes. Beim *Lutembacher-Syndrom* ist ein Vorhofseptumdefekt mit einer angeborenen, hämodynamisch nicht hochgradigen Mitralstenose vergesellschaftet. Ein besonderes Kennzeichen dieses Syndroms ist eine erhebliche Dilatation der Arteria pulmonalis und ihrer Äste.

Differentialdiagnostisch sind ferner zu erwägen: seltenere angeborene Anomalien wie *Pulmonalvenenstenosen,* eine *angeborene Mitralstenose mit* und ohne gleichzeitiges *Cor triatriatum.*

Gelegentlich kann es nach der klinischen Symptomatologie schwierig sein, eine Mitralstenose mit relativer Pulmonalinsuffizienz (GRAHAM STEELL) zu unterscheiden von einer *Aorteninsuffizienz mit relativer Mitralstenose* (AUSTIN-FLINT). Die Diagnose kann gestellt werden durch die Herzkatheteruntersuchung mit Aortographie (s. auch Tabelle 4.10, S. 123). Bei relativer Mitralklappenstenose infolge einer Aorteninsuffizienz ist echokardiographisch die Mitralklappenbewegung durch einen vorzeitigen Klappenschluß charakterisiert. Zur Unterscheidung einer organischen Mitralstenose von einer relativen Mitralstenose s.a. Abb. 4.4.

4.4.4. Therapie und Prognose

Konservative Behandlung: Die allgemeinen Behandlungsprinzipien bei erworbenen Herzklappenfehlern sind aus der Tabelle 4.3. zu ersehen.

Die Angaben des älteren wie des neueren Schrifttums stimmen darin weitgehend überein, daß die Mehrzahl der Patienten mit Mitralstenose das fünfte Lebensjahrzehnt erreicht, etwa ein Fünftel überlebt das 60. Lebensjahr. Nicht selten erreichen Patienten mit leichtgradiger Mitralstenose sogar ein im Vergleich zur Normalbevölkerung hohes Lebensalter [27].

Die Spanne zwischen dem ersten rheumatischen Entzündungsschub und dem Tode beträgt durchschnittlich zwischen zwei und drei Lebensjahrzehnten. In dem Patientengut von OLESEN, das 267 Fälle umfaßt, lebten 40 Jahre nach der rheumatischen Erstinfektion noch rund 50% der Betroffenen. Die ersten Beschwerden stellten sich mit weiter Streuung des Einzelfalles nach durchschnittlich 14 Jahren, Vorhofflimmern nach 27 Jahren, objektive Symptome einer Rechtsherzinsuffizienz nach 29 Jahren ein [32].

Eine die Mitralstenose begleitende, aber hämodynamisch wenig belastende Mitralinsuffizienz verkürzt die Lebenserwartung erfahrungsgemäß nicht weiter. Der klinische Verlauf einer Mitralstenose ist durch das verhältnismäßig frühzeitige Auftreten von Beschwerden charakterisiert, wohingegen eine den linken Ventrikel hämodynamisch überlastende Mitralinsuffizienz lange symptomlos bleiben kann, bis schließlich eine

Tabelle 4.3. Behandlung erworbener Herzklappenfehler

Konservativ

1. Körperliche Schonung
2. Herzinsuffizienz-Therapie
   Glykoside (nicht bei Mitralstenose mit Sinusrhythmus)
   Diuretica
   Aldosteronantagonisten
   kaliumretinierende Diuretica
3. Antibiotica
   a) bei rheumatischer Karditis Penicillin, auch zur Prophylaxe als Langzeitmedikation [44]
   b) bei bakterieller Endokarditis entsprechend kulturellem Resultat oder Breitbandantibioticum
4. Steroide
   bei akuter rheumatischer Karditis oder nachgewiesenem Rezidiv
5. Antikoagulation zur Prophylaxe thromboembolischer Komplikationen (z.B. Mitralstenose mit Vorhofflimmern, Zustand nach prothetischem Klappenersatz)

Operativ

1. Rekonstruktive Operationen
   Commissurotomie
   Valvuloplastik
2. Prothetischer Klappenersatz
   z.B. Starr-Edwards-Ventil
   Björk-Key-Shiley-Ventil
   Fascia lata-Klappe
   (mit autologem Sehnentransplantat)

Linksinsuffizienz die Progredienz des Leidens auch klinisch manifestiert.

Ein anderes Verlaufskriterium ist die *mittlere Überlebenszeit* nach dem ersten Auftreten einer kardialen Leistungsbeschränkung. Sie steht bei Erwachsenen in einer statistisch faßbaren Beziehung einmal zum Schweregrad des Fehlers und zum Lebensalter (s. Abb. 4.7). Stellen sich schon im Kindes- bzw. Jugendlichenalter anhaltend leistungsbeschränkende Beschwerden ein, dann verlaufen diese Kurven steiler und damit ungünstiger. Nach eingetretener Rechtsherzdekompensation stirbt die Hälfte der Patienten innerhalb weniger Jahre.

Abweichend vom durchschnittlichen Leidensverlauf (unabhängig vom klinischen Schwere-

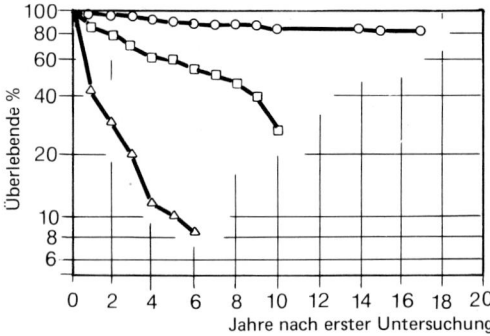

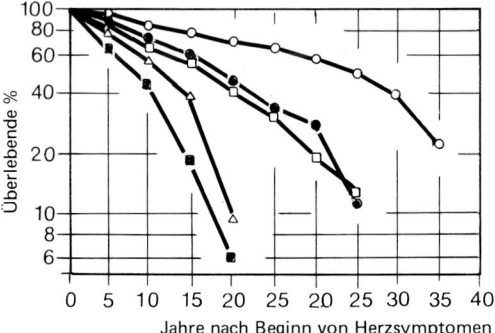

Abb. 4.7. Überlebenskurven konservativ behandelter Patienten mit Mitralstenose, aufgeteilt nach klinischen Schweregraden (oben) und Lebensalter (unten). Schweregrad II (○), III (□) und IV (△). Erste Herzsymptome vor dem 20. Lebensjahr (○), zwischen dem 20. und 29. Lebensjahr (●), zwischen dem 30. und 39. Lebensjahr (□), zwischen dem 40. und 49. Lebensjahr (△) und nach dem 50. Lebensjahr (■) (nach [33] und [52])

grad etwa 17 Jahre) kann sich der klinische Zustand durch eine massive Hämoptoe, ein akutes Lungenödem, durch paroxysmale Tachyarrhythmien oder durch embolische Komplikationen unerwartet und oft ohne Korrelation zum klinisch faßbaren Stenosegrad verschlimmern. Besonders gefürchtet sind Lungenödemattacken während der Schwangerschaft.

Embolische Komplikationen belasten die Spätprognose einer Mitralklappenstenose empfindlich. Es ist allgemein bekannt, daß Vorhofflimmern und eine Rechtsherzinsuffizienz die Entstehung von Lungenembolien begünstigen. Vorhofarrhythmien sind außerdem maßgebliche Vorbedingungen für die Entstehung wandständiger Thromben im linken Vorhof und Herzohren und damit auch für arterielle Embolien. Dabei muß man mit einer Sterblichkeit zwischen 24% (erst-

malig) und 36% (wiederholt) rechnen. Bei rund 60% aller beobachteten arteriellen Embolien liegen Mitralklappenfehler vor [36, 40, 46–48].

Viele Beobachtungen sprechen dafür, daß die *Spätprognose* konservativ behandelter Mitralstenosen durch herdsanierende Maßnahmen, Penicillin-Dauermedikation, Regularisierung von Rhythmusstörungen, Behandlung einer drohenden Rechtsherzinsuffizienz und durch die Langzeittherapie mit Antikoagulantien verbessert werden kann.

Operative Behandlung: Die Erweiterung des stenosierten Mitralostiums wird operativ durch instrumentelle Dilatation (Tubbs-Dilatator) auf transventriculärem Wege oder, wenn besondere Umstände wie Klappenverkalkungen, Vorhofthromben, begleitende leichtere Mitralklappeninsuffizienz, Kombination mit Aortenfehlern vorliegen, durch Korrektur am eröffneten Herzen vorgenommen. Die Kombination einer Mitralklappenstenose mit einer hämodynamisch belastenden Mitralinsuffizienz gilt als Indikation zum Mitralklappenersatz. Die digitale Sprengung der Klappe oder die Erweiterung durch blindes Einschneiden der Commissuren vom linken Vorhof aus sind verlassene Methoden, jedoch beziehen die meisten Erfahrungsberichte auch die mit diesen früheren Techniken erzielten Behandlungserfolge in die Statistik mit ein [14, 17].

In den ersten 4 Wochen nach einer Commissurotomie beträgt die Mortalität bei erfahrenen Operateuren annähernd 8% und weniger. Bei den Schweregraden II und III liegt sie mit 2–5% deutlich unter dem Gesamtdurchschnitt, beim Schweregrad IV aber zwischen 10 und 20%.

Innerhalb eines mittleren Beobachtungszeitraumes von etwa 5 Jahren kamen in einem operierten Patientenkollektiv von 265 Fällen einschließlich der Hospitalmortalität 22,3% ad exitum. Aufgegliedert schließt dieses Resultat 11,8% des Patientenschweregrades II, 21% des Schweregrades III und 36,5% des Schweregrades IV ein. Acht Jahre nach der Commissurotomie waren fast ein Fünftel der Gruppe 2, rund ein Drittel der Gruppe 3 und in der Gruppe 4 die Hälfte der operierten Patienten verstorben [41]. Abgesehen vom klinischen Schweregrad liegt die Sterblichkeit bei den Patienten mit Vorhofflimmern, mit einer postoperativ nachweisbaren und hämodynamisch belastenden Mitralinsuffizienz, bei Patienten höheren Lebensalters (über 60 Jahre) oder mit einer pulmonalen Hypertonie (präoperative Lungenarteriendrucke systolisch höher als 60 mm Hg) relativ höher. Dies schließt auch solche Patienten ein, bei denen die Operation aus akuter Indikation (unbeeinflußbares Lungenödem, massive Hämoptoe, Kugelthrombus, Tachyarrhythmie) als Zweitoperation infolge Restenosierung oder mit Klappenersatz vorgenommen werden mußte.

Innerhalb des ersten und zweiten Jahres nach Operation wird von der überwiegenden Mehrzahl der Patienten (mehr als 75%) sowohl eine Erleichterung ihrer Beschwerden als auch eine Steigerung ihrer körperlichen Leistungsfähigkeit geschildert. Von den klinischen Schweregraden III

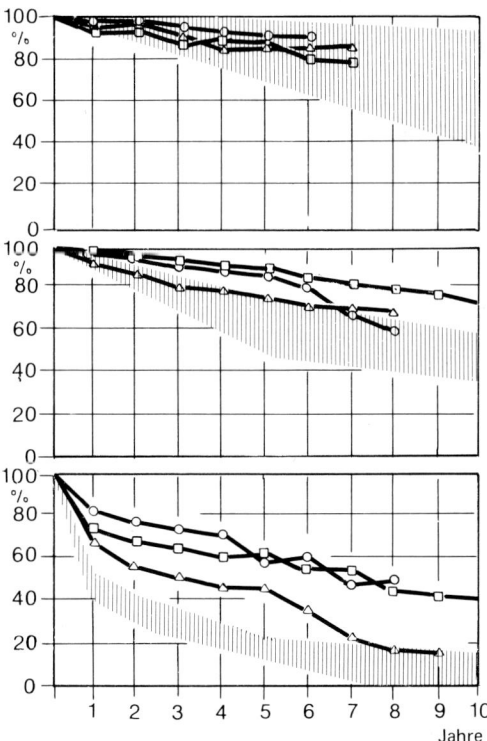

Abb. 4.8. Überlebenskurven operierter Mitralstenosen des funktionellen Schweregrades II (oben), III (Mitte) und IV (unten). Die schraffierte Fläche umfaßt den Streubereich der Überlebenskurven konservativ behandelter Mitralstenosen (nach [27])

und IV werden sogar mehr als ein Drittel der operierten Patienten um 2 oder mehr Grade gebessert. Weniger als ein Fünftel bleibt klinisch unverändert, wenige Prozente werden durch den Eingriff verschlechtert [34, 35, 1] (s. Abb. 4.8.).

Über die Früh- (5 Jahre) und Spät-(10 Jahre)-Mortalität bei Patienten nach Mitralklappenersatz gibt eine Studie bei insgesamt 1684 Patienten Aufschluß:

Bei Patienten mit *Mitralklappenersatz* überlebten 78% die Fünfjahresgrenze postoperativ im Vergleich zu 95% Überlebenswahrscheinlichkeit bei der Normalbevölkerung. Unter Abzug der Operationsmortalität zeigt diese Absterbequote aber ein deutlich besseres Resultat als die 56% Überlebensrate, die von Olesen berichtet wurde anhand von Beobachtungen bei konservativ behandelten Mitralklappenfehlern entsprechend einem klinischen Schweregrad II. Eine ähnliche prognostische Bedeutung wie die Vergrößerung des linken Ventrikels bei Aortenklappenfehlern hat bei Mitralklappenfehlern die Vergrößerung des linken Vorhofes: dabei steht einer Frühmortalität von 2% bei kleinem linken Vorhof eine Frühmortalität von 28% bei großem linken Vorhof gegenüber. Zusammengenommen betrug die Frühmortalität bei Mitralklappenersatz (März 1966 bis Januar 1972; Starr-Edwards-Prothese Modell 6120) 9% [51].

Als klinisch günstig zu bewertende *Verlaufskriterien* nach Commissurotomie gelten neben dem gesteigerten klinischen Leistungsgrad noch eine Verkleinerung des transversalen Herzdurchmessers, eine verminderte Amplitude des 1. Herztones und des Mitralöffnungstones sowie des diastolischen Geräusches, ferner ein verlängertes Intervall zwischen dem 2. Herzton und dem Mitralöffnungston und eine Verkürzung des Abstandes zwischen der Q-Zacke im EKG und dem Beginn des 1. Herztones. Dagegen weist auskultatorisch ein rechtsventriculärer 3. Herzton auf ein beginnendes Rechtsherzversagen; linksventriculär tritt er bei Mitralinsuffizienz auch ohne Linksherzversagen auf. Ein systolisches Geräusch als Ausdruck einer begleitenden Mitralinsuffizienz erscheint nach Operation in 40% der Fälle [37]; sein Auftreten braucht aber nicht ohne weiteres mit einem hämodynamisch belastenden Reflux gleichgesetzt zu werden. Unmittelbar nach der Operation und noch im Verlaufe von Monaten und Jahren können sich im EKG vordem bestehende Rechtshypertrophiezeichen zurückbilden.

Im Verlaufe nach erfolgter Commissurotomie wird, wenn auch oft erst nach Monaten, eine Senkung der Mitteldrucke in der Pulmonalis sowie im linken Vorhof und eine Erniedrigung des mittleren diastolischen Druckgradienten zwischen linkem Vorhof und linker Kammer beobachtet.

Die *Ursachen unbefriedigender Operationsergebnisse* müssen einmal in einer ungenügenden Erweiterung des Mitralostiums, in embolischen Komplikationen, in einem Fortbestehen oder in einer Verstärkung einer Begleitinsuffizienz, in einer fortbestehenden pulmonalen Hypertonie infolge irreversibler Lungengefäßveränderungen und auf längere Sicht in einer Restenosierung durch rheumatische Reaktivierung gesucht werden, die in etwa 20% der Fälle mit Zustand nach Commissurotomie innerhalb 10 Jahren danach eintritt. Außerdem belasten eine verbleibende Herzdilatation als Zeichen einer myogenen Komponente und begleitende Aortenfehler das Spätresultat [19].

Ein *Postcommissurotomie-Syndrom* das dem Postkardiotomiesyndrom gleichzusetzen ist, als Ausdruck autoimmunologischer Reaktionen mit Nachweis von Antikörpern gegen Herzmuskelgewebe, ist meist passager und nur selten mit einem rheumatisch endokarditischen Schub vergesellschaftet. (Zur differentialdiagnostischen Abgrenzung s. Kap. 3: Entzündliche Herzerkrankungen.)

Ein Fortbestehen des Vorhofflimmerns erhöht die Emboliegefährdung und vermindert die Leistungsreserve des Herzens durch Wegfall der mechanisch unterstützenden Vorhofaktion. Der Versuch einer Regularisierung ist bei hämodynamisch gutem Operationsresultat gerechtfertigt. Nach voraufgegangener 3–4wöchiger Antikoagulantientherapie (Organisierung wandadhärenter Thromben) sowie nach Abklingen einer ggf. durchgeführten Glykosidbehandlung kann eine *Kardioversion* durch Elektroschock mit der Aussicht auf dann persistierenden Sinusrhythmus versucht werden (s.S. 275).

Indikation zur Klappenoperation bei Mitralstenose: Bei Patienten mit Mitralstenose entsprechend einem klinischen Schweregrad III und IV ist eine deutliche Steigerung der Lebenserwartung durch einen operativen Eingriff an der Klappe zu erwarten (s. Abb. 4.8). Für die Entscheidung und Indikationsstellung zur Operation im Einzelfall bedarf es aber zahlreicher zusätzlicher Erwägungen.

Bei der *Klassifikation* der Patienten nach dem klinischen Schweregrad wird ausgegangen von den Beschwerden des Patienten. Diese subjektiven Symptome stehen im Einzelfall nicht in Einklang mit den objektiven klinischen Symptomen und den bei der Herzkatheterisierung gemessenen Druckwerten. Dieser Umstand hat seine Begründung z.T. darin, daß auf Grund der körperlichen Belastungen, denen die Patienten in ihrem Tagesablauf ausgesetzt sind, eine wechselnde Beeinträchtigung ihres Befindens resultiert, ganz abgesehen von einer unterschiedlichen Empfindlichkeit und unterschiedlicher Selbstbeobachtung der Patienten. Das bedeutet, daß für die Entscheidung zur Operation *alle* erhobenen Untersuchungsbefunde einschließlich der Beschwerden ins Kalkül gezogen werden müssen. Eindeutig zu befürworten ist eine Operation an der Mitralklappe (Commissurotomie oder Klappenersatz) aber bei einem Schweregrad III mit pulmonaler Hypertonie, mittelgradig erhöhtem linken Vorhofdruck, mäßig erniedrigtem Herzzeitvolumen in Ruhe und den Zeichen einer Rechtsherzinsuffizienz bei absoluter Arrhythmie.

Dringlich ist die Indikation zur Operation auch dann, wenn bereits Beschwerden in Ruhe nachweisbar sind (z.B. Orthopnoe). Bei einem voll ausgebildeten Schweregrad IV ist die Prognose im Hinblick auf eine zu erwartende Besserung erheblich belastet. Deshalb wird die Indikation zur Operation in den fortgeschrittenen Stadien der Erkrankung dann eingeschränkt, wenn eine myokardiale Komponente das Gesamtbild überwiegend bestimmt (z.B. schwerste Rechtsherzinsuffizienz mit Tricuspidalinsuffizienz, pulmonaler Hypertonie und zusätzliche Hinweise für Linksinsuffizienz bei Mitralstenose).

Bei einem klinischen Schweregrad II ist eine abwartende Haltung bezüglich der Operation geboten, sofern nicht besondere Umstände und Komplikationen (z.B. rezidivierende arterielle Embolien, rezidivierendes akutes Lungenödem, beträchtliche Druckerhöhung im linken Vorhof um 30 mm Hg) zusätzlich vorhanden sind. Dabei sind der röntgenologische Nachweis von Klappenkalk ebenso wie Vorhofflimmern Symptome, die einen höheren Schweregrad einer Mitralstenose anzeigen.

4.5. Mitralinsuffizienz

Zum besseren Verständnis seien stichwortartig die folgenden, für die Pathogenese der gestörten Hämodynamik bei Mitralinsuffizienz bedeutsamen anatomischen Strukturen genannt: hintere linke atriale Wand, Mitralklappenring, Mitralklappensegel, Cordae tendinae, Papillarmuskeln, linke Ventrikelwand.

4.5.1. Funktionelle Anatomie und Hämodynamik

Klappenschlußunfähigkeiten der Mitralklappe sind in erster Linie rheumatischer Ätiologie (s. Tabelle 4.4). Normalerweise überragt die ausgebreitete Klappenfläche die jeweilige Öffnungsfläche um ein Vielfaches (etwa 2,5). Der Mitralklappenring nimmt in seinem Umfang während der Systole normalerweise ab, was die Klappenöffnungsfläche reduziert und auf diese Weise die Schlußfähigkeit der Klappen erhöht. Ursachen für eine Regurgitation können herrühren sowohl von einer zu kleinen als auch von zu großen Segelklappengewebsflächen oder aber von einer eingeschränkten Klappenbeweglichkeit. Bei rheumatischer Endokarditis kommt es zur Schrumpfung und Retraktion der Klappen und auf diese Weise zu einer Schlußunfähigkeit. Außerdem ist dabei, besonders wenn gleichzeitig eine Mitralklappenstenose besteht, der sehnige Halteapparat der Klappen beeinträchtigt.

Weitere Ursachen einer Mitralinsuffizienz sind Papillarmuskeldysfunktionen: z.B. bei Hinter-

wandinfarkt, coronarer Herzkrankheit (Midsystolic-click-Syndrom), Kardiomyopathien verschiedener Ätiologie (z.B. Alkoholkardiomyopathie, fortgeschrittene kongestive Kardiomyopathie), ein abnormer sehniger Klappenapparat (Barlow-Syndrom, flopping valve), ein Papillusmuskelabriß.

Eine chronische Mitralklappeninsuffizienz führt zu einer Dilatation des linken Vorhofes und des linken Ventrikels. Im kompensierten Stadium wird das Regurgitationsvolumen durch ein erhöhtes Schlagvolumen ausgeglichen. Dadurch wird auch die normale Konfiguration der Papillarmuskeln sowie des Halteapparates der Klappen verändert. Wenn der linke Vorhof dilatiert, kann aufgrund des anatomischen Zusammenhanges mit dem hinteren Segel die hintere Vorhofwand nach dorsal und unten gezogen werden, was die Insuffizienz der Klappe weiter fördert. Der linke Vorhof kann bei Mitralinsuffizienz gelegentlich groteske Ausmaße annehmen.

Bei mittlerem Insuffizienzgrad der Mitralklappe regurgitieren pro Herzschlag etwa 20–50 ml oder rund ein Drittel des gesamten Schlagvolumens und bei hochgradiger Klappeninsuffizienz bis annähernd 100 ml oder weit über die Hälfte des erhöhten Schlagvolumens in den linken Vorhof. Zwischen dem Insuffizienzgrad und dem enddiastolischen Ventrikelvolumen besteht eine annähernd lineare Korrelation. Selbst bei erheblicher Regurgitation bleibt der hypertrophierte und dilatierte linke Ventrikel verhältnismäßig lange suffizient und fördert zumindest in Ruhe ein normales oder nur leicht vermindertes Großkreislaufminutenvolumen. In diesem Stadium sind die Druckwerte in der venösen Lungenstrombahn gleichfalls noch im Normbereich oder nur unwesentlich gesteigert.

4.5.2. Symptomatologie

Zur Vorgeschichte: Zu den Frühsymptomen einer Mitralinsuffizienz zählen leichte Ermüdbarkeit, Belastungsdyspnoe und Palpitationen. Charakteristischerweise lassen die Beschwerden bei körperlicher Ruhe nach bzw. verschwinden ganz. Dabei können die objektiven Symptome (s.

Tabelle 4.4. Ursachen einer Mitralinsuffizienz

Rheumatische Karditis
Bakterielle Endokarditis
Kardiomyopathien (Viren, Alkohol, Coronarsklerose u.a.)
Papillarmuskeldysfunktionen
   Zustand nach Hinterwandinfarkt
   Coronare Herzkrankheit
   Papillarmuskelabriß
   Marfan-Syndrom
   Barlow-Syndrom (=click-syndrom; flopping valve)

angeboren:

Endokardkissendefekte
   Septum-primum-Defekt
   inkompletter oder kompletter Atrioventricularkanal

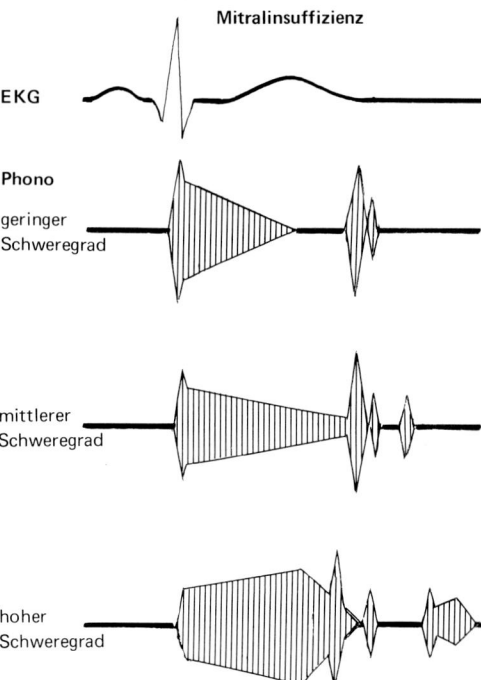

Abb.4.9. Änderung des phonokardiographischen Befundes in Abhängigkeit vom hämodynamischen Schweregrad bei Mitralklappeninsuffizienz. Man beachte: (mit zunehmendem Schweregrad) Verschwinden eines 1. Herztones; Amplitudenzunahme des systolischen Geräusches, das den Aortenklappenschlußton überdauern kann; Auftreten eines mitralen Durchflußgeräusches bei hochgradiger Klappeninsuffizienz; zeitliche Vorverlagerung des Aortenklappenschlußtones (Einzelheiten s. Text) (nach [28])

unten, Auskultationsbefund, Röntgenbefund) bereits einen hohen hämodynamischen Schweregrad anzeigen. In fortgeschrittenen Stadien tritt wie bei Mitralstenose eine absolute Arrhythmie mit Vorhofflimmern auf, wobei die Gefahr einer arteriellen Embolie aus dem linken Vorhof besteht wie bei Mitralstenose. Hämoptoe und akutes Lungenödem sind seltene Symptome im Vergleich mit einer Mitralstenose. Kommt es in den fortgeschrittenen Stadien einer Mitralinsuffizienz zum Linksherzversagen, dann ist die Lungenödem-Symptomatologie und die der protrahierten Linksherzinsuffizienz vorherrschendes Merkmal der Erkrankung. Bei akuten Mitralinsuffizienzen (s. Tabelle 4.4) sind die Zeichen einer Linksherzinsuffizienz verhältnismäßig frühzeitig nachweisbar.

Eine Rechtsherzinsuffizienz ist kennzeichnend für ein spätes Krankheitsstadium. Sie ist einer konservativen Therapie nur unzureichend zugänglich. Hepatomegalie, Druckempfindlichkeit der Leber, periphere Ödeme und Ascites werden dem Patienten selbst erkennbar.

Klinische Symptome: Der Herzspitzenstoß ist als Zeichen der Linksherzhypertrophie und -dilatation verstärkt, verbreitert und hebend. Bei der *Auskultation* ist das Leitsymptom einer Mitralsuffizienz ein *mittel- bis hochfrequentes holosystolisches Sofortgeräusch* mit Punctum maximum an der Herzspitze. Es zeigt bei hohem hämodynamischen Schweregrad eine bandförmige Cha-

rakteristik, während es bei geringem Schweregrad frühsystolisch akzentuiert ist (Abb. 4.9). Spätsystolisch akzentuiert ist das Systolicum bei Papillarmuskeldysfunktion. Bei Tricuspidalinsuffizienz hingegen ist ein Systolicum mit Punctum maximum am linken unteren Sternalrand auskultierbar und bei Inspiration verstärkt [13a].

Bei einem Lungenemphysem und einer hochgradigen Adipositas kann das Mitralinsuffizienzgeräusch dem Nachweis entgehen. In solchen Fällen ist die Suche nach dem *Herzspitzenstoß* besonders wesentlich und für die Diagnose unter Umständen entscheidend. Im typischen Fall ist er hebend, verbreitert und nach links außen und unten verlagert. Bei schlanken Personen kann der ganze Thorax eine hebende Herzaktion zeigen.

Der *1. Herzton* ist nur schwach oder bei systolischem Sofortgeräusch nicht auskultierbar. Letzterer Befund spricht für einen höheren hämodynamischen Schweregrad. Andererseits kann man gelegentlich bei hochgradiger Mitralinsuffizienz einen normal lauten oder sogar akzentuierten 1. Herzton feststellen, was dann mit einem rigiden oder zerstörten anterioren Mitralklappensegel koinzidiert.

Der *2. Herzton* kann bei fortgeschrittener Mitralinsuffizienz weit gespalten sein, was die Differentialdiagnose zur Abgrenzung eines Mitralöffnungstones erschwert. In solchen Fällen ist eine subtile phonokardiographische Diagnostik einschließlich Apexkardiographie sinnvoll.

Der *3. Herzton* ist bei Mitralinsuffizienz ein typisches Zeichen einer linksventriculären Volumenbelastung. Er ist im Vergleich zum Mitralöffnungston niederfrequent und setzt später in der Diastole ein (mehr als 0,13 sec nach dem 2. Herzton; Abb. 4.1). Gelegentlich kann der 3. Herzton sogar als Pulsation palpatorisch erkannt werden. Wenn Insuffizienz und Stenose an der Mitralklappe gleichzeitig bestehen, ist die Existenz eines 3. Herztones Zeichen einer überwiegenden Mitralklappeninsuffizienz. Gelegentlich kann der 3. Herzton auch überlagert sein von einem mitralen Durchflußgeräusch. Es besteht in einem kurzen Descrescendogeräusch, ohne daß sich daraus (vergleichende Mitralstenose) eine dem 1. Herzton unmittelbar vorausgehende präsystolische Komponente entwickelt. Das systolische Geräusch bei der Mitralinsuffizienz kann durch Applikation von Amylnitrit reduziert werden, was die Abgrenzung des systolischen Geräusches einer obstruktiven Kardiomyopathie ermöglicht. Durch die Applikation von Amylnitrit werden bei Mitralinsuffizienz außer dem systolischen Geräusch auch der 3. Herzton und ein mitrales Durchflußgeräusch abgeschwächt.

Elektrokardiogramm: Neben einer pathologischen P-Konfiguration im Sinne des P-sinistrocardiale mit verlängerter P-Dauer und Doppelgipfligkeit, insbesondere in der Ableitung V_1 der Wilson-Ableitungen sind die Zeichen der linksventriculären Hypertrophie charakteristischerweise deutlich bei höherem hämodynamischen Schweregrad. Eine begleitende Rechtsherzhypertrophie ist elektrokardiographisch bei Mitralklappeninsuffizienz selten ausgeprägt erkennbar.

Thorax-Röntgen: Der linke Ventrikel reicht im p.a. Strahlengang weit nach außen und unten. Die sog. Herztaille ist charakteristischerweise verstrichen: d.h. der Pulmonalisbogen und der große linke Vorhofbogen springen vor. In späteren Stadien kommen die Zeichen der rechtsventriculären Vergrößerung hinzu. Hinweise für eine Lungenstauung sind, wenn überhaupt, deutlich geringer ausgeprägt, als bei Mitralstenose. Kerley-B-Linien gehören nicht zum typischen Bild der Mitralinsuffizienz. Die Vergrößerung des linken Vorhofes ist röntgenologisch deutlich stärker als bei Mitralklappenstenose ausgeprägt, wobei dann die Abgrenzung eines vergrößerten linken Ventrikels und rechten Ventrikels schwierig sein kann (Abb. 4.10).

Echokardiographie: Die frühdiastolische Füllung des linken Ventrikels ist bei Mitralklappeninsuffizienz vergrößert und beschleunigt die frühe diastolische Rückwärtsbewegung des ante-

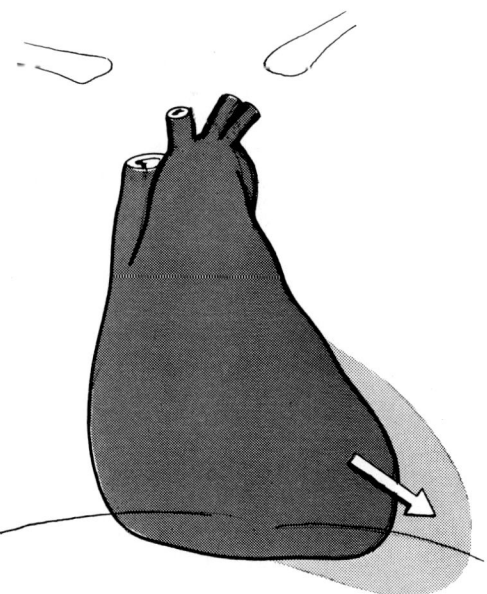

Abb. 4.10. Röntgenologische Vergrößerung des linken Ventrikels bei Mitralklappeninsuffizienz (schematisch, p.a.-Projektion)

rioren Mitralklappensegels. Der Feststellung einer leichten Mitralklappenstenosekomponente bei der Messung der Auslenkung des anterioren Segels kann bedeutungsvoll sein für die Diagnose eines kombinierten Klappenfehlers.

Phonokardiogramm und Apexkardiogramm: Das Apexkardiogramm zeigt eine ausgeprägte schnelle Füllungswelle und kennzeichnet einen frühen diastolischen Ton als dritten Herzton. Das Phonokardiogramm kann, synchron registriert, bei kombinierten Klappenfehlern (Stenose und Insuffizienz an der Mitralklappe) für die Identifikation eines Mitralöffnungstones, eines dritten Herztones und einer weiten Spaltung des zweiten Herztones von Nutzen sein. Im übrigen s. Auskultation S. 108 u. Abb. 4.9.

Herzkatheterisierung und Ventriculographie: Charakteristischerweise findet sich eine ausgeprägte v-Welle der Druckkurve des linken Vor-

Tabelle 4.5. Herzkatheteruntersuchung bei mittelgradiger Mitralinsuffizienz (Normalwerte: Tabellen 4.2 und 2.9)

Herzzeitvolumen (effektiv)	5,6 l/min
Herzindex	2,83 l/min/m^2

li. Ventrikel:

EDV	(enddiastolisches Volumen)	235 ml
ESV	(endsystolisches Volumen)	105 ml
SV	(Schlagvolumen)	130 ml
AF	(Auswurffraktion)	55%
RV	(Regurgitationsvolumen)	~65 ml

Lage des Katheters	Druck (mm Hg)	Mittel- druck (mm Hg)	Sauerstoff- sättigung (%)
Vena cava sup.			61%
Vena cava inf.			66%
Rechter Vorhof	15/10	12,5	63%
Rechter Ventrikel	36/12–6		66%
A. pulmonalis	35/20	25	66%
Linker Vorhof	23/18	20	95%
Linker Ventrikel	140/14		95%
Aorta	140/110	125	94%

hofes, wobei diese Welle höher ist als die a-Welle. Gleichsinnige Veränderungen zeigt die Druckkurve in der Pulmonalkapillare. Außerdem findet sich ein steiler Abfall der v-y-Strecke. Der Mitteldruck kann trotz einer hochgradigen Mitralklappeninsuffizienz nur verhältnismäßig geringgradig erhöht sein, obwohl die erzeugten Druckspitzen bei schmalbasiger ventricularisierter Vorhofdruckkurve beträchtlich sind. Zur Abschätzung der Regurgitation leistet die Ventrikelangiographie mit Darstellung des Kontrastmittelrefluxes an der Mitralklappe wertvolle Hilfe. Außerdem kann aufgrund von Volumendaten, die angiographisch ermittelt werden, das Schlagvolumen des Herzens annähernd ermittelt werden (s. S. 36 u. 30). Unter Berücksichtigung der Herzfrequenz und eines mit anderen Methoden gemessenen Herzzeitvolumens (Indikatorverdünnungsmethoden) (s. Kapitel Untersuchungsmethoden) läßt sich das Regurgitationsvolumen abschätzen. Es beträgt je nach dem hämodynamischen Schweregrad bis zu mehr als 50% des gesamten Schlagvolumens (s. Tabelle 4.5).

4.5.3. Therapie und Prognose

Konservative Behandlung: Der Krankheitsverlauf einer Mitralinsuffizienz wird in erster Linie durch die Volumenbelastung des linken Ventrikels bestimmt. Entwickelt sie sich langsam, dann adaptiert sich der linke Ventrikel durch Hypertrophie und Dilatation. Bei *plötzlich auftretender Klappeninsuffizienz* (traumatischer Abriß von Sehnenfäden, Perforation und Einriß von Klappen während Commissurotomie, Myokardinfarkt) kann es zu einem akuten und lebensbedrohlichen Herzversagen kommen.

Hinsichtlich der mittleren Lebenserwartung bestehen zwischen Mitralstenose und Mitralinsuffizienz vergleichbaren Grades keine wesentlichen Differenzen. Hier wie dort erreicht die Mehrzahl der Patienten das 5. Lebensjahrzehnt, rund ein Viertel der Betroffenen wird älter als 50 Jahre. Von anderen Autoren wird die *Prognose* der leicht- bis mittelgradigen Mitralinsuffizienz noch günstiger eingeschätzt.

Unter den *Todesursachen* steht die Herzinsuffizienz an erster Stelle. Ein vorzeitiges Herzversagen ist zu befürchten, wenn nicht allein die Volumenüberlastung, sondern außerdem noch rheumatische Entzündungsschübe oder eine bei diesem Klappenfehler häufig auftretende subakute bakterielle Endokarditis oder coronarsklerotisch bedingte Durchblutungsstörungen auf das Kammermyokard zusätzlich einwirken. Arterielle Embolien werden bei Mitralinsuffizienz seltener als bei Mitralklappenstenose beobachtet.

Operative Behandlung: Die operative Korrektur der reinen Mitralklappeninsuffizienz und kombinierter Mitralklappenfehler mit wesentlicher Begleitinsuffizienz wird mit Hilfe der Herz-Lungen-Maschine und bei elektrisch induziertem Ventrikelflimmern am offenen Herzen und unter Sicht vorgenommen. In Notfällen sind diese Eingriffe heute auch in der ersten Schwangerschaftshälfte ohne wesentlich vermehrte Gefahr für die Mutter durchführbar. In früheren Jahren ist bei Mitralinsuffizienz mit vorherrschender Ringdilatation und beweglichen Klappensegeln häufig der Versuch gemacht worden, durch plastische Verfahren mit dem Ziel einer Raffung bzw. Verkleinerung des erweiterten Klappenringes eine Schlußfähigkeit der noch erhaltenen Segelränder zu erreichen. Demgegenüber hat sich in neuerer Zeit das Verfahren des Mitralklappenersatzes durchgesetzt. Erstmalig wurde ein erfolgreicher Klappenersatz im Jahre 1960 von ALBERT STARR ausgeführt.

Nach den Erfahrungsberichten zahlreicher Autoren liegt die Hospitalmortalität bei Patienten nach Mitralklappenersatz ohne nähere Differenzierung nach dem präoperativen Schweregrad durch eine Klappenprothese zwischen 5 und 20%. Die Mortalitätsziffern nach der operativen Korrektur einer Mitralinsuffizienz sind nicht ganz einheitlich anzugeben. Sie hängen einmal vom Patientengut (Lebensalter, klinischer Gesamtschweregrad, Zustand des Myokards) ab, außerdem vom mechanischen Operationsresultat (erreichte Schlußfähigkeit der Mitralklappe), von der Operationstechnik und von der Verhütung postoperativer Komplikationen.

Luftembolien, Thrombusbildung an der Klappenprothese oder im linken Vorhof mit arteriellen Embolien, Endokarditis, Infektionen und

Tabelle 4.6. Komplikationen nach prothetischem Mitralklappenersatz

Thromboembolien
Persistierende Myokardinsuffizienz
Rezidivierende Myokardinsuffizienz (Endokardfibrose linksventriculär)
Bakterielle Endokarditis
Komplikationen einer Langzeitbehandlung mit Antikoagulantien
Postkardiotomie-Syndrom
Hämolytische Anämie
ball variance

Blutungen als Folge von Gerinnungsstörungen sind die häufigsten Komplikationen, die bei mehr als 20% der Operierten aufzutreten pflegen und den unmittelbaren Operationserfolg oder dessen Spätresultat in Frage stellen können (s. auch Tabelle 4.6). Ungünstig werden auch die Aussichten jener Patienten beurteilt, bei denen schon präoperativ eine pulmonale Hypertonie durch reaktive Gefäßveränderungen oder erhebliche Myokardläsionen mit Herzdilatation und rezidivierender Dekompensation vorliegen. Zur Vermeidung des Thromboembolierisikos bei der STARR-EDWARDS-Klappe sind in den letzten Jahren zahlreiche Versuche unternommen worden, durch Modifikationen des prothetischen Klappenapparates die klappenbedingten Thromboembolien zu vermindern. Von ihnen hat die Prothese nach BJÖRK-SHILEY (Diskusklappe) größere Verbreitung erlangt. Während die Hospitalmortalität mit rund 10% etwas niedriger zu liegen scheint als bei Verwendung der STARR-EDWARDS-Klappe, ist das Thromboembolierisiko wahrscheinlich nicht geringer. Deshalb sollte heute noch bei jeder Form des prothetischen Klappenersatzes eine Dauerantikoagulation durchgeführt werden.

Körperliche Leistungssteigerung, Besserung oder Verschwinden von Atemnot, von Palpitationen, von anginösem Schwirren und Synkopen charakterisieren klinisch ein gutes Operationsergebnis. Es herrscht Übereinstimmung darüber, daß mehr als zwei Drittel der überlebenden Patienten gebessert aus stationärer Behandlung entlassen werden und daß dieses funktionelle Resultat innerhalb des ersten Jahres, am Ende des zweiten Jahres und im dritten postoperativen

Jahr bei der überwiegenden Mehrzahl der Patienten erhalten bleibt. Schätzungsweise bei etwa 15% der aus stationärer Behandlung entlassenen Operierten muß mit Spätkomplikationen gerechnet werden.

Die Spätmortalität schwankt in weiten Grenzen. Nach McGoon [26] scheinen die Größe des linken Vorhofes bei Patienten mit erfolgtem prothetischen Mitralklappenersatz sowie das Lebensalter einen gewichtigen Einfluß auf die Spätmortalität zu haben. So ist die Wahrscheinlichkeit des Überlebens bei Patienten über 50 Jahren mit großem linken Vorhof 5 Jahre nach dem erfolgten Klappenersatz nur noch halb so groß wie bei den Patienten unter 50 Jahren mit kleinem linken Vorhof (Abb. 4.11).

Die Effektivität einer Behandlung bei Mitralklappenfehlern wird in erster Linie bestimmt durch den präoperativen klinischen Schweregrad, sowie durch eine Reihe von belastenden Begleitumständen, wie Lebensalter, rheumatische Aktivität und Kombination mit anderen Klappenfehlern, ferner durch Komplikationen wie Arrhythmien, Myokardschädigung, Thromboembolien, pulmonale Hypertonie, bakterielle Endokarditis und von der individuellen Ansprechbarkeit auf gezielte therapeutische Maß-

nahmen (Penicillinprophylaxe, Embolieprophylaxe, Herzinsuffizienzbehandlung, Regularisierung von Herzrhythmusstörungen).

Zugunsten der konservativen Behandlungsmethode kann verallgemeinernd gesagt werden, daß Patienten mit Mitralklappenfehler des Schweregrades I und II, die keine rheumatische Aktivierung erkennen lassen und im mittleren Lebensalter weder durch Vorhofflimmern noch durch eine progrediente Herzvergrößerung mit drohender Herzinsuffizienz oder durch Thromboembolien kompliziert sind, zu derjenigen Gruppe gezählt werden dürfen, deren Lebenserwartung sich auch ohne einen operativen Eingriff bei schonender körperlicher Tätigkeit nicht vom Normalen zu unterscheiden braucht. Es herrscht aber Übereinstimmung darüber, daß der Leistungszustand und die Lebenserwartung der Patienten des klinischen Schweregrades III und IV und der komplikationsbelasteten Fälle niedrigerer Schweregrade durch einen operativen Eingriff wesentlich verbessert werden können (Abb. 4.12).

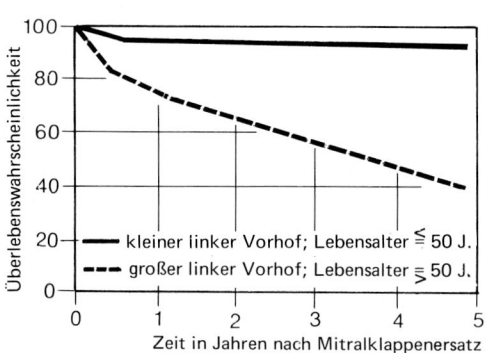

Abb. 4.11. Die Überlebenswahrscheinlichkeit bei Patienten, die 30 Tage nach erfolgreicher Implantation einer STARR-EDWARDS-Klappenprothese überlebten. Die Abbildung zeigt den Einfluß von Risikofaktoren wie Größe des linken Vorhofes und Lebensalter auf die Überlebenszeit nach der Operation [26].

——— kleiner linker Vorhof; Lebensalter ≦ 50 Jahre
------- großer linker Vorhof; Lebensalter ≧ 50 Jahre

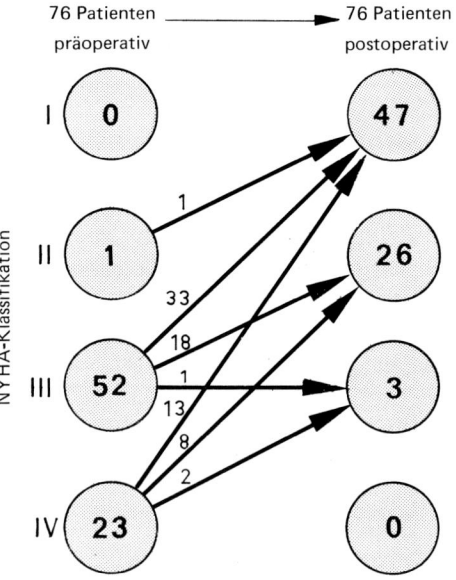

Abb. 4.12. Klinische Besserung bei Überlebenden nach Mitralklappenersatz (New York Heart Ass.-Klassifikation). ([30] zit. nach [2])

4.6. Aortenstenose

4.6.1. Allgemeines und Historisches

Die Aortenklappenstenose gilt als der häufigste *Aorten*klappenfehler. Dabei wird durch die gleichzeitige Kombination mit anderen Klappenfehlern das klinische und pathologisch-anatomische Bild variiert. So findet sich bei Patienten mit überwiegender Mitralklappenstenose in etwa einem Drittel der Fälle gleichzeitig eine Aortenklappenstenose, während andererseits bei etwa der Hälfte der Patienten mit Aortenklappenstenose auch eine deutliche begleitende Mitralstenose nachzuweisen ist.
Je nach der Lokalisation (Abb. 4.13) unterscheidet man Aortenstenosen in *drei Typen*: a) die valvuläre Klappenstenose, b) die subvalvuläre Stenose, c) die supravalvuläre Stenose. Alle drei Formen können angeboren sein, während es sich bei den erworbenen Aortenstenosen um valvuläre Aortenstenosen handelt. Im folgenden soll überwiegend die erworbene valvuläre Aortenklappenstenose behandelt werden.

Im allgemeinen wird das akute rheumatische Fieber als der häufigste pathogenetische Faktor für die Entstehung der valvulären Aortenstenose angesehen. Es bestehen aber Zweifel in Hinblick auf ihre Beziehung zur verkalkenden Aortenstenose, die bei verhältnismäßig alten Menschen (6. Lebensjahrzehnt und darüber) ohne Erkrankung anderer Klappen beobachtet wird. Wird vor dem 20. Lebensjahr eine reine Aortenklappenstenose ohne begleitende andere Klappenfehler diagnostiziert, so handelt es sich dabei eher um eine angeborene, als um eine erworbene Aortenstenose.

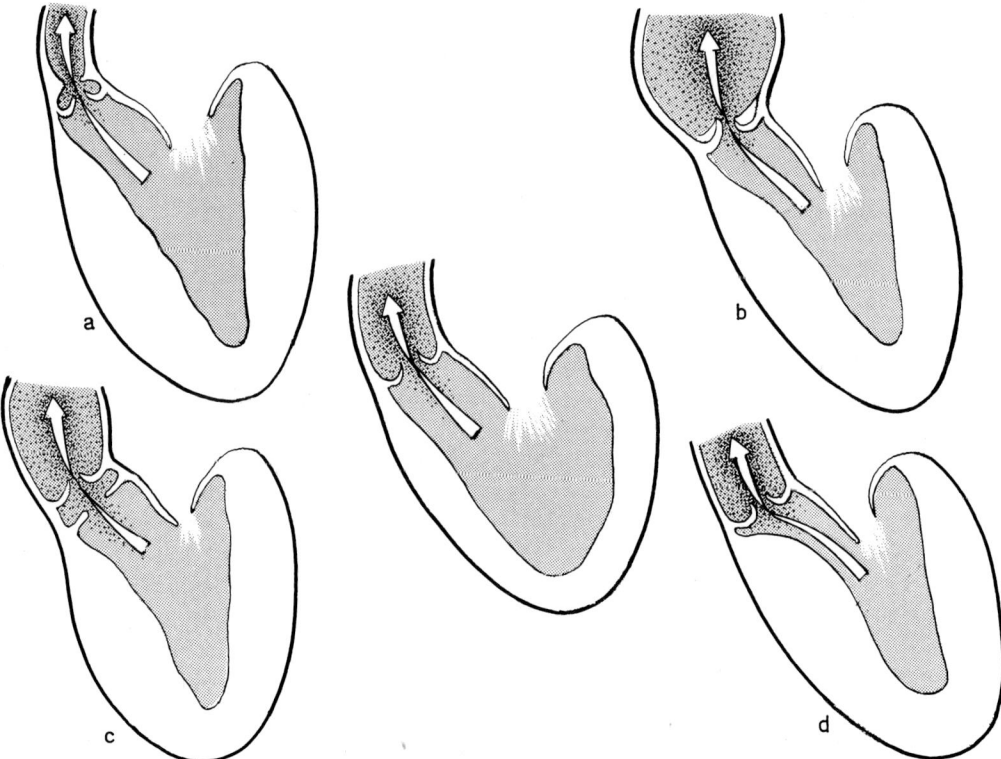

Abb. 4.13 a–d. Schematische Darstellung von vier Stenoseformen im linksventriculären Ausflußtrakt. Die Darstellung in der Mitte veranschaulicht normale Verhältnisse. (a) Supravalvuläre Aortenstenose. (b) Valvuläre Aortenstenose (Kalkablagerungen!). (c) Subvalvuläre Aortenstenose (membranöse Form). (d) Subvalvuläre Aortenstenose (muskuläre Form), *Syn.* Obstruktive hypertrophische Kardiomyopathie (nach [8])

Die *kongenitale valvuläre Stenose* entsteht in einem Großteil der Fälle durch eine spätfetale Endokarditis. Man findet pathologisch-anatomisch eine Verdickung des Klappengewebes und eine unterschiedlich ausgedehnte Verklebung der Klappenränder, wobei oft eine angedeutete oder vollständige Bicuspidalklappe vorliegt. In anderen Fällen sind Commissuren nicht zu erkennen, die Klappe besteht aus einer Membran mit zentral oder exzentrisch gelegener Öffnung. Vereinzelt wird eine Verengung des Klappenbasisringes beobachtet. Durch spätere endokarditische Klappenbesiedelung kann es bei der angeborenen valvulären Aortenstenose zu Kalkeinlagerungen kommen, die sich meistens jenseits des 30. Lebensjahres manifestieren.

Die *subvalvuläre Stenose* wird von einer ringförmigen Endokardleiste, die elastisch ist und kollagenes Bindegewebe enthält, gebildet. Sie liegt meist etwa 5–15 mm unterhalb der Klappenbasis. Oft kommt es zu einer endokarditischen Veränderung an der stenosierenden Endokardleiste mit Übergreifen auf die Aortenklappen. — Von dieser *membranösen* subvalvulären Aortenstenose ist die *muskuläre* subvalvuläre Aortenstenose zu unterscheiden, die als idiopathische hypertrophische obstruktive Kardiomyopathie bekannt ist (s. Kapitel Entzündliche Herzerkrankungen und Kardiomyopathien, S. 53).

Die *supravalvuläre Stenose* liegt zwischen den Semilunarklappen und dem Abgang des Truncus brachiocephalicus, meist oberhalb des Abganges der Coronararterien. Sie kann isoliert vorkommen, oder mit zusätzlichen Gefäßveränderungen anderer Lokalisation (periphere Pulmonalstenosen, Aorta angusta) sowie mit hormonellen und cerebralen Entwicklungsstörungen kombiniert sein. Von einigen Autoren wird eine Hypercalcämie möglicherweise im Gefolge einer Vitamin-D-Intoxikation als wesentlicher pathogenetischer Faktor diskutiert.

Bei den erworbenen Aortenklappenstenosen beginnt der Prozeß als Endomyokarditis und greift vom Klappenring auf die Commissuren über. Es kommt zur ödematösen Quellung, Capillarisierung, Fibrosierung und später zu Kalkeinlagerungen. Das Endresultat sind verdickte Segel mit verklebten Commissuren, narbiger Schrumpfung und eingerollten Klappenrändern.

MÖNCKEBERG hat 1904 [29] eine sklerotisch calcifizierende Aortenstenose beschrieben und diese von sekundär calcifizierenden Aortenstenosen abgegrenzt.

4.6.2. Funktionelle Anatomie und Hämodynamik

Normalerweise beträgt die *Aortenklappenöffnungsfläche* etwa 3 cm^2. Wird durch eine Klappenendokarditis die Aortenklappenöffnungsfläche um etwa die Hälfte reduziert, dann kommt es zur Ausbildung eines systolischen Druckgradienten an der Klappe. Die linksventrikuläre Austreibungsgeschwindigkeit ist zwar erniedrigt, aber die Austreibungszeit steigt an, so daß es in Ruhe nicht regelmäßig zu einem Absinken des Herzschlagvolumens zu kommen braucht.

Der *intraventriculäre systolische Druck* im linken Ventrikel nimmt zu und erreicht im Extremfall Werte um 300 mm Hg. Demgegenüber nimmt der systolische Aortendruck ab, wodurch es bei höhergradigen Stenosen zum klinischen Bild einer chronischen Hypotension kommt. Bei mittelgradigen Aortenstenosen finden sich systolische Druckgradienten von 50–100 mm Hg, bei hochgradigen Aortenstenosen solche von 200–250 mm Hg.

Der erhöhte intraventriculäre Druck geht mit einer Hypertrophie der Ventrikelmuskulatur einher, zunächst ohne Zeichen der Dilatation. In den fortgeschrittenen Stadien steigt neben dem systolischen auch der diastolische intraventriculäre Druck an, besonders ausgeprägt enddiastolisch. Letzterer Befund spricht für eine Reduktion der Compliance des linken Ventrikels. Dabei ist neben der Linksherzhypertrophie auch eine Septumhypertrophie als pathogenetischer Faktor einer erniedrigten Compliance anzusehen. Außerdem entwickeln sich in den fortgeschrittenen Stadien der Aortenklappenstenose die Zeichen der Rechtsherzhypertrophie. Druckerhöhungen im rechten Ventrikel tragen zusätzlich zu einer Erhöhung der Steifigkeit des Ventrikelseptums bei [7, 8].

In den fortgeschrittenen Stadien einer Aortenklappenstenose ist der *Druck im linken Vorhof* er-

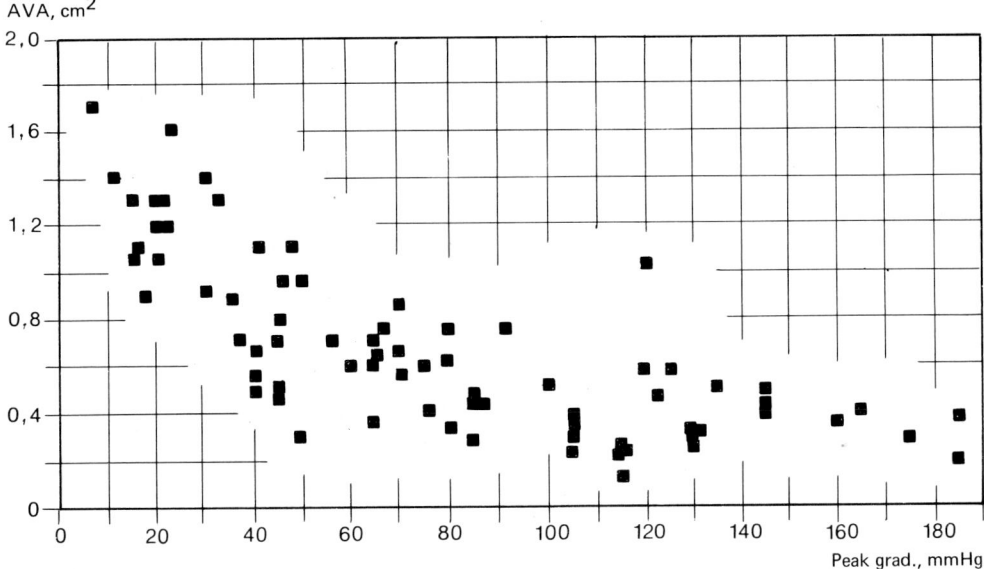

Abb. 4.14. Beziehung zwischen Aortenklappenöffnungsfläche (AVA) und dem systolischen Druck-

gradienten an der Aortenklappe bei Patienten mit
valvulärer Aortenstenose (nach [11])

höht, und es treten die Zeichen der Rechtsherzinsuffizienz hinzu. Insbesondere sind die a-Welle
des linken Vorhofes und der enddiastolische
Druck des rechten Ventrikels erhöht; eine pulmonale Hypertonie tritt aber erst zu einem verhältnismäßig späten Zeitpunkt auf.

Die Beziehungen zwischen Aortenklappenöffnungsfläche und systolischem Druckgradienten
an der Aortenklappe sind aus Abb. 4.14 zu entnehmen.
Die unvermeidliche Folge der Ventrikelhyper-
trophie und der vermehrten Druckarbeit bei
Aortenklappenstenose ist ein Anstieg des myokardialen Sauerstoffverbrauches. Dieser Anstieg
ist besonders ausgeprägt bei körperlicher Belastung. Daraus resultiert eine Myokardischämie,
obwohl das coronare Gefäßsystem anatomisch
nicht eingeengt zu sein braucht [11].

Dabei wirken sich folgende Faktoren zusätzlich
ungünstig aus: Die Zahl der Blutcapillaren
nimmt im Verhältnis zur Muskelmasse bei Herzmuskelhypertrophie ab. Entsprechend nehmen
die Diffusionsstrecken für Sauerstoff bei den hypertrophierten Muskelfasern zu. Coronarsklerotische Veränderungen finden sich verhältnismä-

ßig selten, stellen aber im Falle ihres Vorhan-
denseins, besonders bei älteren Patienten, einen
zusätzlichen gravierenden pathogenetischen
Faktor für eine unzureichende coronare Perfusion dar.

4.6.3. Symptomatologie

Zur Vorgeschichte und Beschwerdebild: Die im
Vergleich mit Mitralklappenfehlern verhältnismäßig geringen körperlichen Beschwerden trotz
ausgeprägter hämodynamischer Veränderungen
zählen zu den Charakteristika der Aortenklappenfehler. Erst im Laufe der höheren klinischen
Schweregrade (s.S. 91) entwickelt sich bei noch
ausreichender Kompensation ein charakteristi-
sches Beschwerdebild. Die Patienten klagen über
eine Neigung zu Schwindel bis hin zu synkopalen
Anfällen, ferner über präcordiale Schmerzen mit
Belastungsabhängigkeit sowie Zeichen der Herzinsuffizienz im Sinne des Vorwärtsversagens des
linken Ventrikels. Bei Patienten mit verkalken-
der Aortenstenose in höherem Lebensalter, kann
ein akutes Lungenödem das erste Krankheitszeichen sein. Andere Folgeerscheinungen einer
Aortenklappenstenose sind Hypotension und

Arrhythmien, die eine Erniedrigung der cerebralen Perfusion zur Folge haben, was Müdigkeit, Abgeschlagenheit bis hin zur Synkope verursachen kann. Allgemeinsymptome wie Müdigkeit, Belastungsdyspnoe gelten als frühe Hinweise, sofern nicht andere objektive klinische Zeichen bei den Patienten zu beobachten sind.

Nicht selten ist bei diesen Patienten ein plötzliches Herzversagen, insbesondere wenn bereits Schwindel, Synkopen und Angina pectoris aufgefallen waren. — Die frühzeitige Erkennung des Verlaufsstadiums ist daher entscheidend, um den für die Operation geeignetsten Zeitpunkt zu erfassen.

Klinische Symptome: Der *Puls* ist nur schlecht gefüllt palpabel, da die Anstiegsgeschwindigkeit der Pulswelle deutlich vermindert ist, wie sie auch an der Carotispulskurvenschreibung objektiviert werden kann (Pulsus tardus et parvus). Der *Herzspitzenstoß* ist verbreitert, nach links und unten verlagert, wenn eine Vergrößerung und Hypertrophie des Herzens vorhanden sind. Typischerweise findet sich ein *systolisches Schwirren* über der Herzbasis rechts parasternal, in den Halsgefäßen sowie der Fossa jugularis. Es ist charakteristischerweise besonders ausgeprägt bei hämodynamisch höhergradigen Aortenstenosen. Im Unterschied dazu ist bei Patienten mit hypertrophischer Subaortenstenose das Schwirren ebenso wie auch die maximale Lautstärke des Geräusches über der Spitze oder links vom unteren Sternum, aber nicht über der Aortenauskultationsstelle am deutlichsten.

Auskultation: 1. und 2. Herzton sind charakteristischerweise abgeschwächt. Bei hohem hämodynamischen Schweregrad kommt es zum Phänomen der umgekehrten Spaltung des 2. Herztones, wobei der betonte Pulmonalton im Unterschied zur Norm vor dem Aortenklappenschlußton feststellbar ist. Diese „umgekehrte" Spaltung des 2. Herztones verschwindet in Inspiration bzw. wird enger. Das Auftreten eines 4. Herztones ist bei Patienten unter 40 Jahren ein recht verläßlicher Hinweis für einen systolischen Druckgradienten von mehr als 75 mm Hg, sofern die übrigen Befunde für eine Aortenklappenstenose typisch sind. Ein fehlender 4. Herzton bei Aortenklappenstenose spricht anderer-

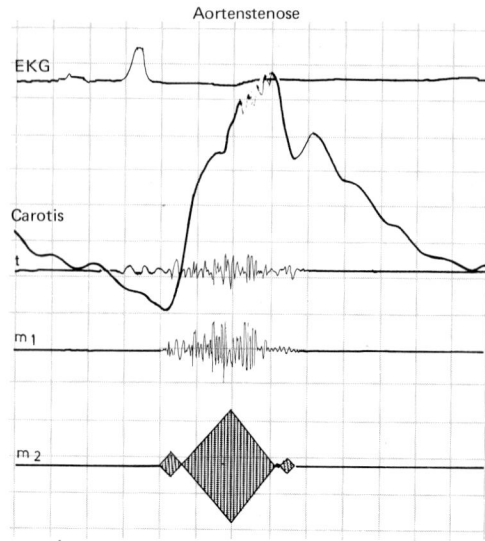

Abb. 4.15. Phonokardiogramm und Carotissphygmogramm bei Aortenklappenstenose (m₂ schematisiert). Man beachte das typische „Hahnenkammphänomen" in dem Carotissphygmogramm sowie die Verlängerung der Austreibungsperiode

seits gegen einen höheren Druckgradienten als etwa 60 mm Hg [10]. Mit p.m. an der Aortenauskultationsstelle und Fortleitung in die Carotiden findet sich ein spindelförmiges systolisches Geräusch (Abb. 4.15), das mit zunehmendem Druckgradienten spätsystolisch akzentuiert ist (Abb. 4.16). Die Ausbreitung des Geräusches umgreift auch die Region zwischen Aortenauskultationsstelle und apikaler Region. Gelegentlich ist es auch im Rücken interscapulär nachweisbar. Ein frühsystolisches Sofortgeräusch mit deutlich nachweisbarem 1. und 2. Herzton spricht für einen geringen hämodynamischen Schweregrad.

Der „click" kann den Eindruck eines lauten oder gespaltenen ersten Tones machen. Er ist zu einer poststenotischen Dilatation in Beziehung gesetzt worden und man hat angenommen, daß er durch den Blutstoß oder den Widerstand gegenüber dem Blutstoß an der erkrankten und verhältnismäßig wenig dehnbaren Aortenwand entsteht (Aortendehnungston) [13a]. Einen „ejection click" findet man selten oder so gut wie nie bei idiopathischer muskulärer Subaortenstenose, gelegentlich bei Patienten mit membranöser Sub-

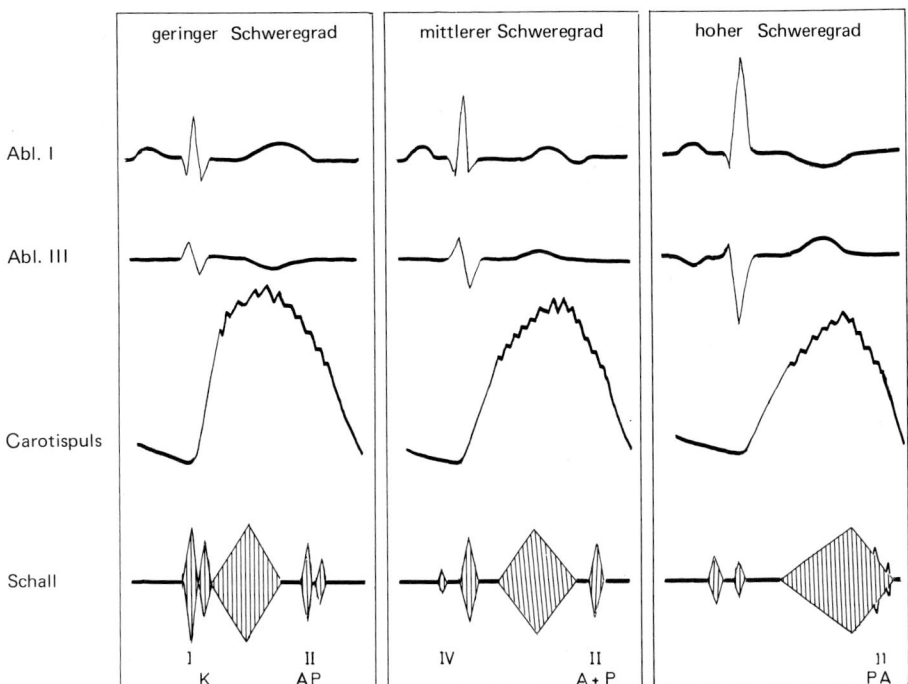

Abb. 4.16. Änderung des phonokardiographischen Befundes, von Carotispulskurve und Elektrokardiogramm in Abhängigkeit vom hämodynamischen Schweregrad bei Aortenklappenstenose. (Einzelheiten s. Text.) — Man beachte: mit zunehmendem Schweregrad Amplitudenabnahme des 1. und 2. Herztones; Verschwinden eines „ejection click"; Auftreten eines Vorhoftones (4. Herzton); Verschmelzen bzw. paradoxe Spaltung von Aortenklappen- und Pulmonalklappenschlußton (nach [28])

valvulärstenose, häufiger bei rheumatischer Klappenstenose und am häufigsten bei der angeborenen Aortenklappenstenose.

Elektrokardiogramm: Die elektrokardiographischen Veränderungen bei Aortenstenose sind abhängig vom Schweregrad und von der Verlaufsdauer des Herzklappenfehlers. Daraus ergibt sich, daß bei Erwachsenen mit angeborener oder früh erworbener Stenose die EKG-Veränderungen eine bessere Korrelation zum hämodynamischen Schweregrad erkennen lassen als bei kleinen Kindern.

Die a.v.-Überleitungszeit ist im allgemeinen nicht pathologisch verändert. Die Vorhofpotentiale lassen gelegentlich Zeichen vermehrter Belastung des linken Vorhofes (P-sinistro-cardiale) erkennen. Solange keine myokardiale Dekompensation vorliegt, besteht ein Sinusrhythmus. Der Lagetyp im Extremitäten-EKG ist bei Aortenstenose nicht charakteristisch. Es finden sich mittel-steiltypische Vektorprojektionen. In den Brustwandableitungen sind die Zeichen der Linkshypertrophie (Sokolow-Index) manchmal schon bei leichten Stenosen (Druckgradient etwa 40 mm Hg) vorhanden. Bei mittelschweren und schweren (mehr als 80 mm Hg) fehlen sie nur selten. Die zuverlässigsten elektrokardiographischen Hinweise für den Stenosegrad gibt das Verhalten der ST-Strecke und der T-Welle. Die Häufigkeit von ST-Senkungen zeigt eine gute Korrelation zum Stenosegrad. Bei Druckgradienten um 40 mm Hg und darunter werden sie nur gelegentlich, bei Druckgradienten von mehr als 60 mm Hg werden sie sehr häufig beobachtet. Im Gegensatz zu den R-Potentialen, die keine sichere Abhängigkeit vom Stenosegrad zeigen, liegt bei den T-Potentialen eine gute Korrelation vor. Der T-Vektor verhält sich bei den leichten Stenosen konkordant zu R, während er bei den mittelschweren und schweren Stenosen eine zu R diskordante Richtung annimmt. Bei systolischen Druckdifferenzen an der Aortenklappe von mehr als 60 mm Hg wird eine T-Negativität beobachtet [18].

Thorax-Röntgen: Im Gefolge der Druckbelastung des linken Ventrikels kommt es zunächst zu einer konzentrischen Hypertrophie. Trotz starker Zunahmen der linksventriculären Muskelmasse braucht aber röntgenologisch eine Vergrößerung des Herzens nicht ohne weiteres erkennbar zu werden. Erst wenn bei einer hochgradigen Stenose zusätzlich eine linksventriculäre Dilatation eintritt, wird dies auch röntgenologisch durch eine Verbreiterung der Herzsilhouette sichtbar. Der hämodynamische Schweregrad einer Aortenklappenstenose ist damit aus dem Röntgenbild in der posterior-anterioren Aufnahmetechnik nicht festzustellen.

Da eine Vergrößerung des linken Ventrikels vornehmlich nach hinten erfolgt, kann das Sagittalbild ein normales Herz vortäuschen. Auffällig ist aber oft eine verstärkte Rundung der Herzspitze und bei einer röntgenologischen Untersuchung in linker Schrägstellung findet sich dann auch ohne Zuhilfenahme spezieller Untersuchungsmethoden eine Zunahme des linken Ventrikels.

Der linke Vorhof ist bei der Aortenklappenstenose röntgenologisch nicht vergrößert. Eine Vergrößerung des linken Vorhofes ist daher verdächtig auf begleitende Mitralklappenfehler (z.B. eine relative Mitralinsuffizienz). Charakteristisch ist eine poststenotische Dilatation der Aorta, die auf den Ascendenzanteil begrenzt ist.

Echokardiographie: Der Echokardiographiebefund ist wesentlich für die differentialdiagnostische Abgrenzung einer Subaortenstenose sowie zur Feststellung begleitender Klappenfehler, beispielsweise einer Mitralklappenstenose; echokardiographische Messungen der Ventrikelwanddicke und des Septums bestätigen das Vorhandensein einer Muskel-Hypertrophie bei nur leichter valvulärer Aortenstenose. Indices für das linksventriculäre Volumen und der Ejektionsfraktion sind als zusätzliche Befunde in Ergänzung der hämodynamischen und angiographischen Untersuchungen anzusehen.

Phonokardiogramm und Carotispulsschreibung (Abb. 4.16): Neben den auskultatorisch zu erhebenden Befunden des systolischen Geräusches sowie des abgeschwächten 1. und 2. Herztones, ist phonokardiographisch die sichere Beurteilung von diastolischen Extratönen und

„ejection clicks" möglich. Ist die Stenose höhergradig, dann ist bei guter Ventrikelfunktion die Austreibungszeit verlängert ($>0,3$ sec). Wird durch eine Myokardinsuffizienz bei höhergradigen Aortenklappenstenosen das Schlagvolumen vermindert, dann kann auch die Austreibungszeit trotz hochgradiger Stenose verkürzt sein. Voraussetzung für die Untersuchungsmethode ist eine subtile Registrierung der Carotispulskurve, mit eindeutiger Darstellung der Aortenklappenschlußincisur (s. auch S. 23).

Herzkatheterisierung: Sind die klinischen Verdachtsmomente auf eine hämodynamisch wirksame Aortenstenose gegeben, ist die Messung des systolischen Druckgradienten an der Aortenklappe notwendig (s. Abb. 4.17 und Tabelle 4.7).

Die technisch einfachste und den Patienten am wenigsten gefährdende Methode ist die retrograde Sondierung des linken Ventrikels, wobei die Rückzugskurve aus dem linken Ventrikel in die Aorta neben der Registrierung des systolischen Druckgradienten auch differentialdiagnostische Hinweise zur Abgrenzung von nicht-valvulären Aortenstenosen (subvalvuläre, supraval-

Tabelle 4.7. Herzkatheteruntersuchung bei Aortenstenose (Normalwerte: Tabellen 4.2 und 2.9)

Herzzeitvolumen	4,6 l/min
Herzindex	2,3 l/min/m²
Aortenklappenkalk	+ +

Lage des Katheters	Druck (mm Hg)	Mitteldruck (mm Hg)	Sauerstoffsättigung (%)
Vena cava sup.			75
Vena cava inf.			76
Rechter Vorhof	12/7	9	75
Rechter Ventrikel	40/0–11		75
A. pulmonalis	40/20	24	
Linker Vorhof	24/16	20	
Linker Ventrikel	250/0–20		95
Aorta	150/100	120	96

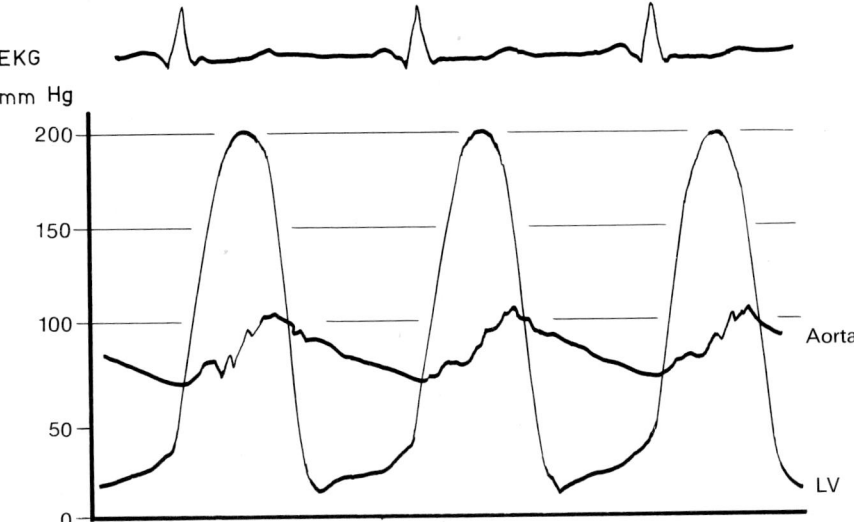

EKG

mm Hg

Aorta

LV

Abb. 4.17. Valvuläre verkalkte Aortenklappenstenose. Druckkurven im linken Ventrikel und in der Aorta synchron zum Elektrokardiogramm. Man beachte: Hoher intraventriculärer systolischer Druck bei hohem systolischen Druckgradienten an der Aortenklappe; erhöhter enddiastolischer Druck im linken Ventrikel. (Normalwerte zum Vergleich s. Tabelle 4.2 und 2.9)

vuläre Aortenstenose; hypertrophe obstruktive Kardiomyopathie) gestattet. Gelingt die retrograde Sondierung des linken Ventrikels bei Aortenklappenstenose nicht, was nicht selten bei höhergradigen Aortenstenosen der Fall ist, dann muß durch eine Punktion des Vorhofseptums (transseptale Katheterisation) mit Hilfe eines Stiletts über den linken Vorhof der linke Ventrikel sondiert werden. So wird durch gleichzeitige Registrierung des Aortendrucks synchron zum intraventriculären die Registrierung des Druckgradienten an der Aortenklappe erreicht. Die retrograde Katheteruntersuchung wird nach der Seldinger-Technik durchgeführt. Dabei wird eine periphere Arterie (zweckmäßigerweise die Arteria femoralis) mit einer weitlumigen Kanüle punktiert. Durch die Kanüle wird ein Führungsdraht eingeführt, über den ein Katheter vorgeschoben wird (s. Kap. Untersuchungsmethoden auf S. 34).

Bestehen Zweifel an der Lokalisation der Stenose, dann ist eine angiographische Darstellung zur Ermittlung der Stenoselokalisation notwendig. Diese Untersuchung kann im allgemeinen im Anschluß an die Druckregistrierung im linken Ventrikel als Kontrastmitteldarstellung des linken Ventrikels und der Aorta durchgeführt werden. Auf diese Weise gelingt auch leicht die Erkennung einer supravalvulären Stenose sowie die deutliche Darstellung der dabei auffällig weiten Coronararterienäste. Die für eine obstruktive Kardiomyopathie typische funktionelle Einengung der Ventrikelausstrombahn während der Systole stellt sich angiographisch oft in bizarren, gelegentlich sanduhrförmigen Stenosierungen dar, wobei auch insbesondere die Verdickung der Ventrikelwand und des Ventrikelseptums imponiert (s.S. 80).

Eine pathognomonische Bedeutung zur differentialdiagnostischen Abgrenzung der obstruktiven Kardiomyopathie besitzt das sog. paradoxe Druckverhalten (BROCKENBROUGH u. Mitarb.). Während es nämlich bei allen anderen Fällen bei einer Extrasystolie mit postextrasystolischer Pause durch das größere Schlagvolumen zu einem Anstieg des systolischen Ventrikel- und Aortendruckes kommt, steigt bei der idiopathischen hypertrophischen subaortalen Stenose zwar der Ventrikeldruck an, der Aortendruck bleibt aber unverändert oder nimmt sogar ab (s.S. 81).

Besteht der Verdacht auf einen kombinierten Aortenklappenfehler, so ist zur Objektivierung eine Aortographie durchzuführen, wobei der Kontrastmittelreflux an der Klappe in den linken Ventrikel hinein das Ausmaß einer begleitenden Aorteninsuffizienz zu erkennen gibt. Gleichzeitig kann dabei die Beweglichkeit der Aortenklappen festgestellt werden. Wegen einer begleitenden coronaren Herzkrankheit ist bei älteren Patienten, sofern ausgeprägte Angina pectoris-Beschwerden bestehen, eine angiographische Darstellung des Coronarsystems notwendig. Aus dieser Untersuchung ergeben sich sowohl Gesichtspunkte für die Operationsindikation (erhöhtes Risiko, überwiegende ischämische Kardiomyopathie), ferner für die Art des operativen Eingriffes (coronarchirurgische Operation, Klappenoperation) als auch für die Gesamtprognose des Patienten.

4.6.4. Therapie und Prognose

Konservative Behandlung: Typischerweise finden sich bei Patienten mit Aortenklappenstenose selbst höheren hämodynamischen Schweregrades mit beträchtlichen systolischen Druckgradienten an der Aortenklappe (um 60 mm Hg) nur geringgradige Herzinsuffizienz-Beschwerden. Verlaufszeiträume von 30 Jahren sind keine Seltenheit.

Wenn erstmalig eine dekompensierte Herzinsuffizienz beobachtet wird, dann ist die Prognose erheblich belastet: die mittlere Überlebenszeit beträgt dann nur noch $1^1/_2$ bis 3 Jahre. Außerdem sind plötzliche Todesfälle meist infolge von Herzrhythmusstörungen keine Seltenheit und zwar sogar bei Patienten, die bis dahin symptomlos waren. Große klinische Beobachtungsreihen zeigen, daß der Altergipfel bei klinisch diagnostizierten Aortenklappenstenosen 48 Jahre beträgt, während der Absterbegipfel bei 63 Jahren liegt. In einer neuerdings mitgeteilten Studie [49] betrug bei 15 Erwachsenen mit hämodynamisch mittelgradiger Aortenklappenstenose die Absterberate 52% innerhalb von 5 Jahren und 90% innerhalb von 10 Jahren nach Diagnosestellung. Nach einer anderen, neueren Studie zeigte sich, daß nur 38% der Patienten mit einer Aortenstenose 5 Jahre nach der Diagnosestellung noch lebten und 20% nach 10 Jahren [50].

Im Vergleich zu Patienten mit Mitralinsuffizienz und Mitralstenose ist eine deutlich schlechtere Prognose vom Zeitpunkt der Diagnosestellung an zu verzeichnen. Dies wird daraus deutlich, daß bei diesen Patienten 5 Jahre nach der

Diagnosestellung noch etwa 75% und 10 Jahre danach noch etwa 60% am Leben waren [50]. — Diese Daten unterstreichen noch einmal die Bedeutung einer frühzeitigen Diagnosestellung und die Notwendigkeit einer im Vergleich mit Mitralklappenstenosen frühzeitigen Indikationsstellung zur Operation. — Allgemeine Behandlungsprinzipien s.S. 103, Tabelle 4.3.

Operative Behandlung: Die rekonstruktiven Maßnahmen an der Aortenklappe mit Beseitigung von Klappenkalk und Mobilisierung der Taschenklappen sind heute — wegen der relativ hohen Rezidivquote — weitgehend verlassen worden. Stattdessen wird bevorzugt das Verfahren des prothetischen Aortenklappenersatzes angewendet (Abb. 4.21). Die Operationsindikation ist bei einem eingetretenen Schweregrad III als besonders dringlich anzusehen. Dabei wird zur Zeit die Excision der Aortenklappe mit Implantation eines Kugelprothesenventils nach STARR-EDWARDS oder Modifikationen wie z.B. nach SMELOFF-CUTTER bevorzugt. Die jüngst eingeführten Verfahren (seit 1967) mit autologem Sehnentransplantat (Fascia lata) sind bereits von zahlreichen Zentren — wegen häufiger Endokarditis-Komplikationen — wieder verlassen. Eine operative Behandlung bei Patienten mit dem klinischen Schweregrad IV ist belastet mit einer hohen Hospitalmortalität der Patienten. Es muß daher in jedem Fall der Versuch unternommen werden, eine Rekompensation mit klinischen Maßnahmen zu erreichen.

Als *Komplikationen* einer valvulären Aortenstenose, deren Erkennung für das operative Vorgehen von Bedeutung ist, sind zu nennen: eine muskuläre subaortale Stenose, eine interstitielle myokardiale Fibrose, eine Herzmuskelinsuffizienz, eine bakterielle oder eine mykotische Endokarditis, eine cystische Medianekrose der Aorta, eine embolische Verschleppung von Klappenkalk, eine relative Mitralklappeninsuffizienz, ein faszikulärer Block, eine Einengung der koronaren Ostien durch Klappenkalk und unabhängig davon eine relative Koronarinsuffizienz, hervorgerufen durch eine beträchtliche Vermehrung der Herzmuskelmasse im Rahmen der intraventriculären Druckerhöhung bei Aortenstenose.

Bei den erworbenen Aortenklappenstenosen wird die *Letalität* entscheidend vom Zustand der

Tabelle 4.8. Operationen wegen erworbener Aorten-klappenfehler (1963 bis Juni 1968) [53]

Diagnose	Fall-zahl	davon Pro-thesen	Todesfälle früh	spät
Klappen-insuffizienz	47	44	$11=23,4\%$	$2=4,2\%$
Klappen-stenose	34	12	$7=20,6\%$	$2=5,9\%$
Komb. Klappen-fehler	52	45	$8=15,4\%$	$1=1,9\%$
zusammen	133	101	$26=19,5\%$	$5=3,8\%$
				$23,3\%$

Klappen und den Myokardveränderungen bestimmt. Die Gesamtmortalität in dieser Gruppe liegt etwa bei 20% (s. Tabelle 4.8 und Abb. 4.22). Bei der Beurteilung der Operationsergebnisse ist zu berücksichtigen, daß die heute zur Verfügung stehenden Statistiken z.T. Operationsmethoden berücksichtigen, die inzwischen verlassen worden sind. Das betrifft z.B. die blinde transventrikuläre Sprengung der Stenose, die heute nur noch in Ausnahmefällen ihre Berechtigung hat. Statistiken, die nur den letzten Stand der Operationstechniken berücksichtigen, haben den Nachteil der zu kleinen Fallzahl und der zu kurzen postoperativen Beobachtungszeit.

Aus einer kürzlich erschienenen Übersicht [51] betreffend Verlaufsbeobachtungen bei insgesamt 1684 Patienten mit prothetischem Klappenersatz (STARR-EDWARDS-Prothese) in Aorten- und Mitralposition geht folgendes hervor: Frühmortalität bei Aortenklappenersatz 6%; bei Mitralklappenersatz 9%. Diese Zahlen beziehen sich auf die ausschließliche Verwendung der STARR-EDWARDS-Prothese Modell 6120.

8 Jahre nach *Aortenklappenersatz* überlebten 65%, verglichen mit 85% der Normalbevölkerung. Dabei ist bemerkenswert, daß 94% derjenigen Patienten mit kleinem linken Ventrikel 5 Jahre nach der Operation noch am Leben waren im Vergleich mit nur 58% mit großem linken Ventrikel. Dieser Befund kennzeichnet die wesentliche prognostische Bedeutung der Größe des linken Ventrikels bei Aortenklappenfehlern.

Der Einfluß von zahlreichen Klappenprothesenmodifikationen auf die Früh- und Spätmortalität und auf die Häufigkeit von thromboembolischen Komplikationen hierbei ist noch nicht klar erkennbar. Zur Implantation gelangten Prothesen nach STARR-EDWARDS, BRAUNWALD-CUTTER, SMELOFF-CUTTER (Kugelventile) und BJÖRK-SHILEY, LILLEHEI-KASTER (Klappenventile). Außerdem werden mehr und mehr Klappen benutzt, deren Metallteile mit einem Teflongewebe beschichtet sind, das eine Epithelialisierung fördern soll.

4.7. Aorteninsuffizienz

4.7.1. Funktionelle Anatomie und Hämodynamik

In der Mehrzahl der Patienten mit reiner Aortenklappeninsuffizienz ist für die Pathogenese eine rheumatische Herzkrankheit auslösend. Eine bakterielle Endokarditis ist bei der Entstehung der Aorteninsuffizienz allerdings häufiger eine Ursache als bei anderen Klappenfehlern.

Wie auch bei anderen Aortenklappenerkrankungen, überwiegt das männliche Geschlecht. Die Regurgitation an der Aortenklappe kann im Anschluß an die rheumatische Karditis gering bleiben oder auch schrittweise zunehmen. Neben entzündlichen Ursachen können auch degenerative Veränderungen eine Aorteninsuffizienz hervorrufen, wie z.B. eine Medianekrose oder als Symptom bei Marfan-Syndrom. Eine luetische Genese bei Aorteninsuffizienz wird heute selten beobachtet. Eine Klappenschlußunfähigkeit kann sich auch als Folge eines Aneurysma des Sinus valsalvae oder eines Aneurysma dissecans der Aorta ascendens ausbilden (s. auch Tabelle 4.9).

Der makroskopische morphologische Befund an den Klappen wird bestimmt von der Retraktion der Klappen mit Verlust an Gesamtfläche. Infolge des großen diastolischen Druckgradienten zwischen Aorta und linkem Ventrikel an der Aortenklappe kann durch eine verhältnismäßig kleine Schlußunfähigkeit ein großes Regurgitationsvolumen zustande kommen.

Tabelle 4.9. Ursachen einer Aorteninsuffizienz

Rheumatische Endokarditis
Bakterielle Endokarditis
Mesaortitis luica
Medianekrose der Aorta
Marfan-Syndrom
Sinus-Valsalvae-Aneurysma
Aneurysma dissecans der Aorta ascendens
Trauma
Morquio-Ullrich-Syndrom

Bei höherem hämodynamischen Schweregrad steigen enddiastolisches ventriculäres Volumen und Schlagvolumen an, wodurch ein normales effektives Kreislaufminutenvolumen in Ruhe aufrechterhalten werden kann. Bei hohem hämodynamischen Schweregrad einer Aorteninsuffizienz steigen enddiastolisches Volumen und enddiastolischer Druck so stark an, daß daraus eine Einstrombehinderung an der Mitralklappe im Sinne einer funktionellen Mitralstenose (Austin-Flint-Geräusch) entstehen kann. Auch die Entwicklung einer relativen Mitralklappeninsuffizienz ist infolge der Volumenbelastung des Ventrikels möglich. Außerdem steigt durch Hypertrophie und Dilatation des linken Ventrikels der myokardiale Sauerstoffverbrauch an. Durch eine verminderte Coronarperfusion infolge der durch die Klappenschlußunfähigkeit verringerten coronaren Perfusion in der Diastole wird die Sauerstoffversorgung des Herzens zusätzlich kritisch vermindert. Damit Hand in Hand kommt es bei Belastung zu Angina pectoris-Anfällen. Dabei sind nach coronarographischen Befunden die Coronararterien bei diesen Patienten oft besonders weit und nicht arteriosklerotisch verändert.

4.7.2. Symptomatologie

Vorgeschichte und Beschwerdebild: Der typische Auskultationsbefund bei rheumatischer Aortenklappeninsuffizienz kann bereits während der akuten rheumatischen Karditis auftreten. Patienten mit Aorteninsuffizienz sind typischerweise jahrelang völlig beschwerdefrei, trotz hämodynamisch nicht unerheblicher Aortenklappeninsuffizienz, so daß ein oder mehr Jahrzehnte

vergehen können, ehe es zu Beschwerden kommt. Häufig wird ein für Aorteninsuffizienz typischer Auskultationsbefund bei Routineuntersuchungen festgestellt. Pectanginöse Beschwerden und Schwindel werden bei klinischem Schweregrad II–III in etwa einem Viertel der Fälle geklagt. Außerdem besteht dann eine Dyspnoe im Vordergrund der kardialen Beschwerden. Manche Patienten klagen auch über ein unangenehmes pulssynchrones Klopfen im Kopf- und Halsbereich (verstärkte Carotispulsation). Gelegentlich, insbesondere bei den hohen klinischen Schweregraden werden zusätzlich Schmerzen im Abdomen oder im Halsbereich angegeben. Im späteren Verlauf sind die Symptome der Linksherzinsuffizienz bei der Aorteninsuffizienz mit den Zeichen eines Rechtsherzversagens kombiniert.

Klinische Symptome: Der Herzspitzenstoß ist hebend und nach links außen unten verlagert. Gelegentlich ist er weit seitlich in Richtung auf die linke Axillarlinie oder caudal im 6. oder 7. Intercostalraum zu sehen oder zu palpieren.

Bei der Aortenklappeninsuffizienz besteht eine enge Beziehung zwischen dem diastolischen Blutdruck und dem Regurgitationsvolumen (weniger der Blutdruckamplitude). Bei normalem diastolischen Druck wird eine erhöhte Blutdruckamplitude nämlich auch bei anderen Krankheitszuständen (z.B. Aortensklerose, pathologische Bradykardie, beginnende essentielle Hypertonie, Ductus arteriosus apertus BOTALLI) beobachtet. Besteht gleichzeitig eine Myokardinsuffizienz, dann steigt der diastolische Blutdruck unabhängig vom Grad der Klappeninsuffizienz an. Außerdem gleichen sich bei langsamer Herzfrequenz in der späten Diastole der diastolische Blutdruck und der enddiastolische linke Ventrikeldruck an. Hierdurch ist zu erklären, daß der diastolische Blutdruckwert selbst bei hochgradiger Klappeninsuffizienz Minimalwerte von etwa 20 mm Hg nicht unterschreitet.

Der Befund, daß an den unteren Extremitäten häufig höhere systolische Blutdruckwerte gemessen werden — im Vergleich zu herznahen Gefäßabschnitten — ist infolge einer Superposition von Grundschwingung und reflektierter Welle schon beim Gesunden zu erheben. Demgegenüber ist bei Aortenklappeninsuffizienz die

Druckdifferenz besonders ausgeprägt (Hillsches Phänomen). Die durch die Regurgitation und das dadurch vergrößerte Herzschlagvolumen veränderten dynamischen Eigenschaften des Arterienpulses sind damit Ursache der geläufigen klinischen Symptome bei Aorteninsuffizienz: *Pulsus celer et altus* (Kollapspuls, Corrigan-Puls, Wasserhammer-Puls), *Quinckescher Capillarpuls, Mussetsches Zeichen* (pulssynchrone Bewegungen von Kopf, Oberkörper und Extremitäten) und bei Auskultation peripherer Arterien der *Traubesche Doppelton* und das *Duroziezsche Doppelgeräusch* (unter leichter Kompression der Arterie mit dem Stethoskop). Die Patienten mit höhergradiger Aorteninsuffizienz zeigen eine meist blasse Hautfarbe und neigen zu Hyperhydrosis.

Auskultation: Bei unauffälligem Herzton ist der 2. Herzton in seiner Intensität stark abgeschwächt und geht bei hohem hämodynamischen Schweregrad im Beginn des diastolischen Sofortgeräusches auf.

Mit p.m. im 3. ICR links parasternal findet sich ein hochfrequentes *diastolisches Sofortgeräusch* von Decrescendocharakter, das bei hohem hämodynamischen Schweregrad bis zum Ende der Diastole reicht (Abb. 4.18). Ein hiervon zu unterscheidendes diastolisches Geräusch findet sich an der Herzspitze, wenn gleichzeitig eine relative Mitralstenose besteht. Es handelt sich dabei um ein niederfrequentes diastolisches Geräusch (Austin-Flint-Geräusch), das sich dadurch vom Geräusch bei organischer Mitralstenose unterscheidet, daß ihm nicht ein Mitralöffnungston vorausgeht. Es ist insbesondere bei eingetretener Dekompensation nachweisbar, und es verschwindet typischerweise bei klinischer Besserung. (Zur Differentialdiagnose s. Tabelle 4.10.)

Bei der überwiegenden Mehrzahl der Patienten mit hämodynamisch wirksamer Aorteninsuffizienz läßt sich außerdem ein systolisches, annähernd spindelförmiges, meist frühsystolisches Geräusch auskultieren, das das typische diastolische Geräusch bei Aorteninsuffizienz an Lautheit übertrifft und deshalb häufig zu Fehldeutungen Anlaß gibt. Es ist strömungsbedingt und nicht Ausdruck einer gleichzeitigen Aortenklap-

Tabelle 4.10. Differentialdiagnose zwischen Aorteninsuffizienz mit Austin-Flint-Geräusch und der Kombination einer Aorteninsuffizienz mit Mitralstenose (nach [28])

	Aorteninsuffizienz mit organischer Mitralstenose	Aorteninsuffizienz mit Austin-Flint-Geräusch
Beginn des Geräusches nach der P-Zacke des EKG	spät	früh
Erster Herzton	über der Spitze paukend	über der Spitze normal, unauffällig oder abgeschwächt
Dritter Herzton	Ø	+
Mitralöffnungston	+	Ø
Amylnitritinhalation	das präsystolische Geräusch wird lauter	das präsystolische Geräusch wird leiser
Druckanstiegs-, Anspannungszeit	normal oder verlängert	verkürzt
Frequenzbezogene Austreibungszeit	verkürzt	verlängert
Rechtshypertrophie- oder Rechtsbelastungszeichen im EKG	+	Ø
Dilatation der A. pulmonalis	+	Ø
Oesophagusverlagerung	umschrieben und erheblich	in einem größeren Bereich, aber geringer
Kerleysche Linien	+	Ø
Hämoptyse	+	Ø
Hautfarbe	Mitralgesicht	blaß

penstenose, sofern andere Hinweise für begleitende Aortenstenose fehlen.

Differentialdiagnostisch ist bei kombinierten Aortenklappenfehlern eine erhöhte Blutdruckamplitude mit niedrigem diastolischen Druck zusammen mit den Zeichen der Linksherzhypertrophie und Dilatation kennzeichnend für eine überwiegende Aortenklappeninsuffizienz.

Von allen klinischen Befunden und Symptomen für die Beurteilung des Schweregrades einer Aorteninsuffizienz hat der *diastolische Blutdruck* die größte Bedeutung. Während die systolischen Blutdruckwerte, die mit Hilfe der Blutdruckmeßmethoden nach RIVA-ROCCI gemessen werden, durch eine Summation von Schlauch- und Reflexionswellen höher als die zentralen sind, stimmt der diastolische unblutig gemessene Druck mit dem diastolischen zentralen Blutdruck im allgemeinen überein.

Ein diastolischer Blutdruckwert wird dann korrekt gemessen, wenn die Lautstärke des Korotkoff-Tones erstmals abnimmt. Häufig kommt es bei einer Aorteninsuffizienz nicht zu einem völligen Verschwinden des Korotkoff-Tones, so daß irrtümlicherweise diastolische Blutdruckwerte von 0 mm Hg angegeben werden. In Wirklichkeit kann aber der diastolische Blutdruck niedrigstenfalls die Höhe des enddiastolischen Ventrikeldruckes annehmen, der in der Größenordnung von mehr als 20 mm Hg bei fortgeschrittenen Aortenklappeninsuffizienzen liegt. Damit wird erkennbar, daß die unblutige Blutdruckmessung in diesem Bereich methodische Grenzen hat.

Elektrokardiogramm: Das Elektrokardiogramm ist gekennzeichnet durch die Zeichen der Linksherzhypertrophie und -schädigung. Bei hämodynamisch höherem Schweregrad findet sich der typische Befund eines pathologischen Linkstyps, ohne daß durch den Nachweis eines Normal- oder Steiltyps eine Aorteninsuffizienz auch höheren Schweregrades ausgeschlossen werden kann. Eine absolute Arrhythmie bei Vorhofflimmern oder -flattern gehört nicht zum typischen Bild der Aorteninsuffizienz. Ein solcher Befund ist daher verdächtig auf einen begleitenden Mitralklappenfehler.

Thorax-Röntgen: Röntgenologisch begleitende Veränderungen einer Aortenklappeninsuffizienz sind erst bei einem mittleren hämodynamischen Schweregrad zu erwarten. Es findet sich dann die charakteristische Aortenkonfiguration: 1) Der linke untere Anteil des Herzschattens, der in der a.p. Aufnahme den linken Ventrikel darstellt, wird nach unten und links verlängert und vergrößert. 2) Der Winkel mit dem Pulmonalarterienvorsprung wird spitzer als normal. 3) Der Aortenknopf ragt gewöhnlich vor und der übrige

Aortenbogen ist dilatiert. 4) Bei der Durchleuchtung oder auf dem Röntgenkymogramm läßt sich feststellen, daß linker Ventrikel sowie ascendierende und descendierende Aorta vergrößerte Exkursionen zeigen. Im linken Durchmesser kann man die Vergrößerung des linken Ventrikels daran erkennen, daß er den Schatten der Wirbelsäule überdeckt. Bei luetischer Aorteninsuffizienz gilt die streifenförmige Verkalkung der Aorta ascendens als typisches Zeichen einer Mesaortitis luica.

Tritt bei zunehmendem Linksherzversagen eine relative Insuffizienz der Mitralklappe auf, dann erscheint röntgenologisch auch der linke Vorhof vergrößert, damit nähert sich die Aortenkonfiguration des Herzens einer mitralen Konfiguration an ("mitralisierte Aortenkonfiguration"). Entwickelt sich zusätzlich eine Rechtsherzinsuffizienz, dann sind röntgenologisch auch rechter Ventrikel und rechter Vorhof vergrößert.

Zum Vergleich mit der Norm s. Kapitel Klinische Untersuchungsmethoden auf Seite 27.

Echokardiogramm: Echokardiographisch zeigen sich diastolische Vibrationen des anterioren Segels der Mitralklappe bei mäßiger oder hochgradiger Aorteninsuffizienz, vorausgesetzt, daß die Mitralklappen normal sind. Die echokardiographische Diagnostik eignet sich insbesondere bei Aorteninsuffizienz zum Ausschluß einer organischen Mitralklappenstenose. Außerdem läßt sich näherungsweise eine Messung der Auswurffraktion vornehmen.

Phonokardiographie, Apexkardiogramm und Carotispulsschreibung (Abb. 4.18): Bei hämodynamisch geringgradiger Aortenklappeninsuffizienz ist die Aortenklappenschlußincisur in der Carotispulskurve noch deutlich ausgeprägt. Sie fällt mit dem meist deutlich vorhandenen 2. Herzton, dem Aortenklappenschlußton zusammen, mit dem das diastolische Geräusch beginnt, das die ganze Diastole ausfüllen kann. Nicht selten ist auch bei Aorteninsuffizienz ein "ejection click" nachweisbar. Bei hämodynamisch höhergradigen Aorteninsuffizienzen ist die Carotispulskurve doppelgipfelig (pulsus bisferiens) und die Aortenklappenschlußincisur ist verstrichen, wobei das laute diastolische hochfrequente Ge-

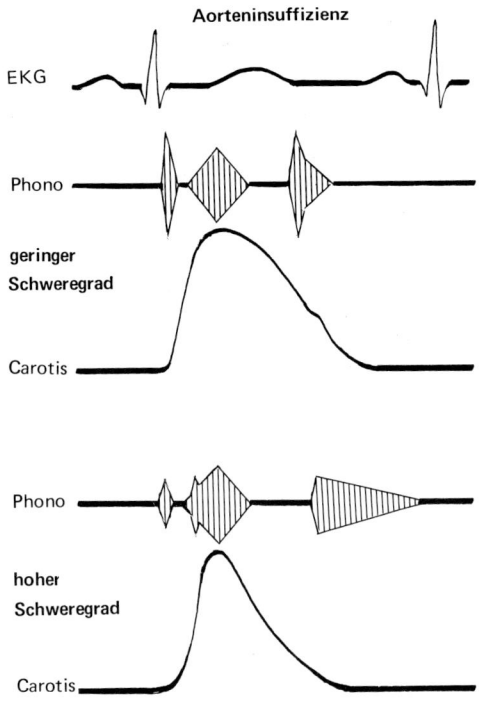

EKG

Phono

geringer
Schweregrad

Carotis

Phono

hoher
Schweregrad

Carotis

Abb. 4.18. Phonokardiogramm und Carotissphygmogramm bei Aorteninsuffizienz, in Abhängigkeit
vom hämodynamischen Schweregrad (nach [28])

räusch eine Crescendo-Decrescendoform annehmen kann. Es ist bisher nicht sicher geklärt, ob
diese Geräuschform alleinige Folge der hochgradigen Aorteninsuffizienz ist oder auch mitbedingt
ist durch ein Austin-Flint-Geräusch.

Das *Apexkardiogramm* zeigt bei hohem hämodynamischen Schweregrad eine deutlich betonte
Vorhofkontraktionswelle (a-Welle), einen raschen Steilanstieg sowie einen breiten plateau-
förmigen Kurvengipfel und einen steilen Kurven-
abfall.

Herzkatheterisierung und Angiographie (Abb.
4.19 u. 4.20): Über den hämodynamischen
Schweregrad geben die bei der Katheterisierung
gemessenen Daten Aufschluß. Die Druckwerte
des rechten Herzens, der Arteria pulmonalis und
der Pulmonalcapillare sind bei höherem hämo-
dynamischem Schweregrad mit Auswirkung auf
den linken Vorhof, die Lungenstrombahn und
das rechte Herz deutlich erhöht. Meist gelingt durch retrograde Katheterisierung von
der Aorta aus die Messung der linksventriculären Drucke. Dabei findet sich ein deutlicher
Anstieg des enddiastolischen Ventrikeldruckes,
der sich dem diastolischen Aortendruck bei

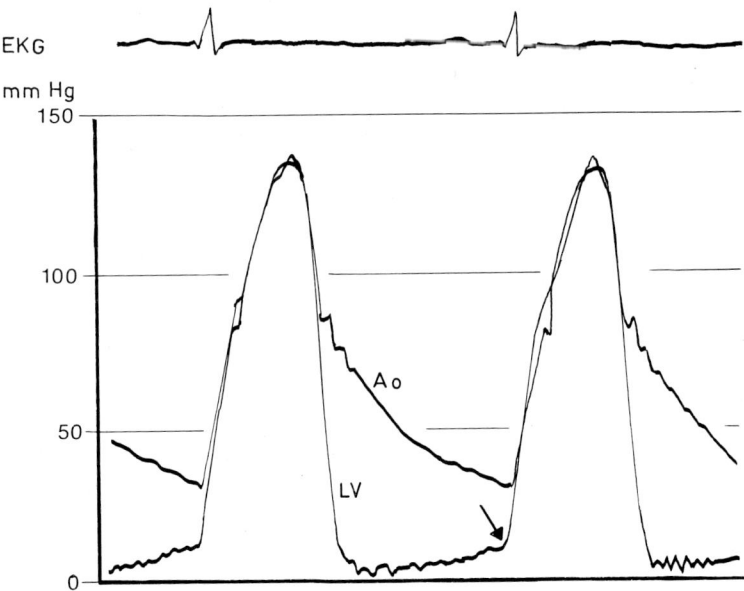

EKG

mm Hg
150

100

50

Ao

LV

0

4.19. Aorteninsuffizienz: Druckkurven im linken
Ventrikel (LV) und in der Aorta (Ao) synchron zum
Elektrokardiogramm. Man beachte: erhöhte Aorten-
druckamplitude, aufgehobene Aortenklappenschluß-
inzisur, erniedrigter diastolischer Aortendruck

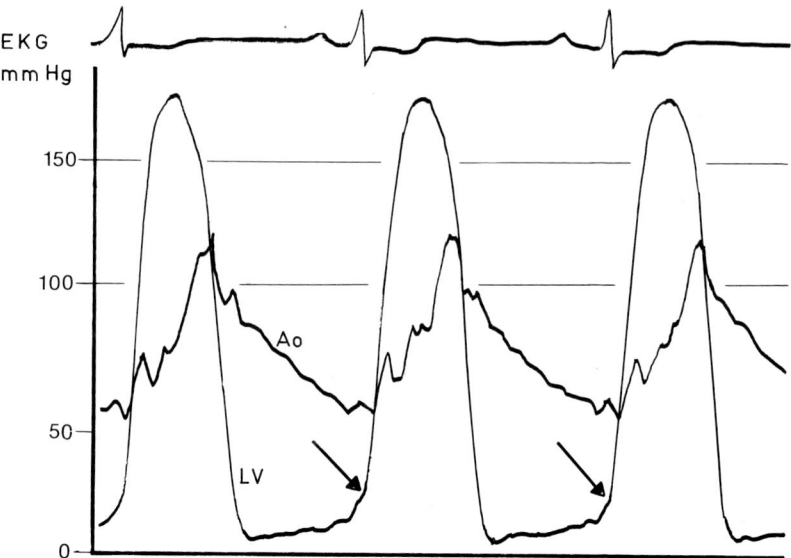

Abb. 4.20. Kombiniertes Aortenklappenvitium (Stenose und Insuffizienz). Druckkurven im linken Ventrikel (LV) und in der Aorta (Ao) synchron zum Elektrokardiogramm. Man beachte: Erhöhter intraventriculärer Druck mit systolischem Druckgradienten an der Aortenklappe; erhöhter enddiastolischer Druck im linken Ventrikel.

hochgradiger Aorteninsuffizienz annähert bzw. sogar angleicht. Über diese Meßwerte hinaus gestattet die Bestimmung des angiographischen Regurgitationsvolumens durch Aortographie eine zusätzliche Information (Tabelle 4.11).

Durch eine ventriculographische Darstellung kann mit Hilfe einer planimetrischen Bestimmung des Schlagvolumens des Herzens unter der Annahme eines Rotationsellipsoides das tatsächliche Schlagvolumen des Herzens aus der Differenz zwischen dem enddiastolischen und endsystolischen Volumen ermittelt werden. Das effektive Schlagvolumen ergibt sich aus der Division von Herzzeitvolumen, das mit Hilfe von Indikator-Verdünnungsmethoden gemessen werden kann, und der Herzfrequenz. Aus der Differenz zwischen dem effektiven Herzzeitvolumen und dem tatsächlichen Herzzeitvolumen läßt sich dann das Regurgitationsvolumen abschätzen (s. Kap. Untersuchungsmethoden, S. 31).

Differentialdiagnose: Differentialdiagnostische Schwierigkeiten können bestehen hinsichtlich der Abgrenzung von Anomalien mit ähnlichen hämodynamischen Meßwerten. Zu denken ist an ein perforiertes Aneurysma eines Sinus valsalvae sowie an eine coronar-arteriovenöse Fistel. Auch

Tabelle 4.11. Herzkatheteruntersuchung bei höhergradiger Aorteninsuffizienz (Normalwerte: Tabellen 4.2 und 2.9)

Herzzeitvolumen (effektiv)	6,7 l/min
Herzindex (effektiv)	3,9 l/min/m²

linker Ventrikel:

EDV	(enddiastolisches Volumen)	380 ml
ESV	(endsystolisches Volumen)	170 ml
SV	(Schlagvolumen)	210 ml
AF	(Auswurffraktion)	56%
RV	(Regurgitationsvolumen)	110 ml
SV_{eff}	(effektives Schlagvolumen)	100 ml

Lage des Katheters	Druck (mm Hg)	Mitteldruck (mm Hg)	Sauerstoffsättigung (%)
Vena cava sup.			68
Vena cava inf.			73
Rechter Vorhof	10/4	8	74
Rechter Ventrikel	41/8		
A. pulmonalis	24/14	17	74
Linker Vorhof	17/13	15	
Linker Ventrikel	170/0–11		96
Aorta	170/50	100	95

sind zu erwägen ein Ductus arteriosus Botalli apertus sowie ein aorto-pulmonales Fenster, wobei das kontinuierliche systolische diastolische Geräusch und die überwiegenden Zeichen der Rechtsherzbelastung hierfür wegweisend sein können. Außerdem ist bei der Auskultation eines hochfrequenten diastolischen Geräuches im dritten Intercostalraum linksparasternal eine Pulmonalklappeninsuffizienz klinisch in Betracht zu ziehen.

4.7.3. Therapie

Konservative Behandlung: Für die konservative Behandlung ist das bei der Aortenklappenste-

nose Gesagte ebenfalls gültig (s.S. 120). Die Patienten bedürfen einer körperlichen Schonung, und bei auch banalen Infektionen ist eine verhältnismäßig frühzeitig und hochdosierte antibiotische Therapie zur Vermeidung einer bakteriellen Endokarditis angezeigt. Bei klinisch manifesten Zeichen der Herzinsuffizienz ist eine Glykosidbehandlung indiziert (s. Behandlung der Herzinsuffizienz), wobei eine starke Frequenzsenkung unter 80/min bei Aorteninsuffizienz hämodynamisch eher ungünstig ist (s. oben).

Der Beginn des Herzklappenfehlers fällt allgemein in die Mitte des zweiten Lebensjahrzehnts. Klinische Verläufe von mehreren Jahrzehnten sind keine Seltenheit. Ist einmal eine De-

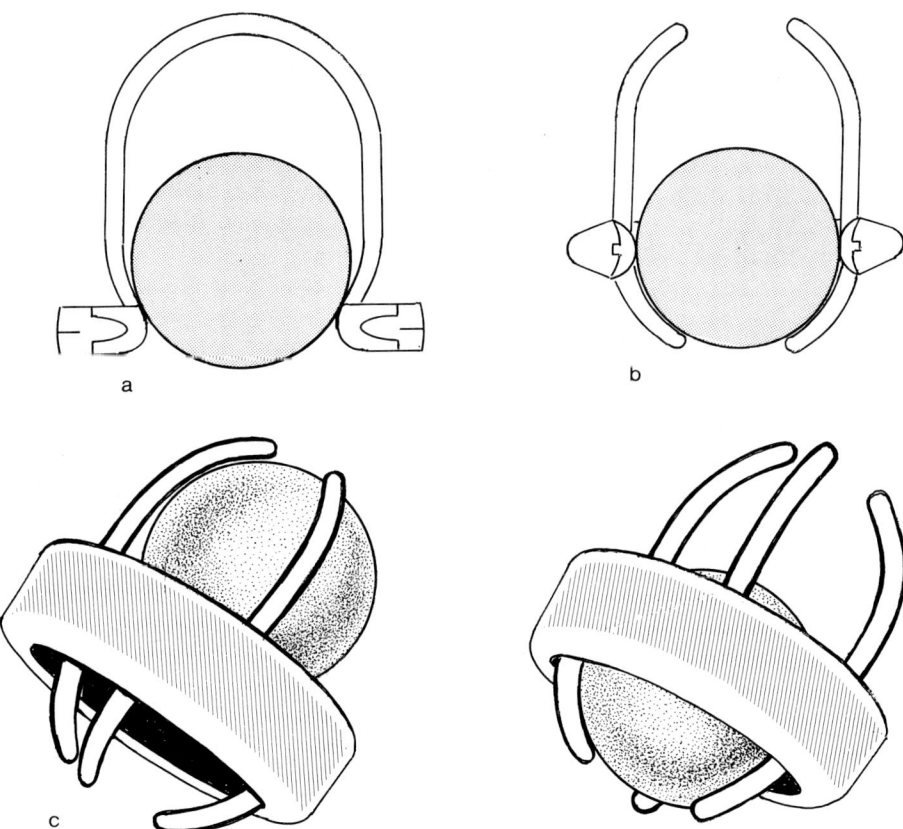

Abb. 4.21. (a) Schematische Darstellung eines Starr-Edwards-Ventils in geschlossenem Zustand. Bei Öffnung wird die Kunststoffkugel nach oben in den Fangkorb gedrückt und gibt die Öffnung frei. Der Ventilsitz ist kleiner als der Durchmesser der Kugel. (b) Schematische Darstellung eines Smeloff-Cutter-Ventils in geschlossenem Zustand. Öffnungsmecha- nismus wie bei a. Die Kugel verschließt im Gegensatz zu a mit ihrem größten Querschnitt die Öffnungsfläche. So kann bei gleicher Öffnungsfläche die Kugel kleiner gehalten werden. Ein Durchrutschen wird durch einen zweiten Fangkorb verhindert. (c) Smeloff-Cutter-Ventil in offenem (links) und geschlossenem (rechts) Zustand (nach [53])

kompensation eingetreten und der Patient dem klinischen Schweregrad III oder gar IV zuzuordnen, ist die Prognose äußerst belastet. Die Kombination einer Linksherzvergrößerung, mit dem elektrokardiographischen Nachweis einer Linksherzhypertrophie und Angina pectoris führt in etwa einem Drittel der Fälle zu Herzinsuffizienz oder Tod innerhalb von drei Jahren bei zwei Dritteln der Patienten. Ist eine Herzinsuffizienzsymptomatik einmal eingetreten, können eine rasche Verschlechterung und der Tod etwa innerhalb von zwei Jahren eintreten.

Operative Behandlung: Die Indikationsstellung zur Operation mit Herzklappenersatz durch eine Ventilprothese (Abb. 4.21) oder ein Transplantat richtet sich nicht allein nach dem hämodynamischen Schweregrad des Herzklappenfehlers, sondern auch nach dem klinischen Gesamtschweregrad. Bei einem klinischen Schweregrad II ist eine operative Behandlung nicht angezeigt. Hingegen muß bei den höheren Schweregraden die Progredienz des Leidens gegen das jeweilige Operationsrisiko abgewogen werden. Dabei scheint das Alter der Patienten für die Operationsindikation eine untergeordnete Rolle zu

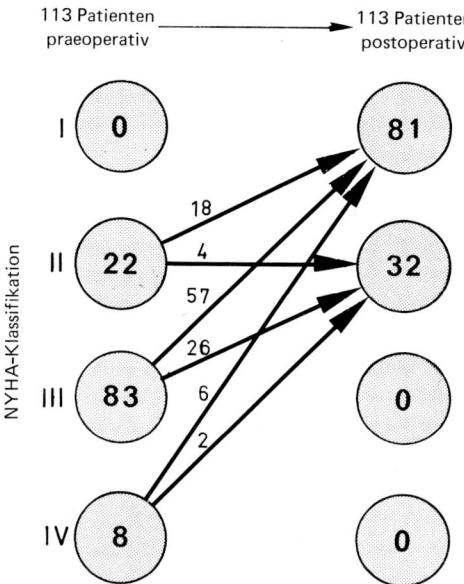

Abb. 4.22. Klinische Besserung (New York Heart Ass.-Klassifikation) bei Überlebenden nach Aortenklappenersatz ([30] zit. nach [2])

spielen, da sich gezeigt hat, daß auch bei Patienten in höherem Alter (60 Jahren und mehr) das Operationsrisiko nicht nennenswert über dem jüngerer Patienten liegt [6] (s. Tabelle 4.8; s. auch Abb. 4.22).

In den letzten Jahren wurde als Klappenprothese die Klappe nach STARR-EDWARDS bevorzugt. Auch Modifikationen, wie z.B. nach SMELOFF-CUTTER, die bei gleichem Außendurchmesser eine größere Öffnungsfläche hat, werden verwendet (s. auch operative Behandlung bei Aortenstenose auf S. 120).

Nachbehandlung: Bei allen Formen eines prothetischen Herzklappenersatzes ist als Nachbehandlung eine Antikoagulation mit zweckmäßigerweise oralen Antikoagulantien vorzunehmen. Ferner ist im allgemeinen eine Weiterbehandlung mit Herzglykosiden auch bei guten Operationsergebnissen für ein weiteres ganzes Jahr nach der Operation angezeigt. Ggf. ist die rechtzeitige Gabe von Penicillin bei jedem nicht näher geklärten Infekt aus prophylaktischen Gründen zur Vermeidung einer Endocarditis indiziert.

Wenn auch wenige Wochen nach der Operation eine Mobilisierung der Patienten zweckmäßig ist, so sollte doch eine Eingliederung in den Arbeitsprozeß nicht vor einem halben Jahr erfolgen. Auch dann muß darauf geachtet werden, daß den Patienten nur eine leichte körperliche Tätigkeit zugemutet wird. Erst nach einem vollen Jahr postoperativ sollte endgültig zur Arbeitsfähigkeit Stellung genommen werden.

4.8. Kombinierte Aortenklappenfehler

Im folgenden soll auf einige Besonderheiten eingegangen werden, die sich bei Vorhandensein mehrerer Klappenfehler ergeben. So sind etwa ein Drittel aller Aortenklappenfehler kombinierte Aortenklappenfehler, bei denen eine Insuffizienz mit einer Stenose kombiniert auftreten. Bei insgesamt etwa einem Sechstel aller Patienten mit Aortenklappenfehler werden gleichzeitig Mitralklappenfehler festgestellt.

Patienten, bei denen ein prothetischer Aortenklappenersatz mit Hilfe eines STARR-EDWARDS-
Ventils durchgeführt wird, erfahren in einem hohen Prozentsatz von etwa 80–90% eine deutliche
klinische Besserung. Das bedeutet — unter Berücksichtigung der Schweregrad-Nomenklatur
der New York Heart Association — eine Besserung um meistens zwei Schweregrade (hierzu
Abb. 4.22). Die *Hospitalmortalität* wird mit etwa
20% beziffert, wobei die Zahlen im Schrifttum
zwischen 6 und 30% liegen. Eine verhältnismäßig schlechte Langzeitprognose durch ein fortge-
schrittenes Lebensalter, vorausgegangene Operationen, Vorhofflimmern, begleitende Klappenfehler, eine reduzierte coronare Perfusion ist
bisher nicht gesichert. Lediglich eine fortgeschrittene Reduktion des Allgemeinzustandes
und die Zeichen einer muskulären Linksherzinsuffizienz und eine Dilatation des Aortenrohres
belasten nachweislich die Prognose, wenn auch
geringgradig.

Zusammenfassend kann man davon ausgehen,
daß bei operativem prothetischem Klappenersatz (Aortenposition oder Mitralposition) eine
Operationsmortalität von etwa 5% anzunehmen
ist, unter der Voraussetzung eines erfahrenen
Herzchirurgenteams und bei mittlerem Patien-
tenrisiko. Die *Häufigkeit von Embolien* beträgt
etwa 20%. Die *jährliche Absterbequote* von Patienten mit prothetischem Klappenersatz an einer Klappe beträgt etwa 5% bei Aortenklappenersatz und noch weniger bei Mitralklappenersatz. Neuere Klappenkonstruktionen (z.B.
BJÖRK-SHILEY und LILLEHEI-KASTER) lassen einen weiteren Rückgang der Absterbequoten erwarten.

Von der klinischen Symptomatologie her ergibt
sich eine Kombination der Symptome, wobei
hierbei die rasche Progredienz bei einmal eingetretener Dekompensation besonders hervorzuheben ist. Pathophysiologisch herrschen bei diesen Klappenfehlern eine gleichzeitige Druck-
und Volumenbelastung vor, in deren Gefolge
sich eine relative Mitralinsuffizienz entwickeln
kann. Operationsrisiko und Prognose nach prothetischem Klappenersatz unterscheiden sich so
gut wie nicht von den reinen Aortenklappenfehlern.

4.9. Erworbene Tricuspidalklappen-
fehler

4.9.1. Tricuspidalstenose

Eine erworbene isolierte Tricuspidalstenose ist
fast ausnahmslos rheumatischer Ätiologie. Sie
zählt zu den Raritäten und ist häufig vergesellschaftet mit einer Mitralklappenstenose. Eine
hämodynamisch wirksame Tricuspidalstenose
ist gekennzeichnet durch einen stark erhöhten
rechten Vorhofdruck, der sich im Vergleich zu
anderen Klappenfehlern besonders ausgeprägt
in einer Erhöhung der a-Welle in der Venenpulskurve äußert. Dabei sind die Zeichen der
Lungenstauung charakteristischerweise nicht
ausgeprägt („klare Lungenfelder"). Sind einmal
eine Erhöhung des zentralen Venendruckes zusammen mit den klinischen Hinweisen für
Rechtsherzinsuffizienz wie Ödemen, Ascites und
stauungsbedingter Lebervergrößerung eingetreten, dann ist auch Vorhofflimmern ein geläufiges
Symptom. Eine prominente a-Welle in der jugu-
laren Venenpulskurve ist ein kardinales Symptom der Tricuspidalstenose bei Sinusrhythmus
und diagnostisch wegweisend, sofern die Zeichen
einer pulmonalen Hypertension fehlen. Die Patienten klagen häufig über Palpitationen [16].

Typischer **Auskultationsbefund** bei Sinusrhythmus ist ein lautes präsystolisches Geräusch am
linken unteren Sternalrand. Im Unterschied zur
Mitralklappenstenose hat dieses präsystolische
Geräusch bei Tricuspidalstenose einen Cres-
cendo-Decrescendocharakter und ist in seiner
Intensität kurz vor dem Beginn des ersten Herztones verstärkt. Noch wesentlicher ist die deutliche Zunahme des Geräusches in der Lautheit
bei Inspiration. Besteht Vorhofflimmern, findet
sich dieses Geräusch in der Mitte der Diastole,
wobei die Tendenz der Intensitätssteigerung bei
Inspiration ebenfalls nachzuweisen ist.

Im **Elektrokardiogramm** fällt eine betonte P-
Welle auf, bei fehlenden Zeichen einer rechtsven-
tricularen Belastung bzw. Hypertrophie.

Der Wert der **Phonokardiographie** für die Diagnose der Tricuspidalstenose besteht im Nach-

weis der deutlichen Inspirationsabhängigkeit, der Lautheit des Geräusches sowie in der Identifikation der beiden Komponenten des 2. Herztones. Ein Öffnungston analog zur Mitralklappe ist nur selten sicher zu identifizieren.

Bei der **Herzkatheter-Untersuchung** zeigen simultan geschriebene Druckkurven im rechten Vorhof und rechten Ventrikel bei kombinierter Tricuspidalstenose und Mitralklappenerkrankung, aber auch bei der isolierten Tricuspidalstenose, einen diastolischen Druckgradienten an der Tricuspidalklappe zwischen 2 und 12 mm Hg. Wegen der gelegentlich geringen Druckgradienten sollte bei Verdacht auf Tricuspidalstenose eine simultane Druckregistrierung durch einen doppellumigen Katheter vorgenommen werden. Der Druckgradient nimmt bei tiefer Inspiration zu. Besteht Vorhofflimmern, dann ist der Druckgradient während der frühen Diastole am größten. Bei Sinusrhythmus ist er während der Vorhofkontraktionswelle am größten. Besteht gleichzeitig ein Mitralklappenfehler, dann ist der Druck der Pulmonalarterie und der systolische Druck im rechten Ventrikel erhöht. Aber in etwa $1/3$ der Fälle mit Tricuspidalstenose bleibt der mittlere Druck in der Arteria pulmonalis normal.

Diastole zu objektivieren ist. Charakteristischerweise nimmt das systolische Geräusch bei Inspiration an Lautheit wesentlich zu, allerdings nur bei weitgehender Kompensation des rechten Ventrikels [16].

Röntgenologisch findet sich in anterior-posteriorer Aufnahmetechnik eine enorme ausladende Vergrößerung des rechten Vorhofes, wobei dann gleichzeitig im Unterschied zur Tricuspidalstenose Hinweise für eine pulmonale Stauung bestehen.

Echokardiographische Zeichen einer Volumenbelastung des rechten Ventrikels sind eine Zunahme der Dimensionsparameter und eine Umkehr der normalerweise nach hinten gerichteten systolischen Bewegung des Ventrikelseptums. Diese Zeichen sind bei rechtsventriculärer Druckbelastung nicht nachweisbar.

Bei der **Herzkatheter-Untersuchung** findet sich charakteristischerweise eine ausgeprägt erhöhte, mit der Ventrikelsystole zusammenfallende Druckwelle (positiver Venenpuls), die an der Stelle des x-Tales der rechten Vorhofdruckkurve auftritt. Entsprechend ist der mittlere rechte Vorhofdruck erhöht und nimmt bei Belastung beträchtlich zu.

4.9.2. Tricuspidalinsuffizienz

In den meisten Fällen von rheumatischer Herzkrankheit ist eine begleitende Tricuspidalinsuffizienz nicht durch organische Veränderungen an der Tricuspidalklappe bedingt, sondern als Folgeerscheinung eines vorgeschalteten Vitiums anzusehen. Hierfür ist auch charakteristisch, daß eine Tricuspidalinsuffizienz sich im Laufe der späten Stadien eines vorgeschalteten Klappenfehlers entwickelt.

Charakteristisch ist die hohe v-Welle in der **Venenpulskurve,** die auch als sog. positiver Venenpuls bezeichnet wird. Gleichzeitig bestehen ausgeprägte Zeichen der Rechtsherzinsuffizienz. Auskultatorisch ist, aber nicht obligat, am unteren Sternalrand ein systolisches Durchflußgeräusch festzustellen, wobei auch manchmal ein rechtsventriculärer dritter Herzton mit oder ohne tricuspidalem Durchflußgeräusch in der

4.10. Pulmonalklappeninsuffizienz

Eine Pulmonalklappeninsuffizienz aufgrund organischer entzündlicher Veränderungen an den Pulmonalklappen ist selten. In der Häufigkeit der Ursachenskala führt die bakterielle Endokarditis, und erst in zweiter Linie ist an eine rheumatische Karditis zu denken. Häufiger als die organisch bedingte Pulmonalklappeninsuffizienz ist eine funktionelle Pulmonalinsuffizienz bei pulmonaler Hypertonie, wie sie im Rahmen von Mitralklappenfehlern und bronchopulmonalen Erkrankungen, oder auch bei primärer pulmonaler Hypertonie nachweisbar ist.

Die Folgen einer Pulmonalklappeninsuffizienz sind eine Hypertrophie des rechten Ventrikels, eine Regurgitation an der Pulmonalklappe in den rechten Ventrikel, verbunden mit einem diastolischen Geräusch sowie eine ausgeprägte

Dilatation der Pulmonalarterien. Als Folge des hohen Regurgitationsvolumens können sich analog zur Aorteninsuffizienz eine Hypertrophie und Dilatation des rechten Ventrikels entwickeln. Die Rechtsherzhypertrophie mit verhältnismäßig leichter Dilatation kann aber auch der Pulmonalinsuffizienz vorausgegangen sein, wenn sich bei chronischen pulmonalen Erkrankungen als Folge der pulmonalen Hypertonie eine erhöhte Druckbelastung entwickelt hat.

Ein führendes diagnostisches Zeichen bei der Pulmonalinsuffizienz ist *auskultatorisch* ein diastolisches Geräusch mit Punctum maximum im zweiten oder dritten linken Intercostalraum. Man spricht von GRAHAM-STEELL-Geräusch, wenn die Pulmonalinsuffizienz im Rahmen einer Mitralklappenstenose sich sekundär entwickelt hat. Der Geräuschcharakter kann laut und hochfrequent sein. Bei Pulmonalinsuffizienz infolge pulmonaler Hypertonie hat das Geräusch einen mehr niederfrequenten und rumpelnden Crescendo-Decrescendo-Charakter. Bei tiefer Inspiration nimmt die Intensität zu.

Röntgenologisch bestehen die Zeichen der Rechtsherzhypertrophie sowie einer ausgeprägten Dilatation der pulmonalen Arterien. Der Hilusschatten kann prominent und so groß sein, daß er für einen Mediastinaltumor gehalten werden kann. Die Prognose und Behandlung wird durch die zugrundeliegende oder begleitende Erkrankung bestimmt. Die isolierte Pulmonalinsuffizienz führt nur selten zu Beschwerden.

4.11. Literatur

1. BAKER, CH.; in DOCK, W., SNAPPER, J.: Surgical treatment of mitral stenosis and aortic stenosis. Advance intern. Med. 10, 13 (1960).
2. BEHRENDT, M.D., AUSTEN, W.G.: Current status of prosthetics for heart valve replacement. Progr. cardiovasc. Dis. 15, 369 (1973).
3. BENISCH, B.M.: Mitral stenosis and insufficiency: A complication of healed bacterial endocarditis. Amer. Heart. J. 82, 39 (1971).
4. BENNINGHOFF, A.: Blutgefäße und Herz. In: Handbuch der mikroskopischen Anatomie des Menschen (Begr. von MÖLLENDORF, W. VON, fortgef. von BARGMANN, W.) Bd. 6, 1. Teil, S. 1–232. Berlin: Springer 1930.
5. BÖHMIG, R., KLEIN, P.: Pathologie und Bakteriologie der Endokarditis. Berlin: Springer 1953.
6. BOWLES, L.T., HALLMANN, G.L., COOLEY, D.A.: Openheart surgery on the elderly: results in 54 patients fifty years of age or older. Circulation 33, 540 (1966).
7. BRAUNWALD, E., GOLDBLATT, A., AYGEN, M.M., ROCKOFF, S.D., MORROW, A.G.: Congenital aortic stenosis: Clinical and hemodynamic findings in 100 patients. Circulation 27, 426 (1963).
8. BRAUNWALD, E., ROBERTS, W.C., GOLDBLATT, A., AYGEN, M.M., ROCKOFF, S.D., GILBERT, J.W.: Aortic stenosis: Physiological, pathological and clinical concepts. Ann. intern. Med. 58, 494–522 (1963).
9. BURCH, G.E., COLCOLOUGH, H.L.: Viral valvulitis. Amer. Heart J. 78, 119 (1969).
10. CAULFIELD, W.H., DE LEON, A.C., PERLOFF, J.K., STEELMAN, R.B.: The clinical significance of the fourth heart sound in aortic stenosis. Amer. J. Cardiol. 28, 179 (1971).
11. CULLHED, J.: Aortic Stenosis. Stockholm: Almquist and Wiksell 1964.
12. CURRY, G.C., ELLIOT, L.P., RAMSEY, H.W.: Quantitative left ventricular angiocardiographic findings in mitral stenosis. Detailed analysis of the anterolateral wall of the left ventricle. Amer. J. Cardiol. 29, 621 (1972).
13. DUCHAK, J.M., JR., CHANG, S., FEIGENBAUM, H.: The posterior mitral echo and the echocardiographic diagnosis of mitral stenosis. Amer. J. Cardiol. 29, 628 (1972).
13a. BLÖMER, H.: Auskultation des Herzens und ihre hämodynamischen Grundlagen. Urban u. Schwarzenberg: München, Berlin, Wien 1969.
14. ELLIS, L.B., ADLER, L.N.: Criteria for surgery in mitral valvular disease. Amer. J. Cardiol. 12, 17 (1963).
15. FEIGENBAUM, H.: Clinical applications of echocardiography. Progr. cardiovasc. Dis. 14, 531 (1972).
16. FRIEDBERG, C.K.: Erkrankungen des Herzens, 2. Aufl. Thieme: Stuttgart 1972.
17. GIALLORETO, O.P., TARDIFF, B.: Observations on the value of mitral commissurotomy: an analysis of long-term results. Canad. med. Ass. J. 89, 589 (1963).
18. GILLMANN, H., LOOGEN, F.: Beziehungen zwischen Schweregrad und klinischen Befunden bei Aortenstenosen. Arch. Kreisl.-Forsch. 32, 244 (1960).
19. HILDNER, F.J., JAVIER, R.P., COHEN, L.S., SAMET, P., NATHAN, M.J., YAHR, W.Z., GREENBERG, J.J.: Myocardial dysfunction associated with valvular heart disease. Amer. J. Cardiol. 30, 319 (1972).
20. HURST, J.W., LOGUE, R.B., SCHLANT, R.C., WENGER, N.K.: The Heart, Arteries and Veins. New York: McGraw-Hill 1974.
21. JEBAVY, P., RUNCZIK, J., OPPELT, A., TILSCH, J., STANEK, V., WIDIMSKY, J.: Regional pulmonary

function in patients with mitral stenosis in relation to hemodynamic data. Brit. Heart J. **32**, 330 (1970).

22. KELLY, D.T., SPOTZNITZ, H.M., BEISER, G.D., PIERCE, J.E., EPSTEIN, S.E.: Effects of chronic right ventricular volume and pressure loading on left ventricular performance. Circulation **44**, 403 (1971).

23. KAMIGAKI, M., GOLDSCHLAGER, N.: Echocardiographic analysis of mitral valve motion in atrial septal defect. Amer. J. Cardiol. **30**, 343 (1972).

24. LAUTSCH, E.V.: Functional morphology of heart valves? In: Methods and Achievements. Exper. Path. **5**, 214–234 (1971).

25. MAGAREY, F.R.: Pathogenesis of mitral stenosis. Brit. med. J. **1951 I**, 856–857.

26. McGOON, D.D.: Editorial on evaluating valves. Mayo Clin. Proc. **49**, 233–235 (1974).

27. MEIER, G., REINDELL, H.: Spätergebnisse operierter Mitralstenosen. Ergebn. inn. Med. Kinderheilk. **23**, 221 (1965).

28. MICHEL, D., ZIMMERMANN, W.: Differentialdiagnose der Herztöne und Herzgeräusche. München: Barth 1968.

29. MÖNCKEBERG, J.G.: Der normale histologische Bau und die Sklerose der Aortenklappen. Virch. Arch. path. Anat. **176**, 472–514 (1904).

30. MORROW, J.J., OLDHAM, H.N., ELKINS, R.C., BRAUNWALD, E.: Prosthetic replacement of mitral valve. Circulation **35**, 962 (1967).

31. NASSER, W.K., DAVIS, R.K., DILLON, J.C. et al.: Atrial myxome: phonocardiographic, echocardiographic, hemodynamic and angiographic features in nine cases. Amer. Heart. J. **83**, 810 (1972).

32. OLESEN, K.H.: Mitral Stenosis. A Follow-up of 351 Patients. Kopenhagen: Munksgaards 1955.

33. OLESEN, K.H.: The natural history of 271 patients with mitral stenosis under medical treatment. Brit. Heart J. **24**, 349 (1962).

34. RIECKER, G.: Die Erfolge konservativer und operativer Behandlungsmethoden. Internist **6**, 540–546 (1965).

35. RIECKER, G., GÖLDEL, W., SEYBOLD, G.: Unveröffentlicht.

36. ROWE, J.C., BLAND, F., SPRAGUE, H.B., WHITE, P.D.: Course of mitral stenosis without surgery: ten and twenty year perspectives. Ann. Intern. Med. **52**, 741 (1960).

37. SCHAUB, F., ROSSIER, P.H.: Die Mitralstenose, Pathophysiologie, Klinik, chirurgische Therapie. (Mitralstenosis, pathophysiology, clinical picture and surgical therapy). Helv. med. Acta **24**, 622 (1957).

38. SCHLEGEL, B.: Die klinische Bedeutung der Herzkatheterisierung. Ärztl. Wschr. **11**, 385 (1956).

39. SCHOENMACKERS, J.: Pathologische Anatomie des insuffizienten Herzklappenapparates. Verh. dtsch. Ges. Kreisl.-Forsch. **31**, 15–29 (1965).

40. SELZER, A., COHN, K.E.: Natural history of mitral stenosis: A review. Circulation **45**, 878 (1972).

41. STEIN, E., SCHÖLMERICH, P., BUCHHOLZ, L.: Klinische Ergebnisse der operativen Klappensprengung bei Mitralstenose. Dtsch. med. Wschr. **89**, 201 (1964).

42. STOTT, D.K., MARPOLE, D.G.F., BRISTOW, J.D., KLOSTER, F.E., GRISWOLD, H.E.: The role of left atrial transport in aortic and mitral stenosis. Circulation **41**, 1031 (1970).

43. TAVEL, M.E., FRAZIER, W.J., FISCH, C.: Use of phenylephrine in the detection of the opening snap of mitral stenosis. Amer. Heart J. **77**, 274 (1969).

44. TOMPLINS, D.G., BOXERBAUM, B., LIEBMAN, J.: Long-term prognosis of rheumatic fever patients receiving regular intramuscular benzathine penicillin. Circulation **45**, 543 (1972).

45. WILHELMSEN, L.: Lung mechanics in rheumatic heart disease. Acta med. scand. Suppl. **489**:3+ (1968).

46. WILSON, M.G., LIM, W.N.: The natural history of rheumatic heart disease in the nosis with special reference to survivorship. Circulation **16**, 700 (1957).

47. WOLLEY, C.F., GOODWIN, R.S., RYAN, J.M.: Mitral stenosis: A perspective. Arch. intern. Med. **127**, 737 (1971).

48. WOOD, P.: An appreciation of mitral stenosis. Brit. med. J. **1954 I**, 1051 and 1113.

49. FRANK, S., JOHNSON, A., ROSS, J., JR.: Natural history of valvular aortic stenosis. Br. Heart J. **35**, 41–46 (1973).

50. RAPAPORT, E.: Natural history of aortic and mitral valve disease. Am. J. of Cardiol. **35**, 221–227 (1975).

51. BARNHORST, D.A., OXMAN, H.A., CONNOLLY, D.C., PLUTH, J.R., DANIELSON, G.K., WALLACE, R.B., McGOON, D.C.: Long-term follow-up of isolated replacement of the aortic or mitral valve with the STARR-EDWARDS prosthesis. Am. J. Cardiol. **35**, 228–233 (1975).

52. GROSSE-BROCKHOFF, F., KAISER, K., LOOGEN, F.: Erworbene Herzklappenfehler. Handbuch der inneren Medizin IX, S. 1288. Berlin, Göttingen, Heidelberg: Springer 1960.

53. LOOGEN, F., BOSTROEM, B., GLEICHMANN, U., KREUZER, H.: Aortenstenose und Aorteninsuffizienz, Forum cardiologicum. Mannheim: Boehringer 1969.

5. Angeborene Herzfehler

5.1. Häufigkeit und Klassifikation

Angeborene Vitien bestehen bei ca. 0,8% aller Lebendgeborenen; ca. 80% sind derzeit operabel. Eine Übersicht der häufigsten angeborenen Herz- und Gefäßmißbildungen in einem pädiatrisch-kardiologischen Krankengut gibt Tabelle 5.1 (nach [8]):

5.2. Aortenisthmusstenose (s.S. 385)

5.3. Offener Ductus arteriosus Botalli

5.3.1. Pathologische Anatomie

Der offene Ductus arteriosus verbindet die Aorta mit der linken Arteria pulmonalis, die Aortenöffnung liegt dicht hinter dem Abgang der linken Arteria subclavia. Form, Durchmesser und Länge sind variabel; bei Erwachsenen ist das Kaliber meist cylindrisch, Durchmesser und Länge meist um oder unter 10 mm. Begleitende Mißbildungen sind häufig (etwa 30% der Fälle): Aortenisthmusstenose (meist präduktal), Ventrikelseptumdefekt, Transposition der großen Gefäße, Aortenatresie, Pulmonalatresie, Vorhofseptumdefekt und periphere Pulmonalstenose. In einigen dieser Fälle ist der offene Ductus arteriosus lebensnotwendig.

Tabelle 5.1. Einteilung und Häufigkeit angeborener Herzfehler (nach [8])

	(%)
1. Vitien mit vorwiegendem Links-Rechts-Shunt	
a) *Shunt zwischen den großen Gefäßen*	
Offener Ductus Botalli	13
Sonstige Querverbindungen zwischen den großen Gefäßen	< 1
b) *Shunt auf Vorhofebene*	
Septum secundum-Defekt	14
Septum primum-Defekt	2
Einzelne fehleinmündende Lungenvenen	1
c) *Shunt auf Ventrikelebene*	
Ventrikel-Septum-Defekt	25
2. Vitien mit Cyanose (vorwiegender Rechts-Links-Shunt)	
a) *mit verminderter Lungendurchblutung*	
Fallotsche Tetralogie	9
Tricuspidalatresie	1
b) *mit vermehrter Lungendurchblutung*	
Transposition der großen Gefäße	11
Truncus arteriosus communis	< 1
Fehleinmündung aller Lungenvenen	1
sonstige cyanotische Vitien mit vermehrter Lungendurchblutung	2
3. Vitien ohne Shunt	
a) *Angeborene Stenosen der Herzklappen*	
Pulmonalstenose	7
Aortenstenose	6
b) *Anomalien der Aorta*	
Aortenisthmusstenose	4
Anomalien des Aortenbogens	1
4. Sehr seltene Vitien	1

5.3.2. Pathophysiologie

Aufgrund des hohen Druckunterschiedes zwischen Aorta und Arteria pulmonalis fließt systolisch und diastolisch arterielles Blut von der Aorta in die Arteria pulmonalis. Durch den resultierenden Links-Rechts-Shunt ist die pulmonale Durchblutung erhöht (pulmonale Rezirkulation). Bei reinem Links-Rechts-Shunt und normalem Lungenarteriendruck und -widerstand ist der linke Ventrikel hypertrophiert und die Ventrikelhöhle dilatiert. Der linke Vorhof ist dann ebenfalls vergrößert. Bei großlumigem Ductus mit sehr großen Shunt-Volumina teilt sich der Aortendruck ungehindert dem Pulmonalis-Druck mit. In diesen Fällen und bei pulmonaler Widerstandserhöhung ist auch der rechte Ventrikel hypertrophiert. Unter Anstieg des pulmonalen Gefäßwiderstandes tritt in vielen Fällen im Lauf des Lebens eine pulmonale Hypertonie auf, die das Shunt-Volumen reduziert und schließlich zur Shunt-Umkehr und damit zur Cyanose führt.

5.3.3. Klinische Symptomatologie

Subjektiv sind die meisten Patienten mit offenem Ductus Botalli zunächst beschwerdefrei. Eine Cyanose fehlt, kann aber bei Kleinkindern während des Schreiens, beim Husten oder interkurrenten pulmonalen Infekten vorübergehend auftreten. Im Erwachsenenalter sind Belastungsdyspnoe, Herzklopfen und rasche Ermüdbarkeit häufige, aber unspezifische Klagen der meist schlanken und blassen, gelegentlich körperlich unterentwickelten Patienten.

Auskultation und Phonokardiographie: Klinisches Leitsymptom des offenen Ductus arteriosus Botalli ist das kontinuierliche systolisch-diastolische Maschinengeräusch. Sein Punctum maximum liegt im 2. ICR links parasternal bzw. links infraclavikulär, es ist häufig auch am Rücken zwischen den Schulterblättern hörbar. Tastbares Schwirren ist bei lautem Geräusch ein häufiger Befund. Der 2. Herzton ist selten hörbar, seine Betonung spricht für eine pulmonale Hypertonie. Gelegentlich besteht ein diastolisches Geräusch über der Herzspitze infolge relativer Mitralstenose bei großem Rezirkulationsvolumen. Der arterielle Blutdruck hat typischerweise eine hohe Amplitude („Loch im Windkessel"), dementsprechend besteht häufig ein Pulsus celer et altus.

Röntgenbefunde: Röntgenologisch ist die Größe des Herzschattens bei kleinem Shunt-Volumen normal. Bei größerem Shunt ist der linke Ventrikel, aber auch der linke Vorhof vergrößert. Der Pulmonalbogen ist entsprechend der Shunt-Größe erweitert, die Hiluszeichnung infolge der vermehrten Lungendurchblutung verstärkt. Bei der Durchleuchtung sind Hiluspulsationen sichtbar. Bei pulmonaler Hypertonie wird die Lungendurchblutung auch röntgenologisch geringer, der rechte Ventrikel vergrößert. Im seitlichen Strahlengang ist das retrosternale Dreieck dann eingeengt.

Das **Elektrokardiogramm** ist meist normal. In den Extremitäten-Ableitungen besteht ein Indifferenz- oder Linkstyp, in den Brustwandableitungen ist der Potentialquerschnitt normal oder der Schwere der Linkshypertrophie entsprechend verändert.

Die **Katheterisierung des rechten Herzens** dient der Quantifizierung des Shunt-Volumens, welches aus dem Sauerstoffsprung zwischen Arteria pulmonalis distal des Ductus und dem Stamm der Arteria pulmonalis bzw. dem rechten Ventrikel errechnet werden kann. Der Druck in der Arteria pulmonalis wird normal, leicht erhöht oder in Spätstadien mit Cyanose massiv erhöht gefunden. In etwa der Hälfte der Fälle kann der Ductus von der Arteria pulmonalis sondiert und die Aorta descendens erreicht werden (typische Rückzugskurve). Die retrograde Sondierung mit Angiographie hat Bedeutung bei Verdacht auf zusätzliche Anomalien, z.B. Isthmusstenose, Ventrikelseptumdefekt.

5.3.4. Verlauf und Komplikationen

Die durchschnittliche *Lebenserwartung* bei offenem Ductus Botalli wird mit 24 Jahren angegeben, andererseits sind Patienten mit uneingeschränkter Leistungsfähigkeit bis ins hohe Alter beschrieben worden. Häufigste Komplikation sind die chronische Stauungsinsuffizienz (Todesursache bei 30–80% der Fälle), die Endocarditis lenta und die pulmonale Hypertonie mit Shunt-Umkehr, Cyanose und Rechtsversagen (Häufigkeit 3–6% der Fälle). Von besonderer Bedeutung und auch für die Operationsindikation mitentscheidend ist die Endocarditis lenta, die am Ductus selbst beginnt (sog. Ductitis!), eine Häufigkeit bis zu 20% haben soll. Aneurysmatische Erweiterungen des Ductus im Zusammenhang mit infektiösen Prozessen am Ductus sind keineswegs selten und gehen mit Änderungen des Maschinengeräusches einher.

5.3.5. Operative Behandlung

Es ist heute allgemein anerkannt, daß jeder gesicherte Ductus arteriosus operativ durchtrennt werden sollte. Das aktive Vorgehen ist gerechtfertigt durch die Häufigkeit der genannten Komplikationen bei spontanem Verlauf einerseits und die geringe Operationsletalität von 0,5–1% andererseits. Bei pulmonaler Hypertonie steigt das Operationsrisiko allerdings auf 5–10% an. Das optimale Operationsalter liegt zwischen dem 3. und 20. Lebensjahr. Ductus-Fälle mit schwerer pulmonaler Hypertonie und Rechts-Links-Shunt gelten als inoperabel.

5.3.6. Differentialdiagnose

Die Differentialdiagnose des offenen Ductus arteriosus umfaßt alle Fehler mit kontinuierlichem systolisch-diastolischem Geräusch: Aorto-pulmonaler Septumdefekt (Geräuschmaximum im 3.–4. ICR links); perforiertes Sinus-Valsalvae-Aneurysma (Neuauftreten eines kontinuierlichen Geräusches); coronare AV-Fistel; Ventrikelseptumdefekt mit Aorteninsuffizienz.

5.4. Vorhofseptumdefekt (ASD)

5.4.1. Pathologische Anatomie

Beim Vorhofseptumdefekt besteht eine offene Verbindung zwischen linkem und rechtem Vor-

hof, wobei wegen des höheren Druckes im linken Vorhof arterielles Blut von links nach rechts fließt. Die Größe des Defektes variiert von einigen Millimetern bis ca. 4 cm und mehr, am häufigsten sind Defekte von 2–3 cm Durchmesser, sie sind z.T. gefenstert. Nach der Lokalisation unterscheidet man den Defekt des Ostium secundum (häufigste Form), der in der Gegend des Foramen ovale liegt, von einem sog. Primum-Defekt, der auf einer Entwicklungshemmung des Septum primum beruht, im caudalen Teil des Vorhofseptums liegt und bis zur AV-Klappenebene reicht. Der Primum-Defekt geht demgemäß mit Deformitäten der Mitralklappe (Mitralinsuffizienz), seltener der Tricuspidalklappe einher. Der Primum-Defekt entspricht somit einem partiellen AV-Kanal (Endokardkissendefekt). Partielle Lungenvenentranspositionen werden in ca. 15% aller Vorhofseptumdefekte beobachtet. Hochsitzende Defekte können Anschluß an die obere Hohlvene erhalten. Wegen ihres Ursprunges aus dem primitiven Sinus venosus nennt man diese Defekte Sinus-venosus-Defekte, sie sind regelhaft mit einer Lungenvenentransposition, gewöhnlich aus der rechten Lunge, vergesellschaftet. Fehlen des ganzen Vorhofseptums führt zum Cor triloculare biventriculare, wenn das Ventrikelseptum erhalten ist. Diese Anomalie ist selten und besonders häufig mit anderen Mißbildungen kombiniert. Begleitende Mißbildungen sind auch beim Vorhofseptumdefekt vom Secundum-Typ häufig: Tricuspidalatresie, Pulmonalstenose (=Fallotsche Trilogie), Transposition der großen Gefäße, Eisenmenger-Komplex und Ebstein-Syndrom. Die Kombination mit einer rheumatischen, sehr selten angeborenen Mitralstenose ist als Lutembacher-Syndrom bekannt (ca. 5% der Vorhofseptumdefekte).

5.4.2. Pathophysiologie

Bei unkompliziertem Vorhofseptumdefekt besteht in Abhängigkeit von der Größe des Defektes ein Links-Rechts-Shunt auf Vorhofebene, der das Herzzeitvolumen des rechten Ventrikels und der A. pulmonalis vergrößert, und zwar auf das 1,5fache bis 4fache des Großkreislaufminutenvolumens. Trotzdem ist der Druck in der A. pulmonalis lange Zeit normal oder nur geringfügig erhöht, weil der Lungengefäßwiderstand normal ist oder sogar leicht erniedrigt sein kann. So wird neben der anatomischen Defektgröße der pulmonale Gefäßwiderstand zur wesentlichen Determinante des Shuntvolumens. Das Auftreten einer pulmonalen Hypertonie wird beim Vorhofseptumdefekt in der Regel später beobachtet als beim Ventrikelseptumdefekt und beim Ductus Botalli, und zwar meist erst nach dem 20. Lebensjahr. Viele Patienten mit Vorhofseptumdefekt erreichen ein normales Lebensalter, ohne eine pulmonale Hypertonie zu entwickeln.

Der Anstieg des pulmonalen Gefäßwiderstandes und damit die pulmonale Hypertonie führen zur Hypertrophie des rechten Ventrikels und schließlich zur Rechtsherzinsuffizienz. Während dieser Entwicklung nimmt das Shunt-Volumen allmählich ab, bis bei ansteigendem rechtsventriculärem Füllungsdruck die Shunt-Umkehr und damit eine Mischungscyanose auftritt.

5.4.3. Klinische Symptomatologie

Viele Patienten mit Vorhofseptumdefekt sind beschwerdefrei, auch die kindliche Entwicklung ist in der Regel normal verlaufen. Einige Patienten suchen wegen Atemnot, Leistungsminderung oder Herzklopfen den Arzt auf, bei anderen wird der Herzfehler anläßlich einer Routineuntersuchung durch das systolische Geräusch und/oder einen pathologischen EKG-Befund vermutet.

Patienten mit größeren Defekten sind nicht selten unterentwickelt, infantil, asthenisch; Pubertät und Menstruation setzen verspätet ein. Fakultative Begleitsymptome sind Arachnodaktylie, hoher Gaumen, Hühnerbrust und Linsenverschiebungen. Die Kombination eines Vorhofseptumdefektes mit Skelettanomalien einer oberen Extremität mit autosomal-dominantem Erbgang ist als Holt-Oram-Syndrom bekannt [7].

Wegen der spät bzw. nicht oder intermittierend bei körperlicher Belastung auftretenden Mischungscyanose fehlen in den allermeisten Fällen Trommelschlegelfinger und Uhrglasnägel. Thoraxdeformitäten (präcordiale Vorwölbung,

Voussure) sind hingegen relativ häufig und zeigen das Ausmaß der rechtsventriculären Volumen- bzw. Druckbelastung an. Schwirren fehlt und spricht — falls vorhanden — für eine zusätzliche oder andere Anomalie (z.B. Pulmonalstenose, Ventrikelseptumdefekt).

Auskultation und Phonokardiographie: Klinisches Leitsymptom des Vorhofseptumdefektes vom Secundum-Typ sind das systolische Geräusch im 2.–3. ICR links parasternal und die fixierte Spaltung des zweiten Herztones. Das systolische Geräusch entsteht bei hohem Durchfluß an der Pulmonalklappe, hat Crescendo-Decrescendo-Form und endet vor dem 2. Herzton. Sein Amplituden-Maximum liegt in der 1. Hälfte der Systole. Die Spaltung des 2. Herztones ist atemunabhängig und Folge des Rechtsschenkelblockes und/oder der rechtsventriculären Volumenbelastung. Das Intervall zwischen A2 und P2 beträgt 0,05 sec oder mehr, die Amplitude von P2 ist kleiner als A2. Bei pulmonaler Hypertonie wird das Intervall kleiner oder fehlt ganz; P2 ist dann betont. Diastolische Geräusche entstehen fakultativ entweder an der Pulmonalklappe als relative Pulmonalinsuffizienz (= Graham-Steell-Geräusch) unmittelbar im Anschluß an den Pulmonalklappenschlußton oder als relative Tricuspidalstenose in Form eines präsystolischen Crescendo-Geräusches bei hohem Shunt-Volumen. In diesen Fällen wird sehr selten auch an unveränderter Klappe ein Tricuspidalöffnungston beobachtet. Ein Vorhofton (ca. 0,05 sec vor dem 1. Herzton) und ein „ejection click" (Pulmonaldehnungston ca. 0,06 sec nach dem 1. Herzton) sind auch in Spätstadien selten.

Ein band- oder decrescendoförmiges hochfrequentes systolisches Geräusch über der Herzspitze in Verbindung mit einem abgeschwächten 1. Herzton und/oder einem 3. Herzton sprechen für eine begleitende Mitralinsuffizienz und damit für einen Primum-Defekt.

Elektrokardiogramm: Ein unvollständiger oder vollständiger Rechtsschenkelblock besteht bei 90–95% aller Vorhofseptumdefekte; in späteren Stadien Rechtstyp und Rechtshypertrophie-Kurve. Das Auftreten von Vorhofflimmern bzw. -flattern leitet nicht selten die kardiale Dekompensation ein.

Ein überdrehter Linkstyp in den Extremitätenableitungen und/oder ein verlängertes AV-Intervall (= AV-Block I. Grades) sprechen in Kombination mit dem Auskultationsbefund einer begleitenden Mitralinsuffizienz für einen Primum-Defekt.

Röntgenbefunde: Beim Vorhofseptumdefekt als Prototyp der reinen Rechtsbelastung ist ausschließlich das rechte Herz vergrößert, der rechte Ventrikel wird unter Umständen links randbildend. Arteria pulmonalis und Hili sind betont, bei der Durchleuchtung pulsierend (sog. tanzende Hili), der Aortenknopf ist klein oder fehlt sogar.

Im seitlichen Strahlengang ist das retrosternale Dreieck durch die A. pulmonalis eingeengt, der Oesophagus verläuft gerade, er wird nur bei gleichzeitiger Mitralstenose (= Lutembacher-Syndrom) oder Mitralinsuffizienz (= Primum-Defekt) nach dorsal verlagert. In den Endstadien der pulmonalen Hypertonie (Eisenmenger-Reaktion) kontrastieren die erweiterten zentralen Lungengefäße mit verengten Lungengefäßen der Peripherie (sog. amputierte Hili bzw. peripherer Gefäßabbruch).

Herzkatheterisierung: Eine Sondierung des Defektes gelingt am ehesten von der rechten Vena femoralis aus, dabei sind in den meisten Fällen linker Vorhof und linker Ventrikel erreichbar. Ziel der Herzkatheterisierung sind daneben die Feststellung von Richtung und Ausmaß des Shunts, Nachweis bzw. Ausschluß einer pulmonalen Hypertonie und die Aufdeckung von zusätzlichen Anomalien (z.B. Lungenvenenfehlmündung). Der Nachweis kleiner Rechts-Links-Shunts bei überwiegendem Links-Rechts-Shunt gelingt am ehesten durch Injektion von Farbstoff oder Kälte in den rechten Vorhof mit anschließender Messung in der Aorta. Eine *Angiokardiographie* ist in unkomplizierten Fällen entbehrlich, bei Verdacht auf begleitende Mitralinsuffizienz (= Primum-Defekt) jedoch zweckmäßig (Kontrastmittelinjektion in den linken Ventrikel).

5.4.4. Verlauf und Komplikationen

Die Prognose des Vorhofseptumdefektes ist im Vergleich zu anderen angeborenen Vitien günstig, er ist deshalb im Jugend- und Erwachsenenalter der häufigste dieser Fehler. Das durchschnittliche Todesalter liegt um 35–40 Jahre, die Hälfte der Patienten überlebt das 50. Lebensjahr. Auch 70jährige Patienten mit Vorhofseptumdefekt sind keine Seltenheit; es besteht dann meist eine Herzinsuffizienz mit pulmonaler Hypertonie, Vorhofflimmern und relativer Tricuspidalinsuffizienz, so daß an einen Vorhofseptumdefekt nicht mehr gedacht wird.

In selteneren Fällen tritt unter ansteigendem Lungengefäßwiderstand eine pulmonale Hypertonie mit erhöhtem Füllungs- und Vorhofdruck und damit eine Mischungscyanose auf. Hinweis auf einen solchen Verlauf sind zunehmende Leistungsminderung sowie Atemnot und schließlich Cyanose bei körperlicher Belastung, später auch in Ruhe. Das Terminalstadium entspricht der Eisenmenger-Reaktion, die eine klinische Differenzierung der einzelnen primär acyanotischen Vitien nicht mehr erlaubt.

5.4.5. Operative Therapie

Die Indikation zum operativen Verschluß eines Vorhofseptumdefektes wird gestellt, wenn das Shunt-Volumen größer als 40% des Lungendurchflusses bzw. das Verhältnis von Kleinkreislauf- zu Großkreislaufvolumen 2:1 oder größer ist. Bei pulmonaler Hypertonie mit noch überwiegendem Links-Rechts-Shunt ist die Operation möglich, jedoch mit einem mehrfach erhöhten Risiko behaftet. Im Stadium der Shunt-Umkehr ist die Operation kontraindiziert. Die Operationsletalität wird mit 1–2%, bei pulmonaler Hypertonie mit 10–15% angegeben.

Im einzelnen erfolgt der Verschluß eines Secundum-Defektes durch direkte Naht oder plastisch, bei hochsitzendem Vorhofseptumdefekt mit fehleinmündender Lungenvene (Sinus venosus-Defekt) ebenso und beim Primum-Defekt in Abhängigkeit von der Schwere des Defektes des anterioren Mitralsegels durch gleichzeitige Naht, evtl. sogar Klappenersatz (Operationsletalität um 10% und höher; Operationskomplikation: totaler AV-Block, dann Schrittmachertherapie). Begleitende Lungenvenenfehlmündungen werden jeweils gleichzeitig korrigiert.

5.4.6. Differentialdiagnose

Sie umfaßt alle Erkrankungen mit systolischem Geräusch über der Pulmonalis und inkomplettem oder komplettem Rechtsschenkelblock im EKG, in erster Linie also die Pulmonalstenose (Lungendurchblutung normal oder vermindert), den Ventrikelseptumdefekt (tiefergelegenes holosystolisches Geräusch, Rechts- und Linkshypertrophie), den offenen Ductus arteriosus Botalli (kontinuierliches Geräusch, großer Aortenknopf, Links- und Rechtshypertrophie) und die partielle Lungenvenentransposition (Herzkatheterisierung). Bei Jugendlichen ist ein funktionelles systolisches Geräusch über der Pulmonalis gelegentlich Anlaß zur Herzkatheterisierung zum Ausschluß eines Vorhofseptumdefektes. Bei älteren Patienten verbirgt sich hinter einer Rechtsherzinsuffizienz mit pulmonaler Hypertonie, Flimmerarrhythmie, relativer Tricuspidalinsuffizienz und leichter Cyanose nicht selten ein unerkannter Vorhofseptumdefekt.

5.5. Ventrikelseptumdefekt (VSD)

5.5.1. Pathologische Anatomie

Unabhängig von Größe und Lokalisation wird eine abnorme Verbindung zwischen beiden Ventrikeln als Ventrikelseptumdefekt bezeichnet. Der Formenreichtum dieser Mißbildung hat zu zahlreichen Einteilungsversuchen geführt, von denen diejenige nach EDWARDS (zit. nach [2]) nach der Lokalisation am gebräuchlichsten ist:

1. Defekte zwischen den Ausflußbahnen der beiden Ventrikel, sog. bulbäre Septumdefekte, sind verhältnismäßig selten.
2. Defekte zwischen den Einflußbahnen der Ventrikel, sog. muskuläre Septumdefekte, können multipel sein und zu einem siebartigen Muskelseptum führen.
3. Defekte, die sowohl die Einfluß- als auch die Ausflußbahnen betreffen; diese Defekte sind selten und liegen mehr unter dem septalen Segel der Tricuspidalklappe im Bereich des membranösen Septums. Es sind Defekte, die ihrer Lokalisation nach eher zum Canalis atrioventricularis communis gehören. Mitral- und Tricuspidalklappen sind allerdings intakt.
4. Defekte zwischen linkem Ventrikel und rechtem Vorhof im membranösen Teil führen oberhalb des Ansatzes des septalen Segels der Tricuspidalklappe in den Boden des rechten Vorhofes (sog. left ventricular- right atrial-shunt).

Ventrikelseptumdefekte sind in etwa einem Drittel der Fälle kombiniert mit anderen Herz- und Gefäßmißbildungen: Vorhofseptumdefekt, offener Ductus arteriosus, Tricuspidal-, Mitral- oder Aorteninsuffizienz, verschiedene Formen der Pulmonalstenose, Fehlbildungen des Aortenbogens, korrigierte Transposition der großen Gefäße, fehlmündende Lungenvenen, Aneurysmen des membranösen Septums mit Obstruktion der rechtsventriculären Ausflußbahn, seltene Kombination mit Ebstein-Syndrom.

5.5.2. Pathophysiologie

Größe des Ventrikelseptumdefektes und Lungengefäßwiderstand bestimmen die Hämodynamik und damit den klinischen Verlauf.

Kleine Ventrikelseptumdefekte mit drucktrennender Wirkung sind durch normale Druckwerte im rechten Ventrikel und im Lungenkreislauf gekennzeichnet. Trotz des hohen systolischen Druckgradienten zwischen beiden Kammern sind die Shunt-Volumina klein und überschreiten nur selten den Wert von 3 l/min. Die Belastung durch das um das Shunt-Volumen vergrößerte Rezirkulationsvolumen, die zu gleichen Teilen den linken und rechten Ventrikel betrifft, wird vom Herzen über viele Jahre ertragen. Gleiches gilt auch für die Lungengefäße, die im allgemeinen keine bzw. dem Alter entsprechende Veränderungen aufweisen.

Große Ventrikelseptumdefekte etwa von der Größe des Aortenquerschnitts führen zum systolischen Druckangleich im großen und kleinen Kreislauf. Solange der pulmonale Gefäßwiderstand kleiner ist als im großen Kreislauf, besteht eine zum Teil sehr hohe Lungendurchblutung infolge des Links-Rechts-Shunts auf Ventrikelebene. Demgemäß sterben etwa 50% dieser Patienten innerhalb des ersten Lebensjahres an Herzversagen. Wird diese Phase überlebt, steigt der pulmonale Gefäßwiderstand allmählich an, und die Shunt-Volumina nehmen ab. Die betreffenden Patienten entwickeln sich in dieser Phase unter Umständen normal, bis es unter weiter ansteigenden Gefäßwiderständen im Lungenkreislauf durchschnittlich im 1. bis 10. Lebensjahr zur Shunt-Umkehr und damit zur Cyanose kommt.

Mittelgroße Defekte haben hämodynamisch sehr unterschiedliche Folgen. Größe und Richtung des Shunts sind auch hier abhängig vom Verhältnis des Lungengefäßwiderstandes zum Körpergefäßwiderstand. Verlaufsprognosen sind in den meisten Fällen demgemäß nur schwer möglich.

5.5.3. Klinische Symptomatologie

Entsprechend der Größe des Defektes und des Shunt-Volumens variieren die subjektiven Beschwerden von vollständiger Beschwerdefreiheit bis zur schwersten Beeinträchtigung mit Herzinsuffizienz und Cyanose. Das Auftreten der prognostisch schwerwiegenden Mischungscyanose erfolgt bei großen Defekten um das 2. Lebensjahr, häufiger jedoch im 2. bis 10. Lebensjahr. Trommelschlegelfinger gehören nicht zum Bild des VSD, es sei denn, die Mischungscyanose besteht seit frühester Kindheit. Eine Vorwölbung der Brustwand (Voussure) wird nur bei größeren Defekten gefunden.

Auskultation und Phonokardiographie: Leitsymptom des VSD ist ein lautes systolisches Geräusch im 3.–4. ICR links parasternal (sog. Roger-Geräusch), dessen Amplitude in keiner Beziehung zur Größe des Shunt-Volumens steht. Bei kleinen Defekten ist es häufig besonders laut. Das systolische Geräusch wird in etwa der Hälfte der Fälle von Schwirren begleitet. Eine atemabhängige Spaltung des 2. Herztones wird nur bei kleinen Defekten beobachtet, der Pulmonalklappenschlußton kann entsprechend dem Ausmaß der pulmonalen Hypertonie betont sein. Mehr-

fach ist über diastolische Geräusche berichtet worden, hervorgerufen durch eine begleitende Aorteninsuffizienz, eine relative Pulmonalinsuffizienz (bei pulmonaler Hypertonie) oder eine relative Mitralstenose (bei hohem Durchflußvolumen). Ein pulmonaler Dehnungston kann ebenfalls als Ausdruck der pulmonalen Hypertonie nachweisbar sein.

Elektrokardiogramm: Das *EKG* ist bei kleinen Defekten normal und zeigt bei zunehmender pulmonaler Hypertonie die Rechtsbelastung an, die bei cyanotischen Patienten dann sehr ausgeprägt sein kann.

Röntgenbefunde: Röntgenologisch ist die Herzgröße bei kleinen Defekten normal, der Pulmonalisbogen ist betont, die Lungenzeichnung entsprechend dem Shunt-Volumen vermehrt. Bei größeren und sehr großen Defekten ist das Herz dann z.T. massiv vergrößert, wobei die Vergrößerung den rechten und linken Ventrikel gleichermaßen betrifft.

Herzkatheterisierung und Angiographie: Die Katheterisierung des rechten Herzens ermöglicht die Quantifizierung der pulmonalen Hypertonie (Minutenvolumenhochdruck, Widerstandshochdruck), die Berechnung der Shunt-Volumina aus den Sauerstoffwerten vor und hinter dem Defekt. Eine Sondierung des Defektes selbst gelingt nur selten. Die Herzkatheterisierung einschließlich der Angiographie in den linken Ventrikel dient gleichzeitig dem Nachweis bzw. dem Ausschluß begleitender Anomalien.

5.5.4. Komplikationen und Verlauf

Die häufigste Komplikation der großen Ventrikelseptumdefekte ist die Herzinsuffizienz, der im Laufe des 1. Lebensjahres mehr als 50% der Fälle erliegen. Pulmonale Infektionen sind bei großen Shunt-Volumina sehr viel häufiger als bei herzgesunden Kindern und sind für einen Teil frühzeitiger tödlicher Ausgänge verantwortlich. In etwa 20–25% der Fälle treten schließlich bakterielle Endokarditiden auf, die sich bevorzugt an den Rändern des Defektes etablieren.

Sofern die Kinder das besonders gefährdete 1. Lebensjahr überstehen, wird der weitere Verlauf durch die pulmonale Widerstandserhöhung mit Shunt-Umkehr, Cyanose, Hypoxie und Herzversagen bestimmt.

Kleinere Defekte rufen geringe oder keine subjektiven Beschwerden hervor, solange der Druck in der Arteria pulmonalis normal ist. Die Lebenserwartung ist bei fehlender Drucksteigerung im kleinen Kreislauf nicht wesentlich eingeschränkt.

5.5.5. Operative Therapie

Unterschiedliche Größen des VSD und natürlicher Verlauf der großen Defekte sind für die operative Behandlung von entscheidender Bedeutung. Zur Verhinderung der Pulmonalsklerose bei hohem Shunt-Volumina wird im Säuglingsalter eine Herabsetzung der erhöhten Lungendurchblutung durch eine palliative Bändelung der Arteria pulmonalis vorgenommen. Der Pulmonalarteriendruck soll dabei um 50% des Ausgangswertes gesenkt werden. Die operative Korrektur wird später um das 10. Lebensjahr durchgeführt. Bei Erwachsenen ist die Operationsindikation abhängig vom Shunt-Volumen einerseits und vom Lungengefäßwiderstand andererseits. Die Operation wird allgemein indiziert, wenn der Links-Rechts-Shunt größer als 30% des Lungendurchflusses und der Widerstand des kleinen Kreislaufes kleiner als im arteriellen System ist.

Als Kontraindikationen gelten Druckgleichheit im großen und kleinen Kreislauf und die Shunt-Umkehr. Unter den operativen Komplikationen sind das Auftreten eines totalen AV-Blockes (3–5% der Fälle) und der inkomplette Defektverschluß (25% der Fälle) die häufigsten [1].

Die Operationsletalität wird in unkomplizierten Fällen mit 1–2% angegeben und steigt bei pulmonaler Hypertonie bis auf 20% an.

5.5.6. Differentialdiagnose

Bei acyanotischen Patienten mit relativ kleinem VSD und lautem Geräusch kommen differentialdiagnostisch Vorhofseptumdefekte, evtl. auch ein Ductus arteriosus und eine valvuläre oder infundibuläre Pulmonalstenose in Betracht. Bei leisem Geräusch kann die Abgrenzung gegenüber einem accidentellen Geräusch Schwierigkeit bereiten.

Im Stadium der Shunt-Umkehr ist mit klinischen Methoden eine Differenzierung gegenüber dem Ductus arteriosus, dem aorto-pulmonalen Fenster und dem Vorhofseptumdefekt einerseits (sog. Eisenmenger-Reaktion) und den primär cyanotischen Vitien andererseits kaum mehr möglich. Selbst bei Katheter-Untersuchungen incl. Angiokardiographien sind Fehlinterpretationen vor allem bei kombinierten Mißbildungen möglich.

5.5.7. Kombinierte Mißbildungen mit VSD

VSD mit Aorteninsuffizienz (< 5% der Fälle von VSD): Die Aorteninsuffizienz ist Folge der angeborenen Mißbildung oder sekundär durch eine bakterielle Endokarditis erworben.

VSD mit Mitralklappenanomalien (< 4% der Fälle von VSD): Mitralstenosen sind häufiger als angeborene Mitralinsuffizienzen.

Cor triloculare biatriatum (single ventricle): Häufig besteht zusätzlich ein ASD oder ein Cor biloculare, z.T. mit Mitral- oder Tricuspidalatresie, ferner eine Transposition bzw. korrigierte Transposition der großen Gefäße, Dextrokardie, infundibuläre Pulmonalstenose oder Subaortenstenose.

Cor biloculare: Vorhof- und Kammerseptum sind nicht oder rudimentär entwickelt. Es besteht ein einziger Vorhof, ein einziger Ventrikel und ein gemeinsamer AV-Kanal mit gemeinsamer Klappe. Auch hier sind weitere Mißbildungen (Pulmonalatresie, Transposition der großen Gefäße, fehlmündende Lungenvenen, persistierende linke Vena cava superior) häufig. Die Erkrankung wird vor allem bei Mongolismus beobachtet (ca. 50% der Fälle von Cor biloculare).

Eisenmenger-Komplex: Anatomisch beinhaltet dieser Begriff die Kombination eines VSD, einer reitenden Aorta, einer Rechtshypertrophie und einer normalen oder dilatierten Pulmonalarterie. Da die pathophysiologisch wesentlichen Anomalien dabei der VSD, der Rechts-Links-Shunt und der höhere Gefäßwiderstand im Lungenkreislauf als im großen Kreislauf sind und auch andere primär acyanotische Shunt-Vitien diesen Verlauf nehmen können, werden heutzutage alle diese Fehler im Stadium der Shunt-Umkehr unter dem Begriff der Eisenmenger-Reaktion (= Eisenmenger-Syndrom) subsumiert.

5.6. Fallotsche Tetralogie

5.6.1. Pathologische Anatomie

Die Kombination eines Ventrikelseptumdefektes mit Pulmonalstenose, Dextroposition der Aorta (reitende Aorta) und Hypertrophie des rechten Ventrikels ist als Fallotsche Tetralogie bekannt, deren variable Phänomenologie von der Entwicklung des Truncus und des Bulbus arteriosus und ihres gemeinsamen Septums bestimmt wird. In den meisten Fällen ist die Aorta nach rechts verlagert, sie entspringt dann aus beiden Ventrikeln. In anderen Fällen entspringt sie lediglich aus dem rechten Ventrikel (einfache Transposition oder Dextroposition der Aorta); schließlich kann auch der Ursprung beider Gefäße transponiert sein (gekreuzte oder vollständige Transposition der großen Gefäße). Auch kann die Lage der Aorta und der Pulmonalis vertauscht sein, aber ihr Ursprung aus dem richtigen Ventrikel erfolgen (korrigierte Transposition).
Pathophysiologisch bedeutsam sind vor allem die Pulmonalstenose und der Ventrikelseptumdefekt. Der Schweregrad der Pulmonalstenose variiert außerordentlich. Im einzelnen besteht in 43% der Fälle eine infundibuläre, in 35% eine valvuläre und in 22% eine kombinierte infundibuläre und valvuläre Pulmonalstenose [4]. Die Ausflußbahn des rechten Ventrikels ist meist hypoplastisch (selten zu einer dritten Kammer erweitert), auch der Pulmonalisstamm kann stenosiert sein (Pseudotruncus).

Der Ventrikelseptumdefekt der Fallotschen Tetralogie ist meist groß, er liegt unter und hinter der Crista supraventricularis im membranösen Teil. Bei fehlender Crista supraventricularis erstreckt sich der Defekt gelegentlich bis an die stenosierte Pulmonalklappe.
Die Dextroposition der Aorta über dem Ventrikelseptumdefekt beträgt in den meisten Fällen etwa 10—50%, ihr Ursprung ist biventriculär. Der Aortenbogen liegt in 75% der Fälle links, in 25% rechts. Bei etwa 20% findet sich gleichzeitig eine zusätzliche rechte A. subclavia.

Die Rechtshypertrophie der Fallotschen Tetralogie ist sekundärer Natur und Folge der Pulmonalstenose. Der rechte Ventrikel ist ebenso dick wie der linke oder sogar stärker.
Als zusätzliche Anomalien bestehen nicht selten ein Vorhofseptumdefekt (= Fallotsche Pentalogie), eine partielle Lungenvenenfehlmündung, Tricuspidalinsuffizienz, AV-Kanal und Pulmonalatresie.

5.6.2. Pathophysiologie

Wesentliche Determinanten des Schweregrades sind die Pulmonalstenose und der Ventrikelseptumdefekt, welche die Lungendurchblutung herabsetzen, einen Rechts-Links-Shunt auf Ventrikelebene zur Folge haben und zur Hypertrophie des rechten Ventrikels führen. Zwischen rechtem und linkem Ventrikel besteht Druckgleichheit. Der Strömungswiderstand in der Aorta ist geringer als in der Pulmonalis, die nur geringe Mengen Blut zur Oxygenisierung in der Lunge erhält, welches sich dann über den linken Vorhof im linken Ventrikel mit dem aus dem rechten Ventrikel geshunteten Blut mischt und zusammen mit dem venösen Blut des rechten Ventrikels über die reitende Aorta in die Körperperipherie gelangt. An der Entstehung der sichtbaren Cyanose sind also der Rechts-Links-Shunt und die Minderdurchblutung der Lunge gleichermaßen beteiligt. Je schwerer die Pulmonalstenose, desto größer ist der Rechts-Links-Shunt. Bei milder Pulmonalstenose mit verhältnismäßig gering erhöhtem Druckgradient besteht in Einzelfällen ein vorwiegender Links-Rechts-Shunt mit geringer oder fehlender Cyanose entsprechend einem reinen Ventrikelseptumdefekt (acyanotische Fallotsche Tetralogie). Umgekehrt entstehen bei hochgradiger Pulmonalstenose und kleinem Ventrikelseptumdefekt der isolierten Pulmonalstenose analoge hämodynamische Verhältnisse. Diese Fälle sind jedoch selten.

5.6.3. Klinische Symptomatologie

Klinisches Leitsymptom der Fallotschen Tetralogie sind die Cyanose und die Trommelschlegelfinger. Verweigerung der Nahrungsaufnahme, mangelhafte Gewichtszunahme und verzögerte Entwicklung setzen bereits in den ersten Lebensmonaten ein. Die Cyanose wird mit zunehmendem Verschluß des Ductus arteriosus, der in den ersten Lebenstagen noch an der Lungendurchblutung beteiligt ist, intensiver; sie besteht zunächst nur beim Schreien, dann auch bei der Nahrungsaufnahme und schließlich auch bei Bewegungen und in Ruhe. Polycythämie und Trommelschlegelfinger und -zehen entwickeln sich später mit zunehmender Cyanose.

Bei schweren Fällen sind plötzliche Anfälle von Bewußtlosigkeit und vertiefter Cyanose ein alarmierendes Zeichen. Die Synkopen setzen mit spontaner oder belastungsabhängiger Atemnot ein, der nach einigen Minuten Krämpfe, Apoplexien oder der Tod folgen kann (sog. hypoxische bzw. anoxische Anfälle). Es wird angenommen, daß diese Anfälle auf einer vorübergehenden Zunahme der infundibulären Stenose in der Ausflußbahn des rechten Ventrikels mit weiterer Abnahme der Lungendurchblutung beruhen.

Typisch für die Fallotsche Tetralogie ist schließlich die Hockerstellung. Nachdem das Kind laufen gelernt hat, verweilt es nicht selten bereits nach kurzer Belastung in hockender Stellung. Als Sofortmaßnahme bei anoxischen Anfällen kann durch Pressen der Knie gegen die Brust des Säuglings eine extreme Hockerstellung simuliert werden. Wahrscheinlich wird durch die Hockerstellung der venöse Rückfluß zum Herzen gedrosselt und/oder der arterielle Widerstand erhöht, beides führt zur Abnahme des Rechts-Links-Shunts und damit zum meßbaren Anstieg der arteriellen Sauerstoffsättigung [3].

Durch den chronischen Sauerstoffmangel entwickelt sich eine *Polyglobulie* mit Hämoglobin-Werten bis 20 g-% und einem Hämatokrit von 60—70%, was Schwindelerscheinungen, Krämpfe und Synkopen begünstigt und zu cerebralen Thrombosen und Blutungen führen kann. Weitere fakultative Folgen der Polyglobulie sind Epistaxis, Hämoptoe und eine conjunctivale Injektion der Augen.

Auskultation und Phonokardiographie: Im Vordergrund steht das systolische Austreibungsgeräusch der Pulmonalstenose im 2.–3. ICR links parasternal, es kann von Schwirren begleitet sein. Bei großem Ventrikelseptumdefekt ist ein systolisches Geräusch im 4. ICR links parasternal hörbar, eine Trennung beider Geräusche ist jedoch nur in Einzelfällen möglich. Der Pulmonalklappenschlußton fehlt, der Aortenklappenschlußton ist von normaler Amplitude, sein Maximum im 2. ICR links parasternal soll für eine stärkere Dextroposition der Aorta sprechen. Diastolische Geräusche gehören nicht zur Fallotschen Tetralogie, sie weisen auf eine zusätzliche oder andere Anomalie hin.

Elektrokardiogramm: In den Extremitätenableitungen besteht ein Rechtstyp, in den Brustwandableitungen Zeichen der Rechtshypertrophie mit hohen R-Zacken in Ableitung V 1. Ein P-pulmonale findet sich am deutlichsten in Ableitung II und V 1.

Röntgenbefunde: Die Herzvergrößerung bei Fallotscher Tetralogie ist im allgemeinen nicht übermäßig stark. Das breit aufliegende Herz mit angehobener Herzspitze ist als Coeur-en-sabot bekannt, kann aber fehlen. Die Herztaille ist konkav, da der Pulmonalisbogen klein ist oder fehlt. Die Lungendurchblutung ist vermindert. Eine Rechtslage der Aorta (25% der Fälle) kann bereits in der Übersichtsaufnahme erkennbar sein.

Herzkatheterisierung: Ziel der Katheterisierung von der Vena femoralis aus ist die Messung des rechtsventriculären Druckes (Systemdruck!), der Nachweis eines begleitenden Vorhofseptumdefektes (niedrige O_2-Sättigung im linken Vorhof nach Sondierung des Vorhofseptumdefektes) und vor allem die Sondierung von A. pulmonalis (Druckgradient in der Ausflußbahn und/oder an der Klappe) und Aorta. Beides gelingt leider nicht regelhaft, die Angiographie ist demgemäß Methode der Wahl.

Angiographie in den rechten Ventrikel: Bei vorgesehener Operation hat die Angiographie folgende Aufgaben [2]: 1. Darstellung der anatomischen und funktionellen Verschiedenheiten (Form der Pulmonalstenose, Größe des Ventrikelseptumdefektes, Grad des Überreitens der Aorta, Größe der A. pulmonalis); 2. Darstellung der zur Anastomosierung geeigneten Arterien; 3. Differenzierung Fallotscher Tetralogien vom Ursprung beider Gefäße aus dem rechten Ventrikel mit Pulmonalstenose (klinische Differenzierung oft nicht möglich); 4. Differenzierung Fallotscher Tetralogien mit Pulmonalatresie vom sog. Pseudotruncus (Differenzierung auch angiographisch schwer oder unmöglich); 5. Darstellung der Größe des linken Ventrikels: Lävogramm zum Ausschluß einer Hypoplasie des linken Ventrikels; 6. Sicherung der Diagnose.

5.6.4. Klinischer Verlauf und Komplikationen

Die meisten Patienten mit Fallotscher Tetralogie sterben innerhalb der ersten 20 Lebensjahre an Anoxie, Apoplexie, Polyglobulie, Hirnabsceß, bakterieller Endokarditis, Hämoptoe oder pulmonalen Infektionen einschließlich Tuberkulose. Die Häufigkeit cerebraler Komplikationen ist proportional dem Schweregrad der arteriellen Sauerstoffuntersättigung und damit der Cyanose und des Hämatokrits. Ein operativer Eingriff ist zu planen bei Hämatokrit-Werten um 55–60%.

Bei acyanotischen Patienten mit Fallotscher Tetralogie ist die Prognose auch bei konservativer Behandlung besser, diese Patienten erreichen nicht selten ein Alter von 40 Jahren und darüber.

5.6.5. Behandlung

Die konservative Therapie umfaßt die Besserung der Polyglobulie (Aderlässe!), die Antibiotica-Prophylaxe pulmonaler Infekte und der Endokarditis und die Sofortmaßnahmen bei Synkopen (Hockerstellung einnehmen, Sedierung). Glykoside sind in der Regel nicht erforderlich.

Palliativoperationen werden zur Besserung der Lungendurchblutung und Öffnung des Lungengefäßbettes mittels folgender Anastomosierungen durchgeführt: Blalock-Taussig-Anastomose zwischen A. subclavia rechts (bei rechts verlaufendem Aortenbogen links) und A. pulmonalis; Pott-Anastomose zwischen descendierender Aorta und A. pulmonalis; Waterson-Cooley-Anastomose zwischen ascendierender Aorta und rechter A. pulmonalis. Die beiden letztgenannten Verfahren sind bereits im frühen Säuglingsalter möglich, die klinische Besserung ist oft eindrucksvoll, und die Patienten erreichen damit ein korrekturfähiges Alter. Die Operationsmortalität wird mit 5–10% angegeben, bei Kindern über 3 Jahren liegt sie mittlerweile generell unter 5%. Als Komplikationen, die unter Umständen erst einige Jahre nach Shunt-Operationen auftreten können, sind Herzinsuffizienz (Shunt zwischen großem und kleinem Kreislauf), pulmonale Hypertonie (bei zu großer Anastomose) und selten das Auftreten eines Subclavian-Steal-Syndroms (nach End-zu-Seit-Anastomosierung der A. subclavia mit der A. pulmonalis) bekannt.

Die *Totalkorrektur* der Fallotschen Tetralogie wird im Alter von 5–10 Jahren vorgenommen. Dabei wird der Ventrikelseptumdefekt verschlossen und die Stenose im Ausflußtrakt des rechten Ventrikels beseitigt. Die Operationsmortalität liegt heute unter 10%, 80–90% der Kinder werden rasch beschwerdefrei. An Restsymptomen besteht gelegentlich ein kleiner Ventrikelseptumdefekt, ein Druckgradient in der Ausflußbahn des rechten Ventrikels von 10–20 mm Hg, eine leichte Pulmonalinsuffizienz und/oder ein Rechtsschenkelblock [15]. In Einzelfällen erfordert ein intraoperativ auftretender totaler AV-Block eine Schrittmachertherapie [17].

5.6.7. Differentialdiagnose

Sie umfaßt praktisch alle primär cyanotischen Vitien, in erster Linie die komplette Transposition der großen Gefäße mit Ventrikelseptumdefekt und Pulmonalstenose, den Truncus arteriosus communis und den Pseudotruncus sowie die Pulmonalstenose mit Vorhofseptumdefekt (Fallotsche Trilogie).

5.7. Transposition der großen Gefäße

5.7.1. Pathologische Anatomie

Der Ursprung der großen Gefäße ist vertauscht, so daß die Aorta vom anatomisch rechten Ventrikel entspringt und meist vorn steht, während die Arteria pulmonalis aus dem anatomisch linken Ventrikel entspringt und meist hinten steht. Voraussetzung für die Lebensfähigkeit der Kinder ist eine Shunt-Verbindung zwischen den beiden getrennten Kreisläufen, und zwar entweder in Form eines offenen Ductus arteriosus Botalli, eines Ventrikelseptumdefektes und/oder eines Vorhofseptumdefektes. Es wird angenommen, daß die Transposition der großen Gefäße durch das Ausbleiben der Teilung des Bulbärtruncus in der normalen Spiralform während der 5.–7. Schwangerschaftswoche entsteht.

5.7.2. Pathophysiologie

Die anatomische Trennung beider Kreisläufe hat zur Folge, daß das Körpervenenblut über den rechten Ventrikel in die Aorta und das arterialisierte Blut aus den Lungenvenen über den linken Ventrikel wieder in die Arteria pulmonalis fließt. Arterielles Blut gelangt nur über einen Ductus arteriosus Botalli, einen Ventrikelseptumdefekt oder einen Vorhofseptumdefekt in die Aorta, wie umgekehrt venöses Blut nur über diese Verbindungen, selten sogar ausschließlich über Bronchialarterien in die Lunge gelangt. Bei gleichzeitigem Vorliegen einer Pulmonalstenose im linken Ventrikel und eines Ventrikelseptumdefektes kommt es zu einem Links-Rechts-Shunt des arterialisierten Blutes durch den Ventrikelseptumdefekt in den rechten Ventrikel und in die Aorta. In diesen Fällen kann die arterielle Sauerstoffsättigung ausreichend und die Cyanose diskret sein.

5.7.3. Klinische Symptomatologie

In der überwiegenden Mehrzahl der Fälle ist die Cyanose im Gegensatz zur Fallotschen Tetralogie bereits bei der Geburt vorhanden und schwer. Die körperliche Leistungsfähigkeit ist eingeschränkt, die Entwicklung schlecht. Dyspnoe, Lebervergrößerung und Ödeme sind Zeichen der zunehmenden Herzinsuffizienz. Anoxische Anfälle und Hockerstellung sind seltener als bei Fallotscher Tetralogie. Nach einigen Monaten entstehen eine Polyglobulie, Trommelschlegelfinger, cerebrale Thrombosen, evtl. Hirnabsceß.

Auskultation und Phonokardiographie. Die Befunde sind variabel und von der intrakardialen Shunt-Verbindung abhängig. Ein systolisches Geräusch findet sich in der Mehrzahl der Fälle, bei gleichzeitigem Vorhofseptumdefekt kann es diskret sein. Bei kleinem Ventrikelseptumdefekt oder begleitender Pulmonalstenose ist das Geräusch holosystolisch und laut, ein offener Ductus arteriosus Botalli geht mit einem kontinuierlichen Geräusch einher. Das Auftreten einer Herzinsuffizienz führt unter Umständen zu einem Galopprhythmus.

Das Elektrokardiogramm kann in den ersten Wochen post partum normal sein, später bilden sich ein Rechtstyp und Rechtshypertrophiezeichen aus. Vorhofrhythmusstörungen sind mit zunehmender Herzinsuffizienz häufig.

Das Röntgenbild zeigt in typischen Fällen eine Eiform des sich rasch vergrößernden Herzens. Das Gefäßband ist schmal, die Lungendurchblutung mit Ausnahme der Fälle mit Pulmonalstenose vermehrt.

Herzkatheterisierung und Angiographie: Alleinige Herzkatheterisierung vermag die Diagnose einer Transposition nicht zu sichern, jedoch dient sie der Bestimmung der intrakardialen O_2-Sättigung im rechten Vorhof (extrem niedrig) und im rechten (=arteriellen) Ventrikel (abhängig von der begleitenden Shunt-Verbindung). Der Druck im rechten Ventrikel entspricht dem Systemdruck. Bei selektiver Kontrastmittelinjektion in den rechten Ventrikel füllt sich die Aorta, die Injektion in den linken Ventrikel führt zur Darstellung der Arteria pulmonalis. Aufnahmen in mehreren Ebenen ermöglichen den Nachweis zusätzlicher Anomalien und eine exakte anatomische Darstellung des Einzelfalles.

5.7.4. Verlauf und Komplikationen

Die Lebenserwartung der Patienten beträgt ohne chirurgische Intervention durchschnittlich 5 Monate. 50% der Fälle sterben im 1. Monat, 85–90% in den ersten 6 Monaten, nur 5–10% erreichen das 1. Lebensjahr. Hauptsächliche Todesursachen sind die cerebralen Folgen der Hypoxie und später die Herzinsuffizienz. Längere Überlebenszeiten finden sich nur bei den Fällen mit intaktem Ventrikelseptum und großem Vorhofseptumdefekt.

5.7.5. Behandlung

Die konservative Therapie umfaßt die Besserung der Polyglobulie, bei Herzinsuffizienz außerdem Digitalisglykoside und Diuretica.
Größere Überlebenschancen bestehen nur durch operative Vergrößerung der intrakardialen arterio-venösen Durchmischung. Folgende Palliativeingriffe kommen in Betracht: Anlage eines großen Vorhofseptumdefektes nach BLALOCK-HANLON; Ballonseptostomie [12]; operative Einengung der A. pulmonalis bei großem Ventrikelseptumdefekt zur Prophylaxe einer pulmonalen Widerstandserhöhung; Blalock-Taussig-Anastomose bei gleichzeitiger Pulmonalstenose.

Korrektur-Operationen wurden zuerst von SENNING durch Vorhofumkehr versucht. In neuerer Zeit wird allgemein die Operation nach MUSTARD bevorzugt, sobald die Kinder ein korrekturfähiges Alter (1–2 Jahre) erreicht haben. Dabei dient ein Perikardlappen nach Excision des Vorhofseptums der Umleitung der Lungenvenen in den rechten Vorhof und der Hohlvenen über die Mitralklappe in den linken Ventrikel. Das Operationsrisiko dieser funktionellen Korrektur ist hoch, es wird durch einen Ventrikelseptumdefekt noch zusätzlich erhöht [10].

5.7.6. Sonderformen der Transposition

Einteilung der Transposition der großen Gefäße [2]:
1. Transposition mit einem oder beiden großen Gefäßen über einen Ventrikelseptumdefekt reitend.
   a) Taussig-Bing-Transposition. Gefäße Seite an Seite. Die A. pulmonalis reitet über einem Ventrikelseptumdefekt. Häufig bei „single ventricle".
   b) Transposition der großen Gefäße mit posterior liegender überreitender A. pulmonalis. Aorta anterior.
   c) Transposition der großen Gefäße, Aorta anterior und einen Ventrikelseptumdefekt überreitend.
   d) Beide großen Gefäße überreiten einen Ventrikelseptumdefekt und liegen Seite an Seite: A. pulmonalis links, Aorta rechts.
2. Komplette Transposition (Prototyp).
   a) Rotation ca. 90°; A. pulmonalis rechts seitlich.
   b) Rotation ca. 180°; A. pulmonalis hinten.
3. Ursprung beider Gefäße aus dem gleichen Ventrikel.
   a) Ursprung beider Gefäße aus dem rechten Ventrikel, A. pulmonalis anterior links, Aorta posterior und rechts.
   b) Ursprung beider Gefäße aus dem rechten Ventrikel, Aorta anterior, A. pulmonalis posterior.
   c) Ursprung beider Gefäße aus dem linken Ventrikel, Aorta anterior, A. pulmonalis posterior.

5.7.7. Korrigierte Transposition der großen Gefäße

Transposition der großen Gefäße mit Vertauschen der Ventrikel und der AV-Klappen. Beim Fehlen zusätzlicher Mißbildungen (Deformität der arteriellen AV-Klappe, Ventrikelseptumdefekt, Ventrikelseptumdefekt und Pulmonalstenose, „single ventricle", AV-Kanal, Vorhofseptumdefekt usw.) bestehen normale hämodynamische Verhältnisse und demgemäß keine Beschwerden. Die Diagnose kann klinisch (Verdacht auf Mitralinsuffizienz), elektrokardiographisch (AV-Block, pathologischer Rechtstyp) und röntgenologisch (Herzvergrößerung mit prominenten Lungenarterien) vermutet und angiographisch gesichert werden [9].

5.8. Truncus arteriosus communis

5.8.1. Pathologische Anatomie

Aus beiden Ventrikeln entspringt ein einziges großes Gefäß, das über einem Ventrikelseptumdefekt reitet. Entsprechend dem unterschiedlichen Ursprung der Lungenarterien werden folgende vier Typen unterschieden [2]:

Typ I: Im ascendierenden Teil der Aorta Abgang einer gemeinsamen A. pulmonalis, die sich wenig später in die rechte und linke A. pulmonalis teilt. Die Lungendurchblutung ist erhöht.

Typ II: Die beiden Lungenarterien gehen gemeinsam oder getrennt von der Hinterwand des ascendierenden Truncus ab. Die Lungendurchblutung ist vermindert, gelegentlich normal oder vermehrt.

Typ III: Beide Lungenarterien entspringen getrennt seitlich am ascendierenden Truncus. Die Größe der Lungenarterien ist unterschiedlich.

Typ IV: Die Lungenarterien fehlen, die Lungendurchblutung erfolgt über Bronchialarterien und ist demgemäß vermindert.

Die gemeinsame Semilunarklappe enthält 2–6, gewöhnlich 3 Klappentaschen, Klappeninsuffizienzen sind häufig. Der Ventrikelseptumdefekt ist in der Regel groß, gelegentlich besteht ein „single ventricle". Rechtslage des Aortenbogens findet sich in 20% der Fälle.

5.8.2. Pathophysiologie

Für das Ausmaß der Cyanose ist die Größe der Lungendurchblutung bestimmend. Bei verminderter Lungendurchblutung mit entsprechend hohem Lungenwiderstand wird ein Großteil des rechtsventriculären Blutes zusammen mit dem linksventriculären Blut in den Systemkreislauf gepumpt, die Cyanose ist beträchtlich.

Bei normaler oder erhöhter Lungendurchblutung wird eine verhältnismäßig große Blutmenge während der Lungenpassage arterialisiert, die Cyanose ist diskret oder sogar fehlend. Im rechten und linken Ventrikel besteht Druckgleichheit.

5.8.3. Klinische Symptomatologie

Der Herzfehler führt bereits im Säuglingsalter zu erheblichen Störungen der Entwicklung, wenn die Lungendurchblutung vermindert und die Cyanose intensiv ist. Diese Kinder sterben frühzeitig an den Folgen der Cyanose. Bei ausreichender oder vermehrter Lungendurchblutung ist das klinische Bild den Erkrankungen mit großem Links-Rechts-Shunt vergleichbar; eine Cyanose besteht zunächst nicht oder ist minimal; frühzeitig tritt eine Stauungsinsuffizienz auf, die dann auch die Todesursache ist. Die Prognose ist immer schlecht, die meisten Kinder sterben in den ersten Monaten bis Jahren, vereinzelt wurden Überlebenszeiten von 30–40 Jahren (bis 43 Jahre) beschrieben.

Auskultation und Phonokardiographie: Gewöhnlich besteht ein lautes holosystolisches Geräusch am linken Sternalrand. Diastolische Geräusche bestehen bei begleitender Schlußunfähigkeit der Semilunarklappe und sind im Rücken als kontinuierliches Geräusch bei Durchblutung der Lunge über Bronchialarterien hörbar. Der 2. Herzton ist betont, eine Spaltung des 2. Herztones besteht naturgemäß nicht.

Im **Elektrokardiogramm** besteht ein pathologischer Rechtstyp oder eine biventriculäre Hypertrophie.

Röntgenbefunde: Das Herz ist vergrößert, der Pulmonalisbogen fehlt, das Gefäßband durch den großen Truncus verbreitert. Die Hili sind entsprechend der unterschiedlichen Lungendurchblutung im Einzelfall variabel.

Bei der **Herzkatheterisierung** werden im rechten und linken Ventrikel gleiche Systemdrucke gemessen, die arterielle O_2-Sättigung beträgt bei den cyanotischen Fällen 50–70%, bei den acyanotischen Fällen 80% und darüber. Die Angiographie in den rechten Ventrikel und den ascendierenden Truncus sichert die Diagnose.

5.8.4. Behandlung

Die medikamentöse Therapie umfaßt die Besserung der Polyglobulie bei cyanotischen Patienten und die Behandlung der Herzinsuffizienz mit Digitalis und Diuretica. Operativ ist bei erheblich verminderter Lungendurchblutung evtl. die Anlage einer Blalock-Taussig-Anastomose angezeigt. Die Ergebnisse der Korrekturversuche durch Verbindung der Lungenarterien mit dem rechten Ventrikel sind bisher nicht befriedigend.

5.8.5. Differentialdiagnose

Sie umfaßt alle primär cyanotischen Vitien, die Differentialdiagnose von Pseudotruncus (s. unten) und Fallotscher Tetralogie ist nur angiographisch möglich. Bei kontinuierlichem Geräusch wird in erster Linie an einen Ductus arteriosus Botalli oder einen Ventrikelseptumdefekt mit Aorteninsuffizienz gedacht.

5.8.6. Sonderformen des Truncus

Der **Pseudotruncus** entspricht hämodynamisch einer Fallotschen Tetralogie mit Pulmonalatresie, beide Gefäße sind zwar angelegt, die A. pulmonalis ist jedoch atretisch. Dies ist auch der anatomische Unterschied zur Fallotschen Tetralogie mit Pulmonalatresie, bei der nur die Klappe, nicht aber das Gefäß atretisch ist. Die Lungendurchblutung ist jedenfalls in beiden Fällen stark vermindert und erfolgt beim Pseudotruncus meist über Bronchialarterien.

Beim **Hemitruncus** arteriosus führt die A. pulmonalis aus dem rechten Ventrikel nur in eine Lunge. Die andere Lunge wird über den Truncus gespeist. Die Mißbildung wird auch als einseitige Agenesie der A. pulmonalis bezeichnet.

5.9. Persistierender gemeinsamer Atrioventricularkanal, Endokardkissendefekte

Embryologisch bezeichnet man Mesenchymanhäufungen im zentralen Teil des Herzens als Endokardkissen. Sie sind an der Bildung von Mitral- und Tricuspidalklappe, im besonderen für das vordere Segel beider Klappen, ihrer Chordae und des Atrioventricularseptums beteiligt. Die vielfältigen Mißbildungen dieser Entwicklung werden unter den Begriff der Endokardkissendefekte subsumiert:

1. **Komplette Form des persistierenden gemeinsamen AV-Kanals:** Es besteht ein hochsitzender Ventrikelseptumdefekt und ein Vorhofseptumdefekt vom Primum-Typ. Mitral- und Tricuspidalklappe sind deformiert, und zwar ist das gemeinsame vordere Segel von Mitral- und Tricuspidalklappe ungeteilt (nach [13] Typ I) oder geteilt und mit dem Septum verbunden (Typ II). Bei Typ I sind kardiale und extrakardiale Begleitmißbildungen (Truncus, infundibuläre Aortenstenose, Aortenbogenhypoplasie, Polysplenie und Asplenie) häufig; Typ II ist häufiger, Begleitmißbildungen des Herzens sind selten, in 40% dieser Fälle besteht jedoch ein Mongolismus [16].

2. **Partielle Form des persistierenden gemeinsamen AV-Kanals:** Es besteht kein Ventrikelseptumdefekt, jedoch ein großer Vorhofseptumdefekt vom Primum-Typ (s. dort) und ein Spalt im anterioren Segel der Mitralklappe mit entsprechender Mitralinsuffizienz.

3. **Übergangsformen:** Dazu gehören der Primumdefekt mit teilweiser Fusion der atrioventriculären Klappenringe, die gespaltene Mitralklappe mit Ventrikelseptumdefekt, die gespaltene Tricuspidalklappe mit Ventrikelseptumdefekt — als „left ventricular right atrial shunt" bekannt (s. dort) — und weitere seltene Formen mit unterschiedlicher hämodynamischer Relevanz.

5.10. Angeborene Tricuspidalfehler

5.10.1. Ebstein-Syndrom

Pathologisch-anatomisch besteht eine Verlagerung des hinteren und meist auch des septalen Segels der Tricuspidalis in den rechten Ventrikel, der dadurch in einen distalen und einen proximalen oder atrialisierten Ventrikel geteilt wird.

Die *Hämodynamik* und damit die klinische Symptomatologie wird vom Grad der Klappenverlagerung, begleitenden Klappenveränderungen und dem Ausmaß einer meist interatrial gelegenen Querverbindung bestimmt. Die funktionelle Verkleinerung des rechten Ventrikels führt zur Abnahme des Schlagvolumens dieses Ventrikels und damit zur Abnahme von Lungendurchblutung und Herzminutenvolumen. Der volumenbelastete rechte Vorhof ist vergrößert. Bei offenem Foramen ovale und/oder gleichzeitigem Vorhofseptumdefekt entsteht ein Rechts-Links-Shunt und damit eine Cyanose (Spätcyanose).

Die *Diagnose* eines Ebstein-Syndroms ist klinisch möglich, und zwar auf Grund des vergrößerten Herzens (Kugelform, Bocksbeutelform), der fehlenden bzw. spät auftretenden Cyanose und des typischen EKG-Befundes mit zum Teil sehr hoher P-Welle und bizarrer Aufsplitterung des QRS-Komplexes in Ableitung V 1. Die intrakardiale Elektrokardiographie ist für die Diagnose beweisend, wenn sich im Vorhof Ventrikelpotentiale nachweisen lassen. Wegen der bekannten Neigung zu Herzrhythmusstörungen (paroxysmale supraventriculäre und ventriculäre Tachykardien, Vorhofflimmern, -flattern) ist bei der Katheterisierung von Patienten mit Ebstein-Syndrom Vorsicht geboten. Die selektive Angiographie in den rechten Vorhof zeigt den Grad der Caudalverlagerung der Tricuspidalklappe am besten an.

Verlauf und Komplikationen werden vom Ausmaß der Herzinsuffizienz, der Cyanose und den Herzrhythmusstörungen bestimmt. Die mittlere Lebenserwartung beträgt ca. 20 Jahre mit weiter Streuung im Einzelfall (1–60 Jahre) [11].

Die *operative Therapie* (Klappenersatz, Rekonstruktion) ist noch mit einem verhältnismäßig hohen Risiko behaftet (20–25%) und nur bei intraktablen Rhythmusstörungen, schwerer Herzinsuffizienz und/oder Cyanose gerechtfertigt.

5.10.2. Tricuspidalatresie

Die Tricuspidalklappe ist atretisch, die begleitenden Mißbildungen haben zu folgender Einteilung geführt:

1. Tricuspidalatresie mit Vorhofseptumdefekt, Pulmonalatresie, intaktes Ventrikelseptum, offener Ductus arteriosus (Lungendurchblutung über den Ductus).
2. Tricuspidalatresie mit Vorhofseptumdefekt, Ventrikelseptumdefekt und Infundibulumstenose des rechten Ventrikels.
3. Tricuspidalatresie mit Vorhofseptumdefekt, intaktes Ventrikelseptum, Transposition der großen Gefäße mit Aortenatresie und offenem Ductus Botalli.
4. Tricuspidalatresie mit Vorhofseptumdefekt, Ventrilelseptumdefekt und Transposition der großen Gefäße.
5. Hypoplastisches, mehr oder weniger stenotisches Tricuspidalostium mit Pulmonalatresie bei intaktem Ventrikelseptum.

Die Lungendurchblutung ist mit Ausnahme der Fälle mit Transposition der großen Gefäße immer vermindert, die Säuglinge sind cyanotisch. Leitsymptom für die klinische Verdachtsdiagnose ist die Kombination von Cyanose und Linkshypertrophie im EKG.

Eine operative Korrektur der Tricuspidalatresie ist nicht möglich. Palliativmaßnahmen sind die GLENNsche Operation (Anastomose zwischen Vena cava superior und rechter A. pulmonalis) für größere Kinder, oder die Operation nach WATERSTON und COOLEY (Anastomose zwischen ascendierender Aorta und rechter A. pulmonalis), die auch im Säuglingsalter möglich ist.

5.11. Pulmonalstenose

5.11.1. Pathologische Anatomie

Entsprechend der Lokalisation und Form isolierter Pulmonalstenosen ergibt sich folgende Einteilung:

1. **Valvuläre Pulmonalstenose:** a) domförmige Stenose mit guter Bewegungsfähigkeit der Klappen; b) diaphragmaförmige mit geringer Bewegungsfähigkeit, die sich in der Systole nicht in die Arteria pulmonalis vorwölbt; c) Stenose mit weitgehender Deformierung der Klappe und irregulärer Fusion der Klappen-

blätter; d) unvollständige Öffnung der Klappen in der Systole [2].

2. **Infundibuläre Pulmonalstenosen** sind als isolierte Form selten (ca. 10% der Pulmonalstenosen): Bei hochgradiger Hypertrophie der Muskelbänder im rechten Ventrikel entsteht eine Zweiteilung der Kammer, der hinter der Infundibulumstenose gelegene Teil bildet dann eine dritte Kammer (sog. third ventricle). Diese Kammer ist meist weiter als bei der Fallotschen Tetralogie. In sie führt das enge Ostium infundibulum, welches tief im rechtsventrikulären Ausflußtrakt gelegen ist. In isolierten Fällen ist die Pulmonalklappe normal. Die Wand des rechten Ventrikels ist hypertrophiert, die der Infundibulumkammer eher dünn. Die Kombination einer infundibulären Pulmonalstenose mit einem Ventrikelseptumdefekt ist häufiger als die isolierte Form.

3. Bei **valvulärer und infundibulärer Pulmonalstenose** entwickelt sich die infundibuläre Obstruktion nicht selten sekundär durch Hypertrophie der Crista supraventricularis und der subvalvulären Muskulatur, welche reversibel sein kann (nach Pulmonalvalvulotomie).

4. **Periphere Pulmonalstenosen** können als isolierte Mißbildung oder kombiniert mit anderen Fehlern einzeln oder multipel auftreten, in hochgradigen Fällen ist die gesamte A. pulmonalis klein und hypoplastisch. Die Stenosen finden sich im Stamm der A. pulmonalis oder in der rechten und/oder linken Pulmonalarterie, z.T. mit poststenotischer Dilatation.

5.11.2. Pathophysiologie

Die hämodynamische Situation wird bestimmt vom Schweregrad der Stenose, dem Zustand der Tricuspidalklappe und der Öffnung im Vorhofseptum. Bei jeder hämodynamisch relevanten Stenose kommt es zur rechtsventrikulären Hypertrophie, wobei der Druckgradient vor und hinter der Stenose ein Maß für die Schwere der Erkrankung ist. Druckgradienten über 100 mm Hg sind keine Seltenheit. Bei solch schweren Stenosen kommt es unter Umständen sehr frühzeitig zum Rechtsherzversagen, welches bei geschlossenem Foramen ovale acyanotisch verläuft. Bei offenem Foramen ovale oder begleitendem Vorhofseptumdefekt tritt im Zusammenhang mit der Rechtsherzinsuffizienz infolge des resultierenden Rechts-Links-Shunt auf Vorhofebene eine Cyanose auf.

5.11.3. Klinische Symptomatologie

Die klinischen Symptome werden durch die Schwere der Stenose bestimmt. Patienten mit leichter und mittelgradiger Stenose sind beschwerdefrei, bei ihnen wird die Erkrankung unter Umständen als Zufallsbefund aufgrund des charakteristischen Geräusches entdeckt. Höhergradige Stenosen führen bereits im Kleinkindesalter zu Leistungsminderung und Dyspnoe, z.T. treten solche Symptome erst im jugendlichen Erwachsenenalter auf. Die schwersten Stenosen bis zu fast atretischen Pulmonalklappen führen bereits in den ersten Lebenstagen zum Tod.

Klinisches Leitsymptom ist das systolische Austreibungsgeräusch über der Pulmonalis, welches meist mit Schwirren einhergeht. Epigastrische Pulsationen und hebende Aktion des Sternums sind Hinweise auf die Schwere der rechtsventriculären Hypertrophie. Der Venenpuls zeigt eine erhöhte a-Welle, bei Vorliegen einer (relativen) Tricuspidalinsuffizienz besteht eine systolische Halsvenenpulsation und eine systolische Leberpulsation.

Auskultation und Phonokardiographie: Der 1. Herzton ist normal, ihm folgt häufig ein pulmonaler „ejection click" und das spindelförmige Austreibungsgeräusch über der Pulmonalis, dessen Maximum um so später liegt, je hochgradiger die Stenose ist. Bei valvulärer Stenose liegt das Punctum maximum im 2. ICR links, bei infundibulärer Stenose im 3.–4. ICR links (Differentialdiagnose: Ventrikelseptumdefekt). Der 2. Herzton ist weiter als normal gespalten (0,03–0,06 sec). Bei valvulärer Stenose kann der Pulmonalklappenschlußton fehlen, während ein normaler P_2 für eine infundibuläre Stenose sprechen soll. Insgesamt ist die klinische Differenzierung der verschiedenen Formen jedoch unzuverlässig.

Elektrokardiogramm: Die elektrokardiographischen Zeichen der Rechtshypertrophie mit Rechtstyp, Rechtsverspätung und Rechtsschenkelblock sind abhängig von Schwere und Dauer der Erkrankung. Ein P-pulmonale ist häufig.

Röntgenbefunde: Die Größe des Herzschattens ist in leichten bis mittelschweren Fällen normal, in fortgeschrittenen Fällen kommt es zu einer progredienten Vergrößerung des rechten Ventrikels und des rechten Vorhofes. Gewöhnlich ist die Lungengefäßzeichnung vermindert, eine normale Hiluszeichnung schließt aber eine Pulmonalstenose nicht aus. Bei valvulärer Pulmonalstenose besteht regelmäßig ein betonter Pulmonalisbogen, unter Umständen eine aneurysmatische Erweiterung als Folge der poststenotischen Dilatation, die bei infundibulärer Stenose fehlt.

Herzkatheterisierung und Angiokardiographie: Die Katheterisierung des rechten Herzens dient der Quantifizierung des Druckgradienten und dem Ausschluß weiterer Anomalien. Bei valvulärer Stenose findet sich ein einstufiger systolischer und diastolischer Druckgradient — bei infundibulärer Stenose zeigt die Rückzugskurve an der Klappe den normalen diastolischen Drucksprung und im Bereich der Infundibulum-Stenose einen systolischen Drucksprung — bei kombinierter valvulärer und infundibulärer Stenose ein zweistufiger systolischer Druckgradient. Die Diagnostik wird zweckmäßigerweise ergänzt durch eine rechtsventrikuläre Angiographie, mit der die Lage der Pulmonalis, zusätzliche Shunt-Verbindungen auf Ventrikelebene und schließlich auch periphere Pulmonalstenosen erfaßt werden.

5.11.4. Operative Behandlung

Die operative Behandlung ist indiziert bei hochgradiger klinischer Symptomatik und Leistungsminderung sowie Herzinsuffizienz. Sie kann auch bei cyanotischen Patienten (mit ASD) vorgenommen werden. Bei asymptomatischen Erwachsenen wird die Operation empfohlen, wenn der rechtsventriculäre Druck größer als 70 mm Hg systolisch und der Druckgradient größer als 50 mm Hg ist. Die operative Behand-

lung kann im Notfall bereits im Säuglings- und Kleinkindesalter vorgenommen werden, der optimale Operationszeitpunkt liegt aber zwischen 3. und 20. Lebensjahr.

5.12. Angeborene Aortenfehler

Bei **valvulärer Aortenstenose** ist die Klappe nicht selten verformt, unvollständig angelegt, wenig differenziert, z.T. domförmig, häufig rein bicuspidal. Auch die primär nicht-stenosierte bicuspidale Aortenklappe neigt zu späterer Verkalkung.

Die hämodynamischen Folgen und die dadurch hervorgerufenen klinischen Symptome sind abhängig von der Klappenöffnung, die nur wenige Millimeter betragen kann. In diesen Fällen ist eine frühzeitige Operation notwendig.

Die **subvalvuläre Aortenstenose** ist charakterisiert durch eine in der Ausflußbahn des linken Ventrikels gelegene fibröse Endokardleiste, die zu einer zirkulären oder halbkreisförmigen Stenose führt. Bicuspidale Aortenklappen, Septumhypertrophien, Dextroposition der Aortenbasis, Infundibulum-Stenosen des rechten Ventrikels und ein offener Ductus arteriosus sind gelegentliche Begleitmißbildungen. Die subvalvuläre Aortenstenose ist seltener als die Aortenklappenstenose, der Druckgradient aber immer erheblich. Deshalb besteht in der Regel die Notwendigkeit chirurgischer Korrektur.

Die **supravalvuläre Aortenstenose** ist gekennzeichnet durch taillenartige oder diaphragmale Einschnürung des Lumens der ascendierenden Aorta oberhalb des Sinus Valsalvae. In extrem seltenen Fällen besteht eine bis zum Abgang der großen Gefäße reichende lange Stenose, und schließlich werden quer durch das Aortenlumen gespannte fibröse Bänder beschrieben, die das Geräusch einer Aortenstenose, jedoch keinen Druckgradienten aufweisen. Der pathogenetische Zusammenhang zwischen idiopathischer Hypercalcämie mit geistiger Retardierung, typischem Gesichtsausdruck und Zahnmißbildungen einerseits und der supravalvulären Aortenstenose andererseits wurde vor allem von BEU-REN [2] beschrieben, der die im Vitamin-D-Haushalt liegende Stoffwechselstörung als Ursache der Wachstumshemmung an den großen Gefäßen ansieht.

Zum Krankheitsbild der *idiopathischen hypertrophischen Subaortenstenose* (IHSS) bzw. der *obstruktiven Kardiomyopathie* s.S. 80.

5.13. Literatur

1. BARNARD, C.N., SCHRIRE, V.: Die Chirurgie der häufigen angeborenen Herzmißbildungen. Übersetzt von H.G. BORST. Berlin-Heidelberg-New York: Springer 1969.
2. BEUREN, A.J.: Die angiokardiographische Darstellung kongenitaler Herzfehler. Ein Atlas. Berlin: de Gruyter 1967.
3. BEUREN, A.J.: Primär-zyanotische angeborene Herzfehler. In: Innere Medizin in Praxis und Klinik (H. HORNBOSTEL, W. KAUFMANN, W. SIEGENTHALER, Hrsg.), Bd. I. Stuttgart: Thieme 1973.
4. BONCHECK, L.J., STARR, A., SUNDERLAND, C.O., MENASHE, V.D.: Natural History of Tetralogy of Fallot in Infancy. Clinical Classification and Therapeutic Implications. Circulation **48**, 392 (1973).
5. FRIEDBERG, CH.K.: Erkrankungen des Herzens. Stuttgart: Thieme 1972.
6. GROSSE-BROCKHOFF, F., LOOGEN, F., SCHAEDE, A.: Angeborene Herz- und Gefäßmißbildungen. In: Handbuch der Inneren Medizin, Bd. IX/3. Berlin-Göttingen-Heidelberg: Springer 1960.
7. HOLT, M., ORAM, S.: Familial Heart Disease with Skeletal Malformations. Brit. Heart J. **22**, 236 (1960).
8. KECK, E.W.: Erkrankungen des Herzens und des Kreislaufs. In: Lehrbuch der Kinderheilkunde (G.A. v. HARNACK, Hrsg.). Berlin-Heidelberg-New York: Springer 1972.
9. KECK, E.W., HAUCH, H.J., LASSRICH, M.A., RODEWALD, G., BOURGEOIS, M., HARMS, H., MÜLLER-BRUNOTTE, P.H., NITSCHKE, M., TENCKHOFF, L.: Die korrigierte Transposition der großen Gefäße. Cardiologia **47**, 158 (1965).
10. KREUZER, E., HÖHNE, H., KLINNER, W.: Zur chirurgischen Behandlung der Transposition der großen Gefäße. Fortschr. Med. **91**, 219 (1973).
11. KUMAR, A.E., FLYER, D.C., MIETTINEN, O.S., NADAS, A.S.: Ebstein's Anomaly. Clinical Profil and Natural History. Amer. J. Cardiol. **28**, 84 (1971).
12. RASHKIND, W.J., MILLER, W.W.: Transposition of the Great Arteries. Results of Palliation by Balloon Atrioseptostomy in Thirty-one Infants. Circulation **38**, 453 (1968).
13. RASELLI, G.C., KIRKLIN, J.W., TITUS, J.L.: Anatomic observations on complete form of persistent common atrioventricular canal. Mayo Clin. Proc. **41**, 296 (1966).
14. RECKE, S.H.: Azyanotische angeborene Herzfehler. In: Innere Medizin in Praxis und Klinik. (H. HORNBOSTEL, W. KAUFMANN, W. SIEGENTHALER, Hrsg.), Bd. I. Stuttgart: Thieme 1973.
15. SUTHERLAND, C.O., MATARAZZO, R.G., LEES, M.H., MENASHE, V.D., BONCHEK, L.J., ROSENBERG, J.A., STARR, A.: Total Correction of Tetralogy of Fallot in Infancy, Postoperative Hemodynamic Evaluation. Circulation **48**, 398 (1973).
16. TENCKHOFF, L., STAMM, S.J.: An Analysis Form of Persistent Common Atrioventricular Canal. Circulation **48**, 416 (1973).
17. WOLFF, G.S., ROWLAND, T.W., ELLISON, R.C.: Surgically Induced Right Bundle-Brauch-Block with left Anterior Hemiblock. An Ominous Sign in Postoperative Tetralogy of Fallot. Circulation **46**, 587 (1972).

6. Coronare Herzkrankheit

6.1. Angina pectoris und Coronarinsuffizienz

6.1.1. Einleitung

Die coronare Herzkrankheit (CHK) repräsentiert ein klinisches Syndrom aus Schmerz (Angina pectoris), Coronarinsuffizienz und Myokardinfarkt (Abb. 6.1). Zu den wesentlichen Folgeerkrankungen und Komplikationen zählen Herzinsuffizienz, Papillarmuskeldysfunktion, Herzwandaneurysma, Herzrhythmusstörungen, plötzlicher Herztod.

Die CHK ist eine der häufigsten Krankheiten überhaupt. 1972 gab es in der Bundesrepublik ca. 480000 coronarkranke Patienten, d.h. auf 140 Einwohner kommt ein Patient mit CHK. In den USA ist die Häufigkeit der Erkrankung etwa doppelt so hoch, d.h. ein Coronarkranker auf 70 Einwohner. Die Häufigkeit der CHK hat in den letzten Jahren und Jahrzehnten erheblich zugenommen, der Mortalitätszuwachs pro Dezennium beträgt mehr als 100% [81]. Mehr als 80% aller plötzlichen Herztodesfälle treten auf dem Boden einer CHK auf.

6.1.2. Funktionelle Anatomie des Coronargefäßsystemes

Die *Blutversorgung* des Herzmuskels erfolgt durch die Coronararterien. Die linke Coronararterie entspringt aus dem linken Sinus Valsalvae und versorgt mit ihren Ästen (Abb. 6.2) die Vorderwand des linken Ventrikels, die spitzennahen Bezirke der Hinterwand, die ventralen $^2/_3$ des Kammerseptums sowie den vorderen Papillarmuskel des linken Ventrikels. Die rechte Coronararterie entspringt aus dem rechten Sinus Valsalvae und versorgt normalerweise den rechten Ventrikel mit Ausnahmen der medialen Abschnitte der Vorderwand, die basale mediale Hinterwand des linken Ventrikels, das dorsale Drittel des Kammerseptums sowie den hinteren Papillarmuskel des linken Ventrikels. Dieser co-

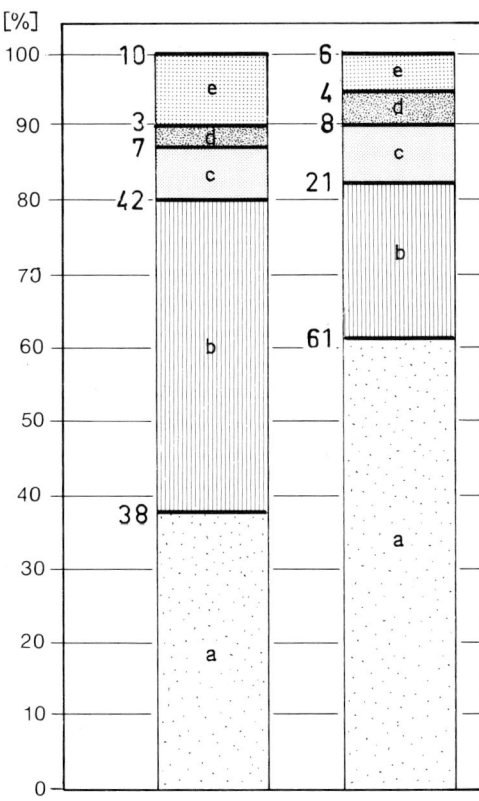

Abb. 6.1. Klinisches Spektrum der coronaren Herzkrankheit. Männer (linke Säule) und Frauen (rechte Säule) im Alter von 30–62 Jahren. (a) Angina pectoris, (b) Myokardinfarkt, (c) Coronarinsuffizien, (d) coronarer Herztod, (e) plötzlicher Herztod (nach [43])

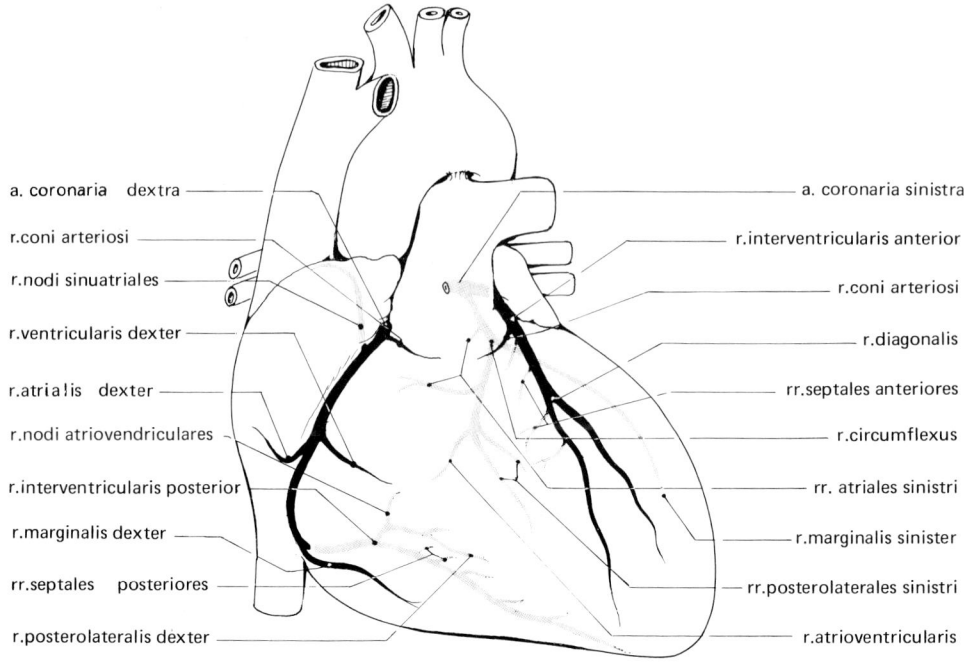

a. coronaria dextra

r.coni arteriosi

r.nodi sinuatriales

r.ventricularis dexter

r.atrialis dexter

r.nodi atriovendriculares

r.interventricularis posterior

r.marginalis dexter

rr.septales posteriores

r.posterolateralis dexter

a. coronaria sinistra

r.interventricularis anterior

r.coni arteriosi

r.diagonalis

rr.septales anteriores

r.circumflexus

rr. atriales sinistri

r.marginalis sinister

rr.posterolaterales sinistri

r.atrioventricularis

Abb. 6.2. Schematische Darstellung der Herzkranzgefäßversorgung (nach [47])

ronare *Versorgungstyp* (Normalversorgungstyp) wird in 60–70% gefunden. Bei anderen Versorgungstypen werden das Kammerseptum und die Herzspitze ausschließlich von der linken Coronararterie (Linksversorgungstyp) bzw. die Hinter- und Seitenwand des linken Ventrikels von der rechten Coronararterie (Rechtsversorgungstyp) versorgt.

Der venöse *Coronarabfluß* erfolgt über zahlreiche kommunizierende oberflächliche, in den rechten Vorhof mündende Venen sowie über ein tiefliegendes System kleiner Venen (Thebesische Gefäße). Die größte der oberflächlichen Venen, der Sinus coronarius, liegt zwischen der Vena cava inferior und der rechten Atrioventricularklappe und ist am Patienten durch die Vena cava superior oder inferior einer Katheterisierung leicht zugänglich.

6.1.3. Pathologische Anatomie

Einer *ungenügenden Blutzufuhr* liegt häufig eine *Stenose in den Kranzarterien* zugrunde. Sie spielt

eine wesentliche Rolle beim pectanginösen Anfall und wird ganz überwiegend durch eine Coronarsklerose in den subepikardialen Ästen hervorgerufen.

Eine Stenose der Coronarostien entsteht meist auf dem Boden einer Mesaortitis luica. Sie wird heute nur noch sehr selten beobachtet.

Als Ursache eines pectanginösen Anfalles wird ein akuter Sauerstoffmangel im Myokard angeschuldigt [16, 44]. BÜCHNER [15, 16] konnte die Auffassung durch den Nachweis hypoxischer Nekrosen in den Innenschichten der linken Kammerwand stützen. Die Coronarsklerose ist bei Hypertonikern nicht nur in den Anfangsteilen der Hauptstämme der Kranzarterien — wie beim Normotoniker — lokalisiert, sondern auch weiter in der Peripherie und an den Gefäßabgängen [5]. Die stenosierende Coronarsklerose nimmt eine Schlüsselstellung beim pectanginösen Anfall ein.

Eine Coronarinsuffizienz führt in der Regel zu morphologisch faßbaren Folgen im Myokard. Es treten kleine Nekrosen in den inneren Wandschichten auf, weil hier wegen des hohen intramuralen Druckes die phasische Durchblutungsabnahme während der Systole am größten ist. Meist liegen die Nekrosen und die daraus entstehenden kleinen Narben in der linken Kammerwand, selten — beim Cor pulmonale — in der rechten.

Die Arteriosklerose der Kranzarterien (=Coronarsklerose) ist oft wesentlich stärker ausgeprägt als in anderen Organarterien, z.B. der Niere oder der Milz. Es besteht häufig keine Übereinstimmung im Schweregrad der Aorten-, Cerebralund Coronarsklerose.

Die Coronarsklerose dürfte begünstigt werden durch die starken Kaliberschwankungen in den Kranzarterien während der Herzaktion. Schon unter physiologischen Bedingungen wächst die Intima der Kranzarterien stärker als in anderen muskulären Organarterien, und sie ist bei 40jährigen etwa gleichdick wie die Media. Diesem physiologischen Prozeß pfropft sich sehr oft eine Coronarsklerose auf. Sie findet sich in der Regel am stärksten ausgeprägt an bestimmten Prädilektionsstellen. Sie liegen nach pathologischanatomischen und nach cineangiographischen Untersuchungen im Anfangsteil der drei großen Kranzarterienäste (linker absteigender und linker umschlingender Ast sowie rechte Kranzarterie), 2–4 cm vom Ostium entfernt. Bei jüngeren Menschen treten an diesen Stellen oft gelblich gefärbte Polster auf, die Lipidablagerungen enthalten. Bei älteren Menschen herrschen grauweißliche Polster vor. Sie sind reich an kollagenem Bindegewebe. Die coronarsklerotischen Beete werden für den Patienten in der Regel dann gefährlich, wenn sie eine deutliche Lichtungseinengung bedingen. In solchen Beeten sieht man mikroskopisch oft Anzeichen einer schubweisen Apposition. Halbmondförmige Anteile mit unterschiedlicher Faserdichte sind übereinandergelagert. Häufig lassen sich in größeren arteriosklerotischen Beeten an der schlecht ernährten Basis degenerative Veränderungen mit Nekrosen nachweisen (Abb. 6.4). Diese weichen, nekrotischen Massen werden von einer bindegewebigen Deckplatte bedeckt, die eine wesentlich festere Konsistenz aufweist. Diese Deckplatte kann — wahrscheinlich bei erhöhter mechanischer Beanspruchung — einreißen. Ein derarti

ger Polsterriß liegt nach neuen Untersuchungen so gut wie immer einer Coronarthrombose beim Herzinfarkt zugrunde [17, 19, 27, 88].

Degenerativ veränderte Partien in arteriosklerotischen Polstern verkalken nicht selten. Umfangreichere Kalkablagerungen führen zu einer umschriebenen Starre der Gefäßwände, die eine Änderung der Lichtungsweite verhindert.

Die Coronarsklerose ist kein kontinuierlich fortschreitender Prozeß, sondern ein schubweises Geschehen. Bei der Hypertonie sind oft nicht nur die proximalen Prädilektionsstellen in den Coronararterien befallen, sondern auch peripherer gelegene Anteile in subepikardialen Coronararterienästen und Gefäßverzweigungen. Über die beschriebenen Prädilektionsstellen in den Hauptästen der Kranzarterien darf man jedoch nicht die Seitenäste vernachlässigen. Manchmal liegt erst in ihnen die Stenose oder der Verschluß vor dem Infarktgebiet.

Meist befällt die Coronarsklerose mehrere oder alle großen Coronararterienäste gleichzeitig oder nacheinander, und es können sogar mehrere Verschlüsse bei einem Patienten auftreten.

Im Werdegang der Coronarsklerose dürfte einer Insudation von Blutplasmabestandteilen in die Gefäßwände eine wesentliche Bedeutung zukommen. Wie weit dabei eine Endothelschädigung eine Rolle spielt, ist für den Menschen bisher noch ungeklärt. Daneben kann aber auch eine Aufnahme (=Inkorporation) flacher (parietaler) Thromben zu einem Wachstum arteriosklerotischer Polster in Coronararterien führen. Daß ein solcher Mechanismus beim Menschen eine Rolle spielt, ist erwiesen [24, 63], wie häufig er auftritt, ist aber noch unklar. Dieser Prozeß ist wegen der Therapie mit Antikoagulantien für den behandelnden Arzt besonders interessant.

Kollateralen und Anastomosen: Eine schwere Coronarsklerose verursacht gewöhnlich Durchblutungsstörungen im Myokard. Man darf aber eine Coronarsklerose nicht mit einem Coronarleiden gleichsetzen. Eine einengende Coronarsklerose wird z.B. in einem stark hypertrophierten Herzen viel eher zu einer Ischämie führen als in einem normalgewichtigen.

Wenn eine stark einengende oder gar verschlie-
ßende Coronarsklerose ohne Folgen für das
Myokard bleibt, muß ihr Versorgungsgebiet genügend Blut über andere Coronararterienäste erhalten. Diese Zufuhr erfolgt über Kollateralen
und Anastomosen. Nach der Definition von
SPALTEHOLZ versteht man unter einer Kollate-
rale eine Verbindung zwischen zwei Ästen derselben Arterie, unter einer Anastomose dagegen
Verbindungen zwischen zwei verschiedenen Arterien (bzw. Hauptstämmen der Coronararterie). Die Bezeichnungen Kollateralen und Anastomosen werden heute jedoch oft synonym verwendet.

Im normalen Herzen kommen präformierte Kollateralen und Anastomosen vor. Die Angaben
über ihre Häufigkeit schwanken zwischen 6%
und 100%. Ihre Durchmesser werden meist zwischen 20 μ und 300 μ angegeben [61, 79]. Diese
Diskrepanzen sind großenteils methodisch bedingt. Die recht englumigen vorgebildeten Kollateralen und Anastomosen reichen für einen
funktionell wirksamen Kollateralkreislauf nicht
aus. Unter physiologischen Bedingungen sind
beim Menschen die Coronararterien funktionelle Endarterien. Der Ausbau präformierter
Kollateralen und Anastomosen zu weiterlumi-
gen Gefäßen, die einen wirksamen Kollateralkreislauf erlauben, erfolgt in der Regel erst unter
pathologischen Bedingungen. Nach SCHAPER
[79] handelt es sich bei den Kollateralen und
Anastomosen um Arteriolen, die zu kleinen Arterien auswachsen können. FULTON [28] hob die
Dü nwandigkeit der Anastomosen hervor. Ob
funktionell wirksame Anastomosen de novo aus
Capillaren entstehen können, wird diskutiert.

Ein wirksamer Kollateralkreislauf liegt dann
vor, wenn ein Gefäßverschluß ohne Folgen vertragen wird. Im Tierexperiment fand sich, daß
ein allmählicher Lichtungsverschluß eines
Coronararterienastes mit Ameroid-Kontrikto-
ren ohne Infarkt überstanden wird. Beim Hund
hängt das Überleben bei hoher Kranzarterien-
unterbindung vom Vorhandensein von Spontankollateralen ab, di bei dieser Tierart häufiger
vorkommen [85]. Bei Tieren läßt sich die Kollateralenentwicklung durch körperliches Training
unterstützen. Auch rufen bestimmte Pharmaka

(Dipyridamid, Hexobendin) die Ausbildung
funktionell wirksamer Kollateralen hervor.

Beim Menschen gibt es bisher noch keinen Beweis dafür, daß Pharmaka oder ein körperliches
Training für sich allein wirksame Kollateralen
entwickeln. Einer solchen Prüfung stehen bisher
zu große methodische Schwierigkeiten entgegen.
Dagegen steht fest, daß eine chronische Hypoxie
zur Entwicklung von Kollateralen führt. Sie sind
am menschlichen Herzen um so ausgeprägter, je
schwerer die Coronarstenosen sind. Ihre Ausbildung ist proportional dem Grad der Lichtungseinengung. Bei postmortalen Untersuchungen finden sich bei einer Lichtungseinengung bis zu 60% nur eine minimale Zunahme der
Anastomosen, bei einer Einengung zwischen
60% bis 80% dagegen eine deutliche und bei
einem alten Verschluß eine beträchtliche Vermehrung [4]. Auch intravital sind bei cineangiographischen Untersuchungen reichlich Anastomosen bei Patienten mit Coronarverschluß
nachgewiesen worden [68]. GENSINI und DA CO-
STA vermißten bei intravitaler Cineangiographie,
die Gefäße bis zu einem Durchmesser von 100 μ
darstellt, Kollateralen bei 53 Patienten mit normalen Kranzarterien oder Lichtungseinengun-
gen unter 50%. Sie ließen sich dagegen nachweisen bei 37 von 47 Patienten mit Lichtungseinengung in Kranzarterien über 50% [29].

Die Entwicklungsgeschwindigkeit der Kollateralen ist beim Menschen nicht genau bekannt.
Im Tierexperiment beträgt sie minimal knapp 1
Woche [57] bis zu mehreren Monaten [8, 61]. Bei
der Entwicklung einer beträchtlich stenosierenden Coronarsklerose dürfte es zu einem Wettlauf
zwischen der fortschreitenden Lichtungseinengung und der Kollateralenentwicklung kommen.
Kollateralen und Anastomosen können über
eine Regulierung der Blutverteilung die Entstehung von Nekrosen hinter einer Coronararte-
rienstenose verhindern oder zumindest einen
Teil der Muskulatur bei fleckförmigem Infarkt
überleben lassen [30]. Sie garantieren jedoch
keinen sicheren Schutz vor einer Durchblutungs-
not. Bei einer sehr raschen Lichtungseinengung
sind sie noch nicht genügend entwickelt und bei
einer progredient stenosierenden Sklerose in
mehreren Coronararterienästen oder bei zusätz-

lichen Thrombosen können sie unwirksam werden, wenn ihr Zufluß zu stark gedrosselt wird.
Dabei können Infarkte „auf Distanz" entstehen,
z.B. ein frischer Infarkt im Versorgungsgebiet
eines schon lange coronarsklerotisch stenosierten Astes der linken Kranzarterien bei frischem
thrombotischem Verschluß der rechten Coronararterie, wenn diese den Kollateralkreislauf
für das Versorgungsgebiet des stenosierten linken Kranzarterienastes speiste.

6.1.4. Pathophysiologie der Coronar-
durchblutung

Methoden zur Messung der Coronardurchblutung: Der
Einsatz direkter Verfahren, z.B. mittels Messung des
coronarvenösen Ausstromes (Flowmeter, Rotame-
ter, Coronarsinusdrainage) ist am Patienten nicht
vertretbar. Dagegen erfüllen neuere, indirekte Methoden, die zur Coronardurchblutungsmessung notwendigen Voraussetzungen: geringes, nicht lebensbedrohliches Risiko, ausreichende Meßgenauigkeit
auch bei hohen Coronardurchblutungen, Gültigkeit
der theoretischen Voraussetzungen, vertretbarer fi-
nanzieller Aufwand. Am Patienten werden vornehmlich vier Methoden angewendet:
a) Fremdgasmethoden (Stickoxydul, Argon),
b) Clearance- bzw. Anreicherungstechniken (Rubidium, Kalium),
c) Auswaschverfahren (Krypton, Xenon),
d) Indikatorverdünnungsverfahren (^{131}J, Thermo-
   dilution).
Die Clearanceverfahren sind im Bereich niedriger

und mittlerer Durchblutungen mit guter und reproduzierbarer Meßgenauigkeit anwendbar, scheinen jedoch infolge der Flußabhängigkeit des Extraktions-
quotienten für Rubidium und Kalium im Bereich hoher Coronardurchflußvolumina nicht hinreichend
genau zu sein. Für die Indikator- bzw. Teststoffver-
dünnungsverfahren sind die theoretischen Voraussetzungen z.T. noch nicht ausreichend untersucht. Auswaschverfahren erfordern stets die Sondierung einer
Coronararterie; die für die Meßgenauigkeit erforderliche rasche Äquilibrierung der verwendeten Edel-
gase (Krypton, Xenon) zwischen Blut und Myokard
ist nicht immer gegeben, der finanzielle Aufwand ist
erheblich. Die *Fremdgasmethoden* (Stickoxydul, Argon) die bekanntesten indirekten Meßverfahren, beruhen auf dem Fickschen Prinzip. Die Testsubstanzen (Argon, Stickoxydul) sind inerte Gase, die eine
schnelle Gewebsdiffusion aufweisen, so daß es zu
einem Gleichgewicht zwischen Gasdruck im Gewebe
und im Venenblut kommt. Entsprechend dem Vertei-
lungsquotienten der Gase zwischen Blut und Gewebe
kann unter einem erreichten „steady state" die pro
100 g Myokardgewebe aufgenommene Menge Testsubstanz ermittelt werden. Der Patient atmet ein Gemisch von Sauerstoff, Stickstoff und Stickoxydul
bzw. Argon. Während dieser Zeit wird punktuell oder
fortlaufend Blut simultan aus dem Sinus coronarius
und einer peripheren Arterie entnommen. Für die
Entnahme der coronarvenösen Blutprobe ist lediglich
erforderlich, daß repräsentatives Coronarvenenblut
(Sinus coronarius) entnommen wird, da eine gleich
hohe Konzentration der Testsubstanz in allen abführenden Venen anzunehmen ist. Unter Kontrollbedingungen liefert die Stickoxydulmethode hinreichend
genaue Werte, bei höheren Durchblutungsgrößen ergibt die Verwendung des Edelgases Argon mit gas-
chromatographischer Analyse eine weitaus bessere
Meßgenauigkeit [11, 46].

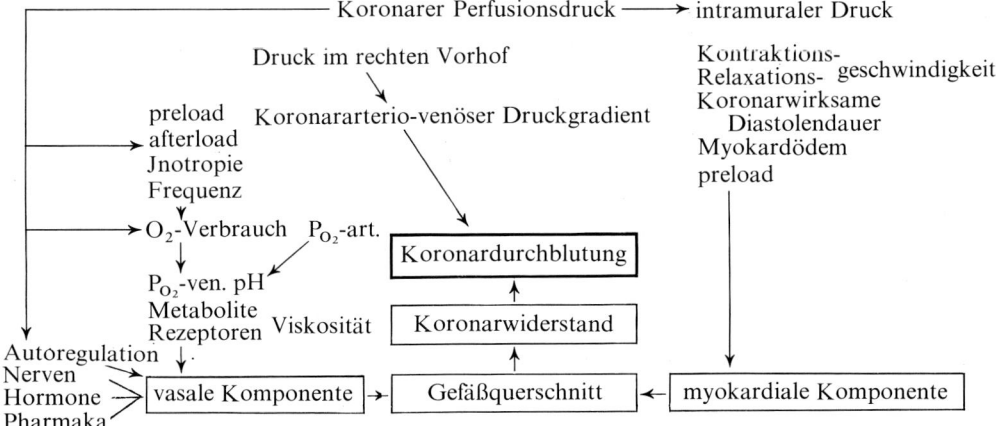

Abb. 6.3. Schematische Darstellung der Regulation der Coronardurchblutung (nach [51])

Der *Coronardurchfluß* wird vom Perfusionsdruck (Abb. 6.3), dem Coronarwiderstand und der Blutviscosität bestimmt. Der coronarwirksame Perfusionsdruck entspricht weitgehend dem mittleren diastolischen Aortendruck. Die coronare *Druck-Durchfluß-Beziehung* wird durch die Elastizität der Widerstandsgefäße, die metabolische und myogene Autoregulation sowie durch Veränderungen des myokardialen Energiebedarfes über eine Veränderung herzmechanischer Größen beeinflußt [10, 51].

Der *Coronarwiderstand* (mittlerer diastolischer Aortendruck, abzüglich des mittleren diastolischen Druckes im linken Ventrikel, dividiert durch die Coronardurchblutung pro min und 100 g linken Ventrikelgewichtes: mm Hg × 100 g/ml × min) setzt sich aus einer vasalen und einer myokardialen Komponente zusammen: die vasale, vorwiegend an der physiologischen Regulation der Coronardurchblutung beteiligte Komponente, ist vom Gefäßquerschnitt abhängig und wird durch den Gefäßtonus der kleineren Widerstandsgefäße eingestellt. Der Gefäßtonus ist vom Sauerstoffangebot, vom Säure-Basen-Status (u.a. CO_2-Konzentration, pH), von nervösen, metabolischen und humoralen Einflüssen abhängig. Die myokardiale Komponente des Coronarwiderstandes umfaßt die Bilanz der primär von der Gefäßkomponente unabhängigen, durch den Kontraktions- und Relaxationsablauf des Myokards bedingten Auswirkungen auf den Coronarwiderstand. Die Bedeutung der myokardialen (extravasalen) Komponente des Coronarwiderstandes ist unter Normalbedingungen vernachlässigbar gering, bei pathologischen Funktionszuständen hingegen erheblich (akuter Angina pectoris-Anfall, akute und chronische Herzinsuffizienz, Tachykardie, Myokarditis, Perikarditis).

Bei konstantem Hämatokrit nimmt der Strömungswiderstand mit abnehmender Strömungsgeschwindigkeit über die *Viscosität* zu. Die apparente Viscosität des Blutes ist insgesamt abhängig vom Hämatokrit, von der Weite des Gefäßlumens, der Strömungsgeschwindigkeit und der Zellform (erhöht bei Sichelzellen, Stechapfelformen, Zellaggregaten). Zunahmen des Hämatokrits (Polyglobulie) und des Gefäßlumens, Veränderungen der Strömungsgeschwindigkeit (poststenotische Gefäßabschnitte) und rigide Zellformen führen daher zu einer Zunahme der apparenten Blutviscosität und quantitativ zu einer Erhöhung des Coronarwiderstandes.

Die Coronardurchblutung des linken Ventrikels, der Coronarwiderstand sowie der myokardiale Sauerstoffverbrauch sind bei der CHK unter Ruhebedingungen gegenüber der Norm im wesentlichen unverändert (normal: 82 ± 3 ml/min 100 g; CHK: $79 \pm 3{,}6$ ml/min 100 g). Hingegen ist die *Coronarreserve*, definiert als das Verhältnis des Coronarwiderstandes unter Ruhebedingungen zum Coronarwiderstand unter maximaler Coronardilatation auf etwa ein Drittel eingeschränkt (Coronarwiderstand in Ruhe: normal 0,98 mm Hg/ml/min 100 g, CHK 0,99 mm Hg/ml/min 100 g; Coronarwiderstand unter maximaler Coronardilatation: normal 0,19 mm Hg/ml/min 100 g, CHK 0,64 mm Hg/ml/min 100 g) [80, 97].

Bei einem Sauerstoffverbrauch von 8,0 ml/min × 100 g beträgt der Sauerstoffverbrauch pro Schlag (Frequenz: 80/min): 0,1 ml/min × 100 g. Der *Sauerstoffvorrat* des Myokards beläuft sich entsprechend einem Myoglobingehalt von 0,4 g/100 g, dem Sauerstoffbindungsvermögen des Myoglobulins und dem physiologisch gelösten Sauerstoff auf ca. 0,7 ml/100 g. Bei einer kompletten Unterbrechung der Sauerstoffzufuhr (Coronarligatur, Coronararterienembolie) ist der myokardiale Sauerstoffgehalt dementsprechend nur für wenige Systolen ausreichend. Die für die Pumpfunktion des Herzens erforderliche Energie wird hauptsächlich durch Oxydation von Glucose, Milchsäure und freien Fettsäuren gewonnen. Der Energiebedarf des menschlichen Herzens wird durch Glucose (10–30%), Milchsäure (8–20%) und freie Fettsäuren (35–60%) gedeckt. Entsprechend dem arteriellen Angebot kann der Anteil der Sauerstoffextraktion der Substrate erheblich schwanken. Normalerweise wird dem Coronarblut Milchsäure entnommen. Bei Unterschreiten einer kritischen Sauerstoffspannung hingegen (z.B. unter Arbeits- und Frequenzbelastung) wird vom Herzmuskel Milchsäure abgegeben, die arterio-coronarvenöse Milchsäuredifferenz kehrt sich um.

Hypoxie (Sauerstoffmangel) ist der stärkste Reiz für eine Dilatation der Coronargefäße. Bei körperlicher Arbeit kommt es zu einem Anstieg der mechanischen Determinanten des myokardialen Energiebedarfes (Druck, Druckanstiegsgeschwindigkeit, Frequenz, Herzzeitvolumen) und damit zu einem erhöhten myokardialen Sauerstoffverbrauch. Die *Arbeitsmehrdurchblutung* wird somit durch eine relative Hypoxie infolge vermehrten Sauerstoffverbrauches ausgelöst. Am menschlichen Herzen führt jede Veränderung der Funktion (Herzmechanik) über eine Veränderung des Sauerstoffbedarfes zu einer Veränderung der Coronardurchblutung. Da die *Sauerstoffextraktion* des Coronarblutes bereits unter Kontrollbedingungen sehr hoch ist und am Patienten unter Belastungsbedingungen nicht wesentlich gesteigert werden kann, muß der erhöhte Sauerstoffbedarf vornehmlich über eine vermehrte Coronardurchblutung gedeckt werden. Eine quantitativ geringfügige Energiebereitstellung durch Glykolyse ist für das menschliche Herz für nur kurze Zeit möglich. Eine adäquate Anpassung des Coronargefäßsystemes an körperliche Belastung setzt daher eine ausreichende Dilatationsfähigkeit der Coronargefäße voraus.

Die dem menschlichen Herzen *maximal* zur Verfügung stehende Sauerstoffmenge errechnet sich aus dem Produkt der Coronardurchblutung bei maximaler Dilatation (ca. $400 \text{ ml/min} \times 100 \text{ g}$) und der maximalen arterio-coronarvenösen Sauerstoffdifferenz (ca. 18 Vol.-%). Sie beträgt ca. $72 \text{ ml/min} \times 100 \text{ g}$. Die höchsten am Patienten bisher gemessenen Werte des myokardialen Sauerstoffverbrauches liegen bei $30 \text{ ml/min} \times 100 \text{ g}$. Die unter Normalbedingungen verfügbare Sauerstoffmenge bildet also eine Reserve von über 100%. Eine Herabsetzung des Sauerstoffangebotes an das Herz (arterielle Hypoxie, Anämie, niedriger Perfusionsdruck, leichtere Coronarstenosen) bleibt daher unter Normalbedingungen relativ lange symptomlos. Hingegen wirken sich bei Patienten mit CHK die Einschränkung der maximal erreichbaren Coronardurchblutung und der maximalen arteriocoronarvenösen Sauerstoffdifferenz multiplikativ auf das maximal zur Verfügung stehende Sauerstoffangebot aus, z.B. Einschränkung der maximal erreichbaren Coronardurchblutung auf $190–200 \text{ ml/min } 100 \text{ g}$, $avDO_2$: 11–13 Vol.-%: O_2-Verbrauch: ca. 20–25 ml/min 100 g.

6.1.5. Pathophysiologie des Angina pectoris-Anfalles

Der Ausdruck „Angina pectoris" einschließlich der ersten klassischen Beschreibung der Beschwerdensymptomatik wurde 1768 von HEBERDEN geprägt. Die kausale Verknüpfung des klinischen Bildes mit strukturellen Wand- und Lumenveränderungen der Coronararterien erfolgte wenige Jahre später (1776) durch PARY [67]. Die elektrokardiographische Manifestation der akuten Coronarinsuffizienz wurde erstmals von DIETRICH u. SCHWIEGK [23] nachgewiesen.

Die pathophysiologische Basis des Angina pectoris-Anfalles besteht in einer *Einschränkung der Coronarreserve* des linken Ventrikels: zum überwiegenden Teil auf dem Boden einer Erhöhung der vasalen Komponente des Coronarwiderstandes (Coronarstenosierung), daneben auch durch Erhöhung der myokardialen Komponente des Coronarwiderstandes. Die Auslösungsbedingung für die Entstehung des Angina pectoris-Anfalles ist ein *Mißverhältnis zwischen Sauerstoffangebot und Sauerstoffbedarf*: Durch momentane Erhöhung des Sauerstoffbedarfes (Steigerung des arteriellen Druckes, körperliche und psychische Belastung, Frequenzsteigerung) wie auch durch eine Verminderung des Sauerstoffangebotes (Verminderung des coronaren Perfusionsdruckes, Anämie, Hypoxie, Viscositätserhöhung). Die Verminderung des Sauerstoffangebotes an das Herz führt zu einer myokardialen Ischämie (Coronarinsuffizienz) und Kontraktilitätsabnahme. Die Kontraktilitätsabnahme führt zu einer pathologischen Erhöhung der myokardialen Komponente des Coronarwiderstandes und damit zu einer weiteren Verminderung des Sauerstoffangebotes an das Herz. Dieser Circulus vitiosus der Entstehung, Aufrechterhaltung und Intensivierung des Angina pectoris-Anfalles [10, 48] ist somit an eine Einschränkung der Coronarreserve sowie an aktuelle Auslösungsbedingungen gebunden, die ein Mißverhältnis zwischen Sauerstoffangebot und Sauerstoffbedarf hervorrufen.

Für die Entstehung des Angina pectoris-*Schmerzes* werden hypoxische, metabolische (Adenin-Nucleotide) und adrenerge Einflüsse (Kälte, psychische und physische Belastungen) diskutiert. Die Annahme von Coronarspasmen ist entbehrlich, da die Coronargefäße im Anfall infolge des starken dilatierenden Reizes eines Sauerstoffmangels maximal erweitert werden und somit eventuelle Spasmen von selbst gelöst werden [10]. Neben dem Mißverhältnis zwischen Sauerstoffangebot und Sauerstoffbedarf kommt für die Schmerzentstehung der jeweiligen individuellen Schmerzwelle erhebliche Bedeutung zu.

Der *Ort* der Schmerzentstehung ist das Myokard. Die Impulse werden durch sympathische Nervenfasern zum oberflächlichen und tiefen Plexus cardiacus des Sympathicus geleitet und von dort zu den oberen thorakalen sympathischen Ganglien und weiter zum Rückenmark (über die Rami communicantes und die oberen 4–5 thorakalen Spinalnerven). Daneben ist eine Impulsleitung über Vagusfasern und den Nervus phrenicus denkbar. Entsprechend diesem lokalen Erregungsmuster sind die Dermatome TH_1–TH_5 befallen (Praecordium, medialer Anteil des Oberarmes, Unterarm, Ellenbogen und Finger). Wie die klinische Symptomatik zeigt, kann die Schmerzausdehnung dieses Gebiet über- und unterschreiten.

Neben der CHK in engerem Sinne mit Erhöhung des Coronarwiderstandes infolge Erhöhung der vasalen und/oder myokardialen Komponente kann sich eine Angina pectoris als Folgesymptomatik bei *extracoronaren* Erkrankungen manifestieren. Dazu gehören: Anämie, Hypoxie, Druck- und Volumenbelastung des linken Ventrikels, ausgeprägte Änderungen der Herzfrequenz, Viscositätserhöhungen des Blutes sowie ein Abfall des Aortendruckes bzw. des coronaren Perfusionsdruckes. Diesen Auslösungsbedingungen ist ebenfalls gemeinsam, daß ein Mißverhältnis zwischen Sauerstoffangebot und Sauerstoffbedarf entsteht: durch *Abnahme des Sauerstoffangebotes* an das Herz (Anämie, Hypoxie, Polyglobulie und Blutdruckabfall), durch *Erhöhung des myokardialen Energiebedarfes* (bei extremen Änderungen der Herzfrequenzen, sowie bei Druck- und Volumenbelastung des linken Ventrikels). So beträgt die Angina pectoris-Häufigkeit bei Patienten mit Aortenvitien 33%, aber nur bei 2–4% der Fälle sind Coronarstenosen nachweisbar [6]. Entscheidend für die Behandlung der Schmerzsymptomatik bei diesen Erkrankungen ist die Beseitigung der extracoronaren Ursachen, zumal die übliche Angina pectoris-Therapie kontraindiziert sein kann.

6.1.6. Nosologie

Zahlreiche für die Entstehung, Progredienz und Komplikationen der coronaren Herzkrankheit

Tabelle 6.1. Risikofaktoren der coronaren Herzkrankheit

1. Hochdruck
2. Primäre und sekundäre Hyperlipoproteinämie
3. Zigarettenrauchen
4. Physische Inaktivität
5. Psychosozialer Streß
6. Übergewicht
7. Diabetes mellitus
8. Hyperurikämie
9. Thromboseneigung
10. Hormonelle Einflüsse
11. Erniedrigte Vitalkapazität
12. Hypothyreose
13. Blutgruppe $A_1 BJk^a$

verantwortlichen Faktoren (Tabelle 6.1) sind in ihrer Wertigkeit durch neuere Statistiken [42, 43, 58], insbesondere durch die *Framingham-Studie,* erarbeitet worden, in der innerhalb von 14 Jahren insgesamt 5127 Testpersonen 2jährlichen Kontrolluntersuchungen unterzogen wurden.

Ca. 50% aller Coronarkranken weisen eine *familiäre Häufung* auf. Bei ihnen tritt die Manifestation der coronaren Herzkrankheit früher in Erscheinung als bei familiär nicht vorbelasteten Testpersonen.

Sowohl der labile wie auch der fixierte *Hochdruck* mit erhöhten systolischen und/oder diastolischen Werten geht mit einem erhöhten Risiko an CHK einher. Über 50% männlicher und über 80% weiblicher Coronarherzkranker weisen erhöhte Blutdruckwerte auf.

An der Entstehung und Entwicklung der Gefäßsklerose ist eine Vielfalt von *Lipiden und Lipoproteinen* (Triglyceride, Cholesterin, Phospholipide) beteiligt. Nicht eindeutig gesichert ist ihre unterschiedliche pathogenetische Valenz und die jeweilige Bedeutung einer primär unkontrollierten Biosynthese der Lipide, eines mangelnden Transportes oder einer diätetischen Überlastung. Für Coronargesunde nimmt das Risiko einer künftigen Coronarerkrankung mit steigender Anzahl und Konzentration der Serumlipide zu. Männer im Alter zwischen 30–49 Jahren zeigen bei Serum-Cholesterinwerten von 240–259 mg-% eine Morbiditätsrate von 1,71, bei Serum-Cholesterinkonzentrationen von über

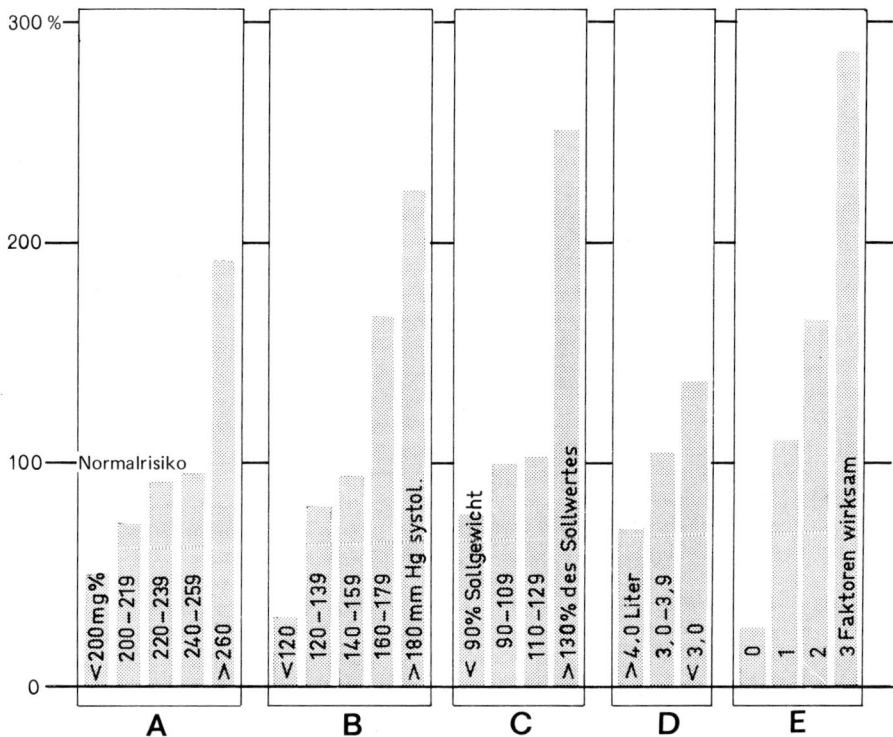

Abb. 6.4. Risikokonstellation bei abnormem Serum-Cholesterin (A), erhöhtem systolischen Blutdruck (B) und Körpergewicht (C) und eingeschränkter Vitalkapazität (D) (nach [86])

260 mg-% eine Morbiditätsrate von 2,2. Ein für das Auftreten der CHK verantwortlicher Grenzwert des Serum-Cholesterinspiegels existiert nicht [21]. Mit steigendem Serum-Cholesterin steigt das Risiko; je niedriger der Cholesterinspiegel, desto geringer ist das Risiko (Abb. 6.4). Männer mit einem Serum-Cholesterinspiegel über 260 mg-% haben ein dreifach höheres Myokardinfarktrisiko als bei einem Serum-Cholesterinspiegel unter 200 mg-%. Das Auftreten der CHK ist gehäuft bei Erkrankungen, die mit einem erhöhten Serum-Cholesterinspiegel einhergehen (Diabetes mellitus, Hyperlipoproteinämien). Krankheiten mit niedrigem Serum-Cholesterinspiegel gehen nicht oder nur äußerst selten mit einer CHK einher (Perniciosa, Steatorrhoe, Hyperthyreose). Bei Malnutrition ist die Morbiditätsrate erniedrigt, bei übercalorischer Ernährung erhöht.

Bei *Rauchern* sind die Myokardinfarkthäufigkeit sowie das Risiko eines plötzlichen Herztodes etwa 2–3mal höher als bei Nichtrauchern. Eine besonders hohe Mortalitätsrate (plötzlicher Herztod) ist bei Zigarettenrauchern mit bereits vorbestehender symptomatischer CHK nachweisbar. Das Risiko korreliert mit der Anzahl der täglich konsumierten Zigaretten, nicht mit der Dauer der Raucherperiode. Bei Zigarren- und Pfeifenrauchern ist ein erhöhtes Risiko nicht gesichert.

Mangelnde körperliche Belastung wird bevorzugt in der Vorgeschichte von Coronarkranken mit plötzlichem Herztod gefunden, während die Häufigkeit leichter und schwerer Angina pectoris-Anfälle ohne Herztod bei Aktiven und Inaktiven annähernd gleich hoch ist. Der protektive Faktor liegt vermutlich in der stärkeren Kollateralenausbildung bei Trainierten.

Die Bedeutung *psychosozialer Faktoren* (Tabelle 6.2) für die CHK liegt in ihrer Erkennung und Behandlung bzw. Ausschaltung bei coronarverdächtigen Personen bzw. bei Erkrankten. Es gibt

Tabelle 6.2. Psychosoziale Risikofaktoren [99a]

Übermäßige berufliche Anspannung,
mangelnde Erholung,
unregelmäßiger Schlaf,
familiäre Todesfälle,
finanzielle Schwierigkeiten,
Eheprobleme,
Gesetzeskonflikte

keine spezifischen psychosozialen Risikofaktoren, jedoch existieren für den Individuellfall spezifische Situationen, die die Entwicklung einer CHK fördern können.

Bei *Adipösen* mit 130% des Sollgewichtes und mehr treten Angina pectoris und plötzlicher Herztod etwa fünfmal häufiger auf als bei Untergewichtigen und etwa zweimal häufiger im Vergleich zu Normalgewichtigen. Das Risiko der Übergewichtigkeit besteht darin, daß Hypertonus, Diabetes mellitus, Hyperlipidämie und mangelnde Kollateralenausbildung häufiger sind.

Das Morbiditätsrisiko ist beim klinischen und subklinischen *Diabetes mellitus* (im Sinne einer verringerten Glucosetoleranz) erhöht. Bei Myokardinfarktpatienten ist eine hohe Rate abnormer Glucosetoleranz bis zu 80% der Fälle nachweisbar. Von den korrelierten Risikofaktoren ist die Hypertriglyceridämie bedeutungsvoll, die als Typ 4 der Hyperlipoproteinämie, vergesellschaftet mit Übergewichtigkeit und diabetischer Stoffwechsellage, eine häufige Konstellation bei Coronarherzkranken darstellt.

Die *Gicht* (Hyperurikämie) muß sowohl als selbständiger wie auch als korrelierter Risikofaktor (Lipiderhöhung, Hypertonus, Übergewichtigkeit) angesehen werden.

Die *Kombination* verschiedener Risikofaktoren wirkt sich mindestens additiv aus (Abb. 6.4). Die 10-Jahres-Mortalitätsrate ist bei Männern mit Hypercholesterinämie, Hypertonus und Zigarettenrauchen 3–6fach höher als bei Männern ohne Risikofaktoren. Die Gesamtsterberate ist 3–5fach höher.

6.1.7. Symptomatologie

Typische Angina pectoris (Tabelle 6.3): Der akute Angina pectoris-Anfall wird durch körperliche oder seelische Belastung, Lagewechsel, Nikotinabusus, Kältereiz, Hyperglykämie, Magenüberfüllung, Schlafmangel, sexuelle Erregung, schwierige Defäkationen, schmerzhafte Wirbelsäulenaffektionen, während des Schlafes (insbesondere in den frühen Morgenstunden), beim Aufwachen u.a. ausgelöst. Oftmals tritt der Anfall in Ruhe unvermittelt und ohne erkennbaren Anlaß auf. Die Auslösungsbedingungen können bei demselben Patienten vielfältig sein; der Schmerzcharakter hingegen ist für den Individualfall meist spezifisch und erlaubt dem Patienten eine unmißverständliche Abtrennung von andersartigen thorakalen Schmerzzuständen.

Die *klinischen Zeichen* des akuten Angina pectoris-Anfalles werden beherrscht vom Schmerz und dem leidenden Krankheitsgefühl des Patienten. Das Kriterium „Schmerz" ist nicht immer erfüllt und erheblich von der individuellen Schmerzschwelle beeinflußt. In vielen Fällen wird über ein dumpfes Druckgefühl, Beklemmung, Einengungsgefühl, thorakales Unbehagen, Brennen, Luftnot (insbesondere behinderte Einatmung), Angst und Übelkeit geklagt. In schweren Fällen dominieren heftige, sich bis zur

Tabelle 6.3. Coronarinsuffizienz: typische und atypische Symptomatik [75]

Belastungsangina
Schmerzen atypischer Lokalisation
   (z.B. Unterkiefer, rechte Brustseite)
Kälte- und Streß-Auslösung
Kupierung durch Nitroglycerin
„second wind"-Angina, „walk through"-Variante
„early morning"-Angina
Präinfarktangina:
   Angina pectoris gravis
   Crescendo-Angina
   „Intermediate"-Syndrom
Prinzmetal-Angina
Hiatushernie und Angina pectoris
Belastungsdyspnoe
Herzrhythmusstörungen
Galopprhythmus
„midsystolic click"
Mitralinsuffizienz (Papillarmuskelinsuffizienz)

Todesangst und zum Vernichtungsgefühl steigernde Schmerzen, deren Charakter als stechend, bohrend, drückend, reißend und brennend geschildert wird. Der akute Schmerz zwingt den Patienten zur sofortigen Immobilisation.

Die häufigste *Schmerzlokalisation* ist retrosternal mit Ausdehnung auf das mittlere und linke Praecordium. Oft bleibt der Schmerz thorakal begrenzt (linker Sternalrand, 2. und 3. Intercostalraum, Epigastrium), in vielen Fällen strahlt er typischerweise in die gesamte linke obere Extremität aus mit Schmerzempfindungen in der linken Schulter bis zu den Fingerspitzen: im Ober- und Unterarm, im Ellenbogen, in der Dorsalseite des Oberarmes, der Hand. Neben dem typischen Ursprungs- und Ausstrahlungsgebiet wird der Schmerz gelegentlich in beiden oberen Extremitäten empfunden, zwischen den Schulterblättern (links parascapular), im Hals. Seltenere Schmerzprojizierungen sind der Unterkiefer, die unteren Zahnreihen, das Gesicht, der Hinterkopf, der Nacken, das mittlere und untere Abdomen.

Die Angina pectoris überfällt den Patienten stets plötzlich. Leichtere Schmerzen und Mißempfindungen können sich innerhalb weniger Sekunden zum Vernichtungsgefühl steigern. Durch *körperliche Belastung* induzierte Schmerzen ebben bei sofortiger Schonhaltung oft innerhalb weniger Minuten ab. Hingegen halten *psychisch ausgelöste Schmerzen* in Abhängigkeit von der emotionellen Situation oftmals wesentlich länger an. Ähnliches gilt für die *spontan* auftretende Angina pectoris. Die *Anfallsfrequenz* variiert erheblich: in vielen Fällen wird nicht mehr als ein Angina pectoris-Anfall pro Woche registriert, in schweren Fällen intraktabler Angina treten mehrere Schmerzanfälle pro Tag auf. Durch Vermeidung individueller schmerzauslösender Ereignisse kann die Anfallsfrequenz beträchtlich gesenkt werden. Nach dem Anfall wird häufig ein über Stunden anhaltendes präcordiales Engegefühl angegeben.

Blutdruck und Herzfrequenz sind im Anfall meist erhöht. Die Haut ist blaß, kühl und feucht. Röntgenologisch ist das Herz (linker Ventrikel) in Abhängigkeit vom Insuffizienzgrad oftmals dilatiert, die Vorhofkontur ist prominent. Vor-

hofkontraktionen können gelegentlich getastet werden. Der enddiastolische Druck im linken Ventrikel ist stets beträchtlich erhöht.

Die *Diagnose* des Angina pectoris-Anfalles wird aus der Anamnese, der Symptomatik und der Ansprechbarkeit auf Nitroglycerin gestellt. Nach Nitroglycerin setzt in der überwiegenden Mehrzahl der Fälle eine prompte und völlige Schmerzfreiheit ein. Der erhöhte systolische und diastolische Blutdruck nimmt ab. Atmung, Hauttemperatur und Hautfarbe werden normalisiert. Intrakardiale Druckmessungen im Angina pectoris-Anfall haben eine deutliche Senkung des erhöhten enddiastolischen Druckes im linken Ventrikel und des erhöhten Druckes im Pulmonalkreislauf nach Nitroglycerin gezeigt [64]. Der Ablauf von Kontraktion und Relaxation wird infolge der direkten positiv inotropen Wirkung des Nitroglycerins normalisiert. Der vergrößerte Herzdurchmesser nimmt ab. Der schnelle Puls, meist durch Schmerz, Angst und Oppressionsgefühl bedingt, wird verlangsamt, so daß die frequenzsteigernde Wirkung des Nitroglycerins in vielen Fällen nicht meßbar wird. Der *Nitroglycerinverbrauch* pro Tag ist ein wertvolles Kriterium für die Schwere der Angina pectoris.

Die Diagnose der Angina pectoris (Tabelle 6.4) wird in leichteren Fällen erschwert durch Nichtbeachtung von präcordialem Unwohlsein, ungezielter Patientenbefragung, Indolenz, ungenaue Angaben über die Schmerzabhängigkeit bei Belastung, nach Mahlzeiten, Lagewechsel sowie über die Schmerzlokalisation. In sehr schweren Fällen ist eine anamnestische Befragung meist nicht möglich. Die Symptomatik, der Nitroglycerintest, das EKG sowie der differentialdiagnostische Ausschluß weiterer thorakaler Schmerzzustände sichern die Diagnose.

Atypische Angina pectoris (Tabelle 6.3):

Prinzmetal-Angina: Sie stellt eine unter Ruhebedingungen und meist cyclisch in regelmäßigen Intervallen auftretende Form der Angina pectoris dar mit heftiger und oft langdauernder Schmerzintensität [70]. Die Ansprechbarkeit auf Nitroglycerin ist erhalten. Die typischen elektrokardiographischen Zeichen sind ST-Streckenanhebungen, monophasische QRS-Deformierun-

Tabelle 6.4. Untersuchungen bei coronarer Herzkrankheit [75]

A. Nach Indikationsstellung routinemäßig angewandte Methoden:
   1. *Anamnese:* Vorkrankheiten, Beschwerdety-
      pus, körperliche Leistungsfähigkeit unter na-
      türlichen Belastungsbedingungen, Rauchen,
      Intoxikationen, Infektionen, Thromboembo-
      lien, Ansprechbarkeit auf Medikamente (Ni-
      troglycerin)
   2. *Körperliche Untersuchung:* Erfassung von
      Hochdruck, Gefäßkrankheiten, Vitien, Herz-
      rhythmusstörungen, pulmonalen Erkrankun-
      gen
   3. *Elektrokardiogramm:* Herzrhythmusstörun-
      gen, Ruhe- und Belastungs-Elektrokardio-
      gramm (quantitativ)
   4. *Klinisch-chemische Befunde:* Serum-Choleste-
      rin, Serum-Triglyceride, Blutzuckertagespro-
      fil, Sauerstoffkapazität des Blutes, Hämato-
      krit, Harnsäure
   5. *Röntgenuntersuchung der Thoraxorgane* (in
      zwei Ebenen)
   6. *Selektive Coronarangiographie* (einschließlich
      Ventrikulographie)

B. Zusätzliche, mit spezieller Fragestellung ausgeübte Methoden:
   1. Messung der *coronaren arterio-venösen O₂-
      Differenz,* der *Coronardurchblutung* und der
      Coronarreserve (in Ruhe, unter körperlicher
      Belastung bzw. Dipyridamol
   2. *Messung der Dynamik des linken Ventrikels:*
      enddiastolischer Druck, enddiastolisches Vo-
      lumen, Herzzeitvolumen, Herzschlagvolu-
      men, Kontraktilitätsparameter, Compliance,
      „wall stiffness", passiver Elastizitätsmodul (in
      Ruhe, unter körperlicher Belastung, während
      Vorhofstimulation)
   3. Bestimmung coronarer *Substratextraktion:*
      Glucose, Kalium, Lactat (in Ruhe, unter kör-
      perlicher Belastung, während Vorhofstimula-
      tion)

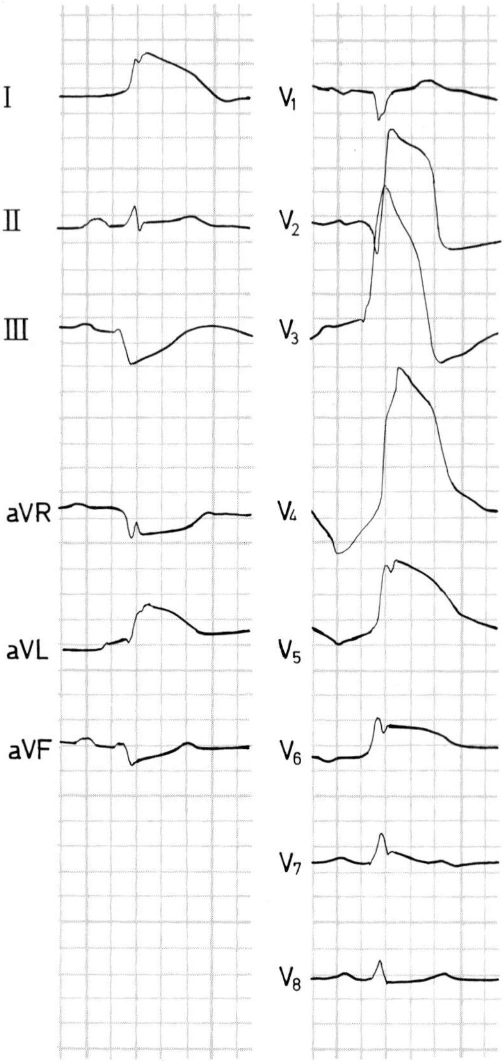

Abb. 6.5. Prinzmetal-Angina. EKG während eines
Anfalles. (Völlige Rückbildung der elektrokardiographischen Veränderungen nach dem Anfall, ca. 30
min)

gen und gelegentlich R-Reduktionen während
des Schmerzanfalles (Abb. 6.5). ST-Streckensenkungen werden im Anfall nicht beobachtet. Hingegen kann das Belastungs-EKG im Intervall
die typischen ST-Streckensenkungen aufweisen.
Die Myokardinfarkthäufigkeit bei Patienten mit
Prinzmetal-Angina ist erhöht.
Wenckebach's „second wind"-Angina: Bei dieser
Variante kann der drohende Angina pectoris-

Schmerz durch Fortsetzung leichterer körperlicher Betätigung aufgehoben bzw. vermieden
werden („walk through"). Eine verzögerte Dilatation von Coronargefäßen und Kollateralen
wird ursächlich diskutiert.
Bradykardie-Angina: Bei bradykarden Rhythmusstörungen (AV-Block, Sinus-Bradykardie,
Coronarsinusrhythmus, AV-Rhythmus, Digita-
lis-Überdosierung) sind pectanginöse Beschwer-

den häufig. Sie treten in Ruhe, insbesondere jedoch unter Belastungsbedingungen bei relativ zu niedriger Herzfrequenz auf. Der Schmerz muß als Symptom eines relativen myokardialen Sauerstoff-Minderangebotes bei erhöhtem Bedarf (hohes Schlagvolumen, hohe systolische Druckentwicklung, hohes enddiastolisches Volumen) angesehen werden. Nach Frequenznormalisierung (z.B. Schrittmachersonde) ist die Angina pectoris reversibel.

Tabak-Angina (tobacco-angina): Sie tritt bei Zigaretten- und Zigarrenrauchern (seltener bei Pfeifenrauchern) innerhalb weniger Sekunden nach Nikotininhalation auf, geht mit den typischen elektrokardiographischen Veränderungen einer akuten Coronarinsuffizienz einher und remittiert schnell nach Nikotinentzug. Die Herzfrequenz im Anfall ist stets beträchtlich erhöht.

Paroxysmales Vorhofflimmern: Diese Rhythmusstörungen stellen bei älteren Patienten oftmals das erste klinische Zeichen einer CHK dar. Typische Schmerzanfälle können auftreten. Meist bleiben jedoch die Paroxysmen vom Patienten unbemerkt.

Anomalien der Coronararterien:

1. Isolierter Abgang einer einzigen Coronararterie: Die Arteria coronaria teilt sich meist wenige Millimeter nach ihrem aortalen Ursprung in einen rechten und linken Ast. Die Blutversorgung der Ventrikel ist ausreichend. Das Vorliegen einer einzigen Arteria coronaria ist meist mit anderen, schweren Mißbildungen vergesellschaftet und oft mit dem Leben für nur kurze Zeit vereinbar.

2. Abgang beider Coronararterien von der Arteria pulmonalis: Diese Anomalie ist eine seltene Mißbildung und mit dem Leben nicht vereinbar.

3. Abgang der Arteria coronaria dextra von der Arteria pulmonalis: Bei normaler rechtsventriculärer Dynamik (fehlende Druck- und Volumenbelastung) ist diese Anomalie harmlos und ein oft zufälliger autoptischer Befund. Die Sauerstoffversorgung des rechten Ventrikels ist durch das Pulmonalarterienblut ausreichend gewährleistet, der linke Ventrikel wird von der linken Coronararterie versorgt.

4. Abgang der Arteria coronaria sinistra von der Arteria pulmonalis (Bland-White-Garland-Syndrom): Die Arteria coronaria sinistra ist meist englumig und dünnwandig, die Arteria coronaria dextra (Abgang von der Aorta) meist beträchtlich dilatiert. Infolge niedriger coronararterieller Sauerstoffsättigung (ent-

sprechend der Sättigung in der Arteria pulmonalis) und niedrigen coronaren Perfusionsdrucken kommt es zu einer Malnutrition des linken Ventrikels. Der hohe Druckgradient zwischen rechter und linker Coronararterie ermöglicht eine linksventriculäre Symbiose durch retrograden Fluß von der rechten in die linke Coronararterie. Anfälle von Angina pectoris, lokale und dissiminierte Myokardnekrosen (linksventriculär) und Myokardinfarkte sind häufig. Oft wird eine erhebliche kompensatorische Hypertrophie des linken Ventrikels bis zur vierfachen Gewichtszunahme gefunden. In anderen Fällen wird der linke Ventrikel atrophisch, calcifiziert, aneurysmatisch und extrem dünnwandig. Das Perikard ist stets fibrös verdickt (Fibroelastose). Papillarmuskelfibrosen führen zur funktionellen Mitralinsuffizienz. Die O_2-Sättigung der Arteria pulmonalis ist erhöht, coronarographisch lassen sich der abnorme Abgang, Anastomosen sowie die retrograde Flußrichtung mit Mündung in die Arteria pulmonalis nachweisen.

Das klinische Bild wird nach dem 1. Lebensquartal manifest: Luftnot, Tachypnoe (bis zu 100/min), periphere Cyanose dominieren. Mit der Tachypnoe stets vergesellschaftet ist ein Krankheitsbild mit kolikartigen Schmerzen (insbesondere nach den Mahlzeiten), Schweißausbrüchen, extremer Blässe, Schockzuständen, Herzzwang, so daß die Annahme eines Herzleidens mit mutmaßlicher schwerer Angina pectoris gerechtfertigt ist. Im höheren Lebensalter (20.–70. Lebensjahr), das ca. $1/3$ der Patienten erreichen, prävalieren heftige pectanginöse Anfälle. Bei diesen Patienten wird eine erheblich erweiterte Arteria coronaria dextra gefunden, die beide Ventrikel versorgt. Das elektrokardiographische Bild ähnelt dem eines ausgedehnten Anterolateralinfarktes, oft mit Zeichen der Linkshypertrophie. Röntgenologisch wird eine extreme Herzdilatation selten vermißt. Therapeutisch haben sich eine Unterbindung der Arteria coronaria sinistra (Vermeidung des Coronarblutabflusses in die Arteria pulmonalis) sowie eine Anastomosierung der Arteria coronaria sinistra mit der Aorta bewährt.

6.1.8. Differentialdiagnose „Präcordialschmerz" (Tabelle 6.5)

Schmerzen bei funktionellen kardiovasculären Störungen (sympathicotone Anfälle, Effort-Syndrom, Da-Costa-Syndrom): Der *funktionelle Herzschmerz* wird im Unterschied zur Angina pectoris nur selten durch Belastung, Kälteeinwirkung oder Mahlzeiten provoziert. Er tritt überwiegend spontan auf. Meist handelt es sich um vegetativ stimulierte Patienten mit Neigung zu Schweißausbrüchen, Dermographismus,

Tabelle 6.5. Differentialdiagnose „Präcordialschmerz"

Angina pectoris und	Myalgien
Myokardinfarkt	Herpes zoster
Pericarditis	Tietze-Syndrom
Lungenembolie	Mediastinalprozesse
Herzrhythmusstörungen	
Aortenvitien	Achalasie
Aneurysma dissecans	Hiatushernie mit
	Refluxoesophagitis
Effort-Syndrom	
	Gallen- und Pankreas-
Pleuritis	affektionen
Pleuratumoren	
Spontanpneumothorax	Ulcus ventriculi
radikuläre Schmerzen	Oesophagusdivertikel
Rippenfrakturen	

Schlafstörungen, Angstzuständen, Herzklopfen, Herzstichen, vagovasalen Synkopen, Hyperventilation. Eine Besserung der Symptomatik durch Nitroglycerin wird nicht erreicht. Es finden sich normale, bradykarde oder tachykarde Herzfrequenzen. Bei langdauernder Tachykardie können tachykardiebedingte ST-Streckensenkungen im EKG (Ausdruck einer temporären Tachykardie-Ischämie) nachweisbar sein, die auch nach der Schmerz- oder Tachykardieattacke für längere Zeit bestehen bleiben können. Typische ST-Streckensenkungen wie bei akuter Coronarinsuffizienz treten nicht auf. Bei Bradykardie (Vagotonie-EKG) überwiegen hohe, breite T-Wellen). Therapeutisch sprechen diese Patienten auf Sedativa, Tranquilizer, eine regelmäßige körperliche Betätigung (Schwimmen, Laufen, Spazierengehen usw.) sowie auf psycho-therapeutische Maßnahmen an.

Myokardinfarkt (s.S. 181): Der Schmerz ist ein Dauerschmerz, und durch Nitroglycerin nicht beeinflußbar. Neben der Schmerzsymptomatik wird die Differentialdiagnose wesentlich vom EKG und der Enzymdiagnostik geleitet.

Perikarditis (s.S. 83): Der Schmerz bei der Perikarditis ist meist dumpf und entwickelt sich nicht so dramatisch wie bei der Angina pectoris oder dem Myokardinfarkt, wenn auch gelegentlich akut einsetzende Schmerzanfälle mit synkopalem Bewußtseinsverlust, Schweißausbruch u.a. auftreten können. Bei Perikarditiden mit Myo-

kardbeteiligung fehlen elektrokardiographische Veränderungen selten, ein negativer elektrokardiographischer Befund schließt jedoch eine Perikarditis nicht aus. Perikarditisches Reiben mit und ohne respiratorische Beeinflußbarkeit, röntgenologische Zunahme der Herzsilhouette, Verbreiterung der Herzdämpfung, leiser werdende Herztöne sind bedeutsame differentialdiagnostische Leitsymptome.

Weitere Erkrankungen mit Retrosternal- bzw. Präcordialschmerz (vgl. Tabelle 6.5) lassen sich meist bei Berücksichtigung der Anamnese und der klinischen Symptomatik (Dauer, Intensität, Lokalisation, Ausstrahlung des Schmerzes), des EKG- und Laborbefundes von der Angina pectoris vera differentialdiagnostisch abtrennen.

Selten ist das Vorliegen eines primär dissezierenden Coronararterienaneurysmas, das vorzugsweise bei jungen Frauen postpartal auftritt, mit heftigen Präcordial-Schmerzen einhergeht und meist zu einem schweren Myokardinfarkt mit letalem Ausgang führt.

6.1.9. Spezielle Diagnostik

Die Durchführung von *Belastungstests* soll unter standardisierten Bedingungen (Stufen-Test [1, 56], Kletterstufe, Fahrradergometer, elektrische Vorhofstimulation) individuell dosiert und in Gegenwart eines Arztes sowie unter strenger Beachtung der Kontraindikationen erfolgen (s.S. 48). Der Anteil *falsch-negativer* Belastungs-EKG ist bei submaximaler Belastung am geringsten, beträgt dann allerdings immer noch 20–30% [22, 41]. Die Ursachen sind meist unterschiedliche Trainingszustände, Kollateralen-Ausbildungen und EKG-Auswertungsfehler. Der Anteil *falsch-positiver* Belastungs-Elektrokardiogramme beträgt (nach Ausschluß von Glykosideinflüssen, Anämie, exzessiver Herzhypertrophie, Myokarditis) bei mittelgradiger Belastung 25%, bei individueller Ausschöpfung der Arbeitstoleranz weniger als 10%. Zwischen der maximalen Arbeitstoleranz und dem Schweregrad der angiographisch faßbaren Coronarstenosierungen besteht keine enge Korrelation [76].

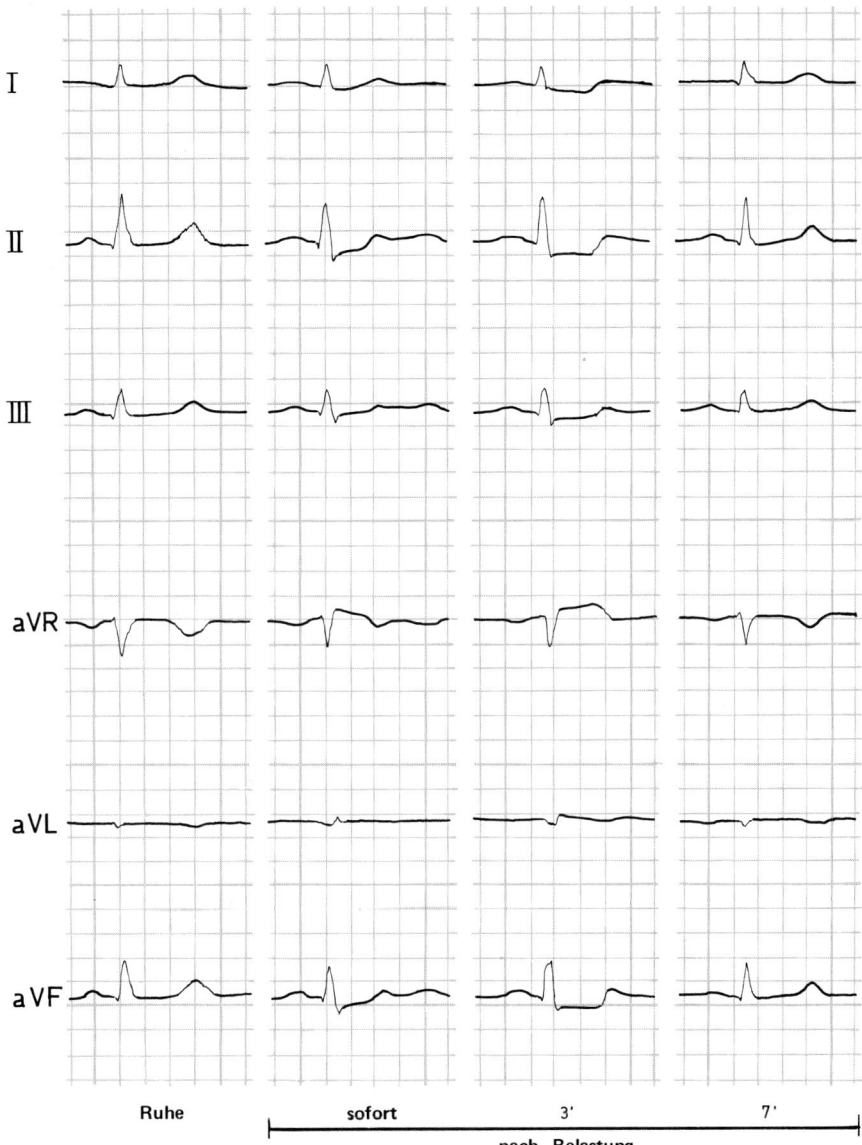

Abb. 6.6.a Pathologisches Belastungs-EKG bei Coronarinsuffizienz (Extremitäten- und Goldberger-Ableitungen)

Die *elektrokardiographischen Veränderungen* der Belastungsprüfungen sind Ausdruck einer diffusen oder herdförmigen Innenschichtischämie. Normale EKG-Veränderungen unter Belastung sind u.a. eine Verkleinerung der T-Wellen unmittelbar nach Belastung und eine Vergrößerung nach 3–6 min (insbesondere bei vegetativ labilen, untrainierten Personen). Geringe ST-Strecken-senkungen mit ansteigendem ST-Verlauf sind nicht pathologisch und meist tachykardiebedingt. Bereits unter Ruhebedingungen bestehende muldenförmige ST-Streckensenkungen (z.B. unter Digitalistherapie) werden unter Belastung meist deutlicher. Eine sichere pathologische Bedeutung kommt ihnen nicht zu. Weitere uncharakteristische EKG-Veränderungen sind:

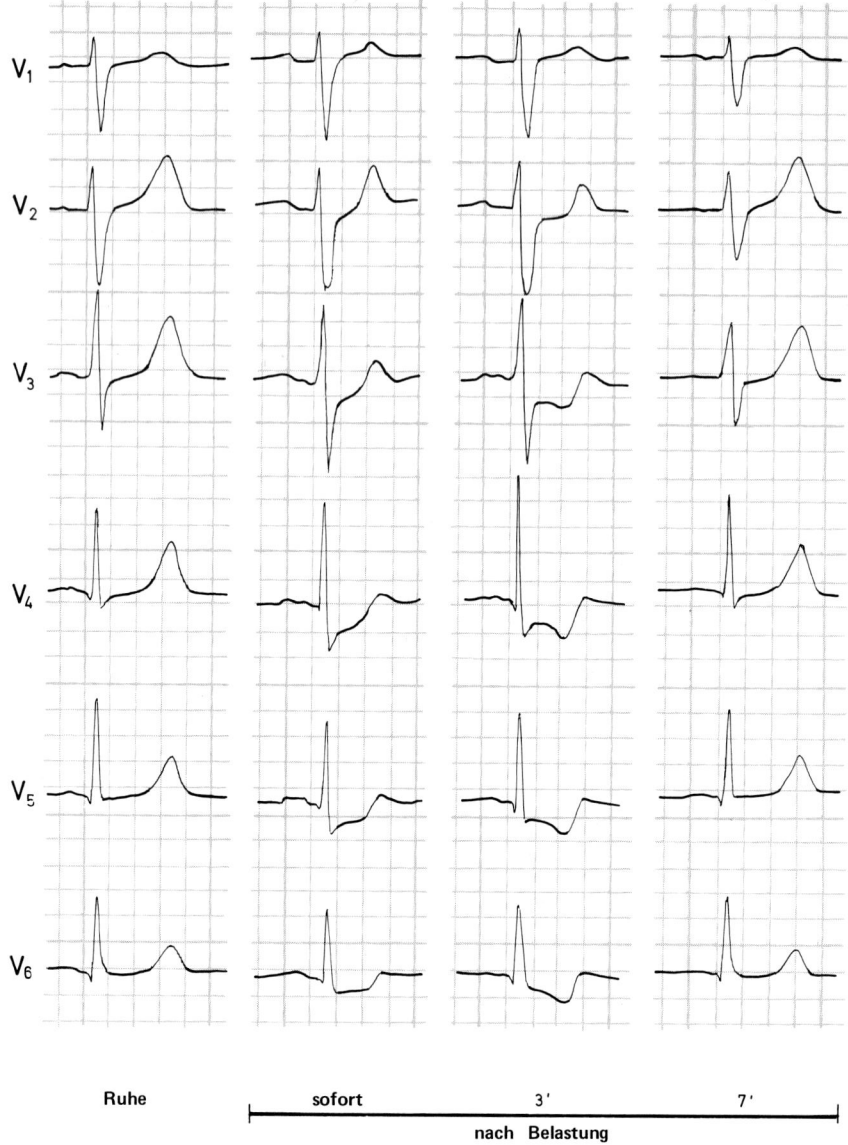

Abb. 6.6b. EKG unter Ruhe und Belastung bei Coronarinsuffizienz (Brustwandableitungen)

Zunahme der P-Amplitude, gelegentlich auch der P-Breite, eine geringe Verkürzung des AV-Intervalles, Verkürzung der QT-Zeit (frequenzabhängig), Zunahme von Dauer und Amplitude der U-Welle.

Hinweise für eine Coronarinsuffizienz sind:

a) Horizontal gesenkter oder descendierender ST-Streckenverlauf um mehr als 0,1 mV (Extremitäten-EKG) bzw. 0,2 mV (Brustwand-EKG) (Abb. 6.6a und b).

b) Deutliche Negativierung vorher positiver T-Wellen (I, avL, V_4–V_6).

c) Umwandlung eines vorher präterminal negativen oder flachen T in ein hochpositives T.

d) Auftreten gehäufter ventriculärer Extrasystolen (Abb. 6.6c) [40].

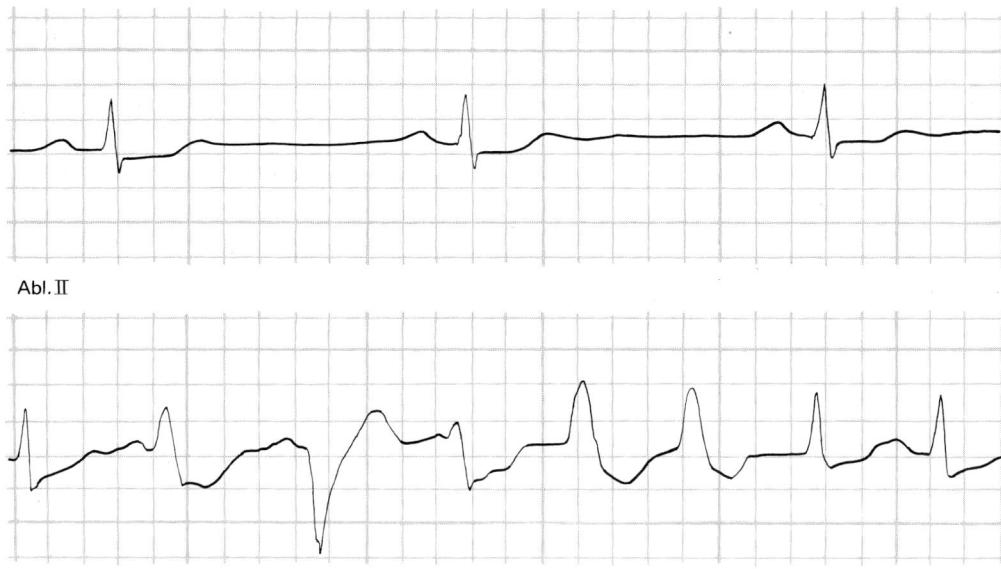

Abl. II

Abl. II

Abb. 6.6c. EKG unter Ruhe (oben) und Belastung (unten) bei Coronarinsuffizienz: Auftreten polytoper ventriculärer Extrasystolen

Bei Patienten mit CHK sind durch Belastungstests provozierte ventriculäre Arrhythmien doppelt so häufig wie bei coronar Gesunden. Eine Beziehung zwischen ischämischer ST-Streckensenkung und der Arrhythmiehäufigkeit besteht allerdings nicht. Die Reproduzierbarkeit ventriculärer Arrhythmien liegt bei der CHK zwischen 30 und 50% [40].

Die *Indikation* zur Durchführung des Tests wird für alle auf das Vorliegen einer CHK suspekten Fälle gestellt.

Bei Auftreten von Angina pectoris und Herzrhythmusstörungen ist der Test sofort abzubrechen. Die Mortalität 24 Std nach einem Belastungstest liegt bei $0,1^{0}/_{00}$. Kontraindikationen s. Tabelle 6.6.

Serum-Enzyme: Eine pathologische Erhöhung der Serum-Enzyme (CPK, SGOT, SGPT, LDH) ist nach einem Angina pectoris-Anfall in der Mehrzahl nicht nachweisbar. Allerdings ist bei schweren Angina pectoris-Anfällen mit untypischem EKG-Befund oftmals mit leichten Enzymerhöhungen infolge lokaler oder disseminierter Zellschädigungen zu rechnen (bevorzugt Innenschichten), so daß die Differentialdiagnose zwischen einem enzymatisch positiven, elektro-

Tabelle 6.6. Kontraindikationen von Belastungsprüfungen bei CHK

Ein bereits unter Ruhebedingungen pathologisches EKG
Frischer Myokardinfarkt
Verdacht auf Myokardinfarkt
Ruheangina
Pathologische Bradykardie und Tachykardie
Manifeste Herzinsuffizienz
Hypertonus (systolisch $\geqq 180–200$ mm Hg)
Schlechter Allgemeinzustand
Schwere Aortenstenose
Akute Thrombophlebitis

kardiographisch stummen Myokardinfarkt und einer Angina pectoris vera erschwert ist. Ebenso schwierig kann die Differentialdiagnose zwischen schweren, rezidivierenden, meist mehrstündigen und mehrtägigen Anfällen von Angina pectoris (Status anginosus) mit leichtem Enzymanstieg und schubweise verlaufenden Myokardnekrosen sein. In diesen Grenzfällen mit positivem Enzymbefund und nicht eindeutig elektrokardiographischen Veränderungen wird man aus prophylaktischen und therapeutischen Erwägungen eine Myokardinfarktbehandlung einleiten. Zu beachten ist, daß Enzymanstiege (CPK) auch nach intramuskulären Injektionen auftreten können.

Coronarangiographie: Die Kontrastmitteldarstellung der Coronararterien (Coronarangiographie) ermöglicht die Feststellung und Quantifizierung obliterierender und stenosierender Gefäßveränderungen und abnormer Gefäßverläufe. Sie ist indiziert bei denjenigen Patienten, die auf Grund der Anamnese, der Risikofaktoren, Symptomatik und klinischen Befundkonstellation als coronarkrank eingestuft werden müssen (Tabelle 6.7). Neben den obligaten Indikationen repräsentiert die Coronarangiographie ein wichtiges Hilfsmittel, den coronarographischen Verlauf der CHK, die postoperativen Resultate und das Ausmaß von Kollateralenentwicklungen zu untersuchen [25, 100].

Eine allgemeingültige Altersgrenze für die Durchführung oder den Ausschluß einer Coronarangiographie und Ventriculographie besteht nicht. Bei älteren Angina pectoris-Patienten (> 60–65 Jahre) mit generalisiertem arteriosklerotischen Gefäßleiden, bei Patienten in schlechtem Allgemeinzustand und bei Patienten mit prävalierenden Zweiterkrankungen wird man konservative Behandlungsmöglichkeiten aus-

schöpfen und invasive diagnostische Maßnahmen zurückstellen. Andererseits können bei älteren coronarkranken Patienten in operationsfähigem Allgemeinzustand, bei Patienten mit Herzwandaneurysma und intraktablen Herzrhythmusstörungen, rezidivierender Thromboembolie und Herzinsuffizienz operative Eingriffe zu einer deutlichen Besserung der Symptomatik und zu Beschwerdenfreiheit führen, so daß eine präoperative Diagnostik auch in diesen Fällen sinnvoll sein kann.

Zur *Durchführung* und Aussagefähigkeit der Coronarangiographie (Sones-Technik, Judkins-Technik, Bourassa-Technik) gehören eine cineangiographi-

Tabelle 6.8. Angiographische Diagnostik zur Coronarchirurgie

Selektive Coronarangiographie

Verlauf der Artern (gestreckt, geschlängelt)
Variation („Versorgungstypen")
Kaliber (Stenosierungen, Coronarographische Stadieneinteilung)
Nebenäste (intercoronare Anastomosen, Kollateralen)

Ventrikulographie

Ventrikeldimension
Wandstärke
Ventrikelvolumina
Auswurffraktion
Ventrikeldehnbarkeit

Tabelle 6.7. Indikationen zur Coronarangiographie

Angeborene Coronararterienanomalien, Vitien und Perikarderkrankungen
Typische und atypische Angina pectoris
Coronarinsuffizienz
Abgelaufener Myokardinfarkt (älter als 3 Monate)
Präoperativ: Coronar- und Ventrikelchirurgie, Aorten- und Mitralvitien mit Angina pectoris
Postoperativ: Kontrolle von Bypass-Implantaten
Herzwandaneurysma
Kardiomyopathie
Ungeklärte Kardiomegalie
Rechtsherzhypertrophie mit Angina pectoris

Fakultative Indikationen

Ungeklärte Herzrhythmusstörungen
Ungeklärte EKG-Veränderungen (ST-, T-Anomalien, ungeklärte Leitungs- und Überleitungsanomalien)
Papillarmuskelinsuffizienz

Tabelle 6.9. Selektive Coronarangiographie. Einteilung nach Schweregraden

  I. Minimale Stenosierungen: Gefäßlumen auf weniger als 50% eingeengt.

 II. Partielle Stenosierungen: Gefäßlumen um 50–75% eingeengt; Kontinuität des Gefäßes jedoch noch gut sichtbar gewährleistet.

III. Subtotale Stenosierungen: Gefäßlumen um über 75% eingeengt; Kontinuität noch vorhanden, Gefäß jedoch in der Regel fadenförmig eingeengt.

IV. Totale Stenosierungen: Vollständige Unterbrechung der Gefäßkontinuität mit fehlender distaler Füllung oder retrograder Perfusion über Anastomosen resp. antegrader Füllung über Kollateralen.

sche Anlage mit geeignetem Bildverstärker, ausreichender Bildfrequenz ($\geqq$ 50/min), guter Reproduzierbarkeit der angiographisch dargestellten Gefäße sowie eine exakte Interpretation der Befunde auf der Basis der radiologischen Anatomie. Die coronarographische Darstellung des Coronargefäßsystemes erlaubt Lumenbeurteilungen ab einem Durchmesser von 0,2 mm. Strukturveränderungen der intramyokardialen Arteriolen ($\varnothing$: 40–80 µ) werden nicht sichtbar. Da die CHK eine Erkrankung der größeren Arterien darstellt, ist die coronarographische Darstellung für die Beurteilung von Ausmaß, Lokalisation und Schweregrad der betroffenen Gefäßveränderungen sowie für die chirurgische Operationsindikationsstellung ausreichend. Aussagen über coronare Durchflußvolumina mittels Coronarangiographie sind nicht möglich.

Die Stenosierung der Coronararterien liegt in der Regel fokal (Abb. 6.7). Schwierig ist die *Beurteilung*, wenn in seltenen Fällen die dargestellte Coronararterie in ihrem gesamten Verlauf konzentrisch eingeengt ist, so daß sie als enges, im Rahmen der Norm oder einer Normvariante zu interpretierendes Gefäß erscheint. Eine Abgrenzung gegenüber funktionellen Stenosen oder Gefäßspasmen, die oftmals im proximalen Abschnitt der Arteria coronaria dextra sichtbar sind, gelingt mittels Angiographie nach Applikation von Nitroglycerin. Eine organische Stenosierung wird nach Vaso-Dilatation eher ausgeprägter erkennbar, da die normalen Gefäßabschnitte sowie der poststenotische Anteil dilatiert werden. Systolische Coronarstenosierungen, die diastolisch nicht nachweisbar sind (insbesondere im Verlauf des Ramus descendens der Arteria coronaria sinistra) werden häufig durch mechanische Kompressionen intra- und/oder extravasaler Sklerosierungen verursacht. Coronararterienkatheter können lokale Gefäßspasmen erzeugen. Inhomogenität und Sedimentation des Kontrastmittels (in den abhängigen Coronararterien) können zur falschpositiven Beurteilung von Lumenänderungen der Coronararterien führen.

Die *Komplikationen* der Coronarangiographie (Tabelle 2.5) [2, 41] betreffen die lokalen Gefäßtraumatisierungen der Arteria femoralis bzw. Arteria cubitalis (Thrombose, Embolie, Hämatombildung, Pseudoaneurysma, Gefäßstenose), mögliche Intimaläsionen infolge Kathetermanipulation in der Coronararterie selbst sowie die Loslösung von sklerotischen Plaques (Coronararterienembolie). Coronararterienobliterationen durch den Katheter selbst lassen sich unter simultaner arterieller Druckmessung vermeiden. Während der Kontrastmittelinjektion wird der Patient zum wiederholten Husten angehalten, um das Herz für den Fall extremer Bradykardie durch Zwerchfellkontraktionen mechanisch zu stimulieren („Innere Herzmassage"). Die routinemäßige temporäre Schrittmachersondenimplantation ist entbehrlich. Die prophylaktische Atropingabe (0,5–1 mg subcutan) wird angeraten. Die Passagezeit des Kontrastmittels (2–4 sec) durch ein unilaterales Coronargefäßsystem (vorübergehende Anoxie) führt in etwa 0,2% der Fälle zu einer myokardialen Nekrose. EKG-Veränderungen während der Kontrastmittelpassage zeigen in Fällen stenosierender Coronararterienerkrankung meist das Muster einer akuten Ischämiereaktion. Die Technik der Coronarangiographie sollte stets nur dort durchgeführt werden, wo die Möglichkeiten der Intensivpflege, Elektroschockbehandlung und thoraxchirurgischer Eingriffe bestehen.

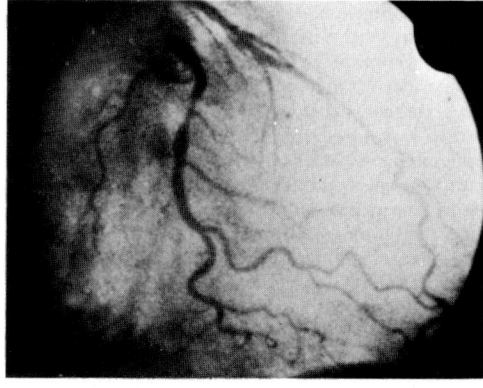

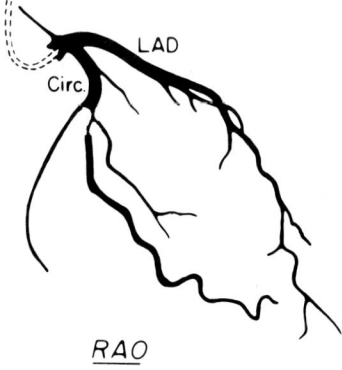

Abb. 6.7a. Coronarogramm (linke Coronararterie, RAO) bei coronarer Herzkrankheit. Beachte die hochgradige (>80%) Stenose im Ramus circumflexus mit retrograder Füllung des distalen Gefäßabschnittes

Abb. 6.7b. Schematische Darstellung der Stenosierung im Ramus circumflexus der linken Coronararterie (vgl. Abb. 6.7a). Circ.: Ramus circumflexus; LAD: Ramus descendens anterior. (30° RAO-Projektion)

Kontraindikationen der Coronarangiographie sind hochgradige Kontrastmittelüberempfindlichkeit (selten), hämorrhagische Diathese, überschießende Antikoagulantienbehandlung und frischer Myokardinfarkt.

Die *Gesamtmortalität* der selektiven Coronarangiographie beträgt 0,45% (Sones-Technik: 0,13%, Judkins-Technik: 0,78%) [2]. Dabei ist die Mortalitätsrate wie auch die Häufigkeit anderer Komplikationen (Myokardinfarkt, Lungenembolie usw.) in Kliniken mit weniger als 200 Coronarographien pro Jahr ca. 8fach höher als in Kliniken mit über 800 Untersuchungen. Kammerflimmern tritt in 1,3% der Fälle auf; Thrombosen werden in 1,4%, Blutungen in 0,12% und Lungenembolien in 0,23% beobachtet. Die Häufigkeit von Kontrastmittelreaktionen beträgt 0,14%.

Der *Ramus descendens* der Arteria coronaria sinistra ist die bei der CHK am häufigsten betroffene Coronararterie (83%). Die Arteria coronaria dextra ist zu 73% involviert, der Ramus circumflexus zu 66% (Abb. 6.7). Die Arteria coronaria dextra weist die höchste Zahl kompletter Okklusionen auf. Die häufigste Kombination ist der Befall des Ramus descendens der Arteria coronaria sinistra und der Arteria coronaria dextra. Die Stenosierungen und Okklusionen sind meist im proximalen und mittleren Drittel lokalisiert. Die regionale Coronardurchblutung ist in dem betroffenen Areal stets vermindert. Poststenotisch ist oft eine deutliche Kollateral-

entwicklung erkennbar. Das Ausmaß der Kollateralenentwicklung ist von den Risikofaktoren unabhängig.

Bei Patienten mit typischer Angina pectoris besteht in ca. 4% der coronarographische Schweregrad I, in 5% der Schweregrad II, in 26% der Schweregrad III und in 54% der Schweregrad IV. In 2–10% der Fälle ist das Coronarogramm unauffällig [9, 13, 50]. Die Anzahl totaler *Coronarokklusionen* ist bei Patienten mit durchgemachtem Myokardinfarkt am größten. Ein Myokardinfarkt bei normalem Coronarogramm ist äußerst selten und tritt fast ausschließlich bei jüngeren Patienten auf (< 40 Jahre) [65]. Die Häufigkeit coronarographischer Veränderungen ist bei Männern doppelt so hoch wie bei Frauen. Die Coronarstenosierungen werden im Alterszeitraum von 40–60 Jahren am häufigsten beobachtet.

Die Korrelation zwischen *Risikofaktoren* und dem coronarographischen Schweregrad ergibt erhebliche pathologische Veränderungen (Grad III, IV) in 6–7% ohne Risikofaktoren, in 50–70% mit latentem oder manifestem Diabetes mellitus, in 50–60% bei Übergewicht (> 30% des Sollgewichtes), in 22–55% bei Hochdruck (> 160 mm Hg systolisch), in 52–73% bei Hypercholesterinämie (> 280 mg %) und in 38% bei Nikotinabusus (> 20 Zigaretten pro Tag) [12, 20, 71].

In Abhängigkeit vom coronarographischen Schweregrad ist die *myokardiale Leistungsfähig-*

Tabelle 6.10. Drucke und hämodynamische Größen bei einem Normalkollektiv und bei coronarer Herzkrankheit (CHK) unterschiedlicher Schweregrade (I–IV) sowie bei Herzwandaneurysma (HWA). $\bar{P}_{AP}$: mittlerer Druck in der Pulmonalarterie; P_{LVED}: enddiastolischer Druck im linken Ventrikel; HI: Herz-index; SV: Schlagvolumen; EDV: enddiastolisches Volumen des linken Ventrikels; AF: Auswurffraktion; $\Delta P/\Delta V$: Quotient aus spätdiastolischer Druckdifferenz und spätdiastolischem Volumeneinstrom als Index der linksventrikulären Steifigkeit [94, 95]

	$\bar{P}_{AP}$ (mm Hg)	P_{LVED} (mm Hg)	HI (l/min/m^2)	SV (ml)	EDV (ml)	AF (%)	$\Delta P/\Delta V$ (mm Hg/ml)
Normal	17 ± 2	10 ± 1	3,97 ± 0,23	107 ± 6	152 ± 15	72 ± 2	0,13 ± 0,05
CHK	26 ± 1	23 ± 1	3,17 ± 0,16	76 ± 6	198 ± 15	51 ± 2	0,36 ± 0,05
I/II	24 ± 1	18 ± 1	3,38 ± 0,20	80 ± 7	151 ± 6	69 ± 2	0,28 ± 0,06
III	25 ± 1	21 ± 2	2,89 ± 0,27	75 ± 22	181 ± 14	55 ± 5	0,31 ± 0,10
IV	27 ± 3,5	24 ± 3	2,59 ± 0,39	70 ± 18	194 ± 10	48 ± 5	0,38 ± 0,11
HWA	28 ± 3	27 ± 4	2,43 ± 0,08	44 ± 5	260 ± 30	32 ± 8	0,48 ± 0,13

keit bei der CHK vermindert (Tabelle 6.10). Herzindex, Schlagvolumen und Auswurffraktion sind schweregradabhängig herabgesetzt [93–96]; Pulmonalarteriendruck und enddiastolischer Druck im linken Ventrikel sind bei höhergradiger CHK erhöht. Die linksventriculäre *Dehnbarkeit* des coronarkranken linken Ventrikels ist signifikant vermindert [96]. Unter Belastungsbedingungen sind die Zunahmen von Herzindex, Schlagvolumen und Auswurffraktion gegenüber der Norm schweregradabhängig reduziert; die hämodynamische und Kontraktilitätsreserve ist eingeschränkt.

glycerin wird zweckmäßigerweise in Form von Gelatine-Kapseln appliziert, die im Mund zerbissen werden. Das freiwerdende Nitroglycerin wird sublingual oder buccal resorbiert. Nitroglycerin-Aerosole wirken nicht schneller als sublingual oder buccal appliziertes Nitroglycerin. Der *Wirkungseintritt* erfolgt rasch, meist innerhalb der ersten 1–2 min nach Applikation. Setzt keine Besserung der Schmerzsymptomatik ein, kann die Dosis 1–2mal wiederholt werden. Höhere Dosen sollten nicht versucht werden, da die Gefahr einer nitroglycerininduzierten Blutdrucksenkung mit konsekutiver Senkung des

6.1.10. Therapie und Prophylaxe

Für die **Therapie des Anfalles** kommen Mechanismen in Betracht, mit denen es gelingt, sowohl den Sauerstoffverbrauch des Herzmuskels zu senken als auch das Sauerstoffangebot zu erhöhen. Das Mittel der Wahl ist *Nitroglycerin* (Tabelle 6.11, Abb. 6.8). Es gibt bis jetzt kein anderes Medikament, das die Schmerzsymptomatik entsprechend rasch und zuverlässig beseitigt. Nitro-

Tabelle 6.11. Therapie des Angina pectoris-Anfalles

Nitroglycerin
  (1–3 × 1 Kapsel)
Sedativa
  (z.B. Valium, Librium, Adumbran)
Analgetica
  (z.B. Lonarid, Dolviran)
Physikalische Maßnahmen
  (z.B. kalte Kompressen,
  heiße oder kalte Armbäder)

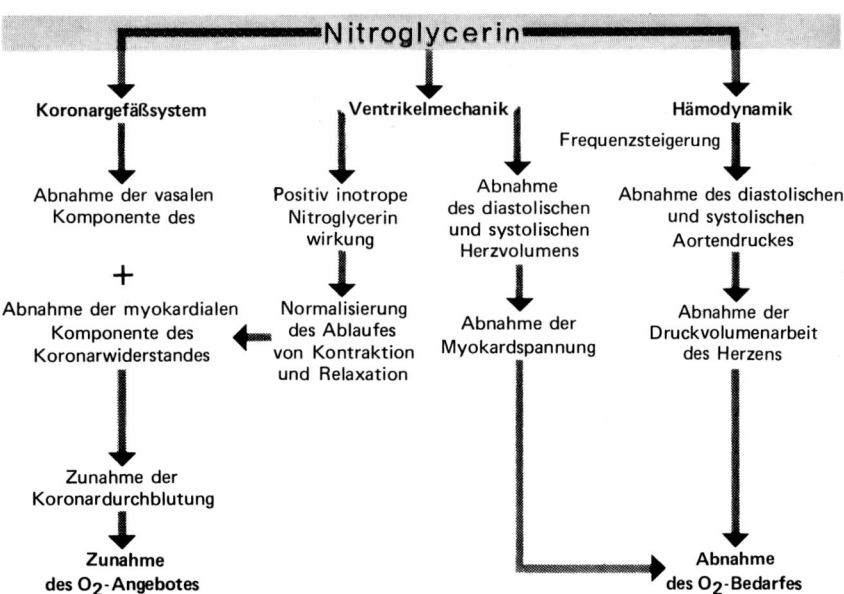

Abb. 6.8. Schematische Darstellung der Nitroglycerinwirkung auf das Coronargefäßsystem, die Ventrikelmechanik und Hämodynamik (nach [93])

Tabelle 6.12. Kontraindikationen für Nitroglycerin

Aortenstenose
Aorteninsuffizienz
Hypertrophische obstruktive Kardiomyopathie
Paroxysmale Tachykardie
Extreme Bradykardie
Schock
(Glaukom)

coronaren Perfusionsdruckes besteht. Die Behandlung eines Angina pectoris-Anfalles mit Nitroglycerin ist auch bei Verdacht auf das Vorliegen eines akuten Myokardinfarktes vertretbar, solange eine deutliche Hypotension und zu hohe Herzfrequenzen nicht vorliegen. Es muß darauf hingewiesen werden, daß die Haltbarkeit der handelsüblichen Nitroglycerinpräparate in Tablettenform begrenzt ist. Unterschiedliche Luftfeuchtigkeit und Temperaturschwankungen sind die Hauptursachen für den Wirkungsverlust. Es empfiehlt sich daher, den Nitroglycerinvorrat der Angina pectoris-Patienten in etwa einjährigen Abständen zu erneuern, da sonst eine Nitroglycerin-Refrakterität vorgetäuscht wird, die bei Verwendung frischen Nitroglycerins nicht auftritt. Zu den *Nebenwirkungen* gehören Tachykardie, Blutdrucksenkung, Kopfschmerz, Hitzegefühl und Schwindel. Eine Behandlung der Nebenwirkungen ist im allgemeinen nicht erforderlich. Methämoglobinämien treten unter therapeutischen Dosen nicht auf.

Neben der praktisch obligaten Nitroglycerin-Applikation ist eine sofortige körperliche *Ruhigstellung* der Angina pectoris-Patienten erforderlich. Häufig sind hierzu Sedativa notwendig. Bei leichteren Angina pectoris-Fällen können zusätzlich Analgetica versucht werden. Die Anwendung von Morphin-Derivaten sollte aus Gründen der Suchtgefahr vermieden werden.

Eine kausale **Intervallbehandlung und Prophylaxe** der CHK beinhaltet in erster Linie die Ausschaltung der Risikofaktoren:

durch dosierte Blutdrucksenkung,
durch Senkung des Serum-Lipidspiegels,
durch Nikotinkarenz,
durch regelmäßige körperliche Betätigung,
durch Gewichtsreduktion,
durch Vermeidung von Streßsituationen,
durch Diabeteseinstellung,
durch Normalisierung eines erhöhten Harnsäurespiegels.

Voraussetzung für eine erfolgreiche Intervallbehandlung ist in vielen Fällen eine konsequente *Umstellung der Lebensweise:* Einschränkung einer strapazierenden beruflichen Tätigkeit, konsequente Mittagsruhe, ausreichender Nachtschlaf, arbeitsfreies Wochenende, ausreichender jährlicher Urlaub u.a. Die Gewichtsabnahme adipöser Patienten sollte durch eine Beschränkung der Calorienzufuhr erfolgen. In therapieresistenten Fällen ist eine *Diätberatung* erforderlich. Die diätetische Senkung des Cholesterinspiegels basiert a) auf einer verminderten Zufuhr gesättigter Fette und deren Ersatz durch mehrfach ungesättigte Fette, b) einer Einschränkung des Cholesterinkonsums (Verzicht auf Fette tierischen Ursprunges: Fleisch, Wurst, Käse, Eier, Vollmilch) sowie auf deren Ersatz durch linolsäurehaltige Pflanzenkeimöle und entsprechende Margarinen. Pro Gramm gesättigten Fettes sollen 2 g mehrfach ungesättigten Fettes eingenommen werden. Die tägliche Cholesterinzufuhr soll 300 mg nicht überschreiten [82]. Für die Senkung des Triglyceridspiegels empfiehlt sich eine Diabeteskost, die gleichzeitig die bei 80% der Patienten mit Hypertriglyceridämie bestehende Glucoseintoleranz berücksichtigt. Es ist darauf hinzuweisen, daß Alkohol in jeder Form wirksame Calorien (7,2 Calorien pro Gramm) enthält und bei disponierten Patienten in wenigen Stunden einen deutlichen Anstieg der Serumtriglyceride hervorrufen kann. Der Anteil von Fett am täglichen Calorienbedarf sollte auf etwa 25% eingeschränkt werden, d.h. bei einem Bedarf von 2000 Calorien sollten 500 Calorien durch Fett gedeckt werden. Dies bedeutet, daß die tägliche Zufuhr auf ca. 50 g reduziert wird. Da die eingesparten Fettcalorien in der Regel durch Kohlenhydrate ersetzt werden, muß darauf hingewiesen werden, daß eine solche Restriktion bei der kohlenhydratinduzierten Hypertriglyceridämie kontraindiziert ist. Kaffee und Tee sind in kleinen Mengen erlaubt, vorausgesetzt, daß eine Verstärkung der Beschwerden, z.B. infolge Tachykardie und

Schlafstörungen, nicht auftritt. *Nikotinentzug* ist in jedem Fall geboten. Ex-Raucher nehmen zwar an Gewicht zu, haben jedoch ein vermindertes Infarktrisiko. Coronarkranke Patienten sollten Großstadtzentren während der Rush-hour wegen der Gefahr kohlenmonoxid-induzierter Angina pectoris meiden. Ein direkter Einfluß von *Coffein* auf die Häufigkeit der coronaren Herzkrankheit ist bislang nicht gesichert. Zur Prophylaxe des Angina pectoris-Anfalles gehört eine dosierte *Blutdrucksenkung,* die bei hypertonischen Coronarkranken obligat ist.

Die derzeit wirksamste medikamentöse Therapie zur Vorbeugung von Anfällen stellt die Behandlung mit *β-Receptoren-Blockern* dar (Tabelle 6.13–6.15). Der Wirkungsmechanismus beruht auf der Abnahme des myokardialen Sauerstoffverbrauches infolge Druck-, Frequenz- und Inotropieabnahme. Therapeutisch muß die geringste, noch wirksame Dosis ausgetestet werden. Bei kardial kompensierten coronarkranken Patienten werden vornehmlich die Präparate mit negativ inotroper Eigenwirkung Anwendung finden, da eine Inotropieabnahme mit einer effektiven Senkung des myokardialen Sauerstoffverbrauches einhergeht (z.B. Propranolol = Dociton und Prindolol = Visken). Bei latent oder manifest herzinsuffizienten Patienten hingegen ist der Einsatz von β-Receptoren-Blockern erforderlich, die eine meßbare Inotropieabnahme nicht aufweisen (u.a. Oxprenolol = Trasicor). Wenn auch bei hoher Dosierung von β-Receptoren-Blockern keine Besserung der Angina pectoris-Symptomatik bzw. Besserung der Belastungstoleranz einsetzt, ist die Behandlung zu beenden. Durch *Nitrokörper* kann die Belastungstoleranz sowie die Anzahl der Angina pectoris-Anfälle gesenkt werden. Der Einsatz von *Digitalisglykosiden* ist bei latent oder manifest herzinsuffizienten Coronarkranken indiziert, bei kompensierten Patienten besteht keine Indikation für eine Digitalisierung dieser Patienten.

Durch dosierte und *regelmäßige körperliche Belastung* wird die *Belastungstoleranz* erheblich gesteigert. Es empfiehlt sich, mit dem Patienten ein Coronartrainingsprogramm aufzustellen. Man wählt Belastungsformen, die für den Patienten geeignet und durchführbar sind, z.B. Radfah-

Tabelle 6.13. Medikamentöse Intervallbehandlung der Angina pectoris

---

β-Receptorenblockade
 (z.B. Propranolol = Dociton, 4 × 10 mg bis
 8 × 20 mg)

Nitrokörper
 (z.B. Isosorbid-Dinitrat = Isoket: 3 × 5 mg,
 Isoket-retard: 3 × 20 mg)

Digitalisglykoside
 (z.B. β-Methyldigoxin = Lanitop:
 2–3 × 1 Tablette pro Tag)

Sedativa
 (z.B. Diazepam = Valium: 2 × 5 mg bis 5,5,10 mg)

Dosierte Blutdrucksenkung

Vermeidung der Auslösungsbedingungen
 (körperliche und seelische Belastungen, Nikotin,
 Kälteeinflüsse u.a.)

Coronartraining

Externe Gegenpulsation

Tabelle 6.14. Nebenwirkungen einer β-Receptorenblockade

Schwindelgefühl	Sehstörungen
Müdigkeit	Verwirrtheit
Diarrhoe	Paraesthesien
Mundtrockenheit	Exanthem
Nausea	

Tabelle 6.15. Kontraindikationen einer β-Receptorenblockade

Manifeste Herzinsuffizienz
Pathologische Sinusbradykardie
A V-Überleitungsstörungen
Asthma bronchiale
Schock
Narkose
Gravidität

---

ren, Gartenarbeit, Spaziergänge, Schwimmen, Übungen in sitzender und liegender Stellung. Die Dosierung der Belastung richtet sich nach dem Auftreten von Schmerzen. Bei einer richtig dosierten Belastung bewegt sich der Patient am Rande der Schmerzschwelle. Schon der geringste Schmerz zeigt an, daß das Maß der Belastbarkeit überschritten ist. Die Effektivität des Belastungsprogrammes läßt sich durch die subjektiv angegebene Belastungstoleranz sowie objektiv mittels Ergometrie feststellen.

Coronardilatatoren haben sich zur Coronardiagnostik bewährt, z.B. im Rahmen von Durchblutungsmessungen mit Bestimmung der Coronarreserve [34, 97]. Ihr Einsatz zur Coronartherapie ist entbehrlich. Im Tierexperiment ist eine vermehrte Kollateralenentwicklung nachweisbar [60, 79]; am Patienten steht dieser Nachweis bislang aus. In Einzelfällen kann es unter Coronardilatatoren zur Auslösung von Angina pectoris-Anfällen kommen [99].

Die **chirurgische Behandlung** der coronaren Herzkrankheit hat das Ziel, die Angina pectoris-Symptomatik zu bessern, die Infarkthäufigkeit zu senken und die Lebenserwartung zu erhöhen [33]. Darüber hinaus können Folgeerkrankungen bzw. Komplikationen der CHK erfolgreich operativ behandelt werden, wie die Resektion eines Ventrikelaneurysmas, die Korrektur einer Papillarmuskeldysfunktion mit Mitralklappeninsuffizienz und der Verschluß eines Ventrikelseptumdefektes nach Myokardinfarkt. Vor jedem coronarchirurgischen Eingriff steht die Frage, ob das Risiko der Operation ein vernünftiges Verhältnis zur Lebenserwartung und zur Spontanprognose der Coronarerkrankung aufweist. Von den zahlreichen coronarchirurgischen Eingriffen ist der aorta-coronare Bypass der wichtigste Eingriff, da 70% aller lokalisierten Verschlüsse in den proximalen 4 cm coronarer Hauptäste auftreten. Bei diffusen Stenosierungen wird gelegentlich noch die Vineberg-Operation angewendet, bei der die Arteria mammaria interna einseitig oder beidseitig in das ischämische Myokard implantiert wird.

Die *Indikation* zur Coronarchirurgie ist gegeben bei intraktabler Angina pectoris sowie bei coronarographisch gesicherten Stenosierungen von ein oder mehr Coronararterienhauptästen über 70–80%. Die *Operationsmortalität* liegt bei 6–15% [3, 26]. 60% der Überlebenden sind postoperativ beschwerdefrei, bei 30% ist eine erhebliche Besserung der Symptomatik und der Belastungstoleranz zu verzeichnen. Der Einsatz coronarchirurgischer Maßnahmen kann allerdings erst dann uneingeschränkt empfohlen werden, wenn eine weitere Senkung der Operationsmor-

talität, der intra- und postoperativen Infarkthäufigkeit und eine längerdauernde Funktionsfähigkeit von Venentransplantaten nachweisbar ist und wenn die technischen Voraussetzungen zur erfolgreichen Implantation von mehreren Transplantaten bei einem Patienten vorliegen. Die Ziele der Coronarchirurgie — Senkung der Infarkthäufigkeit und verlängerte Lebenserwartung — sind bislang noch nicht eindeutig gesichert.

6.1.11. Verlauf und Prognose

Die *Angina pectoris-Häufigkeit* bei Männern über 40 Jahren beträgt durchschnittlich 0,7%. Sie nimmt bis zum 59. Lebensjahr zu und bleibt dann weitgehend konstant [58]. Bei Männern mit coronarer Herzkrankheit beginnt die Erkrankung in ca. 40% mit Angina pectoris, bei Frauen in 60%. Bei 53% der erkrankten Männer bleibt die Angina pectoris einziges Krankheitssymptom, bei 37% entwickelt sich ein *Myokardinfarkt,* in 10% tritt eine Angina pectoris erst nach einem Myokardinfarkt in Erscheinung. Hingegen weisen ca. 85% der erkrankten Frauen eine komplikationslose Angina pectoris auf, und nur in 15% der Fälle wird nach Einsetzen der Angina pectoris-Symptome ein Myokardinfarkt manifest. Der Zeitpunkt eines Myokardinfarktes liegt bei Frauen ca. 20 Jahre später als bei Männern.

Bei Männern und Frauen mit Angina pectoris vor dem 50. Lebensjahr ist das Mortalitätsrisiko gleich hoch [43]. Bei weiblichen Angina pectoris-Kranken bis zum 60. Lebensjahr ist die Überlebensrate höher als bei gleichaltrigen Männern und älteren Frauen (Abb. 6.9). Bei männlichen Angina pectoris-Kranken beeinflußt das Alter die Überlebensrate praktisch nicht (Abb. 6.9). In einem Beobachtungszeitraum von 8 Jahren sterben 40% aller männlichen Angina pectoris-Kranken (50–69 Jahre) und älteren Frauen (60–69 Jahre); die Mortalität der weiblichen Angina pectoris-Kranken bis zum 60. Lebensjahr hingegen ist mit 15% erheblich niedriger (Abb. 6.9). Die Mortalität männlicher Angina pectoris-Kranker beträgt pro Jahr durchschnittlich 4–6%.

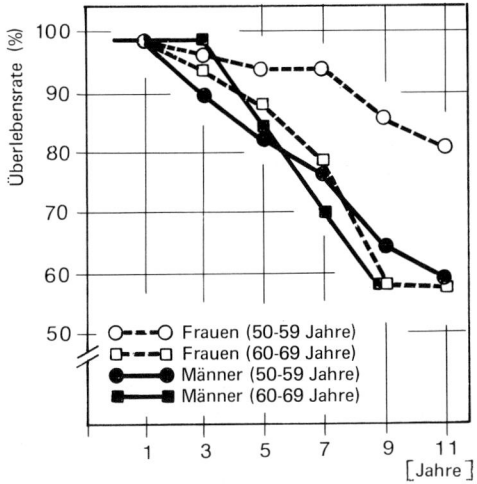

Abb. 6.9. Überlebensrate bei Patienten mit Angina pectoris (nach [43])

Die *5-Jahres-Mortalität* der CHK (34,4%) zeigt eine deutliche Abhängigkeit von Ausmaß und Anzahl der Coronarstenosierungen. Sie beträgt bei Stenosierungen (>50%) und Okklusionen einzelner coronarer Hauptäste 10% (Arteria coronaria dextra), 20% (Ramus descendens anterior) und 15% (Ramus circumflexus), im Mittel 14,6% [13]. Bei Befall zweier großer Gefäße steigt die 5-Jahres-Mortalität auf 38% an, bei Befall dreier großer Gefäße auf über 53%. Nach ventrikulographischen Kriterien variiert die 5-Jahres-Mortalität zwischen 25 und 69% [14]. Die höchste Mortalitätsrate besteht bei dilatierten und aneurysmatischen Ventrikeln.

6.2. Myokardinfarkt

Der Myokardinfarkt ist ein Krankheitsbild, das durch Unterbrechung bzw. Einschränkung der myokardialen Sauerstoffzufuhr entsteht. Er ist charakterisiert durch schweren Präcordialschmerz, durch die hämodynamischen Auswirkungen der Myokardläsion, einschließlich der Störungen der Erregungsbildung und -leitung

sowie durch elektrokardiographische und laborchemische Zeichen der Myokardnekrose.

6.2.1. Pathologische Anatomie

Ein Herzinfarkt tritt erst nach einer irreversiblen Schädigung der Herzmuskelfasern ein, d.h. nach dem Überschreiten der Wiederbelebungszeit. Erliegt ein Patient nach Sekunden oder wenigen Minuten einem akuten Herzanfall, so ist er an einem akuten Herztod (akuter Coronartod) verstorben, aber nicht an einem Herzinfarkt. Diese beiden Begriffe — akuter Herztod und Herzinfarkt — sollten streng auseinandergehalten werden.

Fast immer liegt einem Herzinfarkt eine hochgradige Stenose oder ein Verschluß in dem versorgenden großen epikardialen Coronararterienast zugrunde (Abb. 6.10). Die Ursache der Lichtungseinengung ist fast stets eine Coronarsklerose, der sich oft eine Coronarthrombose aufpfropft [27]. Eine große Bedeutung kommt der Coronarthrombose beim Herzinfarkt zu. Bei sorgfältiger Obduktionstechnik findet sie sich in

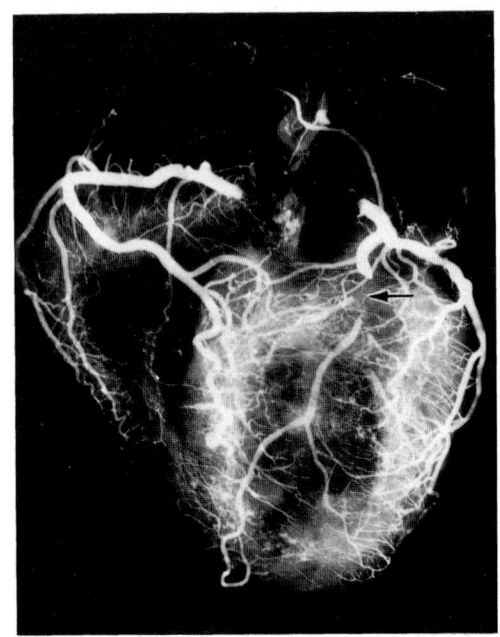

Abb. 6.10

80–90% der großen, transmuralen Infarkte [87, 88, 89], bei kleinen Infarkten seltener. Die Thromben verschließen entweder die Lichtung vollständig oder engen sie hochgradig ein [91].

Es wird lebhaft diskutiert, ob die Thrombose einem Infarkt vorausgeht — ihn also verursacht — oder ob sie ihm nachfolgt und dann keine kausale Bedeutung hätte [72]. Eine Coronarthrombose entwickelt sich praktisch nie in einer unveränderten Kranzarterie, sondern auf dem Boden einer meist beträchtlichen Coronarsklerose. Sie hat eine begrenzte Ausdehnung, meist etwa 2 cm und reicht fast nie bis an das Infarktgebiet heran. Eine Coronarthrombose beginnt meist als Gerinnungsthrombus oder gemischter Thrombus, selten als Plättchenthrombus [87]. Die Altersbestimmung der Thromben ist schwierig. Für eine sichere Beantwortung der Frage, ob der Thrombus dem Infarkt tatsächlich vorausgeht, müßte man das Thrombenalter sozusagen auf die Minute genau bestimmen können. Über eine derartige Methode verfügen wir bisher aber nicht. Die jetzigen Methoden sprechen jedoch dafür, daß die Thromben älter als die Infarkte sind. Ein weiteres gewichtiges Argument für die Priorität der Thrombosen sind die Polsterrisse, die so gut wie immer den Coronarthrombosen beim Infarkt zugrundeliegen. Es ist schwer vorstellbar, daß nach einem Infarkt ein Polster einreißt und dann erst von einem Thrombus bedeckt wird. Viel näher liegt der Gedanke, daß ein Polsterriß am Anfang des Geschehens steht, dem dann die Thrombose und schließlich der Infarkt nachfolgt.

Nur sehr selten liegt einem Herzinfarkt eine Coronarembolie, ein disseziierendes Aneurysma, eine Arteriitis, eine Kompression einer Kranzarterie oder ein Fehlabgang der linken Coronararterie aus der A. pulmonalis zugrunde.

Ablauf eines Herzinfarktes: Die kritische Grenze für die Entstehung eines Herzinfarktes ist die Wiederbelebungszeit des Myokards. Wird sie überschritten, so ist die Schädigung im Herzmuskel irreversibel, und die betroffenen Muskelfasern sind unwiederbringlich verloren. Sie werden schließlich durch ein funktionell minderwertiges Narbengewebe ersetzt. Die Herzmuskelfasern bezahlen ihre maximale Differenzierung mit einem Verlust ihrer Regenerationsfähigkeit.

Beim Hund überlebt das Myokard, wenn eine Unterbindung an den Coronararterien nach spätestens 20 bis 30 min wieder gelöst wird. Der menschliche Herzmuskel dürfte eine temporäre Ischämie dieser Größenordnung ebenfalls ohne irreversible Veränderungen im Myokard tolerieren.

Mikroskopisch faßbare Veränderungen treten im Herzmuskel schon vor dem Ende der Wiederbelebungszeit ein. Beim experimentellen Infarkt ist zuerst eine Störung der Schrankenfunktion der Zellmembranen nachweisbar. Schon in der ersten Minute tritt Kalium aus dem Zellinnern in das Interstitium aus und Wasser sowie Natrium strömen ein. Dadurch kommt es zu Störungen in der Polarisation der Zellmembran, und es beginnen die EKG-Veränderungen. Auch die im Cytoplasma gelösten Enzyme beginnen bereits vor dem Ablauf der Wiederbelebungszeit aus dem Cytoplasma auszuwandern, z.B. die GOT und die LDH. Stärkere, klinisch verwertbare Konzentrationserhöhungen stellen sich allerdings im Plasma erst nach wenigen Stunden ein.

Elektronenmikroskopisch ist schon wenige Minuten nach einer Coronararterienunterbindung als Folge des Wassereinstromes eine Schwellung der Mitochondrien und des sarkoplasmatischen Reticulums nachweisbar.

Mit dem Ende der Wiederbelebungszeit verliert das geschädigte Areal im Myokard die Fähigkeit zur Ausbildung einer Totenstarre mit Kontraktion der Herzmuskelfasern. Dieses Phänomen haben wir uns für die früheste Infarktdiagnose zunutze gemacht [35]. Die histochemischen und fluorescenzmikroskopischen Methoden zeigen einen Infarkt erst nach wenigen Stunden an. Mit der konventionellen HE-Färbung kann man ihn frühestens nach 6 Std nachweisen. Das koagulierte Eiweiß in den Herzmuskelzellen bedingt dann eine intensivere Rotfärbung des Cytoplasmas.

Die untergegangenen Herzmuskelfasern rufen — wohl über Zellzerfallstoffe — Leukocyten herbei. Sie beginnen schon am ersten Tage vom Rand her einzuwandern und sind am 5. Tage in großer Zahl, öfter als abszeßähnlicher Randwall, nachweisbar. Am 4. Tage beginnt das Granulationsgewebe einzusprossen [53]. Histiocyten, Fibroblasten und Capillaren wandern in die Nekrose ein und räumen in zehn Tagen einen 1 mm breiten Bezirk ab. Vom Endokard her erfolgt die Organisation allerdings stark verzögert. Eine mittelgroße Nekrose ist nach 4 bis 6 Wochen abgeräumt, in einem sehr großen transmuralen Infarkt können aber noch nach 2 bis 3 Monaten zentrale Nekrosen übrig geblieben sein [36].

Die Nekrose wird durch ein Narbengewebe ersetzt.

Die kollagenen Fasern sind weitgehend parallel angeordnet und fügen sich in die Verlaufsrichtung der Herzmuskelfasern ein. In großen Narben können elastische Fasern neu gebildet werden. Sie sind das wesentliche Substrat einer begrenzten Dehnbarkeit mancher Infarktnarben. Eine Schrumpfung großer Narben dürfte meist durch den rhythmischen Muskelzug an den Narbenrändern verhindert werden.

Komplikationen des Herzinfarktes:

Pericarditis epistenocardica: Über größeren, bis zum Epikard reichenden Infarkten entwickelt sich in der Regel eine fibrinöse Entzündung des Epikards, die auf das Perikard übergreifen kann. Die Organisation einer Perikarditis führt oft zu einer Herzbeutelverwachsung, die meist nur einen harmlosen Nebenbefund darstellt.

Thrombosen: Im Infarktgebiet können sich auf dem geschädigten Endokard parietale Thromben ablagern. Vor der Antikoagulantientherapie traten sie bei etwa jedem zweiten Infarktpatienten auf, heute erheblich seltener (nur noch bei etwa jedem zehnten). Dementsprechend sind heute auch die embolischen Komplikationen (vor allem Hirn- und Nierenembolien) stark in den Hintergrund getreten.

Herzruptur: Sie stellt die ernsteste und fast immer tödliche Komplikation dar. Wahrscheinlich wird ihre Entstehung oft durch eine massive Leukocyteneinwanderung in das Infarktgebiet begünstigt, die nicht selten zum Auftreten von Mikrorupturen führen kann. Eine Ruptur der Kammerwand führt zu einer tödlichen Herzbeuteltamponade, eine Septumruptur zu einer akuten Rechtsinsuffizienz.

Herzwandaneurysma: Einem großen transmuralen Infarkt folgt häufig ein Herzwandaneurysma nach. Die Infarktnarbe ist erheblich dünner als

es das zerstörte Myokard war. Oft liegt die Narbe dem Epikard an, so daß eine Aussparung an den Konturen des Endokards entsteht (sog. inneres Aneurysma). Seltener buckelt sich das Aneurysma an der äußeren Oberfläche vor. Manche dieser Aneurysmen haben keine starre, sondern eine noch etwas dehnbare Wand (s. oben). Sie ist für eine paradoxe systolische Vorwölbung des Infarktbezirkes verantwortlich. Die Prognose bei großen Aneurysmen ist schlecht. Diese Herzen haben ein besonders hohes Gewicht [38] und arbeiten häufig mit einem großen fixierten Restblut. Oft stellt sich eine chronische Herzinsuffizienz ein. Eine Resektion kann — bei günstiger Lokalisation des Aneurysmas — die Arbeitsfähigkeit des Patienten wiederherstellen.

Infarktmuster: Eine Infarktnekrose heilt zwar im Myokard nach demselben Schema ab, wegen der unterschiedlichen Größe, Lokalisation und wegen der Rezidive gibt es aber eine Fülle verschiedener Infarktmuster.

Ein tödlicher Infarkt ist meist ein großer, kompakter Infarkt, ein überlebter oft ein fleckförmiger oder netzartiger Infarkt.

Die Größe eines Infarktes hängt wesentlich von dem Sitz der Coronarstenose bzw. des Coronarverschlusses ab. Je höher der Verschluß, um so größer ist im Durchschnitt der Infarkt. Bei großen Infarkten kommt es zum kardiogenen Schock. Dabei sind 40% oder mehr von der Muskulatur des linken Ventrikels zerstört [66].

Reinfarkte treten häufig auf. Etwa jeder zweite tödliche Infarkt ist ein Reinfarkt. Meist liegt er in einem anderen Versorgungsgebiet als der Erstinfarkt, z.B. anteroseptal bei altem Hinterwandinfarkt. Unter den überlebten Infarkten stehen die in der Hinterwand gelegenen an der Spitze. Nur relativ selten schlägt ein Reinfarkt in dieselbe Kerbe. Dann kommt es zu einem sog. Mosaikinfarkt, bei dem nebeneinander alte Narben und frische Nekrosen vorliegen. Bei Patienten mit Reinfarkten weisen im Durchschnitt mehr Coronararterienäste eine deutliche einengende Sklerose auf als bei einzeitigem Infarkt [37].

Bei akutem Coronartod findet sich in der Regel eine stark ausgeprägte Coronarsklerose, oft mit älterem Verschluß sowie alten Narben und kleineren frischen Nekrosen im Myokard. Coronarthromben kommen dagegen seltener als beim Herzinfarkt vor.

6.2.2. Hämodynamik

Die Bestimmung von Herzfrequenz, Pulmonalarteriendruck und Volumengrößen ermöglicht eine hämodynamische Verlaufskontrolle des Myokardinfarktes sowie die Objektivierung der Wirksamkeit therapeutischer Maßnahmen [73]. Simultane Messungen des enddiastolischen Druckes im linken Ventrikel und des diastolischen Druckes in der Pulmonalarterie haben eine gute Korrelation beider Druckgrößen zueinander ergeben, solange primäre Widerstandserhöhungen im Pulmonalkreislauf und Mitralvitien ausgeschlossen sind. Die Bestimmung des Pulmonalarteriendruckes, z.B. mittels Einschwemmkathetertechniken, ermöglicht somit beim Myokardinfarkt ohne direkte linksventriculäre Katheterisierung eine quantitativ hinreichend genaue Abschätzung des enddiastolischen Druckes im linken Ventrikel. Dagegen zeigt der zentrale Venendruck bei guter Korrelation zum Druck im rechten Vorhof keine konstante und direkte Beziehung zu dem diastolischen Druck in der Pulmonalarterie und dem enddiastolischen Druck im linken Ventrikel. Die stärksten enddiastolischen Druckerhöhungen werden bei akuter Linksherzinsuffizienz und im kardiogenen Schock gefunden. Bei Patienten mit Galopprhythmus sind der diastolische Druck im linken Ventrikel und in der Arteria pulmonalis auf über 20–30 mm Hg erhöht.

Der hämodynamisch *unkomplizierte Myokardinfarkt* (kleines Infarktareal, keine Herzinsuffizienz) ist im allgemeinen durch eine regelrechte Pumpfunktion gekennzeichnet (Normalwerte für Herzminutenvolumen, Schlagvolumen, Herzindex, Auswurffraktion, Herzarbeit). Hingegen ist die ventriculäre Dehnbarkeit bereits in der Frühphase herabgesetzt (erhöhter diastolischer Pulmonalarteriendruck und hoher enddiastolischer Druck im linken Ventrikel bei weitgehend normalem enddiastolischen Volumen), so daß eine Versteilerung der linksventriculären Druck-Volumen-Beziehung anzunehmen ist [98].

Der *komplizierte Myokardinfarkt* (kleines oder großes Infarktareal, mit leichter oder manifester Linksherzinsuffizienz) wird klinisch an den typischen physikalischen Untersuchungsbefunden erkannt (Venenstauung, Rasselgeräusche, Lungenstauung, Herzvergrößerung, 3. Herzton u.a.). Der diastolische Pulmonalarteriendruck, der Pulmonalkapillardruck und der enddiastolische Druck im linken Ventrikel sind meist erhöht (>15 mmHg). Herzminutenvolumen ($<3,5$–$3,9$ l/min) und Herzindex ($<2,2$ l/min/m^2) sind erniedrigt. Die Beziehung zwischen dem enddiastolischen Volumen und dem Schlagvolumen ist zu Ungunsten des Schlagvolumens abgeflacht und wird auch durch Zunahme des linksventriculären Füllungsvolumens nicht normalisiert; die Auswurffraktion des linken Ventrikels, d.h. der Anteil des vom enddiastolischen Füllungsvolumen geförderten Schlagvolumens, ist als Funktion des Infarktareales herabgesetzt [98]. Die linksventriculäre Dehnbarkeit ist vermindert [7]. Durch begleitende bradykarde oder tachykarde Herzrhythmusstörungen kann die effektive Pumpfunktion des linken Ventrikels weiter verschlechtert werden (bradykardiebedingte Abnahme des Herzminutenvolumens, tachykardiebedingte Abnahme der diastolischen Füllung, Verlust der atrialen Ventrikelfüllung bei Vorhofflimmern u.a.).

Der *kardiogene Schock* (s.S. 296 und Abb. 9.3) ist durch die hämodynamischen Auswirkungen (systemische Minderperfusion aller Organe) einer extrem reduzierten Pumpfunktion und Kontraktilität des linken Ventrikels charakterisiert. Herzminutenvolumen, Schlagvolumen, Herzindex und Auswurffraktion sind erheblich herabgesetzt. Diastolischer Pulmonalarteriendruck, Pulmonalkapillardruck und enddiastolischer Druck im linken Ventrikel sind deutlich erhöht (Abb. 9.3). Der periphere Widerstand ist infolge des herabgesetzten Herzminutenvolumens und des erniedrigten arteriellen Druckes erhöht. Isovolumetrische Inotropieindices des linken Ventrikels sind entsprechend einer erheblichen Inotropieabnahme erniedrigt. Wegen des meist schlechten Allgemeinzustandes der Patienten und der Gefahr der Auslösung von lebensbedrohlichen Rhythmusstörungen sollte von einer routinemäßigen Linksherzkatheterisierung beim akuten Myokardinfarkt abgesehen werden, zumal die durch Messung des Herzzeitvolumens, Schlagvolumens und Pulmonalarteriendruckes verfügbaren Daten für die hämodynamische Beurteilung und Therapiekontrolle in der Regel ausreichend sind. Bei Vorderwandinfarkten sind die Abnahmen der linksventriculären *Pumpfunktion* meist ausgeprägter als bei Hinterwandinfarkten, d.h. höherer enddiastolischer Füllungsdruck, niedrigeres Schlagvolumen, häufiger Galopprhythmus und Lungenödem [77].

Die Mortalitätsrate von Patienten im kardiogenen Schock korreliert mit dem Ausmaß der diastolischen Druckerhöhung in der Arteria pulmonalis und im linken Ventrikel. Patienten mit extremen diastolischen Druckwerten ($\geqq 40$ mm Hg) haben die schlechteste Überlebenschance. Prognostisch ungünstig ist ebenso eine Abnahme des Herzindex unter 2,0 l/min/m^2 [98]. Eine annähernd 100%ige Mortalität ist auch unter optimaler Intensivversorgung des kardiogenen Schocks zu erwarten, wenn a) diastolische Druckerhöhung im linken Ventrikel und der Arteria pulmonalis über 30 mm Hg und b) Druckerhöhungen über 20 mm Hg bei gleichzeitiger Abnahme des Herzindex unter 2,0 l/min/m^2 nachweisbar werden. Der klinischen Besserung während der Myokardinfarktperiode geht in der Regel eine Verbesserung der Pumpfunktion des Herzens (diastolischer Pulmonalarteriendruck, Herzzeitvolumen, Herzindex) parallel.

Die zentralvenöse Sauerstoffsättigung ist beim akuten Myokardinfarkt in Abhängigkeit von einer begleitenden Herzinsuffizienz erniedrigt, bei gleichbleibender arterieller Sauerstoffsättigung ist die arteriovenöse Sauerstoffdifferenz somit vergrößert (> 5,5 Vol.-%). Allerdings kann die arteriovenöse Sauerstoffdifferenz bei gleichzeitiger Abnahme der arteriellen Sauerstoffsättigung noch normal sein. Der pH fällt mit zunehmender Herzinsuffizienz in der Regel ab. Messungen der regionalen und totalen *Coronardurchblutung* haben eine signifikante Abnahme der Myokarddurchblutung über dem infarzierten Gebiet ergeben, die Gesamtcoronardurchblutung hingegen sowie der Coronarwiderstand sind im Vergleich zur Norm auch bei ausgedehntem Myokardin-

farkt praktisch unverändert. *Freie Fettsäuren* (Linolsäure, Palmitinsäure, u.a.), die im akuten Myokardinfarktstadium oftmals erhöht sind, besitzen einen direkten negativ inotropen Effekt am Ventrikelmyokard bei gleichzeitig gesteigerter Heterotopieneigung. Patienten mit hohen Serum-Konzentrationen an freien Fettsäuren weisen eine höhere Rate an Herzrhythmusstörungen und plötzlichem Herztod auf.

Selten sind Myokardinfarkte des *rechten* Ventrikels. Sie können intra vitam an zunehmendem Rechtsherzversagen erkannt werden. Im EKG finden sich Infarktbilder wie beim Hinterwandinfarkt; Rhythmusstörungen und AV-Blockierungen sind häufig. Die Druckmessung zeigt erniedrigte systolische Drucke im rechten Ventrikel und in der Arteria pulmonalis sowie einen erhöhten Mitteldruck im rechten Vorhof und einen erhöhten enddiastolischen Druck im rechten Ventrikel. Der linksventriculäre Füllungsdruck ist meist normal [18].

6.2.3. Symptomatologie

Das hervorstechende klinische Merkmal ist der heftige und langanhaltende *Präcordialschmerz* (60% der Fälle). Er ist dem Schmerz bei Angina pectoris qualitativ sehr ähnlich (bohrend, reißend, beengend), jedoch meist länger dauernd (Stunden bis Tage), heftiger und in der Regel durch Bettruhe und Nitroglycerin nicht beeinflußbar. Ein pectanginöser Präcordialschmerz, der länger als eine halbe Stunde anhält, ist stets myokardinfarktverdächtig. Oft bestehen Luftnot, Todesangst (Angor animi), Vernichtungsgefühl, Hautblässe, kalter Schweiß, seltener Übelkeit, Erbrechen, unfreiwilliger Stuhlabgang. Bei schwerer begleitender Myokardinsuffizienz beherrschen die Zeichen der Linksherzinsuffizienz, des Lungenödems bzw. des kardiogenen Schocks das klinische Bild.

Bei der Mehrzahl der Patienten gehen dem akuten Myokardinfarktereignis für Tage bis Wochen *prämonitorische* pectanginöse Beschwerden voraus, bei anderen verschlimmert sich eine bereits seit Jahren bestehende Angina pectoris kurzfristig (36% der Fälle). In anderen Fällen wiederum ist lediglich ein einmaliges Schmerzer-

eignis mit anschließendem Wohlbefinden faßbar, so daß der Patient nur mit Mühe von dem
Myokardinfarktereignis und den notwendigen
therapeutischen Maßnahmen überzeugt werden
kann. Manchmal erscheint ein Myokardinfarkt
als „stumm", wenn gleichzeitig Linksherzinsuffizienz, Analgeticaapplikation, Narkoseeinlei-
tung u.a. die Schmerzsymptomatik überlagern
bzw. verschleiern. Plötzlich auftretende Herzrhythmusstörungen, insbesondere bei älteren
Angina pectoris-Patienten, sind infarktverdächtig. *Stumme* Myokardinfarkte im engeren Sinne,
die ohne Schmerzäquivalente, Rhythmusstörungen o.ä. einhergehen, sind in 10–17% elektrokardiographisch nachweisbar und treten bevorzugt
bei älteren Patienten und bei Diabetikern auf
[54]. Ursache für die schmerzlosen Infarkte bei
Diabetikern ist die diabetische Neuropathie, die
in unterschiedlichem Maße auch die für die kardiale Schmerzleitung verantwortlichen Nerven-
bahnen involviert.

Auskultatorisch finden sich oft fein-mittelbla-
sige Rasselgeräusche über beiden Lungen, über
dem Herzen ein Vorhofton, ein protodiastolischer Galopprhythmus, eine Betonung des Pul-
monalklappensegmentes des 2. Herztones sowie
Perikardreiben (bei Vorderwandinfarkten). Der
Blutdruck ist — abgesehen von den Fällen mit
heftigem Präcordialschmerz und Excitation —
normal oder erniedrigt. Der zentrale Venendruck ist oft erhöht. Tachykardien und Bradykardien kommen gleichermaßen häufig vor. Anstiege der Körpertemperatur sind meist vom 2.
Tag an meßbar und können bis zu 6–8 Tagen anhalten. Bei längeranhaltenden Temperaturstei-
gerungen besteht stets der Verdacht auf Komplikationen (Lungenembolie, Pneumonie, Postmyokardinfarkt-Syndrom). Eine Leukocytose
(10000–15000/mm^3) tritt oft bereits nach 6–12
Stunden auf und verschwindet meist am Ende
der 1. Krankheitswoche. Längerdauernde Leu-
kocytenanstiege sowie Werte über 20000 mm^3
weisen stets auf Komplikationen hin. Die Blutkörperchensenkungsgeschwindigkeit ist erhöht,
in der Regel ab dem 2.–3. Tag nach dem Infarktereignis und kann über Wochen erhöht bleiben.
Blutzuckeranstiege sind meist nach 12–48 Std
meßbar und klingen nach 5–6 Tagen wieder ab.
Glucosurie wird nur selten beobachtet.

6.2.4. Spezialuntersuchungen

Elektrokardiogramm: Der Myokardinfarkt zeigt
elektrokardiographisch einen typischen Stadien-
ablauf:

I. Akutes Stadium: Ausbildung pathologischer
Q-Zacken, R-Reduktion (R-Verlust), ST-Strek-
kenanhebung („ST-Stadium") (Abb. 6.11), gelegentlich   T-Überhöhungen   (Erstickungs-T)
(Abb. 6.12), Beginn der Veränderungen meist
nach 1–6 Std, Dauer bis zu 3–10 Tagen.

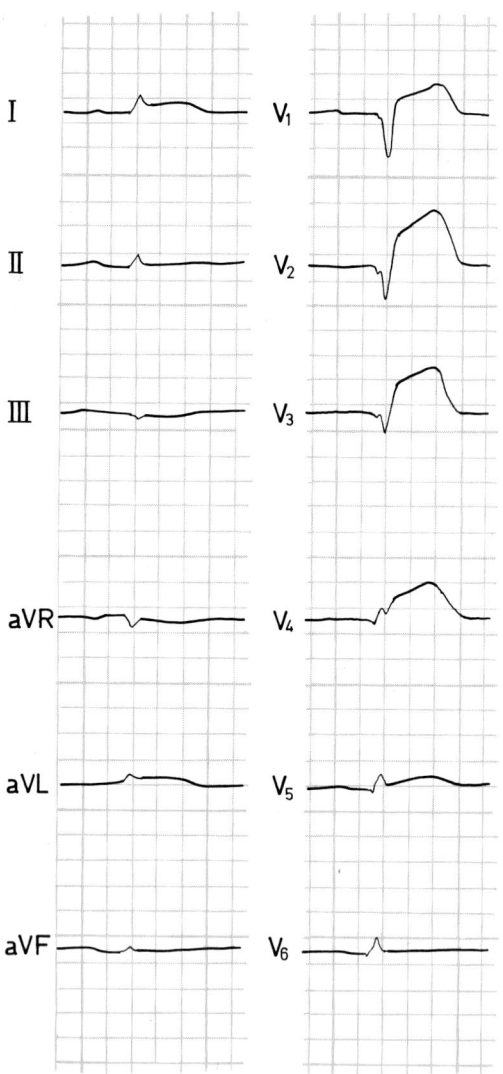

Abb. 6.11. Akuter Vorderwandinfarkt

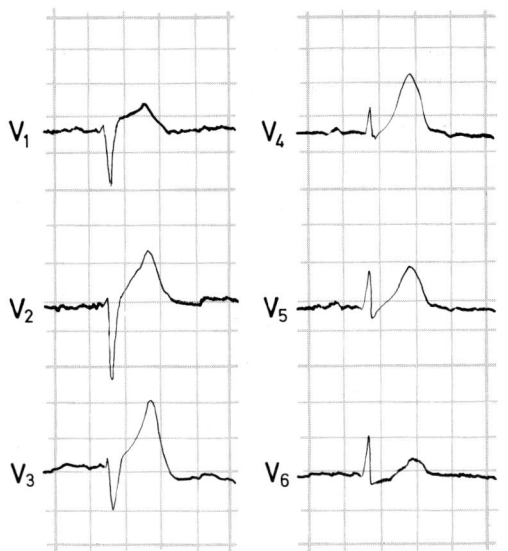

Abb. 6.12. „Erstickungs"-T bei akutem Vorderwandinfarkt

II. Folgestadium: a) Zwischenstadium: Pathologische Q-Zacken, weiterhin R-Reduktion (R-
Verlust), Abflachung der ST-Streckenanhebung,
Ausbildung terminaler T-Negativierungen („ST-
und T-Stadium"). Dauer: 2. Krankheitswoche
bis zu 2 Monaten.
b) Endstadium: Pathologische Q-Zacken (gelegentlich Rückbildung!), R-Reduktion, gleichschenklig terminale T-Negativierung („T-Stadium"). Gelegentlich Normalisierung des QRS-
Komplexes. Der Kammerendteil kann sich nach
Monaten völlig normalisieren. Dauer: 4.–8.
Krankheitswoche bis zu mehreren Jahren.

Diese *direkten* Infarktzeichen sind am ausge-
prägtesten in den Ableitungen nachweisbar, die
dem Projektionsgebiet des Infarktes entsprechen. Daneben werden oftmals *indirekte* Infarktzeichen in den der Nekrose gegenüberliegenden
Ableitungen beobachtet: z.B. ST-Streckensenkungen im akuten Stadium und R- und T-Überhöhungen im Folgestadium eines Hinterwand-
Myokardinfarktes in I, aVL, V_2-V_4 (V_5). Bei
ventriculären Tachykardien lassen sich die typischen Infarktzeichen oft nicht nachweisen. Das
Ausmaß der ST-Streckenanhebung gibt einen
Anhaltspunkt für die Größe des Infarktes. Bei
persistierender ST-Streckenanhebung besteht

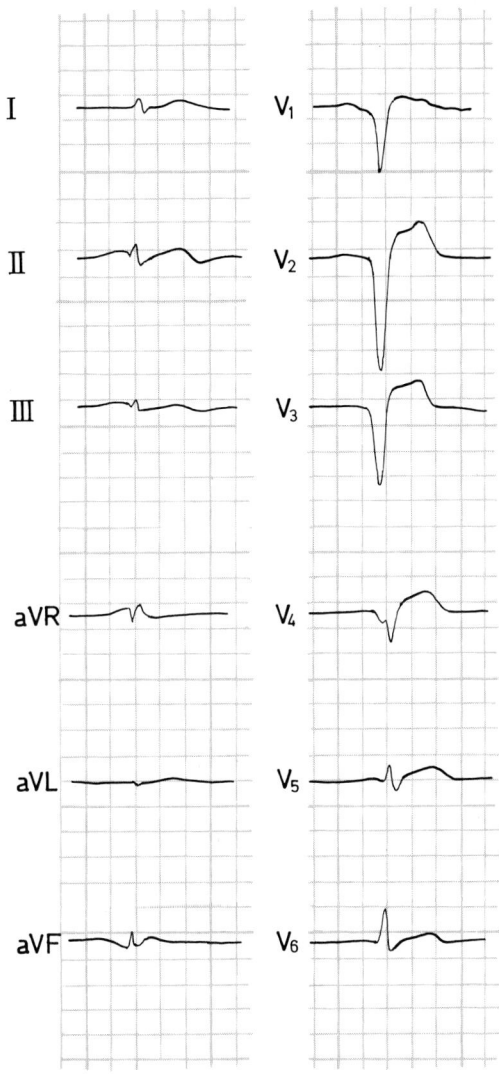

Abb. 6.13. EKG bei Herzwandaneurysma im Vor-
derwandspitzenbereich

stets der Verdacht auf das Vorliegen eines Herzwandaneurysmas (Abb. 6.13).
Der Nachweis elektrokardiographischer *Infarktmuster* ermöglicht eine weitgehende Lokalisationsdiagnostik:
1. Vorderwand-Spitzeninfarkt: Direkte Infarktzeichen in I, aVL, V_2–V_5 (V_6); indirekte Infarktzeichen in III, aVF (Abb. 6.13).
2. Anteroseptalinfarkt: Direkte Infarktzeichen in
V_2–V_4 (bzw. 2 ICR höher), angedeutet in I, aVL
und Nehb-I.

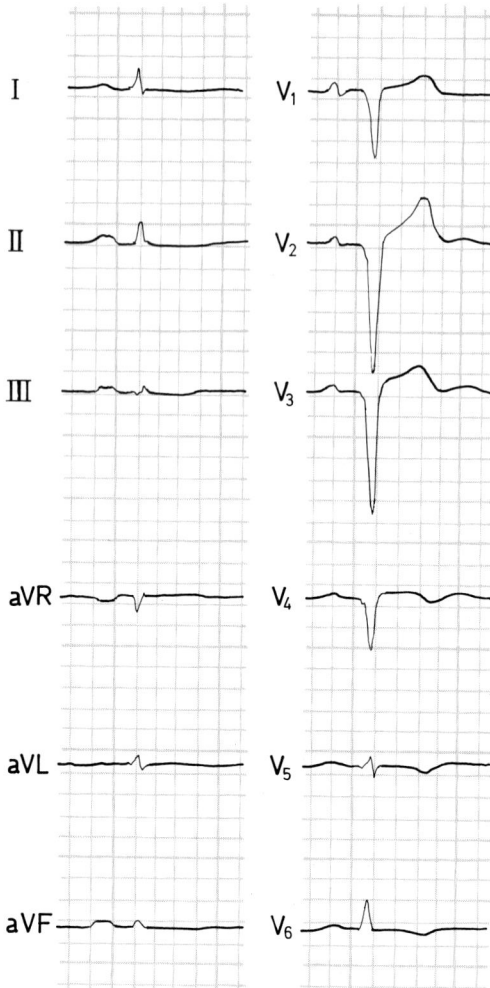

Abb. 6.14. Zustand nach ausgedehntem Anterolateralinfarkt

3. Anterolateralinfarkt: Direkte Infarktzeichen in I, II, aVL und Nehb-A sowie — je nach Ausdehnung — in V_3–V_6 (V_7) (Abb. 6.14, 6.15).

4. Lateralinfarkt: Direkte Infarktzeichen oft nur in (I) und aVL, gelegentlich in V_5–V_7. Bei hoher Lage in den Ableitungen 2 ICR höher (V_1–V_3).

5. Posterolateralinfarkt: Direkte Infarktzeichen in II, III, aVF, Nehb-D sowie $V_{(4)\,5-7}$, bei hoher Lage auch in aVL (Abb. 6.17).

6. Hinterwand-Myokardinfarkt: Direkte Infarktzeichen in II, III, aVF, Nehb-D, bei tieflateraler Infarktausdehnung auch in V_5–V_7, bei hochlate-

raler Ausdehnung auch in I und aVL. Indirekte Infarktzeichen (R-Überhöhung, ST- und T-Senkung) in I, aVL, V_2–V_4 (V_5) (Abb. 6.16, 6.17).

7. Septuminfarkt: Direkte Infarktzeichen (ST-Anhebungen, QS-, qrS-Zacke) in V_1–V_2. Häufig Auftreten eines Rechtsschenkelblockes. Bei Übergreifen auf die Hinterwand Infarktzeichen in (II), III, aVF. Bei Beteiligung von Hinterwand und Vorderwand (H-Form) direkte Infarktzeichen in II, aVL sowie V_1–V_4 (Abb. 6.18).

8. Rudimentärer Vorderwandinfarkt: Meist unverändertes Extremitäten-EKG, in den Brustwandableitungen lediglich flüchtige terminale T-Negativierungen (V_2–$V_{3(4)}$), ohne QRS-Alteration (nicht-transmuraler Infarkt) (Abb. 6.19).

9. Innenschichtinfarkt: Im akuten Stadium persistierende, muldenförmige ST-Streckensenkungen (I, aVL, $V_{(2)3-6}$), in der Regel kein Folgestadium; gelegentliche Entwicklung eines transmuralen Infarktes nach mehreren Tagen.

10. Vorhofinfarkt: Senkung der PTa-Strecke in II, III, aVF (rechter Vorhof) bzw. Anhebung (linker Vorhof). Isolierte Vorhofinfarkte sind äußerst selten. Hingegen ist pathologisch-anatomisch ein Vorhofinfarkt bei Ventrikelinfarkt bis zu 27% der Fälle nachweisbar [90].

Ein *Re-Infarkt* wird an dem erneuten Auftreten infarkttypischer Veränderungen im ursprünglichen oder neuen Infarktareal erkannt. Die Diagnose wird erleichtert, wenn frühere EKG zum Vergleich vorliegen. Das elektrokardiographische Bild des alten Infarktes bleibt meist unverändert. Bei anteriorer Septumbeteiligung (Septuminfarkt, Anteroseptalinfarkt, Vorderwandspitzeninfarkt) tritt häufig ein *Rechtsschenkelblock* auf, im akuten Stadium typisches Infarkt-Q und ST-Streckenanhebungen sowie tiefe S-Zacken in I, aVL und V_5–V_6; im Folgestadium überlagern sich die infarkt- und blockbedingten Veränderungen; das Infarkt-Q bleibt meist bestehen, die T-Negativierungen sind im Unterschied zu dem Rechtsschenkelblock-T gleichschenkelig terminal negativ.
Bei basal-posteriorer Septumbeteiligung (Hinterwandinfarkt, Posterolateralinfarkt) entsteht häufig ein *Linksschenkelblock*, der eine Infarktdiagnostik erschwert. Infarktverdacht besteht

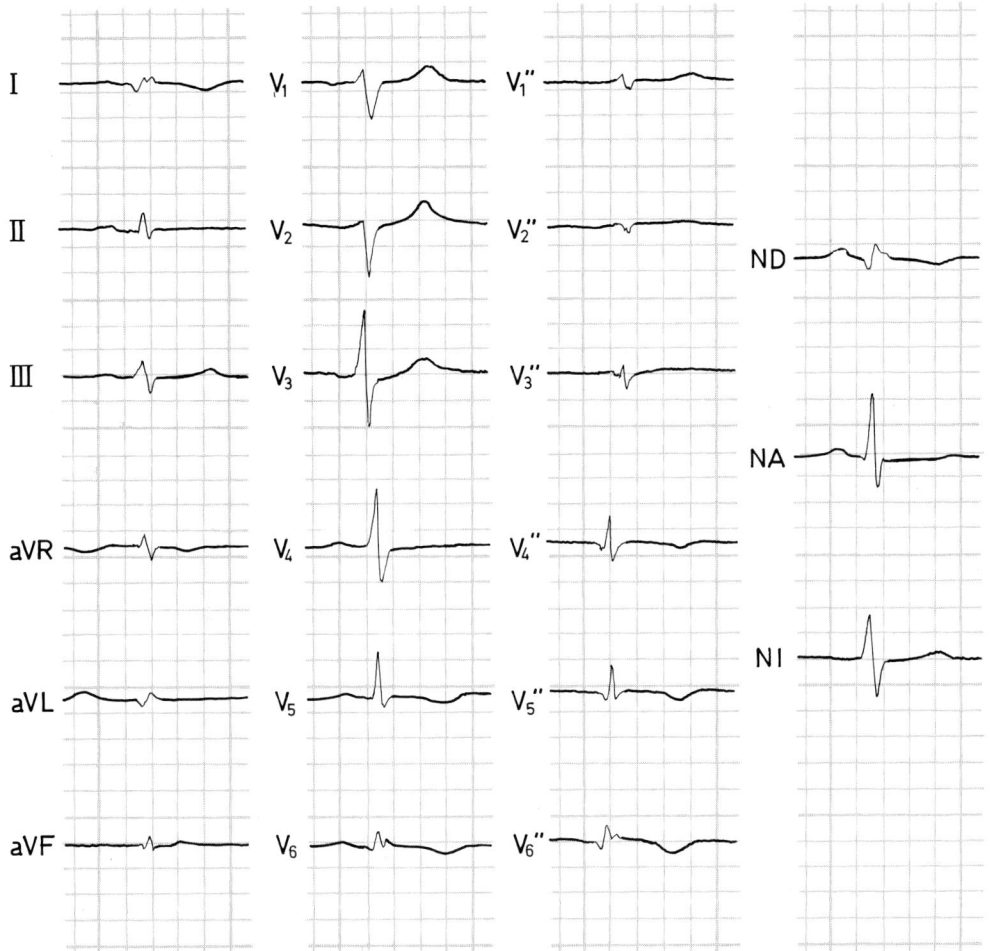

Abb. 6.15. Zustand nach hochsitzendem Anterolateralinfarkt (V″: Brustwandableitungen 2 ICR höher)

bei ausgeprägten ST-Streckenanhebungen (akutes Stadium) in II, III, aVF und V_5 und V_6 sowie bei coronaren T-Wellen in II, III, aVF (Folgestadium). Ein Vergleich mit früheren EKG kann zur Diagnosesicherung beitragen. Bei intermittierendem Linksschenkelblock gelingt die Infarktdiagnose aus den QRS-Komplexen mit normaler, intraventriculärer Erregungsausbreitung. Beim Linksschenkelblock und Vorderwandinfarkt besteht Infarktverdacht, wenn tiefe Q-Zakken in I und aVL, versenkte R-Zacken präcordial sowie ausgeprägte ST-Streckenanhebungen (Vergleichs-EKG!) nachweisbar sind.
Infarktbilder können im Gefolge einer Lungenembolie (s. S. 210), eines disseziierenden Aortenaneurysmas (s.S. 419), bei schweren Aortenklappenvitien (s.S. 113), akuter Pankreatitis (Hinterwandinfarktbild) sowie bei Starkstromunfällen entstehen. Umgekehrt werden beim Myokardinfarkt gelegentlich normale Elektrokardiogramme registriert. Dies beruht meist auf phasenungerechter EKG-Schreibung: bei klinischem Infarktverdacht sollten bis zur Diagnosesicherung mehrere EKG-Registrierungen in mehrstündigen Abständen erfolgen. Bei zu später EKG-Schreibung können insbesondere flüchtige Infarktveränderungen (biphasische und negative U-Wellen, T-Negativierungen, ST-Streckenanhebungen) dem elektrokardiographischen Nachweis entgehen. Oftmals

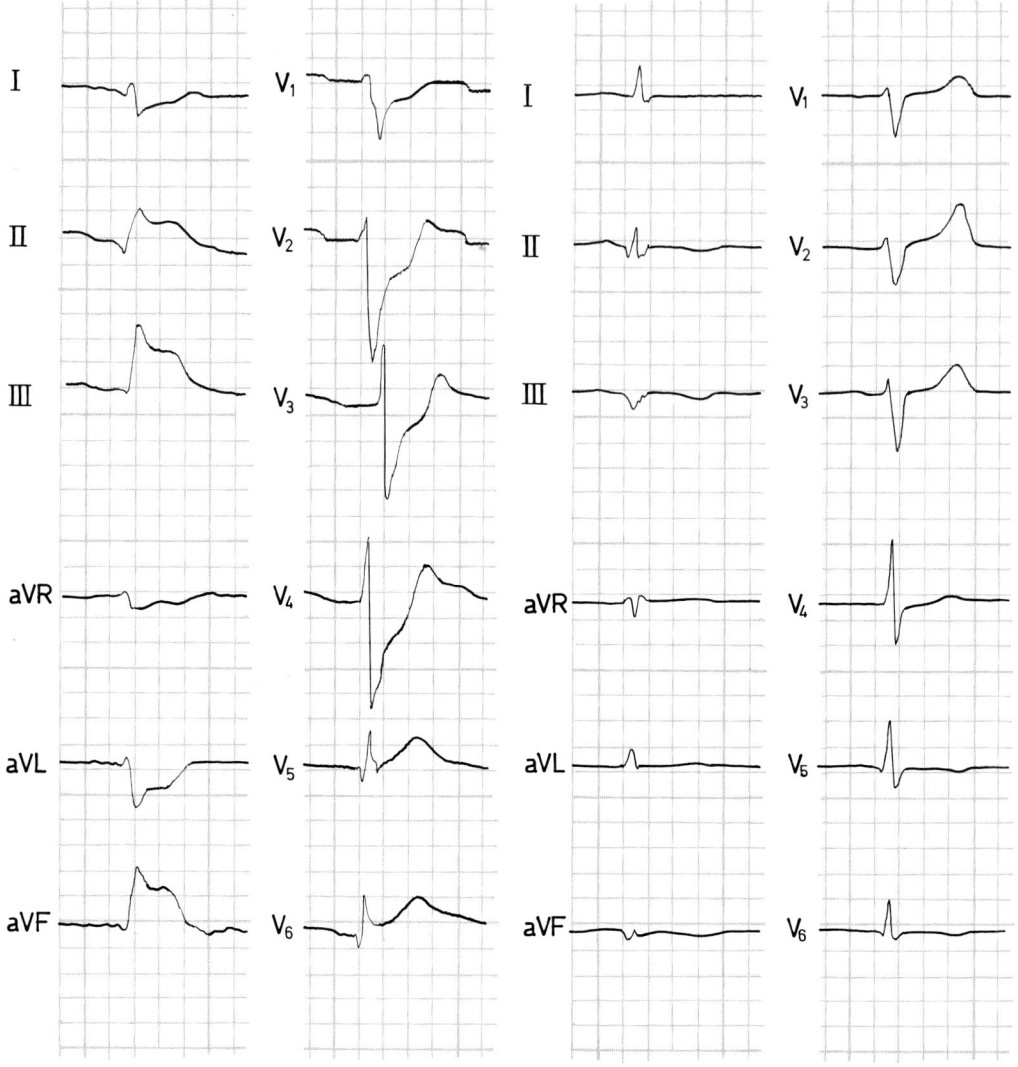

Abb. 6.16. Akuter Hinterwandinfarkt   Abb. 6.17. Posterolateralinfarkt

gibt die Enzymdiagnostik in diesen Fällen den einzigen Hinweis.

Enzymdiagnostik: Die *zeitgerechte* Bestimmung der Serum-Enzym-Aktivitäten verschiedener Enzyme ist für die Diagnosestellung und Verlaufsbeurteilung des Myokardinfarktes von wesentlicher Bedeutung. Die für die Infarktdiagnostik wichtigsten Enzyme sind:

Kreatin-Phosphokinase (CPK), Normalwert: 0–50 mU/ml; Serum-Glutamat-Oxalacetat-Transaminase (GOT), Normalwert: 4–20 mU/ml; Lactat-Dehydrogenase (LDH), Normalwert:

50–200 mU/ml. Die Bestimmung der Serum-Glutamat-Pyruvat-Transaminase (GPT) (Normalwert: 2–20 mU/ml) ist im Rahmen eines Myokardinfarktes bedeutungsvoll bei gleichzeitiger Rechtsherzinsuffizienz (Abb. 6.20); die Bestimmung der α-HBDH (α-Hydroxybutyrathydrogenase), die zu einer LDH-Fraktion mit hoher Affinität zur α-Hydroxy-Buttersäure gehört, hat sich zur Infarktdiagnostik bislang nicht durchgesetzt.

GOT, CPK und LDH sind Zellenzyme. Bei myokardialer Zellnekrose kommt es zu einem En-

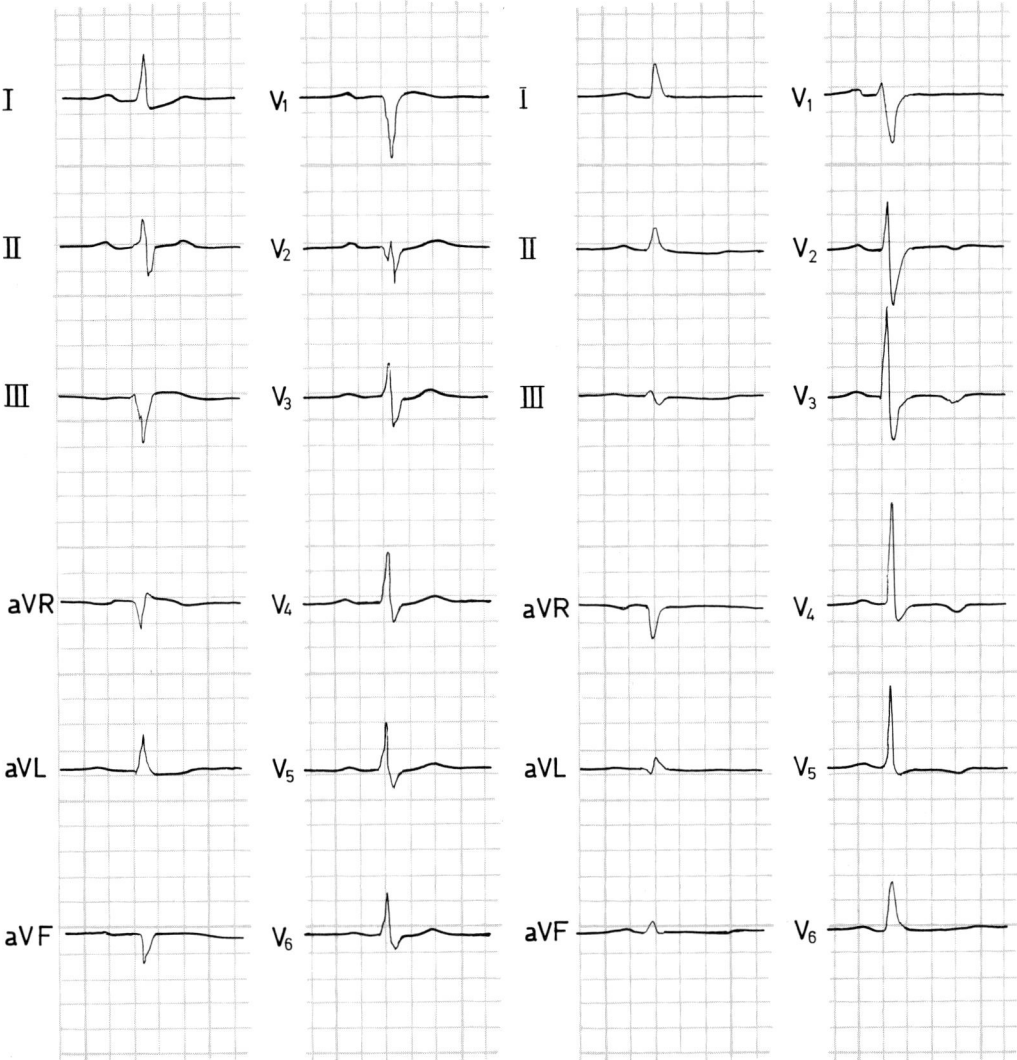

Abb. 6.18. Septuminfarkt

Abb. 6.19. Rudimentärer Vorderwandinfarkt

zymaustritt und zu einem entsprechenden An- stieg der Serum-Enzym-Aktivitäten. Der Beginn der Zellschädigung setzt stets akut ein, das Ne- kroseareal ist meist circumscript, das Ausmaß der Einzelzellschädigung erheblich. Der zeitge- rechte Nachweis der Serum-Enzymaktivitäten ergibt ein für den Myokardinfarkt typisches *En- zymmuster* [83]. Der Anstiegsbeginn der CPK liegt zwischen 3–6 Std, der GOT zwischen 5– 8 Std, der LDH zwischen 8–12 Std. Die maxima- len Serum-Enzymaktivitäten werden nach 18– 36 Std (CPK), 24–48 Std (GOT), 48–72 Std

(LDH) gefunden (Tabelle 6.16). Nach einem einmaligen Infarktereignis sind die Serum-En- zymaktivitäten der CPK nach 3–6 Tagen, der GOT nach 4–7 Tagen, der LDH nach 8–9 Tagen normalisiert. Langdauernde Serum-Enzymerhö- hungen können für die LDH-Isoenzyme 1 und 2 (10–14 Tage) nachweisbar sein. Bei Re-Infarkten kommt es zu einem erneuten Serum-Enzyman- stieg mit typischem Verteilungsmuster. Es be- steht eine enge Korrelation zwischen dem abso- luten Ausmaß der myokardialen Nekrose und dem Ausmaß sowie der Dauer des Serum-En-

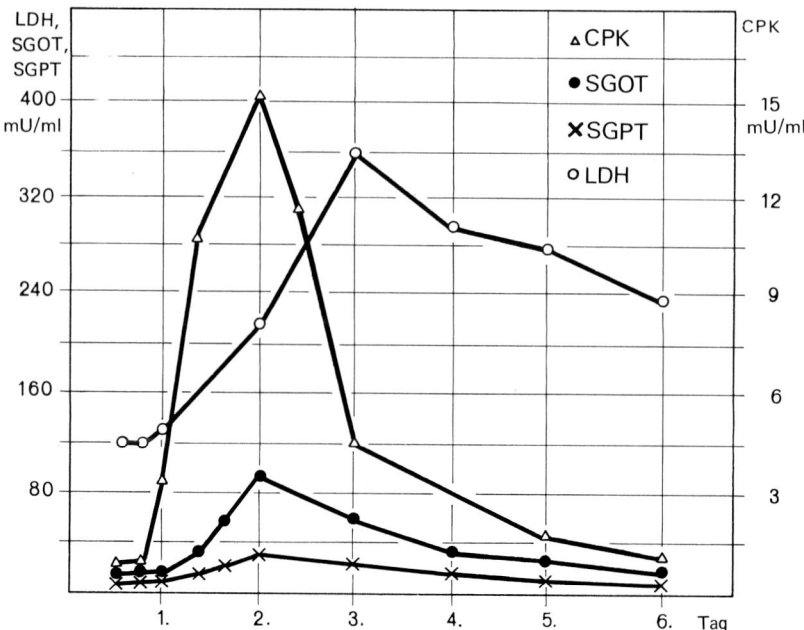

Abb. 6.20. Verlauf der Serum-Enzyme beim Myokardinfarkt. (Anstieg der SGPT bei gleichzeitiger Rechtsherz-insuffizienz)

Tabelle 6.16. Verlauf der Serumenzyme beim Myokardinfarkt

Enzym	Anstiegs-beginn (Std)	Aktivitäts-maximum (Std)	Normali-sierung (Tage)
CPK	3–6	18–36	3–6
SGOT	5–8	24–48	4–7
LDH	8–12	48–72	8–9

zymanstieges. Die myokardiale Enzymelimina-tion kann allerdings im Rahmen einer Streptoki-nase-Behandlung beschleunigt werden, so daß in Relation zum Infarktareal zu hohe Enzymaktivi-täten gemessen werden. Die *Treffsicherheit* der enzymologischen Infarktdiagnostik liegt bei 86% (LDH), 93% (GOT) und 96–99% (CPK). Bei Re-Infarkten ist die Enzymbestimmung der elektrokardiographischen Diagnostik oft überle-gen, da die Infarkte im gleichen Infarktareal elektrokardiographisch nicht immer erfaßt wer-den können. Andererseits schließt ein fehlender Enzymanstieg das Vorliegen eines kleinen Myo-kardinfarktes nicht aus. In der überwiegenden Mehrzahl dient die Enzymdiagnostik der Bestä-tigung der elektrokardiographischen Diagnose;

jedoch wird ein Optimum an Information erst durch die Kombination beider Verfahren ge-wonnen.
Der Prozeß der Enzymelimination ist weitge-hend unbekannt. Die Halbwertszeiten liegen bei ca. 2–4 Tagen. Eine direkte renale Ausscheidung kommt infolge ihres hohen Molekulargewichtes kaum in Betracht.
Für die Blutentnahme bei Infarktpatienten ist zu beachten, daß Hämolysierungen vermieden und die frischen Serumproben bei 1–5° C aufbewahrt werden, da bei Zimmertemperatur erhebliche Aktivitätsabnahmen der Serumenzyme auftre-ten.
Bei schweren Infarkten wird die Aussagefähig-keit von Ausmaß und Dauer der Serum-Enzym-anstiege durch begleitende Schädigungen ande-rer Organe kompliziert (kardiogener Schock, lang dauernde Bewußtlosigkeit, cerebrale Stö-rungen, Skeletmuskeltraumatisierungen, mani-feste Herzinsuffizienz u.a.), so daß Abweichun-gen vom typischen Infarktmuster sowie *"falsch-hohe"* Enzymanstiege auftreten können. Der SGOT/SGPT-Quotient liegt beim Myokardin-farkt über 1; bei akuter Rechtsherzinsuffizienz mit Anstieg der GPT, z.B. im Gefolge eines Re-

Infarktes, kann der Quotient unter 1 absinken. Langanhaltende Erhöhungen der CPK auf das Fünffache der Norm (über den 4.–6. Tag hinaus) sowie Anstiege der SGOT über 200 mU/ml und der LDH über 800–1000 mU/ml müssen hinsichtlich der Überlebensrate beim Myokardinfarkt als prognostisch ungünstige Zeichen angesehen werden.

Erhöhungen der Serumenzyme (CPK, SGOT, LDH und LDH_1) sind beim *transmuralen* Infarkt in etwa 90%, beim *rudimentären* Infarkt in 50–60% und bei schwerer *Coronarinsuffizienz* bis zu 30% der Fälle nachweisbar.

CPK-Anstiege können u.a. auftreten bei (Tabelle 6.17): Skeletmuskelerkrankungen, cerebralen Prozessen, entzündlichen Schilddrüsenerkrankungen, Perikarditis, Myokarditis, Tachyarrhythmien, elektrischer Defibrillation, i.m.-Injektionen, Alkoholintoxikation, schwerem Diabetes mellitus, Strahlenbehandlung, chirurgischen Eingriffen, Psychosen, nach schwerer körperlicher Arbeit, bei Herzkatheteruntersuchungen (insbesondere Coronarographie). SGOT-Erhöhungen werden außer beim Myokardinfarkt gefunden bei: akuten und chronischen Lebererkrankungen, Skeletmuskelerkrankungen, Herzinsuffizienz, Myokarditis, Perikarditis, Lungenembolie, Tachyarrhythmie, elektrischer Defibrillation, i.m.-Injektionen; ferner beim Schock, bei chirurgischen Eingriffen, Herzkatheteruntersuchungen sowie unter Contraceptiva (8–11% der Fälle) und Clofibrat (8%). Erhöhungen der LDH sind nachweisbar u.a. bei Hämolyse (u.a. Herzklappenprothesen), Leukämien, megaloblastärer Anämie, akuten und chronischen Lebererkrankungen, Lungenembolie, neoplastischen Prozessen, Myokarditis; ferner bei der akuten und chronischen Herzinsuffizienz, im Schock, beim Lungeninfarkt, Niereninfarkt, nach schwerer körperlicher Arbeit und nach elektrischer Defibrillation.

Tabelle 6.17. Differentialdiagnostik der Serumenzymaktivitäten von:

	CPK	SGOT	LDH
Myokard			
akuter Myokardinfarkt	+ + + +	+ + +	+ +
Myocarditis	−	±	+
Pericarditis	±	+	+
Leber			
Hepatitis	−	+ + + +	+ + +
Lebercirrhose	−	±	±
Cholostase	−	+ +	+ +
Metastasen	−	+ +	+ +
Cholecystitis	−	−	−
Skeletmuskel			
Trauma, Verbrennung	+ +	+ +	+ +
Dermatomyositis	+ + +	+ +	+ +
Muskeldystrophie	+ + +	+ +	+ +
Muskelatrophie	−	−	−
Paroxysmale Myoglobinurie	+ + + + +	+ + +	+ + +
Gehirn			
Blutung	+	±	±
Tumor	±	±	±
Krampfanfälle	−	−	−
Intoxikation			
Opiate Schlafmittel	+	+ +	+ +
Lungeninfarkt	−	±	+ +(+ + +)
Hämolyse	−	±	+ + +

Die Bestimmung der *LDH-Isoenzyme* (Fraktion LDH_1-LDH_5) kann zur enzymologischen Diagnostik bei myokardialen (LDH_1) und Leber- bzw. Skeletmuskelerkrankungen (LDH_4, LDH_5) beitragen. Die LDH_1 ist das zeitlich früheste nachweisbare Serumenzym beim Myokardinfarkt. Die Treffsicherheit beträgt über 95%. LDH_1 ist außerdem erhöht bei Patienten mit Herzklappenprothesen, bei Muskeldystrophie, beim Niereninfarkt und gelegentlich bei der Myokarditis. LDH_1 ist u.a. nicht erhöht bei Tachyarrhythmie, elektrischer Defibrillation, Perikarditis, Herzkatheteruntersuchungen. Bei der chronischen Herzinsuffizienz werden Anstiege der LDH_5, bei der Lungenembolie Erhöhungen der LDH_2 und LDH_3 gefunden. Leichte Enzymanstiege bei der Angina pectoris weisen auf eine ischämische Myokardschädigung hin. Bei der Perikarditis kommt es nur dann zu Enzymanstiegen, wenn gleichzeitig eine Myokardbeteiligung vorliegt. Enzymerhöhungen bei Herzinsuffizienz sind meist auf eine stauungsbedingte Leberzellschädigung (Rechtsherzinsuffizienz) bzw. Skeletmuskelbeteiligung zurückzuführen (Linksherzinsuffizienz).

Der Nachweis von *Myoglobin* im Urin ist für die Infarktdiagnostik von hoher Treffsicherheit, solange Skeletmuskeltraumatisierungen ausgeschlossen sind.

Röntgendiagnostik: Zur Erkennung des akuten Myokardinfarktes trägt die Röntgendiagnostik wenig bei. Von praktischem Wert hingegen ist sie in Fällen mit Linksherzinsuffizienz, Herzdilatation, Pleura- und Perikarderguß (insbesondere im Verlauf des Postmyokardinfarktstadiums), zur Diagnosesicherung von Herzwandaneurysmen (Kymogramm), Lungenembolien sowie zur Abklärung thorakaler Schmerzzustände im Rahmen der Differentialdiagnose des Myokardinfarktes. Die *Coronarangiographie mit Ventrikulographie* (s.S. 31) ist im akuten Infarktstadium kontraindiziert, zur Diagnosesicherung einer Septumruptur sowie einer Mitralinsuffizienz infolge Papillarmuskelabriß unumgänglich und zur Lokalisationsdiagnostik von Herzwandaneurysmen, Coronarstenosierungen u.a. im Postmyokardinfarktstadium nach einem längeren Intervall (3–6 Monate) im Hinblick auf operative Maßnahmen erforderlich.

6.2.5. Differentialdiagnose

Die Diagnose des ausgedehnten Myokardinfarktes bereitet in der Regel keine Schwierigkeiten. Differentialdiagnostisch kommen in Betracht

1. *Kardiale Ursachen:*
    Angina pectoris
    Perikarditis
    funktionelle kardiovasculäre Störungen.
2. *Thorakale Ursachen:*
    Lungenembolie
    Pleuritis
    disseziierendes Aortenaneurysma
    Hiatushernie
    Spontanpneumothorax.
3. *Extrathorakale Ursachen:*
    Akute Pankreatitis
    akute Gallenkolik
    Ulcus ventriculi, duodeni
    Discusprolaps
    Mesenterialvenenthrombose
    Mesenterialarterienembolie
    Akute intermittierende Porphyrie.

Die *Angina pectoris* (s.S. 162) geht ohne Blutzucker-, Leukocyten-Anstiege und Temperaturerhöhungen einher. Das EKG zeigt kein infarktspezifisches Muster. Eine Grenzkonstellation repräsentieren Myokardläsionen, die mit einem leichten Anstieg der Serumenzyme einhergehen (s. oben).

Die *akute Perikarditis* (s.S. 81) ist durch die inspiratorische und meist durch Seitenlagerung induzierbare Intensivierung des Präcordialschmerzes und die Schmerzlinderung in sitzender Stellung gekennzeichnet. Enzymanstiege fehlen bei alleiniger Perikardbeteiligung, bei gleichzeitiger Myokardläsion sind die Enzymanstiege meist gering. Oftmals ist Perikardreiben auskultierbar. Bei Infarkten mit Infarktperikarditis ist der zweizeitige Schmerzablauf typisch (Infarktschmerz, Pleuroperikardialschmerz). Elektrokardiographisch sind bei der Perikarditis — im Unterschied zur Infarktperikarditis — pathologische Q-Zacken nicht nachweisbar. ST-Streckenanhebungen treten sowohl bei der Perikarditis wie auch beim Myokardinfarkt auf; hingegen sind diese bei der Perikarditis in fast allen EKG-Ableitungen und ohne diskordante ST-Streckensenkungen vorhanden. Die *Lungenembolie* (s. S. 210) wird anamnestisch, klinisch, röntgenologisch und elektrokardiographisch sowie mittels Lungenszintigraphie ausgeschlossen. Der Venendruck ist meist stark erhöht. CPK-Anstiege werden in der Regel vermißt. Beim *disse-

ziierenden Aortenaneurysma wird die Diagnose durch die Anamnese (Hypertonus, Alter, Lues) klinisch (Blutdruckdifferenz, ggf. perkutorisch nachweisbare Dämpfung), elektrokardiographisch, röntgenologisch bzw. angiographisch gesichert.

Hiatushernie, Spontanpneumothorax, Cholecystitis, penetrierendes Ulcus, akute Pankreatitis, Pleuritis, Discusprolaps, Mesenterialvenenthrombose, Mesenterialarterienembolie und funktionelle kardiovasculäre Störungen lassen sich klinisch, elektrokardiographisch, röntgenologisch und laborchemisch vom Myokardinfarkt zuverlässig abgrenzen. Hervorzuheben ist, daß bei der akuten Pankreatitis (Erhöhungen der Amylasen!) EKG-Veränderungen wie beim akuten Hinterwand-Myokardinfarkt auftreten können.

6.2.6. Komplikationen

Herzrhythmusstörungen sind bei 90–93% aller akuten Myokardinfarktpatienten nachweisbar [52, 62, 74]. Die Bedeutung der Herzrhythmusstörungen liegt in der Ausbildung eines plötzlichen Herztodes (Kammerflimmern, Asystolie), einer Herzinsuffizienz (verminderte bzw. fehlende diastolische Ventrikelfüllung und systolische Entleerung), einer Hypotonie (mit myokardialer und allgemeiner arterieller O_2-Minderversorgung) und eines kardiogenen Schocks. Die Art der Herzrhythmusstörung (Tabelle 6.18), ihr Beginn sowie ihre Häufigkeit kann von Patient zu Patient sowie beim Individualfall erheblich variieren. Ihre Entstehung wird auf eine *elektrische Unstabilität* des infarzierten und ischämischen Myokards zurückgeführt. Kammerflimmern tritt bevorzugt in den ersten 5 Std nach dem Infarktereignis auf. Kammertachykardien, die unbehandelt rasch zum Linksherzversagen führen können, werden zu jedem Zeitpunkt nach dem Infarktereignis beobachtet. Paroxysmales Vorhofflimmern setzt oft innerhalb der ersten 24–48 Std ein, AV-Knotenrhythmen werden häufig bei Hinterwandinfarkten beobachtet (Versorgung der AV-Knoten-Arterie durch die Arteria coronaria dextra).

Angaben über das quantitative Ausmaß von Herzrhythmusstörungen sind von der Möglich-

Tabelle 6.18. Rhythmusstörungen beim Myokardinfarkt

1. Bradykarde Rhythmusstörungen
Sinusbradykardie (15–25%)
Sinuauriculärer Block (4–6%)
Atrioventriculäre Überleitungsstörungen (20–35%)
   AV-Block I° (8–25%)
   AV-Block II° (2–20%)
   AV-Block III° (10%)
Schenkelblockierungen (18–20%)
   Linksanteriorer Hemiblock (10–15%)
   Linksposteriorer Hemiblock (1–4%)
   Rechtsschenkelblock (6–15%)

2. Tachykarde Rhythmusstörungen
Sinustachykardie (30%)
Vorhoftachykardie (25–30%)
Frequenter AV-Knoten-Rhythmus (20–25%)
Kammertachykardie, Kammerflimmern (20%)
Vorhofflimmern (8–12%)
Vorhofflattern (5–6%)
Paroxysmale Vorhoftachykardie (PAT; 1–8%)
AV-Dissoziation, Interferenzdissoziation (1–6%)
Vorhofextrasystolen (15–30%)
Kammerextrasystolen (>80%)

keit der monitorischen Überwachung abhängig. So werden z.B. Kammertachykardien in 1% aller Myokardinfarkte ohne kontinuierliche Überwachung und in 12% mit fortlaufender Überwachung registriert. Viele Herzrhythmusstörungen sind nur vorübergehend und bleiben hinsichtlich der hämodynamischen Auswirkungen symptomlos. Einzelne ektopische Kammeraktionen sind oft Vorboten von Kammertachykardien, Kammerflimmern, Vorhofflimmern- und -flattern, paroxysmaler Vorhoftachykardie und unterschiedlicher Grade atrioventriculärer Blockierungen. Ein totaler AV-Block mit oder ohne begleitende Adams-Stokessche Anfälle bildet sich meist am Ende der 1. Krankheitswoche zurück. Kombinationen eines Vorderwandinfarktes mit totalem AV-Block haben eine schlechtere Prognose als Hinterwandinfarkt mit totalem AV-Block. QRS-Verbreiterungen sind prognostisch stets ungünstig.

Eine **akute Linksherzinsuffizienz** (s.S. 318) wird in 25% der Fälle beobachtet [84, 101]. Dyspnoe, kalter Schweiß, feuchte Rasselgeräusche und Tachykardie sind wichtige klinische Leitsymptome; zentraler Venendruck und Pulmonalarteriendruck sind erhöht.

Der **kardiogene Schock** (s.S. 301) kann zu jedem Zeitpunkt nach Infarktbeginn eintreten, am häufigsten im Initialstadium (10–20% der Fälle) [84, 101]. Das Krankheitsbild ist gekennzeichnet durch arterielle Hypotension, Verminderung der Haut-, Gehirn- und Nierendurchblutung (Oligurie). Die Haut ist kalt und feucht, der Puls beschleunigt, zentraler Venendruck und peripherer Widerstand sind erhöht. Das Herzzeitvolumen ist erniedrigt. Vergleichende Druckmessungen (RIVA-ROCCI und blutige Druckmessung) haben zum Teil erhebliche, falsch-niedrige Blutdruckwerte bei Anwendung der Manschettenmethode ergeben. Zur fortlaufenden Überwachung ist daher die blutige Druckmessung der unblutigen vorzuziehen.

Die **thromboembolischen Komplikationen** (14–43%) umfassen:
a) systemische Embolien (Gehirn, Niere, periphere Arterien),
b) systemische Thrombosierungen bei schwerer allgemeiner Minderzirkulation und Hyperkoagulabilität,
c) Lungenembolien im Gefolge muraler Thrombosierungen und Bein-Becken-Venenthrombosen (Bettruhe),
d) coronare Thrombosierungen (Hyperkoagulabilität, mangelhafte Antikoagulantienbehandlung),
e) intracoronare Blutungen (überschießende Antikoagulantienbehandlung, Coronararteriendissektion).

Perikarditis ist als Infarktfolge häufig. Bei einem zweizeitigen präcordialen Schmerzereignis von länger als 24 Std besteht stets der Verdacht auf eine Ausdehnung des Infarktareales, einen Re-Infarkt und eine Lungenembolie. Perikardiales Reiben ist bei großen Vorderwandinfarkten meist präcordial hörbar. Es wird — ebenso wie der Schmerz — in liegender Haltung und bei Inspiration intensiviert. Aufsetzen bringt oft Erleichterung. Die Infarktperikarditis (Pericarditis epistenocardica) wird beim Auftreten eines Hämoperikards zur Komplikation und eine Kontraindikation zur Fortführung der Antikoagulantienbehandlung. Herzrhythmusstörungen treten bei der Infarktperikarditis gehäuft auf.

Eine **Herzwandruptur** tritt in 4–5% tödlicher Myokardinfarkte auf. Zeitlich prädestiniert ist der 4.–12. Tag nach dem Infarktereignis. Als Folge der Ruptur resultieren Hämoperikard und Herzbeuteltamponade mit meist letalem Ausgang.

Eine **Septumperforation** (ca. 1%) wird typischerweise an dem Auftreten eines holosystolischen Geräusches und eines präcordialen Schwirrens erkannt. Die Überlebensrate ist infolge rasch-progredienter Herzinsuffizienz gering. Bei kleinen Perforationsflächen wird gelegentlich ein protrahierter Verlauf für Monate bis Jahre beobachtet.

Papillarmuskelabrisse (ca. 0,2%) und Abrisse der Chordae tendineae gehen gewöhnlich mit schwerer Mitralinsuffizienz und Linksherzinsuffizienz einher. Bei leichter Mitralinsuffizienz infolge Papillarmuskeldysfunktion sind Überlebenszeiten von Monaten bis Jahren möglich. Auskultatorisch ist meist ein holosystolisches Geräusch mit spätsystolischer Akzentuierung nachweisbar. Im Unterschied zum Auskultationsbefund bei Septumperforation ist ein präcordiales und apikales Schwirren nicht fühlbar.

Herzwandaneurysmen meist an der Spitze, Vorderwand und Hinterwand des linken Ventrikels lokalisiert, treten bei 5–8% aller Myokardinfarkte ab der 2. Krankheitswoche auf. Gelegentlich läßt sich eine systolisch-synchrone, biphasische Auswärtsbewegung des Herzspitzenstoßes tasten bzw. im linksseitigen Ventrikelsphygmogramm registrieren. Im EKG sind typischerweise persistierende ST-Streckenanhebungen im Brustwandprogramm nachweisbar (Abb. 6.13). Das Aneurysma wird röntgenologisch, kymographisch (abgeschwächte oder aufgehobene Randpulsationen, paradoxe Pulsationen) und angiographisch verifiziert (3–6 Monate nach dem Infarkt.) Bei Thrombosierungen innerhalb des aneurysmatischen Myokardbezirkes, bei pleuroperikardialen Verwachsungen und bei Verkalkungen fehlen paradoxe Pulsationen. Die Kontraktilität des linken Ventrikels ist meist erheblich herabgesetzt (vgl. Tabelle 6.10). Der Ausbildung des Aneurysmas geht eine Akinesie des betroffenen Areales voraus. Komplikationen von seiten des Ventrikelaneurysmas sind arterielle Embolisierungen, Herzrhythmusstörungen, Herzinsuffizienz, Herzwandruptur.

Das **Postmyokardinfarkt-Syndrom** (Dressler-Syndrom) (s. S. 75) setzt in 3–4% 2–6 Wochen nach dem Infarktereignis ein mit intermittierendem langanhaltenden Fieber, Perikarditis, Perikarderguß, Pleuritis exsudativa, Präcordialschmerz (Pleuropericarditis). Oft wird dieses Syndrom als Herzinsuffizienz mißdeutet. Ursächlich liegt dem Dressler-Syndrom wahrscheinlich ein Autoimmunprozeß gegen zugrundegegangenes körpereigenes Myokardgewebe zugrunde. Durch den Nachweis von Myokardantikörpern wird die Diagnosesicherung erleichtert. Bei Verdacht auf das Vorliegen eines Dressler-Syndromes ist eine Antikoagulantienbehandlung wegen der Gefahr der hämorrhagischen Perikarditis mit Perikardbeuteltamponade kontraindiziert. Hämorrhagische Perikarditiden und Pleuraergüsse können beim Dressler-Syndrom jedoch auch ohne Antikoagulantienbehandlung auftreten. Differentialdiagnostische Schwierigkeiten bestehen gegenüber der Abgrenzung des Syndromes von Lungenembolien, Re-Infarkten und Pneumonien.

Ein **Schulter-Arm-Syndrom,** ein meist linksseitig lokalisierter Schulter-Arm-Schmerz 1–6 Monate nach dem Infarktereignis, tritt bei 10–20% aller Infarktpatienten auf. Bei frühzeitiger Mobilisierung wird das Syndrom meist vermieden, während es nach langer Bettruhe und Ruhigstellung häufiger auftritt.

6.2.7. Intensivpflege ("Coronary Care")

Zu den wesentlichen Behandlungsprinzipien des akuten Myokardinfarktes gehört die *fortlaufende Überwachung* der Patienten. Intensivpflegestationen wurden erstmals 1963 in den USA eingerichtet, zeitlich coincidierend mit der routinemäßigen Einführung der kardialen Elektroschockbehandlung. Zu den Aufgaben der Intensivpflegestation gehören u.a. kontinuierliche EKG-Überwachung, ununterbrochene Patientenbeobachtung durch geschultes Personal, sofortiger Einsatz lebensrettender Maßnahmen (elektrische Defibrillation, Schrittmachersondenimplantation, extrathorakale Herzmassage, Intubation, maschinelle Ventilation). Die Überwachungs- und Beatmungsapparaturen müssen für den Fall komplikativer Veränderungen mit soforteinsetzenden Signalsystemen ausgerüstet sein. Eine elektrische Abschirmung, adäquate elektrische Beleuchtung, auch in der Nacht, Ventilations- bzw. Klimavorrichtungen, ausreichende elektrische Anschlüsse, Sauerstoff- und Druckluftleitungen, spezielle Überwachungsbetten mit verstellbarem Kopf-, Fuß- und Mittelteil, sofort adaptierbare Brettunterlagen für die externe Herzmassage sind erforderlich. Die Bettenzahl pro Überwachungsraum sollte zur Schonung benachbarter Patienten möglichst niedrig gehalten werden (1–3), wenn dabei eine zentrale Überwachung und gleichzeitige Beobachtung eines jeden Patienten gewährleistet ist. Für zentrale Beatmungsstationen sowie die Überwachung bewußtloser Patienten sind Bettenzahlen von 6 pro Raum vertretbar.

Die *Überwachungsgeräte* selbst sollten für die fortlaufende Pulszählung mit Alarmbegrenzung (z.B. 50–100/min), oscilloskopischer EKG-Aufzeichnung (präcordiale Elektrodenanlage) sowie synchroner und Gleichstromdefibrillation ausgestattet sein. Notwendig ist ferner die Möglichkeit simultaner EKG-Direktregistrierung für jeden Überwachungspatienten. Druckaufnehmende Systeme (Druckreceptoren, z.B. Statham-Elemente, Trägerfrequenzverstärker und Registriergeräte) zur fortlaufenden blutigen arteriellen Druckmessung sind für alle Schockpatienten erstrebenswert; ebenso die punktuelle Venendruckmessung, die Messung rechtskardialer Druckgrößen mittels Einschwemmkatheter (rechter Vorhof, rechter Ventrikel, Pulmonalarterie) sowie die Ermittlung von Herzzeitvolumen und Schlagvolumen (Indikatorverdünnungstechniken).

Die *Punktionstechniken* der großen Arterien und Venen, einschließlich der Seldinger-Technik und des Kathetereinschwemmverfahrens, sollten auf jeder Intensivpflegestation beherrscht werden. Für die röntgenologische Untersuchung ist eine für jeden Überwachungspatienten adaptierbare Röntgenvorrichtung für Einzelaufnahmen und Durchleuchtung angeraten. Die Möglichkeit der raschen Sterilisation und Desinfektion von Apparaturen und Räumen ist unentbehrlich. Brutschränke zur Aufbewahrung von Blutkulturen sind erforderlich. Jederzeit müssen Blutgasanalysen (pH, PO_2, PCO_2, O_2-Sättigung, Standardbicarbonat, Basenexzeß) durchführbar sein.

Der Wert einer Überwachungsanlage liegt in der Erkennung und Behandlung von Herzrhythmusstörungen und damit in der Senkung der Frühinfarktmortalität, der zeitgerechten Überwachung und Behandlung des kardiogenen Schocks, des Lungenödems, sowie weiterer Komplikationen. Durch Einführung der Intensivpflegestationen ("Coronary Care Unit") konnte die Mortalität hospitalisierter Patienten mit Myokardinfarkt um 20–30% gesenkt werden [52].

6.2.8. Therapie

Jeder Patient mit gesichertem Myokardinfarkt bedarf einer sofortigen stationären Behandlung. Wegen der ausgeprägten Frühmortalität (Rhythmusstörungen, Linksherzinsuffizienz, kardiogener Schock) ist ein schneller, fachgerechter Transport und Informationsablauf während der Prähospitalphase geboten. Zur Verkürzung der Prähospitalphase gehört die Aufklärung der Bevölkerung über die Warnsymptome und Risiken des Myokardinfarktes, die Aufklärung der Hausärzte und des Krankentransportpersonals über die Dringlichkeit einer gezielten, schnellen und fachgerechten Einweisung, der Einsatz adäquat ausgerüsteter und ausgebildeter Notarztwagen-Teams mit den Möglichkeiten der Reanimation, Überwachung und medikamentösen Sofortbehandlung des Myokardinfarktes und seiner Komplikationen.

Erstversorgung: Die Erstversorgung des akuten Myokardinfarktes gliedert sich in die ambulante hausärztliche Sofortbehandlung (Prähospitalphase) sowie in die klinische Überwachung und Behandlung (Hospitalphase).

Prähospitalphase:
a) Ruhigstellung: (u.a. Valium: 5–10 mg i.v., Librium),
b) Schmerzbehandlung: (u.a. Valoron: 50 mg s.c., Eukodal: 0,01–0,02 g s.c., Dolantin: 50 mg s.c.
c) Behandlung der Rhythmusstörungen: Bei extremer Bradykardie: Atropin 0,5–1 mg s.c. oder i.v., bei Asystolie: externe Herzmas-

sage, Mund-zu-Mund-Beatmung, ggf. Intubation, bei ventriculärer Extrasystolie: Lidocain (Xylocain): 50–100 mg langsam (5 min) i.v. (nicht bei systolischem Blutdruck unter 80 mm Hg).
d) Schockbehandlung (s. S. 305).
e) Behandlung der Herzinsuffizienz (s. S. 347).

Hospitalphase:
a) **Ruhigstellung:** Jeder Patient mit akutem Myokardinfarkt bedarf einer strikten Ruhigstellung (Bettruhe), ggf. unterstützt durch Sedativa und Tranquilizer (z.B. Valium, initial 5–10 mg i.v., als Dauermedikation 5, 5, 10 mg oral).

b) **Schmerzbehandlung:** Die Beseitigung des Schmerzes beim Myokardinfarkt dient in erster Linie der symptomatischen Schmerzlinderung, daneben stellt die Analgesie eine Präventivmaßnahme gegenüber Rhythmusstörungen dar, die im akuten Schmerzstadium vermehrt auftreten. Jeder Myokardinfarktpatient sollte weitgehend schmerzfrei sein. Oftmals sind hohe Dosen und wiederholte Gaben stark wirksamer Analgetica erforderlich.

Bei geringer Schmerzintensität sind Tranquilizer ausreichend (z.B. Valium, Librium, Meprobamat), die bei jedem Myokardinfarkt als Basismedikation verordnet werden sollten. Bei leichtem und mittelschwerem Infarktschmerz sind Valoron, Eukodal und Fortral ausreichend. Bei schweren Schmerzen empfiehlt sich die Gabe von Morphinum hydrochloricum und Pethidin (Dolantin).

Morphinum hydrochloricum: Einzeldosen von 10–20 mg s.c. oder i.m. Bei intravenöser Applikation besteht insbesondere bei älteren Patienten die Gefahr zentraler Atemdepression. Eine negativ inotrope Eigenwirkung ist im therapeutischen Dosisbereich nicht zu erwarten. Gelegentlich kann Übelkeit aufkommen, in Einzelfällen sind Blutdrucksenkungen und Frequenzabnahmen mitgeteilt worden (Blutdruck- und Frequenzüberwachung), die durch Beinhochlagerung und Atropin erfolgreich behoben werden können.

Pethidin (Dolantin): wird bei schweren Schmerzzuständen eingesetzt: 50–100 mg s.c. oder i.m. Wegen negativ inotroper Eigenwirkung sollte die

Indikation für Pethidin bei ausgedehntem Myokardinfarkt mit Herzinsuffizienz zurückhaltend gestellt werden.

c) Sauerstofftherapie: Sauerstoffinhalation (O_2-Brille, O_2-Maske, O_2-Zelt) ist bei cyanotischen und dyspnoischen Patienten im akuten Myokardinfarktstadium indiziert. Angestrebt wird eine Verbesserung des Sauerstoffangebotes an das Myokard und die Organe. Eine schmerzlindernde Wirkung kommt dem Sauerstoff nicht zu. Beim Myokardinfarkt ist der arterielle PO_2 in der Regel erniedrigt, erreicht jedoch außer bei akuter Linksherzinsuffizienz selten Werte unter 70 mm Hg. Infolge alveolärer Diffusionsstörung und erniedrigter Perfusion (erniedrigtes Herzzeitvolumen, Schlagvolumen; erhöhter Gefäßwiderstand) werden beim Lungenödem extrem niedrige arterielle PO_2-Werte gefunden (unter 50 mm Hg). Hier zählt Sauerstoffzufuhr zu den obligaten Sofortmaßnahmen.

Die hyperbare Sauerstofftherapie senkt die Frühmortalität des Myokardinfarktes nicht. Rhythmusstörungen werden nicht verhindert bzw. reduziert. Hingegen hat sich beim intraktablen Lungenödem die Überdruckbeatmung mit einem Gemisch von 50% Sauerstoff und 50% Stickstoff bewährt.

d) Behandlung der Rhythmusstörungen (s. S. 261): Für den Myokardinfarkt sind folgende Spezialfälle von Bedeutung:

Bradykardien: (Sinusbradykardie, Bradyarrhythmie, AV-Blockierungen, AV-Knotenrhythmus) treten bevorzugt beim Hinterwandinfarkt auf. Ihre Vermeidung bzw. Behandlung ist wegen der Gefahr progressiver Hypotonie, ektopischer Rhythmusstörungen, Auslösung von Kammerflimmern und Herzinsuffizienz geboten. Atropin (0,5–1,0 mg, s.c., i.v., i.m.) Alupent (10–80 µg/min intravenös) oder elektrische Stimulation mittels temporärer Schrittmachersonde. Bei gleichzeitigen ventriculären Ektopien, die gelegentlich auch nach Atropin auftreten, sind Lidocain (Xylocain) bzw. Ajmalin (Gilurytmal) indiziert. Bei totalem AV-Block und Myokardinfarkt ist stets die temporäre Schrittmachersondenimplantation angezeigt.

Tachykardien: (ventriculäre, supraventriculäre Tachykardien) werden entsprechend den in Kapitel 8 gegebenen Richtlinien behandelt. Versagt die medikamentöse Therapie bei ventriculärer Tachykardie, ist die sofortige elektrische Defibrillation angezeigt.

Ventriculäre Ektopien: Primäre Behandlung mit Lidocain, das per infusionem (1–4 mg/min) appliziert wird. Als Initialdosis können zur Erzielung eines effektiven Plasmaspiegels 100–200 mg in 5–10 min injiziert werden. Bei niedrigen Serum-Kaliumwerten ist die Heterotopieneigung erheblich gesteigert und Lidocain wenig wirksam bzw. unwirksam. Eine Normalisierung des Serum-Kaliums ist daher von entscheidender Bedeutung. Bei Refraktärität gegenüber Lidocain sollte auf Ajmalin übergegangen werden (2–4 mg/min), das allerdings bei gleicher antiarrhythmischer Dosierung stärker negativ inotrop wirksam ist als Lidocain. In leichten Fällen können β-sympathicolytische Substanzen appliziert werden, insbesondere im Frühstadium des Myokardinfarktes, bei dem eine vermehrte adrenerge Aktivität wirksam gedämpft wird. Wegen der stark negativ inotropen und negativ chronotropen Eigenwirkung von Propranolol und der Gefahr der Hypotension und Linksherzinsuffizienz sind Substanzen wie z.B. Prindolol, Oxprenolol vorzuziehen.

Bei *Asystolie* sind sofortige externe Herzmassage, Mund-zu-Mund-Beatmung bzw. Intubation mit maschineller Ventilation erforderlich. Zur Beseitigung der sofort einsetzenden metabolischen Acidose wird Bicarbonat (1,4–4%) intravenös infundiert. Die Applikation von β-Receptoren-Stimulation (Alupent, Isuprel) sowie Calcium kann versucht werden. Intrakardiale Injektionen verschiedener Substanzen wirken in erster Linie über einen mechanischen Myokardreiz (Einstichstelle); nennenswerte Erfolge werden dadurch nicht erreicht. Für die externe Herzmassage und Beutelbeatmung ist ein Rhythmus von 3–4 effektiven Herzmassagen (sternal-präcordial) — unterbrochen durch eine Atemaktion — zu beachten. Eine externe Herzmassage ohne Ventilation ist auf jeden Fall zu vermeiden. Bei entsprechender apparativer Ausrüstung sollte nach Versagen der medikamentösen Therapie unmittelbar eine temporäre Schrittmachersondenimplantation erfolgen.

e) Behandlung der Herzinsuffizienz (s. S. 347): Bei manifester Herzinsuffizienz sind *Digitalis-*

glykoside indiziert, insbesondere bei gleichzeitiger Kardiomegalie und supraventriculärer Arrhythmie. Vorsicht ist geboten bei vordigitalisierten Patienten sowie bei eingeschränkter Nierenfunktion. Durch Digitalisglykoside wird die ventriculäre Heterotopieneigung gefördert. Bei nicht-insuffizienten Myokardinfarkten sowie bei latenter Linksherzinsuffizienz sind Digitalisglykoside entbehrlich. Die Aufsättigungszeit mit Digitalisglykosiden beeinflußt das Auftreten von Rhythmusstörungen nicht. Auf eine Bilanzierung und Normalisierung der Serum-Elektrolyte sowie des Säure-Basen-Staus ist vordringlich zu achten. Der Einsatz hoher Dosen von *Aldosteron-Antagonisten* (Aldactone: 400–800 mg pro Tag i.v.) hat sich infolge positiv inotroper Eigenwirkung bewährt. Bei Lungenödem (s. S. 321) sind unblutige (Beinmanschetten) und blutige *Aderlässe* (200–400 ml), *Diuretica* (z.B. Lasix: 40–100 mg i.v.), *Sauerstoffzufuhr, Bronchospasmolytica* (z.B. Euphyllin: 0,24 g i.v.) erforderlich. Für die Behandlung des kardiogenen Schocks, einschließlich der Anwendung weiterer positiv *inotrop* wirksamer sowie vasopressorischer Substanzen (Glucagon, Corticosteroide, Vasodilatantien u.a.) s. Kap. 9.

Eine *Volumenzufuhr* beim frischen Myokardinfarkt sollte wegen der Gefahr eines akuten Lungenödems nur unter gleichzeitiger Kontrolle des Pulmonalarterien- und Pulmonalcapillardruckes erfolgen. Volumenbedingte Drucksteigerungen in der Pulmonalcapillare bis zu 14–18 mm Hg können zu einer Zunahme von Herzzeitvolumen und Schlagvolumen führen. Drucksteigerungen oberhalb dieses Bereiches gehen mit keiner meßbaren Zunahme der kardialen Pumpfunktion einher.

Der Einsatz *assistierter Kreislaufbehandlung* (intraaortale Ballonpulsation, externe Gegenpulsation) kann zur Abnahme der Mortalität des kardiogenen Schocks um 10–20% beitragen. Die generelle Anwendung kann allerdings wegen bislang nicht überzeugender Resultate, komplizierender Gerinnungsstörungen und des technischen und personellen Aufwandes des Verfahrens nicht empfohlen werden.

f) Antikoagulantien und Thrombolytica: Die Behandlung thromboembolischer Erkrankungen hat das Ziel, appositionelle Thrombosierungen zu verhindern *(Thrombostase)* bzw. vorhandene Thromben aufzulösen *(Thrombolyse)* [55]. Sie gliedert sich in die Therapie mit Antikoagulantien (Heparin, Heparinoide, Cumarinderivate, Indandione u.a.) und Thrombolytica (Kinasen: Streptokinase, Urokinase; Proteinasen: Schweineplasmin, Aspergillin-0).

Heparin: Heparin wirkt als Sofort- bzw. Direktkoagulans, d.h. nach intravenöser Injektion einer genügend hohen Einzeldosis tritt eine sofortige Gerinnungshemmung ein. Heparin blockiert in erster Linie die Wirkung von Thrombin auf Fibrinogen (Antithrombin); daneben besitzt es eine Thrombokinase-hemmende Wirkung (Antithrombokinasewirkung) sowie einen Hemmeffekt auf die Adhäsivität zwischen Thrombocyten und Gefäßwand. Der Abbau erfolgt in der Leber, die Ausscheidung überwiegend renal (als molekularverkleinertes Heparin: Uroheparin). Im Lipidstoffwechsel wirkt Heparin als Aktivator einer Lipoproteinlipase (Klärfaktor), deren Aktivität proportional zur Gerinnungsaktivität ist. Bei hohem Serum-Lipidspiegel muß Heparin dementsprechend zur Erzielung eines gleichstarken gerinnungshemmenden Effektes höher dosiert werden.

Neben Heparin gibt es eine Reihe von Heparinoiden (hochpolymere Polysaccharide, Polyuronide, Mucopolysaccharide; Eleparon, Thrombozid, SP 54), die sich wegen toxischer Nebenwirkungen und inkonstanter Wirksamkeit zur Antikoagulantienbehandlung nicht durchgesetzt haben.

Hinsichtlich der Haupt*indikationen* einer Heparin-Therapie siehe Tabelle 6.19. Heparin wird ferner eingesetzt bei Hyperlipoproteinämien mit Lipoproteinlipasemangel, als Thromboseprophylaxe bei Radium-Röntgen-Bestrahlungen von Tumoren, bei Sepsis (Prophylaxe von Verbrauchskoagulopathie und Schock), bei operierten Mesenterialvenenthrombosen, bei der progressiven Arteria vertebralis- und Arteria basilaris-Thrombose, bei arteriellen Retinaokklusionen [39]. Unter Beachtung der Kontraindikationen (Tabelle 6.20) ist mit einer Heparin-Therapie zum frühestmöglichen Zeitpunkt der Erkrankung zu beginnen (Vermeidung appositioneller Thromben und embolischer Komplikationen).

Tabelle 6.19. Indikationen zur Antikoagulantienbehandlung

I. Heparin

Thromboembolie
Anschlußtherapie nach Thrombolyse
Verbrauchskoagulopathie
Hämodialyse
Herzoperationen mit extrakorporaler
  Zirkulation
Austauschtransfusionen

II. Cumarinderivate

Thrombophlebitis (akut, rezidivierend)
Postthrombotisches Syndrom
Lungenembolie (akut, rezidivierend)
Arterieller Gliedmaßenverschluß
Endangiitis obliterans
Myokardinfarkt
Mitralvitien mit absol. Arrhythmie
Herzklappenprothesen
Polyglobulie
Hämokonzentration (Diureticabehandlung)
Anschlußtherapie nach Thrombolyse

Tabelle 6.20. Kontraindikationen der Antikoagulantienbehandlung

I. Absolute Kontraindikation

Hämorrhagische Diathesen
Ulcus ventriculi oder duodeni
Carcinoma intestini
Colitis ulcerosa
Okkulte Magen-Darm-Blutungen
Blutungen aus den abführenden Harnwegen
Lebercirrhose mit Oesophagusvaricen
Schwere Nephropathien (Rest-N > 60 mg%)
Maligner Hypertonus, hypertone Krisen
Cerebrale Blutungen
Pericarditis, bakterielle Endocarditis
Disseziierendes Aneurysma
Hypertensive Retinopathie (III–IV),
Ablatio retinae
Akute chirurgische Eingriffe
Transseptale Herzkatheteruntersuchungen
Schwangerschaft
Organpunktionen (Leber, Milz, Niere)
Akute Pankreatitis

II. Relative Kontraindikation

Hohes Alter (> 70 Jahre)
Hypertonus (> 200 mm Hg systolisch,
  > 110 mm Hg diastolisch)
Unregelmäßige Tabletteneinnahme
fortgeschr. diabet. Angiopathie
Laktation

Bei der tiefen *Bein-* und *Beckenvenenthrombose* werden durch die Heparintherapie eine Besserung der Symptomatik, eine Abnahme der Emboliehäufigkeit um 70–80% sowie eine Abheilung tiefer Phlebitien erreicht.

Bei der *Lungenembolie* ist eine Heparinisierung (für 1–2 Wochen) mit anschließender Cumarin-Medikation (für 2–3 Monate) obligat, sofern nicht nach Größe und klinischem Schweregrad eine thrombolytische Therapie erforderlich ist. Bereits der Verdacht auf das Vorliegen einer Lungenembolie rechtfertigt die Antikoagulantienbehandlung.

Der akute *Myokardinfarkt* wird mit Heparin für 4–8 Tage, anschließend mit Cumarinen eingestellt (Dauerbehandlung). Das Ziel der Heparinbehandlung beim Myokardinfarkt ist die Verhinderung der Neubildung bzw. Progredienz von Coronarthrombosen sowie die Verhinderung von muralen Thromben und arteriellen Thromboembolien:

Initialdosis 5000–10000 I.E. intravenös, anschließend 15000–20000 I.E./12h als intravenöse Dauerinfusion.

Die *Verbrauchskoagulopathie* (disseminierte intravasculäre Coagulation: DIC) entsteht als Fol-

geerkrankung beim Schock, bei Sepsis, bei Verbrennungen, Virämie, metastasierenden Carcinomen u.a. Sie erfordert eine initiale Heparinbehandlung zur Blockierung der intravasalen Gerinnung (500–1000 E intravenös), anschließend eine über den Tag gleichmäßig verteilte Dauerinfusion, ggf. Fibrinolyse (s. unten).

Therapiekontrolle: Vor Einleitung der Therapie sowie zur Therapiekontrolle ist die Bestimmung der auf einen Normalwert eingestellten Thrombinzeit (15–16 sec) erforderlich. Das therapeutische Optimum ist erreicht, wenn eine auf das Dreifache der Norm verlängerte Thrombinzeit vorliegt. Die Bestimmung muß in möglichst plättchenfreiem zentrifugierten Citratplasma durchgeführt werden.

Bei intravenöser Dauerbehandlung ist der Test ein oder zweimal täglich durchzuführen (z.B. 8.00 Uhr, 20.00 Uhr); bei täglich einmaliger subcutaner Heparinapplikation (Injektion: 17.00 Uhr) genügt eine Bestimmung (z.B. 11.00 Uhr); bei täglich zweimaliger subcutaner Heparingabe sind 2 Bestimmungen in Abständen von jeweils 12 Std vor der Injektion erforderlich. Bei Übergang auf Cumarintherapie ist gleichzeitig die Bestimmung der Quickzeit (Optimalwert: 15–25%) durchzuführen.

Bei der Blutentnahme ist auf schnelle Venenpunktion ohne Gewebstraumatisierung (Mobilisierung von Gewebsthrombokinase) zu achten, ferner auf Blutaspiration ohne starken Sog zur Vermeidung von Erythrocytenläsionen und gute Durchmischung des Spritzeninhaltes (Citratplasma). Bei Vorhandensein von Gerinnseln ist die Probe zu verwerfen. Eine Entnahme aus intravenösen Kathetern mit laufender Heparininfusion ist nicht zu verwerten.

Therapie von Blutungskomplikationen: Als Heparinantidot wird Protaminchlorid (Hoffmann La Roche) intravenös eingesetzt. Ca. 1 mg Heparin wird durch 1,2 mg Protaminchlorid gehemmt. Wegen der Gefahr überschießender Gerinnung sollte die Anwendung von Protaminchlorid nur bei bedrohlichen Blutungskomplikationen erfolgen. Bei einer unbekannten Heparinkonzentration sollten anfänglich nicht mehr als 100 mg Protaminchlorid sehr langsam intravenös (mehrere Minuten) injiziert werden. Bei schneller Injektion kommt es zu vorübergehender Hypotension, zu Flush-Reaktionen und Tachykardien. Die Wirkung von Protaminchlorid erfolgt unmittelbar nach der Injektion, ggf. sind Nachinjektionen erforderlich (Bestimmung der Recalcifizierungszeit). Als Faustregel gilt die Injektion derjenigen Menge, die 50% der letzten applizierten Heparindosis (in Einheiten) entspricht.

Cumarine und Indandione: Die Cumarine (und Indandione) sind Vitamin K-Antagonisten. Das Erfolgsorgan ist die Leberzelle. 1–3 Tage nach Therapiebeginn kommt es zu einer Verminderung der Gerinnungsfaktoren in der Reihenfolge: II–X–IX–VII. Kurz- und langwirkende Cumarine unterscheiden sich in bezug auf die Zeit, die zur Normalisierung des Gerinnungssystems nach Absetzen des Präparates erforderlich ist (s. Tabelle 6.22). Die Wirkung der Cumarine wird durch Vitamin K kompetitiv aufgehoben. Die Wirkung des Antidots (Vitamin K_1, Phytomenadion, Konakion) setzt nach 4–6 Std ein.

Tabelle 6.21. Nebenwirkungen des Heparins

1. Sofortidiosynkrasie (Exanthem, Urticaria, Schüttelfrost, Quincke-Ödem)
2. Blutungen (Magen-Darm-Trakt, abführende Harnwege, Tumoren, nach Streß)
3. Tachykardie, Blutdruckanstieg
4. Haarausfall (nach 2–12 Wochen)
5. Osteoporose, verzögerte Callusbildung, extraossäre Verkalkungen (bei Langzeittherapie)
6. Viscositätserhöhung des Blutes bei Morbus Waldenström (Makroglobulin-Heparin-Komplexe)

Tabelle 6.22. Durchschnittliche Dosierung, therapeutische Wirkung und Wirkungsdauer (nach Absetzen) verschiedener gebräuchlicher Antikoagulantien

Chemische Bezeichnung (Handelsname)	Durchschnittliche Dosis (oral in mg)			Therapeutische Wirkung erreicht (in Tagen)	Wirkungsdauer nach Absetzen (in Tagen)
	1. Tag	2. Tag	Erhaltungsdosis		
3-(1-phenylpropyl)-4-hydroxycumarin (Marcumar)	12–15	9–12	1,5–4,5	2–4	5–10
3-(α-(4-Nitrophenyl)-β-acetyläthyl)-4-hydroxycumarin (Sintrom)	16–24	8–24	4–8	2–3	3–6
3-(α-phenyl-β-acethyläthyl)-4-hydroxycumarin (Cumadin)	25–40	10–15	5–15	2–3	4–8
Bis-(4-hydroxycumarinyl-3)-methan (Dicumarol)	150–400	75–200	25–150	2–3	4–8
Bis-(4-hydroxycumarinyl-3)-essigsäureäthylester (Tromexan)	1 200–1 800	600–900	300–600	1–2	2–3

Die *Indikation* einer Cumarin-Behandlung betrifft überwiegend die *Langzeitbehandlung* thromboembolischer Erkrankungen (s. Tabelle 6.19). Darüber hinaus hat die Cumarinbehandlung einen festen Platz in der Shunt-Prophylaxe bei Dauerdialyse-Patienten, beim flüchtigen cerebralen Ischämiesyndrom („little stroke"), bei der Vorbereitung zur Elektrokonversion oder Chinidin-Therapie, bei absoluter Arrhythmie, bei Starr-Edwards-Herzklappenträgern, bei der Beckenvenenthrombose, bei primärer pulmonaler Hypertonie, bei entzündlichen Gefäßerkrankungen, nach Thrombolyse, bei Herzinsuffizienz unter Diuretica und Digitalis. Durch die Dauerantikoagulation konnte die Emboliehäufigkeit bei Starr-Edwards-Herzklappenträgern nahezu völlig gesenkt werden [39]. Bei peripheren arteriosklerotischen Durchblutungsstörungen ist eine Senkung der Gesamtmortalität um 20–30% nachweisbar. Das flüchtige, cerebrale Ischämie-Syndrom zeigt unter Antikoagulation eine Beschwerdefreiheit in $2/3$ der Fälle (unbehandelt: ca. 50%) sowie eine Mortalität von 9% (unbehandelt 18%).

Die Mortalität des Myokardinfarktes während der Hospitalphase wird durch die Antikoagulation gesenkt. In der Mehrzahl der deutschen Kliniken wird beim *Myokardinfarkt* eine sofortige Heparinisierung eingeleitet und die Langzeitbehandlung mit Cumarinderivaten für die Dauer zwischen 6 Monaten (Patienten mit unkompliziertem Verlauf, kleinen Infarktbezirk) und Jahren (Risikopatienten z.B. mit Herzwandaneurysma, Thromboembolie) unter Beachtung der Kontraindikationen (s. Tabelle 6.20) und Berücksichtigung einer medikamentösen Beeinflussung der Prothrombinwerte fortgesetzt. Dieses Vorgehen gründet sich auf eine nachgewiesene Verminderung thromboembolischer Komplikationen und auf eine mutmaßlich verminderte Reinfarkthäufigkeit.

Therapiekontrolle: Für die Therapiekontrolle sind die Thromboplastinzeitmethode nach QUICK und das Thrombotestverfahren nach OWREN die Verfahren der Wahl.

Die Methode nach QUICK untersucht die 2. Gerinnungsphase. Erfaßt werden vor allem die Faktoren II, VII, IX und X. Die Untersuchung wird im Plasma (Citratplasma) oder im Capillar-

Tabelle 6.23. Nebenwirkungen von Cumarinen

1. Blutungen
2. Embryopathien
3. Hautnekrosen („Cumarinnekrosen")
4. Haarausfall
5. Vermehrte Harnsäureausscheidung
6. Störung des Fibroblastenwachstums

blut durchgeführt. Optimalwerte (QUICK): 15–25%.

Das Thrombotestverfahren soll neben den Faktoren II, VII und X auch den Faktor IX erfassen. Der Vorteil der Methode liegt in der Durchführung mit frisch entnommenem Capillarblut einschließlich der sofortigen Auswertung mittels einer vom Hersteller mitgelieferten Auswertungstabelle für die Ambulanz. Optimalwert (Thrombotest): 7–13%.

Therapie von Blutungskomplikationen: Bei leichten Blutungskomplikationen ist im allgemeinen eine Reduktion der Cumarindosis ausreichend. Bei schweren Blutungskomplikationen sind Bluttransfusionen, Vitamin K (Konakion) bzw. Konzentrate der Faktoren II, VII, IX und X erforderlich. Unter Vitamin K setzt eine Normalisierungstendenz der Blutgerinnung frühestens 3 Std nach intravenöser Injektion ein, während mit den Faktorenkonzentraten innerhalb von Minuten eine Normalkoagulabilität erreicht werden kann. Die Antidote (Vitamin K, Faktorenkonzentrate) sollten nur dann Anwendung finden, wenn die Blutung aus klinischer Indikation ausgeschaltet werden muß.

Therapieschema: Inaktivierung der Gerinnungshemmung:

Vitamin-K (Konakion):

Oral: 3–10 mg (3–10 Tropfen)

Intravenös: 10–20 mg (1–2 Ampullen); maximale Tagesdosis 40 mg.

Zufuhr von Gerinnungspotential: Faktorenkonzentrate: ACC 76 (Behring), Konyne (Medac), PPK (Immuno). Die Wirksamkeit der Cumarin-Therapie interferiert mit Prozessen, die die enterale Resorption von Vitamin K beeinflussen: ein gesteigerter antikoagulativer Effekt wird z.B. bei oraler Applikation von Breitbandantibiotica (Zerstörung der Darmflora) gefunden. Darüber hinaus ist mit einer Hypokoagulabilität zu rechnen bei Patienten mit akuten und chronischen Lebererkrankungen, bei kardialer Dekompensation, Hyperthyreose, Hyperventilation, Hyperzirkulation, Malabsorption, Röntgentherapie, Streß, Unterernährung, Niereninsuffizienz. Durch folgende Substanzen wird die Antikoagulation gefördert bzw. potenziert: Clofibrat, Chinidin, Chlorpropamid, Salicylate, Phenylbutazon, Sulfonamide, Immunsuppressiva, Rauwolfia-Präparate, Phenothiazine, Thyroxin, Trijodthyronin, Thiobarbiturate, Testosteron, Mutterkornalkaloide, Nikotinsäurederivate, Paraffin-haltige Laxantien, Lokalanaesthetica, Dextran-Präparate. Entgegengesetzte Wirkungen (Hyperkoagulabilität) besitzen ein hoher Vitamin-K-Gehalt der Nahrung (verschiedene Kohlsorten, Spinat u.a.), Sekundärinfektionen, intestinale Malignome (u.a. Pankreascarcinome), Diuretica, Thiouracile, Purinderivate, ACTH, Äthinyl-Östradiol, Acetylcholin, Adrenalin, Atropin, Ganglienblocker, Neuroleptica.

Thrombolytica: Thrombolytica sind Substanzen, die nach erfolgter Gerinnung Fibrin auflösen und somit thrombolytisch wirksam sind. Die wirksamsten Thrombolytica sind Streptokinase und Urokinase (Kinasen) sowie Schweineplasmin und Aspergillin-O (Proteinasen). Für den Wirkungsmechanismus (Streptokinase) ist die Bildung eines Aktivators im Blut erforderlich, der Plasminogen in Plasmin umwandelt, wodurch Fibrinspaltung und Fibrinolyse eingeleitet werden. Urokinase, die aus menschlichem Urin gewonnen wird, wandelt Plasminogen direkt in Plasmin um und besitzt keine Antigenität. Ihr therapeutischer Einsatz ist aus methodisch-technischen Gründen (ca. 900 l menschlichen Urins für die Herstellung einer durchschnittlichen Behandlungsdosis) zur Zeit nicht möglich. Durch intravenöse Injektion beider Kinasen können plasminogenhaltige Thromben vom Rand her lysiert werden (5–6 cm Thrombus pro Tag).

Der Erfolg der thrombolytischen Therapie hängt ab vom Intervall zwischen Thrombusbildung und dem Zeitpunkt der Thrombolyticaapplikation sowie von der Größe des Thrombus. Bei arterieller peripherer Thromboembolie ist mit einer Erfolgsquote von ca. 63–77% zu rechnen, wenn die Therapie innerhalb der ersten 12–24 Std einsetzt [39]. Die Lysedauer beträgt ca. 2–6 Tage bei einem Thrombusalter von 12–24 Std. Der Lyseerfolg von Venenthromben liegt bei 70% (Thrombusalter bis zu 3 Tagen) bzw. 57% der Fälle (Thrombusalter: 4–5 Tage). Bei rechtzeitigem Therapiebeginn kann ein postthrombotisches Syndrom in 60% der Fälle verhindert werden. Bei einem Behandlungsbeginn von mehr

Tabelle 6.24. Indikation der Thrombolyticatherapie

1. Akuter Myokardinfarkt (< 12 Std alt)
2. Lebensbedrohliche Lungenembolie
3. Akute arterielle Thromboembolie
4. Akute Venen- und Beckenvenenthrombose
5. Phlegmasia caerulea dolens
6. Priapismus
7. Akute Zentralarterien — Retinothromboembolie
8. Protrahierter Schock

als 6 Tagen nach erfolgtem Gefäßverschluß ist ein nennenswerter Lysiserfolg nicht mehr zu erwarten. Bei chronischen Arterienstenosen im Gebiet der Aorta abdominalis und peripheren Gefäßen gelingt durch langfristige Streptokinasetherapie (6 Tage) und anschließender Heparinbehandlung eine Weitung in 75% der Fälle (Aorta abdominalis) sowie in 59% (Arteria iliaca communis), in 53% (Arteria iliaca externa) bzw. in 20% (Arteria femoralis).

Im protrahierten *Schock* wird unter sofortiger Lysisbehandlung (Streptokinase) eine lebensrettende Besserung bis zu 30% der Fälle angegeben [49]. Bei *Zentralarterienverschlüssen* ist eine Thrombolyse nur innerhalb der ersten 3–5 Std sinnvoll, während *Zentralvenenverschlüsse* noch nach 3 Tagen erfolgreich lysiert werden. Bei akuten *cerebralen* Gefäßverschlüssen ist die Indikation zur Thrombolyse — u.a. infolge Blutungsgefahr in die Infarktnekrose bei Wiedereröffnung des Gefäßes — zurückhaltend zu stellen. Beim akuten *Myokardinfarkt* (< 12 Std) kann durch die Thrombolyse eine schnellere Rückbildung elektrokardiographischer Veränderungen (QRS-Verbreiterungen, ST-Hebungen, T-Negativierungen) sowie eine zeitliche Raffung des Serum-Enzymmusters erreicht werden, das einen schnelleren Anstieg von SGOT sowie ein zeitlich früheres Maximum von SGOT und CPK aufweist [31, 69]. Das Infarktareal selbst wird durch die Thrombolyse nicht verkleinert. Die Gesamtmortalität (bis zum 40. Tag) soll nach Thrombolyse (Streptokinase) mit 14,1% geringer sein als unter alleiniger Antikoagulantienbehandlung (21,7%) [39].

Die Einleitung der Therapie erfolgt mit 250 000 E Streptokinase (Initial-Standarddosis; bei schwerer Lungenembolie und beim Zentralarterienverschluß: 500000 E) langsam intravenös (15–20 min); anschließend wird eine Stundendosis von 100000 E intravenös verabfolgt. Nach Normalisierung der Thrombinzeit geht man mit der Streptokinasedosis zurück und infundiert zusätzlich Heparin, entsprechend einer auf das Dreifache der Norm verlängerten Thrombinzeit.

Zur *Therapiekontrolle* ist die Bestimmung der Thrombinzeit unerläßlich (Einstellung auf das Dreifache der Norm). Erforderlich sind weiterhin die Bestimmung der Streptokinasetoleranz (zur Ermittlung der Initialdosis), des Quickwertes, des Fibrinogen (Normalwert 200–500 mg%; < 100 mg%: Blutungsgefahr) und der Fibrinmonomere. Zur Dokumentation empfiehlt es sich, die Thrombelastographie durchzuführen.

Bei gefährlichen Blutungen unter der Thrombolysebehandlung (Afibrinogenämie) ist die Infusion von Humanfibrinogen und von Trasylol zu erwägen, Antifibrinolytica (Epsilon-Aminocapronsäure, AMCA, TAMBA) sollten als Antidot möglichst nicht gegeben werden.

6.2.9. Verlauf und Prognose

Myokardinfarktpatienten haben in 36% der Fälle typische Angina pectoris für mehr als 2 Jahre vor dem Infarktereignis, in 14% weniger als 2 Monate vorher, in 18% bestehen lediglich uncharakteristische Brustbeschwerden, in 32% werden keine thorakalen Schmerzzustände angegeben. Nach durchgemachtem Myokardinfarkt [6] leben nach

  4 Wochen: 67%
  5 Jahren: 35%
10 Jahren: 23%
15 Jahren: 13%
20 Jahren: 10%.

Von den Patienten mit einer Überlebenszeit von 4 Wochen leben nach

  1 Jahr: 81–93%
  2 Jahren: 77–91%
  5 Jahren: 55–75%
10 Jahren: 32–56%
15 Jahren: 17–48%
20 Jahren: 12%.

Die Mortalität von Re-Infarkten innerhalb der 5-Jahresperiode liegt bei 36%. — Gesamttodesfälle an Herzinfarkt in Relation zum Lebensalter, s. Abb. 6.21.

Entscheidend für den Verlauf des Myokardinfarktes sind u.a. Lebensalter, Geschlecht, Infarktgröße und Lokalisation, Ausmaß der Komplikationen, Risikofaktoren und der Zeitpunkt des Behandlungs- und Überwachungsbeginnes. Ein exakter prognostischer Index besteht nicht. Mit zunehmendem Lebensalter steigt die Frühmortalität innerhalb der ersten 4 Wochen nach dem Infarktereignis annähernd linear an: 15–30% bei 50–59jährigen; 20–40% bei 60–69jährigen; 25–50% bei 70–79jährigen. Bei Patienten unter 40 Jahren liegt die Frühmortalität zwischen 5–15%; bei ihnen ist ein plötzlicher Herztod 2–3mal häufiger als bei älteren Myokardinfarktpatienten (> 40 Jahre); jedoch ist bei Überstehen des Infarktereignisses die Überlebenszeit wesentlich länger als bei Patienten über 40 Jahren, und Herzinsuffizienz sowie Angina pectoris werden weitaus seltener beobachtet.

Von den *Risikofaktoren* beeinflussen vor allem Diabetes mellitus, Bluthochdruck, Hyperlipoproteinämie und Zigarettenrauchen die Langzeitprognose. Bei Diabetikern treten Myokardinfarkte ca. zweimal häufiger auf als bei Nicht-Diabetikern. Weniger als 20% der diabetischen Infarktpatienten erreichen eine Überlebenszeit von 5 Jahren. Diabetes-Einstellung, antihypertensive Maßnahmen, Antikoagulation, Nikotinkarenz und lipidsenkende Diät und Pharmaka tragen zur Verlängerung der Überlebenszeit um ca. 10–40% bei. Bei 70–90% aller Infarktpatienten sind die Serumlipidwerte erhöht: in 45% der Fälle mit Typ IV, in 20% der Fälle mit Typ II-B, in ca. 10% mit Typ II-A. Bei jüngeren Infarktpatienten (< 50 Jahre) überwiegt die Hyperlipoproteinämie Typ II, bei älteren (> 50 Jahre) Typ IV [45]. Angina pectoris und Myokardinfarkt haben ungefähr dieselbe Dauerprognose [43]. Eine schlechte Dauerprognose weisen Myokardinfarktpatienten aller Altersklassen mit durchgemachtem kardiogenen Schock, mit Herzinsuffizienz, Herzrhythmusstörungen und Schenkelblockierungen auf.

Wesentlich für die *Frühprognose* des Myokardinfarktes ist ein möglichst frühzeitiger und fachge-

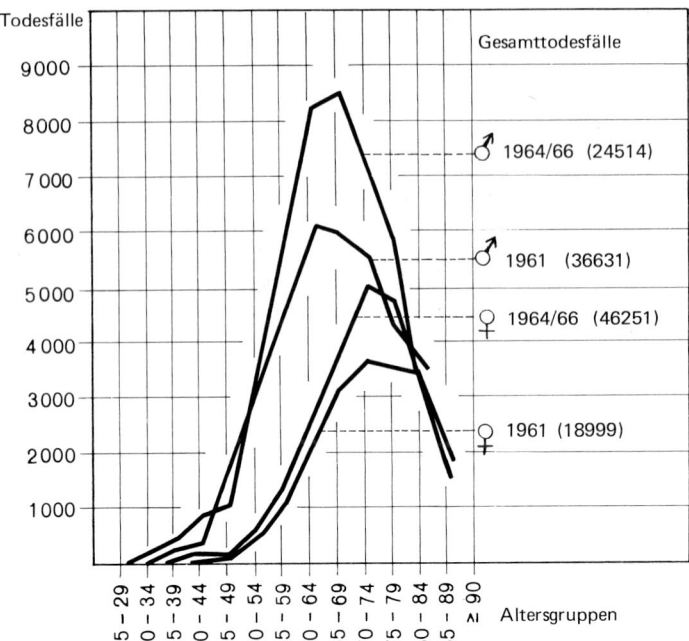

Abb. 6.21. Todesfälle an Myokardinfarkt in der Bundesrepublik Deutschland (1964/66
und 1961) (nach [81])

rechter stationärer Überwachungs- und Behandlungsbeginn. Innerhalb der ersten Stunde nach
dem Infarkt tritt in ca. 10% der Fälle Kammerflimmern auf, und in 5% der Fälle entwickelt
sich ein kardiogener Schock. Bei Patienten, die
3 Std nach dem Infarktereignis stationär aufgenommen werden, befinden sich bereits ca. 10%
der Fälle im kardiogenen Schock. Die Gesamtmortalität innerhalb der 1. Std des akuten Myokardinfarktes beträgt 20–40%. Erfahrungsgemäß werden ca. 15% aller Myokardinfarktpatienten innerhalb der 1. Std nach dem Infarktereignis stationär aufgenommen, ca. 50% nach
4 Std und 70–80% nach 24 Std.
Ein wesentlicher Beitrag zur Reduzierung der
Frühmortalität stellt die Aufklärung des Haus-
arztes und der Bevölkerung über die Dringlichkeit einer möglichst frühzeitigen und fachgerechten stationären Überweisung von Myokardin-
farktverdächtigen und Myokardinfarktpatienten dar.

6.2.10. Rehabilitation

Die Dauer der absoluten Bettruhe eines Myokardinfarktpatienten richtet sich nach der In-

farktausdehnung (EKG, Serum-Enzyme) und
den Komplikationen. Eine *Frühmobilisation* läßt
sich risikoarm nur dann durchführen, wenn die
körperlichen Belastungen dem klinischen Bild
angepaßt sind. Bei unkompliziertem Infarkt
wird mit der krankengymnastischen Mobilisation am 2.–6. Behandlungstag begonnen. *Kontraindikationen* sind : manifeste Herzinsuffizienz,
schwere Angina pectoris, Temperaturen über
39° C, Perikarderguß, Herzrhythmusstörungen,
Hypertonus (> 180 mm Hg). Das Programm
gliedert sich in *Behandlungsstufen,* die entsprechend dem klinischen Bild und individuell verlängert bzw. verkürzt werden können :

Stufe I (2 Tage) :
Abklatschen der Beine,
Ateminstruktionen,
leichte Fußbewegungen unter Aufsicht.

Stufe II (2 Tage) :
Passives Umlagern,
selbständiges Essen, Waschen, Aufsetzen.

Stufe III (2 Tage) :
Aktives Umlagern,
Hand-Fußbewegungen, Atemübungen, Span-
nungsübungen (Gluteus, Quadriceps-, Gastro-

cnemius, Schultergürtel-, Biceps-, Triceps-Muskulatur).
Bauchmuskelkontraktionen.

Stufe IV (2 Tage): Sitzen auf der Bettkante, aktive Armbewegungen.

Stufe V (2 Tage): Stehen vor dem Bett, leichte Gehübungen.

Stufe VI (2 Tage):
Gehen im Zimmer (Prüfgang: 10 min),
Mahlzeiten am Tisch.

Stufe VII (2 Tage):
Prüfgang: 50 m,
Gehen auf dem Flur.

Stufe VIII (2 Tage):
Treppensteigen (8–12 Stufen).

Das Übungsprogramm wird vom Stationsarzt täglich neu verordnet. Treten *Komplikationen* auf, ist das Programm zu unterbrechen (Zurückstufung), ebenso bei Pulsfrequenzsteigerungen über 30 pro min über 100/min oder Frequenzsenkungen über 10/min, bei schwerer Angina pectoris, Herzrhythmusstörungen u.a.

Im Anschluß an die Mobilisation (2–4 Wochen) folgen die *Rehabilitationsmaßnahmen* des Ausheilungsstadiums (Aufbauphase). Diese Maßnahmen sollten möglichst in Form eines Anschlußheilverfahrens in einer speziellen Rehabilitationsklinik durchgeführt werden [32]. Erfahrungsgemäß können 80–90% der Infarktkranken nach 3–6 Monaten ihre frühere Tätigkeit wieder aufnehmen, bei nur ca. 10–20% ist ein Wechsel zu leichterer Arbeit erforderlich. Die Mortalität ist bei Myokardinfarktpatienten mit und ohne Trainingsprogramm etwa gleich hoch. Die wesentlichen Maßnahmen im Rahmen des Anschlußheilverfahrens sind:
Bewegungstherapie (Aufbautraining)
Medikamentöse Langzeitbehandlung (s. Tabelle 6.14)
Physikalische Therapie
Ernährungsberatung
Gesundheitserziehung (Risikofaktoren u.a.)
Raucherentwöhnung
Gruppenpsychotherapie (autogenes Training).

Nach Infarktheilung sind ca. 50% der Patienten noch übergewichtig, ca. 30% nehmen an Kör-

pergewicht während der Postmyokardinfarktperiode sogar zu; jeder 3. Raucher beginnt wieder zu rauchen, ca. 70% der Hochdruckkranken sind nicht befriedigend eingestellt und nur jeder 2. Patient mit Herzinsuffizienz wird ausreichend weiterbehandelt. Die Gesundheitserziehung ist somit für den Erfolg der Rehabilitationsmaßnahmen und Rezidivprophylaxe von wesentlicher Bedeutung und sollte neben den medikamentösen und physiotherapeutischen Maßnahmen bereits am Ende der stationären Akutphase eingeleitet werden.

6.3. Literatur

1. ANDERSEN, K.L., SHEPHARD, R.J., DENOLIN, H., VARNAUSKAS, E., MASIRON, R.: Fundamentals of exercise testing. World Health Organisation, Geneva (1971).
2. ADAMS, D.F., FRASER, D.D., ABRAMS, H.L.: The complications of coronary arteriography. Circulation **48**, 609 (1973).
3. ALDERMAN, E.L., MATLOF, H.S., WEXLER, L., SHUMWAY, N.E., HARRISON, D.T.: Results of direct coronary artery surgery for the treatment of angina pectoris. New Engl. J. Med. **288**, 535 (1973).
4. BAROLDI, G., SCOMIAZZONI, G.: Coronary Circulation in the normal and the pathologic Heart. Washington: Office of the Surgeon General. Dept. of the army 1967.
5. BÄURLE, W.: Die Coronarsklerose bei Hypertonie. Beitr. path. Anat. **111**, 108–124 (1950).
6. BJÖRCK, G.: Epidemiologie und Soziologie der koronaren Verschlußkrankheit. Verh. dtsch. Ges. inn. Med. **69**, 573 (1963).
7. BLEIFELD, W., MATHEY, D., HANRATH, P., EFFERT, S.: Myokardiale Steifigkeit des linken und rechten Ventrikels nach frischem Myokardinfarkt. Verh. dtsch. Ges. Kreislaufforsch. **39**, 281 (1973).
8. BLUMGART, H.L., ZOLL, P.M.: Pathologic physiology of angina pectoris and acute myocardial infarction. Circulation **22**, 301–307 (1960).
9. BLUMGART, H.L., ZOLL, P.M.: Clinical pathologic correlations in coronary artery disease. Circulation **47**, 1139 (1973).
10. BRETSCHNEIDER, H.J.: Aktuelle Probleme der Koronardurchblutung und des Myokardstoffwechsels. Regensburg. ärztl. Fortbild. **1**, 11 (1967).
11. BRETSCHNEIDER, H.J., COTT, L., HILGERT, G., PROBST, R., RAU, G.: Gaschromatographische Trennung und Analyse von Argon als Basis einer

neuen Fremdgasmethode zur Durchblutungsmessung von Organen. Verh. dtsch. Ges. Kreislaufforsch. **32**, 207 (1966).

12. BRUSCHKE, A.V.G., PROUDFITT, W.L., SONES,
F.M.: Clinical course of patients with normal and
slightly or moderately abnormal coronary arteriograms. A follow-up study on 500 patients. Circulation **47**, 936 (1973).

13. BRUSCHKE, A.V.G., PROUDFITT, W.L., SONES,
F.M.: Progress study of 590 consecutive nonsur-
gical cases of coronary disease followed 5–9 years.
I. Arteriographic correlations. Circulation **47**,
1147 (1973).

14. BRUSCHKE, A.V.G., PROUDFITT, W.L., SONES,
F.M.: Progress study of 590 consecutive nonsur-
gical cases of coronary disease followed 5–9
years II. Ventriculographic and other correlations. Circulation **47**, 1154 (1973).

15. BÜCHNER, F.: Über Angina pectoris. Klin.
Wschr. **1932**, 1737–1739.

16. BÜCHNER, F.: Die Koronarinsuffizienz. Kreis-
laufbücherei 3, Dresden und Leipzig 1939.

17. CHAPMAN, I.: Morphogenesis of occluding coronary artery thrombosis. Arch. Path. **80**, 256
(1965).

18. COHN, J.M., GUIHA, N.H., BRODER, M.I., LIMAS,
C.J.: Right ventricular infarction. Clinical and
hemodynamic features. Amer. J. Cardiol. **33**, 209
(1974).

19. CONSTANTINIDES, P.: Plaques fissures in human
coronary thrombosis. J. Atheroscler. Res. **6**, 1
(1966).

20. CRAMER, K., PAULIN, S., WERKÖ, L.: Coronary
angiographic findings in correlation with age
body weight, blood pressure, serum lipids and
smoking habits. Circulating **33**, 888 (1966).

21. DAWBER, T.: Prädisponierende Faktoren der Ko-
ronarerkrankung. In: Pathogenetische Faktoren
des Myokardinfarktes. Stuttgart-New York:
Schattauer 1969.

22. DEMANY, M.A., TAMBE, A., ZIMMERMAN, H.A.:
Correlation between coronary arteriography and
the post exercise electrocardiogram. Amer. J.
Cardiol. **19**, 526 (1967).

23. DIETRICH, H., SCHWIEGK, H.: Angina pectoris
und Anoxie des Herzmuskels. Z. klin. Med. **125**,
195 (1928).

24. DUGUID, J.B.: Thrombosis as a factor in the pathogenesis of coronary atherosclerosis. J. Path.
Bact. **58**, 207 (1946).

25. DWYER, E.M., JR., WIENER, L., COX, J.W.: Angina pectoris in patients with normal and abnormal coronary arteriograms. Amer. J. Cardiol. **23**,
639–646 (1969).

26. FRIEDBERG, CH.K.: Caution and coronary artery
surgery.—Timeo Chirurgus et Dona Ferentes.
Circulation **45**, 727 (1972).

27. FRIEDMAN, M., VAN DEN BOVENKAMP, G.J.: The
pathogenesis of a coronary thrombus. Amer. J.
Path. **48**, 19 (1966).

28. FULTON, W.F.M.: The Coronary Arteries.
Springfield/Ill.: Thomas 1965.

29. GENSINI, G.G., DA COSTA, B.C.B.: The coronary
collateral circulation in living man. Amer. J. Cardiol. **24**, 393–400 (1969).

30. GIESE, W., MÜLLER-MOHNSSEN, H.: Kollateral-
kreisläufe im Coronarsystem bei Coronarsklerose. Bad Oeynhauser Gespräche II, S. 159–178.
Berlin-Göttingen-Heidelberg: Springer 1958.

31. GILLMANN, H., COLBERG, K., KELLER, H.P.,
ORTH, H.F., BÖRNER, W., FRITZE, E., GEBAUER,
D., GROSSER, K.D., HECKNER, F., KÖRTGE, P.,
VAN DE LOO, J., PEZOLD, F.A., POLIWODA, H.,
PRAETORIUS, F., SCHMUTZLER, R., SCHNEIDER, B.,
ZEKORN, D.: Zur fibrinolytischen Behandlung
des akuten Herzinfarktes. II. Deutsch-schweizeri-
sche Gemeinschaftsstudie, Teil II: Ergebnisse der
elektrokardiographischen Untersuchungen. Z.
Kardiol. **62**, 193 (1973).

32. HALHUBER, M.J., MILZ, H.P.: Praktische Präven-
tiv-Kardiologie. München-Berlin-Wien: Urban
& Schwarzenberg 1972.

33. HEGEMANN, G., DITTRICH, H.: Chirurgie der
koronaren Herzkrankheit. Internist **13**, 388
(1972).

34. HILGER, H.H., BEHRENBECK, D.W., HELWIG, H.,
WAGNER, J.: Untersuchungen über den Einfluß
koronargefäßerweiternder Pharmaka auf die Koronardurchblutung beim Menschen. Pharmacol.
Clin. **1**, 77 (1968).

35. HORT, W.: Ventrikeldilatation und Muskelfaserdehnung als früheste morphologische Befunde
beim Herzinfarkt. Virchows Arch. path. Anat.
339, 72–82 (1965).

36. HORT, W.: Mikroskopische Beobachtungen an
menschlichen Infarktherzen. Virchows Arch.
Abt. A Path. Anat. **345**, 61–70 (1968).

37. HORT, W., JUST, H., FISCHER, K., LÜTH, G.: Infarktmuster in menschlichen Herzen. Virchows
Arch. Abt. A Path. Anat. **345**, 45–60 (1968).

38. HOTES, C., HORT, W.: Herzgewichte bei frischen
und vernarbten Infarkten, bei Herzruptur und
Herzwandaneurysma. Z. Kreisl.-Forsch. **57**,
1040–1049 (1968).

39. JAENECKE, J.: Antikoagulantien- und Fibrinolysetherapie. Stuttgart: Thieme 1971.

40. JELLINEK, M.V., LOWN, B.: Exercise stress for ex-
posure of cardiac arrhythmia. Progr. cardiovasc.
Dis. **16**, 497 (1974).

41. KALTENBACH, M., LICHTLEN, P.: Coronary Heart
Disease. Stuttgart: Thieme 1971.

42. KANNEL, W.B.: The epidemiology of coronary
heart disease: Methodological considerations.
The Framingham study. In: Epidemiologie kar-
diovaskulärer Erkrankungen (P. WEIBEL, L.K.
SITTMER, Hrsg.). Bern: Huber 1970.

43. KANNEL, W.B., FEINLEIB, M.: Natural history of
angina pectoris in the Framingham study. Prognosis and survival. Amer. J. Cardiol. **29**, 154
(1972).

44. KEEFER, C.S., RESNIK, W.H.: Angina pectoris: A syndrom caused by anoxemia of the myocardium. Arch. int. Med. **41**, 769–807 (1928).

45. KLEMENS, H.H., v. LÖWIS OF MENAR, P., BREMER, A., VON WNUCK, E., SCHRÖDER, R.: Hyperlipoproteinämien und Koronarerkrankungen. Häufigkeit, Typenverteilung, Abhängigkeit von Alter und Geschlecht. Klin. Wschr. **50**, 139 (1972).

46. KOCHSIEK, K., COTT, L.A., TAUCHERT, M., NEUBAUR, J., LARBIG, D.: Measurement of coronary blood flow in various hemodynamic conditions using the argon technic. In: Coronary Heart Disease (M. KALTENBACH, P. LICHTLEN, Eds.). Stuttgart: Thieme 1971.

47. KRETSCHMANN, H.J., KALTENBACH, M.: Anatomy and nomenclature of coronary arteries. In: Coronary Heart Disease (M. KALTENBACH, P. LICHTLEN, Eds.). Stuttgart: Thieme 1971.

48. KÜBLER, W.: Tierexperimentelle Untersuchungen zum Myokardstoffwechsel im Angina pectoris-Anfall und beim Herzinfarkt. Bibl. cardiol. **22**, Basel: S. Karger 1969.

49. LASCH, H.G., NEUHOF, H.: Die Fibrinolysebehandlung des Schocks. In: Therapeutische und experimentelle Fibrinolyse (V. HIEMEYER, Hrsg.). Stuttgart: Schattauer 1969.

50. LICHTLEN, P., BAUMANN, P.C., PRETER, B.: Zur selektiven Koronarographie. Klinisch-angiographische Analyse anhand von 250 Patienten. Arch. Kreislaufforsch. **59**, 287 (1969).

51. LOCHNER, W.: Herz. In: Physiologie des Kreislaufes (E. SCHÜTZ, Hrsg.), Bd. I. Berlin-Heidelberg-New York: Springer 1971.

52. LOWN, D.: The physiology of coronary care. Arch. klin. Med. **216**, 201 (1969).

53. MALLORY, G.K., WHITE, P.D., SALCEDO-SALGAR, J.: The speed of healing of myocardial infarction. A study of the pathologic anatomy in 72 cases. Amer. Heart J. **18**, 647–671 (1939).

54. MARGOLIS, J.R., KANNEL, W.B., FEINLEIB, M., DAWBER, T.R., MC NAMARRA, P.: Clinical features of unrecognized myocardial infarction—silent and symptomatic. 18 Year follow-up. The Framingham Study. Amer. J. Cardiol. **32**, 1 (1973).

55. MARX, R.: Antikoagulantien und Thrombolytika. In: Therapie innerer Krankheiten (E. BUCHBORN, H. JAHRMÄRKER, J. KARL, G.A. MARTINI, W. MÜLLER, G. RIECKER, H. SCHWIEGK, W. SIEGENTHALER, W. STICH, Hrsg.). Berlin-Heidelberg-New York: Springer 1972.

56. MASTER, A.M.: The two step test of myocardial function. Amer. Heart J. **10**, 495 (1935).

57. MCINTOSH, H.D., ZEFT, H.J., HACKEL, D.B., KONG, Y.: The time-course of the development of collateral circulation following gradual coronary occlusion in the pig. Trans. Amer. clin. climat. Ass. **79**, 129–133 (1968).

58. MEDALIE, J.H., SNYDER, M., GROEN, J.J., NEUFELD, H.N., GOLDBOURT, U., RISS, E.: Angina pectoris among 10000 men. 5 year incidence and univariante analysis. Amer. J. Med. **55**, 583 (1973).

59. MEESMANN, W.: Zur Pathophysiologie der Koronarinsuffizienz. In: Koronarinsuffizienz. Periphere Durchblutungsstörungen (GOTTSTEIN, U., Hrsg.), S. 20–31. Bern: Huber 1973.

60. MEESMANN, W., BACHMANN, G.W.: Pharmakodynamisch induzierte Entwicklung von Koronar-Kollateralen in Abhängigkeit von der Dosis. Arzneimittel-Forsch. **16**, 501 (1966).

61. MEESMANN, W., SCHULZ, F.-W.: Kollateralenentwicklung an den Kranzarterien im Tierexperiment. In: Herzinfarkt. Grundlagen und Probleme (W. HORT, Hrsg.). Heidelberger Taschenbuch, Bd. 61, S. 48–66. Berlin-Heidelberg-New York: 1969.

62. MERX, W.: Bradykarde Rhythmusstörungen beim Herzinfarkt. Intensivmedizin **9**, 187 (1972).

63. MORGAN, A.D.: The Pathogenesis of Coronary Occlusion. Oxford: Blackwell 1956.

64. MÜLLER, O., RORVIK, K.: Haemodynamic consequences of coronary heart disease with observations during anginal pain and of the effect of nitroglycerine. Brit. Heart J. **20**, 302–310 (1958).

65. NEILL, W.A., JUDKINS, M.P., DHINDSA, D.S., METCALFE, J., KASSEBAUM, D.G., KLOSTER, F.E.: Clinically suspect ischemic heart disease not corporated by demonstrable coronary artery disease. Physiological investigations and clinical course. Amer. J. Cardiol. **29**, 171–179 (1972).

66. PAGE, D.L., CAULFIELD, J.B., KASTOR, J.A., DE SANCTIS, R.W., SANDERS, C.A.: Myocardial changes associated with cardiogenic shock. New Engl. J. Med. **285**, 133–137 (1971).

67. PARY, C.H.: An inquiry into the symptoms and causes of syncope anginosa commonly called angina pectoris. London 1799.

68. PAULIN, S.: Coronary arteriography. Radiological aspects. In: Thrombosis and Coronary Heart Disease. Advanc. Cardiol. **4**, 258–266 (1970).

69. PRAETORIUS, F., KÖRTGE, P., SCHNEIDER, B., LEONHARDT, H., BÖRNER, W., FRITZE, F., GEBAUER, D., GILLMANN, H., GROSSER, K.D., HECKNER, F., VAN DE LOO, J., PEZOLD, F.A., POLIWODA, H., SCHMUTZLER, R., ZEKORN, D.: Kinetik der Serumenzyme bei Behandlung des Herzinfarktes mit Streptokinase. Klin. Wschr. **51**, 397 (1973).

70. PRINZMETAL, M., EKMEKEI, A., KANNAMER, R., KWOCZYNSKI, J.K., SHUBIN, H., TOYOSHIMA, H.: Variant form of angina pectoris. Previously undelineated syndrome. J. Amer. med. Ass. **174**, 1794 (1960).

71. PROUDFITT, W.L., SHIREY, E.K., SONES, F.M.: Selective cinecoronary arteriography. Correlation with clinical findings in 1000 patients. Circulation **33**, 901–910 (1966).

72. RAAB, W.: Neurogenic multifocal destruction of myocardial tissue (Pathogenic mechanism and

its prevention). Rev. canad. Biol. **22**, 217–239 (1963).

73. RACKLEY, CH.E., RUSSEL, R.O.: Left ventricular function in acute myocardial infarction and its clinical significance. Circulation **45**, 231 (1972).

74. REIMANN, R., JAHRMÄRKER, H.: Zur Klinik des Herzinfarktes: Symptomatologie und Komplikationen. Münchn. med. Wschr. **111**, 923 (1969).

75. RIECKER, G.: Wertigkeit klinischer Belastungsprüfungen bei koronarer Herzkrankheit. Dtsch. med. Wschr. **98**, 891 (1973).

76. ROSKAMM, H., BLÜMCHEN, G., KIEFERL, A., WRONKA, M., SCHNELLBACHER, K., WINK, K., JÄDICKE, W., LÖNNE, E., REINDELL, H.: Die Indikation zur Koronarographie. Herz/Kreislauf **4**, 315 (1972).

77. RUSSELL, R.O., HUNT, D., RACKLEY, CH.E.: Left ventricular hemodynamics in anterior and inferior myocardial infarction. Amer. J. Cardiol. **32**, 8 (1975).

78. SCHAPER, W.: Development of coronary collaterals in the intact canine heart. University of Louvain, Faculty of Medicine. Koninklijke Bibliotheek Nr. 1060 (Louvain) (1967).

79. SCHAPER, W.: The physiology of the collateral circulation in the normal and hypoxic myocardium. Ergebn. Physiol. **63**, 102–145 (1971).

80. SCHENK, H., STRAUER, B.E., HEISS, H.W., KOCHSIEK, K.: Koronarreserve und myokardialer Sauerstoffverbrauch des linken Ventrikels bei Patienten mit stenosierender Koronarsklerose. Verh. dtsch. Ges. inn. Med. **79**, 1139 (1973).

81. SCHETTLER, G.: Risikofaktoren beim Herzinfarkt. Vorläufige Ergebnisse einer sekundären Präventivstudie mit Heparin. Dtsch. med. Wschr. **97**, 533 (1972).

82. SCHLIERF, G.: Ernährung und Herzinfarkt. Arbeitsmed. Sozialmed. Arbeitshyg. **7**, 160 (1971).

83. SCHMIDT, E., SCHMIDT, F.W.: Enzym-Fibel. Praktische Enzym-Diagnostik. Hrsg.: C.F. Boehringer & Soehne GmbH, Mannheim 1966.

84. SCHRÖDER, R.: Hämodynamische Komplikationen bei akutem Myokardinfarkt. Internist **13**, 380 (1972).

85. SCHULZ, F.W., MEESMANN, W., TÜTTEMANN, J., MARUHN, D., SCHLEY, G.: Plasmaenzymaktivitäten und Myokardmorphologie nach akutem experimentellen Koronarverschluß in Abhängigkeit von Spontankollateralen des Herzens. Z. Kreisl.-Forsch. **61**, 1–10 (1972).

86. SIEGENTHALER, W.: Klinische Pathophysiologie. Stuttgart: Thieme 1972.

87. SINAPIUS, D.: Häufigkeit und Morphologie der Coronarthrombose und ihre Beziehungen zur antithrombotischen und antifibrinolytischen Behandlung. Klin. Wschr. **43**, 37–43 (1965).

88. SINAPIUS, D.: Über Wandveränderungen bei Koronarthrombose. Klin. Wschr. **43**, 875–880 (1965).

89. SINAPIUS, D.: Zur Morphologie verschließender Koronarthromben. Dtsch. med. Wschr. **97**, 544–551 (1972).

90. SIVERTSEEN, E., HOEL, B., BAY, G., JÖRGENSEN, L.: Electrocardiographic atrial complex and acute atrial myocardial infarction. Amer. J. Cardiol. **31**, 450 (1973).

91. SPAIN, D.M.: Coronary atheromatous disease—clinical pathological correlations. Cardiovasc. Clin. **4**, 53–63 (1972).

92. SPALTEHOLZ, W.: Die Arterien der Herzwand. Leipzig 1924.

93. STRAUER, B.E.: Dynamik Koronardurchblutung und Sauerstoffverbrauch des normalen und kranken Herzens. Experimentell-pharmakologische Untersuchungen und Herzkatheterstudien am Patienten. Basel: S. Karger 1975.

94. STRAUER, B.E., BOLTE, H.D., HEIMBURG, P., RIECKER, G.: Zur koronaren Herzkrankheit I.: Eine korrelative Studie über Hämodynamik und Kontraktilität an 110 Patienten. Z. Kardiol. **64**, 300 (1975).

95. STRAUER, B.E., BOLTE, H.D., HEIMBURG, P., RIECKER, G.: Zur koronaren Herzkrankheit II.: Eine Analyse diastolischer Druck-Volumen-Beziehungen und linksventrikulärer Dehnbarkeit an 110 Patienten. Z. Kardiol. **64**, 311 (1975).

96. STRAUER, B.E., HEIMBURG, P., RIECKER, G.: Spätdiastolische Druckanstiegsgeschwindigkeit und Dehnbarkeit des linken Ventrikels bei der koronaren Herzkrankheit. Verh. dtsch. Ges. Kreislaufforsch. **39**, 285 (1973).

97. STRAUER, B.E., TAUCHERT, M., KOCHSIEK, K., BRETSCHNEIDER, H.J.: On the relations between coronary blood flow, oxygen consumption and cardiac work in patients with and without angina pectoris. In: Myocardial Blood Flow in Man. Methods and Significance in Coronary Disease. (MASERI, A., Ed.). Torino: Minerva Medica 1972.

98. SWAN, H.J.C., FORRESTER, J.S., DANZIG, R., ALLEN, H.N.: Power Failure in acute myocardial infarction. Progr. cardiovasc. Dis. **12**, 563 (1970).

99. TAUCHERT, M.: Koronarreserve und maximaler Sauerstoffverbrauch des menschlichen Herzens. Basic Res. Cardiol. **68**, 183 (1973).

99a. THEORELL, T.: Psychosocial factors and myocardial infarction — why and how? In: Early diagnosis of coronary heart disease; Adv. Cardiol., vol. 8. p. 117–131. Basel: S. Karger 1973.

100. WERKÖ, L.: Coronary arteriography. Clinical aspects. In: Thrombosis and Coronary Heart Disease. Adv. Cardiol. **4**, 248–257 (1970).

101. WOLLHEIM, E.: Hämodynamik, Therapie und Letalität nach Myokardinfarkt. Münch. med. Wschr. **112**, 3 (1970).

102. ZOLL, P.M., WESSLER, S., SCHLESINGER, M.J., Freedberg, A.S., Blumgart, H.L.: Interarterial Coronary Anastomoses. Mod. Conc. cardiov. Dis. **21**, 118 (1952).

7. Cor pulmonale

7.1. Definition

Das Cor pulmonale ist definiert als eine rechtsventriculäre Hypertrophie oder Dilatation im
Gefolge einer Lungen-, Lungengerüst-, oder
Lungengefäßerkrankung mit pulmonaler Hypertonie [1, 2, 6, 21]. Davon abzugrenzen sind
Rückwirkungen von Erkrankungen des linken
Herzens auf den Pulmonalkreislauf sowie Lungengefäßerkrankungen bei angeborenen Vitien.
Eine pulmonale Hypertonie liegt vor, wenn der
arterielle Druck im Lungenkreislauf die Normalwerte von 30/15 mm Hg oder den oberen Nor-
malmitteldruck von 20 mm Hg überschreitet.
Entsprechend der Akuität wird in ein akutes und
chronisches Cor pulmonale unterschieden.

7.2. Akutes Cor pulmonale

7.2.1. Pathologische Anatomie

Makroskopisch [7] ist die rechte Herzkammer dilatiert, der Conus pulmonalis springt deutlich
hervor, und die inneren Wandschichten sind blaß.
Am aufgeschnittenen Herzen fällt bei der Betrachtung des Endokards die relative Anämie
beim Vergleich mit den linken Innenschichten
auf. Diese verminderte Capillarfüllung dürfte
durch die plötzliche Druckerhöhung in der rechten Herzkammer bedingt sein. Mikroskopisch
ergibt sich als auffälligster Befund eine Dehnung
der Muskelfasern in der rechten Kammerwand.
Im Tierexperiment entspricht ihr Ausmaß der li-
nearen Vergrößerung der Kammerwand [8]. Im
Tierexperiment beträgt bei akuter Lungenembolie die durchschnittliche Sarkomerenlänge in der
rechten Kammerwand etwa 2,2 μ. Die Längen-
Spannungskurve steigt zunächst mit zunehmender Faserdehnung bis zu einem Wert von 2,0 μ
an, den wir früher als die diastolische Faser-
länge bestimmten. Dann folgt, besonders ausgeprägt an den isolierten Skeletmuskelfasern, ein
Plateau und jenseits von 2,2 μ fällt die Kurve
linear ab [12]. Dieser Verlauf erklärt sich aus dem
elementaren Aufbau der Sarkomeren. Die kontraktilen Elemente (die lichtmikroskopisch sichtbaren Myofibrillen) bestehen bei starker elektronenmikroskopischer Vergrößerung nicht aus
kontinuierlichen Myofilamenten, sondern aus in-
einandergeschachtelten, dicken Myosin- und
dünnen Actinfilamenten. Die Actinfilamente
sind 1,0 μ lang und setzen an den Z-Streifen
an, die Myosinfilamente haben eine Länge von
1,5 μ und liegen im Zentrum der Sarkomere.

An der Oberfläche der Myosinfilamente sind bei
stärkster elektronenmikroskopischer Vergrößerung regelmäßig angeordnete Querbrücken mit
Ausnahme eines zentralen, etwa 0,2 μ langen
Stückes sichtbar. Die Querbrücken bestehen aus
H-Meromyosin. Sie heften sich während der
Kontraktion an das benachbarte Actinfilament
an und verkürzen sich. Dadurch verschieben sich
Actin- und Myosinfilamente gleitend ge-
geneinander, und die Sarkomere verkürzt sich
[11, 17].

Die bei der Kontraktion entwickelte Spannkraft
hängt vom Ausmaß der Überlappung der Actin-
und Myosinfilamente ab. Maximal ist sie bei einer Sarkomerenlänge von 2,0 μ (s. Abb. 7.1 und
11.6).

Das anschließende Plateau der Längenspan-
nungskurve bis 2,2 μ hängt sehr wahrscheinlich

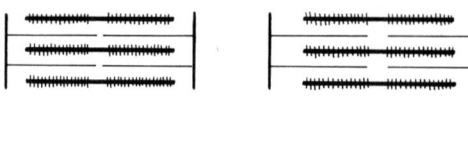

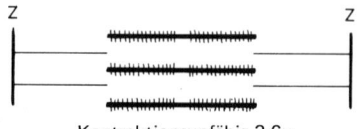

Abb. 7.1. Schematische Darstellung der dicken Myosin- und der dünnen Aktin-Filamente in unterschiedlich stark gedehnten Sarkomeren

mit dem etwa 0,2 μ langen, querbrückenfreien Anteil der Myosinfilamente zusammen. Jenseits davon nimmt mit abfallender Überlappung die Kontraktionskraft zunehmend ab. An der isolierten Skeletmuskelfaser, deren kontraktiler Apparat denselben Elementaraufbau wie im Herzmuskel aufweist, hört die Kontraktilität jenseits einer Sarkomerenlänge von 3,6 μ vollständig auf.

Am intakten Herzen verhindern eine Reihe von Barrieren, daß die Herzmuskelfasern eine derartige gefährliche Überdehnung erleiden [9]. Der Herzbeutel liegt dem Herzen als dehnungsbegrenzende äußere Hülle an. Seine zugfesten kollagenen Fasern verhindern eine gleichzeitige akute Dilatation beider Ventrikel. Bei einer akuten Dilatation der rechten Herzkammer entspricht die durchschnittliche Sarkomerenlänge im Tierexperiment und wahrscheinlich auch beim Menschen noch nicht dem absteigenden Schenkel der Längen-Spannungskurve. Er wird im Tierexperiment erreicht, wenn der Herzbeutel entfernt ist. Dann verhindern aber immer noch die kollagenen Faserlagen im Epikard eine extreme Überdehnung mit Kontraktionsverlust.

Für das Rechtsherzversagen bei der fulminanten Lungenembolie spielt die Versorgungsinsuffizienz des Herzens infolge der Verlegung großer Teile der Lungenarterienäste eine wesentliche Rolle. Dadurch vermindert sich die O_2-Beladung des Blutes, und das rechte Herz vermag die stark angestiegene Druckarbeit nicht mehr zu vollbringen.

7.2.2. Nosologie (Tabelle 7.1)

Die häufigste *Ursache* des akuten Cor pulmonale ist die Lungenembolie: meist durch Einschwemmung von Thromben, seltener infolge Emboli-

Tabelle 7.1. Nosologie des Cor pulmonale

I. Akutes Cor pulmonale

Lungenembolie, Lungenödem, Spontanpneumothorax, akuter schwerer Sauerstoffmangel, akuter Asthma bronchiale-Anfall

II. Chronisches Cor pulmonale

   A. Lungenparenchymerkrankungen

      1. Chronische Bronchitis, Bronchiektasen, chronisches Asthma bronchiale
      2. Lungenemphysem
         a) obstruktiv (chronisches Lungenemphysem, bullöses Lungenemphysem)
         b) nicht-obstruktiv (Altersemphysem, kompensatorisches Emphysem)
      3. Lungenfibrosen und Lungengranulomatosen
        (M. Boeck, Pneumokoniosen, Lungentuberkulosen, Hamman-Rich-Syndrom, chronische interstitielle Fibrose, Bestrahlungsfibrosen, Kollagenosen, Xanthomatosen, diffuse Adenomatose, medikamentös ausgelöste Fibrosen: z.B. Hexamethonium, Nitrofurantoin)

   B. Alveoläre Hypoventilation

      1. Verminderte Thoraxbeweglichkeit (schrumpfende Pleuraschwarten nach Erguß, Hämatothorax, Empyem, Pickwick-Syndrom, Thorakoplastik, Massive Kyphoskoliose, Trichterbrust)
      2. neural und neurogen (Encephalitis, Polyneuropathie, Poliomyelitis)
      3. muskulär (Muskeldystrophie)
      4. Chronische Höhenexposition

   C. Primäre Lungengefäßerkrankungen

      1. Rezidivierende Lungenembolie, organisierte Gefäßthromben, Arteria pulmonalis-Thrombose
      2. Primäre Angiopathien bei Kollagenosen
      3. Medikamentös (z.B. Aminorexfumarat)
      4. Periphere Pulmonalstenose, Pulmonalvenenatresie
      5. Amyloidose, Sichelzellanämie, Kryoglobinämie
      6. Schistomosiasis, Bilharziose

sierung von Luft, Fett- und Knochenmarkspartikeln, Tumorzellen, Bakterien, Parasiten und iatrogen eingeschwemmten Korpuskeln (s. Tabelle 7.2). Neben der Lungenembolie kann ein akutes Cor pulmonale beim akuten Asthma bronchiale-Anfall, bei schwerer Hypoxie, beim Spontanpneumothorax und beim akuten Lungenödem auftreten.

Tabelle 7.2. Nosologie des Embolus bei akuter Lungenembolie

I. *Thromboembolie*
   1. Thrombophlebitis (untere Extremitäten: 25–60%; Beckenvenen: 6–20%; Vena cava inferior: 5–15%; obere Extremitäten: 2–8%)
   2. Herzerkrankung (chronische Herzinsuffizienz, Vorhofflimmern, Kardiomyopathie, Endokarditis)
   3. Medikamentös (Diuretica, Corticosteroide, Kontrazeptiva)
   4. Malignome (z.B. Pankreas-Ca)
   5. Disseminierte intravasale Gerinnung (z.B. Verbrauchskoagulopathie)
   6. Iatrogen (V. cava-Katheter, V. femoralis-Punktionen)

II. *Fett- und Knochenmarkspartikel*
   ($\varnothing > 10$–$15\,\mu$)
   (Knochenfraktur, Verbrennung, Crush-Syndrom, Weichteilverletzung, äußere Herzmassage, Herzoperationen mit extrakorporaler Zirkulation, Lymphographie, Schlangenbiß)

III. *Luft*
   (Venentraumatisierung, chirurgische und geburtshilflich-gynäkologische Eingriffe, Abort, Herzkatheteruntersuchungen, i.v.-Injektionen und Infusionen, Retro- und Pneumoperitonaeum)

IV. *Gewebs- und Tumorzellen*
   (Trauma, Organpunktionen, operative Eingriffe, Chorionepitheliom, Nieren-Ca, primäres Leber-Ca, Magen-Ca)

V. *Bakterien und Parasiten*
   (Schistosomiasis, Ancylostomiasis)

VI. *Amnionflüssigkeit*
   (intrauteriner Fruchttod, Riesenbaby, vorzeitige Placentalösung)

VII. *Fremdkörper*
   (abgebrochene Injektionsnadeln, u.a.)

Die Lungenemboliehäufigkeit ist altersabhängig: 80% aller Patienten sind älter als 50 Jahre. Eine sichere Geschlechtsspezifität besteht nicht. In der Mehrzahl der Fälle ist eine vorbestehende Herzerkrankung nachweisbar. Autoptisch liegt 5–10% aller Todesfälle eine Lungenembolie zugrunde, von denen ca. $^1/_3$ klinisch diagnostiziert wird. Die Lungenembolie ist somit die dritthäufigste Todesursache überhaupt und die häufigste letale Lungenerkrankung. Ihre postoperative Sterblichkeit liegt bei 0,5–1%. In den USA beträgt die geschätzte Sterbequote pro Jahr ca. 50 000.

Zu den *prädisponierenden Faktoren* der Thromboseentstehung (Tabelle 7.3) gehören Minderzirkulation (Bettruhe, Fettsucht, Schwangerschaft, postoperative Phase, Varicosis, Herzinsuffizienz), abnorme Kreislaufverhältnisse (kongenitale Vitien), abnorme Wandveränderungen der Venen (Venektasien, Traumatisierung, chirurgische Eingriffe, Thrombophlebitis), Störungen im Blut- und Gerinnungssystem (Thrombocytose, Hämokonzentration, Sichelzellanämie). Durch mechanische Irritation (beim morgendlichen Aufstehen, bei Ausstrecken der Beine, beim Gehen) wird der Thrombus von der Venenwand gelöst und erreicht die pulmonale Strombahn. Meist fragmentiert der Thrombus im rechten Ventrikel (Chordae tendineae) in zahlreiche kleinere Thromben und gelangt in den Lungenkreislauf bzw. den großen Körperkreislauf (gekreuzte Embolie, z.B. bei offenem Foramen ovale und Vorhofseptumeffekt). Nach Invasion in die Lungenstrombahn kommt es zum inkom-

Tabelle 7.3. Prädisponierende Faktoren der Thromboseentstehung

Längere Bettruhe
Wochenbett
Kardiovasculäre Erkrankungen
Status varicosus
Hohes Alter
Fettsucht
Frakturen
Operationen
Blutgerinnungsstörungen
Meteotrope Einflüsse
Corticosteroide, Kontrazeptiva
Hämokonzentration, Diuretica

pletten oder kompletten Verschluß des Haupt-
stammes einer oder beider Pulmonalarterien
oder zum kompletten Verschluß einer Lobärar-
terie (massive foudroyante Lungenembolie,
Querschnittseinengung über 50%), zum Verschluß mehrerer Lungenarterienäste im Präarte-
riolengebiet (multiple Lungenembolie, Querschnittseinengung unter 50%) oder zum Arterio-
len- und Capillarverschluß (Mikroembolie).
Auch bei geringgradiger anatomischer Querschnittseinengung kann ein Krankheitsbild wie
bei foudroyanter Embolie auftreten.

7.2.3. Hämodynamik

Bei akutem Cor pulmonale ist der Druck im
Lungenkreislauf meist erhöht (systolischer
Druck in der Pulmonalarterie in Extremfällen
bis zu 100 mm Hg). Gleichzeitig steigen systolischer und enddiastolischer Druck im rechten
Ventrikel sowie der Druck im rechten Vorhof
und der zentrale Venendruck an. Der Druck in
der Pulmonalcapillare ist in der Regel nicht erhöht. Der systolische Druck im linken Ventrikel
und in der Aorta ascendens ist meist erniedrigt.
Der Puls ist stets beschleunigt, Herzzeitvolumen
und Schlagvolumen sind herabgesetzt. Die arterio-venöse Sauerstoffdifferenz ist erhöht. Die
Coronardurchblutung ist meist erniedrigt (Abnahme des coronaren Perfusionsdruckes, Zunahme des Druckes im Sinus coronarius), so daß
subendokardiale Nekrosen auftreten können.

7.2.4. Klinische Symptomatologie

Die klinische Symptomatik ist meist abhängig
vom Ausmaß der Pulmonalarterienokklusion
bzw.-constriction. Von stummen bis zu akut-töd-
lich verlaufenden Embolien sind alle Übergänge
möglich. Die Diagnosesicherung gelingt nur in
ca. 30% aller Fälle. Von wesentlicher Bedeutung
für die Erkennung des Krankheitsbildes ist die
Anamnese. Die klinischen Leitsymptome sind
akute Luftnot, Tachykardie, Thoraxschmerzen,
Hypotension und Schock (Tabelle 7.4).
Die Luftnot ist gekennzeichnet durch eine flache
und schnelle Atmung, meist bei multiplen und

Tabelle 7.4. Klinische Symptomatologie der Lungenembolie

1. *Massive Lungen-*	2. *Lungeninfarkt*
embolie	Hämoptysen
Schock	Husten
Hypotonie	Fieber
Tachykardie	Pleuraerguß
Herzrhythmus-	Brustschmerz
störungen	
Cerebrale	3. *Mikroembolie*
Krämpfe	Tachykardie
Dyspnoe	Synkopen
Cyanose	Tachypnoe
Brustschmerz	Hypotonie
	Müdigkeit
	Schwindel
	Übelkeit
	Unwohlsein
	(Brustschmerz)

Mikroembolien, oder durch eine tiefe bzw.
schnappende Atmung (Verschluß großer Pulmo-
nalarterienäste). Orthopnoe wird meist vermißt.
Die Luftnot dauert oft 30–60 min, kann jedoch
bis zu 2–3 Tagen anhalten. Inspiratorischer
Pleuraschmerz sowie Hämoptoe (Lungeninfarkt) können ab dem 2. Krankheitstag auftreten. Brustschmerz ist bei massiver Embolie häufig. Er ist dem Schmerz beim akuten Myokardinfarkt ähnlich und durch Nitropräparate nicht zu
beheben. Gelegentlich sind lediglich kurze *Synkopen* (Sekunden bis Minuten) mit Blässe, Cyanose und Schweißausbruch zu erheben; bei
schwerer Embolie beherrschen ausgeprägte Hypotension und Kreislaufschock das klinische
Bild.
Untersuchungsbefunde. Bei der klinischen Untersuchung finden sich in der Regel eine Tachykardie, Hypotension, Halsvenenstauung und druck-
schmerzhafte Leber (Tabelle 7.5). Das Pulmo-
nalklappensegment des 2. Herztones ist akzentuiert. Seltener wird ein Systolicum über der Tricuspidalis (akute Tricuspidalinsuffizienz) und
Pulmonalis sowie Perikardreiben auskultiert.
Ein diastolischer Galopprhythmus und Herzrhythmusstörungen (Vorhofflattern, Vorhofflimmern) sind häufig. Gelegentlich dominieren
die Zeichen des Lungenödems. Eine sichere Korrelation zwischen Ausmaß der Beschwerden und
Untersuchungsbefunden sowie der Schwere der

Tabelle 7.5. Untersuchungen beim akuten Cor pulmonale

A. *Nach Indikationsstellung routinemäßig angewandte Methoden*

1. Anamnese
   Vorkrankheiten (kardiovasculäre Erkrankungen, Blutgerinnungsstörungen, Thrombosen, Malignome, Operationen, Frakturen, Infektionen usw.), Beschwerden (Luftnot, Brustschmerz — evtl. Nitroglycerinansprechbarkeit —, Angst, Schwindel, Synkopen, Husten, Hämoptysen, Übelkeit usw.), Schwangerschaft, Medikamente (Corticosteroide, Anticonceptiva, Diuretica), Eingriffe an Gefäßen (Lymphographie, i.v. Injektionen, Herzkatheterisierungen), Organpunktionen.

2. Körperliche Untersuchung
   Erfassung von Gefäßkrankheiten, Vitien, Herzrhythmusstörungen, Blutdruck, Herzfrequenz, Hautfarbe, Haut- und Körpertemperatur, Atemfrequenz; pulmonalen Infiltrationen, Ergüssen, Pleurareiben; Halsvenenstauung; Herzgröße, Lautheit der Herztöne, abnorme Geräusche, Galopprhythmus; Größe, Konsistenz und Schmerzempfindlichkeit der Leber.

3. Elektrokardiogramm (s.S. 211)
   Typenwandel, Zeichen akuter Rechtsherzbelastung, präcordiale Erregungsrückbildungsstörungen, Hinterwandinfarktbilder, Drehung der Vektorschleife.

4. Klinisch-chemische Befunde
   Blutkörperchensenkungsgeschwindigkeit, Leukocytenzahl, Serum-Enzyme (LDH, GOT), Serum-Bilirubin, arterielle Blutgasanalyse.

5. Röntgenuntersuchung der Thoraxorgane (in 2 Ebenen)
   Pleuraerguß, Breite des Hilusschattens und des Pulmonalisbogens, Kaliber der peripheren Lungenarterien, Querdurchmesser des Herzens, Zwerchfellstand, Verdichtungen (Dreieck- oder Stummelform), Atelektasen, Infiltrationen.

6. Radioisotopen-Szintigramm
   Verteilung der Radioaktivität (Aussparungen, Defekte).

B. *Zusätzliche Methoden*

1. Rechtsherzkatheterisierung
   Drücke im rechten Vorhof, im rechten Ventrikel, in der Pulmonalarterie, in der Pulmonalcapillare.

2. Pulmonale Angiographie
   Obstruktion der Pulmonalgefäße, Strahlendurchlässigkeit, murale Plaques, Füllungsdefekte, Kaliberunregelmäßigkeiten.

Pulmonalokklusion ist nicht obligat. Auch eine massive Lungenembolie kann ohne Schmerz und Hämoptoe einhergehen, und es können lediglich Blässe und Cyanose, Angst, Tachykardie und ungeklärte Dyspnoe sowie Halsvenenstauung mit und ohne Galopprhythmus die einzigen diagnostischen Hinweise sein.

7.2.5. Spezialuntersuchungen

Elektrokardiogramm: Das akute Cor pulmonale zeigt in 20% der Fälle elektrokardiographische Veränderungen (Abb. 7.2)

a) akute Veränderung des Lagetypes (McGinn-White-Syndrom),

b) Herzrhythmusstörungen (Vorhofflimmern, Extrasystolen, AV-Blockierungen),

c) ST-Hebung in III, seltener kuppelförmig in V_1–V_2,

d) ST-Senkung in I,

e) terminale T-Negativierung in III, V_1–$V_{3(4)}$,

f) gelegentlich Rechtsverspätungszeichen, Schenkelblockierungen vom Wilson-Typ, P-dextrokardiale, QT-Verlängerung, breite, negative TU-Verschmelzungswellen.

Im Unterschied zum Hinterwandinfarkt ist meist ein tiefes S_I nachweisbar. Die ST-Hebung ist weniger ausgeprägt. Q Zacken in III und aVF können auftreten, sind jedoch weniger plump und tief. Im Unterschied zum Vorderwandinfarkt tritt kein R-Verlust auf. Bei gleichzeitiger akuter Lungenstauung oft Verschiebung der Übergangszone nach links und T-Negativierungen in V_5–V_6. Die elektrokardiographischen Veränderungen bilden sich meist schnell zurück.

Klinisch-chemische Befunde: Die Laborbefunde sind unspezifisch. Die BSG ist im Initialstadium meist normal, bei rezidivierenden Lungenembolien und beim Lungeninfarkt beschleunigt. Die Leukocytenzahlen sind leicht erhöht (10 000 und 15 000). Eine ausgeprägte Leukocytose kann bei Lungeninfarkten auftreten. Die Lactatdehydrogenase (LDH) ist ab dem 4.–5. Krankheitstag erhöht (in 64% der Fälle), die LDH-Isoenzyme zeigen eine Konstanz der Fraktion I und II bei einem Anstieg der Fraktion V. Die Serum-Glutamat-Oxalacet-Transaminase (GOT) ist meist

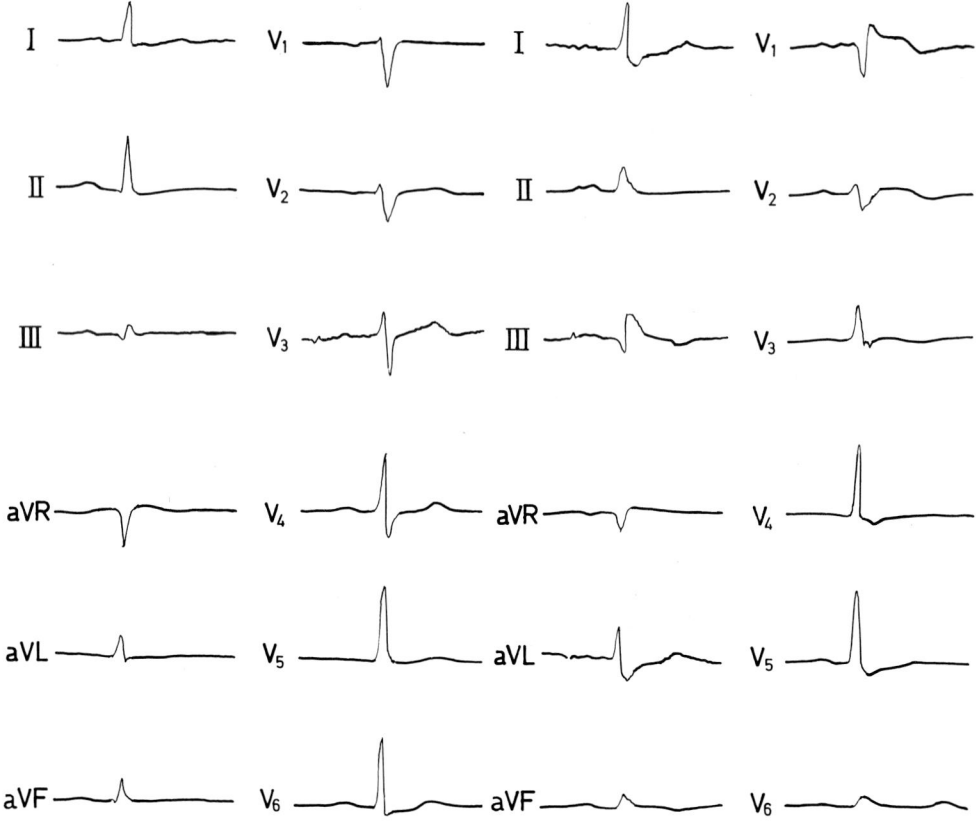

Abb. 7.2. EKG vor (linker Bildrand) und nach (rechter Bildrand) einer akuten Lungenembolie

normal. Das Serum-Bilirubin steigt in ca. 40% der Fälle an. Der diagnostische Wert der Trias: erhöhte LDH, erhöhtes Bilirubin, normale GOT ist umstritten. In der Serum-Elektrophorese kommt es am 2. und 3. Krankheitstag zu einem Anstieg der β-Globuline, denen eine Zunahme der α- und γ-Globuline folgt.

Röntgenuntersuchung der Thoraxorgane: Typische röntgenologische Zeichen sind beim akuten Cor pulmonale nicht nachweisbar. Gelegentlich kommt es zu einer Verbreiterung der Hili und Pulmonalarterie sowie zu einer Abnahme des Gefäßkalibers der peripheren Lungenarterien und zu einem vorübergehenden Verlust der Gefäßzeichnung distal vom Emboliebezirk. Der Querdurchmesser des Herzens ist oft vergrößert. Beim *Lungeninfarkt* kann der Infarktschatten (oval, rund, fleckförmig, Dreieck- oder Stummelform) 1–3 Tage nach erfolgter Lungenembo-

lie erscheinen. Oft ist die Lungenbasis der betroffenen Seite grobfleckig infiltriert, der Zwerchfellrippenwinkel verstrichen und das Zwerchfell angehoben. Die Veränderungen treten hauptsächlich in den Unterlappen auf (re > li). Differentialdiagnostisch müssen pneumonische Infiltrationen und kardiale Stauungszeichen abgegrenzt werden. Pleuraergüsse (Infarktpleuritis) können den Infarktbezirk überlagern. Bei rezidivierenden Lungenembolien mit pulmonaler Hypertonie sind die Pulmonalarterien oft verbreitert und die peripheren Lungengefäße rarefiziert.

Radioisotopen-Szintigramm: Durch szintigraphische Techniken (i.v.-Injektion von Makroaggregaten menschlichen Serum-Albumins markiert mit ^{99}Te oder ^{131}J) können Verteilung und Konzentration radioaktiver Testsubstanzen in der Lungenstrombahn sichtbar gemacht werden. Bei der Lungenembolie sind in der Mehrzahl der

Fälle Aussparungen der Radioaktivität nachweisbar bzw. stellen sich Kontrastdifferenzen zwischen den normal perfundierten und nicht-perfundierten Bezirken dar. Die Methode dient vornehmlich als Suchverfahren und zur Verlaufskontrolle.

Rechtsherzkatheterisierung: In 50–60% gesicherter Lungenembolien ist mit einer Druckerhöhung im rechten Vorhof, im rechten Ventrikel, und in der Arteria pulmonalis zu rechnen. Die intrakardiale Druckmessung ermöglicht somit in einem hohen Prozentsatz eine Quantifizierung der pulmonalen Hypertonie im Gefolge einer Lungenembolie. Der Eingriff ist mittels Kathetereinschwemmtechnik durchführbar und weitgehend komplikationslos.

Pulmonalisangiographie: Das Verfahren (Kontrastmittelinjektion in den rechten Ventrikel oder die A. pulmonalis) ermöglicht, die Lokalisation, Verteilung und Ausdehnung embolischer Verschlüsse nachzuweisen. Der Eingriff ist indiziert, wenn eine genaue Diagnosesicherung z.B. vor einer Fibrinolysetherapie bzw. präoperativ (Embolektomie) erforderlich ist. Die Komplikationsrate ist nicht größer als bei üblichen Rechtsherzkatheterisierungen; allerdings können durch Kathetermanipulationen in der Pulmonalarterie und durch den Kontrastmittelstrahl wandständige Thromben gelöst, fragmentiert und nach distal verschleppt werden, so daß von einer routinemäßigen Angiographie abzuraten ist.

7.2.6. Differentialdiagnose

Eine Lungenembolie muß stets erwogen werden bei ungeklärtem Schock, akuter arterieller Hypotonie, plötzlichem Brustschmerz und akutem Bewußtseinsverlust; bei Synkopen, akuter Dyspnoe, Tachykardie und Cyanose sowie akut auftretenden Herzrhythmusstörungen; bei Pneumonien mit persistierendem Fieber, Pleurareiben, Pleuraerguß, insbesondere wenn prädisponierende Faktoren der Thromboseentstehung vorliegen. Elektrokardiogramm (Verlaufsbeurteilung), Thoraxröntgenuntersuchungen, Lungenszintigramm, rechtskardiale Druckmessungen und in speziellen Fällen die pulmonale

Angiographie tragen zur Diagnosesicherung bei. In vielen Fällen wird man die Verdachtsdiagnose jedoch allein auf Grund der Anamnese und klinischen Symptomatologie stellen, wenn Spezialuntersuchungen keine signifikanten Hinweise ergeben oder nicht durchführbar sind. Zur Abgrenzung von Pneumonien sind eine genaue anamnestische Befragung (Infektionen des Respirationstraktes, eitriges Sputum, Fieber, prädisponierende Faktoren der Thromboseentstehung) sowie die Anwendung der obligaten Untersuchungsmethoden erforderlich. Differentialdiagnostisch schwierig können die Unterscheidungen zwischen Lungenembolie und Lungeninfarkt einerseits und Pericarditis bzw. Pleuroperikarditis und Hämoptysen (Antikoagulantienbehandlung, Lungenödem u.a.) nach einem Myokardinfarkt andrerseits sein. Zur Differenzierung sind EKG-, Röntgen- und Szintigramm-Kontrollen erforderlich. Antibiotica-resistentes Fieber spricht eher für das Vorliegen eines Lungeninfarktes. Die Beurteilung des Brustschmerzes muß die Differentialdiagnose akuter thorakaler Schmerzzustände einschließen (s. S. 166).

7.2.7. Verlauf und Prognose

Die *Frühprognose* der klinisch gesicherten, akuten Lungenembolie ist abhängig vom Ausmaß der Pulmonalarterienokklusion, der klinischen Symptomatik (Schock, Herzrhythmusstörungen), von vorbestehenden Erkrankungen des Herzens (Herzklappenvitien, Myokarditis, Herzinsuffizienz) und dem zeitgerechten Einsatz therapeutischer Maßnahmen. Die klinischen Symptome kleinerer Lungenembolien klingen gewöhnlich nach 1–3 Wochen ab. Längere Krankheitsverläufe wurden durch Rezidive, Pleuraergüsse und Infarktpneumonien verursacht. Durchschnittlich führen 20% aller klinisch gesicherten Lungenembolien zum Tode [6]. Eine schlechte Frühprognose weisen Lungenembolien mit Kreislaufschock sowie postoperative Lungenembolien nach gynäkologischen Operationen auf. Die Überlebenszeit der von tödlich verlaufender Lungenembolie Betroffenen variiert zwischen Minuten und 1–2 Tagen.

In $^1/_3$ dieser Fälle gehen bereits ein oder mehrere nicht-tödliche Lungenembolien dem letalen Ereignis voraus.

Die *Spätprognose* wird wesentlich von der kardialen Leistungsfähigkeit vor Einsetzen der Embolie beeinflußt. Langzeitüberlebende (2–3 Jahre) haben nur in 8–13% eine vorbestehende Herzerkrankung, während 68–89% mit Herzerkrankungen diesen Zeitraum nicht überleben. Eine sichere Beziehung zwischen der Langzeitprognose der Überlebenden und durchgemachtem Schock sowie dem Ausmaß der stattgehabten Pulmonalarterienokklusion und elektrokardiographischen Veränderungen besteht nicht [14].

7.2.8. Therapie und Prophylaxe

Die *Sofortmaßnahmen* bei der akuten Lungenembolie (s. Tabelle 7.6) beinhalten die sofortige

Tabelle 7.6. Therapie der Lungenembolie

Sofortmaßnahmen

1. Bettruhe, Sedierung, Sauerstoff, Kompressionsverband der unteren Extremitäten
2. Analgesie (Morphin 10 mg s.c.; Pethidin 50 mg s.c.)
3. Atropin (1 Amp. s.c.) bei normalem Blutdruck zusätzlich Papaverinhydrochlorid: 0,03 g langsam i.v.
4. Antikoagulation: Heparin 5 000–10 000 E i.v., anschließend 20 000–30 000 E i.v./24 Std unter Kontrolle der Thrombinzeit
5. Thrombolyse: 250 000 E Streptokinase i.v. anschließend 100 000 E/Std. Kontrolle des Gerinnungsstatus! Beachtung der Kontraindikationen!
6. Herzglykoside (0,25–0,5 mg Digoxin i.v. 0,2–0,4 mg β-Methyl-Digoxin i.v.)
7. Schocktherapie (s.S. 305)
8. ggf. Antibiotica
9. ggf. Aderlaß (unter Venendruckkontrolle)
10. ggf. Embolektomie

Nachsorge
Fortsetzung der Antikoagulation
Dauerdigitalisierung
Behandlung des Grundleidens
Behandlung der Infarktpneumonie
Krankengymnastik, Rehabilitation

Ruhigstellung des Patienten, Sedierung, Analgesie, Sauerstoffzufuhr. Bei Varicen und Thrombose der unteren Extremitäten empfiehlt sich ein Kompressionsverband (Rezidivprophylaxe). Zur Vagolyse und Spasmolyse können Atropin und Eupaverin versucht werden. Eine Sofortantikoagulation (Heparin) ist unter Berücksichtigung der Kontraindikationen auch bei Verdacht auf das Vorliegen einer Lungenembolie einzuleiten. Die Fibrinolysebehandlung setzt den angiographischen Nachweis eines Pulmonalarterienembolus voraus. Eine Digitalisierung der Patienten ist obligat. Antibiotica sollten bei Lungeninfarkt, Thrombophlebitiden und bei Verdacht auf Embolusinfektion gegeben werden. Eine Embolektomie, die in den letzten Jahren wieder zunehmend angewendet wird, kann bei massiver Embolie und bedrohlicher Verschlechterung des Krankheitsbildes versucht werden. Auch hierbei ist eine vorherige pulmonale Angiographie erforderlich.

Die entscheidende *Prophylaxe* der Lungenembolie ist die Vermeidung und die Behandlung von Venenthrombosen (s. S. 431): Vermeidung langer Bettruhe (d.h. Frühmobilisation), ausreichende Flüssigkeitszufuhr, Krankengymnastik, Gummistrümpfe, Langzeitantikoagulation, Dauerdigitalisierung, ggf. chirurgische Varicenbehandlung und Venenligatur (Femoralvenen, V. cava inferior).

7.3. Chronisches Cor pulmonale

7.3.1. Pathologische Anatomie

Ein chronisches Cor pulmonale kann lange Zeit kompensiert sein. Seine Kammerlichtung ist dabei eng (konzentrische Hypertrophie). Die Gewichtszunahme der rechten Kammerwand macht sich im Röntgenbild nicht in einer deutlichen Vergrößerung des Herzschattens bemerkbar, weil der Gewichtszuwachs relativ gering im Verhältnis zum gesamten Volumen des Herzens ist. Erst wenn eine Dilatation zu der Wandhypertrophie hinzutritt, verbreitert sich der Herzschatten merklich. Eine deutliche exzentrische Rechtshypertrophie (Abb. 7.3 und 7.4) ist Aus-

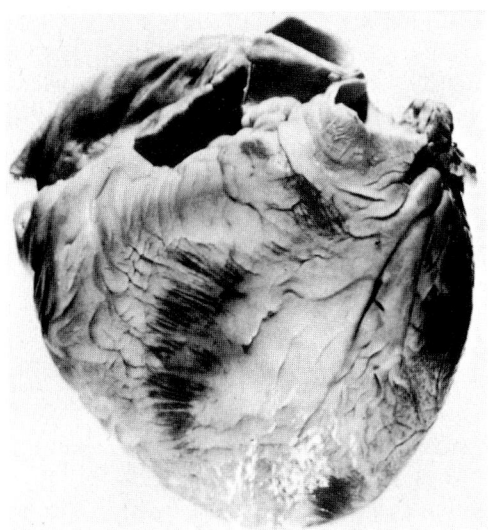

Abb. 7.3. Chronisches Cor pulmonale. Blick von vorn

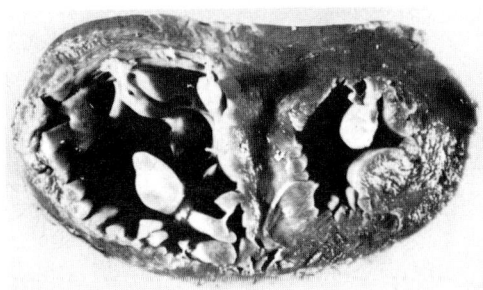

Abb. 7.4. Querschnitt, etwa in der Mitte des Herzens. Deutliche exzentrische Hypertrophie der rechten Kammerwand. Beide Abbildungen sind auf $^2/_3$ verkleinert

druck eines chronisch insuffizienten Cor pulmonale. Für seine qualitative und quantitative Morphologie gelten die Ausführungen über das chronisch insuffiziente Herz (s. S. 326).

Bei *mikroskopischer Untersuchung* werden kleine Nekrosen und Narben in der hypertrophierten und dilatierten rechten Kammerwand entdeckt, wenn sich eine Coronarinsuffizienz entwickelt hat.

7.3.2. Nosologie

Für die Entwicklung des chronischen Cor pulmonale sind drei Grundprozesse verantwortlich:

Lungenparenchymerkrankungen, alveoläre Hypoventilation und primäre Lungengefäßerkrankungen (Tabelle 7.1). *Lungenparenchymerkrankungen* führen über eine morphologisch fixierte oder funktionelle Querschnittsabnahme der arteriellen Lungenstrombahn ($> ^2/_3$) zu einer Erhöhung des Lungengefäßwiderstandes. Oft gehen die Lungenparenchym- und Gefäßveränderungen parallel (Lungenemphysem, Lungenfibrosen, Tuberkulosen, Pneumokoniosen). Die *alveoläre Hypoventilation* verursacht über eine alveoläre Hypoxie, Hypercapnie oder Acidose eine Vasoconstriction vornehmlich im präcapillären Gefäßgebiet. Es besteht eine enge Beziehung zwischen dem Ausmaß der alveolären Hypoventilation und pulmonalen Hypertonie. *Primäre Lungengefäßerkrankungen* manifestieren sich zeitlich primär an den Lungengefäßen; konsekutiv entwickelt sich eine pulmonale Hypertonie. Die Ätiologie ist in etwa der Hälfte der Fälle unbekannt; in etwa 45% wird ein Zusammenhang mit der Einnahme von Medikamenten (z.B. Aminorexfumarat) angenommen [19]. Zum Zeitpunkt der klinischen Diagnose liegt oft eine Resultante dieser drei pathogenetischen Faktoren vor (z.B. Lungenparenchymverlust, alveoläre Hypoventilation und thromboembolische Gefäßverschlüsse bei den chronisch obstruktiven Lungenerkrankungen.)

Das chronische Cor pulmonale ist bei Männern fünfmal häufiger als bei Frauen. 75% der Patienten sind älter als 50 Jahre. Die Häufigkeit beträgt ca. 0,5–1% des Patientengutes einer inneren Klinik. In über 50% der Fälle sind die Ursachen: Emphysem, chronische asthmoide Emphysembronchitis, Asthma bronchiale, Bronchiektasen, Cystenlunge. Bei 10–20% handelt es sich um Patienten mit fortgeschrittener Lungentuberkulose, der Rest verteilt sich auf schwere Thoraxdeformitäten, Lungenfibrosen, Pneumokoniosen und primäre Lungengefäßerkrankungen.

7.3.3. Klinische Symptomatologie

Die klinische Symptomatologie ist entsprechend der unterschiedlichen Ätiologie nicht einheitlich:

Bei dem *bronchitischen Typ* der Lungenparenchymerkrankungen überwiegen die anamnestischen und klinischen Zeichen der chronischen Bronchitis, Cyanose, pulmonalen Hypertonie und intermittierenden Rechtsherzinsuffizienz [15]. Auskultatorisch ist das Atemgeräusch normal laut; Nebengeräusche (Giemen, Brummen) sind häufig. Bei Rechtsherzinsuffizienz sind Stauung der Halsvenen, periphere Ödeme, Ascites, Hepatomegalie nachweisbar. In schweren Fällen entwickeln sich Benommenheit, Stauungspapille, Exophthalmus, gerötete Conjunctiven, Hirndrucksymptome, und cerebrale Krämpfe. Das Herz ist normal groß, hypertrophiert oder dilatiert. Im Röntgenbild ist der Zwerchfellstand normal, die Lungenstruktur weist eine vermehrte Fleckstreifenzeichnung (Peribronchitis) auf.

Der *emphysematische Typ* ist gekennzeichnet durch progrediente Luftnot, durch Gewichtsverlust, verringerte Thoraxexkursionen, Faßthorax, Einsatz der Atemhilfsmuskulatur, verlängertes Exspirium, hypersonoren Klopfschall, abgeschwächtes Atemgeräusch. Die Herztöne sind leise. Im Röntgenbild ist die Strahlentransparenz der Lungen vermehrt, die Zwerchfelle stehen tief, die Herzgröße ist meist normal. Das Ausmaß der pulmonalen Hypertonie ist gering. Zeichen der Rechtsherzinsuffizienz fehlen gewöhnlich oder entwickeln sich erst spät.

Bei den *primären Lungengefäßerkrankungen* überwiegen subjektiv Belastungsdyspnoe, Herzstolpern, Präkordialschmerz. Gelegentlich kommt es zu Schwindel und Synkopen. Eine Cyanose wird in der Regel vermißt. Rechtsherzhypertrophiezeichen lassen sich in der überwiegenden Zahl klinisch (präkordiale und epigastrische Pulsationen, betonter Pulmonalklappenschlußton, gespaltener 2. Herzton), elektrokardiographisch und röntgenologisch nachweisen.

Beim chronischen Cor pulmonale infolge *alveolärer Hypoventilation* können entsprechend dem Krankheitsstadium Dyspnoe, Cyanose sowie bronchitische und emphysematöse Befunde, Rechtsherzhypertrophie und Rechtsherzinsuffizienz im Vordergrund stehen.

Die Früherkennung des chronischen Cor pulmonale ist im Anfangsstadium (Stadium I: Symptome von seiten der pulmonalen Grunderkran-

kung) schwierig und oft nur mittels spezieller Verfahren möglich (Rechtsherzkatheterisierung in Ruhe und unter Belastung). Die Diagnose wird dementsprechend oft erst im Stadium II (Symptome von seiten der Rechtsherzhypertrophie) bzw. im Stadium III gestellt (Vollbild der pulmonalen Globalinsuffizienz und Rechtsherzinsuffizienz)

7.3.4. Hämodynamik

Die Lungenstrombahn reagiert beim Gesunden auf eine Steigerung des Herzminutenvolumens um das 2–3fache der Norm ohne nennenswerten Anstieg des Pulmonalarteriendruckes [4]. Beim chronischen Cor pulmonale hingegen gehen belastungsbedingte Zunahmen des Herzminutenvolumens mit einer deutlichen Drucksteigerung im Pulmonalkreislauf einher. Ursächlich kommen eine verminderte Eröffnung von Reservecapillaren und -arteriolen und eine Dehnbarkeitsabnahme der Lungengefäße in Betracht.

Die Druckmessung im rechten Herzen und in der Pulmonalarterie (z.B. mittels Einschwemmkathetertechnik) ermöglicht eine Quantifizierung des funktionellen Schweregrades sowie eine Aufdeckung latenter Formen des chronischen Cor pulmonale nach hämodynamischen Kriterien:

Latentes Cor pulmonale: normaler diastolischer und systolischer Druck im rechten Herzen und in der Pulmonalarterie in Ruhe; abnormer Anstieg des systolischen und mittleren (> 20 mm Hg) Pulmonalarteriendruckes unter Ergometerbelastung [13].

Manifestes Cor pulmonale: erhöhter systolischer Druck im rechten Ventrikel und in der Pulmonalarterie in Ruhe; mittlerer Vorhofdruck noch normal (< 8 mm Hg); unter Belastung deutlicher Anstieg des systolischen Druckes im rechten Ventrikel und in der Pulmonalarterie.

Dekompensiertes Cor pulmonale: erhöhter Mitteldruck im rechten Vorhof (> 8 mm Hg) und erhöhter enddiastolischer Druck im rechten Ventrikel in Ruhe; Belastungsinsuffizienz.

Zur Differenzierung einer reversiblen und fixierten pulmonalen Hypertonie empfiehlt sich ein

Vergleich der rechtskardialen Drücke vor und nach Hypoxiebeatmung, Nitroglycerin oder Aminophyllin [16]. Das Herzzeitvolumen ist in den Anfangsstadien oft kompensatorisch gesteigert (6–10 l/min), in schweren Fällen vermindert (2–4 l/min). Der periphere Gesamtwiderstand der Lungenstrombahn ist erhöht [18, 20]. Unter Arbeitsbelastung kann das HZV nicht genügend gesteigert werden, so daß eine Mehraufnahme von Sauerstoff überwiegend durch eine vergrößerte periphere Sauerstoff-Extraktion erreicht wird. Als Kompensationsmechanismus (Vergrößerung der Transportkapazität des Blutes) tritt fast regelmäßig eine Polyglobulie in Erscheinung.

7.3.5. Spezialuntersuchungen (vgl. Tabelle 7.7, Normalwerte vgl. Tabellen 7.8 und 2.9)

Elektrokardiogramm: Eine Rechtsherzhypertrophie zeigt sich elektrokardiographisch meist erst dann, wenn der Lungengefäßwiderstand (normal 80–150 dyn sec cm^{-5}) auf das 5–6fache der Norm erhöht und die rechtsventriculäre Muskelmasse verdoppelt ist. Beim chronischen Cor pulmonale rotiert das Herz um die Längsachse im Uhrzeigersinn und die Sagittalachse nach rechts, so daß Veränderungen des Lagetyps auftreten (Steil-, Rechts- und Sagittaltyp; $S_I S_{II} S_{II}$-Typ). Die QRS-Übergangszone ist nach links verlagert

Tabelle 7.7. Untersuchungen beim chronischen Cor pulmonale

A. Nach Indikationsstellung routinemäßig angewandte Methoden

1. Anamnese

Risikofaktoren (Staub- und Pollenexposition, Rauchen), klimatische Bedingungen, Bestrahlungen, Medikamente (Aminorexfumarat), Vorkrankheiten von seiten der *Lunge* (Tuberkulose, Bronchitis, Asthma bronchiale, Emphysem, Operationen, Kollagenosen), des *Herzens* (angeborene und erworbene Vitien, Dyspnoe, Stauungszeichen, Ödeme), des *Kreislaufs* (Thrombosen, Embolien, Blutgerinnungsstörungen)

2. Subjektive Beschwerden

Husten, Auswurf, Präcordial- und Brustschmerzen, Dyspnoe, Ödeme, Herzklopfen, Synkopen, Müdigkeit, Benommenheit

3. Körperliche Untersuchung

Erfassung von Lungenemphysem, Cyanose, Herzfrequenz, Asthma bronchiale, Bronchitis, verminderter Thoraxwandbeweglichkeit, Rechtsherzhypertrophie und -insuffizienz, Tricuspidal- und Pulmonalklappeninsuffizienz, Thrombosen, Körpergewicht, angeborenen und erworbenen Vitien, Kollagenosen, Infektionen

4. Elektrokardiogramm

Altersabweichender Lagetyp, Rechtsdrehung des QRS-Hauptvektors, $S_I S_{II} S_{III}$-Typ, Rechtsherzhypertrophiezeichen (s.S. 217), rechtspräcordiale Erregungsrückbildungsstörungen

5. Klinisch-chemische Befunde

Blutkörperchensenkungsgeschwindigkeit, Leukocytenzahl, Hämoglobin, Hämatokrit, arterielle Blutgasanalyse, Transaminasen, Serum-Bilirubin

6. Röntgenuntersuchung der Thoraxorgane

Lungentransparenz, Zwerchfellstand, Prominenz des Truncus pulmonalis, Hiluskonfiguration, Gefäßkaliber (Kalibersprung zwischen Lappen- und Segmentarterien, „Hilusamputation"), Infiltrationen, Herztaille, Ausflußbahn des rechten Ventrikels, Herzspitzenlokalisation, Größe des rechten Vorhofes und Ventrikels, V. cava-Schatten, Pleuraerguß

B. Zusätzliche Methoden

7. Lungenfunktionsprüfung (s. Tabelle 7.8)

Erfassung einer respiratorischen Arbeits- und Ruheinsuffizienz, von Sauerstoffaufnahme, Atemgrenzwert, Tiffeneau-Wert, Atemzeitquotient, Vitalkapazität in Ruhe und unter Belastung, Compliance, Diffusionskapazität

8. Rechtsherzkatheterisierung (s. Tabelle 2.9)

Druckmessung im rechten Vorhof, rechten Ventrikel und in der Arteria pulmonalis in Ruhe und unter Belastung, Ansprechbarkeit auf Aminophyllin, Nitroglycerin, Hypoxie; Bestimmung des Herzminutenvolumens, Ermittlung des Lungengefäßwiderstandes

9. Lungenszintigramm

Ermittlung des Perfusionsverhältnisses zwischen Lungenober- und -unterfeldern, „Cranialisation" der Lungenperfusion bei primär arterieller Hypertonie

(R/S$_{V5,6}$ ≦ 1). Die R/S-Relation ist bei Rechtsherzhypertrophie in V$_1$ ≧ 1. Gelegentlich alte-
riert die Vorhofzacke im Sinne eines P-dextrokardiale. Es bestehen häufig T-Negativierungen
(V$_1$–V$_4$) sowie eine präcordiale Niedervoltage.
Ein latentes Cor pulmonale geht ohne EKG-Veränderungen einher; in Einzelfällen kann durch
submaximale Ergometerbelastung eine Rechtsherzbelastung elektrokardiographisch aufge-
deckt werden.

Thorax-Röntgen-Untersuchung (in 2 Ebenen):
Sichere Hinweise für ein latentes Cor pulmonale
bestehen nicht. Beim manifesten Cor pulmonale
sind die zentralen Lungengefäße erweitert und
die peripheren Arterien kleinkalibrig (Kalibersprung). Der Ausflußtrakt des rechten Ventrikels ist verlängert (seitliches Bild), die Herzspitze
ist als Zeichen der Rechtsherzhypertrophie angehoben. Bei zusätzlicher Dilatation des rechten
Vorhofes und rechten Ventrikels, verbreitertem
V. cava-Schatten mit und ohne Pleuraerguß besteht eine Rechtsherzdekompensation (dekompensiertes Cor pulmonale).

Lungenfunktionsuntersuchung: Säure-Basen-Status, Spirometrie und alveoläre Funktion zeigen
in Abhängigkeit vom Grundleiden und vom
Schweregrad der Lungenfunktionsstörung (Par-
tial- und Globalinsuffizienz) eine typische Konstellation:

I. Partialinsuffizienz: Die Alveolen sind un-
gleichmäßig ventiliert; teilweise hypoventiliert,
teilweise kompensatorisch hyperventiliert (Verteilungsinsuffizienz). Das Verhältnis von Ventilation zu Durchblutung ist gestört, jedoch ist die
Auswirkung auf das arterielle Blut partiell, d.h.
erniedrigter P$_{O_2}$, erniedrigte O$_2$-Sättigung, PCO$_2$
normal oder erniedrigt (Hyperventilation). Die
Gesamtventilation ist normal oder gesteigert, alveoläre Ventilation und alveoläre Sauerstoffspannung sind gegenüber der Norm unverändert. Im Unterschied zum vasculären Kurz-
schluß Anstieg der arteriellen O$_2$-Sättigung
unter Sauerstoffatmung (40–60%) auf 100%.
Die Atemreserven (Atemgrenzwert, Tiffeneau-
Test, Pneumometerstoß) sind eingeschränkt. Die
Vitalkapazität ist normal oder mäßiggradig erniedrigt. Residualvolumen und funktionelle Residualkapazität sind meist leicht erhöht (3). Die
Compliance ist normal oder eingeschränkt.

II. Globalinsuffizienz: Die Globalinsuffizienz ist
durch eine vollständige Hypoventilation gekennzeichnet, so daß bereits unter Ruhebedingungen
ein neues Gleichgewicht zwischen Gaswechsel,
Ventilation und Erregbarkeit des Atemzentrums
vorliegt. Sie kann akut durch zentral-nervöse
Eingriffe (Schlafmittelvergiftungen, Narkose-
zwischenfälle, Schädel-Hirn-Trauma, Kinder-
lähmung u.a.) sowie chronisch durch eine im
Vergleich zur Norm erheblich gesteigerte Atem-

Tabelle 7.8. Lungenfunktionsprüfung (Normalwerte)

Ventilation	
Atemminutenvolumen (AMV)	3500–7000 ml
Atemfrequenz	8–20 pro min
Atemzugvolumen	250–500 ml
Vitalkapazität (= Total-kapazität minus Residualvolumen)	3500–6000 ml
Atemgrenzwert (Soll-Vitalkapazität × 30)	200–160 l/min
Sekundenkapazität (Tiffeneau-Test)	72–98% der Ist-Vitalkapazität in der ersten Sekunde
Atemäquivalent = spezif. Ventilation $$= \frac{\text{Atemminutenvolumen}}{O_2\text{-Verbrauch pro min}}$$	20–30
Residualvolumen	20–30% d. Total-kapazität
O$_2$-Verbrauch	200–300 ml/min
Bronchialer Strömungs-widerstand	1,4–2,3 cm H$_2$O/l/sec
Diffusionskapazität (in Ruhe)	25 ml O$_2$/min/mmHg (maxim. Belast. 50–70 min/mmHg)
Alveoläre Ventilation	rund 70% des AMV
Totraumventilation	rund 30% des AMV
Dynamische Lungen-compliance (C$_L$)	170–215 ml/cm H$_2$O

Arterielles Blut (1 g Hb bindet 1,34 ml O$_2$; normal 15–15 g% Hb)	
	durchschnittlich
O$_2$-Kapazität	20,8 Vol.-%
O$_2$-Sättigung	96% ± 1%
O$_2$-Spannung	90 mm Hg
CO$_2$-Gehalt	51,0 ± 1,5 Vol.-%
CO$_2$-Spannung	40,0 ± 1 mm Hg
Standardbicarbonat	23,0 ± 2 mval/l
pH	7,4 ± 0,02
Arterio-venöse O$_2$-Differenz	3–5 Vol.-%

arbeit an den Lungen gegen elastische und viscöse Widerstände bei chronischen Lungenerkrankungen auftreten:

Arterielles Blut:

Abnahme von P_{O_2}, O_2-Sättigung,

Zunahme von PCO_2, CO_2-Gehalt (Hyperkapnie — respiratorische Acidose)

pH unverändert oder erniedrigt

Standardbicarbonat normal oder erhöht

Anstieg der arteriellen O_2-Sättigung unter O_2-Atmung (40–60%) auf annähernd 100%

Spirometrie:

Atemfrequenz erhöht

Vitalkapazität erniedrigt

Residualvolumen erhöht

funktionelle Residualkapazität erhöht

Atemgrenzwert erniedrigt

Compliance erniedrigt (z.B. Bronchialasthma)

Atemwegswiderstand (resistance) erhöht

Alveoläre Funktion:

Alveoläre Ventilation erniedrigt

alveoläre O_2-Spannung erniedrigt

Totraumventilation erhöht.

Rechtsherzkatheterisierung: Ihre Bedeutung (s. 7.4.4.) liegt in der Früherkennung des latenten Cor pulmonale sowie in der Schweregradbeurteilung. Das Verfahren mittels Einschwemmkathetertechnik ist weitgehend komplikationslos und auch ambulant durchführbar.

Lungenszintigramm: Ermittelt wird das Verteilungsverhältnis der Lungenperfusion in den Ober- und Unterlappen. Die Durchblutung der Oberfelder ist bei der primär vasculären pulmonalen Hypertonie gesteigert [5].

7.3.6. Differentialdiagnose

Das chronische Cor pulmonale ist von einer pulmonalen Hypertonie und/oder Rechtsherzinsuffizienz auf der Basis primär extrapulmonaler Erkrankungen abzugrenzen, vornehmlich von Herz- und Herzklappenerkrankungen. Erworbene Vitien (s.S. 91) führen meist über einen Pulmonalvenenanstieg zur pulmonalen Hypertonie (z.B. Mitralklappen- und Aortenklappenvitien). Erhöhungen des enddiastolischen Druckes im linken und rechten Ventrikel und Abnahmen der

ventrikulären Dehnbarkeit können mit einer pulmonalen Hypertonie einhergehen (chronische Rechts- und Linksherzinsuffizienz, Pericarditis constrictiva, Kardiomyopathie, hypertrophische obstruktive Kardiomyopathie, Fibroelastose, Endomyokardfibrose, Vorhoftumoren). In etwa 50% aller Fälle von angeborenen aortopulmonalen (z.B. Ductus arteriosus Botalli apertus) und interventrikulären Kurzschlußverbindungen (z.B. Ventrikelseptumdefekt) besteht eine pulmonale Hypertonie, bei Shunts auf Vorhofebene in 9%. Die Widerstandszunahme im Pulmonalkreislauf kann in ausgeprägten Fällen eines Vorhofseptumdefektes, Ventrikelseptumdefektes und Ductus arteriosus Botalli apertus zur Shunt-Umkehr (Rechts-Links-Shunt) führen (Eisenmenger-Reaktion, s.S. 140). Erhebliche Druckerhöhungen im Pulmonalkreislauf treten ferner auf bei der Transposition der großen Gefäße mit Ventrikelseptumdefekt, singulärem Ventrikel, beim Truncus arteriosus communis.

Die *Diagnosesicherung* der pulmonalen Hypertonie aus primär kardialer Ursache gelingt in der Regel mit unblutigen Untersuchungs- und Registriermethoden; zur Quantifizierung und aus therapeutischer Indikation ist meist eine Herzkateteruntersuchung erforderlich. Bei der Polycythämie, bei Erythroblastosen und erworbenen Methämoglobinämien, die mit einer pulmonalen Hypertonie einhergehen können, erfolgt die Abgrenzung nach hämatologischen Kriterien.

7.3.7. Therapie

Beim chronischen Cor pulmonale auf der Basis von Lungenparenchymerkrankungen und alveolärer Hypoventilation steht die Behandlung des Lungenleidens im Vordergrund; bei der primär vasculären Form ist die Entlastung des Herzens und Lungenkreislaufes vordringlich (Tabelle 7.9). Die therapeutischen Maßnahmen betreffen im einzelnen die *Verbesserung der alveolären Ventilation*, Regulierung des Säure-Basen-Status, Behandlung der Infektion, Sauerstoffzufuhr, Sekretolyse, Broncholyse, die Drucksenkung im Pulmonalkreislauf, die kardiale Rekompensation. Von wesentlicher Bedeu-

Tabelle 7.9. Allgemeiner Behandlungsplan beim chronischen Cor pulmonale

1. *Behandlung der respiratorischen Insuffizienz*

   Atemgymnastik, Atmung mit Heimrespirator

   Infektbehandlung (Antibiotica, Sulfonamide)

   Sekretolyse und Broncholyse (Methylxanthine, β-2-Sympathicomimetica)

   Karboanhydrasehemmer und Aldosteronantagonisten

   Sauerstoffzufuhr, ggf. maschinelle Ventilation

   Operative Maßnahmen (Decortication, Entfernung von Lungencysten u.a.)

2. *Behandlung der Herzinsuffizienz* (s.S. 347)

   Digitalisglykoside

   Diuretica

3. *Senkung der pulmonalen Hypertonie*

   Methylxanthine

   β-2-Sympathicomimetica

   Nitroglycerin

   Reserpin

4. *Weitere Maßnahmen*

   Nikotinverbot, Aderlässe bei Polyglobulie (Hämatokrit über 60%), Steroide und/oder Immunsuppressiva bei Kollagenosen, Antikoagulantien bei Lungenembolien.

tung zur Verbesserung der alveolären Hypoventilation ist eine intensive und regelmäßige atemgymnastische Behandlung, die nach vorheriger Anleitung auch vom Patienten selbst mittels eines Heimrespirators durchgeführt werden kann (assistierte Beatmung mit positivem Druck). Derartige Geräte sind bei gegebener Indikation auf Krankenkassenbasis erhältlich. Für die *Infektbehandlung* sind Antibiotica und Sulfonamide nach Erregeraustestung und Resistenzbestimmung einzusetzen. Methylxanthine und β-2-Sympathicomimetica bewirken eine wirksame *Broncholyse* und Verbesserung der Ventilation. Karboanhydrasehemmer wirken über eine metabolische Acidose atemstimulierend. Durch langfristige Gabe von Aldosteronantagonisten (z.B. Spironolactone) wird die respiratorische Globalinsuffizienz günstig beeinflußt (diuretischer Effekt, Zunahme der Myokardkontraktilität, Verbesserung des Belüftungs-Durchblutungsverhältnisses) [10]. Sauerstoffzufuhr sollte nur unter Kontrolle des Säure-

Basen-Status erfolgen (pH, pO_2, pCO_2, Standardbicarbonat, O_2-Sättigung). Digitalisglykoside sind in allen Stadien der Rechtsherzinsuffizienz indiziert. Zu beachten ist, daß die Heterotopieneigung bei Hypoxie erhöht ist. Zur *Behandlung der primär vasculären pulmonalen Hypertonie* können Methylxanthine β-2-Sympathicomimetica, Nitroglycerin und Reserpin versucht werden, solange eine morphologische Fixierung der pulmonalen Hypertonie noch nicht vorliegt. Zur Behandlung der pulmonalen Hypertonie bei Kollagenosen sind Steroide und/oder Immunsuppressiva indiziert. Eine Behandlung restriktiver Lungenfibrosen mit D-Penicillamin hat sich noch nicht durchgesetzt.

7.4. Literatur

1. BOLT, W.: Cor pulmonale. In: Erkrankungen der Atemwege. Stuttgart: Schattauer 1966.
2. BRUMMER, D.L., CHAVES, A.D., DICKIE, H., HEPPES, N., MATTHEWS, L.W., PIERCE, A.K., ZISKIND, M.M., SIMPSON, D.G.: American thoracic society: cor pulmonale. A statement of the committee on therapy (1969).
3. BÜHLMANN, A.A., ROSSIER, P.H.: Klinische Pathophysiologie der Atmung. Berlin-Heidelberg-New York: Springer 1970.
4. COURNAND, A.: Some aspects of pulmonary circulation in normal man and in chronic cardiopulmonary diseases. Circulation **2**, 641 (1950).
5. FELIX, R., SIMON, H., WINKLER, C.: Röntgenologische und szintigraphische Befunde bei pulmonaler Hypertonie. Internist **14**, 470 (1973).
6. FRIEDBERG, CH.K.: Erkrankungen des Herzens. Bd. II. Stuttgart: Thieme 1972.
7. GIESE, W.: Morphologie des Cor pulmonale und seiner Ursachen. Verh. dtsch. Ges. Inn. Med. **72**, 469–490 (1966).
8. HORT, W.: Untersuchungen über die Muskelfaserdehnung und das Gefüge des Myokards in der rechten Herzkammerwand des Meerschweinchens. Virch. Arch. path. Anat. **329**, 694–731 (1957).
9. HORT, W.: Der Herzbeutel und seine Bedeutung für das Herz. Ergebn. inn. Med. Kinderheilk. (N.F.) **29**, 1–50 (1970).
10. HÜTTEMANN, U., SCHÜREN, K.P.: Die Wirkung von Aldactone auf Atmung und Lungenkreislauf beim chronischen Cor pulmonale Klin. Wschr. **50**, 953 (1972).

11. HUXLEY, H.E.: The contractile structure of cardiac and skeletal muscle. Circulation **24**, 328–335 (1961).

12. HUXLEY, A.F., PEACHEY, L.: The maximum length for contraction in vertebrate striated muscle. J. Physiol. **156**, 150–165 (1961).

13. MATTHYS, H., KONIETZKO, N., SCHLEHE, H., RÜHLE, K.H.: Pulmonale Hypertonie. Klin. Wschr. **51**, 985 (1973).

14. PARASKOS, J.A., ADELSTEIN, S.J., SMITH, R.E., RICKMANN, F.D., GROSSMANN, W., DEXTER, L., DALEN, J.E.: Late prognosis of acute pulmonary embolism. New Engl. J. Med. **289**, 55 (1973).

15. SCHÜREN, K.P., HÜTTEMANN, U.: Chronisch obstruktive Lungenerkrankungen: Lungenkreislauf, Herzfunktion und Sauerstofftransport bei unterschiedlichen klinischen Erscheinungsformen. Klin. Wschr. **51**, 605 (1973).

16. SILL, V., v. WICHERT, P.: Pulmonale Hypertonie bei Lungenerkrankungen. Internist **14**, 454 (1973).

17. SZENT-GYÖRGYI: The Living State. With Observations on Cancer. New York-London: Academic Press 1972.

18. ULMER, W.T., REIF, E., WELLER, W.: Die obstruktiven Atemwegserkrankungen. Pathophysiologie des Kreislaufs, der Ventilation und des Gasaustausches. Stuttgart: Thieme 1966.

19. VOß, H., GADERMANN, E., HAUCH, H.J.: Die primär vaskuläre pulmonale Hypertonie. Internist **14**, 463 (1973).

20. WADE, O.L., BISHOP, J.M.: Cardiac Output and Regional Blood Flow. Oxford: Blackwell 1962.

21. World Health Organization. Expert committee on chronic cor pulmonale. (WHO technical report series, No. 213.) Circulation **27**, 594 (1963).

8. Rhythmusstörungen des Herzens

8.1. Normale und pathologische Anatomie der Reizbildung und Erregungsleitung

8.1.1. Anatomische Vorbemerkungen

Das primäre Reizbildungszentrum des menschlichen Herzens liegt im *Keith-Flackschen Sinusknoten*. Er ist im rechten Vorhof nahe der Einmündungsstelle der oberen Hohlvene an der dem Herzohr zugewandten Seite lokalisiert. Der Sinusknoten ist in der Regel spindel- bis halbmondförmig gestaltet und seine 1,5–3 cm lange Längsachse verläuft senkrecht zur Längsachse der oberen Hohlvene. Seine Breite beträgt etwa 5 mm, seine Dicke etwa 1,5 mm [19]. Das Auffinden des Sinusknotens wird durch seinen reichen Bindegewebsgehalt erleichtert, der ebenso wie das Fettgewebe mit steigendem Alter zunimmt [41]. Die spezifischen Muskelfasern sind deutlich schmaler als in der Arbeitsmuskulatur. Elektronenmikroskopisch enthalten sie einfache Mitochondrien, und sie werden durch einfach gestaltete Desmosomen zusammengehalten.

Vom Sinusknoten erfolgt eine bevorzugte Erregungsleitung zum AV-Knoten, zum linken Vorhof und zum rechten Herzohr. Für diese bevorzugte Leitung sind spezifische Muskelzüge beschrieben worden, z.B. das Thorellsche Bündel zwischen Sinus- und AV-Knoten. Klassische Purkinje-Zellen fehlen in diesem Bündel und ihre Unterscheidung von der Arbeitsmuskulatur ist schwer.

Der *AV-Knoten (Aschoff-Tawara-Knoten)* liegt zwischen dem hinteren Rand des Septum membranaceum und dem Coronarsinus. Er ist ungefähr linsengroß (5–7 mm × 3–4 mm × 1,5 mm), und er stößt an das fibröse Herzskelett an. Auch er enthält schmale Muskelfasern, die z.T. denen im Sinusknoten gleichen, z.T. aber auch ähnlich wie Purkinje-Fasern oder gewöhnliche kontraktile Fasern der Arbeitsmuskulatur aufgebaut sind.

Vom AV-Knoten entspringt das gemeinsame *Hissche Bündel*. Am unteren Rand des Septum membranaceum teilt es sich in den subendokardial verlaufenden rechten und linken Schenkel auf. Der rechte verzweigt sich spät, der linke früh. Vom Septum aus ziehen Äste zur Basis der Papillarmuskeln, und Endaufzweigungen strahlen in die übrige Arbeitsmuskulatur ein. Äste des spezifischen Systems können als falsche Sehnenfäden die Ventrikelhöhle durchziehen. Im Hisschen Bündel beherrschen typische Purkinje-Zellen mit wenigen, peripher angeordneten Myofibrillen das Bild [38]. Diese Zellen sind kürzer und breiter als im Arbeitsmyokard und besitzen zahlreiche und längere Junktionen. Schmale Bindegewebszüge durchziehen das Bündel, in dem wahrscheinlich die Fasern für rechten und linken Schenkel schon getrennt verlaufen. Die Zellen im Reizleitungssystem unterscheiden sich nicht nur morphologisch von der Arbeitsmuskulatur, sondern auch in ihrem Stoffwechsel [55]. Sie enthalten reichlich Glykogen und ihr O_2-Verbrauch ist gering. Dadurch wird verständlich, daß sie gegen O_2-Mangel weniger empfindlich als das Arbeitsmyokard sind [29]. Beim Menschen sind jedoch die Unterschiede zwischen dem Reizleitungssystem und der Arbeitsmuskulatur nicht so deutlich wie bei manchen Tierarten [18].

Die *Blutversorgung des Reizleitungssystems* erfolgt über verschiedene Coronararterienäste. Die Sinusknotenarterie entspringt aus der größten Vorhofsarterie, die ihrerseits am häufigsten aus dem Anfangsteil der rechten Coronararterie, etwas seltener aus dem linken umschlingenden Ast hervorgeht.

Der AV-Knoten, das Hissche Bündel und der Anfangsteil der Schenkel werden von der Nodalarterie versorgt, die aus dem hinteren absteigenden Ast entspringt. Die in der hinteren Interventricularfurche verlaufende Arterie stammt ganz überwiegend aus der rechten Coronararterie, denn ein Linksversorgungstyp kommt beim Menschen nur selten vor.

8.1.2. Pathologisch-anatomische Befunde

Das *Wolf-Parkinson-White-(WPW)Syndrom* ist durch eine verkürzte Überleitungszeit gekennzeichnet. Als morphologisches Substrat sind in zahlreichen Fällen kurze akzessorische Leitungswege vom Vorhof zum Kammerteil nachgewiesen worden, vor allem in dorsalen und lateralen Partien der Herzbasis. Beim Neugeborenen sollen derartige akzessorische Muskelbrücken einen physiologischen Befund darstellen. Postnatal bilden sie sich jedoch in der Regel zurück.

Von besonderem klinischen Interesse sind *lokale Schäden im Reizleitungssystem,* die zu einer Störung der Erregungsausbreitung führen.

Ein Sinusstillstand wird gewöhnlich mit einer Vagusreizung in Zusammenhang gebracht. Nur selten haben sich dabei Verschlüsse in der Nodalarterie oder Metastasen im Sinusknoten gefunden.

Beim *Vorhofflimmern* werden außer einer Vorhofdilatation und pathologischen Veränderungen in der Vorhofmuskulatur nicht selten auch destruierende und ischämische Veränderungen im Sinusknoten beobachtet. Beim akuten Herzinfarkt stellt das Vorhofflimmern meist nur eine vorübergehende Komplikation dar. JAMES fand dabei konstant einen Coronararterienverschluß proximal vom Ursprung der Vorhofarterie (bei Hinterwand- oder Lateralinfarkt). Ferner ist Vorhofflimmern bei Hämochromatose und Amyloidose beschrieben worden. Dabei kann der Sinusknoten mitbefallen sein [37]. Sehr selten liegt eine Blutung im Sinusknoten nach chirurgischem Eingriff dem Vorhofflimmern zugrunde.

Von größter praktischer Bedeutung ist der *AV-Block.* Es setzt sich immer mehr die Auffassung durch, daß er eine pathologisch-anatomisch faßbare Ursache hat:

Ein akuter *Herzinfarkt* wird in etwa 5% der Fälle von einem AV-Block begleitet [19]. Nur selten geht er in einen chronischen AV-Block über, meist stellt sich nach kurzer Zeit wieder ein Sinusrhythmus ein. Beim Hinterwandinfarkt tritt ein AV-Block häufiger als beim Vorderwandinfarkt auf. Dafür dürfte der Ursprung der Nodalarterie aus dem hinteren absteigenden Ast verantwortlich sein. Der Entstehungsmechanismus ist allerdings noch nicht befriedigend geklärt. Ein Coronarverschluß proximal vom Abgang der Nodalarterie führt nämlich keineswegs bei allen Patienten zu einem kompletten AV-Block, und umfangreiche Nekrosen im AV-Knoten oder Verschlüsse der Nodalarterie wurden bisher nicht beobachtet. Diskutiert wird eine temporäre Hypoxie im AV-Knoten.

Übersichtlicher liegen die Verhältnisse beim anteroseptalen Infarkt mit komplizierendem AV-Block. Hierbei fand DAVIES stets ausgedehnte, tief ins Septum reichende Infarkte, die bei intaktem AV-Knoten offenbar alle wesentlichen Leitungsfasern beider Schenkel zerstört hatten [19].

Beim *chronischen AV-Block* gehen die Angaben über die Entstehungsursache auseinander. Früher wurde allgemein ischämischen Veränderungen die führende Rolle zugeschrieben, und neuere Untersuchungen haben diese Auffassung bekräftigt [20]. Sie heben die überragende Bedeutung der Coronarsklerose für die Entstehung des erworbenen AV-Blockes hervor und schuldigen vor allem eine Sklerose intramuraler Coronararterienäste für die nachgewiesenen Fibrosen im AV-Knoten im Hisschen Bündel und in den Tawara-Schenkeln an [39]. Andere sehen dagegen in einer idiopathischen Fibrose in den Schenkeln des Reizleitungssystems die häufigste Ursache des erworbenen AV-Blockes [19, 40, 71]. Diese idiopathische Fibrose soll nur auf das Reizleitungssystem beschränkt sein und Hinweise für eine wesentliche ursächliche Bedeutung einer

Coronarsklerose vermissen lassen. Nach der Lokalisation lassen sich *drei morphologische Varianten* unterscheiden:

Typ A: Lokalisation am Ursprung der linksseitigen Äste und im intramyokardialen Teil des rechten Schenkels.

Typ B: Am Ursprung des linken Schenkels mit Fortreichen in das Hissche Bündel.

Typ C: Befall des distalen Anteils beider Schenkel.

Der Prozeß scheint mit einer Vacuolisierung der Muskelfasern im Reizleitungssystem zu beginnen. Nach einer Zerstörung der Myofibrillen und Bildung hyaliner Massen geht er in eine Fibrose über. Es stellt sich ein progressiver Verlust der Leitungsfasern ein. Ätiologisch werden primär degenerative Veränderungen [40], Altersveränderungen des fibrösen Herzskelettes [42] aber auch Autoimmunprozesse [20] angeschuldigt.

Andere Entstehungsursachen kommen seltener vor. In Mitteleuropa spielte früher eine Miterkrankung des Hisschen Bündels und der Tawara-Schenkel bei diphterischer Myokarditis eine große Rolle. Aber auch Granulome bei Tuberkulose, Morbus Boeck und selten auch beim Rheumatismus oder luische Gummen können zu einer kompletten Unterbrechung im Reizleitungssystem führen. Außerhalb Europas spielt die Chagas-Myokarditis die Hauptrolle bei der entzündlichen Entstehung eines chronischen AV-Blockes. Auch akute Entzündungen können zu herdförmigen, oft nur vorübergehenden Läsionen im Reizleitungssystem führen, z.B. Staphylokokkenabscesse oder Virusmyokarditiden.

Manchmal greift eine Verkalkung einer Aortenklappe oder des Mitralringes auf das Hissche Bündel über und bewirkt eine Unterbrechung der Leitungsfasern im Stamm oder im linken Schenkel. Selten zerstört ein ulceröser Prozeß an den Aortenklappen auch das Hissche Bündel [3]. Gelegentlich können auch sekundäre Kardiomyopathien (z.B. bei Amyloidose und Siderose sowie bei Myotonia atrophicans und progressiver Muskeldystrophie) mit einem kompletten AV-Block einhergehen.

Tumorbedingte Unterbrechungen der Reizleitung kommen nur selten vor. Hierbei spielen vor allem Metastasen des Bronchialcarcinoms eine Rolle. Als Rarität seien cystische Tumoren endothelialen oder mesothelialen Ursprungs erwähnt (Coelotheliome), die den AV-Knoten zerstören können.

Ein *angeborener AV-Block* tritt vor allem bei angeborenem Herzfehler auf (Septum-Primum-Defekt, Canalis atrioventricularis communis, korrigierte Transposition [19]. Die Endokardfibroelastose geht gewöhnlich mit einer Zerstörung des linken Tawara-Schenkels oder des Hisschen Bündels einher. Auch kann eine chirurgische Verletzung (direkt oder durch Unterbindung) zum AV-Block führen, am häufigsten beim Verschluß eines Ventrikelseptumdefektes.

Zusammenfassend läßt sich sagen, daß einem AV-Block in der Mehrzahl der Fälle eine Läsion im Hisschen Bündel und/oder in den Schenkeln des Reizleitungssystems und seltener im AV-Knoten zugrunde liegt.

Die *pathologisch-anatomischen Grundlagen eines Schenkelblockes* sind bisher nicht so gut durchgearbeitet wie beim AV-Block. Dazu trägt die Schwierigkeit bei, die umfangreichen Verzweigungen des Reizleitungssystems quantitativ zu erfassen und sicher vom Arbeitsmyokard abzugrenzen.

Klinisch sind Links- und Rechtsschenkelblock häufig mit ischämischen Herzerkrankungen und auch mit einer Hypertonie verbunden. LENEGRE [40] beschrieb beim Linksschenkelblock meist eine komplette oder weitgehende Zerstörung im Anfangsteil und LEV [42] hob die große Vulnerabilität dieser Stelle durch mechanische Abnutzung beim hohen linksventrikulären Druck hervor. Es ist bisher ungeklärt, ob einem Schenkelblock stets eine morphologisch faßbare Läsion zugrunde liegen muß, oder ob er auch durch funktionelle, morphologisch nicht faßbare Störungen hervorgerufen werden kann.

8.2. Elektrophysiologie des Herzens

Ein physiologischer Herzrhythmus ist determiniert durch zahlreiche charakteristische celluläre

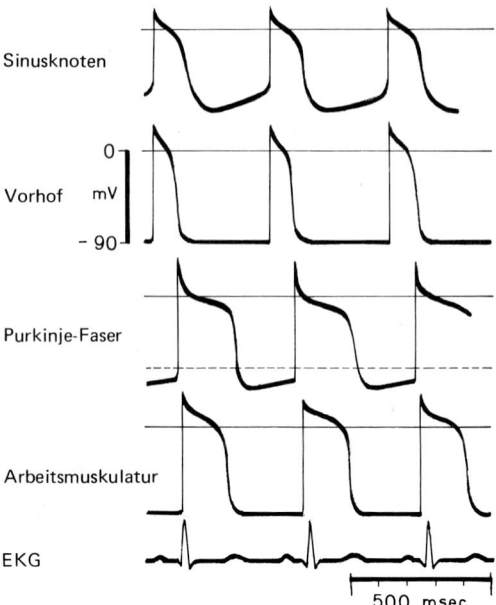

Abb. 8.1. Zeitliche Beziehungen zwischen Einzelfaserpotentialen von Sinusknoten, Vorhof, Purkinje-System, Arbeitsmuskulatur und dem EKG [64]

Membranfunktionen mehrerer im Herzen vorkommender spezifischer Gewebe. Die spontane Reizbildung erfolgt normalerweise im Sinusknoten (Keith-Flackscher Knoten). Der Atrioventricularknoten (Aschoff-Tawarascher Knoten), das Hissche Bündel (3teilig: Durchtritt durch den Anulus fibrosus, Bündelstamm, Teilung) und die Tawara-Schenkel mit den Endaufzweigungen der Purkinje-Fasern dienen der Erregungsleitung, sind jedoch unter pathologischen Bedingungen z.T. ebenfalls zur spontanen Reizbildung befähigt. Das eigentliche Arbeitsmyokard ist als Erfolgsorgan der Erregungsleitung anzusprechen. Die zeitliche Beziehung zwischen Einzelfaserpotentialen von Sinusknoten, Vorhof, Purkinje-System, Kammer und dem Elektrokardiogramm sind in Abb. 8.1 dargestellt.

8.2.1. Elektrophysiologie der Herzmuskelfaser

Die elektrophysiologischen Grundphänomene an der Einzelfaser sind für das Verständnis von

Herzrhythmusstörungen von entscheidender Bedeutung. Beim Einstich einer Mikroelektrode in eine einzelne Myokardfaser findet man im Ruhezustand ein *Membranpotential* von -90 mV, wobei das Innere der Zelle gegenüber der äußeren Oberfläche elektrisch negativ ist. Eine *Erregung* tritt dann ein, wenn die Faser depolarisiert wird, d.h. wenn das Ruhepotential um einen kritischen Betrag gesenkt wird. Das ist einmal auf natürliche Weise dadurch möglich, daß die ruhende Faser eine Erregung zugeleitet bekommt, zum anderen kann die Faser auch selbst künstlich durch einen elektrischen Reiz erregt werden.

Ist ein solcher Reiz in der Lage, das Ruhepotential bis zur kritischen Schwelle, etwa 15 mV unterhalb des Ruhepotentials (sog. *Schwellenpotential*) zu depolarisieren, antwortet die Faser mit einer Erregung, dem *Aktionspotential*. Die Erregung setzt mit einer raschen Entladung ein, unmittelbar gefolgt von einer Umladung über die Nullinie hinaus, dem sog. „overshoot“. Auf die rasche Depolarisation folgt eine vergleichsweise lange Repolarisation (Dauer 150–300 msec). Im Gegensatz zum Aktionspotential des quergestreiften Skelettmuskels zeichnet sich das Aktionspotential des Herzmuskels durch seine lange Dauer aus, welche eine erneute frühzeitige Erregung unmöglich macht. Die unterschiedliche Dauer der Aktionspotentiale verschiedener Herzabschnitte zeigt Abb. 8.1. Während der absoluten Refraktärzeit, welche vom Beginn des Aktionspotentials bis zur Repolarisation auf etwa -55 mV anhält, ist die Faser auch für starke Reize unerregbar. Oberhalb dieses Potentials wird die Faser wieder allmählich erregbar. In dieser Zeit bis zur Wiederherstellung des Ruhepotentials kann durch höhere Reizstromstärken eine erneute Erregung ausgelöst werden (Abb. 8.2).

Die Fähigkeit der Faser zur selbsttätigen *Automatie* beruht auf einer langsamen *diastolischen Depolarisation*, welche das Membranpotential bis zum Schwellenpotential senkt. Als Ausdruck potentieller Schrittmachereigenschaften findet man eine diastolische Depolarisation praktisch in allen Zellen des spezifischen Erregungsleitungssystems. Ihre Anstiegsgeschwindigkeit nimmt jedoch vom Sinusknoten zur Kammer

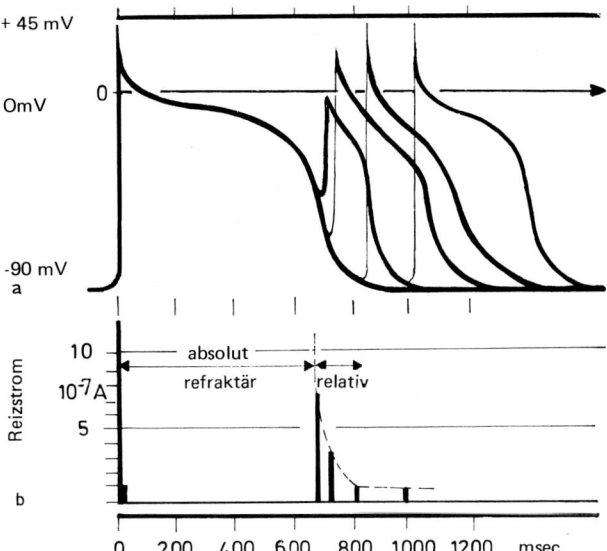

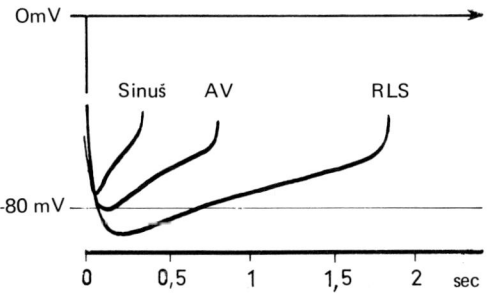

Abb. 8.2. Wiederherstellung der Erregbarkeit in der relativen Refraktärphase [65]

Abb. 8.3. Schematische Darstellung des Verlaufs der
diastolischen Depolarisation im Sinusknoten, im
AV-Knoten und im ventriculären Reizleitungsge-
webe [65]

allmählich ab. Dementsprechend ist die Eigenfrequenz des Sinusknotens unter natürlichen Bedingungen am höchsten (Abb. 8.3).

Die potentiellen Schrittmacherfasern des Erregungsleitungssystems werden unter physiologischen Bedingungen vom Sinusknoten aus durch
Zuleitung erregt, bevor ihre eigenen langsamen
diastolischen Depolarisationen das Schwellenpotential erreichen. Unter pathologischen Bedingungen kann die Abnahme der Automatie
des natürlichen Schrittmachers und/oder die Zu-

nahme der Automatie potentieller Schrittma-
cherzellen zu einem ektopischen Rhythmus führen. Ferner ist beim Ausbleiben einer Erregungs-
zuleitung vom Sinusknoten (z.B. bei SA-Block
und AV-Block) die diastolische Depolarisation
der Endaufzweigungen des Purkinje-Systems die
Voraussetzung dafür, daß die Kammern mit einer ihr eigenen niedrigeren Frequenz weiter-
schlagen. Auch ventriculäre *Extrasystolen* entstehen vorzugsweise in den Purkinje-Fasern,
welche ohnehin zur Automatie befähigt sind. In
Zellen des Arbeitsmyokards wird eine spontane
diastolische Depolarisation nur unter ganz bestimmten Bedingungen beobachtet und dann als
Funktionswandel des Arbeitsmyokards bezeichnet [2] (s.S. 230).

Die für eine Erregung erforderliche Schwellenreizstromstärke und die Form des Aktionspotentials sind eng verknüpft mit dem Membranpotential im Augenblick der schnellen Depolarisation. Je niedriger das Membranpotential, von
dem aus die neue Erregung startet, desto niedriger sind die Amplitude und die Anstiegsgeschwindigkeit (dV/dt) des Aktionspotentials.
Diese wichtige Beziehung wurde zuerst von
WEIDMANN [67] an Purkinje-Fasern beschrieben.
Danach sind die Anstiegssteilheit und der
Aktionspotential-Überschuß („overshoot") eine

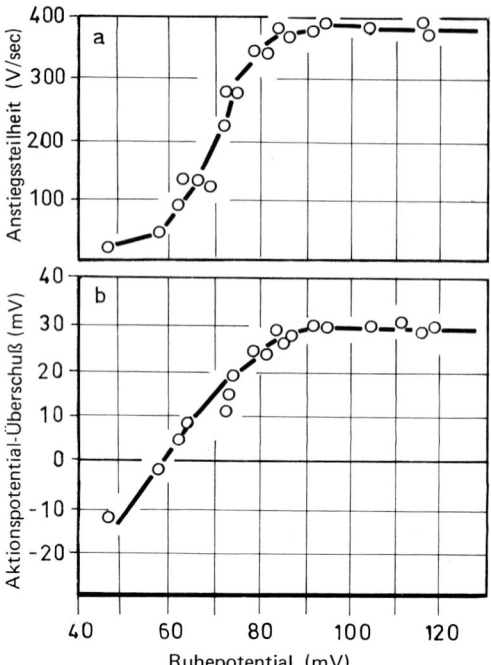

Abb. 8.4. Einfluß des Membranpotentials auf den Aktionspotentialanstieg und den „overshoot" [67]

Funktion des Ruhepotentials (Abb. 8.4). Nachdem die Fähigkeit eines Aktionspotentials, benachbarte Fasern durch Fortleitung zu erregen, von seiner Anstiegsgeschwindigkeit abhängig ist, ist auch das Membranpotential für die Fortleitungsbedingungen bestimmend.

Die *Fortleitung einer Erregung* erfolgt im spezifischen Purkinje-System schneller als in der Arbeitsmuskulatur, die Leitungsgeschwindigkeiten betragen 2–4 m/sec, während in der Arbeitsmuskulatur generell Werte unter 1 m/sec angegeben werden. Bei Stimulationsversuchen des menschlichen Herzens in vivo wurden Werte von 3,5 m/sec bzw. 0,87 m/sec errechnet [4]. Die Unterschiede beruhen einmal auf der unterschiedlichen Fasergeometrie, zum anderen zeichnet sich das Aktionspotential der Purkinje-Fasern im Vergleich zur Arbeitsmuskulatur neben seiner längeren Dauer und seiner potentiellen Schrittmachereigenschaften vor allem durch ein höheres Ruhepotential und damit eine größere Amplitude und eine höhere Aktionspotential-

Anstiegsgeschwindigkeit aus. Dies erklärt die schnellere Fortleitung der Erregung im spezifischen Leitungsgewebe.

Änderungen der extracellulären Kaliumkonzentration können sich auf das Aktionspotential der Purkinje-Fasern in vieler Hinsicht stärker auswirken als auf das Aktionspotential der Arbeitsmuskulatur. Erhöhung der extracellulären Kaliumkonzentration führt zu einer Verminderung des Ruhepotentials und damit zur Abnahme von Anstiegsgeschwindigkeit und Amplitude sowie der Dauer des Aktionspotentials. Umgekehrt tritt bei Abnahme der extracellulären Kaliumkonzentration eine Hyperpolarisation der Faser auf, welche mit einer Zunahme von Anstiegssteilheit, Amplitude und Dauer des Aktionspotentials einhergeht [16].

Die diastolische Depolarisation steigt bei *Kaliummangel* an. Die Unterschiede zwischen Purkinje-Fasern und Fasern der Arbeitsmuskulatur hinsichtlich der Gesamtdauer des Aktionspotentials und der effektiven Refraktärzeit werden bei niedriger extracellulärer Kaliumkonzentration erhöht. Die dadurch hervorgerufene Inhomogenität der Erregungsrückbildung aller Fasern nimmt somit bei Abnahme der extracellulären Kaliumkonzentration zu. Diese Befunde stehen mit der klinischen Erfahrung gehäuft auftretender Extrasystolen bis zum Kammerflimmern bei Hypokaliämie in Einklang.

Der Grundprozeß der Erregung beruht nach heutiger Auffassung auf *Ionenbewegungen an der Zellmembran*. Die intra/extracellulären Ionenkonzentrationsgradienten einerseits und die Permeabilitätseigenschaften andererseits stellen die wichtigsten Determinanten für die Erregung und die Erregungsausbreitung im Herzen dar. Normalerweise beträgt die intracelluläre Kaliumkonzentration ca. 150 mval/l bei einer extracellulären Kaliumkonzentration von etwa 4,5 mval/l und die intracelluläre Natriumkonzentration etwa 20 mval/l bei einer extracellulären Natriumkonzentration von 140 mval/l. Die Ionenverteilungsgleichgewichte an den Zellgrenzflächen sind bedingt durch Prozesse der Diffusion und Osmose (sog. passiver Transport) und Prozesse des aktiven, d.h. energie-abhängigen Transportes entgegen einem elektrochemischen

Gradienten. Die unterschiedlichen Elektrolytkonzentrationen auf beiden Seiten der Zellmembran und die elektrostatischen Eigenschaften der Membranstruktur bedingen die intra/extracelluläre Potentialdifferenz. Sie kann im Gleichgewichtszustand bei extracellulären Kalium-Konzentrationen > 10 mval/l durch die Nernstsche Gleichung beschrieben werden:

$$E_K = \frac{R \cdot T}{F} \ln \frac{(K_i)}{(K_e)}$$

E_K = Kaliumgleichgewichtspotential
R = allgemeine Gaskonstante (8,31 Joule/Grad)
T = absolute Temperatur ((für 37° C)
     310° Kelvin)
F = Faraday-Konstante (96 490 Coulomb)
K_i = intrazelluläre Kaliumkonzentration
K_e = extrazelluläre Kaliumkonzentration.

Abweichungen vom theoretischen Kaliumdiffusionspotential E_K ergeben sich im Bereich niedriger extracellulärer Kaliumkonzentrationen (< 10 mval/l). Die Abhängigkeit des Membranpotentials vom intra/extracellulären Kaliumkonzentrationsgradienten für extracelluläre Kaliumkonzentrationen unter 10 mval/l beschreibt die Gleichung von HODGIN u. HOROWICZ (1959):

$$E_{Na+K} = \frac{R \cdot T}{F} \ln \frac{(K_i) + \alpha(Na_i)}{(K_e) + \alpha(Na_e)}$$

E_{Na+K} = intra/extracelluläre Potentialdifferenz
α_{Na} − Permeabilitätsfaktor für Natrium.

Setzt man für den Faktor α_{Na} einen Wert von 0,01 in die Gleichung ein, dann entsprechen die unter physiologischen Bedingungen gemessenen Ruhepotentiale den errechneten Werten weitgehend [15].
Das *Aktionspotential* entsteht durch eine plötzliche Steigerung der Membranpermeabilität für Natrium-Ionen um das 300–500fache. Die Leitfähigkeit für Natriumionen von außen nach innen überwiegt die der Kaliumionen von innen nach außen. Wenn der Natriumeinstrom den Kaliumausstrom überschreitet, kommt es zur schnellen Depolarisation der Membran auf Null und zur anschließenden Umpolung.

Dabei ist die Aktionspotential-Anstiegsgeschwindigkeit (dV/dt) um so größer, je stärker der Natriumeinstrom ist und umgekehrt. In der Repolarisationsphase übersteigt die Kaliumpermeabilität die Natriumpermeabilität vorübergehend. Es fließt ein von Kaliumionen getragener Strom in umgekehrter Richtung von innen nach außen. Die lange Dauer des Aktionspotentials der Herzmuskelfaser beruht somit auf der erhöhten Kaliumleitfähigkeit während der Repolarisation. Bei Erniedrigung der extracellulären Kaliumkonzentration tritt eine Abnahme des repolarisierenden Stromes auf, die für das Aktionspotential eine Verzögerung der Repolarisation zur Folge hat. Umgekehrt nimmt bei Erhöhung der extracellulären Kaliumkonzentration der repolarisierende Kaliumstrom zu, für das Aktionspotential bedeutet dies eine schnellere und vollständigere Repolarisation [64].
Das *Schrittmacherpotential* läßt sich nach der Ionentheorie so erklären, daß nach der Repolarisation die Kalium-Leitfähigkeit hoch ist und langsam auf den Ruhewert abfällt. Durch diesen langsamen Abfall bewegt sich das Membranpotential vom Kalium-Gleichgewichtspotential weg, d.h. es tritt eine langsame Depolarisation ein.

8.2.2. Die ektopische Erregung

Die Fähigkeit zur *Spontanautomatie*, beruhend auf einer langsamen diastolischen Depolarisation, ist unter physiologischen Bedingungen eine charakteristische Eigenschaft des spezifischen Erregungsleitungssystems. Die Entstehung steilerer Schrittmacherpotentiale unter pathologischen Bedingungen wird zur Erklärung der Extrasystolie und heterotoper Arrhythmien herangezogen. Durch Fluxmessungen mit K^{42} konnte an Purkinje-Fasern gezeigt werden, daß die Kalium-Durchlässigkeit der Zellmembran in kaliumarmer Badelösung geringer wird.

Dadurch kann sich das Membranpotential bei gegebenem Einwärtsstrom rascher und weiter vom Kalium-Gleichgewichtspotential in Richtung auf die Schwelle verschieben [68]. Tatsächlich gibt es kaum eine zuverlässigere Maßnahme zur Erzeugung von Spontanaktivität als eine Erniedrigung der extracellulären Kaliumkonzentration.

Im geschädigten Reizleitungssystem wird tierexperimentell eine andere Form von extrasystolischer Reizbildung beobachtet. Es handelt sich um eine Störung der Repolarisation, die bei -50 bis -60 mV plötzlich anhält und in eine erneute Erregung — die Extrasystole — übergeht. Diese frühzeitige Depolarisation kann einmal (Bigeminus) oder bei längerem Sauerstoffmangel wiederholt (z.B. Trigeminus) auftreten. Da die Erregung aus der Repolarisation des vorangehenden Aktionspotentials hervorgeht, ist ihre relativ fixe Koppelung verständlich. Bei entsprechenden Fortleitungsbedingungen manifestieren sich derartige Doppelerregungen im EKG als gekoppelte Extrasystolen. Tierexperimentell sind folgende Ursachen für die Auslösung von Doppelerregungen nachgewiesen worden: O_2-Mangel, CO_2-Überschuß, unspezifische Schädigung des Präparates, niedrige extracelluläre Kaliumkonzentration, Digitalis, Aconitin, Barium. Gekoppelte Extrasystolen entstehen im spezifischen Reizleitungssystem; im Arbeitsmyokard lassen sie sich nur durch Gifte, Aconitin und Barium auslösen. Solche Doppelerregungen haben nichts mit „re-entry" zu tun, die zweite Erregung entsteht nicht durch Zuleitung, sondern am gleichen Ort wie die erste. Die Doppelerregung ist auch nicht das Resultat einer verminderten Schwellenreizstromstärke, also einer gesteigerten Erregbarkeit am Ende des Aktionspotentials. Die Tatsache, daß im Tierexperiment gekoppelte Extrasystolen unter zahlreichen Bedingungen nachweisbar sind, legt die Annahme nahe, daß dieser Mechanismus auch unter klinischen Bedingungen bei ähnlichen Schädigungen (Ischämie, O_2-Mangel, Kaliummangel, Überdehnung, subendokardiale Blutungen usw.) der extrasystolischen Reizbildung zu Grunde liegen kann [64].

Unter abnormen Bedingungen (Abnahme der extracellulären Kaliumkonzentration, Calciumentzug, Dehnung des Präparates, Vergiftung mit Strophanthin, Aconitin und Bariumchlorid) kann schließlich auch die Arbeitsmuskulatur einen sog. *Funktionswandel* erfahren und selbst zur extrasystolischen Reizbildung befähigt werden [2].

8.2.3. Flimmertheorien [64, 68]

Die entscheidenden Bedingungen für die koordinierte rhythmische Tätigkeit des Herzens sind 1. die Dominanz eines Schrittmachers über das ganze Herz, 2. die Aktivierung der Ventrikel mit einer bestimmten Leitungsgeschwindigkeit auf bestimmten Leitungsbahnen und 3. die lange Dauer des Aktionspotentials, die eine frühe Wiedererregung ausschließt. Die Ursache des Flimmerns muß in einer Verletzung mindestens einer, vermutlich aller drei Bedingungen gesucht werden.

Die *Theorie des ektopischen Focus* nimmt an, daß die Fragmentierung des Herzens in kleine, unabhängig voneinander aktivierte Areale durch das Auftreten eines einzelnen oder mehrerer ektopischer, hochfrequent schlagender Reizbildungszentren (ektopische Foci) zustande kommt. Experimentell wurde die Bildung von ektopischen Foci im Reizleitungssystem der Kammern unter flimmerauslösenden Noxen beobachtet. Am Focus erscheint eine lange Salve gekoppelter Extrasystolen hoher Frequenz. Deshalb sind die Aktionspotentiale eines Gebietes, dem solche Erregungen zugeleitet werden, von kurzer Dauer, haben also eine kurze Refraktärzeit.

Die zweite Flimmertheorie der *sog. kreisenden Erregung* macht verkürzte Refraktärzeiten und verminderte Leitungsgeschwindigkeiten der geschädigten Herzmuskelfasern für das Flimmern verantwortlich. Soll eine Erregungswelle auf einem anatomisch vorgegebenen Weg kreisen, so müssen gewisse Voraussetzungen erfüllt sein: die „Wellenlänge der Erregung" (Dauer der absoluten Refraktärzeit multipliziert mit Leitungsgeschwindigkeit) muß kürzer sein als der anatomische Kreis. Nur so kann die Erregungsfront stets in ein Gebiet gelangen, das nicht mehr refraktär ist. Diese Bedingung kann durch starke Verkürzung der Aktionspotentiale oder durch starke Erniedrigung der Leitungsgeschwindigkeiten erfüllt werden. Eine weitere Voraussetzung ist die eines unidirektionalen Blocks. Ein möglicher Weg für einen Kreis wäre beispielsweise: Myokard → zurück in das spezifische Erregungsleitungssystem → auf einen anderen Ast des Leitungssystems → auf dem normalen Weg in das Myokard. Die Gruppe von MENDEZ hat gezeigt, daß bei einer gewissen Depolarisation der Übergangsstelle zwischen Leitungssystem und Myokard (durch Erhöhung der Kaliumkonzentration) retrograde Leitung noch möglich ist, während die normale Vorwärtsleitung bereits blockiert ist [47].

Purkinje-Fasern des Hundes und des Kalbes können Erregungen mit etwa $1/_{100}$ der normalen Geschwindigkeit leiten, wenn 1. das „rasche" (natriumspezifische) System ausgeschaltet wird (partielle Depolarisation durch 15–17 mÄq/l KCl) und 2. das „langsame", calciumspezifische System mehr Einwärtsstrom liefert. Leitet nun eine Faser mit 2 cm/sec statt mit 1–2 m/sec, so muß der anatomische Weg bei einer gegebenen Dauer des Aktionspotentials von 0,3 sec lediglich eine Länge von 6 mm haben, damit die Erregung kreisen kann. Um das Phänomen der kreisenden Erregung zu demonstrieren, sind Ableitungen von verschiedenen Stellen des mutmaßlichen Kreises gleichzeitig zu fordern. Ableitungen mit intracellulären Mikroelektroden bestätigen, daß ein Kreisen der Erregung unter den genannten Bedingungen möglich wird [68, 69] (Abb. 8.5).

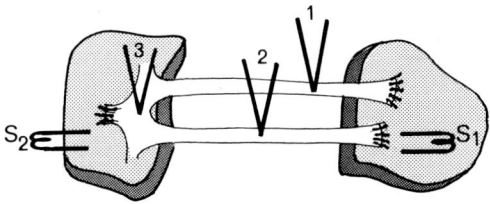

Abb. 8.5. Präparat aus Schafsventrikel und zugehörigen Purkinje-Fasern (Inkubationslösung 15 mval/l Kalium und 5×10^{-6}M Adrenalin): Durch Ableitung von drei intracellulären Mikroelektroden wird festgestellt, daß die Leitung zwischen 3 und 1 blockiert ist, nicht aber die Leitung in der Gegenrichtung zwischen 1 und 3. Durch einen Einzelreiz an der Stelle S_2 wird an diesem nicht spontan aktiven Präparat eine kreisende Erregung gegen den Uhrzeigersinn ausgelöst [68]

Die Repolarisationsphase gilt seit WIGGERS als besonders flimmeranfällig („vulnerable Phase"). Ein zu Beginn der relativen Refraktärzeit ausgelöstes Aktionspotential weist eine sehr geringe Anstiegssteilheit auf und breitet sich äußerst langsam aus. Wird am künstlich getriebenen isolierten Vorhof des Kaninchens ein Extrareiz in einer zeitlich sehr limitierten Phase der Repolarisation gesetzt, so kann es zu einer sich während einer gewissen Zeit spontan unterhaltenden Tachykardie kommen. Durch die Resultate einer gleichzeitigen Ableitung mit 10 extracellulären Elektroden muß als gesichert gelten, daß auch in diesem Fall das Phänomen der langsam kreisenden Erregung vorliegt.

Beide Flimmertheorien schließen sich nicht aus. Es ist im Gegenteil wahrscheinlich, daß für die Auslösung des Flimmerns im geschädigten Herzen multiple Foci und für die Aufrechterhaltung des Flimmerns kreisende Erregungen durch verkürzte Refraktärzeiten und verminderte Leitungsgeschwindigkeiten verantwortlich sind.

Für das Verständnis der Flimmerentstehung unter bestimmten klinischen Bedingungen sind weitere Befunde von Bedeutung:

Innerhalb des Kammermyokards bestehen bereits normalerweise Unterschiede in der Dauer des Aktionspotentials und damit der Refraktärzeit bis zu 30 msec. Solche Unterschiede sind zwischen Spitze und Basis und zwischen den Innen- und Außenschichten seit längerem bekannt.

Auf der Oberfläche des linken Ventrikels beim Hund haben HAN und MOE [31] durch Ableitung von Aktionspotentialen von verschiedenen Punkten, welche gleich weit von einer zentralen Reizelektrode entfernt lagen, die Inhomogenität der Erregungsrückbildung (temporäre Dispersion der Refraktärzeit) gemessen und Bedingungen erarbeitet, unter denen diese Inhomogenität besonders ausgeprägt ist: experimenteller Coronarverschluß, frühzeitig einfallende Extrasystolen, Bradykardie, Glykosid-Intoxikation, Chinidin, gepaarte Stimulation. Dabei betrug die temporäre Dispersion der Refraktärzeit im Bereich von 3 mm bis zu 30 msec im Gegensatz zu Normalwerten von 5 msec [31]. Unter den genannten

Bedingungen wird auch in der Klinik Kammerflimmern beobachtet.

Ausgehend von der klinischen Erfahrung, daß
unter bestimmten Bedingungen eine einzige Extrasystole Flimmern auslösen kann, haben
BÜCHNER und EFFERT [17] einen Quotienten aus
dem Koppelungsintervall von Normalschlag
und Extrasystole und der QT-Dauer des präex-
trasystolischen Schlages gebildet (Abb. 8.6) und
als *Vorzeitigkeitsindex* bezeichnet. Ein Index
unter 1 bedeutet dabei Extrasystolie-Einfall vor
Ende der T-Welle einer vorangehenden Erregung, ein Index über 1 bedeutet Extrasystolie-
Einfall nach T-Wellen-Ende. Die fibrillierende

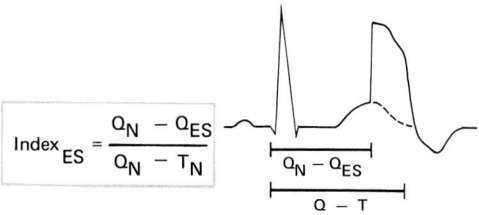

$$\text{Index}_{ES} = \frac{Q_N - Q_{ES}}{Q_N - T_N}$$

Abb. 8.6. Der Vorzeitigkeitsindex als Maß für den
zeitlichen Einfall von Extrasystolen (nach [17])

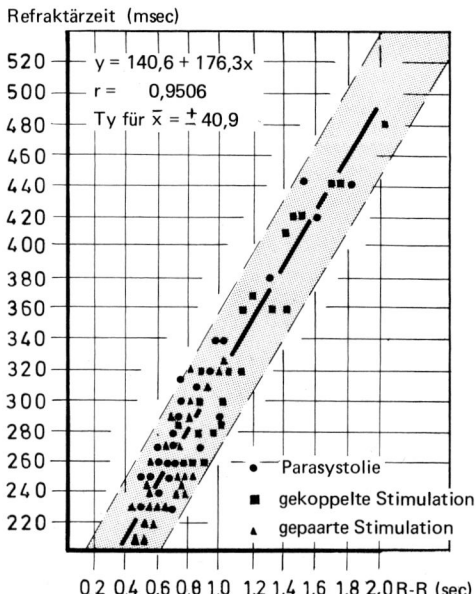

Abb. 8.7. Die Abhängigkeit der Refraktärzeit vom
vorausgehenden RR-Intervall bei Parasystolie, gekoppelter und gepaarter Stimulation (nach [7])

Wirkung von Extrasystolen ist um so größer,
je niedriger der Vorzeitigkeitsindex ist. Beim frischen Myokardinfarkt wird Kammerflimmern
in 81% durch Extrasystolen mit einem Vorzeitigkeitsindex von 0,65–0,80 ausgelöst [17].

Systematische Messungen der *effektiven Refraktärzeit* unter den Bedingungen einer intrakardialen Elektrostimulation beim Menschen haben
eine lineare Beziehung zwischen vorausgehen-
dem Schlagintervall und Refraktärzeit ergeben
[7] (Abb. 8.7). Unabhängig von der Herzfrequenz ist der Quotient aus Refraktärzeit und
QT-Dauer mit 0,81–0,85 im Normalfall konstant. Aus diesen Messungen ergibt sich eine
quantitative Antwort auf die Frage, zu welchem
Zeitpunkt der elektrischen Systole des menschlichen Herzens die Refraktärzeit beendet ist, was
für den frühestmöglichen Einfall von Extrasystolen von Bedeutung sein kann. Fällt eine Extrasystole vor Ablauf von 81–85% der QT-Dauer ein,
so muß mindestens in Teilgebieten des Myokards die Refraktärzeit gegenüber der Norm verkürzt sein. In diesem Sinn beinhaltet auch der
Vorzeitigkeitsindex eine verkürzte Refraktärzeit
als einen der wesentlichen Teilfaktoren der Flimmerentstehung.

Die *Bedeutung intraventriculärer Leitungsstörungen* bei der Flimmerentstehung geht aus Befunden hervor, wonach bei Bradykardie und bei
extrasystolischer Erregungsausbreitung tierexperimentell erhöhte Inhomogenität der Erregungsrückbildung nachgewiesen wurden [31].
Auch die klinische Erfahrung zeigt das gehäufte
Vorkommen von Kammerflimmern bei totalem
AV-Block sowie von Vorhofflimmern bei intraatrialen Leitungsstörungen (z.B. bei P-mitrale).
Es ist darüber hinaus bekannt, daß ventriculäre
Extrasystolen selbst eine hohe Vulnerabilität besitzen, wenn in deren T-Welle ein zusätzlicher
Reiz appliziert wird. In diesem Sinn ist auch
die erhöhte Flimmergefahr der gepaarten gegenüber der gekoppelten Stimulation [11] und
schließlich die Flimmerentstehung durch antiarrhythmische Substanzen zu verstehen. Klinisch höchst bedeutsam ist vor allem die Tatsache, daß bei vorbestehenden Leitungsstörungen
Antiarrhythmica Kammerflimmern auslösen
können. Bei totalem AV-Block ist diese Gefahr
besonders groß.

8.2.4. Die elektrische Defibrillation

Ausgehend von den Theorien der Flimmerentstehung beruht die Wirkung der elektrischen Defibrillation hauptsächlich auf einer synchronen Reizung der nicht-refraktären Bezirke des flimmernden Myokards. Die Fortleitung einer kreisenden Erregung bzw. der Wiedereintritt einer Erregung in erregbare Areale wird dadurch verhindert. Unter der Annahme eines oder mehrerer ektopischer Zentren würde eine synchrone Reizung keine Unterbrechung des Flimmerns bewirken können, wenn sie nicht zugleich ektopische Automatismen ausschaltet. Tatsächlich besitzen starke elektrische Ströme einen hemmenden Einfluß auf die Spontanautomatie normaler und ektopischer Zentren. Elektrophysiologische Untersuchungen haben gezeigt, daß die elektrische Reizung des flimmernden Myokards denselben Verlauf und dieselbe Abhängigkeit von der Impulsform zeigt wie die gewöhnliche Reizschwelle. Der höhere Spannungsbedarf der Defibrillation gegenüber der Stimulation ergibt sich aus der Notwendigkeit, daß das gesamte Myokard gleichzeitig gereizt werden muß, was nur bei genügender Stromdichte in allen Teilen des Präparates möglich ist. In jedem Fall wird eine elektrische Defibrillation um so eher erfolgreich sein, je homogener der elektrische Strom einwirkt, d.h. je besser die Größe und Position der Elektroden den Dimensionen des flimmernden Objektes angepaßt sind. Je großflächiger die Elektroden sind, desto homogener ist die Stromverteilung, desto geringer ist aber auch die Stromdichte, so daß höhere Stromstärken erforderlich werden.

8.2.5. Der elektrische Schrittmacher

Der elektrische Strom kann im Herzen fortgeleitete Erregungen auslösen, wenn die Depolarisation einen kritischen Schwellenwert, das sog. Schwellenpotential überschreitet. Die ausgelöste Erregung folgt dem Alles-oder-Nichts-Gesetz und breitet sich über das Syncytium der Herzmuskulatur aus. Aufgrund des hyperbolischen Verlaufes des Reizdauer-Stromstärke-Diagramms, das die grundsätzlichen Bedingungen für die elektrische Stimulation beschreibt, besteht zwischen der Dauer eines Rechteckimpulses und seiner schwellenwertigen Stärke eine umgekehrte Beziehung [1]. Je kürzer die Impulsdauer ist, desto größer muß die zur Reizung erforderliche Stromstärke sein. Bei gegebener Stromstärke ist die Stromdichte zusätzlich von der Elektrodengröße abhängig. Die handelsüblichen Schrittmacher (Impulsgeber) erzeugen in der Regel Impulse mit einer Spannung von etwa 5 V und einer Dauer von 1 msec.

8.3. Das EKG bei Herzrhythmusstörungen

Der Erregungsablauf am Herzen wird klinisch repräsentiert durch das Elektrokardiogramm. Es stellt eine Resultante dar aus der Vorhoferregung (P-Zacke), der Überleitung vom Vorhof auf die Kammer (PQ-Zeit), der Kammererregungsausbreitung (QRS-Komplex) und der Kammererregungsrückbildung (ST-Strecke und T-Zacke).

Neben konventionellen Ableitungsprogrammen (Extremitäten-Ableitungen, Goldberger-Ableitungen, Brustwandableitungen und Nehbsche Ableitungen) wurden in neuerer Zeit weitere spezielle Ableitungstechniken entwickelt, welche zur Differentialdiagnose und zur genauen Ortsbestimmung von Herzrhythmusstörungen wesentliche Beiträge geleistet haben:

1. *Unipolare Oesophagusableitungen* und *intrakardiale EKG-Ableitungen* dienen vor allem der Differenzierung von Kammertachykardien und supraventriculären Tachykardien mit funktioneller Schenkelblockierung. Bei unipolarer Ableitung aus dem rechten Vorhof über eine transvenöse Elektrode stellt sich in einem solchen Elektroatriogramm (EAG) ein Ausschlag von hoher Amplitude dar, welcher zeitlich bei Beginn der P-Zacke des Extremitäten-EKG einfällt und der Erregung des rechten Vorhofes entspricht.

2. *His-Bündel-Elektrokardiographie* (HBE) [54]: Durch intrakardiale Ableitung vom rechtsventriculären Kammerseptum erfolgt die Dar-

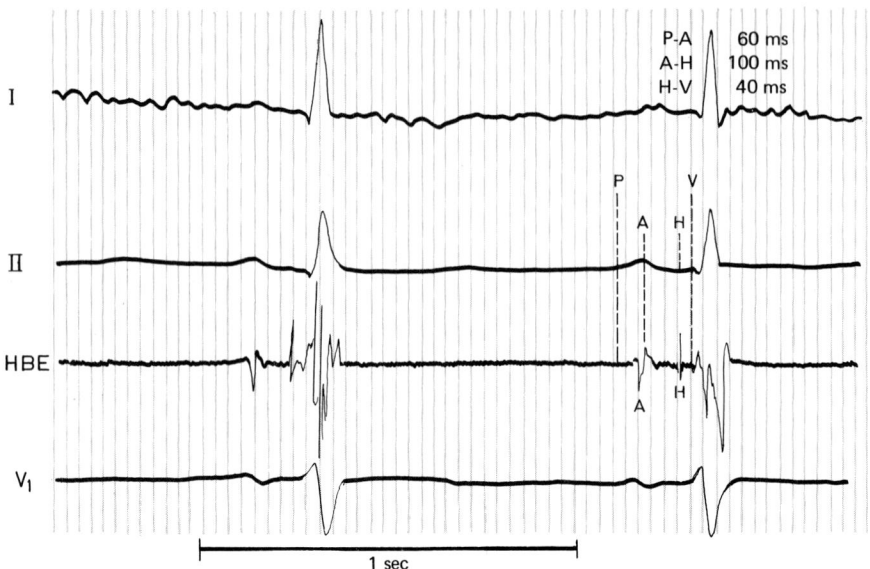

Abb. 8.8. His-Bündel-Elektrokardiogramm

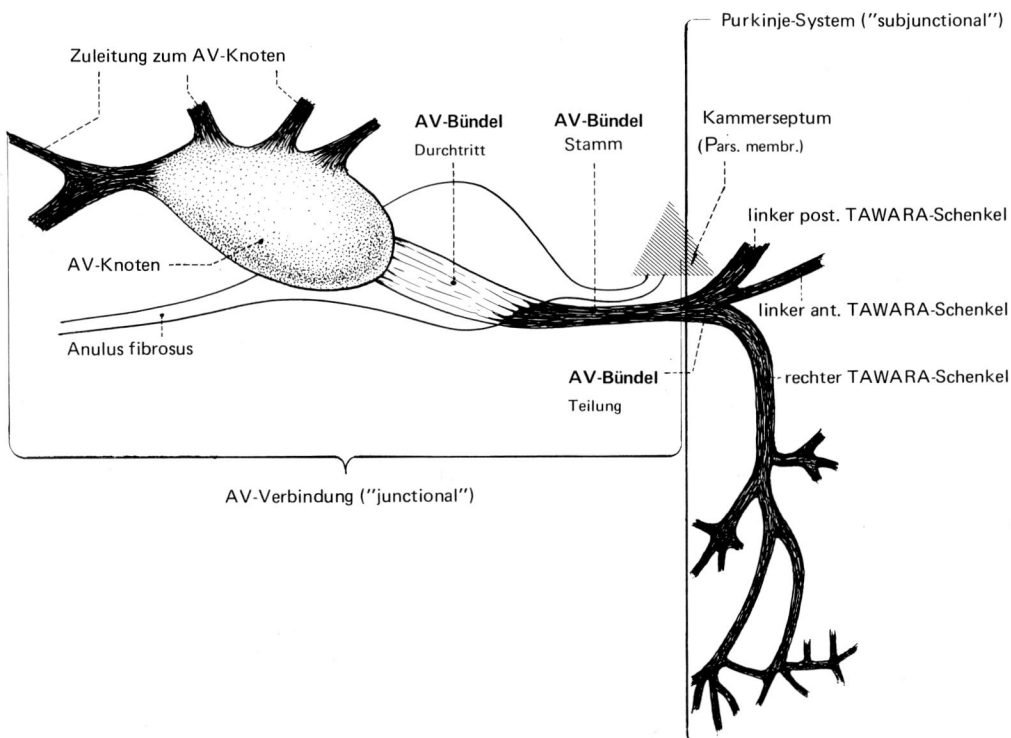

Abb. 8.9. Anatomie des Reizleitungssystems. Schematische Darstellung des AV-Leitungssystems (Ansicht von rechts). Das Gewebe der AV-Verbindung (junctional tissue) umfaßt 1. die Zuleitungen zum AV-Knoten (AN-Region), 2. den AV-Knoten (N-Region), 3. das AV-Bündel (NH-Region) mit Durchtritt durch den Anulus fibrosus und Bündelstamm. Das Subjunktionalgewebe (subjunctional tissue) besteht aus der Teilungsstelle des AV-Bündels, dem anterioren und posterioren Faszikel des linken Tawara-Schenkels und dem rechten Tawara-Schenkel [33]

stellung eines bipolaren EKG vom Hisschen Bündel, dessen Erregung innerhalb der normalen PQ-Zeit als definierte Gruppe von „spikes" registriert werden kann. Ihr Abstand von der Vorhoferregung beträgt normalerweise 119 ± 38 msec (PH-Zeit mit Unterteilung in PA-Zeit 27 ± 18 msec und AH-Zeit $= 92 \pm 38$ msec); der Abstand zum Beginn des QRS-Komplexes wird mit 43 ± 12 msec (HV-Zeit) angegeben und bleibt im Gegensatz zur PH-Zeit bei Vorhofstimulation steigender Frequenz konstant. Die Summe von PH- und HV-Zeit entspricht dem AV-Intervall, also der PQ-Dauer (Abb. 8.8, s.S. 234).

Im Zusammenhang mit elektrophysiologischen und anatomischen Befunden des Überleitungsgewebes ergibt sich eine ganz neue Differenzierung der Überleitungsstörungen, welche proximal und distal des Hisschen Bündesl lokalisiert sein können (Einzelheiten s.S. 247).

Auch ektopische Erregungen und Rhythmen der AV-Region lassen sich aufgrund der Befunde neu klassifizieren (Abb. 8.9). Die Unterteilung in eine AN-Region (atrionodal), eine N-Region (nodal) und eine NH-Region (nodal-His) gewinnt vor allem deshalb Bedeutung, weil die N-Region keine physiologische Spontanautomatie, also keine diastolische Depolarisation besitzen soll, während sie in der AN-Region und der NH-Region des Hisschen Bündels regelmäßig nachweisbar ist. Nachdem im Einzelfall mit konventionellen EKG-Ableitungen eine Ortsbestimmung von Heterotopien der AV-Gegend nicht möglich ist und der AV-Knoten selbst ohne Spontanautomatie ist, wird beispielsweise auf die Bezeichnung AV-Knoten-Rhythmus ganz verzichtet zugunsten einer deskriptiven Beschreibung als „AV-junctional rhythm" bzw. „AV-junctional tachycardia".

8.3.1. Definitionen

Störungen der normalen Herzschlagfolge können hervorgerufen werden durch Störungen der Reizbildung, der Erregungsleitung oder durch Kombination beider Störungen. Abnorme Änderungen der physiologischen Schrittmacherfrequenz im Sinusknoten ($=$nomotope Reizbildungsstörungen) werden als Sinustachykardie,

Sinusbradykardie oder Sinusarrhythmie (respiratorisch oder regellos) bezeichnet. Eine Reizbildung außerhalb des Sinusknotens wird als heterotope oder ektopische Reizbildungsstörung bezeichnet. Im Gegensatz zum Sinusrhythmus (primäres Automatiezentrum) stellt die spezifische AV-Verbindung mit ihren verschiedenen Regionen ein sekundäres Automatiezentrum (Frequenz 40–60/min) dar; erfolgt die Reizbildung in den ventriculären Endaufzweigungen des Purkinje-Systems, wird von einem tertiären Automatiezentrum gesprochen (Frequenz 20–40/min).

Bei abnormen Abfall der primären Automatiefrequenz und bei Erregungsleitungsstörungen treten tiefergelegene Zentren in Aktion, welche bei kurzfristigem Ausfall des Sinusreizes als supraventriculäre bzw. AV-Ersatzsystole (AV-junctional beat) oder Kammerersatzsystole oder bei längerem Ausfall des Sinusreizes als *AV-Ersatzrhythmus* (AV-junctional rhythm) oder Kammerersatzrhythmus bezeichnet werden.

Extrasystolen sind vorzeitig einfallende Heterotopien, deren Abstand von der vorausgehenden Erregung kleiner ist als das natürliche Schlagintervall. Der normale Sinusrhythmus wird dadurch in der Regel nicht beeinflußt. Heterotopien von längerer Dauer und höherer Frequenz als der aktuelle Sinusrhythmus unterdrücken den Sinusrhythmus und führen entsprechend ihrer Lokalisation zur supraventriculären Tachykardie bzw. AV-Tachykardie (AV-junctional tachycardia) oder zur Kammertachykardie. Die Übergänge zum Vorhofflattern und Vorhofflimmern einerseits und zum Kammerflattern und Kammerflimmern andererseits können fließend sein. Das Auftreten zweier Automatiezentren führt je nach Frequenzunterschied zur einfachen *AV-Dissoziation* ($=$inkomplette AV-Dissoziation) oder zur isorhythmischen Dissoziation ($=$komplette AV-Dissoziation). Bei Schutzblockierung des langsameren Zentrums auftretende Doppelrhythmen werden als Pararhythmien (z.B. Parasystolie mit einfacher Interferenz, Parasystolie mit Interferenz und Austrittsblockierung) bezeichnet. Doppelrhythmen mit Interferenz und Rhythmenverknüpfung führen schließlich zum Bild der *Interferenzdissoziation*.

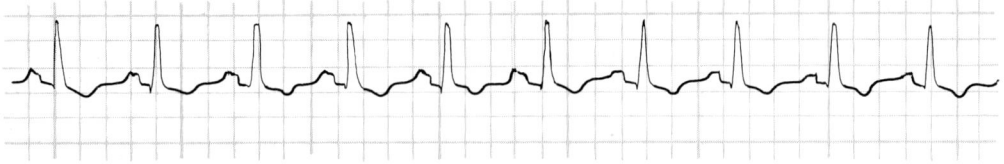

Abl. I   Sinusrhythmus, Frequenz 76/min

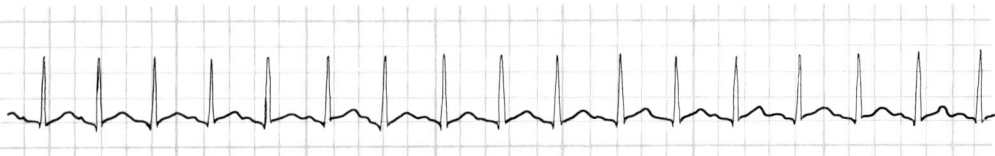

Abl I   Sinustachykardie, Frequenz 120/min

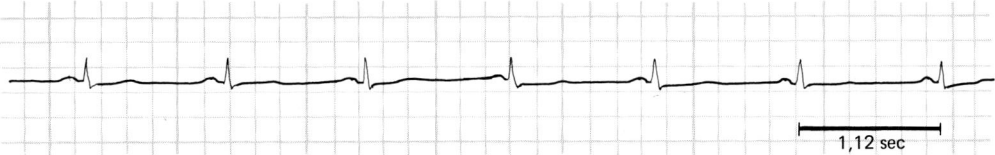

1,12 sec

Abl. II   Sinusbradykardie (Frequenz 54/min)

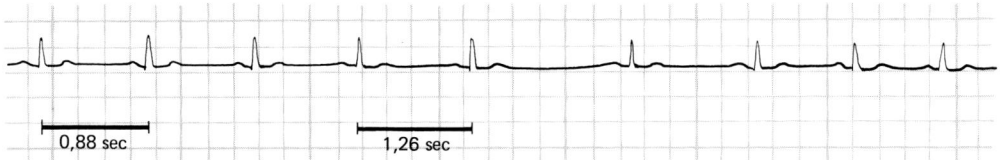

0,88 sec   1,26 sec

Abl. I   Respiratorische Sinusarrhythmie

Abb. 8.10. Nomotope Reizbildungsstörungen

Tabelle 8.1. Ursachen der Sinustachykardie

1. Physiologische Sinustachykardie: beim Kind, bei körperlicher Belastung (Arbeitstachykardie)

2. Nervös-reflektorische Sinustachykardie: vegetative Dystonie, hyperkinetisches Herz-Syndrom, Orthostase und Anämie

3. Infektiös-toxische Sinustachykardie: febrile Zustände ($+1°C \rightarrow +10$/min), Myokarditis, Hyperthyreose, Phäochromocytom; Coffein, Nicotin

4. Sinustachykardie bei Herzerkrankungen: akute und chronische Herzinsuffizienz, akutes und chronisches Cor pulmonale, Perikarditis, Aorteninsuffizienz

5. Sinustachykardie bei Schock und Kollaps

6. Medikamentös bedingte Sinustachykardie: Adrenalin, Isoprenalin, Atropin, Schilddrüsenhormone

Tabelle 8.2. Ursachen der Sinusbradykardie

1. Physiologische Sinusbradykardie: trainierte Sportler in Ruhe, Vagotonie (zugleich hohe T-Wellen in den BWA)

2. Nervös-reflektorische Sinusbradykardie: vasovagale Synkope, Reizung des Carotissinus

3. Infektiös-toxische Sinusbradykardie: Typhus abdominalis, Morbus Bang

4. Pathologische Sinusbradykardie (fehlender Frequenzanstieg bei Belastung): coronarsklerotisches Herzleiden, Myokarditis, als Teilsymptom des Sick-Sinus-Syndroms

5. Extrakardiale Sinusbradykardie: Hirndruck (Vagusreiz?), Ikterus (Gallensäuren), Hypothyreose, Hypothermie, Hyperkaliämie

6. Medikamentös bedingte Sinusbradykardie: Digitalis-Glykoside, β-Receptorenblocker, Rauwolfia-Alkaloide, Clonidin

8.3.2. Nomotope Reizbildungsstörungen

Sinustachykardie (Abb. 8.10): Unabhängig von der Ursache bezeichnet man die Steigerung der Sinusfrequenz auf > 100/min in Ruhe als Sinustachykardie. Das EKG ist charakterisiert durch Verkürzung der PP-Intervalle auf < 0,6 sec, jede P-Zacke wird von einem QRS-Komplex gefolgt. Die PQ-Zeit bleibt > 0,12 sec, bei höheren Frequenzen verschmelzen die P-Wellen gelegentlich

mit der T-Zacke der vorangehenden Erregung. Die Abgrenzung gegenüber ektopischen Tachykardien kann dann schwierig oder unmöglich sein (Tabelle 8.1).

Sinusbradykardie (Abb. 8.10): Unabhängig von der Ursache bezeichnet man als Sinusbradykardie die Abnahme der normalen Sinusfrequenz auf < 60/min. Die PP-Intervalle sind > 1,0 sec, die PQ-Zeit liegt im oberen Bereich der Norm (um 0,20 sec), jeder P-Zacke folgt ein QRS-

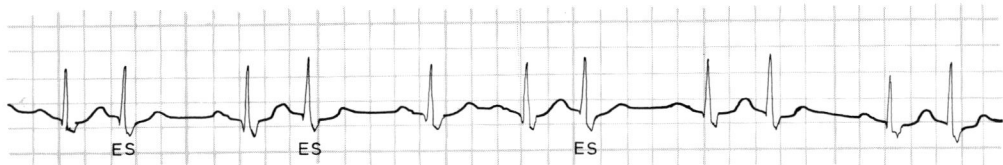

Abl. II   Supraventriculäre Extrasystolie, z.T. in Bigeminus-Anordnung

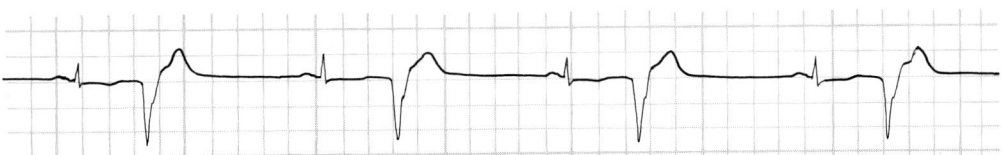

Abl. II   Ventriculäre Extrasystolie in Bigeminus-Anordnung

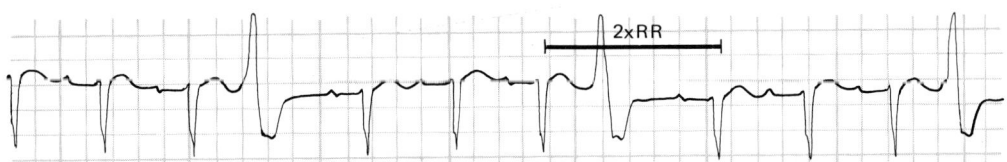

Abl. III   Ventriculäre Extrasystolie im Verhältnis 3:1

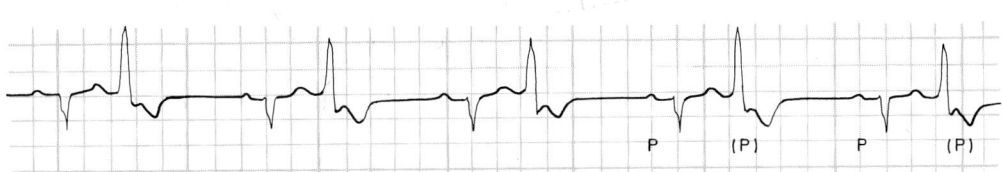

Abl. III   Ventriculäre Extrasystolie in Bigeminus-Anordnung

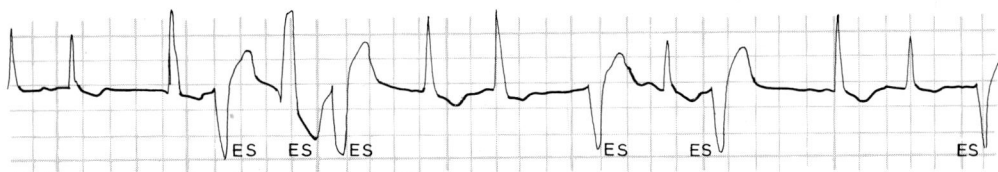

Abl. I   Polymorphe ventriculäre Extrasystolen

Abb. 8.11. Extrasystolie

Komplex. Bei Abfall der Sinusfrequenz unter 50/ min springt nicht selten ein untergeordneter Ersatzrhythmus ein. Dieses Phänomen gilt bei trainierten Sportlern in Ruhe noch als physiologisch (Tabelle 8.2).

Sinusarrhythmie (Abb. 8.10): Geringe Frequenzänderungen des Sinusrhythmus sind bei Gesunden die Regel. Bei niedriger Herzfrequenz finden sie sich häufiger als bei erhöhter Herzfrequenz. Bei respiratorischer Sinusarrhythmie werden die PP-Intervalle im Inspirium kürzer, im Exspirium länger; die PQ-Zeit bleibt in der Regel konstant.

Regellose Sinusarrhythmien, im besonderen die Sinusbradyarrhythmien, deren Frequenz bei körperlicher Belastung nicht ansteigt, sind Teilsymptom der pathologischen SA-Bradykardie und des sog. Sinusknoten-Syndroms (sick sinus syndrome), sie werden im einzelnen bei den Leitungsstörungen besprochen.

8.3.3. Heterotope Störungen der Reizbildung

Extrasystolen (Abb. 8.11): Extrasystolen sind heterotope Störungen der Reizbildung und führen zu vorzeitigen Erregungen des Herzens oder eines Teiles davon. Die Klassifikation der Extrasystolen erfolgt
a) nach formanalytischen Gesichtspunkten (Tabelle 8.3),
b) nach ihrer Beziehung zum Grundrhythmus in interponierte Extrasystolen (zwischen zwei Normalschlägen) und Extrasystolen mit kompensatorischer Pause (das Schlagintervall vor und nach der Extrasystole entspricht einem doppelten Schlagintervall des Grundrhythmus);
c) nach der Unterschiedlichkeit ihrer Konfiguration in monotope (monomorphe) und polytope (polymorphe) Extrasystolen;
d) nach ihrer Beziehung zur vorausgehenden Erregung: beim Bigeminus folgt jedem Normalschlag eine Extrasystole, beim Trigeminus zwei Extrasystolen; beim Quadrigeminus drei Extrasystolen (im Gegensatz 2:1- bis n:1-Extrasystolie, bei der eine Extrasystole jedem 2. bis n-tem Normalschlag folgt);

Tabelle 8.3. Elektrokardiographische Formanalyse von Extrasystolen verschiedenen Ursprungs: Die Unterteilung in junktionale und subjunktionale ES ergibt sich aus dem HIS-Bündel-Elektrokardiogramm (HBE) und dem Elektroatriogramm (EAG)

Ursprung	EKG
Sinus-Extrasystolen	entsprechend der Grundform
Vorhof-Extrasystolen	abnorme P-Zacke (evtl. Verlängerung der PQ-Zeit)
junktional	
„Coronarsinus"-Extrasystolen	negative P-Wellen in II, III und AVF, PQ > 0,12 sec. (wie caudale Vorhof-ES)
AV-Extrasystolen	mit vorangehender (PQ verkürzt) gleichzeitiger oder nachfolgender Vorhoferregung; EAG: retrograde Vorhoferregung
HIS-Bündel-Extrasystolen	Vorhoferregung fehlend, QRS-Komplex entsprechend der Grundform, HBE mit normalem HV-Intervall
subjunktional	
Kammer-Extrasystolen	
linksventriculär	rechtsschenkelblockartige Deformierung von QRS
rechtsventriculär	linksschenkelblockartige Deformierung von QRS
septumnah	inkomplette QRS-Verspätung; HBE ohne vorangehende H-spikes

e) nach der Häufigkeit: Extrasystolen können einzeln oder in mehr oder weniger langen Salven auftreten;
f) nach prognostischen Gesichtspunkten: Extrasystolen, die auf dem Gipfel der T-Welle einer vorausgehenden Kammererregung einfallen (sog. R-auf-T-Phänomen) bzw. deren Vorzeitigkeitsindex 0,65–0,80 beträgt, führen erfahrungsgemäß besonders leicht zum Flimmern und werden demgemäß als fibrillierende Extrasystolen bezeichnet (supraventriculäre Extrasystolen→Vorhofflimmern, ventriculäre Extrasystolen→Kammerflimmern);

g) nach therapeutischen Gesichtspunkten der Behandlungsnotwendigkeit (Tabelle 8.4).

Kombinationssystolen (fusion beats) entstehen durch Einfall einer ventriculären Extrasystole zum Zeitpunkt der AV-Überleitung einer normalen Erregung. Die Kammer wird dann durch zwei aufeinander zulaufende Erregungen gleichzeitig erregt, der resultierende QRS-Komplex ist eine Kombination des normalen und extrasystolischen QRS-Komplexes. Kombinationssystolen werden bei Patienten mit elektrischem Schrittmacher gehäuft beobachtet (s. Abb. 8.31).

Tabelle 8.4. Ursachen von Extrasystolen

1. *Extrasystolie bei Gesunden*
   (Ausschlußdiagnose!)

2. *Kardiale Ursachen:*
   Entzündliche Herzerkrankungen (Myokarditis)
   Degenerative Herzerkrankungen
   Coronarsklerotisches Herzleiden (Herzinfarkt!)
   Druck- und Volumenbelastung (rechtsventriculäre ES bei akutem Cor pulmonale, linksventriculäre ES bei Aortenstenose)

3. *Extrakardiale Ursachen:*
   Hyperthyreose
   Abdominelle Erkrankungen (Pankreatitis!)
   Focaltoxikosen
   Vegetative Labilität

4. *Mechanische und elektrische Ursachen:*
   Herzkatheterisierung
   Herzoperationen
   Elektrounfall
   Elektrische Defibrillation
   Elektrischer Schrittmacher

5. *Metabolische Ursachen und Störungen des Elektrolytstoffwechsels:*
   Hypoxie (chronisches Cor pulmonale)
   Acidose (Diabetes mellitus)
   Hypokaliämie, Hypercalcämie

6. *Iatrogene Ursachen:*
   Digitalis-Glykoside
   Diuretica (Hypokaliämie)
   Sympathicomimetica
   Barbiturate
   Halothan, Chloroform
   Antiarrhythmica

7. *Genußmittel:*
   Coffein, Nicotin

Umkehrextrasystolen entstehen sehr selten nach AV-Extrasystolen mit retrograder Vorhoferregung und erneuter Überleitung in antegrader Richtung. Voraussetzung ist allerdings, daß die retrograde Vorhoferregung nur einen Teil des Leitungssystems in Anspruch nimmt und den anderen Teil für die antegrade Überleitung der Umkehrextrasystole erregbar läßt, deren Konfiguration dann dem supraventriculär ausgelösten QRS-Komplex entspricht.

Supraventriculäre Tachykardie (Abb. 8.12): Paroxysmale supraventriculäre Tachykardien sind charakterisiert durch plötzlichen Beginn (gewöhnlich mit einer Extrasystole) und plötzliches Ende, die Kammerfrequenz liegt in der Regel um 180–220/min (Schwankungsbreite 100–250/min). Die Dauer des einzelnen Anfalls schwankt zwischen wenigen Minuten und Stunden.

Im *Elektrokardiogramm* sind die PP-Intervalle regelmäßig, jede P-Zacke wird von einem QRS-Komplex gefolgt. Entsprechend der Lokalisation des ektopischen Zentrums sind die P-Wellen deformiert, negativ oder fehlend. Überlagerungen der P-Zacke mit dem Ende der T-Welle einer vorausgehenden Kammeraktion können ein Fehlen der P-Zacke vortäuschen. Der QRS-Komplex ist in der Regel normal, die ST-Strecke häufig muldenförmig gesenkt (tachykardiebedingte Endteilveränderungen). Bei längerer Dauer sind funktionelle Schenkelblockierungen (sog. Ermüdungsblockierung) nicht selten. Gelegentlich sieht man auf längeren EKG-Streifen die allmähliche Verbreiterung des QRS-Komplexes ohne Änderung der Frequenz, was als Argument für die supraventriculäre Entstehung mit Schenkelblockierung gilt. In anderen Fällen ist eine Differentialdiagnose zu den Kammertachykardien nicht ohne weiteres möglich, zumal ausnahmsweise auch die Kammertachykardie mit normalen QRS-Komplexen einhergehen kann (suprabifurcale bzw. subjunctionale Tachykardie).

Eine Zusammenstellung klinischer *Unterscheidungsmerkmale* zwischen supraventriculärer Tachykardie mit Schenkelblockierung und Kammertachykardie findet sich in Tabelle 8.5. Weiterhin ist eine Unterscheidung möglich durch intrakardiale Ableitungen (EAG, HBE), in denen

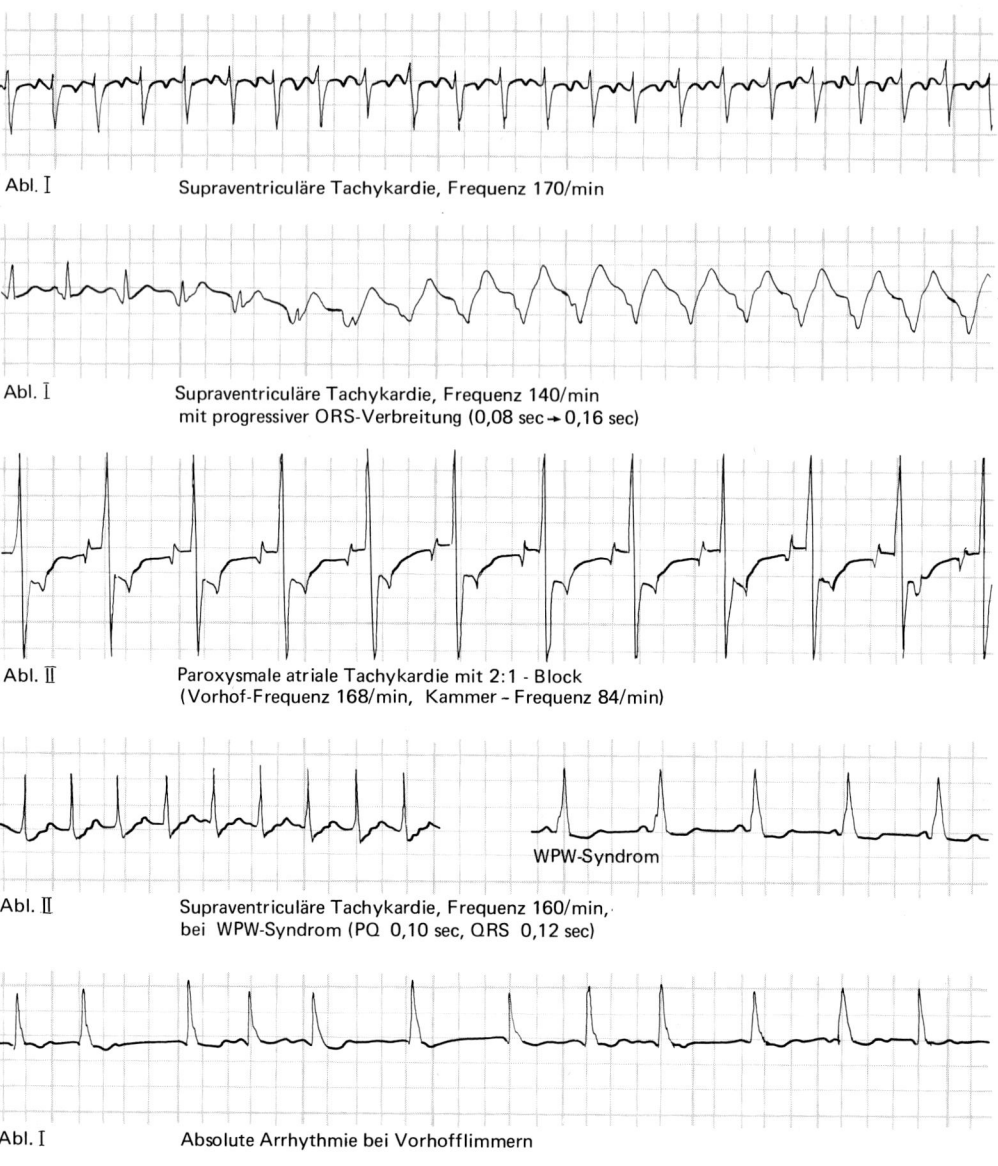

Abl. I   Supraventriculäre Tachykardie, Frequenz 170/min

Abl. I   Supraventriculäre Tachykardie, Frequenz 140/min
                  mit progressiver ORS-Verbreitung (0,08 sec → 0,16 sec)

Abl. II   Paroxysmale atriale Tachykardie mit 2:1 - Block
                  (Vorhof-Frequenz 168/min, Kammer – Frequenz 84/min)

WPW-Syndrom

Abl. II   Supraventriculäre Tachykardie, Frequenz 160/min,
                  bei WPW-Syndrom (PQ 0,10 sec, QRS 0,12 sec)

Abl. I   Absolute Arrhythmie bei Vorhofflimmern

Abb. 8.12. Supraventriculäre Tachykardien

bei Kammertachykardie mit retrograder Blokkierung die langsamere Vorhoftätigkeit erkannt werden kann.

Die *His-Bündel-Elektrokardiographie* ermöglicht auch hier eine genauere Lokalisation. H-Potentiale mit normalem oder verlängertem HV-Intervall vor dem jeweiligen QRS-Komplex sprechen für die Entstehung in oder oberhalb vom Hisschen Bündel. Eine retrograde Vorhof

erregung läßt sich durch simultane Registrierung eines bipolaren Elektroatriogrammes aus dem rechten Vorhof nachweisen.

Im Einzelfall ist ohne diese Spezialableitungen eine genaue Ortsbestimmung nicht möglich, deshalb findet sich im amerikanischen Schrifttum die unpräjudizierende Bezeichnung „paroxysmal junctional tachycardia", welche die Begriffe supraventriculäre Tachykardie, Knotentachykar-

Tabelle 8.5. Differentialdiagnose zwischen supraventriculärer Tachykardie mit Schenkelblockierung und Kammertachykardie

Supraventriculäre Tachykardie mit Schenkelblock	Kammertachykardie
Vorkommen:	
auch bei Gesunden	bei Herzkranken (Herzinfarkt, Digitalis-Intox.)
Frequenz:	
meist regelmäßig	häufig unregelmäßig, z.T. salvenartig
Beginn:	
plötzlich	meist allmählich, eingeleitet durch ventriculäre ES
Vorhofrhythmus:	
schnell oder keine P erkennbar	P-Wellen normaler Frequenz oder Vorhofflimmern
Kombinationssystolen:	
fehlen	falls vorhanden: beweisend
Oesophagus-Abl. ($V_{oe\,30-40}$):	
hohe P-Wellen gleicher Frequenz	hohe P-Wellen normaler Frequenz, oder Vorhofflimmern
His-Bündel-EKG:	
HV normal oder verlängert	PH normal oder verlängert
Carotisdruck:	
senkt Frequenz	ohne Einfluß

Tabelle 8.6. Ursachen supraventriculärer Tachykardien

1. Funktionelle Ursachen (Ausschlußdiagnose!)

2. Vegetativ-nervöse Ursachen:
Vegetative Labilität (bei Jugendlichen)
Körperliche und seelische Belastung

3. Kardiale Ursachen:
Myokarditis
Coronarsklerotisches Herzleiden (Herzinfarkt!)
Klappenfehler
WPW-Syndrom

4. Extrakardiale Ursachen:
Hyperthyreose
Phäochromocytom
Focaltoxikosen

5. Abdominelle Ursachen:
Hiatushernie
Roemheld-Syndrom

6. Iatrogene Ursachen:
Digitalis-Glykoside (selten)
Diuretica (Hypokaliämie)
Sympathicomimetica

7. Genußmittel:
Coffein, Nicotin

die, Bündelstammtachykardie und suprabifurcale Tachykardie in sich vereinigt.

Die *paroxysmale atriale Tachykardie mit Block* (PAT mit Block) ist in prognostischer und therapeutischer Hinsicht eine Sonderform der supraventriculären Tachykardie. Sie wird vorzugsweise bei fortgeschrittenen und schweren Herzerkrankungen beobachtet (Cor pulmonale, Herzinfarkt) und gilt als typische digitalisbedingte Rhythmusstörung mit/ohne Hypokaliämie. Die Vorhoffrequenz ist meist höher als bei anderen supraventriculären Tachykardien, die P-Wellen abnorm gestaltet. Charakteristisch sind gleichzeitige AV-Blockierungen zweiten Grades, mitunter mit Wenckebachscher Periodik (Tabelle 8.6).

Vorhofflimmern und Vorhofflattern (Abb. 8.12): Vorhofflimmern und Vorhofflattern stellen eine besondere Form heterotoper Tachykardien dar und sind neben der Extrasystolie die zweithäufigste Rhythmusstörung überhaupt. Wegen unregelmäßiger Überleitung auf die Kammern besteht klinisch eine absolute Arrhythmie (sog. Flimmerarrhythmie). Zwischen Vorhofflimmern und Vorhofflattern besteht in pathogenetischer und therapeutischer Hinsicht kein grundsätzlicher Unterschied, gleitende Übergänge sind häufig. Als Vorläufer des Vorhofflimmerns und Vorhofflatterns besteht nicht selten ein P-mitrale, also eine sinulinksauriculäre Leitungsstörung (Tabelle 8.7).

Elektrokardiographisch bestehen bei Vorhofflattern regelmäßige, jedoch im Vergleich zu normalen P-Wellen grob deformierte Flatterwellen (Sägezahn-Muster) mit einer Frequenz um 250–350/min. Bei Vorhofflimmern sind typische Vorhof-

Tabelle 8.7. Ursachen von Vorhofflimmern und Vorhofflattern

1. *Kardiale Ursachen:*
   Rheumatische Herzerkrankungen
   und Klappenfehler
   Coronarsklerotisches Herzleiden
   (Herzinfarkt!)
   mit/ohne Herzinsuffizienz
   Entzündliche Herzerkrankungen
   Primäre Myokarderkrankungen
   (z.B. Kardiomyopathien)

2. *Extrakardiale Ursachen:*
   Hyperthyreose (z.B. autonomes Adenom)
   Fokaltoxikose
   Hypertone Krisen

3. *Seltene Ursachen:*
   Familiäres Vorhofflimmern
   Paroxysmales Vorhofflimmern
   (z.B. bei SA-Block)
   Ohne erkennbare Ursache (ca. 5%)

Tabelle 8.8. Ursachen von Kammertachykardien,
Kammerflattern und Kammerflimmern

1. *Kardiale Ursachen:*
   Herzinfarkt (Kammertachykardie bei 10%,
   Kammerflimmern bei 5% der Fälle)
   Coronarsklerotisches Herzleiden mit Herz-
   insuffizienz
   Akutes (Lungenembolie) und chronisches
   Cor pulmonale
   Totaler AV-Block
   (25–50% der Fälle mit Synkopen)

2. *Mechanische und elektrische Ursachen:*
   Herztrauma (Messerstich-Verletzungen)
   Herzoperationen
   Herzkatheterisierung (Ventrikulographie)
   Coronarangiographie
   Starkstromverletzung (Blitzschlag!)
   Elektrische Defibrillation
   Elektrischer Schrittmacher

3. *Metabolische Ursachen:*
   Hypoxie, Acidose
   Hypokaliämie
   Hypercalcämie

4. *Iatrogene Ursachen:*
   Digitalis-Intoxikation
   (5–10% der glykosidbedingten Rhythmusstörun-
   gen)
   Diuretica (→Hypokaliämie)
   Sympathicomimetica
   Antiarrhythmica

erregungen nicht mehr erkennbar, die Frequenz
der Flimmerwellen liegt um 350–600/min. Gelegentlich sind Flimmerwellen auch in Ableitung
V 1 nicht erkennbar, die Diagnose ist dann ausschließlich aufgrund der fehlenden P-Wellen und
der absoluten Arrhythmie der Kammererregungen zu stellen. Die Durchgangsfrequenz und damit die Kammerfrequenz liegt in der Regel um
100–150/min (schnelle Flimmerarrhythmie), bei
medikamentöser Leitungsbehinderung unter Digitalis und β-Receptorenblockern um 60–100/
min. Regelmäßige Kammertätigkeit wird bei
Vorhofflattern beobachtet, wenn der Blockierungsgrad konstant ist. Bei Vorhofflimmern ist
eine regelmäßige Kammertätigkeit nur möglich
bei gleichzeitiger AV-Blockierung 3. Grades mit
suprabifurcalem (QRS < 0,10 sec) oder infrabi-
furcalem (QRS > 0,10 sec) Ersatzrhythmus und
bei paroxysmaler Kammertachykardie. Bei nicht
erkennbaren Flimmerwellen und Fehlen von P-
Zacken ist differentialdiagnostisch ein AV-
Rhythmus in Betracht zu ziehen.

Der Verlauf des Vorhofflimmerns und -flatterns
wird im wesentlichen durch das Grundleiden bestimmt. Bei den paroxysmalen Formen sind
spontane Regularisierungen die Regel. Andererseits kann das Vorhofflimmern durch Jahre hindurch ohne schwerwiegende Folgen bestehen.

Kammertachykardie (Abb. 8.13): Die Kammertachykardie ist eine heterotope Tachykardie mit
Reizursprung im Ventrikel. Ihre Frequenz ist
meist nicht so regelmäßig wie die supraventriculäre Tachykardie, sie liegt in der Regel um 150–
200/min. Die Paroxysmen werden eingeleitet
durch ventriculäre Extrasystolen gleicher Konfiguration (Tabelle 8.8).
Elektrokardiographisch sind die Kammerkomplexe analog den ventriculären Extrasystolen
schenkelblockartig deformiert, also rechtsschen-
kelblockartig bei linksventriculärer Tachykardie
und umgekehrt. Die Verbreiterung der QRS-
Komplexe kann bei den seltenen suprabifurcalen
(subjunktionalen) Kammertachykardien aus-

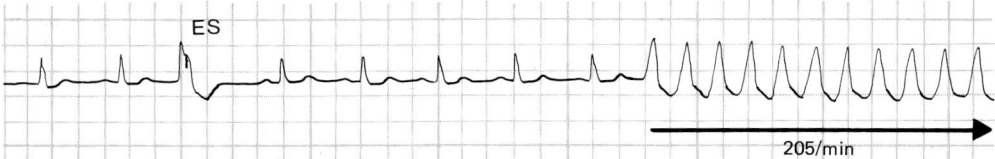

ES

205/min

Abl. I   Kammertachykardie (extrasystolische Entstehung)

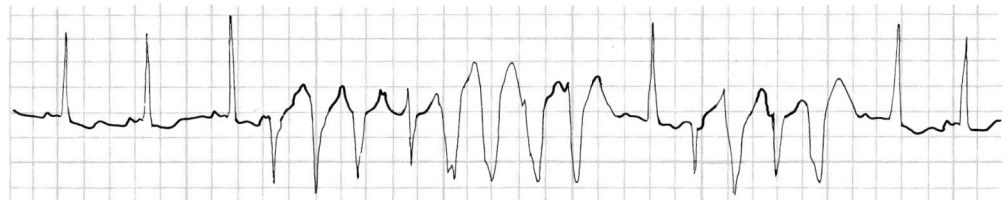

Abl. I   Salvenartige polymorphe ventriculäre Extrasystolen

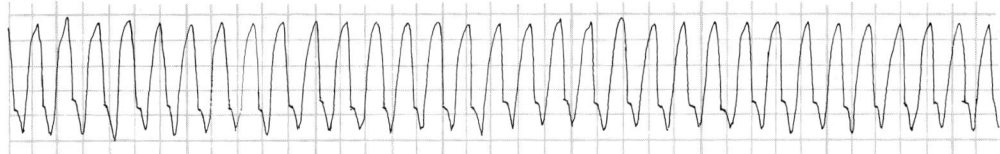

Abl. I   Kammerflattern, Herzfrequenz 250/min

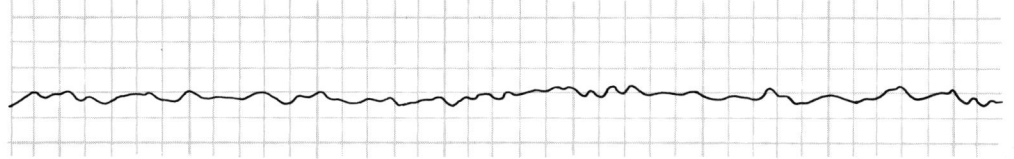

Abl. II   Kammerflimmern

Abb. 8.13. Kammertachykardie, Kammerflattern und Kammerflimmern

nahmsweise fehlen. Die retrograde AV-Überleitung ist fast immer blockiert, so daß P-Wellen normaler Frequenz nachgewiesen werden können. Sic sind am besten erkennbar in Ableitung V 1 oder einer Oesophagus- bzw. intrakardialen Vorhof-Ableitung. Bei gleichzeitig bestehendem Vorhofflimmern fehlen P-Zacken.

Als *alternierende Kammertachykardie* bezeichnet man den Wechsel der QRS-Konfiguration (wie bei elektrischem Alternans). Ursächlich kommen zwei unabhängige, sich ablösende Tachykardie-Zentren oder ein suprabifurcales Zentrum mit alternierender Erregungsausbreitung (bidirektionale Tachykardie) in Betracht. Eine Interferenzdissoziation tritt bei Kammertachykardie auf, wenn ein Sinusimpuls außerhalb der

Refraktärphase auf die Kammern übergeleitet wird und eine früh einfallende normale Kammererregung hervorruft.

Bei gleichzeitigem Einfall einer supraventriculären und einer ventriculären Erregung beobachtet man gelegentlich eine Kombinationssystole mit geringerer QRS-Verbreiterung.

Die *Differentialdiagnose* zwischen supraventriculärer und ventriculärer Tachykardie kann äußerst schwierig oder unmöglich sein bei suprabifurcaler Entstehung der Kammertachykardie mit normalen QRS-Komplexen oder funktioneller Schenkelblockierung einer supraventriculären Tachykardie. Einige wichtige klinische und elektrokardiographische Unterscheidungsmerkmale finden sich in Tabelle 8.5.

Kammerflattern und Kammerflimmern (Abb. 8.13): Kammerflattern und Kammerflimmern sind extreme Heterotopien, die funktionell zum Herzstillstand führen. Spontanes Sistieren ist bei Kammerflattern möglich und wird bei Kammerflimmern nur ausnahmsweise beobachtet. Die Übergänge von der Kammertachykardie zum Kammerflattern und schließlich zum terminalen Kammerflimmern können fließend sein.

Elektrokardiographisch ist die Frequenz des Kammerflatterns meist noch regelmäßig und liegt gewöhnlich um 200–300/min. Die QRS-Komplexe sind verbreitert, eine Differenzierung in Kammeranfangsschwankung und Kammerendteile ist nicht mehr möglich (Haarnadelform), P-Wellen sind ebenfalls nicht nachweisbar. Bei Übergang in Kammerflimmern wird die Frequenz unregelmäßig, einzelne Kammerkomplexe lassen sich wegen zunehmend unterschiedlicher Konfiguration nicht mehr abgrenzen. Grobschlägiges Kammerflimmern (Frequenz bis 600/min) geht allmählich in mittel- und feinschlägiges Flimmern abnehmender Amplitude über, bis schließlich auch elektrokardiographisch keine Erregung mehr nachweisbar ist. Kleine Potentialschwankungen im EKG können den klinischen Tod noch einige Minuten überdauern.

8.3.4. Störungen der Erregungsleitung

Fortpflanzung der Erregung auf spezifischem oder unspezifischem Weg bedeutet Erregungslei-

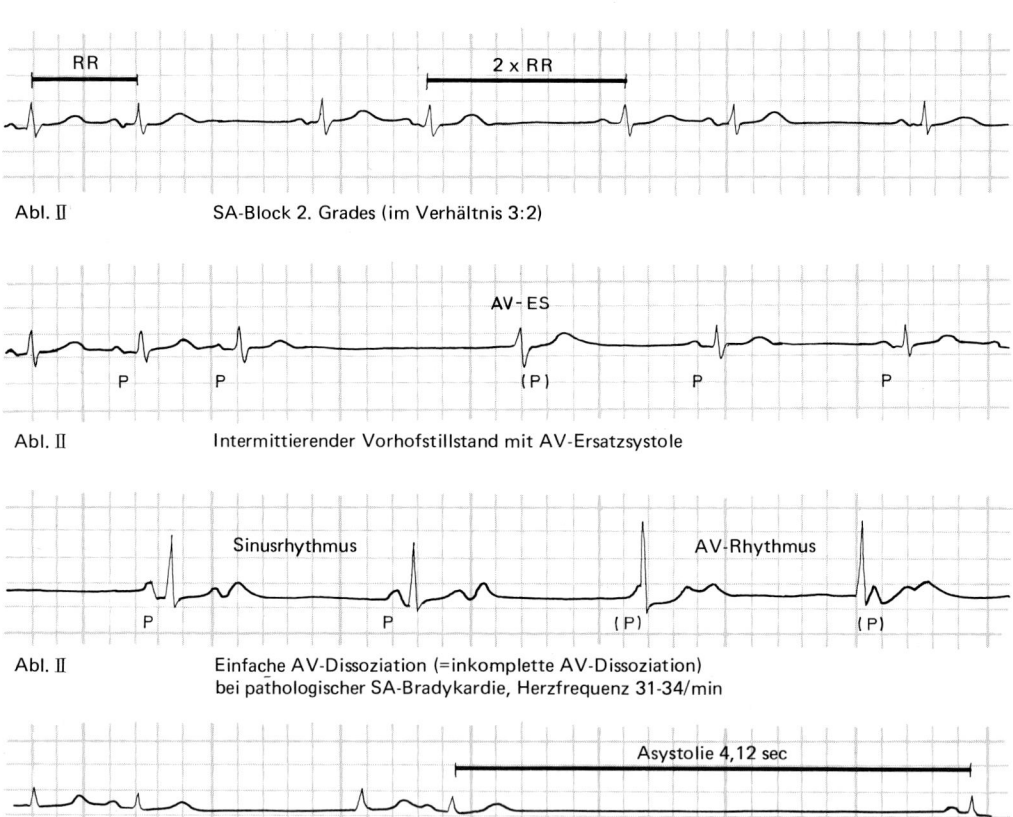

Abb. 8.14. Pathologische SA-Bradykardien

tung, deren Unterbrechung oder Verzögerung bezeichnet man als Block. Je nach der Lokalisation einer Blockierung handelt es sich um sinuauriculäre Blockierungen, um atrioventriculäre Blockierungen oder um intraventriculäre Leitungsstörungen. Bei kompletter Leitungsunterbrechung ist das Auftreten eines untergeordneten Ersatzrhythmus die Voraussetzung für eine weitere Kammertätigkeit.

Sinuauriculäre (SA-)Blockierungen (Abb. 8.14): Sinngemäß beinhaltet der Begriff sinuauriculäre Blockierung auch die regellose Sinusbradykardie, den intermittierenden Sinus- bzw. Vorhofstillstand, den SA-Block mit paroxysmalem Vorhofflimmern und das sog. Sick-Sinus-Syndrom. In den weitaus meisten Fällen ist die unpräjudizierende Bezeichnung als *pathologische SA-Bradykardie* besser als die spekulative Analyse einzelner Formen (Tabelle 8.9).

Die einfache Leitungsverzögerung vom Sinus zum Vorhof, also der SA-Block I. Grades ist elektrokardiographisch nicht nachweisbar, da die Tätigkeit des Sinus im EKG nicht zum Ausdruck kommt. Der SA-Block II. Grades ist leicht

Tabelle 8.9. Ursachen pathologischer SA-Bradykardien

---

1. *Degenerative Herzerkrankungen:*
   Coronarsklerotisches Herzleiden
   (Herzinfarkt)
   Hypertensive Herzkrankheit

2. *Entzündliche Herzerkrankungen:*
   Myokarditis (z.B. rheumatisch)
   Lupus erythematodes

3. *Metabolische Ursachen und Störungen des Elektrolytstoffwechsels:*
   Amyloidose
   Hämochromatose
   Hyperkaliämie

4. *Medikamentöse Ursachen:*
   Digitalis-Glykoside
   β-Receptorenblocker
   Chinidin

5. *Seltene Ursachen:*
   Primäre oder metastatische Tumoren
   Kardiomyopathien
   Friedreichsche Ataxie
   Hyperthyreose und thyreotoxische Krise

---

zu diagnostizieren, wenn im EKG eine Vorhof-Kammer-Erregung ausbleibt und die entstehende Pause einem ganzzahligen Vielfachen der normalen PP-Intervalle entspricht (SA-Block II. Grades, Typ 2). Das ist jedoch in diesem strengen Sinn nur selten der Fall.

Im Gegensatz zu dieser intermittierenden Form imponiert der 2:1-SA-Block als Sinusbradykardie und kann demnach im EKG allenfalls vermutet werden, z.B. bei sprunghafter Verdoppelung der Herzfrequenz während körperlicher Belastung (Belastungs-EKG) oder unter Atropin. Eine progressive Leitungsverzögerung bis zum totalen SA-Leitungsausfall wird als SA-Block II. Grades mit Wenckebachscher Periodik bezeichnet. Die Interpretation dieser Form erfolgt durch die periodisch zunehmende Vergrößerung der PP-Intervalle, bleibt aber meist hypothetisch. Gleiches gilt auch für den SA-Block III. Grades, also den totalen SA-Block, der als intermittierender Vorhofstillstand mit Ersatzrhythmus imponiert.

Im Einzelfall entstehen bei SA-Blockierungen häufig wechselvolle Bilder mit eingestreuten supraventriculären oder ventriculären Ersatzsystolen (→u.U. Interferenzdissoziation).

Paroxysmales Vorhofflattern und Vorhofflimmern werden als sekundär tachykarde Herzrhythmusstörungen bei pathologischen SA-Bradykardien gehäuft beobachtet [49]. Dabei können bei spontaner Beendigung der Flimmerepisoden synkopale Anfälle auftreten (präautomatische Pause).

Das *Sick-Sinus-Syndrom* (=Syndrom des kranken Sinusknotens; Bradykardie-Tachykardie-Syndrom) ist charakterisiert durch eine pathologische Sinusbradykardie, intermittierende Sinusasystolie mit Vorhof- und/oder AV-Ersatzsystolen, Auftreten von längeren Asystolien mit entsprechenden Synkopen, paroxysmale Vorhoftachykardien, Vorhofflattern oder Vorhofflimmern. Begleitende AV-Überleitungsstörungen sind häufig, Episoden von Vorhofflimmern gehen dann mit einer Bradyarrhythmie einher. Typisch ist die Variabilität der elektrokardiographischen Symptomatologie. Unter Vorhofstimulation liegt die Sinusknotenerholungszeit bei plötzlicher Unterbrechung der Stimulation stets über 120% des natürlichen Schlagintervalls. Bis zum

Einsetzen des natürlichen Rhythmus können Asystolien von 2–6 sec Dauer auftreten [22].

Atrioventriculäre (AV-) Überleitungsstörungen (Abb. 8.15): In dem von der Körperoberfläche abgeleiteten EKG stellt sich die Erregungsverzögerung zwischen Vorhöfen und Kammern global in der PQ-Zeit dar. Die exakte Lokalisation pathologischer Leitungsstörungen ist einem solchen EKG nicht zu entnehmen. Die His-Bündel-

Elektrokardiographie hat auch in dieser Hinsicht eine neue Klassifikation ermöglicht, die mit elektrophysiologischen und anatomischen Befunden übereinstimmt (Tabelle 8.10).

AV-Blockierungen I. Grades liegen in der Mehrzahl der Fälle oberhalb des Hisschen Bündels (verlängerte AH-Zeit). Bei AV-Blockierungen II. Grades scheinen in der Mehrzahl der Fälle mit Wenckebachscher Periodik die Blockierung

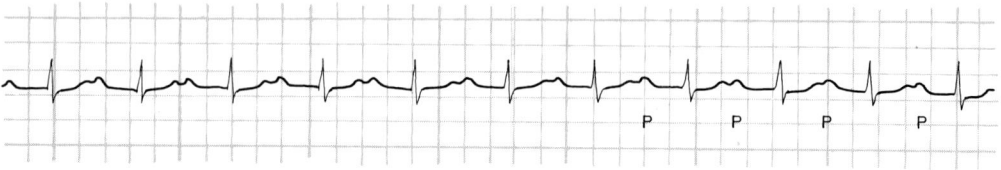

Abl. II   AV-Block 1. Grades (PQ 0,32 sec)

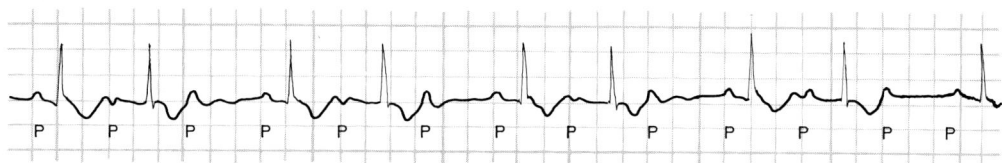

Abl. I   AV-Block 2. Grades mit Wenckebachscher Periodik

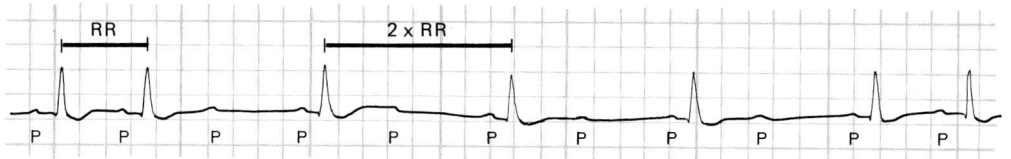

Abl. I   AV-Block 2. Grades (intermittierender 2:1-Block)

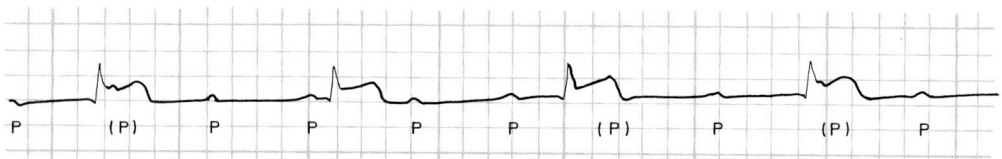

ABl. II   Totaler AV-Block mit suprabifurcalem Ersatzrhythmus
bei Hinterwandinfarkt: Vorhof-Fr. 79/min, Kammer-Fr. 33/min

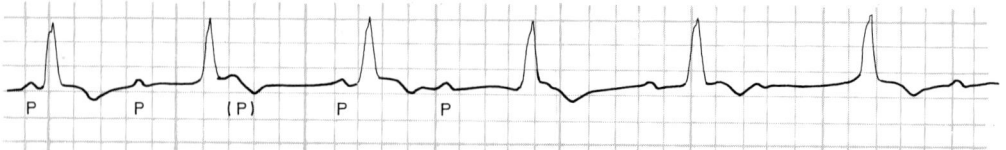

Abl. II   Totaler AV-Block mit ventriculärem Ersatzrhythmus
Vorhof-Frequenz 75/min, Kammer-Frequenz 45/min

Abb. 8.15. AV-Überleitungsstörungen

Tabelle 8.10. Einteilung der AV-Blockierungen aufgrund der His-Bündel-Elektrokardiographie [33]

A. *Verlängertes AV-Intervall*
   (AV-Block 1. Grades)

B. *Inkompletter AV-Block mit wechselnder Überleitung* (AV-Block 2. Grades)

1. Junktional

   a) Zunehmende Verlängerung des P-H-Intervalls mit Systolenausfall (AV-Block mit Wenckebachscher Periodik, Mobitz Typ I)

   b) P-H-Intervall konstant (normal oder verlängert) mit Systolenausfall (Mobitz Typ II)

2. Subjunktional (hochsitzend)

   a) Zunehmende Verlängerung des HV-Intervalls mit Systolenausfall

   b) Konstantes HV-Intervall (normal oder verlängert) mit Systolenausfall (Mobitz Typ II)

3. Subjunktional (tiefsitzend). Intermittierender bilateraler Schenkelblock oder distaler Block (Mobitz Typ I oder II)

4. Kombinationsformen (AV-Block infolge junktionaler oder subjunktionaler Leitungsstörungen)

C. *Totaler AV-Block*
   (AV-Block III. Grades)

1. Junktional (P-Welle ohne nachfolgendes H; Kammerrhythmus mit normalem HV-Intervall; QRS-Komplex normal oder leicht verlängert

2. Subjunktional (normales PH-Intervall der blockierten Vorhoferregungen; verbreiterter, selten normaler QRS-Komplex)

   a) Blockierung im Bündelstamm

   b) Kompletter multifasciculärer Block (trifasciculärer Block)

3. Kombinationsformen

proximal, bei Fällen ohne Wenckebachscher Periodik distal des Hisschen Bündels gelegen zu sein. Bei totalem AV-Block können Blockierungen sowohl proximal als auch distal des Hisschen Bündels gelegen sein. Bei Patienten mit vorbestehendem bifasciculärem Block (s.S. 248) lag in allen Fällen die Blockierung distal des Hisschen Bündels.

Der *AV-Block I. Grades* ist in den konventionellen EKG-Ableitungen charakterisiert durch eine Verlängerung der PQ-Zeit auf 0,20–0,70 sec. Eine Rhythmusstörung liegt nicht vor. Bei hochgradiger PQ-Verlängerung kann es zur Überla-

gerung der P-Zacke mit der vorausgehenden T-Welle kommen (Differentialdiagnose: AV-Rhythmus).

Der *AV-Block II. Grades* kommt in zwei verschiedenen Erscheinungsweisen vor: Der AV-Block II. Grades mit Wenckebachscher Periodik (Mobitz Typ I) ist charakterisiert durch eine zunehmende Verlängerung der PQ-Zeit bis zu einem Höchstwert, nach dem die AV-Überleitung einmal ganz ausfällt und die entsprechende P-Zacke nicht von einer Kammererregung gefolgt wird. Nach einem solchen Ausfall ist die folgende PQ-Zeit am kürzesten und wird wiederum progressiv verlängert. Der AV-Block II. Grades (Mobitz Typ II) ist charakterisiert durch ein- oder mehrmalige Unterbrechung der AV-Überleitung im Verhältnis 2:1, 3:1 oder n:1. Dabei kann die PQ-Zeit der übergeleiteten Schläge normal oder verlängert sein. Bei konstantem 2:1- oder 3:1-Block ist die Kammerfrequenz regelmäßig, die Kammerkomplexe sind im allgemeinen nicht deformiert. Bei höhergradigen Blockierungen dieser Art finden sich nicht selten ventriculäre Ersatzsystolen und Kombinationssystolen. Der plötzliche Ausfall der verbliebenen AV-Überleitung führt zum Adams-Stokesschen Anfall, bis ein ventriculärer Ersatzrhythmus niedriger Frequenz einsetzt (präautomatische Pause).

Bei *AV-Block III. Grades* (totaler AV-Block) findet eine Überleitung überhaupt nicht mehr statt. Vorhöfe und Kammern schlagen unabhängig voneinander, und zwar die Vorhöfe mit der ihr eigenen, meist normalen Frequenz (in 20% Vorhofflimmern oder Vorhofflattern) und die Kammern entsprechend dem Sitz ihrer Automatie im AV-Gewebe mit einer Frequenz um 40–60/min oder häufiger bei ventriculärer Automatie mit einer Frequenz von 20–40/min. Bei suprabifurcaler Automatie sind die Kammerkomplexe normal, bei infrabifurcaler Automatie je nach Sitz rechts- oder linksschenkelblockartig deformiert (Abb. 8.16).

Besonderheiten der Vorhoftätigkeit werden bei totalem AV-Block in Form von Vorhofextrasystolen oder ektopischen Vorhofrhythmen beobachtet. In etwa 20% besteht gleichzeitig Vorhofflimmern oder Vorhofflattern. In rund 30% sind kammersystolisch gesteuerte Vorhofarrhyth-

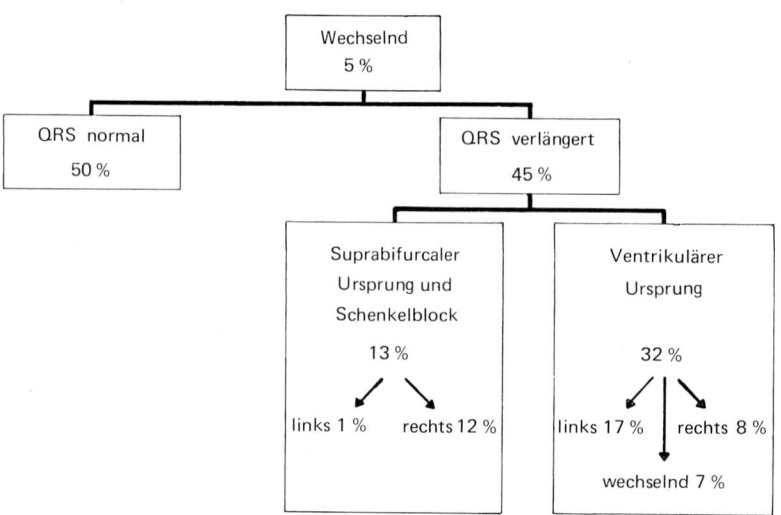

Abb. 8.16. Lokalisation des Automatiezentrums bei totalem AV-Block (nach [35])

mien nachweisbar, welche in einer Verkürzung der PP-Intervalle bestehen, die einen QRS-Komplex einschließen, während das darauffolgende RR-Intervall verlängert ist (sog. Erlanger-Blackman-Phänomen).

Die Kammertätigkeit ist bei totalem AV-Block nicht immer regelmäßig. Der bradykarde Grundrhythmus und die schenkelblockartig deformierten Kammerkomplexe begünstigen sekundär tachykarde Kammerheterotopien bis zum Kammerflimmern. Der Kammerrhythmus kann gestört werden durch ventriculäre Extrasystolen, durch Arrhythmien des Automatiezentrums, durch Parasystolien und durch vereinzelte vollständige oder unvollständige AV-Überleitungen bei subtotalem AV-Block (ventricular captures und abortive captures) (Tabelle 8.11).

Adams-Stokessche Anfälle treten bei totalem AV-Block in etwa der Hälfte der Fälle auf. Ursächlich sind plötzliche Asystolien bzw. ein hochgradiger Herzfrequenzabfall häufiger als Kammertachykardien bis zum Kammerflimmern an der Entstehung von kardialen Synkopen beteiligt. Der vorbestehende totale AV-Block ist die häufigste Ursache von Adams-Stokesschen Anfällen, sie treten jedoch auch bei akuten Blockierungen auf. Dabei ist die Dauer der Asystolie bis zum Einsetzen eines untergeordneten Ersatzrhythmus um so länger, je höher die Herzfrequenz vorher war (die Korrelation zwischen vorausgehender Kammerfrequenz und Dauer der präautomatischen Pause ist auch bei Untersuchungen mittels elektrischer Stimulation nachweisbar).

Überleitungsstörungen bei Schenkelblock: Schenkelblockierungen können durch Unterbrechung eines weiteren Tawara-Schenkels zum totalen AV-Block mit akutem Herzstillstand führen. Dies ist vor allem bei den sog. bifasciculären Schenkelblockierungen und im besonderen bei Rechtsschenkelblock mit überdrehtem Linkstyp (Bayley-Block) bekannt, der deshalb als Vorstadium des totalen AV-Blocks anzusehen ist. Zur Systematik der Schenkelblockformen nach elektrokardiographischen Kriterien (ROSENBAUM) siehe Tabelle 8.12. Danach beruhen 20% aller Fälle mit totalem AV-Block auf einer trifasciculären Blockierung bei vorausgegangenem bifasciculärem Block.

8.3.5. Doppelrhythmen (und Rhythmenwechsel) (Abb. 8.17)

Doppelrhythmen mit oder ohne Interferenzerscheinungen entstehen, wenn neben dem Sinusrhythmus ein zweites Reizbildungszentrum alternierend die Führung übernimmt. Doppelrhythmen mit Interferenz beeinflussen sich gegenseitig

Tabelle 8.11. Ursachen höhergradiger Überleitungs-störungen

1. *Degenerative Herzerkrankungen:*

   Coronarsklerotisches Herzleiden
   (40–80% der AV-Blockierungen 3. Grades)

   Herzinfarkt: speziell Hinterwandinfarkt
   (20% der AV-Blockierungen 3. Grades)

2. *Entzündliche Herzerkrankungen:*

   Rheumatische Myokarditis, Diphtherie, Lues, Pneumonie, Scharlach, Grippe, Mumps, Morbus Boeck, Lupus erythematodes u.a.

3. *Rheumatische Herzklappenfehler:*

   Aortenstenose, seltener bei Aorteninsuffizienz und Mitralfehlern

4. *Angeborene Herzfehler:*

   Ostium-primum-Defekt, Endokardkissendefekt, seltener bei korrigierter Transposition, AV-Kanal, Ventrikelseptumdefekt, Trikuspidalatresie, Aortenisthmusstenose und Ductus Botalli

5. *Angeborener AV-Block ohne Vitium:*

   Familiärer und angeborener AV-Block (80% der Fälle mit suprabifurcalem Ersatzrhythmus ohne synkopale Anfälle)

6. *Chirurgisch bedingte AV-Blockierungen:*

   Korrektur der Fallotschen Tetralogie, Ventrikelseptumdefekt, AV-Kanal, Aortenklappenersatz (insgesamt in 10% der offenen Herzoperationen; Rückbildung erfolgt bei 75% der Fälle innerhalb von 4 Wochen)

7. *Medikamentös bedingte Überleitungsstörungen:*

   Digitalis-Glykoside (speziell bei fortgeschrittener Niereninsuffizienz mit Hyperkaliämie)

   Antiarrhythmica

   β-Receptorenblocker

8. *Seltene Ursachen:*

   Primäre Myokarderkrankungen, Kardiomyopathien, primäre und metastatische Tumoren des Herzens, Hypothyreose

   RYTAND-Syndrom (Verkalkung des Anulus fibrosus der Mitralklappe unter Einbeziehung des Hisschen Bündels)

Tabelle 8.12. Systematik der Schenkelblockformen nach elektrokardiographischen Kriterien (nach [51])

Unifasciculäre Blockierungen

LAH	überdrehter Linkstyp
RBBB	Rechtsschenkelblock (z.B. Wilson-Block)
LPH	überdrehter Rechtstyp ($+120°$)

Bifasciculäre Blockierungen

RBBB+LAH	Rechtsschenkelblock bei überdrehtem Linkstyp (Bayley-Block)
RBBB+LPH	sog. klassischer Rechtsschenkelblock mit überdrehtem Rechtstyp ($+120°$)
LBBB	Linksschenkelblock

Trifasciculäre Blockierungen

RBBB+ LAH+LPH	totaler AV-Block bei vorausgegangenem bifasciculärem Block (etwa 20% aller Fälle mit totalem AV-Block)
	totaler AV-Block (suprabifurcal lokalisiert)

Abkürzungen: RBBB = Right Bundle Branch Block, LBBB = Left Bundle Branch Block, LAH = Left Anterior Hemiblock, LPH = Left Posterior Hemiblock.

keit von den jeweiligen Refraktärzeiten bestehen (z.B. Parasystolie).

Einfache AV-Dissoziation (=inkomplette AV-Dissoziation): Sie entsteht durch Abnahme der Sinusfrequenz (z.B. bei Sinusbradykardie) und/oder Anstieg der Frequenz eines junktionalen oder subjunktionalen Ersatzrhythmus. Sobald die Frequenz des Sinusknotens wieder ansteigt, wird der Ersatzrhythmus durch Zuleitung gelöscht. Eine Rhythmenverknüpfung besteht nicht.

Elektrokardiographisch fehlt die normale Beziehung zwischen Vorhof- und Kammererregung. Die P-Zacken sind positiv, die PP-Intervalle größer als die QRS-Intervalle des AV-Rhythmus, dem keine P-Zacken vorangehen.

Bei wechselnden AV-Intervallen bis zu stark verkürzten PQ-Zeiten und geringem Frequenzunterschied ist differentialdiagnostisch ein wandernder Schrittmacher in Betracht zu ziehen. Bei weiter abnehmender Sinusfrequenz entsteht schließlich ein AV-Rhythmus junktionalen Ursprungs.

in Abhängigkeit von Frequenzunterschied, Dauer der Refraktärzeit und Leitungsgeschwindigkeit. Der Zustand ist als Wettstreit zweier Automatiezentren charakterisiert worden. Doppelrhythmen mit Interferenz können miteinander verknüpft sein (z.B. Interferenzdissoziation) oder ohne Rhythmenverknüpfung in Abhängig-

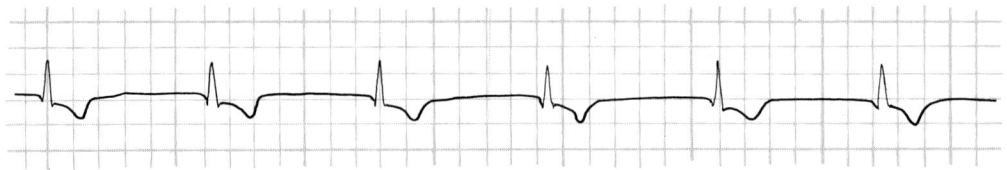

Abl. II   AV-Rhythmus ohne erkennbare Vorhoferregung (Fr. 48/min)

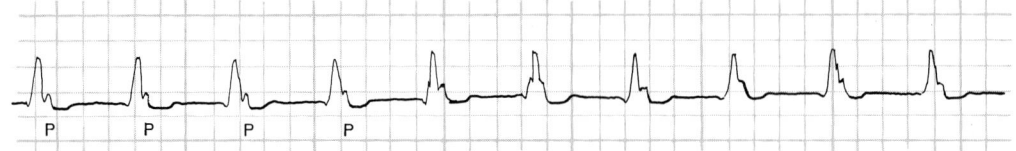

Abl. I   AV-Rhythmus mit gleichzeitiger Vorhoferregung
                Synchronisation von Vorhof- und Kammererregung (accrochage)

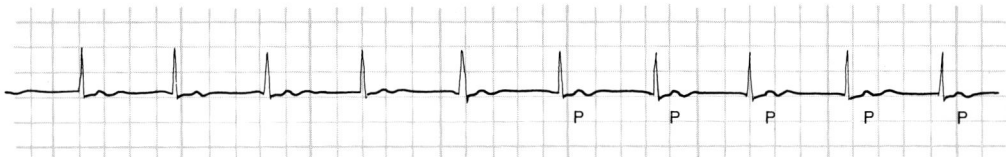

ABl. I   AV-Rhythmus mit nachfolgender Vorhoferregung

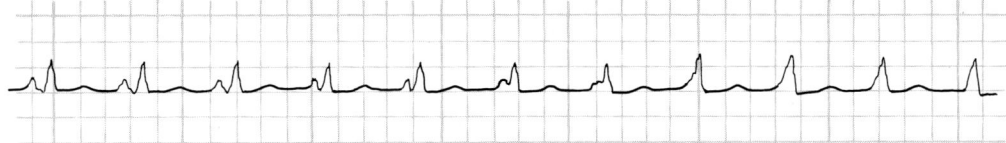

Abl. I   Einfache AV-Dissoziation (=inkomplette AV-Dissoziation)
                Vorhof-Frequenz 80-82/min, AV-Frequenz 82-84/min

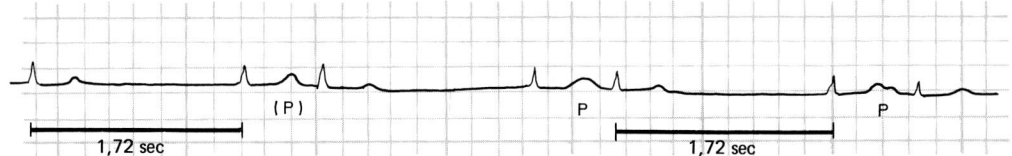

Abl. II   Interferenzdissoziation
                 AV-Frequenz 35/min, Vorhof-Frequenz 26/min

Abb. 8.17. Doppelrhythmen

Die Kammerkomplexe sind in der Regel nicht deformiert außer bei vorbestehendem Schenkelblock oder bei AV-Dissoziation zwischen dem primären und einem tertiären Automatiezentrum.

Isorhythmische AV-Dissoziation (=komplette AV-Dissoziation): Sie ist eine Sonderform von Doppelrhythmus mit Interferenz ohne Rhythmenverknüpfung, bei der die dissoziierten Rhythmen annähernd die gleiche Frequenz besitzen und die von ihnen geführten Herzabschnitte nahezu gleichzeitig erregen. Die Frequenzangleichung von Vorhof- und Kammertätigkeit wird als Synchronisation zweier Rhythmen (accrochage = Hängenbleiben) bezeichnet.

Elektrokardiographisch ist die Kammerfrequenz regelmäßig, die P-Zacken pendeln dauernd um den QRS-Komplex herum und erscheinen vor, in oder kurz nach der Anfangsschwankung. Der formale Unterschied zur einfachen AV-Dissoziation besteht in der fehlenden AV-Überleitung normaler Sinuserregungen.

Parasystolie: Sie ist eine Form von Doppelrhythmus mit Interferenz ohne Rhythmenverknüpfung, die durch einen größeren Frequenzunterschied zwischen Sinusrhythmus und sekundärem oder tertiärem Automatiezentrum charakterisiert ist. Eine Parasystolie ist nur möglich, wenn das parasystolische Reizbildungszentrum gegenüber der vom Sinusknoten eintreffenden Erregung schutzblockiert ist. Diese besondere Art der Leitungsstörung verhindert den Eintritt der Sinuserregung (=Eintrittsblock), ermöglicht aber den Austritt der parasystolischen Erregung.

Die Parasystolie wird in zwei Formen beobachtet, und zwar als Parasystolie mit einfacher Interferenz und als Parasystolie mit Interferenz und Austrittsblock. Der Unterschied liegt in der Frequenz des Sinusrhythmus im Verhältnis zum Parasystolie-Rhythmus. Bei Parasystolie mit einfacher Interferenz ist der Sinusrhythmus frequenter als der Parasystolie-Rhythmus. Beide Rhythmen wechseln einander ab, und die Refraktärverhältnisse bestimmen, welcher Rhythmus im Augenblick führt. Das Prinzip läßt sich am besten erkennen an der Parasystolie nach Schrittmacher-Implantation, bei der ein normaler Sinusrhythmus mit dem künstlichen Schrittmacher-Rhythmus konkurriert.

Eine Parasystolie mit Interferenz und Austrittsblock muß angenommen werden, wenn das Parasystolie-Zentrum schneller ist als der Sinusrhythmus, welcher gegen den Parasystolie-Rhythmus geschützt ist. Eine Sonderform wird beobachtet nach Schrittmacherimplantation als Parasystolie mit Interferenz und retrograder AV-Blockierung bei langsamerem Sinusrhythmus [4].

Interferenzdissoziation: Sie ist eine Form von Doppelrhythmus mit Interferenz und Rhythmenverknüpfung, welche auch als inkomplette AV-Dissoziation zu bezeichnen ist. Ein frequenter AV- oder Kammerrhythmus wechselt ab mit einem langsameren Vorhofrhythmus mit normaler oder verlängerter Überleitung, so daß die AV-Dissoziation durchbrochen wird. Der AV- oder Kammerrhythmus wird durch übergeleitete Vorhoferregungen gelöscht und erfährt dabei eine Versetzung seiner eigenen Periodik, d.h. er ist mit dem Sinusrhythmus verknüpft.

Die Entstehung einer Interferenzdissoziation hängt von folgenden Bedingungen ab:

1. Zu einer Interferenzdissoziation kommt es bei normaler AV-Überleitung nur, wenn die Kammerfrequenz die Vorhoffrequenz übersteigt.

2. Eine AV-Leitungsstörung ist keine unerläßliche Bedingung für das Auftreten einer Interferenzdissoziation, jedoch schafft sie eine günstige Voraussetzung dazu.

3. Die Kammererregungen müssen vorhofwärts blockiert sein.

4. Die Koppelung des Kammerrhythmus an den Normalschlag mit einem RR-Intervall, welches der Frequenz des Kammerrhythmus entspricht, gehört zum wesentlichen Merkmal der Interferenzdissoziation.

5. Je größer der Unterschied zwischen Vorhof und Kammerfrequenz, desto größer ist die Häufigkeit der Rhythmenverkettung und umgekehrt.

Elektrokardiographisch ist die Interferenzdissoziation charakterisiert durch einen AV-Rhythmus, in den normal oder verzögerte übergeleitete Sinuserregungen mit gleicher QRS-Konfiguration eingestreut sind. Die Koppelung der übergeleiteten Erregungen an den AV-Rhythmus läßt das Bild eines „umgekehrten Bigeminus" entstehen. Ein solches Bild ist praktisch beweisend für eine Interferenzdissoziation.

Weitere Sonderformen von Interferenzdissoziation mit vollständiger oder unvollständiger AV-Leitung, mit regelmäßiger oder unregelmäßiger Rhythmen-Verknüpfung und schließlich die umgekehrte Interferenzdissoziation infolge einer Kammer-Vorhof-Leitung bei totalem AV-Block siehe [61].

8.3.6. Carotissinus-Syndrom (Abb. 8.18)

Beim Carotissinus-Syndrom handelt es sich um spontan auftretende oder durch Druck auf die Carotisgabel am Hals ausgelöste reflektorische Ohnmachten bei disponierten Patienten. Dem Syndrom liegt ein komplexes Reflexgeschehen mit zwei unterschiedlichen Reflexgruppen zugrunde. Während der afferente Teil des Reflexbogens von Druckreceptoren in der Adventitia des Sinus caroticus über den Nervus caroticus des Glossopharyngicus zum Nucleus terminalis alae cinereae der Medulla oblongata führt, unterscheidet man entsprechend dem efferenten Teil folgende Formen:

Bei der häufigsten Form, dem *vagal-kardialen oder herzhemmenden Typ,* führt der efferente Teil des Reflexbogens vom Kerngebiet des Nervus vagus über efferente Fasern zum Reizbildungs- und Erregungsleitungssystem des Herzens, und es resultiert eine Abnahme der Herzfrequenz um 20–40% der Ausgangsfrequenz oder ein vorübergehender Herzstillstand. Tritt diese Erscheinung nur bei manueller Reizung des Sinus caroticus auf, spricht man von einem hypersensitiven Carotissinus. Spontane Anfälle bei zufälligem Druck auf die Carotisgabel durch plötzliche Bewegung des Kopfes und durch Kleidungsstücke werden demgegenüber als Carotissinus-Syndrom bezeichnet.

Der sog. *primär-depressorische Typ* ist charakterisiert durch einen anfallsartig auftretenden Blutdruckabfall. In reinen, auch als vagovasale Anfallsform bezeichneten Fällen ändert sich dabei die Herzfrequenz nicht; häufiger sind Mischformen mit Blutdruck- und Pulsfrequenz-Abfall. Eine dritte Form mit ausschließlich cerebraler Symptomatik (sog. *cerebraler Typ)* ist umstritten.

Elektrokardiographisch tritt bei manueller Reizung des Carotissinus unter EKG-Kontrolle ein totaler Stillstand von Vorhöfen und Kammern oder seltener ein Kammerstillstand bei unverändert oder mit niedrigerer Frequenz weiterschlagenden Vorhöfen, also ein totaler AV-Block auf.

Pathogenetisch kann das Carotissinus-Syndrom von jeder Stelle des Reflexbogens ausgelöst oder verstärkt werden. Bei den weitaus meisten Patienten handelt es sich um coronarsklerotische Herzleiden. Dabei prädisponiert die Kombination einer Gefäßverkalkung im Bereich der Carotisgabel, die auch röntgenologisch nachweisbar sein kann, mit einer Coronarsklerose in besonderer Weise zum Carotissinus-Syndrom. (Zur pharmakologischen Steigerung der Reflexerregbarkeit am Hals durch Digitalis und Insulin sowie zur medikamentösen Beeinflussung mittels Atropin siehe [8].) In schweren Fällen ist die Schrittmacher-Implantation indiziert.

Die Häufigkeit des hypersensitiven Carotissinus soll 10% der über 50jährigen Bevölkerung betragen. Bei 315 Fällen des vagal-kardialen Typs hat FRANKE [24] bei Personen über 65 Jahren eine Häufigkeit von 25% angegeben. Davon hatten nur 24 Patienten spontane Anfälle, d.h. im Gegensatz zum hypersensitiven Carotissinus ist das Carotissinus-Syndrom ausgesprochen selten.

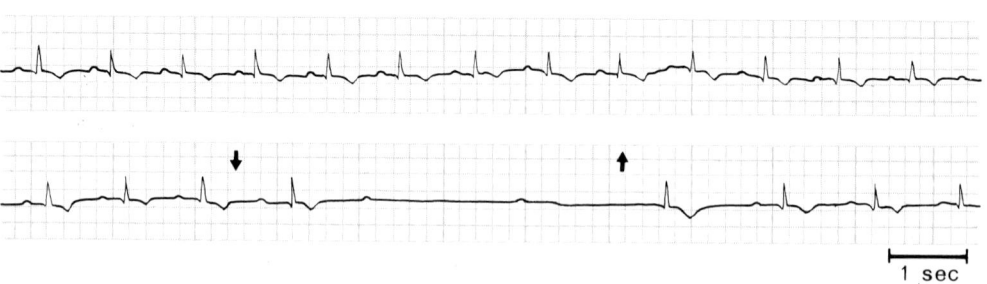

Abb. 8.18. Carotissinus-Syndrom: Asystolie von 4,1 sec beim Carotisdruck-Versuch mit Sinusbradykardie bis zum Sinusstillstand und totaler AV-Blockierung (Beginn und Ende des Carotisdruck-Versuches sind durch Pfeile markiert)

8.3.7. Wolff-Parkinson-White-(WPW) Syndrom (Abb. 8.19)

Sinngemäß beinhaltet der Begriff WPW-Syndrom den charakteristischen EKG-Befund und Anfälle paroxysmaler atrialer oder junktionaler Tachykardien.

Das Elektrokardiogramm ist gekennzeichnet durch eine abnorm verkürzte PQ-Zeit (< 0,12 sec), eine sog. Δ-Welle sowie eine schenkelblockartige Deformierung des QRS-Komplexes (> 0,11 sec) mit entsprechenden Veränderungen der Kammerendteile. Hauptursache der QRS-Verbreiterung ist der träge Anstieg der Δ-Welle zu Beginn der Kammeranfangsschwankung, was zu der Bezeichnung „preexcitation" geführt hat. Da sich die QRS-Dauer durch die Δ-Welle auf Kosten der PQ-Zeit verlängert, ist die Summe von PQ-Zeit und QRS-Dauer in der Regel normal. Eine rechtsschen-

kelblockartige Form (52% der Fälle) wird als Typ A (sternalpositiv), eine linksschenkelblockartige Form (42% der Fälle) als Typ B (sternal negativ) bezeichnet. Atypische Formen (6% der Fälle) sind selten. Beispielsweise kann beim gleichen Patienten Typ A und B alternierend vorkommen. Die allmähliche Verkürzung von PQ bei gleichzeitig auftretender QRS-Verbreiterung mit entsprechendem Auftreten der Δ-Welle ist als Concertina-Effekt bekannt geworden. Als LGL-(Lown-Ganong-Levine) Syndrom wurde die PQ-Verkürzung bei normaler QRS-Dauer beschrieben

Paroxysmale Tachykardien werden in ca. 50–70% der Fälle mit entsprechenden EKG-Veränderungen beobachtet. Neben paroxysmalem Vorhofflimmern und Vorhofflattern wurde die folgenschwerste Komplikation in Form von Kammerflimmern bis 1970 bei 7 Fällen beschrieben [21], wir haben in den letzten Jahren einen solchen Fall beobachtet (Abb. 8.19).

Die Entstehung des WPW-Syndroms beruht nach heutiger Vorstellung auf einer vorzeitigen Erregung von Teilen der Arbeitsmuskulatur unter partieller Umgehung der normalen AV-Überleitungsbahnen. Eine abnorme Verbindung zwischen Vorhöfen und Kammern in Form des sog. Paladino-Kentschen Bündels wurde bei Tieren sowie in einem Fall in Form einer breiten akzessorischen Vorhof-Kammer-Verbindung im Septumbereich auch beim Menschen nachgewiesen. In anderen Fällen wird ein in der Basis des Septums oder der Ventrikel gelegener vorzeitig erregter Reizbildungsherd diskutiert. Diese Theorie vermag vor allem die Neigung zu paroxysmalen Tachykardien zu erklären und macht gleichzeitig die Existenz von angeborenen und erworbenen Formen verständlich.

Zur Klärung der bei WPW-Syndrom vorliegenden Leitungsanomalien hat in neuerer Zeit die *His-Bündel-Elektrokardiographie* beitragen können. Durch Frequenzerhöhung mittels Vorhofstimulation konnte in einzelnen Fällen ein WPW-Syndrom ausgelöst werden, dabei traten die HIS-Bündel-Spikes allmählich in den QRS-Komplex hinein und lagen dann zeitlich nach Beginn der Δ-Welle in den Extremitäten-Ablei-

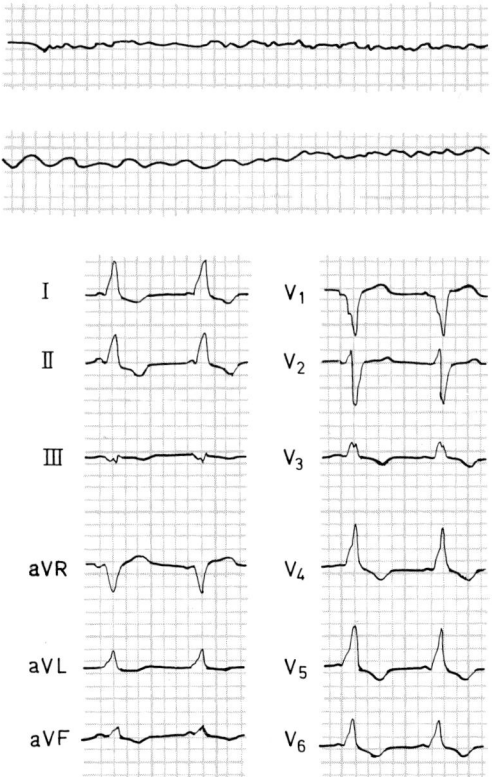

Abb. 8.19. WPW-Syndrom: Paroxysmales Kammerflimmern bei WPW-Syndrom

tungen. Dieser Befund kann als Bestätigung eines Erregungsablaufes unter Umgehung der AV-Leitungsbahnen angesehen werden.

Nicht in allen Fällen ist das WPW-Syndrom eine harmlose Anomalie — wie früher vermutet — wenn auch die Erkrankung bevorzugt bei sog. Herzgesunden gefunden wird. In etwa 40% der Fälle liegt eine Herzerkrankung vor (Myokarditis, Coronarsklerose und Hyperthyreose), im besonderem bei kongenitalen Herzfehlern (z.B. Ebstein-Syndrom).

8.4. Klinische Symptomatologie von Herzrhythmusstörungen

8.4.1. Allgemeine Symptomatologie

Rhythmusstörungen sind ein Symptom zahlreicher Herzkrankheiten, ihre klinische Symptomatologie ist demgemäß nicht nur abhängig von der Herzfrequenz (Bradykardie, Tachykardie, Arrthythmie), sondern vor allem vom Zustand des Herzens vor Eintritt der Rhythmusstörung, von der Akuität des Auftretens, von der Dauer und der vegetativen Ausgangslage sowie der individuellen Empfindsamkeit des betreffenden Patienten.

Extrasystolen werden von vielen Patienten subjektiv nicht bemerkt, sondern als Zufallsbeobachtung während einer klinischen oder elektrokardiographischen Untersuchung entdeckt. Andere Patienten klagen über Herzklopfen, Stolpern des Herzens, plötzliches Aussetzen der Herztätigkeit oder mehr oder weniger unbestimmbare Mißempfindungen in der Brust und sind dadurch beunruhigt oder fürchten sogar einen Stillstand des Herzens. Im Einzelfall werden entweder die Extrasystole selbst, die postextrasystolische Pause oder der nächste verstärkte Normalschlag bemerkt. Eine Abhängigkeit der Extrasystolie-Häufigkeit von der Grundfrequenz läßt sich bei vielen Patienten nachweisen, wenn die Herzunregelmäßigkeit vor allem in körperlicher Ruhe und nach Beendigung einer Belastung angegeben wird, während sie bei Belastung bzw. Frequenzsteigerung aus anderer Ur-

sache verschwindet. In anderen Fällen häufen sich Extrasystolen bei körperlicher Belastung, was als Hinweis auf eine organische Ursache gilt und deshalb auch differentialdiagnostische Bedeutung hat.

Salven von Extrasystolen hoher Frequenz können zu flüchtigen Schwindelerscheinungen, Flimmern vor den Augen, unter Umständen bis zur Bewußtlosigkeit von kurzer Dauer nach Art einer kardialen Synkope infoler cerebraler Minderdurchblutung führen. Dabei ist im Einzelfall nicht zu unterscheiden, ob die Symptome durch die akute Rhythmusstörung selbst oder durch die entstehende präautomatische Pause am Ende der Rhythmusstörung hervorgerufen sind. Manche Patienten empfinden nach vorübergehender Blässe vor allem die postextrasystolische Normalisierung der Herzfrequenz in Form einer Wallung oder eines plötzlichen Hitzegefühls teils als Erlösung von der soeben überstandenen Schwäche, teils als das eigentlich Unangenehme der Störung. Die anamnestisch angegebenen Klagen lassen keinen Schluß auf die zugrundeliegende Rhythmusstörung zu, differentialdiagnostisch ist an paroxysmale SA- oder AV-Blockierungen, bei älteren Menschen auch an das Carotissinus-Syndrom und das intermittierende Basilaris- bzw. Vertebralis-Syndrom zu denken.

Vorhofflimmern und -flattern führen klinisch zur absoluten Arrhythmie durch unregelmäßige AV-Überleitung. Besteht die Rhythmusstörung dauerhaft und liegt die Kammerfrequenz (z.B. unter Digitalis-Therapie) im Bereich der Norm, so bestehen in vielen Fällen keine subjektiven Beschwerden, bzw. die klinische Symptomatologie wird durch das Grundleiden (z.B. Mitralvitium bzw. coronarsklerotisches Herzleiden mit Herzinsuffizienz) bestimmt. Am häufigsten werden Herzklopfen, vor allem bei körperlicher Belastung, Druckgefühl in der Herzgegend, Schwäche und Schwindelerscheinungen angegeben.

Das paroxysmal auftretende Vorhofflimmern und -flattern führt subjektiv zu Beschwerden im Augenblick des Beginns und der Beendigung der Rhythmusstörung. Bei Patienten, die nicht bereits unter einer laufenden Digitalis-Therapie stehen, ist dann die Kammerfrequenz pathologisch erhöht (bis 180/min), und die klinische Symptomatologie entspricht derjenigen der paroxysmalen Tachykardie. Da die Flimmerarrhythmie vorzugsweise bei organisch veränderten Herzen auftritt, sind ihre klinischen Auswirkungen jedoch meist schwerwiegender als bei paroxysmaler supraventriculärer Tachykardie und werden bereits bei vergleichsweise geringerer Herzfrequenz in Form kardialer Synkopen, Zeichen des kardiogenen Schocks aus Frequenzgründen oder einer akuten Herzinsuffizienz beobachtet. Das Auftreten dieser Komplikationen hängt u.a. von der Dauer der einzelnen Anfälle ab, die von wenigen Minuten bis Stunden variieren kann. Bei spontaner oder therapeutischer Anfallsbeendigung kann es zum Auftreten einer passageren Salve von Extrasystolen oder einer längeren Asystolie kommen.

Klinisches Leitsymptom bei Vorhofflimmern und -flattern ist die *absolute Arrhythmie,* welche bei hoher Kammerfrequenz mit einem Pulsdefizit einhergeht. Regelmäßige Kammertätigkeit wird bei Vorhofflimmern praktisch nie, bei Vorhofflattern gelegentlich durch ein konstantes Überleitungsverhältnis angetroffen.

Der *Verlauf des Vorhofflimmerns und -flatterns* wird im wesentlichen durch das Grundleiden bestimmt. Bei paroxysmalen Formen sind spontane Regularisierungen die Regel. Andererseits kann das Vorhofflimmern durch Jahre hindurch ohne schwerwiegende Folgen bestehen.

Arterielle Embolien belasten die Prognose des Vorhofflimmerns und des Vorhofflatterns und bedeuten eine zusätzliche Gefährdung: die Häufigkeit arterieller Embolien bei Mitralvitien mit Vorhofflimmern beträgt im Durchschnitt 30%, bei Vorhofflimmern infolge eines coronarsklerotischen Herzleidens dagegen nur 2%.

Paroxysmale Tachykardien gehen regelmäßig mit erheblichen und zum Teil lebensbedrohlichen Symptomen einer akuten Herzerkrankung einher. Da die supraventriculäre Tachykardie häufiger bei Herzgesunden, die Kammertachykardie jedoch nahezu ausschließlich bei fortgeschrittenen chronischen Herzerkrankungen beobachtet wird, sind die klinischen Symptome bei vergleichbaren Frequenzen bei der Kammertachykardie schwerwiegender. Höhere Frequenzen werden deshalb bei supraventriculärer Tachykardie besser toleriert.

Das Einsetzen einer paroxysmalen Tachykardie erfolgt in der Regel plötzlich und unvermittelt. In Kenntnis früherer Anfälle spüren manche Patienten den nahenden Anfall in Form eines unbestimmten Mißempfindens oder als Herzstolpern. Dies gilt vor allem für extrasystolische Formen. Die meisten Patienten bemerken hingegen erst den Anfall selbst und klagen dann über Herzklopfen, Herzrasen, Druck auf der Brust, Pulsieren des Halses und/oder Atemnot. Die lokalen Symptome werden fakultativ begleitet von Allgemeinsymptomen wie Angst, Unruhe, Schweißausbruch, Schwäche, Speichelfluß und Stuhldrang. Während und nach Beendigung des Anfalles werden bei supraventriculärer Tachykardie häufig größere Mengen eines wasserhellen Urins entleert (Urina spastica). Die Häufigkeit dieses Symptoms beträgt etwa 20% aller supraventriculären Tachykardien.

Je länger der Anfall anhält und je höher die Herzfrequenz im Anfall ist, desto mehr treten *Zeichen der akuten Herzinsuffizienz,* des kardiogenen Schocks oder der akuten Coronarinsuffizienz mit Angina pectoris in den Vordergrund. Bei Kammertachykardien werden solche Komplikationen sehr frühzeitig beobachtet und bestimmen dann die klinische Symptomatologie.
Dies erklärt die klinische Erfahrung, daß Kammertachykardien häufig nicht als solche bemerkt werden, während Patienten mit supraventriculärer Tachykardie wegen der Recidivneigung ihre Anfälle genau beschreiben und Beginn und Ende exakt markieren können. Sie haben es auch gelernt, Anfälle durch physikalische oder medikamentöse Maßnahmen selbst zu coupieren und suchen den Arzt erst auf, wenn die gewöhnlichen Maßnahmen erfolglos geblieben sind und der Anfall ungewöhnlich lange und über Stunden anhält. In anderen Fällen beträgt die *Anfallsdauer* nur wenige Minuten, die Patienten legen sich kurze Zeit hin und warten das spontane Anfallsende ab.

Auslösende Ursachen von paroxysmalen Tachykardien sind vielfältig und im Einzelfall nicht immer nachweisbar. Einer neueren Zusammenstellung [45a] bei 120 Patienten mit verschiedenen Formen paroxysmaler Tachykardien (unter Ausschluß akuter Herzerkrankungen) zufolge stehen plötzliche Bewegungen, körperliche Belastungen, wie Laufen, Tanzen und Schwimmen, psychische Faktoren wie Aufregung, Ärger, Fernsehen und Träume an erster Stelle, während chemische, infektiöse und gastrointestinale Auslösemechanismen seltener sind. Die viel zitierten Genußmittel Kaffee und Nicotin spielen demgemäß eine untergeordnete Rolle.

Kammerflattern und Kammerflimmern führen klinisch zum Adams-Stokesschen Anfall (s.S. 257).

Pathologische SA-Bradykardien verlaufen klinisch symptomlos, wenn die mittleren Herzfrequenzen in Ruhe noch im Bereich der Norm liegen. Die Unregelmäßigkeit des Herzschlages mit längeren Pausen und Ersatz- oder Extrasystolen werden gelegentlich als unangenehm empfunden und beängstigen manche Patienten durch das Gefühl, das Herz könne stehen bleiben.

Bei Belastung verstärken sich die Beschwerden wegen der ausbleibenden Frequenzsteigerung als Kriterium der pathologischen Bradykardie und wegen zunehmender Herzunregelmäßigkeit durch Häufung von Extrasystolen. Dadurch ist die körperliche Leistungsfähigkeit eingeschränkt, es kann zu Schwindelerscheinungen, Schwäche und zu Adams-Stokesschen Anfällen kommen. Bei pathologischen SA-Bradykardien mit Neigung zu paroxysmalem Vorhofflimmern sind die Beschwerden schwerwiegender, weil hier die Unterschiede der Herzfrequenz besonders groß sind und Synkopen besonders nach Beendigung der Tachyarrhythmie-Anfälle auftreten können.

Auch beim *Sick-Sinus-Syndrom* reicht das klinische Spektrum von Beschwerdefreiheit über schwere Herzinsuffizienz bis zur akuten Lebensbedrohung im Adams-Stokesschen Anfall.

Höhergradige AV-Blockierungen führen seltener zu subjektiven Beschwerden als tachykarde Herzrhythmusstörungen, weil die Herzfrequenz regelmäßig ist und in Ruhe meist noch ein ausreichendes Minutenvolumen gefördert wird.

Dies gilt vor allem für den angeborenen totalen AV-Block mit suprabifurcalem Ersatzrhythmus, bei dem unter Belastung die Frequenz ansteigt. Diese Patienten sind beschwerdefrei. Der inkonstante oder intermittierende AV-Block führt demgegenüber besonders häufig zu subjektiven Beschwerden in Form von Herzklopfen, Schwindelerscheinungen und Synkopen und ist wegen der Häufigkeit Adams-Stokesscher Anfälle gefürchtet.

Die klinischen Auswirkungen einer höhergradigen Bradykardie betreffen einmal das Herz selbst, indem die chronische Dilatation der Entstehung einer Herzinsuffizienz Vorschub leistet, zum anderen die Organdurchblutung besonders der Niere (prärenale Niereninsuffizienz) und des Gehirns (Gedächtnisabnahme, Verwirrtheitszustände, Müdigkeit, Auftreten von Herdsymptomen bei bestehender Cerebralsklerose).

8.4.2. Spezielle Symptomatologie und Klinik einzelner Syndrome

Adams-Stokes-Syndrom: Die erste Beschreibung Adams-Stokesscher Anfälle beinhaltet cerebrale Krampfanfälle in Verbindung mit einer Bradykardie. In neuerer Zeit ist dieser Begriff ausgeweitet worden, weil extreme Tachykardien funktionell einem Herzstillstand gleichzusetzen sind, demgemäß mit gleicher klinischer Symptomatik einhergehen und eine Differenzierung nur elektrokardiographisch möglich ist. So unterscheidet man eine asystolische oder bradykarde Form bei Herzstillstand bzw. hochgradiger Bradykardie, eine tachysystolische Form infolge hochfrequenter Kammertachykardien, Kammerflattern oder Kammerflimmern und Mischformen von Kammerheterotopien bei primär bradykarder Herzrhythmusstörung (sekundär tachykarde Herzrhythmusstörung).

Die klinische Symptomatologie des akut einsetzenden Herzstillstandes ist charakterisiert durch Anfälle mit folgendem Ablauf: 4–6 sec nach Einsetzen der Asystolie treten unter zunehmender Blässe Schwindelerscheinungen auf, denen nach 10–15 sec Bewußtlosigkeit folgt. Innerhalb der nächsten Sekunden kommt es zu generalisierten tonisch-klonischen Krämpfen und spontanem Stuhl- und Urinabgang. Während des Anfalles sind periphere Pulse nicht fühlbar, der Blutdruck nicht meßbar, Herztöne nicht hörbar, die Pupillen erweitert. Die Anfälle sind gewöhnlich von kurzer Dauer und das Bewußtsein kehrt unter Rötung des Gesichtes nach 1–2 min zurück. Nach einem Adams-Stokesschen Anfall ist die Herzfrequenz auch bei Patienten mit vorbestehendem Sinusrhythmus häufig noch bradykard. Abortive Fälle treten auf bei vorübergehendem Abfall der Kammerfrequenz unter 20/min oder flüchtigen Asystolien von 5–10 sec Dauer. Klinisch bestehen dann Schwächeanfälle, synkopale Schwindelzustände oder lediglich eine flüchtige Blässe. Schwere und Häufigkeit Adams-Stokesscher Anfälle variieren beträchtlich. Es gibt Patienten mit schweren, aber seltenen Anfällen, bei anderen treten sie unter Umständen mehrmals täglich auf. Einzelfälle mit mehr als hundert Anfällen täglich und einer Dauer von 50 sec bis 3 min wurden beschrieben.

Die Prognose des Adams-Stokesschen Syndroms ist immer zweifelhaft, der erste Anfall kann bereits tödlich sein, häufiger verlaufen der zweite bis dritte Anfall letal. Andererseits wurden Fälle beschrieben, deren erster Anfall mehr als 10 Jahre zurücklagen. (Zur Überlebensrate nach Feststellung eines totalen AV-Blockes in Abhängigkeit von der Therapie s. Abb. 8.32).

Zur Differentialdiagnose kardialer Synkopen: Klinisch bedeutsam sind vor allem die *intermittierenden cerebralen Durchblutungsstörungen* im Vertebralis-Basilaris-Gebiet und das *Carotissinus-Syndrom*. Beide führen typischerweise bei plötzlichen Wendungen des Kopfes zu Synkopen, bei Carotissinus-Syndrom ist die Reproduzierbarkeit von Anfällen durch den Carotisdruck-Versuch beweisend.

Das *Subclavian-Steal-Syndrom* besteht in einem Verschluß der Arteria subclavia vor dem Abgang der Arteria vertebralis, welche unter Umkehr ihrer Strömungsrichtung als Kollateralgefäß für den gleichseitigen Arm dient. Ihr cerebrales Versorgungsgebiet wird bei erhöhtem Blutbedarf des Armes (manuelle Tätigkeit) über die Arteria basilaris „angezapft". Dabei treten in einem Teil der Fälle neurologische Zeichen

der Vertebralis-Insuffizienz in Form von Schwindelanfällen auf.

Die *Hustensynkope* (Hustenschlag) wird vorzugsweise bei Patienten mit chronischer Emphysembronchitis beobachtet (Anstieg des intrathorakalen Druckes → venöse Rückflußminderung).

Synkopen nach willkürlicher Hyperventilation und Valsalva-Versuchen werden vor allem bei jugendlichen Patientinnen beobachtet, bei denen die klinische Untersuchungen dann häufig Symptome einer Hyperventilationstetanie ergibt.

Miktionssynkope: Bei jungen Männern sind Synkopen bekannt, welche nach der Miktion in aufrechter Haltung besonders morgens nach plötzlichem Aufstehen beobachtet werden (orthostatische Hypotonie und Valsalva-Effekt). Zum Krankheitsbild der *Positionshypotonie* (postural hypotension) s. S. 403.

Kardiogener Schock (Einzelheiten s.S. 301): Der plötzliche Beginn extremer Herzrhythmusstörungen führt klinisch zum kardiogenen Schock mit Blutdruckabfall, Schweißausbruch, kalten Acren, Anstieg des Venendruckes, verminderter Urinausscheidung und weiteren Zeichen der abnehmenden Organdurchblutung. Besonders bedeutsam und in dieser Hinsicht belastet sind paroxysmale Kammertachykardien und der akut einsetzende totale AV-Block mit niedriger Kammerfrequenz. In beiden Fällen trifft die akute Rhythmusstörung in den weitaus meisten Fällen ein vorgeschädigtes Herz, was die klinische Symptomatologie verstärkt.

Bei längerer Dauer der extremen Herzrhythmusstörung wird der dadurch hervorgerufene Schock irreversibel, nach eingetretener metabolischer Dekompensation ist eine medikamentöse oder elektrische Behandlung erfolglos oder erschwert. Nach rechtzeitiger Normalisierung der Herzfrequenz bilden sich die klinischen Symptome rasch zurück, die retinierte Flüssigkeit wird durch eine überschießende Diurese spontan ausgeschieden.

Lungenödem (Einzelheiten s.S. 318): Während für den Adams-Stokesschen Anfall und den kardiogenen Schock vor allem die Akuität extremer Herzrhythmusstörungen pathogenetische Bedeutung besitzt, spielen beim Auftreten eines

Lungenödems infolge von Herzrhythmusstörungen die Dauer des Anfalls und die Vorschädigung bestimmter Herzabschnitte die entscheidende Rolle. Patienten mit Mitralstenose, Myokarditis und Hypertonie sind ohnehin durch Asthma-cardiale-Anfälle gefährdet, welche, je frühzeitiger sie durch Herzrhythmusstörungen ausgelöst werden, eine desto schwerwiegendere Grundkrankheit haben. Es entspricht alter ärztlicher Erfahrung, daß ein Lungenödem beim Auftreten von Vorhofflimmern mit hoher Kammerfrequenz, ferner durch paroxysmale Tachykardien ausgelöst werden kann. Auch bei Phäochromocytom und akuter Glomerulonephritis führen paroxysmale Tachykardien häufig zum Lungenödem. Bradykarde Herzrhythmusstörungen sind in dieser Hinsicht weniger belastet.

Chronische Herzinsuffizienz (Einzelheiten s.S. 347): Die Entstehung einer chronischen Herzinsuffizienz durch Herzrhythmusstörungen ist vor allem bei totalem AV-Block bekannt. Bei primär nicht vorgeschädigtem Herzen werden höhergradige Bradykardien über lange Zeit toleriert, ohne daß sich eine Herzinsuffizienz entwickelt, z.B. bei angeborenem AV-Block. Der erworbene totale AV-Block älterer Patienten mit weiteren klinischen Zeichen einer coronarsklerotischen Herzerkrankung führt demgegenüber besonders häufig (in mehr als der Hälfte der Fälle) durch die chronische Dilatation der Ventrikelmuskulatur zur Entstehung einer chronischen Herzinsuffizienz, die sich symptomatologisch von einer Herzinsuffizienz anderer Ursache nur durch die unterschiedliche Herzfrequenz unterscheidet. Die pathogenetische Bedeutung der Bradykardie läßt sich in diesen Fällen besonders eindrucksvoll am therapeutischen Effekt der Frequenznormalisierung unter elektrischer Stimulation ablesen.

Die klinische Verschlechterung einer vorbestehenden Herzinsuffizienz kann durch alle Herzrhythmusstörungen eingeleitet werden, die mit einer Änderung der mittleren Herzfrequenz einhergehen. Das Auftreten einer absoluten Arrhythmie infolge Vorhofflimmerns kann die kardiale Dekompensation einleiten. Andere Rhythmusstörungen sind vor allem auch deshalb bedeutsam, weil ihr Bestehen die übliche

Insuffizienztherapie mit Herzglykosiden limitiert oder zumindest problematisch gestalten kann. So kann selbst eine sonst harmlose Rhythmusstörung zur Reduktion der laufenden Digitalis-Therapie zwingen und dadurch die kardiale Dekompensation einleiten. Folgeerscheinungen von Herzrhythmusstörungen sind jedenfalls um so eher zu erwarten, je fortgeschrittener das kardiale Grundleiden ist.

8.5. Hämodynamik bei Herzrhythmusstörungen

Die Frequenzabhängigkeit des Herzminutenvolumens ist bei Gesunden und Herzkranken wiederholt untersucht worden. Bei Gesunden erfolgt eine Steigerung des Minutenvolumens bei Arbeitsbelastung im Liegen vorzugsweise über eine Frequenzsteigerung, während das Schlagvolumen zunehmend gleichbleiben oder sogar abnehmen kann. Belastungsuntersuchungen in aufrechter Körperhaltung haben hingegen regelmäßig eine Zunahme des Schlagvolumens ergeben. Beim geschädigten Herzen ist die Steigerungsfähigkeit des Schlagvolumens herabgesetzt, so daß eine Steigerung des Minutenvolumens in viel stärkerem Maße als bei Gesunden über eine Steigerung der Herzfrequenz erfolgt. Als *Grenzfrequenz* wird eine Frequenz bezeichnet, bei der das Herzminutenvolumen nicht aufrechterhalten werden kann, sondern zu sinken beginnt, d.h. die arterio-venöse O_2-Differenz steigt, und eine definierte O_2-Menge wird mit geringerem Herzminutenvolumen transportiert [34].

Die obere Grenzfrequenz ist somit die höchste Frequenz, bei welcher ein konstantes Herzminutenvolumen beibehalten werden kann; die untere Grenzfrequenz ist die niedrigste Frequenz, bei welcher das Herzminutenvolumen noch konstant bleibt. Als optimale Herzfrequenz wird eine Frequenz bezeichnet, bei der ein gegebenes Minutenvolumen mit der geringsten Arbeit transportiert wird. Die obere Grenzfrequenz wird also bei einer Frequenz erreicht, bei welcher das Herzminutenvolumen zu sinken beginnt, und die untere Grenzfrequenz bei einer solchen Frequenz, bei der das Schlagvolumen nicht weiter ansteigen kann. Diese Definition deckt sich mit dem Begriff der *kritischen Herzfrequenz* [58].

Die entscheidenden Determinanten für die Größe des diastolischen Einstroms aus dem Vorhof in den Ventrikel und damit für das Schlagvolumen sind die Diastolendauer, die bei Frequenzerhöhung überproportional abnimmt, die Kapazität und Dehnbarkeit eines Ventrikels, die Öffnungsfläche des AV-Klappen-Ostiums, der Ventilmechanismus, die Vorhofkontraktion und die venöse Rückflußmechanik. Sie beeinflussen die Wechselbeziehungen zwischen Herzfrequenz und Minutenvolumen insofern, als krankhafte Veränderungen dieser Größen die kritischen Herzfrequenzen sowohl im oberen Bereich bei hochgradigen Tachykardien als auch im unteren Bereich bei pathologischen Bradykardien einengen.

Der Bereich zwischen oberer und unterer Grenzfrequenz wird außerdem normalerweise geringer, wenn die optimale Herzfrequenz während Arbeit ansteigt und die Beziehung zwischen Minutenvolumen und Herzfrequenz nach oben verschoben wird.

Die genannten Gründe machen es verständlich, daß beim schwerkranken Herzen bereits eine sonst harmlose Rhythmusstörung zur Abnahme des Herzminutenvolumens und damit zur weiteren Verschlechterung des klinischen Zustandes führen kann.

8.5.1. Hämodynamik bradykarder Herzrhythmusstörungen

Im Gegensatz zur physiologischen Sinusbradykardie, die keine krankhaften Rückwirkungen auf den Kreislauf hat, liegt das bei Herzkranken mit totalem AV-Block und niedriger Kammerfrequenz unter Ruhebedingungen geförderte Minutenvolumen im unteren Normbereich oder ist leicht erniedrigt, die arteriovenöse O_2-Differenz ist noch nicht erhöht. Unter körperlicher Belastung ist das Minutenvolumen im Vergleich zum physiologischen Sollwert infolge der praktisch gleichbleibenden Herzfrequenz dann aber deutlich vermindert [48]. Die Schlagvolumina in

Ruhe sind bei Frequenzen um 30–40/min deutlich erhöht, in unseren Fällen betrug das höchste Schlagvolumen bei einer Frequenz von 27/min 140 ccm, andere Autoren haben Maximalwerte bis 240 ccm gemessen. Der enddiastolische Ventrikeldruck ist meist erhöht, er betrug bei unseren Untersuchungen im rechten Ventrikel bei einer mittleren Herzfrequenz von 35/min $11 \pm 3,8$ mm Hg [4].

Untersuchungen mittels elektrischer Stimulation haben gezeigt, daß die Steigerung der Herzfrequenz beim totalen AV-Block bereits im akuten Versuch zu einem Anstieg des Herzminutenvolumens, zu einem Abfall des pathologisch erhöhten Schlagvolumens und zur Abnahme des enddiastolischen Ventrikeldruckes führt. Die optimale Herzfrequenz liegt um 70–80/min.

Eine weitere Frequenzsteigerung auf > 100/min führt in vielen Fällen zu einer Abnahme des Herzminutenvolumens, dieser Kurvenverlauf weist auf eine Verminderung der oberen kritischen Herzfrequenz hin. Nur selten bleibt das Herzminutenvolumen in einem weiten Frequenzbereich von 60–120/min annähernd konstant, entsprechend den Beobachtungen bei Normalpersonen, bei denen das Minutenvolumen unabhängig von der Herzfrequenz hauptsächlich über eine reziproke Abnahme des Schlagvolumens konstant bleibt.

Die hämodynamischen Auswirkungen der elektrischen Stimulation werden zusätzlich beeinflußt durch das Fehlen einer zeitgerecht vorausgehenden Vorhofaktion. Bei Normalpersonen ergibt die elektrische Vorhofreizung bei Frequenzen zwischen 80 bis 140/min gegenüber ventriculärer Stimulation 5–15% höhere Minutenvolumina, bei Patienten mit verschiedenen Herzerkrankungen werden 20–30% höhere Minutenvolumina angegeben. Die Bedeutung der Vorhofkontraktion für die enddiastolische Füllung und damit für das Schlagvolumen ist um so größer, je kürzer die diastolische Füllungszeit und je schwerer das Herz geschädigt ist. Bei Patienten mit normalem Vorhofrhythmus besitzt die Implantation eines vorhofgesteuerten Schrittmachers gegenüber den ventriculären Systemen nur während körperlicher Belastung hämodynamische Vorteile.

8.5.2. Hämodynamik tachykarder Herzrhythmusstörungen

Hochfrequente ektopische Tachykardien haben nicht selten Frequenzen, welche bei extremer körperlicher Belastung ebenfalls auftreten können und im Gegensatz dazu mit schwerster Beeinträchtigung des Allgemeinzustandes bis zum kardiogenen Schock einhergehen können. Die unterschiedliche Lokalisation der Automatiezentren vermag diese Diskrepanz nicht zu erklären.

Bei einem myokardial gesunden Herzen unter Arbeit steigen Herzfrequenz und Herzminutenvolumen entsprechend der Größe der Leistung an, das Schlagvolumen bleibt unverändert, das enddiastolische Kammervolumen fällt geringfügig ab, die Auswurffraktion ist erhöht, die maximale Druckanstiegsgeschwindigkeit dp/dt_{max} steigt massiv an [52].

Wird das gleiche Herz durch Vorhofstimulation in körperlicher Ruhe auf die gleiche Frequenz gebracht, so fällt das Herzminutenvolumen bei Frequenzen über 120/min bereits geringfügig ab; Schlagvolumen, enddiastolisches Volumen und Auswurffraktion werden geringer, die maximale Druckanstiegsgeschwindigkeit steigt nur gering an. Bereits bei Gesunden bestehen somit typische Unterschiede zwischen Frequenzsteigerung bei körperlicher Arbeit (autonom-nervös-adrenergisch) und kardiogener Frequenzsteigerung wie bei pathologischer Tachykardie [52].

Die kritische Herzfrequenz liegt danach bei kardiogener Frequenzsteigerung in Ruhe wesentlich tiefer als bei Frequenzsteigerung unter körperlicher Arbeit. Damit werden die unterschiedlichen hämodynamischen Auswirkungen primärer, d.h. kardiogener Frequenzsteigerungen gegenüber gleichen Frequenzen bei Arbeitsbelastung verständlich.

Bei Patienten mit vorgeschädigtem Herzen treten bei kardiogener Frequenzsteigerung in Ruhe bereits bei Frequenzen um 100/min ein Abfall des Herzminutenvolumens, ein Anstieg des enddiastolischen Ventrikeldruckes sowie eine Zunahme des enddiastolischen Volumens auf. Neben der Verkürzung der diastolischen Füllungszeit wird bei kardiogener Frequenzsteigerung des Herzkranken auch der diastolische Zustrom beeinflußt durch Änderungen der Ventrikeldehnbarkeit, wahrscheinlich infolge von Kontraktionsrückständen bzw. verzögerter Erschlaffung des Ventrikels in der Diastole. Dadurch wird sowohl die Größe des Schlagvolumens als auch das Herzminutenvolumen bei Herzkranken bereits bei geringeren Frequenzsteigerungen als bei Gesunden limitiert und die kritische Herzfrequenz herabgesetzt.

Die zum Teil deletären Folgen hochfrequenter ektopischer Tachykardien beruhen somit auf *Änderungen der kritischen Herzfrequenz*, deren Ursachen sich folgendermaßen zusammenfassen lassen: 1. Die Zunahme der Herzfrequenz erfolgt vorwiegend auf Kosten der Diastole. 2. Zwischen kardiogener und adrenergischer Frequenzsteigerung bestehen hämodynamische Unterschiede, d.h. die Kontraktilität ist bei adrenergischer Frequenzsteigerung höher. 3. Die diastolische Füllung ist bei zeitgerecht vorangehender Vorhofaktion größer. Der diastolische Einstrom wird zusätzlich durch die Öffnungsflächen des AV-Klappen-Ostiums, den Ventilmechanismus und die venöse Rückflußmechanik determiniert. 4. Kontraktionsrückstände bzw. eine verzögerte Erschlaffung des Ventrikels bei höheren Frequenzen führen zu einer pathologischen Dehnbarkeitsminderung und damit zur Behinderung des diastolischen Einstroms, welcher im „steady state" mit dem Schlagvolumen identisch ist. Bei Gesunden wird die kritische Herzfrequenz vor allem durch die beiden ersten Faktoren bestimmt. Die gegenüber Gesunden herabgesetzte kritische Herzfrequenz des Herzkranken beruht auf zusätzlichen Faktoren einer im Einzelfall unterschiedlich veränderten Herzmechanik.

8.5.3. Hämodynamik bei Vorhofflimmern

Die hämodynamischen Folgen des Vorhofflimmerns mit langsamer bzw. schneller Frequenz entsprechen denjenigen bei Bradykardien und Tachykardien und werden zusätzlich beeinflußt durch das Fehlen einer zeitgerecht vorangehenden Vorhofkontraktion. Bei normofrequenter Flimmerarrhythmie ist die Leistungsfähigkeit des Herzens ebenfalls geringfügig herabgesetzt,

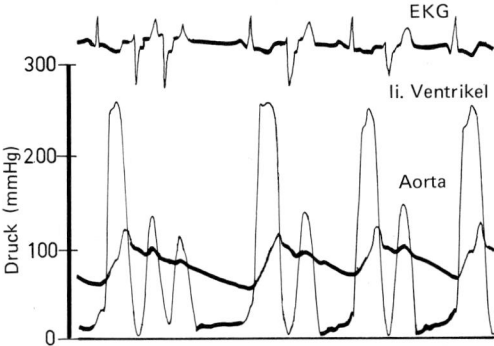

Abb. 8.20. Auswirkungen ventriculärer Extrasystolen auf den linksventriculären Druck und den Aortendruck bei hochgradiger Aortenstenose (Druckgradient: 150 mmHg)

wie aus zahlreichen vergleichenden Untersuchungen vor und nach elektrischer Defibrillation hervorgeht. Die Bedeutung der elektrischen Defibrillation aus hämodynamischer Sicht besteht darin, daß der bei Belastung unökonomische Frequenzanstieg bei Vorhofflimmern durch die Regularisierung beseitigt werden kann.

8.5.4. Hämodynamik bei Extrasystolie

Einzelne Extrasystolen beeinträchtigen die Herzfunktion nicht, solange die mittlere Kammerfrequenz dadurch keine Änderung erfährt. Die einzelne Extrasystole geht bei verkürzter diastolischer Füllungszeit mit einer geringeren Druckentwicklung und einem verminderten Schlagvolumen einher. Kompensatorisch ist der nächste Normalschlag bezüglich Druck, Schlagvolumen und Kontraktilität erhöht. Der hämodynamische Effekt ventriculärer Extrasystolen auf die Druckentwicklung im linken Ventrikel und in der Aorta bei einem Patienten mit hochgradiger Aortenstenose ist in Abb. 8.20 dargestellt.

8.6. Therapie der Herzrhythmusstörungen

8.6.1. Allgemeiner Behandlungsplan

Rhythmusstörungen gehören zu den häufigsten Komplikationen im Verlauf von Herzkrankhei-

ten und sind für die Mehrzahl tödlicher Ausgänge verantwortlich. Maßgebend für den Behandlungsplan ist die hämodynamisch wirksame Kammerfrequenz. Die Notwendigkeit zur aktiven Soforttherapie besteht, wenn die kritische Herzfrequenz erreicht oder überschritten wird, d.h. bei drohendem oder ausgeprägtem Schock, akuter Herzinsuffizienz mit Lungenödem und Adams-Stokesschen Anfällen. In allen anderen Fällen ist zunächst zu fragen, ob eine spezielle Therapie überhaupt erforderlich ist. Während im Notfall ätiologische Gesichtspunkte zugunsten einer sofortigen medikamentösen oder elektrischen Anfallsbeendigung in den Hintergrund treten, ist das therapeutische Vorgehen bei mittleren Kammerfrequenzen und gutem Allgemeinzustand gerade umgekehrt. Hier steht die Klärung von ursächlichen oder begünstigenden Faktoren im Vordergrund der therapeutischen Überlegungen. Die Indikation zur aktiven Therapie ist somit in Abhängigkeit von der vorliegenden Herzfrequenz individuell zu stellen und gegenüber ihrem Risiko abzugrenzen. Eingreifende Maßnahmen sind jedenfalls nur im Falle der unmittelbaren Gefahr gerechtfertigt.

Für die Wahl einer antiarrhythmischen Behandlung sind Diagnose und eine eingehende Kenntnis von Vorgeschichte und Vorbehandlung unerläßlich. Bedeutungsvoll sind beispielsweise eine Vorbehandlung mit Herzglykosiden, Diuretica und/oder Laxantien (Verdacht auf Hypokaliämie!), eine Herzinsuffizienz, eine Niereninsuffizienz oder ein im übrigen normaler Herzbefund. Diese Vorbedingungen können unter Umständen eine Kontraindikation sonst indizierter Therapieverfahren sein.

8.6.2. Medikamentöse Therapie tachykarder Rhythmusstörungen

Digitalis-Glykoside. Zur klinischen Pharmakologie der Digitalis-Glykoside incl. Strophanthin s.S. 348.

Die *Indikation* zur Digitalistherapie besteht bei den meisten supraventriculären tachykarden Rhythmusstörungen, also bei Sinustachykardien (wenn ursächlich eine Herzinsuffizienz besteht oder zu vermuten ist), bei paroxysmaler supra-

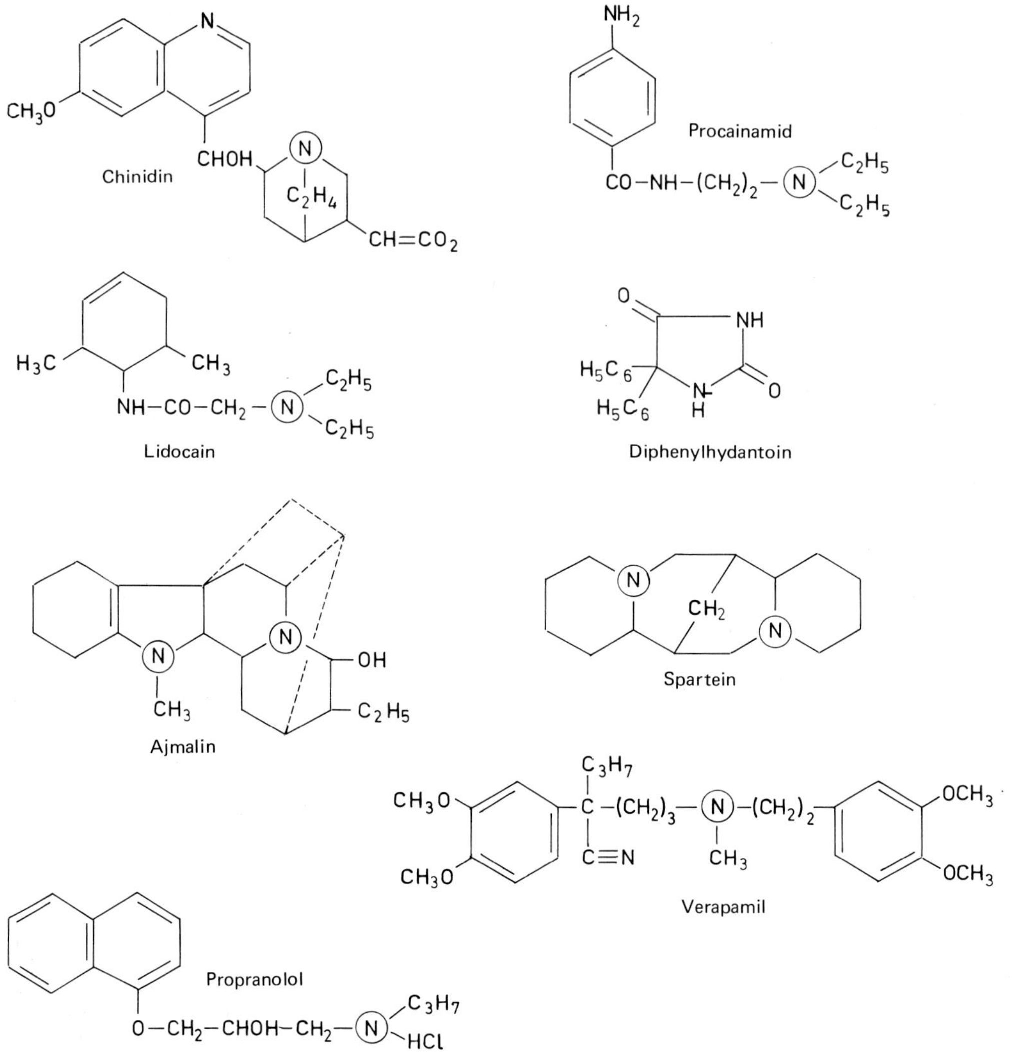

Abb. 8.21. Strukturformeln von Antiarrhythmica [30]

ventriculärer Tachykardie sowie bei Vorhofflimmern und -flattern. Bei Flimmerarrhythmie mit schneller Überleitung (Tachyarrhythmia absoluta) besteht die Indikation auch unabhängig vom gleichzeitigen Vorliegen einer Herzinsuffizienz, da es sich um die spezielle, d.h. hemmende Glykosidwirkung auf die AV-Überleitung handelt.

Unter der Voraussetzung, daß eine Vorbehandlung noch nicht erfolgte und toleranzmindernde Faktoren nicht nachweisbar sind, erfolgt die *Sättigungsbehandlung* um so schneller, je höher die Herzfrequenz ist. Bei sehr schneller Herzfrequenz hat sich nach initialer Gabe von 0,5 mg Digoxin i.v. (=2 Amp. Lanicor), 0,4 mg β-Acetyl-Digoxin (=1 Amp. Novodigal), 0,4 mg β-Methyl-Digoxin (=2 Amp. Lanitop) oder 0,2 mg Digitoxin (=2 Amp. Digimerck oder Digilong) die halbstündige Wiederholung der Einzeldosis von 0,2 mg Digoxin bzw. 0,1 mg Digitoxin bewährt, bis die Herzfrequenz abzunehmen beginnt; danach Fortsetzung mit der Erhaltungsdosis nach allgemein gültigen Richtlinien.

Vorsicht ist geboten, wenn eine *herabgesetzte Gly-kosid-Toleranz* erwartet werden muß: bei Hypo-kaliämie, Niereninsuffizienz und AV-Überlei-tungsstörungen, ferner bei ischämischen Herzlei-den und Cor pulmonale. Bei Kammertachykar-die und bradykarder Herzrhythmusstörung sind Glykoside kontraindiziert.

Bei unbekannter Vorbehandlung und herabge-setzter Glykosidtoleranz ist stets an die Möglich-keit glykosidbedingter Rhythmusstörungen zu denken. An erster Stelle stehen ventriculäre Ex-trasystolen mit ca. 45%, es folgen der Bigeminus ca. 25% und höhergradige AV-Blockierungen 16%. Oft unerwartet und falsch gedeutet treten tachykarde Rhythmusstörungen (PAT mit Block in 10%, Neuauftreten von Vorhofflim-mern in 5%, Sinustachykardie in 2% der Fälle) als Glykosidfolge in Erscheinung [56]. Die un-mittelbare Letalität beträgt bei paroxysmaler atrialer Tachykardie mit Block bis zu 70%, wenn die Tachykardie als Überdosierung verkannt wird und darum Glykoside weitergegeben wer-den.

Antiarrhythmica: Zur Behandlung tachykarder Herzrhythmusstörungen stehen dem Arzt eine große Anzahl von Substanzen zur Verfügung (Strukturformeln s.Abb. 8.21; Dosierung und bevorzugte Indikationen s. Tabelle 8.13) und [12, 23, 25, 28].

Chinidin:

Elektrophysiologie: An der Einzelfaser des Ka-ninchenvorhofes verlängert Chinidin (6 mg-$^0/_{00}$) die effektive Refraktärzeit um fast 50%. Qualita-tiv gleichartige Effekte wurden an isolierten Pur-kinje-Fasern nachgewiesen, während an der Ar-beitsmuskulatur Verlängerungen von allenfalls 10% gemessen wurden. Die Refraktärzeit des AV-Knotens wird ebenfalls verlängert, jedoch kann dieser Effekt durch eine parasympathicoly-tische Chinidin-Wirkung paralysiert werden, was auch klinisch von Bedeutung ist. Die Re-fraktärzeitverlängerung unter Chinidin ist unab-hängig von einer gleichzeitigen Verlängerung der Aktionspotentialdauer. — Bei unverändertem Ruhepotential wird die Aktionspotential-An-stiegsgeschwindigkeit vermindert, was gleichbe-deutend ist mit einer Abnahme der Leitungsge-schwindigkeit. Dieser Effekt beinhaltet er-schwerte Fortleitung extrasystolischer Erregun-gen und erklärt gleichzeitig die Nebenwirkungen des Chinidins in Form atrioventriculärer und in-traventriculärer Leitungsstörungen. — Die dia-stolische Depolarisation als Parameter der Spon-tanautomatie wird sowohl im Sinusknoten als auch im Purkinje-System herabgesetzt, dabei ist der Effekt auf ektopische Schrittmacher stärker als auf den physiologischen Schrittmacher im Si-nusknoten. Hierdurch erklärt sich die klinische

Tabelle 8.13. Bevorzugte Indikationen und Dosierung antiarrhythmischer Substanzen

Substanz	Dosierung		Bevorzugte Indikationen
	Soforttherapie	Rezidivprophylaxe	
Ajmalin (Gilurytmal)	25–50 mg i.v.	300–600 mg tgl. als i.v.-Infusion	supraventr. Tachykardie, Kammer-tachykardie, Extrasystolie
Lidocain (Xylocain)	100 mg i.v.	2–4 mg/min als i.v.-Infusion	Kammertachykardie, Extrasystolie (spez. b. Herzinfarkt)
Procainamid (Novocamid)	500 mg i.v.	3–6mal 500 mg i.m. tgl.	Kammertachykardie, Extrasystolie
Chinidin (Chinidin-Duriles)	$\emptyset$	1–1,5g tgl. oral	Vor- und Nachbehandlung bei Kardioversion
Diphenylhydantoin (Phenhydan)	125 (–250) mg i.v.	3mal 100 mg tgl. oral	Extrasystolie (spez. bei Digitalis-Intoxikation)
Verapamil-(Isoptin)	5 (–10) mg i.v.	3mal 40 (–80) mg tgl. oral	supraventr. Tachykardie, AV-Tachykardie (Kammertachykardie)
Propranolol (Dociton)	5 mg i.v. nur in äußersten Notfällen	30–120 mg tgl. oral	supraventr. Tachykardie (Vorhof-flimmern mit schneller Überleitung)

Wirksamkeit bei Extrasystolie ohne wesentliche Änderung der Sinusfrequenz.

Die Chinidin-Wirkung am ganzen Herzen wird beeinflußt durch eine parasympathicolytische (= Atropin-ähnliche) Wirkung, die zu einem geringfügigen Anstieg der Herzfrequenz unter physiologischen Bedingungen führt. Die anticholinergische Chinidin-Wirkung auf den AV-Knoten ist vor allem klinisch von großer Bedeutung: unter cholinergischem Einfluß wird die AV-Überleitung behindert, was durch die anticholinergische Chinidin-Wirkung aufgehoben werden kann. Die Erhöhung der Durchgangsfrequenz im AV-Gewebe unter Chinidin führt bei der Behandlung des Vorhofflatterns gelegentlich zur 1:1-Überleitung und damit zum Kammerflattern (Abb. 8.22). Alleinige Chinidin-Behandlung von Vorhofflattern ist demgemäß kontraindiziert, eine vorausgehende Digitalis-Therapie zur Umwandlung von Vorhofflattern in Vorhofflimmern ist obligat.

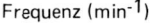

Frequenz (min⁻¹)

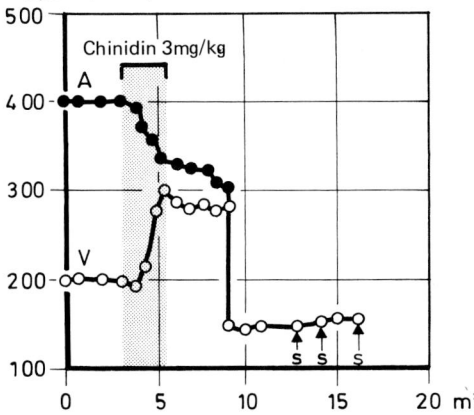

Abb. 8.22. Chinidin-Wirkung bei experimentellem Vorhofflattern: Vorhoffrequenz (A) 400/min, Kammerfrequenz (V) 200/min, AV-Block II. Grades mit 2:1-Überleitung. Nach i.v.-Gabe von 3 mg/kg Chinidin Abfall der Vorhoffrequenz und plötzlicher Anstieg der Kammerfrequenz auf 300/min, AV-Überleitung im Verhältnis 8:7. Unter weiterem Abfall der Vorhoffrequenz plötzlicher Übergang in Sinusrhythmus mit regelmäßigem Kammerrhythmus. Der erneute Versuch, experimentell Vorhofflattern auszulösen (bei S), ist vergeblich. Unter gleichzeitiger Digitalis-Therapie tritt ein Anstieg der Kammerfrequenz nicht auf (FARAH, H.: zit. nach [28])

Die EKG-Veränderungen unter Chinidin lassen sich aus den elektrophysiologischen Befunden erklären: Sinus-Bradykardien und pathologische SA-Bradykardien als Folge verminderter Spontanautomatie und intraatrialer Leitungsbehinderung; Sinustachykardien als Folge der anticholinergischen Wirkung; QT-Verlängerung und QRS-Verbreiterung durch intraventriculäre Leitungsstörungen; Auftreten von Extrasystolen bis zum Kammerflimmern durch asynchrone Erregungsrückbildung („temporal dispersion", s.S. 230).

Die Kontraktilität des Herzmuskels wird durch Chinidin herabgesetzt. Am isolierten Papillarmuskel wird eine geringe Inotropie-Abnahme bei Konzentrationen von 5–10 mg/l beobachtet. In therapeutischen Dosen wird die Kontraktilität nur geringfügig beeinflußt, was bei insuffizienten Herzen bereits von klinischer Bedeutung sein kann.

Der arterielle Blutdruck wird bei oraler Zufuhr von Chinidin wenig, bei intravenöser Gabe jedoch deutlich gesenkt. Der Blutdruckabfall beruht auf einer peripheren Vasodilatation.

Klinische Indikationen: Chinidin wurde als Antiarrhythmicum bei Malariakranken entdeckt, bei denen es vorbestehendes Vorhofflimmern in Sinusrhythmus umwandelte. Dies ist auch heute noch die wichtigste Indikation zur oralen Chinidin-Behandlung, im besonderen für die Vor- und Nachbehandlung bei elektrischer Defibrillation. Vorhofflattern ist wegen der Gefahr der 1:1-Überleitung (→Kammerflattern!) erst nach Überführung in Vorhofflimmern mittels Digitalis oder zur Rezidivprophylaxe bei Sinusrhythmus mit Chinidin zu behandeln. Weitere Indikationen sind die supraventriculäre (und ventriculäre) Extrasystolie sowie die paroxysmale supraventriculäre Tachykardie, vor allem als Recidivprophylaxe und in Kombination mit Digitalis.

Kontraindikationen: Bradykarde Herzrhythmusstörungen, AV-Blockierungen höheren Grades, primäre Chinidin-Überempfindlichkeit (Probedosis!). Vorsicht ist geboten und demgemäß nur unter dringender Indikation und laufender EKG-Kontrolle vertretbar ist eine Chinidin-Behandlung bei verlängertem AV-Intervall, Schenkelblock, Niereninsuffizienz und Hyperkaliämie.

Dosierung von Chinidin: Nach der üblichen Probedosis von 0,2 g Chinidin liegen die mittleren Tagesdosen zwischen 1–1,5 g oral. Chinidinum sulfuricum ist gleichmäßig über 24 Std zu verteilen, Chinidin-Duriles (Depot-Form) wirken gleichmäßiger und können deshalb auf 2 Einzeldosen täglich verteilt werden.

Bestimmungen der Chinidin-Konzentration im Blut beim Menschen haben ergeben, daß die therapeutischen Spiegel (3–6 mg/l) mit einer täglichen Dosis von 1–2 g erreicht werden; mit Nebenwirkungen muß gerechnet werden bei Gabe von 2–3 g täglich (Blutspiegel bis 8 mg/l); Dosierungen über 3 g (Blutspiegel über 10 mg/l) führen regelmäßig zu kardialen Nebenwirkungen.

Kardiale Nebenwirkungen des Chinidins bestehen in einer Verlängerung der QT-Dauer und des QRS-Komplexes im EKG (Kontrolle!). Bei Zunahme dieser Werte um mehr als 25% des Ausgangswertes ist die Behandlung abzusetzen oder wenigstens zu reduzieren. Tödliche Zwischenfälle unter Chinidin (Herzstillstand) mahnen zu vorsichtiger und kontrollierter Gabe.

Extrakardiale Nebenwirkungen bestehen vor allem in gastrointestinalen Symptomen mit Übelkeit, Erbrechen und Durchfall. Seltene Nebenwirkungen sind Zittern, Schwindel, Sehstörungen, Kopfschmerzen und Krämpfe. Als Rarität gilt das Auftreten einer Thrombopenie.

Procainamid (=Novocamid):

Elektrophysiologie: Die pharmakologische Wirkung von Procainamid ist qualitativ identisch mit derjenigen von Chinidin (s. oben). Die Refraktärzeit des Vorhofes wird jedoch ungleich mehr verlängert als die der Kammermuskulatur. Die elektrische Erregbarkeit von Vorhof und Kammer wird vermindert, die Aktionspotential-Anstiegsgeschwindigkeit und damit die Leitungsgeschwindigkeit sowie die Steilheit der diastolischen Depolarisation von Purkinje-Fasern und damit die Spontanautomatie werden vermindert.

Indikationen: Ventriculäre Extrasystolen, Kammertachykardien Kammerflattern und Kammerflimmern (wenn eine elektrische Defibrillation nicht durchführbar ist).

Weitere fakultative Indikationen sind paroxysmale Tachykardien, evtl. zur Rezidivprophylaxe bei Vorhofflimmern und Chinidin-Allergie oder -Unverträglichkeit.

Kontraindikationen: AV-Blockierungen höheren Grades, pathologische SA-Bradykardien, Sinusbradykardie. Vorsicht ist geboten bei Herzinsuffizienz und Hypotonie. Bei Niereninsuffizienz ist der verzögerten renalen Elimination (normalerweise 60% der verabfolgten Dosis) Rechnung zu tragen und die Einzeldosis zu reduzieren oder die Intervalle (normalerweise 6 Std) zu vergrößern.

Die *Dosierung* des Procainamids richtet sich nach der Dringlichkeit der Situation. Im Notfall erfolgt die intravenöse Injektion (unter laufender Kontrolle von EKG bzw. Herzfrequenz mit dem Stethoskop) in einer Dosierung von höchstens 100 mg/min bis zu einer Gesamtdosis von 500 mg Novocamid (ausnahmsweise auch 1000 mg). Bei Normalisierung der Herzfrequenz ist die Injektion augenblicklich zu beenden. Zur Rezidivprophylaxe werden intramuskuläre oder orale Dosen von 3–6mal 500 mg täglich verabreicht. Bei weniger dringlicher Situation erfolgt die Behandlung von vornherein intramuskulär oder oral. Für die Therapie ventriculärer Extrasystolen genügen manchmal bereits 4mal 250 mg (=4 × 1 Tablette Novocamid) täglich.

Kardiale Nebenwirkungen des Procainamids sind Blutdruckabfall (häufigste Nebenwirkung, deshalb Kontrolle!), Erregungsleitungsstörungen und das Neuauftreten von Kammerextrasystolen bis zum Kammerflimmern.

Extrakardiale Nebenwirkungen bei oraler Therapie in höheren Dosen: Appetitlosigkeit, Übelkeit, Durchfälle. Allergische Reaktionen in Form eines Arzneimittel-Exanthems und Fieber sind ebenfalls bekannt, aber selten. Bei Langzeittherapie sind das Auftreten einer Agranulocytose und eines Lupus erythematodes beschrieben worden.

Lidocain (=Xylocain):

Elektrophysiologie: Ebenso wie Chinidin und Procainamid setzt auch Lidocain die Spontanautomatie durch Abflachung der spontanen oder experimentell induzierten diastolischen Depolarisation von Purkinje-Fasern herab. Im Gegensatz zu den anderen Substanzen werden hingegen

Aktionspotentialdauer und Refraktärzeit von Purkinje-Fasern und Arbeitsmuskulatur verkürzt. Bei normaler extracellulärer Kaliumkonzentration wird die Aktionspotential-Anstiegsgeschwindigkeit von Vorhof und Kammer vermindert, mit Leitungsstörungen ist demgemäß auch unter Lidocain zu rechnen. Im Bereich niedriger extracellulärer Kaliumkonzentrationen (3 mM) wird die Aktionspotential-Anstiegsgeschwindigkeit erst bei höheren Lidocain-Konzentrationen herabgesetzt. Diese Kaliumabhängigkeit der Lidocain-Wirkung ist auch klinisch von Bedeutung, indem bei Hypokaliämie therapeutische Dosen ineffektiv bleiben können [66].

Indikationen: Ventriculäre Extrasystolen, Kammertachykardien, evtl. auch Kammerflattern und Kammerflimmern (wenn eine elektrische Defibrillation nicht durchführbar ist). Bei diesen Indikationen wird es gegenüber Procainamid bevorzugt bei Herzinfarkt, Herzoperationen und Herzkatheterismus. Die Wirkung auf den Sinusknoten und den AV-Knoten ist gering oder fehlend.

Kontraindikationen: Bradykarde Herzrhythmusstörungen; Vorsicht ist geboten bei intraventriculärer Leitungsstörung, jedoch ist die Leitungsbehinderung unter Lidocain geringer als unter Procainamid. In therapeutischen Dosen werden die Zeitwerte im EKG kaum beeinflußt. Das Vorliegen einer Herzinsuffizienz wird in der Regel nicht als Kontraindikation angeführt, da die Kontraktilität und der Blutdruck in vergleichbaren Dosen weit weniger negativ beeinflußt werden als durch Procainamid.

Dosierung: Bei Kammertachykardie erfolgt die i.v.-Injektion von 50–100 mg (bis 200 mg) langsam und unter Kontrolle der Herzfrequenz. Die

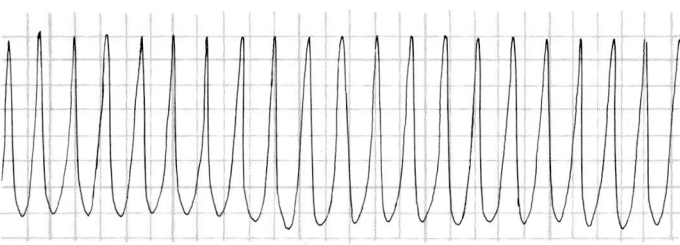

Kammertachykardie (Frequenz 210/min)

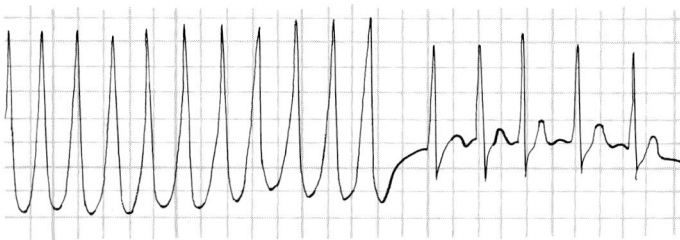

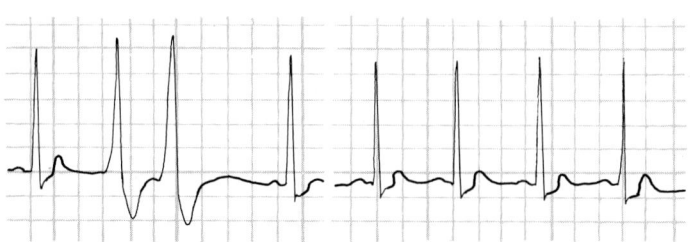

Herzfrequenz 95/min   nach Injektion von 100 mg Lidocain i. v.

Abb. 8.23. Lidocain (100 mg i.v.) bei Kammertachykardie

augenblickliche Beendigung der Injektion nach eingetretener Regularisierung ist auch bei Lidocain erforderlich (Abb. 8.23). Bei behandlungsbedürftiger Extrasystolie und zur Rezidivprophylaxe erfolgt die Behandlung als intravenöse Infusion in einer Dosierung von 2–4 mg/min. Die therapeutischen Blutspiegel von 1,2–6,0 μg/ml werden erreicht mit Dosen von 20–55 μg/kg/min. Bei Herzinfarkt kann die Infusionsbehandlung über mehrere Tage in gleicher Dosierung fortgesetzt werden. Eine Kumulation ist nicht zu befürchten, da die Eiweißbindung gering und die Wirkungsdauer demnach kurz ist (Halbwertszeit nach i.v.-Gabe 15–30 min). Die intramuskuläre Lidocain-Therapie (Einzeldosis 100 mg) wird in der Klinik kaum geübt, unter ambulanten Bedingungen bei Herzinfarkt mit Rhythmusstörungen (vor Einleitung einer Antikoagulantien-Therapie) für den Transport jedoch Methode der Wahl.

Nebenwirkungen: Kardiale Nebenwirkungen des Lidocains sind erst in höheren Dosen zu befürchten und dann die gleichen wie bei Procainamid. Von größerer praktischer Bedeutung sind zentralnervöse Nebenwirkungen in Form von Schwindel, Somnolenz, Sehstörungen, Muskelzuckungen bis zu Krämpfen. Sie sollen jedoch erst bei Dosen über 750 mg/Std (=12,5 mg/min!) auftreten. Toxische Blutspiegel (>6 μg/ml) sind zu befürchten bei schweren Lebererkrankungen, da der Lidocain-Abbau zu 70% in der Leber erfolgt.

Ajmalin (=Gilurytmal):
Elektrophysiologie: Nach den bisher vorliegenden Befunden entspricht die Wirkung von Ajmalin auf das Herz der des Chinidins. Aktionspotential und Refraktärzeit werden verlängert; die Aktionspotential-Anstiegsgeschwindigkeit wird vermindert, die Leitungsgeschwindigkeit demnach herabgesetzt. Der physiologische Sinusrhythmus wird in therapeutischen Konzentrationen weniger beeinflußt als ektopische Erregungen und Rhythmen.

Messungen der AV-Überleitung mit Hilfe der HIS-Bündel-Elektrokardiographie beim Menschen haben ergeben, daß Ajmalin (1 mg/kg i.v.) vorzugsweise die HV-Zeit (+62%), in geringerem Maße die intraventriculäre Erregungsausbreitung (+21%) beeinflußt, während PA- und AH-Zeit praktisch konstant bleiben [27]. (Eine Übersicht über den Einfluß verschiedener Antiarrhythmica auf das His-Bündel-Elektrokardiogramm findet sich in Tabelle 8.14.)

Indikationen und Kontraindikationen: Ajmalin wird vorzugsweise angewandt bei paroxysmalen supraventriculären Tachykardien (vor allem bei WPW-Syndrom), AV-Tachykardie, ferner bei Kammertachykardie und Extrasystolie. Kontraindikationen sind alle bradykarden Rhythmusstörungen und Herzinsuffizienz.

Dosierung: Die i.v.-Gabe von Ajmalin ist nur unter vitaler Indikation gerechtfertigt und hat unter EKG-Kontrolle zu erfolgen. Dabei darf eine Dosierung von 5 mg/min bis zur Gesamtdosis von 50 mg (= 1 Amp. Gilurytmal) nicht überschritten werden. Bei Verbreiterung des QRS-Komplexes über 25% des Ausgangswertes und bei eingetretener Regularisierung ist die Injektion augenblicklich zu beenden. Gefürchtet

Tabelle 8.14. Übersicht über den Einfluß verschiedener Antiarrhythmica auf das His-Bündel-Elektrokardiogramm (nach [27])

Substanz	A–H	H–V	Autor
I. Propranolol, Verapamil, Prindolol	Verlängerung	gleichbleibend	SMITHEN u. Mitarb., 1971 NEUSS u. SCHLEPPER, 1971 NEUSS u. Mitarb., 1972
II. Lidocain, Practolol	gleichbleibend	gleichbleibend	ROSEN u. Mitarb., 1970 SMITHEN u. Mitarb., 1971
III. Procainamid, Ajmalin	gleichbleibend	Verlängerung	ROSEN u. Mitarb., 1969 GLEICHMANN u. Mitarb., 1973

sind salvenartige ventriculäre Extrasystolen (Abb. 8.24) oder länger präautomatische Pausen im Augenblick der Beendigung einer supraventriculären Tachykardie. Für die intravenöse Infusionsbehandlung bei Herzinfarkt werden Dosen von 300–600 mg tägl. angegeben (Monitor-Kontrolle!). Bei oraler Gabe ist die Wirkung von Ajmalin wegen schlechter Resorption zweifelhaft. Ajmalin-Bitartrat (N-n-propyl-ajmalinium-hydrogentartrat = Neo-Gilurytmal) scheint besser resorbiert zu werden und ist deshalb auch zur oralen Behandlung (z.B. bei Extrasystolie) geeignet. Dosierung: 30–160 mg täglich (mittlere Dosierung 80 mg täglich).

Kardiale und extrakardiale Nebenwirkungen: Die versehentliche Überdosierung bei intravenöser Infusion ist lebensgefährlich und führt zu Erregungsleitungsstörungen bis zur Asystolie. Extrakardiale Nebenwirkungen sind Wärmegefühl, Schwäche und Brechreiz, bei längerer Behandlung sind vereinzelt intrahepatische Cholostasen beschrieben worden.

Diphenylhydantoin (DPH) (= Epanutin, Phenhydan, Zentropil):

Elektrophysiologie: Im Gegensatz zu Chinidin wird die Aktionspotentialdauer von Vorhof-, Kammer- und Purkinje-Fasern unter DPH verkürzt, eine entsprechende Verkürzung der effektiven Refraktärzeit ist ebenfalls nachweisbar. Die Spontanautomatie von Purkinje-Fasern wird herabgesetzt, in höheren Konzentrationen wird auch die diastolische Depolarisation des Sinusknotens abgeflacht. Im Gegensatz zu anderen Antiarrhythmica wird das Ruhepotential unter DPH erhöht. Eine Kaliumabhängigkeit der DPH-Wirkung konnte ebenso wie bei Lidocain nachgewiesen werden, indem unter höheren DPH-Konzentrationen die Aktionspotential-Anstiegsgeschwindigkeit bei Hypokaliämie we-

niger abnimmt als bei normaler extracellulärer Kaliumkonzentration. In therapeutischer Hinsicht würde das eine verminderte DPH-Wirksamkeit bei Hypokaliämie bedeuten.

Kontraktilität und arterieller Blutdruck werden unter DPH weit weniger negativ beeinflußt als unter vergleichbaren Konzentrationen von Chinidin und Procainamid. Die Kontraktilität von Vorhofpräparaten, der positiv-inotrope Effekt von Acethylstrophanthidin und die linksventriculäre Inotropie beim Menschen werden unter DPH nicht bzw. nur ganz geringfügig herabgesetzt.

Indikationen: Ventriculäre Extrasystolie unter Digitalis-Therapie und bei Herzkatheterismus. Glykosidbedingte Leitungsstörungen sollen sich unter DPH sogar bessern lassen. Bewährt hat sich DPH ferner als Vorbehandlung zur Defibrillation von Patienten, die unter Digitalis stehen.

Kontraindikationen: AV-Blockierungen höheren Grades. Der AV-Block I. Grades gilt allgemein nicht als Kontraindikation.

Kardiale und extrakardiale Nebenwirkung: Eine negativ-inotrope Wirkung sowie ein Blutdruckabfall sind nur bei intravenöser Applikation höherer Dosen zu befürchten. Extrakardiale Nebenwirkungen bei Langzeittherapie bestehen in zentral-nervösen Symptomen, wie Übelkeit, Nystagmus, Schwindel, Tremor, Störungen der Konzentrationsfähigkeit und psychotischen Zustandsbildern. Lokale Nebenwirkungen bei i.v.-Gabe bestehen in schmerzhaften Venenwandreizungen und erfordern eine Nachspülung mit physiologischer NaCl-Lösung. Als lokale Nebenwirkung bei längerer oraler Therapie gilt die seltene Gingivitis hyperplastica.

Dosierung: Die Einzeldosis bei intravenöser Injektion beträgt 125 mg (= $^1/_2$ Amp. Phenhy-

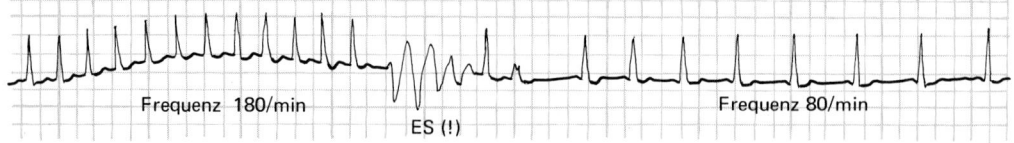

Frequenz 180/min   ES (!)   Frequenz 80/min

Supraventriculäre Tachykardie (5mg/min Ajmalin i. v.)

Abb. 8.24. Ajmalin (5 mg/min i.v.) bei supraventriculärer Tachykardie: im Augenblick der Beendigung der supraventriculären Tachykardie Auftreten einer Salve ventriculärer Extrasystolen

dan). Sie kann bei ausbleibendem Effekt nach 5 min wiederholt werden. Die hohe Gewebsaffinität von DPH bedingt auch bei i.v.-Gabe eine lang anhaltende Wirkung (Eliminationsrate 35%/24 Std). Bei oraler Therapie kann die Tagesdosis von 250–500 mg DPH auf einmal (am besten abends) gegeben werden.

Spartein (Sparteinsulfat = Depasan): Spartein, ein Alkaloid des Besenginsters, hat elektrophysiologische Eigenschaften einer antiarrhythmischen Substanz (z.B. Verlängerung der Refraktärzeit [5]), ist aber insgesamt deutlich schwächer wirksam als alle anderen Mittel dieser Art. Seine Indikationen sind demgemäß beschränkt auf weniger gefährliche Rhythmusstörungen, z.B. paroxysmale Tachykardien mit und ohne AV-Blockierung, supraventriculäre Extrasystolen sowie zur Rezidiv-prophylaxe nach elektrischer Defibrillation.
Als *Kontraindikationen* sind auch hier AV-Blokkierungen höheren Grades zu nennen; die i.v.-Gabe von 200 mg Sparteinsulfat kann dabei zu Kammerflimmern führen (eigene Beobachtung). Vorbestehende AV-Überleitungsstörungen können ebenfalls zunehmen. Während der Gravidität ist Spartein wegen seines Einflusses auf die Uteruskontraktion kontraindiziert.

Die *Einzeldosis* beträgt bei i.v.-Injektion 100 200 mg Sparteinsulfat (= 1–2 Amp. Depasan), bei oraler Therapie (trotz guter Resorption in der Wirksamkeit umstritten) werden gleichmäßig über den Tag verteilte Dosen von 500–1000 mg angegeben.

Verapamil (= Isoptin): Verapamil wurde im Jahre 1964 als coronarwirksame Substanz in die Therapie eingeführt und besitzt gleichzeitig sympathicolytische und antiarrhythmische Eigenschaften.
Hauptsächliche *Indikationen* sind paroxysmale supraventriculäre Tachykardien, AV-Tachykardien, Kammertachykardien und Vorhofflimmern mit schneller Überleitung. Die β-receptorenblockierende Wirkung von Verapamil ist minimal, die normale Sinusfrequenz wird nur geringfügig gesenkt.
Kontraindikationen sind AV-Blockierungen höheren Grades, Schenkelblockierungen (dabei nur unter laufender EKG-Kontrolle gerechtfer-

tigt) und manifeste Herzinsuffizienz. Die negativ-inotrope Wirkung spielt vor allem bei i.v.-Gabe höherer Dosen eine Rolle (Lungenödem! Eigene Beobachtung).
Die *Dosierung* wird bei intravenöser Gabe mit 1 mg/min angegeben. Die Einzeldosis beträgt in der Regel 5 mg; sie kann bei unzureichender Wirkung nach 10 min wiederholt werden. Ist die Wirkung von insgesamt 10 mg i.v. ohne Effekt, so sind von einer weiteren Dosissteigerung keine therapeutischen Effekte, wohl aber Nebenwirkungen zu erwarten (AV-Block, unter Umständen Herzstillstand). Bei oraler Therapie beträgt die mittlere Tagesdosis 3×40 bis 3×80 mg.

β-Receptorenblocker: Die Theorie über die Existenz zweier Receptoren für die adrenergen Überträgermechanismen stammt von AHLQUIST (1948). In seinen Untersuchungen hatte er die Wirkstärke äquimolarer Dosen mehrerer einander ähnlicher Catecholamine an verschiedenen sympathisch innervierten Organen geprüft. Die Receptoren wurden von AHLQUIST durch unterschiedliche spezifische Erregbarkeitsmuster gegenüber sympathicomimetisch wirksamen Substanzen charakterisiert. Diese Einteilung ordnete dem α-Receptor die meisten erregenden Sympathicuswirkungen zu (Gefäßverengung, Uteruskontraktion, Kontraktion der Nickhaut, des Ureters und des M. dilatator pupillae), dazu als hemmende adrenerge Funktion die Hemmung der Darmmotorik. Dem β-Receptor wurden die meisten hemmenden Sympathicusfunktionen übertragen (Gefäßerweiterung, Erschlaffung der Uterusmuskulatur und der Bronchialmuskulatur); als erregende Funktion fiel in dieser Einteilung dem β-Receptor die Übertragung der erregenden Sympathicusfunktion auf das Herz zu. Adrenalin erwies sich pharmakologisch als der stärkste physiologische α- und β-Stimulator, Noradrenalin als α-Stimulator und Isoproterenol als reiner β-Stimulator des Herzens, der glatten Muskulatur und im Stoffwechsel (nach [46]).

Die pharmakologische Theorie der adrenergen Receptoren stellt heute noch ein überwiegend biologisches Konzept dar, das experimentelle Beobachtungen an Geweben und Organen erklären soll und primär mit keinem biochemischen Begriffsinhalt ausgestattet wurde. Erst spätere Untersuchungen haben wahrscheinlich gemacht, daß als primärer Angriffspunkt der sympathischen Erregerstoffe eine Steigerung der Adenylcyclase-Aktivität der Zellmembran anzusehen ist. Dadurch soll es zu einer verstärkten Bildung von cyclischem 3′,5′-Adenosinmonophosphat (3′,5′-AMP) kommen, das als sekundärer Übermittler die entsprechenden Enzymreaktionen katalysiert.

Die Anschauung von AHLQUIST wurde belegt, als sich Substanzen fanden, die die β-Receptoren selektiv zu blockieren imstande sind. Als klassischer β-Receptorenblocker, an dem auch alle späteren Substanzen dieser Art gemessen wurden, gilt das Propranolol.

Pharmakologische Wirkungen einer Blockade der adrenergen Receptoren: Am Herzen können durch eine selektive Blockade der adrenergen β-Receptoren fast alle Wirkungen eines adrenergen Antriebs kompetitiv gehemmt werden. Der Gabe eines Receptorenblockers (z.B. 5 mg Propranolol i.v.) unter Ruhebedingungen folgt ein Abfall der Frequenz des Sinusknotens und damit der Herzfrequenz um 5–20%. Das Herzminutenvolumen nimmt geringfügig ab, der enddiastolische Ventrikeldruck steigt an. Besonders stark nimmt die maximale linksventriculäre Druckanstiegsgeschwindigkeit (dp/dt_{max}) ab (s. Abb. 8.26); in Übereinstimmung mit tierexperi-

mentellen Befunden am Papillarmuskel wird die Kontraktilität des Herzens vermindert. Die Ausgangsbedingungen können den Effekt der β-Blockade stark modifizieren; er ist unter Grundumsatzbedingungen meist weniger ausgeprägt.

Elektrophysiologische Untersuchungen haben bei unverändertem Ruhepotential eine Verlängerung der Aktionspotentialdauer und der Refraktärzeit sowie eine deutliche Abnahme der maximalen Aktionspotential-Anstiegsgeschwindigkeit unter Propranolol ergeben (Abb. 8.25). Dementsprechend nimmt die Leitungsgeschwindigkeit ab. Durch Abnahme der spontanen oder Adrenalin-induzierten diastolischen Depolarisation im Sinusknoten und den Purkinje-Fasern wird die Spontanautomatie gehemmt. Diese Befunde zeigen die typische Wirkungscharakteristik einer antiarrhythmischen Substanz.

Der Tonus der glatten Muskulatur der Arteriolen nimmt unter β-Receptorenblockade geringgradig zu. Die gefäßverengende Adrenalin- bzw. Noradrenalin-Wirkung kann verstärkt werden, die gefäßerweiternde Isoproterenol-Wirkung wird aufgehoben. Die Abnahme des Herzminu-

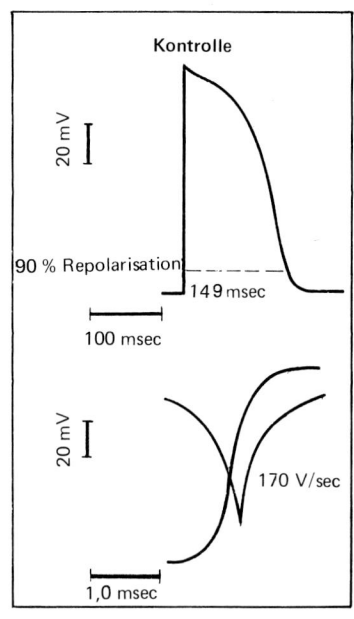
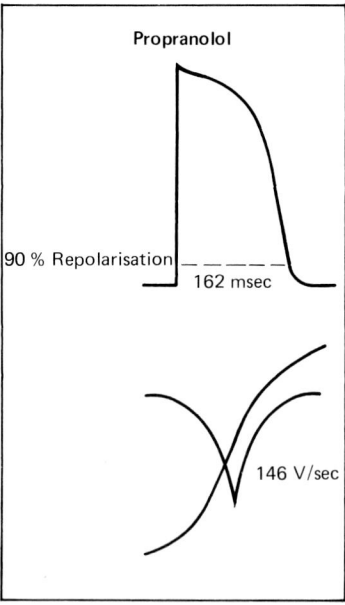

Abb. 8.25. Elektrophysiologische Wirkungen von Propranolol: Verlängerung der Aktionspotential- dauer und der Refraktärzeit. Abnahme der Aktionspotentialanstiegsgeschwindigkeit [43]

tenvolumens und der Anstieg des peripheren Gefäßwiderstandes wirken sich gegensinnig auf den arteriellen Blutdruck aus, der damit unter β-Receptorenblockade meist konstant bleibt. Mit einer wesentlichen Änderung der Coronardurchblutung ist unter Ruhebedingungen nach Gabe von β-Receptorenblockern nicht zu rechnen.

Der Atemwiderstand wird infolge der Wirkung von β-Receptorenblockern auf die Bronchialmuskulatur geringfügig erhöht, bei Patienten mit Asthma bronchiale kann diese Wirkung zu einem bedrohlichen Bronchospasmus führen.

Zur *Beeinflussung des Kohlenhydrat- und Fettstoffwechsels* durch adrenerge Stimulation und ihre Hemmung durch Receptorenblocker wird auf das Schrifttum verwiesen [46]. Für die Klinik wesentlich ist die Neigung zu Spontanhypoglykämien und die Hemmung der Insulinfreisetzung bei Diabetikern bzw. Patienten mit diabetischer Stoffwechsellage, die als seltene Komplikation einer Behandlung mit β-Receptorenblockern zu berücksichtigen ist.

Wirkungscharakteristik verschiedener β-Receptorenblocker: Eine blockierende Wirkung auf die adrenergen β-Receptoren ist bei einer großen Zahl strukturähnlicher Substanzen nachgewiesen worden. Bereits bei der Untersuchung von Dichlorisoprenalin ergab sich, daß die Substanz unter bestimmten experimentellen Bedingungen (bei Fehlen anderer sympathicomimetisch wirksamer Stoffe) selbst isoprenalin-ähnliche Wirkungen hervorrufen kann (z.B. geringe Steigerung der Herzfrequenz). Die Substanz besitzt also eine geringe β-adrenerge Eigenwirkung (sog. „intrinsic-adrenerge" Wirkung).

Neben der blockierenden Wirkung auf die adrenergen Receptoren zeigen die meisten β-Receptorenblocker eine *antiarrhythmische Wirkung* gegenüber durch Strophanthin und Digitalisglykoside ausgelöste Herzrhythmusstörungen. Diese Wirkungen wurden als Chinidin-artig (Verlängerung von Aktionspotentialdauer und Refraktärzeit, Abnahme von dV/dt) bezeichnet und sind eng mit einer lokalanaesthetischen Wirksamkeit korreliert. Untersuchungen mit den Stereoisomeren von Pronethalol, Propranolol und Alprenolol und die Entdeckung von β-Receptorenblockern ohne bzw. mit nur sehr geringer unspezifischer Membranwirkung haben gezeigt, daß β-blockierende Wirkung und unspezifische, antiarrhythmische Membranwirkung nicht notwendigerweise miteinander verknüpft sind.

Vergleichende elektrophysiologische Untersuchungen mit Propranolol und LB 46 (= Visken) haben beispielsweise ergeben, daß bei unverändertem Ruhepotential die Aktionspotentialdauer und damit die Refraktärzeit unter LB 46 (5 µg/ml Inkubationsmedium) — nicht unter Propranolol (1 µg/ml) — deutlich zunimmt, während die Aktionspotential-Anstiegsgeschwindigkeit unter LB 46 um 9%, unter Propranolol um 14% abnimmt. Bei Stimulationsversuchen des menschlichen Herzens ist unter LB 46 ebenfalls keine Verlängerung der effektiven Refraktärzeit nachweisbar [44].

Tabelle 8.15. Wirkungsstärke, Kontraktilitätshemmung und klinische Dosierung einiger gebräuchlicher β-Receptorenblocker

Freiname	Handelsname	β-blockie- rende Potenz	Kontraktili- tätshemmende Potenz	Mittlere Dosierung	Besonderheiten
Propranolol	Dociton (Rhein-Pharma)	= 1	= 1	3 × 10 bis 3 × 40 mg	
Oxprenolol	Trasicor (Ciba)	2	~0,15	3 × 20 bis 3 × 40 mg	„intrinsic"- adrenerge Wirkung
Prindolol (LB 46)	Visken (Sandoz)	4,6	~0,2	3 × 5 bis 3 × 10 mg	keine direkte antiarrhythmische Wirkung
Kö 592 (I.C.I. 45763)	Doberol (Boehringer-Ingelheim)	1	~0,5	3 × 10 bis 3 × 50 mg	„intrinsic"- adrenerge Wirkung

In jüngster Zeit wurden β-Receptorenblocker entwickelt, die eine besonders große Affinität zu den β-Receptoren bestimmter Organe (z.B. des Herzens) oder Gewebe besitzen. Diese Entwicklung organ- bzw. funktionsselektiver β-Receptorenblocker impliziert Unterschiede zwischen den β-Receptoren der einzelnen Organe bzw. Organfunktionen.

Der Versuch einer *Einteilung* dieser rasch anwachsenden Gruppe von Pharmaka ergibt sich aus Tabelle 8.15.

Indikationen: Die klinische Indikation zur Behandlung mit β-Receptorenblockern besteht, wenn der β-adrenerge Antrieb einen wesentlichen pathogenetischen Faktor bei der Entstehung oder Verschlimmerung eines bestimmten Krankheitsbildes darstellt. Dabei ist es belanglos, ob der β-adrenerge Antrieb absolut erhöht ist, oder ob ein normaler adrenerger Antrieb vorgeschädigte Erfolgsorgane zusätzlich belastet. Aus der Fülle der bisher geprüften Indikationen gelten die folgenden als weitgehend gesichert:

1. Hyperkinetisches Herzsyndrom und andere vegetativ-nervöse Ruhetachykardien.
2. Angina pectoris (s. S. 175).
3. Tachykarde Herzrhythmusstörungen: Sinustachykardien verschiedener Genese, supraventriculäre Tachykardie, Vorhofflimmern mit schneller Überleitung, ventriculäre Extrasystolen und Tachykardien, Rhythmusstörungen unter Halothan- und Cyclopropan-Narkose, glykosidbedingte tachykarde Herzrhythmusstörungen.
4. Subvalvuläre muskuläre Aorten- und Pulmonalstenose, ausgehend von der Beobachtung, daß eine Zunahme der Kontraktilität durch körperliche Belastung, Isoproterenol-Zufuhr oder Digitalistherapie zu einem Anstieg des ventriculo-aortalen Druckgradienten führt, der durch β-Receptorenblocker herabgesetzt werden kann.
5. Hochdruck, ausgehend von der Beobachtung, daß einige Patienten mit hyperkinetischem Herzsyndrom beginnende essentielle Hypertonien haben. Bei manifester Hypertonie höherer Schweregrade wird diese Indikation zum Teil noch klinisch geprüft, eine generelle Empfehlung ist noch nicht möglich.

6. Symptomatische Therapie bei Hyperthyreose und Phäochromocytom.

Nebenwirkungen und Kontraindikationen: Die Nebenwirkungen einer Therapie mit β-Receptorenblockern stehen entweder in direktem Zusammenhang mit dem spezifischen β-Antagonismus oder sind davon unabhängig und variieren dann je nach Wirkungsspektrum des Blockers und Vorschädigung bestimmter Organe.

1. Herzinsuffizienz: Eine manifeste Herzinsuffizienz gilt wegen der negativ-inotropen Wirkung grundsätzlich als Kontraindikation, nach vorheriger Digitalisierung unter kontrollierten Bedingungen ist eine Behandlung in vorsichtiger Dosierung jedoch erlaubt. Kardiale Dekompensationserscheinungen bei latenter Herzinsuffizienz werden in etwa 1–10% der Fälle beobachtet.
2. AV-Überleitungsstörungen jeden Grades: Sie können durch β-Receptorenblocker verstärkt werden; bei Auftreten eines totalen AV-Blockes fehlende Spontanautomatie sekundärer oder tertiärer Automatiezentren. Bei Schrittmacher-Patienten ist diese Wirkung erwünscht und kann zur medikamentösen Therapie bei Schrittmacher-Parasystolie herangezogen werden. Bei AV-Block 1. Grades können β-Receptorenblocker ohne oder mit geringer antiarrhythmischer Wirkung (z.B. Prindolol) bei gegebener Indikation unter engmaschiger EKG-Kontrolle gegeben werden.
3. Bei Asthma bronchiale und anderen obstruktiven Lungenfunktionsstörungen sind β-Receptorenblocker kontraindiziert. Selbst leichte Störungen dieser Art werden unter Umständen bedrohlich verstärkt. Selbst die sog. kardioselektiven Blocker dürfen nur mit Vorsicht gegeben werden.
4. Spontanhypoglykämien oder ein Diabetes mellitus sind eine relative Kontraindikation. Bei hypoglykämischem Koma bleibt die sympathische Gegenregulation unter β-Blockade aus.
5. Unspezifische Nebenwirkungen unter Propranolol: Nausea (1,4%), Diarrhoe (2,1%), Trockenheit im Mund (0,6%), Pollakisurie (0,4%), Exanthem (0,6%), Conjunctivitis

(0,2%), Schwindelgefühl (4,4%), Müdigkeit, Schlaflosigkeit, Verwirrtheit, Parästhesien, Sehstörungen (je 0,2%) [46].

Dosierung: Bei Sinustachykardie und hyperkinetischem Herzsyndrom genügen in der Regel täglich 30–60 mg Propranolol bzw. äquivalente Dosen eines anderen β-Blockers (Tabelle 8.15). Höhere Dosen haben meist keine weitere Frequenzsenkung zur Folge. (Zur Behandlung der Angina pectoris mit höheren Dosen s.S. 175.) Die i.v.-Gabe eines β-Receptorenblockers ist unter ambulanten Bedingungen nur unter vitaler Indikation erlaubt und auch in der Klinik äußerst selten notwendig (z.B. bei therapie-refraktärer paroxysmaler Tachykardie nach erfolglosen Defibrillationsversuchen).

Bretylium:

Wirkungsmechanismus: Bretylium ist als adrenerger Neuronenblocker früher zur Behandlung des Hypertonie benutzt worden. Die parenterale Gabe führt zur Noradrenalin-Freisetzung aus den adrenergen Neuronen, was die flüchtige Steigerung von Kontraktilität und Herzfrequenz (ΔHF ca. +20%) erklärt. Die antiarrhythmische Wirksamkeit ist ursächlich nicht restlos geklärt, zumal ein Einfluß auf die Spontanautomatie von Purkinje-Fasern fehlt, die Anstiegssteilheit der diastolischen Depolarisation wird jedenfalls nicht vermindert [13]. An nicht spontan schlagenden Fasern wird sogar das Auftreten einer Spontanautomatie beobachtet, nach Vorbehandlung mit Reserpin ist dieser Effekt nicht nachweisbar. Weitere elektrophysiologische Untersuchungen haben gezeigt, daß an der Einzelfaser von isolierten Meerschweinchen-Papillarmuskeln unter Bretylium (200 mg/l) das Ruhepotential geringfügig, die maximale Aktionspotential-Anstiegsgeschwindigkeit jedoch deutlich abnimmt; Aktionspotentialdauer und Refraktärzeit werden verlängert. Diese Effekte entsprechen denjenigen einer antiarrhythmischen Substanz [44].

Klinische Beobachtungen: Behandlungsversuche bei Patienten mit therapieresistenten bedrohlichen Tachykardien waren in einem Teil der Fälle erfolgreich. Als Dosierung werden 5 mg Bretyliumtosylat/kg KG i.m. empfohlen. Die i.v.-Gabe ist zu vermeiden (eigene Beobachtung: Auftreten von Kammerflimmern nach 200 mg

Bretyliumtosylat langsam i.v., nach elektrischer Defibrillation Sinusrhythmus).

Nebenwirkungen in Form von Übelkeit, Erbrechen, Schwindelerscheinungen, unter Umständen Kollaps sind häufig durch den Abfall des arteriellen Blutdruckes bedingt (ΔRR -17/ 6 mm Hg nach 2 mg/kg i.m.; $-25/12$ mm Hg nach 4 mg/kg i.m. [50]) und werden nahezu regelmäßig beobachtet. Die Anwendung sollte demgemäß auf bedrohliche Arrhythmien nach Versagen anderer Therapieformen beschränkt bleiben, eine generelle Empfehlung kann noch nicht gegeben werden.

Glucagon:

Wirkungsmechanismus: Glucagon gehört zu den herzwirksamen Hormonen. Neben einer positiv-inotropen Wirkung sind neuerdings Glucagonwirkungen auf das Schrittmachergewebe des Herzens, auf den AV-Knoten sowie auf den Erregungsablauf in der einzelnen Herzmuskelfaser beschrieben worden. Im Tierexperiment ist der frequenzsteigernde Effekt besonders stark ausgeprägt, die AV-Leitungsgeschwindigkeit wird erhöht. Eine durch Propranolol ausgelöste Verlängerung der AV-Überleitungszeit und Refraktärzeit sowie Senkung der maximalen Durchgangsfrequenz des Überleitungsgewebes werden durch Glucagon wieder normalisiert. Die bisherigen Befunde über die Wirkung von Glucagon auf die Frequenz von sekundären und tertiären Automatiezentren sind uneinheitlich; bei Patienten mit totalem AV-Block wird die präautomatische Pause, die bei plötzlicher Unterbrechung der künstlichen Stimulation ausgelöst und als Maß für die Spontanautomatie angesehen wird, durch Glucagon (50 µg/kg KG i.v.) verlängert, die Kammereigenfrequenz bleibt konstant. An Einzelfasern des Meerschweinchen-Papillarmuskels wird unter Glucagon (10 µg/ml Inkubationsmedium) bei unverändertem Ruhepotential eine Verlängerung der Aktionspotentialdauer um 20% und eine Erniedrigung der maximalen Aktionspotential-Anstiegsgeschwindigkeit um 40% gemessen [43].

Eine Verlängerung der Refraktärzeit läßt sich mittels elektrischer Doppelstimulation auch beim Menschen nachweisen. Die antiarrhythmische Glucagon-Wirkung vermag glykosidbedingte ektopische Kammertachykardien, AV-

Dissoziationen und extrasystolische Arrhythmien zu hemmen [10].

Am isometrisch sich kontrahierenden Papillarmuskel der Katze kommt es unter Glucagon (0,05–50 µg/ml Inkubationsmedium) bei konstanter Faservordehnung und Reizfrequenz zu einer Zunahme der isometrischen Spannung und der maximalen isometrischen Spannungsanstiegsgeschwindigkeit. In isotonischen Unterstützungskontraktionen nehmen die Muskelverkürzung, die Verkürzungsgeschwindigkeit und die Geschwindigkeit des Spannungsanstieges zu, die Kraft-Geschwindigkeits-Beziehung wird nach rechts verlagert. Diesen Befunden entsprechend nimmt auch am ganzen Herzen beim Menschen die maximale links- und rechtsventrikuläre Druckanstiegsgeschwindigkeit bei konstantem oder geringfügig vermindertem enddiastolischen

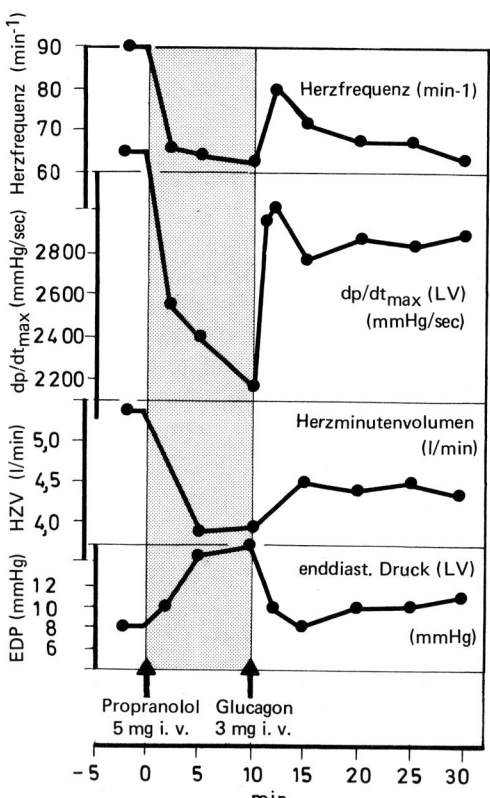

Abb. 8.26. Herzfrequenz, dp/dt$_{max}$, Herzminutenvolumen und enddiastolischer Druck im linken Ventrikel nach Injektion von 5 mg Propranolol i.v. und anschließender Gabe von 3 mg Glucagon i.v.: Glucagon hebt die Wirkung von Propranolol auf [9]

Ventrikeldruck zu, das Herzminutenvolumen steigt unter gleichen Bedingungen (50 µg/kg Glucagon i.v.) um 10–30% an. Nach Vorbehandlung mit Propranolol (5 mg i.v.) sind die hämodynamischen Effekte besonders eindrucksvoll [10] (Abb. 8.26).

Therapeutische Folgerungen: Nach den bisherigen Erfahrungen mit der therapeutischen Anwendung von Glucagon lassen sich bei vorsichtiger Beurteilung der Therapieergebnisse folgende vorläufigen Indikationen festhalten:

1. Glucagon ist bei Zuständen mit akuter Herzinsuffizienz nach einer Überdosierung von β-receptorenblockierenden Substanzen das Mittel der Wahl.

2. Bei akuter Herzinsuffizienz (z.B. nach Myokardinfarkt, nach Herzoperation), die sich nach konventionellen Therapiemaßnahmen nicht bessert, ist die Verabreichung von Glucagon gerechtfertigt.

3. Bei normofrequenten bradykarden Reizbildungs- und Leitungsstörungen im Verlauf einer Glykosidintoxikation ist die Gabe von Glucagon möglich, hier unter gleichzeitiger Kaliumzufuhr [10].

Die *Einzeldosis* beträgt 20–50 µg/kg oder 2–5 mg i.v. innerhalb von 3–5 min. Diese Dosis kann stündlich wiederholt werden. Als Dauerinfusion werden 10–50 mg/24 Std verabreicht.

Nebenwirkungen: Nausea und Erbrechen, Hypokaliämie, Hyperglykämie. Nach plötzlicher Unterbrechung einer Dauerinfusion muß außerdem mit hypoglykämischen Reaktionen gerechnet werden.

Kontraindikationen: Kontraindiziert ist Glucagon bei Phäochromocytom, bei Zuständen mit Hypokaliämie, bei dekompensiertem Diabetes mellitus, bei mittelgradiger und schwerer Hypertonie [10].

Aldosteronantagonisten: Aldosteronantagonisten wirken durch Antikaliurese der Entstehung von Herzrhythmusstörungen entgegen und vermindern die Glykosidempfindlichkeit des Herzens. In neuerer Zeit ist darüber hinaus über direkte kardiale Wirkungen der Spirolactone berichtet worden.

An der Einzelfaser des Meerschweinchen-Papillarmuskels bewirkt Aldadiene-Kalium (Canrenoat-Kalium: 30 µg/ml Inkubationsmedium) eine Zunahme der Aktionspotentialdauer bei 90%-Repolarisation und dementsprechend der Refraktärzeit. Ruhepotential und Aktionspotential-Anstiegsgeschwindigkeit bleiben konstant [45]. Am perfundiertem Rattenherzen sowie am isolierten Meerschweinchen-Vorhof konnten mit Canrenoat-Natrium (Aldadiene-Natrium) ektopische Rhythmen beseitigt werden.

Auf eine direkte myokardiale Wirkung wurden auch die antiarrhythmischen Eigenschaften bei bedrohlichen ventriculären Ektopien des Menschen bezogen.

Über eine *positiv-inotrope Spironolacton-Wirkung* wurde aufgrund klinischer Beobachtungen berichtet [57]. Am isolierten Papillarmuskel sind unter Aldadiene (-K, -Na) in Konzentrationen zwischen 500–2000 μg/ml signifikante Zunahmen der Muskelverkürzung, der Verkürzungs- und Erschlaffungsgeschwindigkeit sowie der Geschwindigkeit des isometrischen Spannungsanstieges zwischen 20–60% der Ausgangswerte nachweisbar. Simultan ermittelte Kraft-Geschwindigkeits-Beziehungen zeigen eine Rechtsverlagerung mit Zunahme der isotonischen Verkürzungsgeschwindigkeit und der maximalen isometrischen Muskelspannung [62].

Diesen Befunden zufolge besitzt Spirolactone neben der antikaliuretischen Wirkung im Gegensatz zu anderen Antiarrhythmica direkte positiv-inotrope und antiarrhythmische Effekte. Die Bedeutung dieser Befunde bei der Behandlung glykosidbedingter Reizbildungsstörungen besteht darin, daß die Substanz nicht nur renalen Kaliumverlusten entgegenwirkt, sondern auch direkte antiarrhythmische Eigenschaften besitzt, ohne mit entsprechenden Nebenwirkungen von Antiarrhythmica behaftet zu sein.

8.6.3. Die elektrische Defibrillation

Mechanismus der elektrischen Defibrillation: s.S. 233.

Charakteristika der Defibrillationsströme: Wechselstromdefibrillatoren (= AC-Defibrillatoren) erzeugen eine Sinusschwingung, welche durch Spannung und Frequenz gekennzeichnet ist.

Die elektrische Arbeit ist abhängig vom Widerstand des Patienten (im Mittel 100 Ohm), der Stromstärke und der Stromdauer.

$$\text{Arbeit (Wsec} = \text{Joule}) = R \times t \times A^2$$
$$= \frac{V^2 \times t}{R}$$

(R = Widerstand in Ohm; A = Stromstärke in Ampère; V = Spannung in Volt; t = Impulsdauer in Sekunden).

Gleichstromdefibrillatoren (DC-Defibrillatoren) mittels Kondensatorentladung führen zu einem exponentiellen Spannungsabfall. Die elektrische Arbeit ergibt sich aus

$$\text{Arbeit (= Wsec} = \text{Joule}) = \frac{F}{2} \times V^2$$

(F = Kondensatorkapazität in Farad; V = Spannung in Volt)

Beispielsweise entspricht bei einem Kondensator von 16 Mikrofarad (Lown-Cardioverter) die elektrische Arbeit von 200 Wsec einer Spannung von 5000 Volt, bei 400 Wsec beträgt die Spannung ca. 7000 Volt. Die Dauer der Kondensatorentladung ist abhängig von der Kapazität und dem Körperwiderstand, im Durchschnitt beträgt die Impulsdauer 2–3 msec.

Zur Vermeidung der hohen Spitzenspannungen reiner Kondensatorentladungen, welche bei der Defibrillation zu kardialen Nebenwirkungen bis zum Kammerflimmern führen können, werden in den letzten Jahren Kondensatorentladungen mit Induktion bevorzugt.

Direkte und synchronisierte Defibrillation: Der Einfall elektrischer Impulse in die vulnerable Phase (s.S. 232) vermag bekanntlich Kammerflimmern auszulösen. Von LOWN konnte gezeigt werden, daß Gleichstromschocks während der T-Welle des EKG in etwa 35% der Versuche beim Hund zu Kammerflimmern führen. Da sich die R-Zacke zur elektrischen Auslösung (Triggerung) eines Stromstoßes anbietet, erfolgt die Kondensatorentladung der handelsüblichen Geräte in der Regel 20 msec nach der R-Zacke

(=synchronisierte Defibrillation). Die elektrische Defibrillation ohne Triggerung (=direkte Defibrillation) wird nur noch bei bestehendem Kammerflimmern angewandt.

Anwendungsbereiche der elektrischen Defibrillation: Nach Art der Rhythmusstörung und klinischer Ausgangssituation sind drei Anwendungsbereiche von unterschiedlicher Dringlichkeit zu unterscheiden [70]:

1. Die *Reanimation bei Kammerflimmern* mit der früher nahezu aussichtslosen Situation des akuten Kreislaufstillstandes: bei überwiegend schwerem Grundleiden (Herzinfarkt, Myocarditis) beträgt die Überlebensrate im Durchschnitt 20% (9–33%). Günstigere Ergebnisse von 50–70% sind zu erwarten, wenn das Kammerflimmern auf einer reversiblen Schädigung (Narkose, chirurgischer Eingriff, Herzkatheterisierung) beruht. Ein Höchstmaß erfolgreicher Defibrillationen ist nur auf Intensivstationen mit entsprechender elektronischer Patientenüberwachung möglich. Die Erfolge sind vom Grundleiden abhängig: permanente Erfolge ca. 20%, temporäre Erfolge ca. 15%, kein Erfolg ca. 65% der Fälle.

2. Die sog. *Notkardioversion* bei lebensbedrohlichen Tachykardien (supraventriculäre Tachykardie, AV-Tachykardie, Kammertachykardie, Kammerflattern), wenn sie mit Symptomen der akuten Herzinsuffizienz einhergehen: die Defibrillation erfolgt grundsätzlich R-gesteuert, bei erhaltenem Bewußtsein in i.v.-Kurznarkose. Die primären Erfolgsquoten liegen um 90%. Demgegenüber stehen niedrigere Überlebensraten von ca. 60% bei schweren Herzerkrankungen, besonders bei Infarkten.

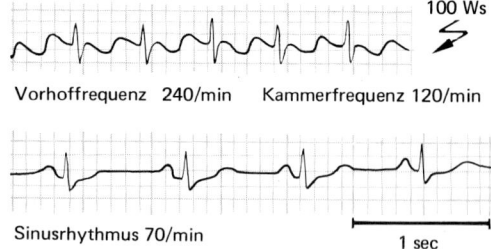

Abb. 8.27. Elektrische Defibrillation von Vorhofflattern mit 2:1-Überleitung, anschließend regelmäßiger Sinusrhythmus

3. Die *geplante Defibrillation* (Kardioversion zum Zeitpunkt der Wahl) wird angewandt zur Regularisierung bei Vorhofflimmern und -flattern (Abb. 8.27): hohen unmittelbaren Erfolgsquoten steht die verhältnismäßig hohe Rezidivquote gegenüber, welche auch bei optimaler medikamentöser Rezidivprophylaxe mit Chinidin nach 12 Monaten etwa 50%, nach 24 Monaten 75–80% beträgt. Deshalb wird die Indikation heute zurückhaltend und nur noch dann gestellt, wenn das zum Vorhofflimmern führende Grundleiden wesentlich gebessert oder beseitigt worden ist (z.B. operierte Mitralvitien, behandelte Hyperthyreose).

Technik der elektrischen Defibrillation: Die handelsüblichen Defibrillatoren enthalten einen Überwachungsteil mit Oscilloskop und Herzfrequenz-Anzeige, den eigentlichen Defibrillator und wahlweise zusätzlich ein Schrittmacher-Aggregat. Einzelheiten sind den entsprechenden Bedienungsanleitungen zu entnehmen. Das praktische Vorgehen wird durch die Dringlichkeit der Situation bestimmt (Tabelle 8.16).

Tabelle 8.16. Technik der elektrischen Defibrillation

1. Flache Lagerung des Patienten auf dem Rücken.
2. Anlegen der EKG-Elektroden an den vier Extremitäten
3. Intravenöse Kurznarkose (Zahnprothesen entfernen):
   z.B. 500 mg Epontol oder 10 mg Valium i.v. (entfällt bei bewußtlosen Patienten).
4. Plazierung der großflächigen Rückenelektrode im Bereich der linken Scapula-Spitze (Elektrodenpaste!).
5. Wahlschalter für die direkte (bei Kammerflimmern) oder synchronisierte Defibrillation drücken.
6. Einstellen der gewünschten Energie: in 75% der Fälle genügen 100–200 Wsec, höhere Energien bis 400 Wsec sind erst bei vorausgegangenen vergeblichen Versuchen gerechtfertigt.
7. Aufsetzen der Brustelektrode (Elektrodenpaste!) über dem Herzen, unter leichtem Andruck Auslösen des Schocks.
8. Bei Erfolglosigkeit evtl. Wiederholung mit höherer Energie oder nach i.v.-Injektion von 5 mg Isoptin oder Kalium (5 mval/KCl/15 min).
9. Beobachtung von EKG, Atmung und Blutdruck bis zum Erwachen des Patienten.

Nebenwirkungen und Komplikationen der elektrischen Defibrillation: Abgesehen von leichten *Hautreizungen* im Bereich der Elektrodenposition und vorübergehenden Fermentanstiegen durch die begleitende Kontraktion der Skelettmuskulatur sind postdefibrillatorische Rhythmusstörungen und arterielle Embolien von größerer Bedeutung.

Das *Auftreten von Kammerflimmern* durch die elektrische Defibrillation selbst ist mehrfach beschrieben worden und beruht in der Regel auf falscher oder fehlender Synchronisation. Häufiger sind postdefibrillatorische Rhythmusstörungen in Form von supraventriculären und ventriculären Extrasystolen, Salven von Kammertachykardien und Kammerflimmern, welche unmittelbar oder einige Stunden nach elektrischer Defibrillation auftreten können und besonders bei Patienten beobachtet wurden, welche z.Z. der Defibrillation unter einer Behandlung mit Digitalisglykosiden standen. Die Defibrillation setzt die Glykosidtoleranz herab, so daß bei geplanter Defibrillation von Vorhofflimmern oder -flattern eine Digitalistherapie einige Tage vorher abzusetzen ist. Die Dauer der Unterbrechung richtet sich nach der Abklingquote des verwendeten Glykosids (bei Digoxin 2–3 Tage). Wir selbst haben seit Einführung dieser Regel nur noch ganz selten vereinzelte supraventriculäre Extrasystolen unmittelbar nach der Defibrillation beobachtet.

Das *Auftreten eines Herzstillstandes* nach elektrischer Defibrillation (=fehlende Spontanautomatie) wird bei Kammerflimmern, bei Vorhofflimmern dagegen extrem selten beobachtet. Bei bradykarder Flimmerarrhythmie (z.B. bei Sick-Sinus-Syndrom mit paroxysmalem Vorhofflimmern) ist ohne prophylaktische Einführung einer temporären Schrittmachersonde die Defibrillation kontraindiziert.

Periphere Embolien nach elektrischer Defibrillation von Vorhofflimmern werden in 0,6–0,8% der Fälle beobachtet, bei medikamentöser Regularisierung mit Chinidin ist dieses Risiko etwa doppelt so hoch [26]. Von den meisten Autoren und von uns selbst wird eine prophylaktische Antikoagulantien-Therapie nach Möglichkeit durchgeführt.

Die *Gefahr eines Lungenödems* nach elektrischer Defibrillation von Vorhofflimmern besteht vor allem bei Mitralstenose. (Wir haben eine solche Komplikation bisher nicht beobachtet.)

8.6.4. Spezielle Behandlungspläne bei tachykarden Herzrhythmusstörungen

Sinustachykardie: Die Frequenzsteigerung der normalen Sinustätigkeit übersteigt nur selten 120/min bis 140/min. Demgemäß ist eine spezifische antiarrhythmische Therapie nur selten erforderlich. Die Herzfrequenz geht in der Regel bei Besserung des Grundleidens zurück.

Vorhofflimmern und Vorhofflattern: Das therapeutische Vorgehen ist im allgemeinen auf die Senkung der Kammerfrequenz und nur in speziellen Fällen auf die Regularisierung (Überführung in Sinusrhythmus) gerichtet:

a) Die Digitalistherapie ist die Methode der Wahl. Die Indikation besteht auch unabhängig vom gleichzeitigen Vorliegen einer Herzinsuffizienz, da es sich um die spezifische (d.h. hemmende) Glykosidwirkung auf die AV-Überleitung handelt. Bei schneller Überleitung und hoher Kammerfrequenz sind häufig hochnormale Dosen erforderlich: Anfangstherapie z.B. mit 4–6 × 0,25 mg Digoxin, Erhaltungstherapie mit 1–2 × 0,25 mg Digoxin täglich. (Einzelheiten der Digitalistherapie s.S. 351).

b) Bei geplanter Defibrillation ist das praktische Vorgehen folgendermaßen:
   1. Möglichst Vorbehandlung mit Antikoagulantien;
   2. Absetzen der laufenden Glykosid-Therapie (bei Digoxin 2–3 Tage);
   3. Vorbehandlung mit 1–1,5 g Chinidin (Chinidin Duriles) täglich;
   4. intravenöse Kurznarkose (z.B. 500 mg Epontol oder 10 mg Valium i.v.);
   5. QRS-gesteuerte (=synchronisierte) Defibrillation mit 200–400 Wsec;
   6. Rezidiv-Prophylaxe mit 1–1,5 g Chinidin täglich für die Dauer von 6–12 Monaten.

c) Die alleinige medikamentöse Regularisierung mit höheren Chinidindosen gilt seit Einführung der elektrischen Therapie als obsolet.

Paroxysmale supraventriculäre Tachykardie: Die Anfallstherapie ist in der Regel weniger problematisch als die medikamentöse Rezidivprophylaxe:

a) Neben einer kräftigen *Sedierung* sollten im Anfall zunächst mechanische Methoden der Vagusreizung (Carotisdruck, Bulbusdruck, Preßatmung) versucht werden.

b) *Digitalisglykoside* sind vor allem bei organischer Genese der supraventriculären Tachykardie indiziert. Häufig werden höhere Dosen toleriert. Patienten, die nicht bereits unter einer laufenden Herzglykosidbehandlung stehen, geben wir in halbstündigen Abständen nach einer initialen Dosis von 0,5 mg Digoxin jeweils erneut 0,25 mg bis zur Normalisierung der Herzfrequenz (Gesamtdosen bis 2 mg Digoxin).

c) Die *medikamentöse Anfallsbeendigung* ist indiziert bei offensichtlich funktioneller Entstehung der paroxysmalen Tachykardie und dort, wo eine Defibrillation nicht möglich ist, das klinische Bild aber eine sofortige Anfallsunterbrechung erfordert. Bevorzugte Medikamente sind Verapamil (5–10 mg i.v.) und Ajmalin (25–50 mg langsam i.v.).

d) Bei bereits digitalis-behandelten Patienten mit supraventriculärer Tachykardie (im besonderen bei paroxysmaler atrialer Tachykardie mit Block) wird die medikamentöse Anfallsbeendigung mit antiarrhythmischen Substanzen der elektrischen Defibrillation vorgezogen, weil unter diesen Bedingungen die *Defibrillation* zu Rhythmusstörungen führen kann.

Kammertachykardien: Sie sind stets lebensbedrohlich und erfordern eine rasche Anfallsbeendigung. Die Übergänge zum *Kammerflattern* und *Kammerflimmern* können fließend sein.

a) Bei akutem Kreislaufstillstand zielen die therapeutischen Bemühungen darauf hin, mit Hilfe der *externen Herzmassage* und *künstlicher Beatmung* (nötigenfalls Mund-zu-Mund) die Vitalfunktionen aufrechtzuerhalten.

b) Die *elektrische Defibrillation* (200–400 Wsec; direkt bei Kammerflimmern; QRS-gesteuert bei Kammerflattern und Kammertachykardien) steht wegen ihrer raschen und zuverläs-

sigen Wirkung im Vordergrund. Bei primär erfolgloser Defibrillation nötigenfalls Wiederholung nach medikamentöser Therapie.

c) Die *medikamentöse Therapie mit* Ajmalin (25–50 mg i.v.), Lidocain (100 mg i.v.) oder Procainamid (500 mg i.v.) ist risikoreicher und unsicherer, außerhalb des Krankenhauses jedoch Methode der Wahl.

d) Nach erfolgreicher Soforttherapie *medikamentöse Rezidivprophylaxe* (s. Tabelle 8.13), Acidose-Behandlung, nötigenfalls Korrektur von Elektrolytstörungen (Hypokaliämie!) und Kausaltherapie.

Extrasystolien: Supraventriculäre und ventriculäre Extrasystolen sind allein noch nicht unbedingt behandlungsbedürftig. Die Indikation zur medikamentösen Therapie besteht nach LOWN (1967) 1. bei frühzeitigem Extrasystolie-Einfall (R-auf-T-Phänomen; Vorzeitigkeitsindex QRS/QT < 0,85); 2. bei salvenartigem Auftreten (> 2); 3. bei unterschiedlicher Konfiguration im EKG; 4. bei gehäuftem Auftreten (> 5/min).

Zur Therapie von *Ersatzsystolen* und *Ersatzrhythmen* (= sekundär tachykarde Rhythmusstörungen) im Verlauf bradykarder Rhythmusstörungen s.S. 285.

8.6.5. Medikamentöse Therapie bradykarder Herzrhythmusstörungen

Isopropylnoradrenalin (= Aludrin) und Orciprenalin (= Alupent) bewirken eine Stimulation der adrenergen β-Receptoren am Herzen und sind die einzigen klinisch bedeutsamen Substanzen für die Behandlung von Sinusbradykardien, pathologischen SA-Bradykardien und AV-Blokkierungen höheren Grades. Ihre Wirkung am Herzen besteht in einer Steigerung primärer, sekundärer und tertiärer Automatie-Zentren und in einer Verbesserung der AV-Überleitung. Außerdem wirken diese Substanzen bekanntlich positiv-inotrop. Durch Steigerung der Grundfrequenz bei primär bradykarden Rhythmusstörungen werden sie auch zur Beseitigung sekundär tachykarder Rhythmusstörungen (z.B. Extrasystolie bei totalem AV-Block) herangezogen.

Tabelle 8.17. Dosierung von Aludrin und Alupent bei bradykarden Herzrhythmusstörungen

Strukturformel	HO⟨⟩CH−CH₂−NH−CH (OH) (CH₃)(CH₃)	⟨⟩CH−CH₂−NH−CH (OH)(OH) (OH)(CH₃)(CH₃)
Synonyma	Isopropylnoradrenalin Isoproterenol Isoprenalin Aludrin	Metaproterenol Orciprenalin Alupent
Resorption	sublingual	enteral
Wirkungseintritt	5 min	10 min
Dosierung	4–8mal 5–10 mg p.o. Amp. nicht im Handel	6–8mal 10–20 mg p.o. Im Anfall: 0,5–1 mg i.v. später: Infusion mit 10–100 γ/min

Nebenwirkungen und *Komplikationen* ergeben sich aus dem Wirkungsmechanismus und bestehen in einer vermehrten Irritabilität der Ventrikelmuskulatur mit Auftreten von Extrasystolen und ektopischen Tachykardien bis zum Kammerflimmern. Bei intravenöser Infusionsbehandlung mit Aludrin und Alupent hat die versehentliche Überdosierung (z.B. durch Öffnen der Abklemmvorrichtung am Infusionsschlauch) deletäre Folgen. Auch bei oraler oder Inhalationstherapie treten nicht selten ventriculäre Extrasystolen auf, was besonders bei Patienten mit obstruktivem Syndrom (z.B. Asthma bronchiale) von Bedeutung ist.

Die *Dosierung* von Aludrin und Alupent ist Tabelle 8.17 zu entnehmen [60].

Atropin führt als parasympathicolytisch wirksame Substanz zur Steigerung der Sinusfrequenz und wird daher bei pathologischer Sinusbradykardie (nötigenfalls in Kombination mit Alupent) empfohlen (vor allem bei Herzinfarkt mit Sinusbradykardie). Die Einzeldosis beträgt 0,5 mg i.v. oder s.c.

8.6.6. Elektrische Schrittmacher-Therapie [59]

Mechanismus der elektrischen Stimulation: s.S. 233.

Schrittmacher-Typen: Die handelsüblichen Schrittmacher (Impulsgeber) erzeugen in der Regel Impulse mit einer Spannung von etwa 5 Volt und einer Dauer von 1 msec. Die Schrittmacher-Frequenz ist bei externen Impulsgebern variabel, bei den implantierbaren Typen in der Regel auf 70/min eingestellt. Bei Impulsgebern mit fixer Frequenz erfolgt die Stimulation unabhängig von der Eigenfrequenz des Herzens. Liegt dabei die natürliche Herzfrequenz über der des elektrischen Schrittmachers, so entsteht eine Schrittmacherparasystolie (s. unten) und damit das Risiko des Einfalles von Schrittmacher-Impulsen in die vulnerable Phase, was unter besonderen Umständen zu Kammerflimmern führen kann.

Demgegenüber vermeiden synchronisierte Schrittmacher (sog. Demand-Schrittmacher) die Parasystolie bestmöglich, sie stehen in zwei technischen Varianten zur Verfügung:

1. *Schrittmacher mit negativer QRS-Steuerung* schalten sich automatisch ab, wenn die Eigenfrequenz des Herzens höher ist als die eingestellte Schrittmacher-Frequenz. Die Abgabe des elektrischen Impulses wird durch den QRS-Komplex der Spontanaktion inhibiert. Erst wenn innerhalb eines Zeitraumes, welcher dem Intervall der Schrittmacher-Frequenz entspricht, keine eigene Erregung auftritt, wird der nächste Stimulationsimpuls ausgelöst (Abb. 8.28).

2. *Schrittmacher mit positiver QRS-Steuerung* (sog. Stand-by-Schrittmacher): Der Stimulationsimpuls wird jeweils durch die R-Zacke des EKG ausgelöst, fällt unmittelbar hinter ihr in die absolute Refraktärzeit und bleibt damit ineffektiv. Erst wenn die nächste Spontanaktion ausbleibt, wird der Schrittmacher-Impuls wieder beantwortet (Abb. 8.29).

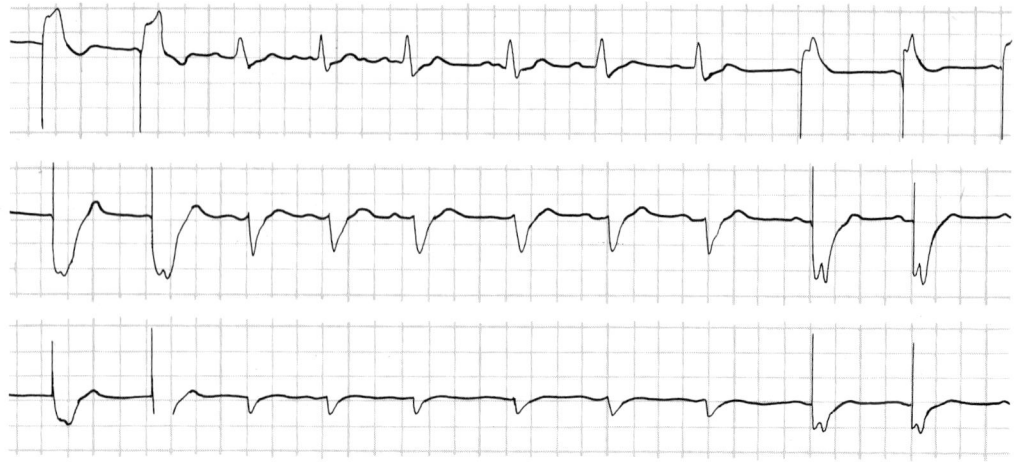

Abb. 8.28. Demand-Schrittmacher mit negativer QRS-Steuerung

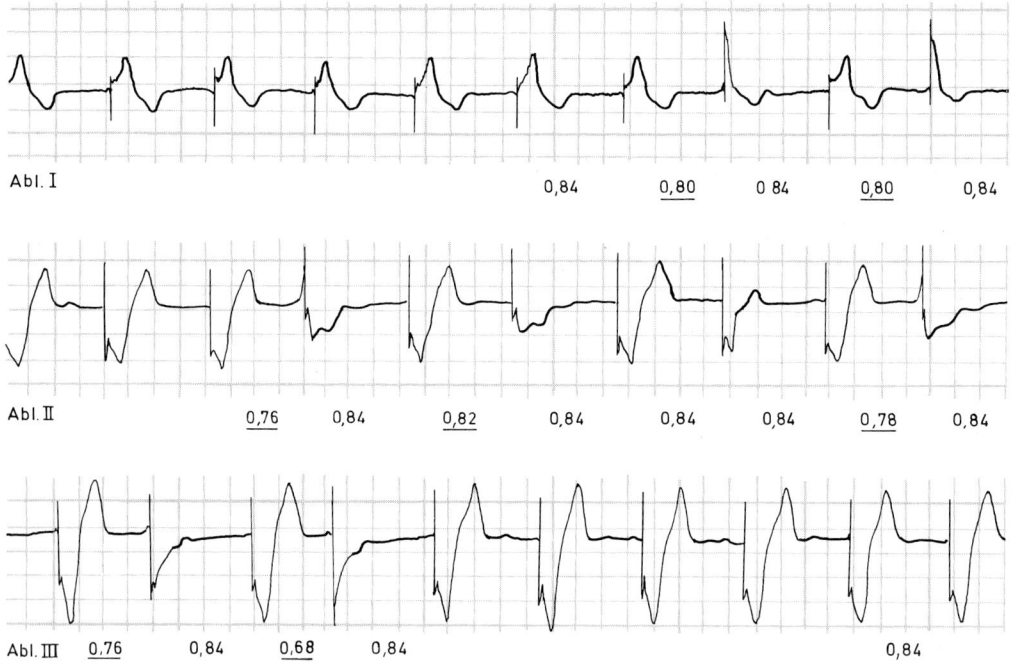

Abl. I

0,84   0,80   0 84   0,80   0,84

Abl. II

0,76   0,84   0,82   0,84   0,84   0,84   0,78   0,84

Abl. III   0.76   0,84   0,68   0,84   0,84

Abb. 8.29. Demand-Schrittmacher mit positiver QRS-Steuerung: Fällt bei einer Schrittmacher-Frequenz von 72/min (entsprechendes RR-Intervall 0,84 sec) ein eigener QRS-Komplex mit einem RR-Intervall von weniger als 0,84 sec (unterstrichene Zahlen) ein, so löst dessen ansteigende R-Zacke einen Schrittmacher-Impuls aus, der in die absolute Refraktärzeit fällt und somit elektrisch unwirksam bleibt. Wenn die nächste Spontanaktion ausbleibt, wird der Schrittmacher-Impuls wieder beantwortet

Externe Impulsgeber sind heutzutage nur noch als synchronsierte Schrittmacher handelsüblich. Sie enthalten neben einer stufenlosen Einstellung von Frequenz und Stromstärke einen Wahlschalter zur Regulierung der Eingangsempfindlichkeit der eigenen QRS-Komplexe über die

Elektrode (Eingangsempfindlichkeit = 0 bedeutet frequenzstarre Stimulation).

Implantierbare Impulsgeber werden als Demand- oder Stand-by-Schrittmacher hergestellt, während Geräte mit fixer Frequenz kaum noch implantiert werden.

Vorhofgesteuerte Schrittmacher erfordern einen verhältnismäßig großen operativen Eingriff. Bei ihnen wird über eine Detektorelektrode am Vorhof dessen Potential aufgenommen und über einen Verstärker mit einer Verzögerung von 0,10–0,21 sec dem Kammermyokard zugeleitet. Der Vorteil dieser Schaltung besteht in der Anpassung der Herzfrequenz an die aktuelle Belastung. Nachteile ergeben sich insofern, als das Vorhofpotential bei direkter Ableitung eine Höhe von mindestens 0,9–1,0 mV haben muß, bei Vorhofflimmern sind sie nicht indiziert. Bei Abnahme der Vorhoffrequenz unter 50/min und Anstieg über 150/min schalten sie sich auf eine fixe Frequenz um. Vorhofgesteuerte Schrittmacher haben sich nicht allgemein durchsetzen können, auch wenn die Vorhof-Fixation der Sonde durch spezielle Widerhakenelektroden technisch erleichtert worden ist.

Im Stadium der klinischen Erprobung befinden sich derzeit *Isotopen-Schrittmacher* (Plutonium 238) mit thermoelektrischer Energiekonversion, ferner die biologische Brennstoffzelle und das biogalvanische Element (Übersicht bei SCHALDACH [53]).

Spezielle Stimulationstechniken: s.S. 284.

Anwendungsbereiche der elektrischen Stimulation: Nach Art der Rhythmusstörung und klinischer Ausgangssituation sind folgende Anwendungsbereiche von unterschiedlicher Dringlichkeit zu unterscheiden:

1. *Die temporäre Schrittmacher-Behandlung* ist indiziert bei reversiblen Überleitungsstörungen mit hochgradiger Bradykardie (Herzinfarkt, Niereninsuffizienz, Digitalis-Intoxikation), ferner bei Notfallsituationen mit Herzstillstand und Asystolie (Adams-Stokes-Syndrom) und schließlich vor der Implantation bzw. Korrektur-Operation eines permanenten Impulsgebers bei chronischen Bradykardien höheren Grades.

Die *technische Durchführung* erfordert eine Röntgeneinheit, mit der die bipolare Schrittmachersonde (USCI, Cordis) über eine Armvene unter Sicht des Auges in den rechten Ventrikel eingeführt wird. Die Spitze der Sonde sollte in der Tiefe des rechten Ventrikels zu liegen kommen, da hier eine zuverlässige Verankerung im Trabekelwerk am ehesten gewährleistet ist und eine Dislokation in den rechten Vorhof oder die Arteria pulmonalis bestmöglich verhindert wird. Nach Einführung der Sonde werden die beiden Pole mit einem netz- oder batteriebetriebenen Impulsgeber verbunden und bei erfolgloser Stimulation nötigenfalls Korrekturen von Stromstärke und Katheterposition vorgenommen. Die günstigste Position ergibt sich bei möglichst niedriger Reizstromstärke. Die definitive Reizung erfolgt in der Regel mit doppelter bis dreifacher Schwellenreizstromstärke. Batteriebetriebene Impulsgeber besitzen den Vorteil der intrakardialen Aufnahme von QRS-Komplexen für die Demand-Schaltung, bei netzbetriebenen Geräten erfolgt die Triggerung der Demand-Schaltung in der Regel über aufgeklebte Thoraxelektroden und ist damit unsicher.

Nicht bewährt haben sich intrathoracal eingestochene Elektroden; für die Notfalltherapie ist der Versuch einer Stimulation über Einschwemmkatheter gerechtfertigt, aber häufig nicht effektiv.

2. *Die Schrittmacher-Implantation* als Dauertherapie bradykarder Rhythmusstörungen ist indiziert bei chronischen AV-Blockierungen höheren Grades mit oder ohne Adams-Stokessche Anfälle, bradykardiebedingter Herzinsuffizienz und Leistungsminderung, ferner bei pathologischen SA-Bradykardien mit oder ohne Anfälle von Vorhofflimmern, bei bifasciculären Schenkelblockierungen mit Synkopen und gelegentlich beim Carotissinus-Syndrom.

Technik der Schrittmacher-Implantation: Die Stromzufuhr zum Herzen erfolgt vorzugsweise durch eine Elektrodensonde, die von der Vena cephalica oder Vena jugularis in den rechten Ventrikel geschoben wird; der Impulsgeber wird über dem Pectoralis subcutan versenkt. Andere Therapeuten bevorzugen die direkte Implantation über eine Pericardiotomia inferior transversalis und implantieren den Impulsgeber in der Rectusscheide. Die myokardiale Implantation wird im Hinblick auf das meist fortgeschrittene Alter der Patienten nur noch selten durchgeführt, kommt aber bei jüngeren Patienten vor allem zur Implantation vorhofgesteuerter Schrittmacher in Betracht. Einzelheiten der Implantationstechnik finden sich in der einschlägigen chirurgischen Literatur.

Schrittmacher-EKG (Abb. 8.30): Das normale Schrittmacher-EKG zeichnet sich durch die schenkelblockartige Deformierung der Kammerkomplexe aus, welche dem schmalen Schritt-

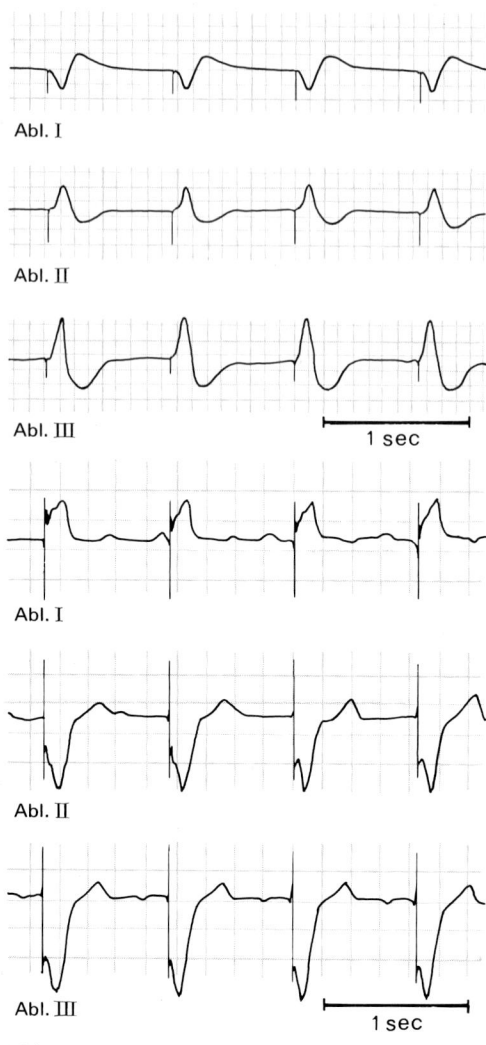

Abl. I

Abl. II

Abl. III   1 sec

Abl. I

Abl. II

Abl. III   1 sec

Abb. 8.30. Normales Schrittmacher-EKG bei linksventriculärer (oben) und rechtsventriculärer (unten)
Elektrodenlage

gung auf die Vorhöfe finden sich negative P-Wellen im QRS-Komplex; positive P-Wellen im
QRS-Komplex sprechen für eine Synchronisation (accrochage) von Vorhof- und Kammererregungen [6].

*Rhythmusstörungen nach Schrittmacher-Implan-
tation* finden sich am häufigsten als Parasystolie,
wenn sich die AV-Überleitung normalisiert und
ein regelmäßiger Sinusrhythmus mit einem frequenzstarren ventriculären Schrittmacher-
Rhythmus konkurriert. Dabei durchwandern
die Schrittmacher-Impulse die Kammereigener-
regungen allmählich von vorn nach hinten und
werden am Ende der effektiven Refraktärzeit
selbst wieder von einer künstlichen Kammererregung gefolgt. Bei Parasystolie mit einfacher Interferenz ist die Vorhoffrequenz höher als die
Schrittmacher-Frequenz, bei Parasystolie mit
Interferenz und retrograder AV-Blockierung ist
die Vorhoffrequenz niedriger als die Schrittmacher-Frequenz [6].

Die *Parasystolie* (Abb. 8.31) nach Implantation
von frequenzstarren Impulsgebern ist häufig
(25–50% der Fälle); ihre Bedeutung besteht vor
allem darin, daß Schrittmacher-Impulse in die
vulnerable Phase von Herzeigenerregungen einfallen und salvenartige Kammerextrasystolen bis
zum Kammerflimmern hervorrufen können. Die
umfangreiche Literatur zu diesem Thema läßt
sich dahingehend zusammenfassen, daß die
Häufigkeit plötzlicher Todesfälle (vermutlich
Kammerflimmern) bei Parasystolie 3–5mal höher ist als bei normalem Schrittmacher-EKG [4].
Diesen Zahlen ist zu entnehmen, daß Parasystolien und andere Rhythmusstörungen nach
Schrittmacher-Implantation bestmöglich vermieden bzw. ggf. behandelt werden müssen. Dies
gilt auch für an sich belanglose Extrasystolen,
deren T-Zacke ebenfalls von einem Schrittmacher-Impuls getroffen werden kann.

Das *Prinzip der medikamentösen Parasystolie-
Behandlung* besteht darin, den meist frequente-
ren Eigenrhythmus unter die Schrittmacher-Frequenz zu senken und/oder bei inkomplettem
oder intermittierendem AV-Block einen höheren
Blockierungsgrad zu erreichen. Neben der Behandlung mit Digitalisglykosiden in üblicher
Dosierung hat sich die Therapie mit β-Recepto-

macher-Impuls unmittelbar folgen. Bei rechtsventriculärer Elektrodenlage ist der QRS-Komplex linksschenkelblockartig deformiert und umgekehrt. Die Schrittmacher-Frequenz ist bei
temporärer Stimulation variabel, bei implantierten Typen auf 70/min eingestellt und absolut regelmäßig. Die Vorhof-Frequenz ist unabhängig
von der Schrittmacher-Frequenz, oder es besteht
Vorhofflimmern.
Bei retrograder Überleitung der Kammererre-

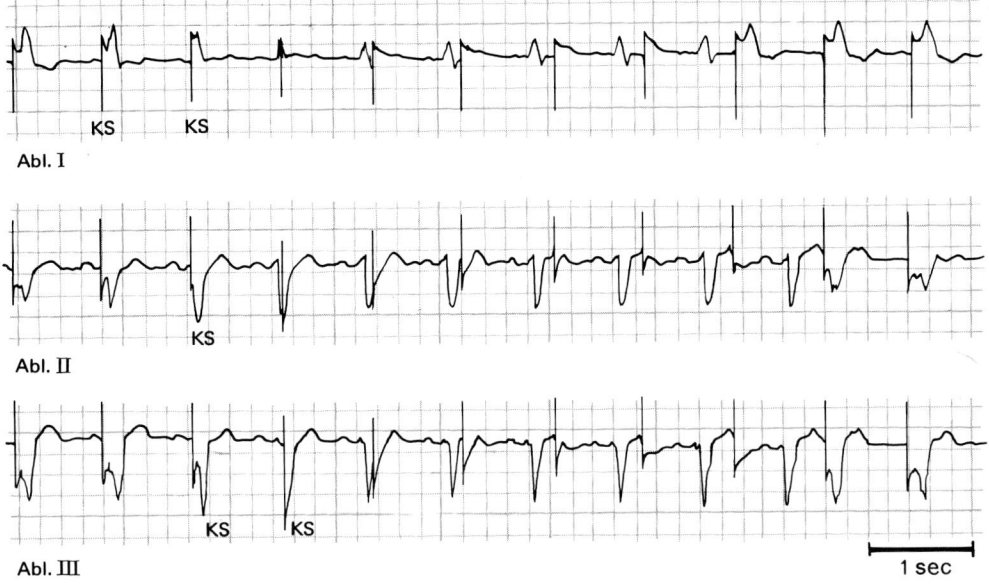

Abl. I

Abl. II

Abl. III

1 sec

Abb. 8.31. Parasystolie nach Schrittmacher-Implantation mit zahlreichen Kombinationssystolen (KS) beim Einfall von Schrittmacher-Impulsen in das AV-Intervall übergeleiteter Erregungen

renblockern (z.B. 30–40 mg Propranolol tägl.) besonders bewährt. Sie führt zur Senkung der Eigenfrequenz, zur AV-Leitungsbehinderung und zur Besserung einer begleitenden Extrasystolie. Das Phänomen der Synchronisation (s. oben) wird unter dieser Behandlung besonders häufig beobachtet [4].

Demand- oder Stand-by-Schrittmacher vermeiden eine Parasystolie bestmöglich und werden deshalb von den meisten Autoren neuerdings ausschließlich implantiert. Zur *Störbeeinflussung implantierter Demand-Schrittmacher* durch äußere elektrische Ströme siehe [14]. Bleibende Schäden am Schrittmacher durch elektromedizinische Therapiegeräte sind nicht zu erwarten, die Störung ist auf die Einwirkungsdauer begrenzt. Auch Radar-Meßwagen der Polizei und Waffenaufspürgeräte auf Flughäfen sind für Schrittmacher-Patienten neuerdings gefahrlos.

Schrittmacher-Überwachung: Die Lebensdauer der bisher implantierten Schrittmacher ist begrenzt und wird allgemein mit 2 Jahren, neuerdings zum Teil mit 3 Jahren angegeben. Schrittmacher-Patienten müssen regelmäßig überwacht werden und sollten ihre Pulsfrequenz täglich

zählen. Neben dem Kriterium der Schrittmacher-Frequenz (bei den meisten Typen allmählicher Schrittmacher-Frequenzabfall) werden in einigen Zentren zusätzlich Dauer und Amplitude der Impulse, die Periodenkonstanz und die Pulsbreitenkonstanz elektronisch gemessen [36]. Elektrokardiographisch ist allein die Frequenz und die Effektivität der Impulse nachweisbar. Eine Störung ist anzunehmen, wenn die aktuelle Schrittmacher-Frequenz um mehr als 10% des Ausgangswertes abweicht oder ein Schrittmacherimpuls, der in die Diastole einfällt, nicht von einer Kammererregung gefolgt wird.

Die Funktionstüchtigkeit eines Demand-Schrittmachers ist nicht feststellbar, wenn die Frequenz des Sinusrhythmus höher als 70/min liegt und elektrische Impulse nicht abgegeben werden. In diesen Fällen kann durch Carotisdruck unter EKG-Kontrolle die Kammerfrequenz gesenkt und das Einsetzen des Schrittmacher-Rhythmus beobachtet werden. Führt dieses Verfahren nicht zum Ziel, ist nach oraler Gabe von 10–20 mg Propranolol die Schrittmacher-Funktion in der Regel erkennbar. Nötigenfalls können beide Verfahren kombiniert angewendet werden.

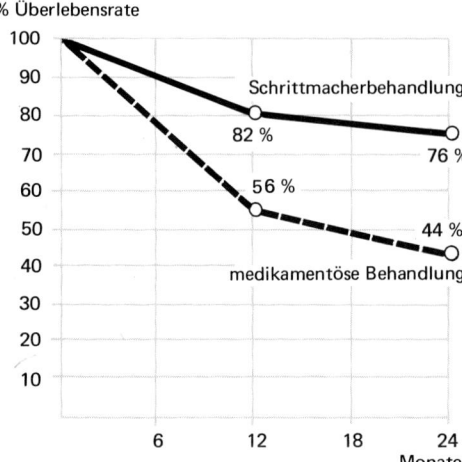

% Überlebensrate

Abb. 8.32. Überlebensrate nach Feststellung eines totalen AV-Blockes in Abhängigkeit von der Therapie [63]

Die *ärztliche Nachsorge von Schrittmacher-Patienten* umfaßt nicht nur die Überwachung der Schrittmacher-Funktion, sondern auch Fragen der medikamentösen Therapie: gegen eine Digitalisierung von Schrittmacher-Patienten bestehen bei gegebener Indikation (Herzinsuffizienz) keine Bedenken, wie überhaupt Reizschwellenänderungen unter dem Einfluß einer gleichzeitigen medikamentösen Therapie praktisch zu vernachlässigen sind.

Die **Resultate der Schrittmacher-Therapie** lassen sich in größeren Beobachtungsziffern und -zeiträumen folgendermaßen zusammenfassen (Abb. 8.32): Bei alleiniger medikamentöser Behandlung lebten 1 Jahr nach Feststellung eines totalen AV-Blockes noch 56%, nach 2 Jahren noch 44% der Patienten. Diese Zahlen entstammen einer Zeit vor der Schrittmacher-Ära. Unter der Schrittmacher-Behandlung liegen die entsprechenden Zahlen bei 82% bzw. 76% [63]. Die Überlebensdauer zeigt die Überlegenheit der Schrittmacher-Therapie gegenüber der medikamentösen Therapie jedoch unvollständig. Die Patienten leben nicht nur länger, sie leben vor allem sehr viel besser, weil sie keine Anfälle mehr befürchten müssen.

Spezielle Stimulationstechniken:

Bei *gepaarter und gekoppelter elektrischer Stimulation* des Herzens lassen sich im Tierexperiment

zwei Effekte unterscheiden: 1. eine Halbierung der mechanischen Herzfrequenz bei Tachykardie (besonders bei gekoppelter Stimulation), und 2. eine davon weitgehend unabhängige positivinotrope Wirkung als besondere Form der postextrasystolischen Potenzierung (besonders bei gepaarter Stimulation).

Bei gekoppelter Stimulation wird unmittelbar nach Beendigung der effektiven Refraktärzeit einer vorausgehenden Kammereigenerregung ein Schrittmacher-Impuls ausgelöst, der zu einer künstlichen Kammererregung führt, aber hämodynamisch unwirksam ist. Der elektrisch induzierte Bigeminus führt über eine Verdoppelung der Refraktärzeit zu einer Halbierung der mechanischen Herzfrequenz und damit vor allem durch Verlängerung der diastolischen Füllungszeit zum Herzminutenvolumen-Anstieg. Bei therapieresistenten Tachykardien ist dieses Verfahren in Einzelfällen mit Erfolg angewandt worden.

Bei gepaarter Stimulation werden in einem definierten Abstand voneinander zwei elektrische Impulse ausgelöst, von denen der zweite so frühzeitig einfällt, daß die Kammer zwar erregt wird, sich mechanisch aber noch nicht wieder kontrahieren kann. Mit wechselnden Verzögerungsintervallen beider Impulse bei verschiedenen Grundfrequenzen ermöglicht diese Methode zuverlässige Messungen der effektiven Refraktärzeit beim Menschen (s.S. 232). Die gleichzeitige Betrachtung hämodynamischer (Minutenvolumensteigerung bei niedriger Grundfrequenz höher) und elektrophysiologischer (Extrasystolie-Häufigkeit bei höherer Grundfrequenz geringer) Effekte der gepaarten Stimulation bei unterschiedlicher Grundfrequenz ergibt erhebliche Einschränkungen für ihre klinische Anwendung beim Menschen [4, 11].

Die *Vorhofstimulation* als diagnostische bzw. therapeutische Methode wird unter folgenden Indikationen durchgeführt: 1. Frequenzbelastungstest bei Coronarinsuffizienz und Aortenstenose; 2. Nachweis subklinischer AV-Überleitungsstörungen (meist in Verbindung mit der His-Bündel-Elektrokardiographie) bei bifasciculärem Block und pathologischer SA-Bradykardie; 3. Messung der Sinusknotenerholungszeit zur Diagnostik bei Verdacht auf Sick-Sinus-Syndrom (s.S. 245); 4. Refraktärzeitbestimmungen im Vorhof; 5. hochfrequente Vorhofstimulation (Frequenz 300–600/min) zur Überführung von Vorhofflattern in Vorhofflimmern; 6. Einzelimpuls-Defibrillation von Vorhofflimmern in Sinusrhythmus.

Als „*Overdriving*" bezeichnet man eine Vorhof- oder Kammerstimulation mit höherer als normaler Frequenz mit dem Ziel, Extrasystolen zu unterdrücken. Es hat sich nämlich gezeigt, daß zwischen Extrasystolie-Häufigkeit und Herzfrequenz eine negative Korrelation besteht [32]. Bei niedriger Grundfrequenz sind extrasystolische Erregungen und Rhythmen häufig; sie können durch elektrische Steigerung der Herzfrequenz beseitigt werden. Bei temporärer Stimulation normaler Frequenz auftretende Extrasystolen werden in gleicher Weise behandelt (Abb. 8.33). Bei *bifocaler Stimulation* werden Vorhöfe und Kammern mit einer Verzögerung, die der physiologischen Überleitungszeit entspricht, nacheinander erregt. Vergleichende Untersuchungen zwischen Vorhofstimulation und bifocaler Stimulation haben hinsichtlich der Herzminutenvolumensteigerung annähernd identische Werte ergeben. Im Vergleich zur ventriculären Stimulation steigt das Herzminutenvolumen bei bifocaler Stimulation gleicher Frequenz in einem Teil der Fälle deutlich an. Der Effekt beruht einmal

auf der zeitgerechten Vorhofaktion und ihrem Einfluß auf die Ventrikelfüllung, zum anderen und wesentlichen Teil jedoch darauf, daß retrograde Vorhoferregungen und -kontraktionen bei ventriculärer Stimulation unter bifocaler Stimulation beseitigt werden. Deshalb ergeben sich bei Patienten mit retrograder Vorhoferregung und Synchronisation zwischen Vorhof- und Kammertätigkeit unter bifocaler Stimulation durchweg günstigere hämodynamische Resultate als bei Patienten ohne rückläufige Vorhoferregung. Die Implantation bifocaler Schrittmacher

Tabelle 8.18. Soforttherapie des akuten Herzstillstandes

1. Kopftieflagerung auf harter Unterlage
2. Schlag auf die Brust („Handkantenschlag")
3. Äußere Herzmassage
4. Künstliche Beatmung: Mund-zu-Mund, anschließend Intubation
5. EKG-Diagnose:
   A. *Extreme Bradykardie* (bzw. Asystolie)
      Isoproterenol (Aludrin) bzw.
      Metaproterenol (Alupent)
      0,5–1,0 mg oder mehr i.v. (intrakardial)
      elektrischer Schrittmacher
   B. *Extreme Tachykardie* (Kammerflattern, Kammerflimmern)
      Procainamid 500 mg i.v. oder
      Lidocain   100 mg i.v. oder
      Ajmalin   50 mg i.v.
      elektrische Defibrillation: 200–400 Wsec
   C. *Sekundäre Tachykardie bei primärer Bradykardie*
      Isoproterenol (Aludrin) bzw.
      Metaproterenol (Alupent)
      0,5–1,0 mg oder mehr i.v.
      elektrischer Schrittmacher
      evtl. „overdriving"
6. Rezidivprophylaxe
   bei A. und C. elektrischer Schrittmacher
   bei B. medikamentös:
      Lidocain 2–4 mg/min
      Ajmalin 300–600 mg tgl.
      Procainamid 3–6 × 500 mg i.m. tgl.
7. Behandlung der Acidose (Natriumbicarbonat)
8. Schocktherapie
9. Elektrische Überwachung der Herzfrequenz
10. Intensivpflege

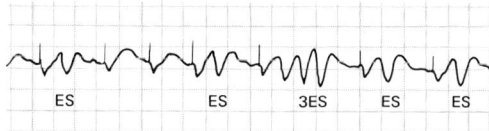

ES   ES   3ES   ES   ES

Fr. 74/min

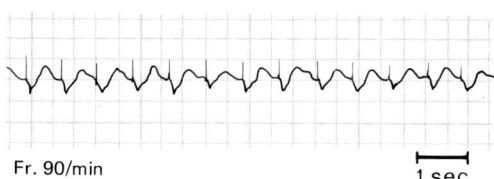

Fr. 90/min   1 sec

Abb. 8.33. Beseitigung ventriculärer Extrasystolen (ES) bei Schrittmacher-Therapie durch Steigerung der Kammerfrequenz von 74/min auf 90/min (sog. „overdriving")

kommt bei pathologischer SA-Bradykardie in Betracht, jedoch ist auch hier der operativ-technische Aufwand und damit das Risiko ungleich größer als bei transvenös-endokardialer Implantation.

8.6.7. Therapie des akuten Herzstillstandes

Beim Syndrom des akuten Herzstillstandes zielen die therapeutischen Bemühungen darauf hin, mit Hilfe der externen Herzmassage und künstlicher Beatmung (nötigenfalls Mund-zu-Mund) die Vitalfunktionen aufrechtzuerhalten. Die Effektivität der Herzmassage ist feststellbar am Femoralis-Puls, der dabei tastbar sein sollte. Messungen des Herzminutenvolumens haben ergeben, daß während externer Herzmassage Werte bis 2 l/min erreicht werden können. Die Erstversorgung hat innerhalb von 3 min nach Einsetzen des Adams-Stokesschen Anfalls zu erfolgen und ist unabhängig von der zugrundeliegenden Rhythmusstörung. Die zeitliche Reihenfolge der zu ergreifenden Maßnahmen ergibt sich aus Tabelle 8.18.

8.7. Literatur

1. ANTONI, H.: Physiologische Grundlagen der Elektrostimulation und der Elektrokonversion des Herzens. Intensivmedizin 9, 166 (1972).
2. ANTONI, H.: Physiologische Grundlagen bei der Erzeugung und Unterbrechung von Vorhof- und Kammerflimmern des Herzens durch den elektrischen Strom. Herz/Kreislauf 4, 324 (1972).
3. ASCHOFF, L.: Herz. In: Pathologische Anatomie (L. ASCHOFF, Hrsg.), 8. Aufl., Bd. II, S. 35. Jena: Fischer 1936.
4. AVENHAUS, H.: Das schrittmachergesteuerte Herz. Habil.-Schrift, Göttingen 1970.
5. AVENHAUS, H., GROHMANN, H.: Die Refraktärzeit des menschlichen Herzens unter Sparteinsulfat. Z. Kreisl.-Forsch. 58, 54 (1969).
6. AVENHAUS, H., GROHMANN, H., NORDMANN, K.J.: Betarezeptorenblocker bei Parasystolie nach Schrittmacher-Implantation. Z. Kreisl.-Forsch. 56, 1051 (1967).
7. AVENHAUS, H., GROHMANN, H., SEIBEL, K.: Refraktärzeitbestimmungen des Herzens beim Menschen. Untersuchungen mit elektrischer Stimulation. Klin. Wschr. 46, 1267 (1968).
8. AVENHAUS, H., JAHRMÄRKER, H.: Zur Pathophysiologie und Klinik des Karotissinus-Syndroms. Münch. med. Wschr. 108, 2517 (1966).
9. AVENHAUS, H., LÜDERITZ, B., NORDECK, E.: Einfluß von Glucagon auf die Hämodynamik des menschlichen Herzens nach Beta-Rezeptoren-Blockade. Verh. dtsch. Ges. Kreisl.-Forsch. 37, 427 (1971).
10. AVENHAUS, H., LÜDERITZ, B., STRAUER, B.E., BOLTE, H.-D., RIECKER, G.: Kardiale Wirkungen von Glucagon. Dtsch. med. Wschr. 96, 702 (1971).
11. AVENHAUS, H., STRAUER, B.E.: Die Extrasystolie-Häufigkeit bei gepaarter Stimulation des menschlichen Herzens. Intensivmedizin 9, 311 (1972).
12. BENDER, F.: Die moderne Arzneitherapie der Rhythmusstörungen. Schweiz. med. Wschr. 103, 272 (1973).
13. BIGGER, J.T., JAFFE, C.C.: The effect of bretylium tosylate on the electrophysiologic properties of ventricular muscle and Purkinje-fibers. Amer. J. Cardiol. 27, 82 (1971).
14. BISPING, H.J., IRNICH, W., MEYER, J., EFFERT, S.: Störbeeinflussung implantierter Schrittmacher im Alltag. Dtsch. med. Wschr. 97, 1773 (1972).
15. BOLTE, H.-D.: Ionengradienten und bioelektrische Potentiale. Habil.-Schrift, Göttingen 1969.
16. BOLTE, H.-D., LÜDERITZ, B.: Elektrolytstörungen und Erregungsablauf am Herzen aus klinischer Sicht. Herz/Kreislauf 4, 170 (1972).
17. BÜCHNER, M., EFFERT, S.: Auslösung tachykarder Arrhythmien durch Extrasystolen. Dtsch. med. Wschr. 92, 2097 (1967).
18. CAESAR, R.: Gefäße und Herz im elektronenmikroskopischen Bild. In: Lehrbuch der speziellen Pathologischen Anatomie (STAEMMLER, M., Hrsg.) 11. und 12. Aufl., Erg.-Band I., 1. Hälfte, S. 701–812. Berlin: de Gruyter 1949.
19. DAVIES, M.J.: Pathology of Conducting Tissue of the Heart. Butterworths: London 1971.
20. DOERR, W.: Normale und pathologische Anatomie des reizbildenden und erregungsleitenden Gewebes. Verh. dtsch. Ges. Kreisl.-Forsch. 35, 1–36 (1969).
21. DREIFUS, L.S., HAIAT, R., WATANABE, Y., ARRIAGA, J., REITMANN, N.: Ventricular fibrillation: A possible mechanism of sudden death in patients with WPW-syndrome. Circulation 43, 520 (1971).
22. FERRER, M.J.: The sick sinus syndrome. Circulation 47, 635 (1973).
23. FLECKENSTEIN, A.: Einfluß antifibrillatorischer Arzneimittel auf die elektrischen Elementarvorgänge. Verh. dtsch. Ges. Kreisl.-Forsch. 35, 77 (1969).
24. FRANKE, H.: Über das Karotissinus-Syndrom und den sogenannten hyperaktiven Karotissinus-Reflex. Stuttgart: Schattauer 1963.

25. FRIEDBERG, C.K.: Erkrankungen des Herzens. Stuttgart: Thieme 1972.

26. FRIEDEMANN, M.: Die Kardioversion: Regularisierung von Vorhofflimmern und -flattern durch externen synchronisierten Gleichstromschock. Bern: Huber 1968.

27. GLEICHMANN, U., SEIPEL, L.: Zur Wirkung von Ajmalin bei Herzrhythmusstörungen: Einfluß auf das His-Bündel-EKG. Med. Welt 24, 998 (1973).

28. GOODMAN, L.S., GILMAN, A.: The Pharmacological Basis of Therapeutics. London: MacMillan 1970.

29. GORNAK, K.A.: Histochemische Untersuchungen am Reizleitungssystem des Herzens unter normalen und verschiedenen pathologischen Bedingungen. Exp. Path. 4, 155–162 (1970); Ref. Pat. Ber. 81, 495 (1971).

30. GREEF, K.: Pharmakologische und toxikologische Begleiterscheinungen der antifibrillatorischen Substanzen. Verh. dtsch. Ges. Kreisl.-Forsch. 35, 88 (1969).

31. HAN, J., MOE, G.K.: Nonuniform rocovery of excitability in ventricular muscle. Circulat. Res. 14, 44 (1964).

32. HAN, J., DE TRAGLIA, J., MILLET, D., MOE, G.K.: Incidence of ectopic beats as a function of basic rate in the ventricle. Amer. Heart J. 72, 632 (1966).

33. HECHT, H.H., KOSSMANN, C.E., CHILDERS, R.W., ROSEN, K.M., PRUITT, R.D., TRUEX, R.C., UHLEY, H.N., WATT, T.B.: Atrioventricular and intraventricular conduction. Revised nomenclature and concepts. Amer. J. Cardiol. 31, 232 (1973).

34. HOLMGREN, A.: Obere und untere Grenzfrequenz in Abhängigkeit vom Alter. In: Herzinsuffizienz, Pathophysiologie und Klinik. (H. REINDELL, J. KEUL, E. DOLL, Hrsg.) S. 423. Stuttgart: Thieme 1968.

35. HOLZMANN, M.: Klinische Elektrokardiographie. Stuttgart: Thieme 1961.

36. IRNICH, W., EFFERT, S.: Die Kontrollmöglichkeiten implantierter Schrittmacher. Verh. dtsch. Ges. Kreisl.-Forsch. 35, 263 (1969).

37. JAMES, T.N.: Pathology of the cardiac conducting system in haemochromatosis. New Engl. J. Med. 271, 92 (1964).

38. JAMES, T.N., SHERF, L.: Fine structure of the his bundle. Circulation 44, 9–28 (1971).

39. KNIERIEM, H.J., EFFERT, S.: Morphologische Befunde beim kompletten Herzblock. Klin. Wschr. 44, 349–360 (1966).

40. LENEGRE, J.: Etiology and pathology of bilateral bundle branch block in relation to complete heart block. Progr. cardiovasc. Dis. 6, 409 (1964).

41. LEV, M.: Aging changes in the human sino-atrial node. J. Geront. 9, 1 (1954).

42. LEV, M.: The pathology of complete atrioventricular block. Progr. cardiovasc. Dis. 6, 317–326 (1964).

43. LÜDERITZ, B.: Einfluß herzwirksamer Hormone auf elektrophysiologische Meßgrößen des Ventrikelmyokards. Habil. Schrift, Göttingen 1972.

44. LÜDERITZ, B., AVENHAUS, H., BOLTE, H.-D.: unveröffentlicht.

45. LÜDERITZ, B., NAUMANN D'ALNONCOURT, C., AVENHAUS, H., BOLTE, H.-D.: Zur kardialen Wirkung der Aldosteronantagonisten. Elektrophysiologische Messungen am Papillarmuskel des Menschen. Verh. dtsch. Ges. inn. Med. 78, 1066 (1972).

45a. LURIA, M.H.: Selected clinical features of paroxysmal tachycardia, a prospective study in 120 patients. Brit. Heart J. 33, 351 (1971).

46. LYDTIN, H.: β-Rezeptorenblocker. Ergebn. inn. Med. Kinderheilk. 30, 1 (1970).

47. MENDEZ, C., MUELLER, W.J., URGUIAGA, X.: Propagation of impulses across the Purkinje fibremuscle junctions in the dog heart. Circulat. Res. 26, 135 (1970).

48. NAGER, F., BÜHLMANN, A., SCHAUB, F.: Klinische und hämodynamische Befunde beim totalen AV-Block nach Implantation elektrischer Schrittmacher. Helv. med. Acta 33, 240 (1966).

49. NORDECK, E., AVENHAUS, H.: Paroxysmales Vorhofflimmern bei SA-Block. Intensivmedizin 9, 305 (1972).

50. ROMHILT, D.W., BLOOMFIELD, S.S., LIPICKY, R.J., WELCH, R.M., FOWLER, N.O.: Evaluation of bretylium tosylate for the treatment of premature ventricular contractions. Circulation 45, 800 (1972).

51. ROSENBAUM, M.B., ELIZARI, M.V., LAZZARI, J.O.: Los hemibloqueos. Buenos Aires: Ed. Paidos 1968.

52. RUTISHAUSER, W., WIRZ, P., GANDER, M., NOSEDA, G.: Vergleich der Hämodynamik bei Frequenzsteigerung unter Arbeitsbelastung und elektrischer Stimulation. In: Herzinsuffizienz, Pathophysiologie und Klinik. (H. REINDELL, J. KEUL, E. DOLL, Hrsg.) S. 429. Stuttgart: Thieme 1968.

53. SCHALDACH, M.: Entwicklungsaussichten der Schrittmacherbehandlung in technischer Hinsicht. Verh. dtsch. Ges. Kreisl.-Forsch. 35, 127 (1969).

54. SCHERLAG, B.J., LAU, S.H., HELFANT, R.H., BERKOWITZ, W.D., STEIN, E., DAMATO, A.N.: Catheter technique for recording his bundle activity in man. Circulation 39, 13 (1969).

55. SCHIEBLER, TH.H.: Über den histochemischen Nachweis von Atmungsfermenten im Reizleitungssystem. Verh. anat. Ges. (Jena), Erg.-Heft zu Bd. 111 (1962); Anat. Anz. 103–112 (1963).

56. SCHÖLMERICH, P.: Art und Häufigkeit unerwünschter Nebenwirkungen der Digitalis-Glykoside. In: Herzinsuffizienz, Pathophysiologie und Klinik. (H. REINDELL, J. KEUL, E. DOLL, Hrsg.) S. 574. Stuttgart: Thieme 1968.

57. SCHRÖDER, R., SCHÜREN, K.P., BIAMINO, G.,

DENNERT, J., MEIER, V., SADEE, W.: Die Wirkung von Aldactone auf Herzdynamik und Kontraktilität. Verh. dtsch. Ges. Kreisl.-Forsch. **37**, 438 (1971).

58. SCHWIEGK, H., RIECKER, G.: Pathophysiologie der Herzinsuffizienz. In: Handbuch der inneren Medizin (H. SCHWIEGK, Hrsg.), Bd. IX/1. Berlin-Göttingen-Heidelberg: Springer 1960.

59. SIDDONS, H., SOWTON, E.: Cardiac Pacemakers. Springfield/Ill.: Thomas 1967.

60. SIMON, H.: Herzwirksame Pharmaka. Wirkweise und klinische Anwendung. München: Urban u. Schwarzenberg 1972.

61. SPANG, K.: Rhythmusstörungen des Herzens. Systematik, Ursache und klinische Bedeutung, Therapie. Stuttgart: Thieme 1957.

62. STRAUER, B.E., AVENHAUS, H., NOSE, M.: Evidence for a positive inotropic effect of aldadiene (−K, −Na) on the isolated ventricular myocardium. Klin. Wschr. **50**, 387 (1972).

63. SYKOSCH, J., BÜCHNER, M., EFFERT, S.: Sechs Jahre Schrittmachertherapie. Dtsch. med. Wschr. **93**, 777 (1968).

64. TRAUTWEIN, W.: Elektrophysiologie des reizbil-

denden und -leitenden Gewebes. Verh. dtsch. Ges. Kreisl.-Forsch. **35**, 37 (1969).

65. TRAUTWEIN, W.: Physiologie des Menschen, Band 3, Herz und Kreislauf. München: Urban u. Schwarzenberg 1972.

66. VAUGHAN WILLIAMS, E.M.: The development of new antidysrhythmic drugs. Schweiz. med. Wschr. **103**, 262 (1973).

67. WEIDMANN, S.: Elektrophysiologie der Herzmuskelfaser. Bern: Huber 1956.

68. WEIDMANN, S.: Die ektopische Erregung. Schweiz. med. Wschr. **103**, 258 (1973).

69. WIT, A.L., CRANEFIELD, P.F., HOFFMAN, B.F.: Slow conduction and reentry in the ventricular conducting system. Circulat. Res. **30**, 11 (1972).

70. WOLTER, H.H.: Elektroschockbehandlung des Herzens, Indikationen und Erfahrungen. Verh. dtsch. Ges. Kreisl.-Forsch. **35**, 116 (1969).

71. YATER, W.M., CORNEL, V.H., CLAYTOR, T.: Auriculo-ventricular heart block due to bilateral bundle branch lesions; review of literature and report of three cases with detailed histopathologic studies. Arch. int. Med. **57**, 132 (1936).

9. Schock, Kollaps, akute Kreislaufinsuffizienz

9.1. Begriffe und Definitionen

Als *Schock* definieren wir eine akute unzureichende nutritive Durchblutung der lebenswichtigen Organe mit nachfolgender Gewebshypoxie. Die Minderperfusion der Organperipherie wird im wesentlichen durch vier Faktoren determiniert: durch einen verminderten Herzauswurf, durch einen verminderten Perfusionsdruck, durch ein vermindertes Blutvolumen, durch eine arterioläre und postcapilläre Vasoconstriction bzw. durch Öffnung von arteriovenösen Shunts und durch Störungen in der capillären Endstrombahn. Letztere sind durch eine erhöhte Viscosität des Blutes, durch gesteigerte Capillarpermeabilität und unter bestimmten Umständen durch die Vorgänge einer intravasalen Koagulation charakterisiert [33].

Die Begriffe Schock, Kreislaufschock, Kreislaufinsuffizienz und Kollaps werden synonym gebraucht. Darüber hinausgehende Beziehungen wie hämorrhagischer Schock, kardiogener Schock, traumatischer Schock bezeichnen lediglich spezielle ätiologische oder pathogenetische Umstände oder umschreiben mit „reversibel" oder „irreversibel" die Prognose des jeweiligen Stadiums.

Eine passagere kritische Herabsetzung der Gehirndurchblutung mit gleichzeitiger Bewußtlosigkeit wird als *Synkope* bezeichnet. Nicht immer ist damit eine allgemeine Kreislaufinsuffizienz vergesellschaftet.

9.2. Ätiologie (Tabelle 9.1)

9.2.1. Hypovolämischer Schock

Blutverluste, Plasmaverluste und exogene Wasserverluste zählen zu den häufigsten Ursachen dessen, was sich in komplizierter Verkettung mit sekundären Reaktionen und Regulationen klinisch-symptomatologisch als *„hypovolämischer Schock"* manifestiert.

Blutverluste. Die akute Gastrointestinalblutung (Oesophagusvaricen, Ulcusblutung, Magencarcinom, hämorrhagische Gastritis, Mallory-Weiss-Syndrom, Mesenterialinfarkt, Coloncarcinome) ist die häufigste internistische Ursache eines Entblutungsschocks; von Bedeutung sind Blutverluste im Verlaufe operativer Maßnahmen und kombiniert mit Fettembolien nach Traumen (Gefäßverletzungen, Frakturen, Muskelquetschungen, Leber- und Milzruptur), ferner im Gefolge einer Extrauteringravidität, im Verlaufe akuter Hämolysen und bei hämorrhagischen Diathesen, seltenen Lungenblutungen aus Cavernen, Bronchiektasen und beim Lungeninfarkt, sowie Nieren- und Darmblutungen als iatrogene Komplikation bei Überdosierung von Antikoagulantien und von Thrombolytica.

Plasmaverluste werden am häufigsten nach Verbrennungen, im Verlaufe einer akuten exsudativen Pankreatitis, bei Exsudation in große Wundhöhlen, nach Entleerung großer Höhlenergüsse (Pleura, Abdomen) und nach Unterbindung von Gliedmaßen (Tourniquet-Schock) beobachtet.

Generell muß aber auch bei anderen Schockzuständen, selbst wenn diese nicht primär durch einen Volumenverlust entstanden sind (z.B. anaphylaktischer Schock, septischer Schock), sekundär — und zwar durch Austritt von Plasma ins Interstitium — mit einer Hypovolämie gerechnet werden (s.Abb. 9.5).

Wasserverluste: Häufigste Ursachen einer allgemeinen Entwässerung sind *renale Wasserverluste,* meistens bei polyurischen Verlaufsformen von akuten und chronischen Nierenerkrankungen, die so gut wie immer im Zusammenwirken

Tabelle 9.1. Ätiologie des Schocks

1. Hypovolämischer Schock
Blutverluste
(z.B. akute Gastrointestinalblutung)
Plasmaverluste
(z.B. nach Verbrennung)
Wasserverluste
(z.B. im Verlaufe chron. Diarrhoen).
	5. Vasal-peripherer Schock
	Nerval-reflektorisch vermittelte Weit- oder Eng-
	stellung der Gefäßperipherie, z.B.
	   durch Schmerzreize
	   hypersensitives Carotissinus-Syndrom
	   sog. vagovasale Synkopen.
	Zentralnervös bedingte Störungen der Blutdruck-
	regulation und nach Ganglienblockade, z.B.

2. Kardiovasculärer Schock
Akute Herzinsuffizienz
(z.B. Myokardinfarkt)
bedrohliche Herzrhythmusstörungen
(z.B. Kammertachykardie)
mechanische Verlegung der Hauptstrombahn
(z.B. Lungenembolie)
mechanische Behinderung der Ventrikelaktion
(z.B. Perikardtamponade)
verminderter venöser Rückfluß
(z.B. Orthostase)
generalisierte Vasodilatation
(z.B. akute Entfieberung).
	Hirntrauma
	   cerebrale Blutungen
	   Narkotica
	   Neuroleptica
	   Entfieberung.
	Verminderung der adrenergen Impulsübertra-
	gung im postganglionären Abschnitt, z.B.
	   Reserpin
	   α-Methyl-Dopa
	   Phentolamin
	   Prostaglandin-E_1
	   „postural hypotension".
	Störungen in der Funktionsstrecke zwischen dem
	Membranreceptor und dem kontraktilen Myofila-
	ment der glatten Gefäßmuskelzelle

3. Septischer Schock
(z.B. Endotoxinschock).
	allgemeiner Natriummangel
	   Unterfunktion der NNR
	   Hypoxie
	   durch Histamin, Bradykinin

4. Anaphylaktischer Schock (z.B. Bluttransfusionszwischenfall)	Acidose Kalium.
	6. Kombinierte und seltene Schockformen *bei Intoxikationen, Hitzschlag etc.*

mit einer ungenügenden exogenen Wasserauf-
nahme vergesellschaftet sind. Störungen der
Harnkonzentrierung mit Polyurie werden bei
chronischer Pyelonephritis, im polyurischen Stadium des akuten Nierenversagens, ferner bei der
chronischen sklerosierenden Glomerulonephritis (Salzverlustniere), bei Gefäßerkrankungen
der Niere (Arteriosklerose, Kollagenosen), seltener bei obstruktiven Uropathien, bei Cystennieren und bei der Myelomniere beobachtet; ferner
bei sekundär-renalen Formen von osmotischer
Diurese (Mannit, Diabetes mellitus), bei der Nebennierenrindeninsuffizienz und, als häufigste
iatrogene Ursache, unter der Einwirkung von
Saluretica.

Der zentrale Diabetes insipidus, der familiär
oder im Gefolge erworbener Läsionen des Trac-
tus supraoptico-hypophyseus einschließlich
Neurohypophyse bzw. bestimmter hypothalami-
scher Zentren (Traumen, Meningitis, Encephalitis, Tuberkulose, Lues cerebrospinalis, Hirntumoren, Systemerkrankungen etc.) auftritt, ist
das typische Beispiel für die Entstehung einer
sekundär-renal bedingten Entwässerung des Organismus in Form einer hypertonen Dehydration. — Im Gegensatz zu diesem Krankheitsbild
ist der familiäre wie der erworbene nephrogene
Diabetes insipidus eine primär renale Erkrankung. Daneben gibt es eine ganze Reihe angeborener und erworbener Tubulusanomalien, die zu
einer Polyurie führen und sekundär eine allgemeine Entwässerung hervorrufen können (Kaliummangel, Hypercalcämie verschiedener Genese, Fanconi-Syndrom etc.) [32].

Enterale Wasserverluste infolge Erbrechens oder
Diarrhoe können in verhältnismäßig kurzer Zeit

eine klinisch bedrohlichen Exsiccose mit allen Folgen eines hypovolämischen Schocks hervorrufen. Hierher gehören praktisch alle akuten und chronisch entzündlichen Erkrankungen im Magen-Darmbereich, die Magenausgangsstenose, das Schwangerschaftserbrechen, die Sprue, chronische Colitiden verschiedener Ätiologie, Pankreasadenome mit enteralen Flüssigkeitsverlusten (Verner-Morrison-Syndrom), selten die chologen entstandenen Diarrhoen, der Morbus Whipple und das villöse Adenom im Rectum-Sigmoid-Bereich, ferner die urämische Gastritis bzw. Enterocolitis und der Laxantienabusus.

Nicht zu unterschätzen sind die durch profuse Schweißausbrüche (z.B. bei Entfieberung; unter Hitzeeinwirkung) und die auf dem Atemwege bei Tachypnoe bzw. Hyperpnoe im Verlaufe hochfieberhafter Erkrankungen oft unmerklich auftretenden Wasserverluste.

Häufig treffen mehrere ätiologische Momente zusammen und forcieren einen ohnehin bestehenden hypovolämischen Zustand mit allen seinen Auswirkungen. In diesem Zusammenhang muß auf die Notwendigkeit einer *Substitution* von vorausgegangenen Flüssigkeits- und Elektrolytverlusten vor operativen Eingriffen hingewiesen werden.

9.2.2. Kardiovasculärer Schock

Ein perakutes Kreislaufversagen mit plötzlich auftretender Bewußtlosigkeit (Synkope, synkopale Anfälle) kann verursacht sein durch einen akuten Herzstillstand (z.B. präautomatische Pause beim totalen AV-Block), durch eine extreme Verlangsamung der Herzschlagfolge (z.B. beim Carotissinus-Syndrom), durch plötzliche Verlegung der Hauptstrombahn (z.B. bei massiver Lungenembolie, beim seltenen Vorhofmyxom), durch ein unzureichendes Herzminutenvolumen während körperlicher Belastung (z.B. hochgradiger Aortenstenose) oder beim Stehen (z.B. infolge orthostatischer Fehlregulation).

Häufigste Ursachen eines kardiogenen Schocks sind bedrohliche *Herzrhythmusstörungen* verschiedener Ätiologie (s.S. 223), ferner eine akute (myogene) Herzinsuffizienz im Verlaufe eines Myokardinfarktes (in etwa 15–20% der Fälle), einer Myokarditis oder unter der Einwirkung eines akuten Sauerstoffmangels bzw. negativ inotroper Substanzen (z.B. β-Receptorenblocker, Barbiturate, Antiarrhythmica etc.) und im Terminalstadium chronischer Herzerkrankungen (z.B. angeborene und erworbene Herzklappenfehler). Bedrohliche Zustände von akutem Herzversagen treten beim Hämoperikard (z.B. Stichverletzungen des Herzens) und eher protrahiert bei tamponierender Perikarditis (z.B. im Verlaufe einer fortgeschrittenen Niereninsuffizienz) in Erscheinung.

9.2.3. Septischer Schock

Als Ursache des septischen Schocks wird die *Einschwemmung von Endotoxinen* in die Blutbahn im Gefolge einer Allgemeininfektion vornehmlich mit gramnegativen (Escherichia coli, Klebsiella, Aerobacter aerogenes, Pseudomonas aeruginosa = Pyocyaneus, Proteus, Bacteroides, Salmonellen, coliforme Keime), seltener mit grampositiven Bakterien (z.B. Enterokokken, hämolysierende Streptokokken) angeschuldigt. In etwa einem Viertel der Fälle mit gramnegativer Bacteriämie muß mit der Komplikation eines Schocks gerechnet werden. Typische Vorerkrankungen einer Sepsis sind u.a. Infektionen des Urogenitaltraktes, der Gallenwege und der Lungen, entzündliche Veränderungen an den Herzklappen, die Agranulocytose, die eitrige Tonsillitis sowie Haut- und Schleimhautläsionen mit sekundärer Thrombophlebitis und Lymphangitis einschließlich operativer Eingriffe und unter immunsuppressiven Maßnahmen [11].

9.2.4. Anaphylaktischer Schock

Neben den bisher genannten Schockursachen kommt dem anaphylaktischen Schock besondere klinische Bedeutung zu. Ätiologisch gehören hierher: die Allgemeinreaktion nach wiederholter Fremdeiweißinjektion (z.B. artfremdes Serum, bei passiver Immunisierung, Ovalbumin), die besondere Verlaufsform der cutanen Anaphylaxie am sensibilisierten Organismus (z.B. Insektengifte) [17]. Überempfindlichkeitsreaktionen auf Arzneimittel (z.B. Penicillin, Chinidin, jodhaltige Kontrastmittel), die Antigen-Antikörperreaktion bei Blutgruppeninkompatibilität (Bluttransfusionszwischenfall), durch inkomplette Autoantikörper hervorgerufene akute Hämolysen (z.B. vom Typ Lederer-Brill) sowie sinngemäß die Kreislaufwirkungen von Histamin.

9.2.5. Andere Schockformen

Zu den selteneren Schockformen zählen Intoxikationen mit Schockfolge (z.B. Barbituratvergiftung), die Kreislaufinsuffizienz im Gefolge zentralnervöser Läsionen (Hirntrauma, Sonnenstich) und im Verlaufe endokriner Krisen (z.B. akute NNR-Insuffizienz, thyreotoxische Krise, Coma diabeticum), die Miktionssynkope und der Hustenschlag; ferner Kollapszustände beim Dumping-Syndrom, beim Menière-Syndrom nach Bauchtraumen, nach Magensaftinhalation, unter Schmerzwirkung bei Wärmestau (Hitzschlag) und allgemeiner Unterkühlung sowie als psychogene Reaktion („Ohnmacht"). Mit dem Begriff „vasal-peripherer Schock" werden jene akuten Zustände von Kreislaufinsuffizienz bezeichnet, deren Ursachen direkt auf die Funktion der peripheren Widerstandsgefäße und auf die Gefäßkapazität einwirken (Tabelle 9.1).

9.3. Pathophysiologie

9.3.1. Volumenregulation

Die Volumenregulation des Kreislaufs ist sowohl unter physiologischen Bedingungen als auch unter pathologischen Belastungen darauf ausgerichtet, die Durchblutung der Organperipherie aufrechtzuerhalten und dem Stoffwechselbedarf anzupassen. Sie ist das Ergebnis einer Reihe von untergeordneten, gegenseitig abgestimmter Einzelfunktionen physikalisch-chemischer, metabolischer, nervaler und hormoneller Natur. Ganz allgemein gesagt, handelt es sich bei

diesen Regulationssystemen um Mechanismen, die nach Art eines technischen Regelkreises funktionieren.

Für das Verständnis der biologischen Regelung müssen wir in einem solchen Regelkreis einen Fühler annehmen, der die zu regelnde Größe (z.B. den Blutdruck, die Serumosmolarität oder ein Gefäßvolumen) ständig registriert und seine Ergebnisse an Vermittler (Nerven, Hormone) weitergibt, die sinngemäß auf ein Erfolgsorgan (z.B. Niere, Vasomotorentonus) solange einwirken, bis die Abweichung der zu regelnden Größe wieder auf den Normwert, d.h. auf die Sollgröße, einpendelt.

Blutvolumen und Gefäßdehnbarkeit: Der Blutkreislauf enthält nur wenige Prozent Anteile des gesamten Körperwassers (7,5% Plasmavolumen [Tabelle 9.2]), er ist aber die Flüssigkeitsphase mit der größten Konvektion. Die klinisch so bedeutungsvollen Rückwirkungen von Blutvolumenschwankungen auf die Herzmechanik und auf den Lungenkreislauf sind mit den physiologischen Eigenschaften des Venensystems eng verknüpft. So verteilt sich das normale Blutvolumen

Tabelle 9.2. Verteilung des Körperwassers im Organismus gesunder junger Erwachsener (Durchschnittswerte)[a]

Verteilungsraum	Körperwasser (ml/kg)	% des Körpergewichts	% des Körperwassers
Gesamtes Körperwasser	600	60,0	100,0
intracellulär	330	33,0	55,0
extracellulär	270	27,0	45,0
intravasculär (Plasmavolumen)	45	4,5	7,5
interstitiell, Lymphe[b]	120	12,0	20,0
Bindegewebe, Knorpel[c]	45	4,5	7,5
Knochen[c]	45	4,5	7,5
transcellulär[d]	15	1,5	2,5

[a] Modifiziert nach EDELMAN u. LEIBMAN (1959).
[b] Incl. rascher Verteilungsraum dichterer Bindegewebsabschnitte (25%).
[c] Etwa 75% des Bindegewebes und des Knochengewebes werden von Indikatorsubstanzen (z.B. Saccharose) nicht erfaßt.
[d] durch aktiven Stofftransport der Körperzellen determiniert.

des Menschen, das rund 5500 ml beträgt, mit nur einem Fünftel auf den arteriellen Windkessel und zu vier Fünftel auf die dehnbaren Kreislaufabschnitte der extraarteriellen Gefäße. Dabei lagern 25–30% des gesamten Blutvolumens intrathorakal, hauptsächlich in der Lungenstrombahn [40].

Abweichungen von dieser physiologischen Blutverteilung werden durch einen Lagewechsel, durch Anlegen venöser Staubinden, bei Preßatmung, bei Muskelarbeit und unter den hydrostatischen Einflüssen eines Bades hervorgerufen. Sie gehen im wesentlichen zwischen dem Lungenkreislauf und dem venösen Hauptkreislauf vor sich. Ganz im Gegensatz zu früheren Anschauungen funktionieren also nicht die Milz oder andere ausgeschaltete bzw. parallelgeschaltete Gefäßabschnitte, sondern die venöse Hauptstrombahn und der Lungenkreislauf als Blutreservoire vor den Ventrikeln [40].

Man bezeichnet diese Strombahnabschnitte auch als „Niederdrucksystem". Der durchschnittliche Volumenelastizitätskoeffizient E′ des Niederdrucksystems beträgt nach Messungen von GAUER und HENRY [14]

$$E' = \Delta P / \Delta V = 7 \text{ cm } H_2O/1 \text{ L Blut} = 7 \text{ dyn/cm}^5.$$

Aus dem Zusammenwirken von passiver Gefäßdehnbarkeit, aktivem Gefäßwandtonus und Blutvolumen resultieren die mittleren Gefäßdrücke, die u.a. die Hämodynamik der capillären Endstrombahn, insbesondere den Flüssigkeitsaustausch zwischen Blutbahn und Interstitium determinieren. So wirken sich Schwankungen des zentralen Venendrucks proportional auf die Capillardrücke und hierdurch auf den Flüssigkeitsaustritt durch die Capillarwände in das Interstitium aus [31].

Auch die neueren Untersuchungsergebnisse an den Capillaren des Säugetierskelettmuskels haben die klassische Starlingsche Hypothese bestätigen können, wonach die Geschwindigkeit der Flüssigkeitsbewegung durch die Capillarwände der Differenz des mittleren capillarhydrostatischen Druckes und plasmakolloidosmotischen Druckes proportional ist. Dabei erfolgt der Stoffdurchgang von Wasser und Elektrolyten durch Poren, die intercellulär durch die Capillar-

wand führen, und zwar auf dem Wege der Diffusion, der Ultrafiltration und der Osmose. Die *Porenstruktur der Capillarmembran* wirkt bei diesem Flüssigkeitsdurchgang wie ein Molekularsieb, das den Durchtritt von Plasmaalbumin und Hämoglobin behindert oder zumindest extrem verlangsamt [31].

Die Größe des interstitiellen Raumes (20% des Körperwassers) und die Geschwindigkeit der Flüssigkeitsbewegung durch die Capillarwände bewirken, daß ein Blutverlust innerhalb 20 min zu etwa 40% durch einen Einstrom interstitieller Flüssigkeit in die Blutbahn ersetzt wird und daß ein Volumenüberangebot so lange vom extravasalen Raum aufgenommen wird, bis der Volumenüberschuß durch Einsetzen weiterer volumenregulierender Systeme renal ausgeschieden wird.

Die Hypovolämiereaktion der Niere: Wichtigstes Erfolgsorgan der Volumenregulation des Organismus ist die Niere. Schon bei einer verhältnismäßig geringen Verminderung des Blutvolumens, des extracellulären Flüssigkeitsvolumen (z.B. nach Salzentzug) oder bei einer Umverteilung des Blutes aus den oberen in die unteren Körperregionen (im Steh-Versuch, bei Überdruckatmung und bei venöser Stauung) nehmen — zusammen mit der gleichzeitigen Verminderung des Herzminutenvolumens — auch die Glomerulumfiltration, die Nierendurchblutung und die Natrium-, Chlorid- und Kalium-Clearance ab. Gewöhnlich sind dabei die Filtrationsfraktion und im Gegensatz zur Schockniere auch der osmotische U/P-Wert erhöht (maximal 4,0).

Die verminderte Filtrationsgröße ist aber nicht die einzige Ursache der auf eine Einsparung von Wasser und Elektrolyten gerichteten Hypovolämiereaktion der Niere. Biologisch bedeutsam sind Funktionsänderungen vornehmlich im proximalen Tubulusabschnitt [49], die unter der Mitwirkung hormoneller Regulationssysteme die Rückresorption von Natrium und Wasser aktivieren.

Volumenregulation und Osmoregulation: Das Durstexperiment ist ein gutes Beispiel für das Zusammenwirken von Osmoregulation und Volumenregulation. Bei hypertoner Dehydration wird mit steigender Serumosmolarität vermehrt antidiuretisches Hormon (Adiuretin, ADH), ein cyclisches Octapeptid, aus dem Hypophysenhinterlappen ausgeschüttet. Die Anwesenheit von antidiuretischem Hormon erhöht u.a. die Wasserpermeabilität der distalen Tubulusepithelien, und zwar ganz analog den Verhältnissen an der Froschhaut und an der Krötenblase [45].

Renin-Angiotensin-Aldosteron: Aus experimentellen Daten geht hervor, daß eine Verminderung der Nierendurchblutung oder ein allgemeiner Natriummangel die Bildung und Freisetzung von Renin in den juxtaglomerulären Zellen stimuliert. Renin setzt das Decapeptid Angiotensin I frei, das durch ein „converting enzyme" in das Octapeptid Angiotensin II umgewandelt wird. Angiotensin II wirkt direkt auf die Nebennierenrinde und stimuliert spezifisch die Aldosteronsekretion in der Zona glomerulosa der Nebennierenrinde (Normalwert: 50–250 µg pro Tag) [16, 26].

Demzufolge beobachten wir bei einer Verminderung des intravasalen Volumens durch einen Aderlaß, des extracellulären Flüssigkeitsvolumens beim chronischen Salzentzug und bei Veränderungen der Blutverteilung im Stehversuch oder bei venöser Stauung eine durch Renin und Angiotensin vermittelte regelhafte Steigerung der Sekretionsrate von Aldosteron und eine gesteigerte Aldosteronausscheidung im Urin (Abb. 9.1).

In zahlreichen Untersuchungen konnte eine Korrelation zwischen einer gesteigerten Aldosteronsekretion und einer gesteigerten tubulären Natriumrückresorption sowohl bei Hypovolämie als auch bei der akuten wie chronischen Herzinsuffizienz nachgewiesen werden [51]. Umgekehrt liefert die diuretische Wirkung des Aldosteron-Antagonisten *Spironolacton* (Aldactone, Osyrol) bei gesunden Versuchspersonen unter

Reaktionsablauf im Renin-Angiotensin-System

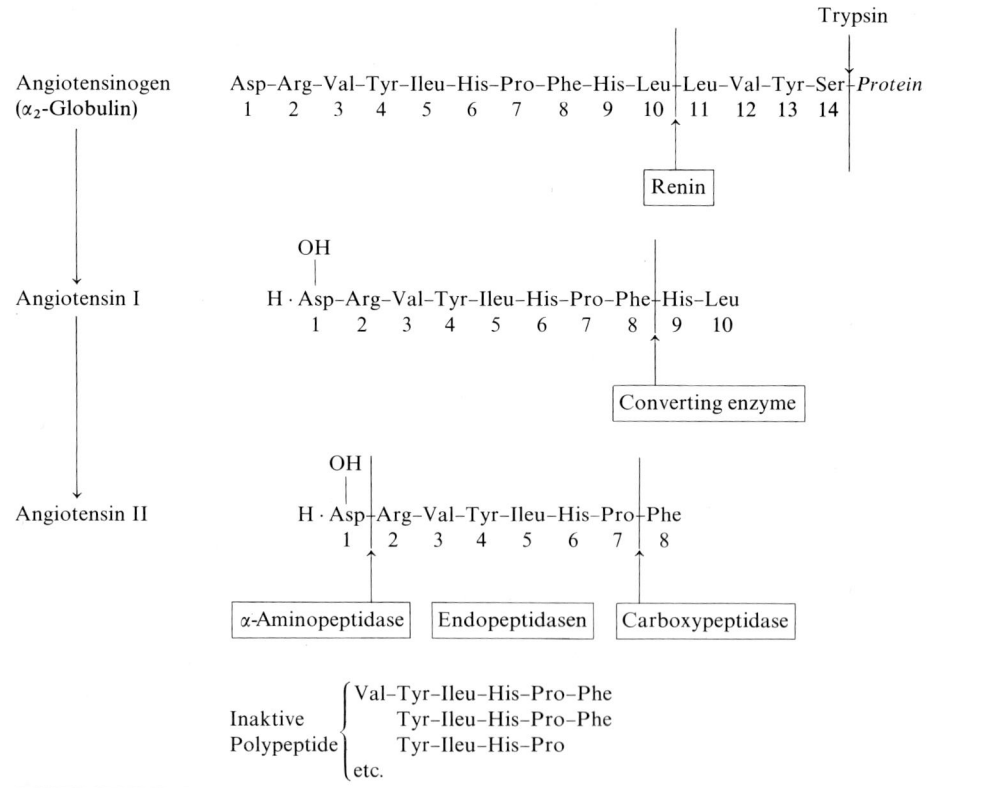

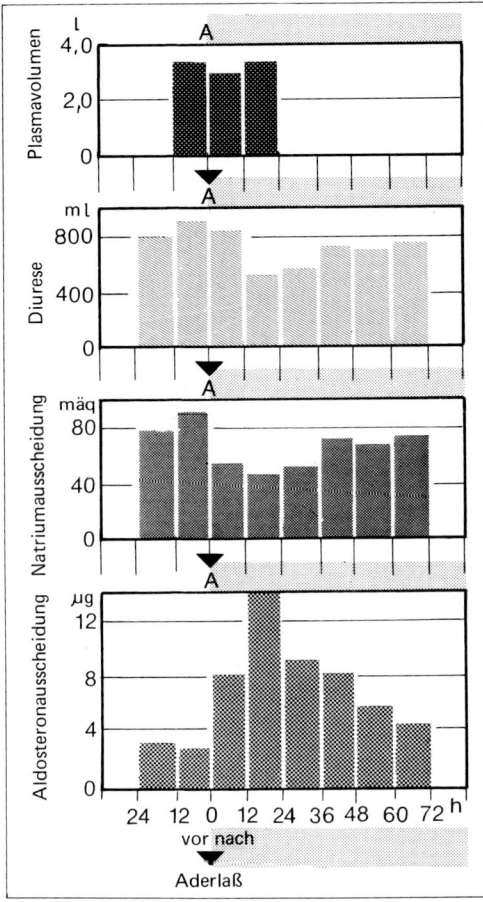

Abb. 9.1. Natrium-, Aldosteron- und Wasserausscheidung vor und nach Aderlaß (nach [51])

Salzentzug einen Beweis dafür, daß Aldosteron an der volumenregulatorischen Antidiurese partizipiert. Und zwar fördert Aldosteron am Einzelnephron sowohl im proximalen als auch im distalen Konvolut des adrenalektomierten Tieres den transtubulären Nettotransport von NaCl und Wasser [50]. Neben Aldosteron wirken auch andere Hormone mit mineralocorticoider Aktivität (z.B. Cortisol) in dieser Weise ein.

Neben den neurogenen Regulationsmechanismen (einschl. der Baroreceptoren) kommt der gesteigerten *Katecholaminsekretion* eine große Bedeutung in der Kompensation intravasaler Volumenverluste zu, wobei eine im weiteren Schockverlauf hinzutretende metabolische Acidose geeignet ist, die Freisetzung von Noradrenalin und Adrenalin zusätzlich zu stimulieren. — Unter den Bedingungen einer extracellulären Volumenexpansion wird die Mitwirkung eines natriuretischen Hormons diskutiert [18].

Die Volumenregulation des Organismus läßt sich demzufolge als ein *Regelsystem mit negativer Rückkopplung* auffassen (Abb. 9.2) und zielt darauf ab, den Flüssigkeitsbestand des Organismus gegenüber den wechselnden Belastungen des Außenmilieus konstant zu halten. Zum anderen wird hierdurch die biologisch bedeutsame Verknüpfung zwischen venösem Angebot an beide Ventrikel und Herzminutenvolumen und damit eine optimale Organdurchblutung sichergestellt.

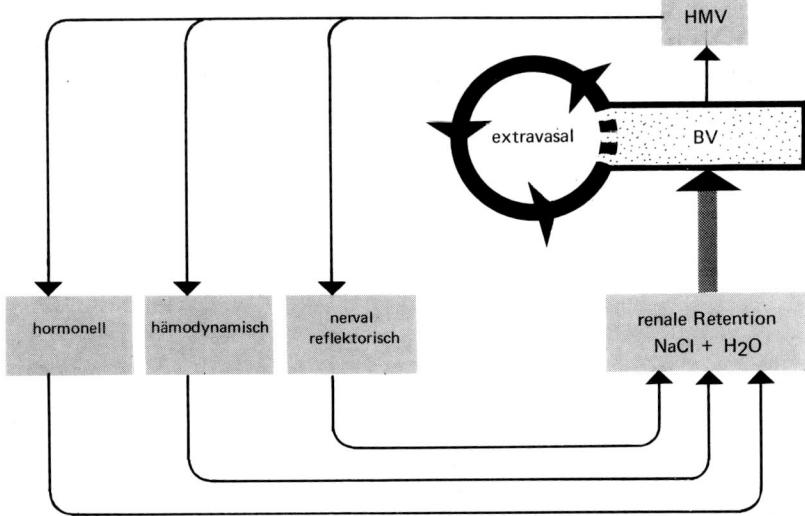

Abb. 9.2. Die Volumenregulation des Organismus; dargestellt als Regelkreis mit negativer Rückkopplung

9.3.2. Hämodynamik

Unter den pathologischen Faktoren des hypovolämischen und des kardiogenen Schocks steht
die Verminderung des Herzauswurfs an erster
Stelle. Ursache ist bei Hypovolämie die unzureichende diastolische Füllung beider Ventrikel;
beim kardiogenen Schock im Gefolge eines
Myokardinfarktes die herabgesetzte Kontraktilität hypoxischer und dyskinetischer Abschnitte
der Ventrikelmuskulatur in Abhängigkeit vom
Umfang des hypoxischen Gewebsbezirks.

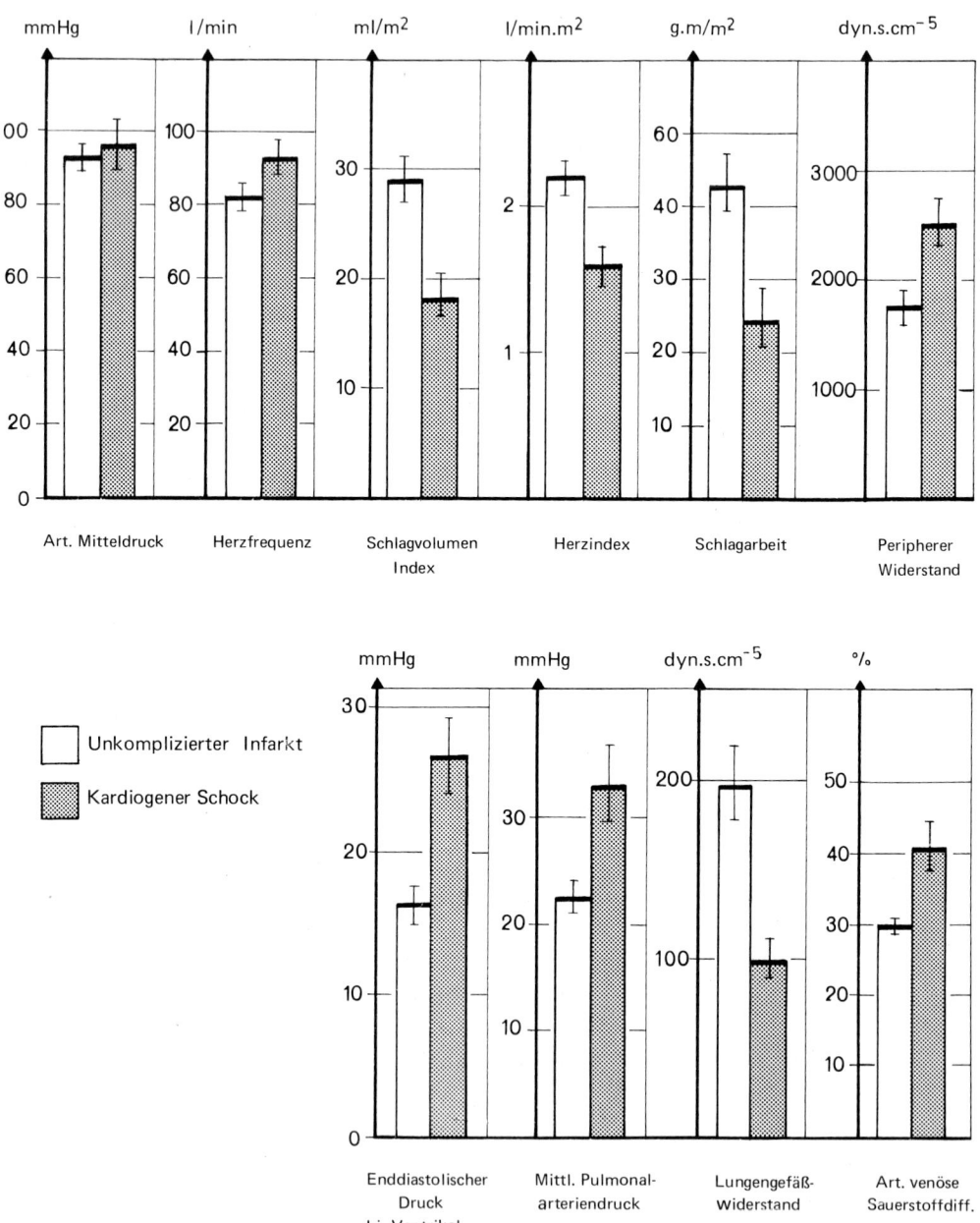

Abb. 9.3. Hämodynamische Veränderungen beim unkomplizierten Infarkt und kardiogenen Schock. [5]

Beim Myokardinfarkt mit Schock sinkt bei der Mehrzahl der untersuchten Patienten das Schlagvolumen des Herzens und trotz gesteigerter Herzfrequenz auch das Herzminutenvolumen ab. Als kritischer Herzauswurf gelten Indexwerte größenordnungsmäßig unter 2,0 l/min/ m^2 mit gleichzeitiger Erhöhung des enddiastolischen linken Ventrikeldrucks über 15 mm Hg [5, 24, 30, 47]. Dem entspricht eine verlängerte Anspannungszeit und eine verkürzte Austreibungszeit des akut insuffizienten linken Ventrikels. Gleichzeitig sind der enddiastolische Druck des linken Ventrikels und die Lungengefäßdrücke erhöht, die systolische Druckanstiegsgeschwindigkeit (dp/dt_{max}) vermindert, die Kreislaufzeit verlängert, die arteriovenöse Sauerstoffdifferenz erhöht, das Plasmavolumen vermindert und der zentrale Venendruck erhöht (Abb. 9.3.). Eine therapeutische Beeinflussung dieser hämodynamischen Veränderungen durch Digitalisierung ist umstritten [37].

Die *hämodynamischen Veränderungen des arteriellen Kreislaufs* folgen im Schock keinem einheitlichen Muster. Prototyp ist die arterielle Hypotonie mit vermindertem Herzauswurf, mit gesteigertem arteriolärem Widerstand und gedrosselter Organdurchblutung. Für eine erfolgreiche Schocktherapie ist aber von Bedeutung, daß unter bestimmten Bedingungen (und in ihrer Entstehungsweise noch nicht genügend geklärt) aus gleicher Ursache auch andere Befundkonstellationen beobachtet werden:

1. Hypotonie mit erniedrigtem HMV und SV aber nur geringer Erhöhung des peripheren Widerstandes und mit normaler Herzfrequenz (z.B. kardiogener Schock).
2. Hypotonie mit normalem HMV und SV, erniedrigtem peripheren Widerstand und normaler Frequenz (z.B. bei gleichzeitiger Temperatursteigerung, im anaphylaktischen Schock, neurogene Schockformen, septischer Schock (sog. Entspannungskollaps nach DUESBERG u. SCHROEDER, 1944).
3. Hypotonie mit normalem oder erniedrigtem HMV, erhöhtem SV, erniedrigtem peripheren Widerstand und ausgeprägter Bradykardie [42, 48, 12].

Beim hypovolämischen Schock ist die Verminderung des Herzschlag- und Minutenvolumens mit einer Verminderung der Lungengefäßdrücke und des zentralen Venendrucks vergesellschaftet. Allerdings besteht zwischen Blutvolumen und Zentralvenendruck keine strenge Korrelation [1].

Als schockfördernd gelten ganz allgemein jene Störfaktoren, die eine Verminderung der capillären, speziell der coronaren Sauerstoffzufuhr bewirken (Hypotension, vermindertes HMV und HSV, Herzrhythmusstörungen, arterielle Hypoxämie, Anämie), den Sauerstoffverbrauch des Herzens und der übrigen Organe steigern (Tachykardie, arterielle Drucksteigerung, Herzdilatation, Fieber) oder direkt die Kontraktilität des Herzmuskels herabsetzen (β-Receptorenblocker, Reserpin, Pethidin, Morphin, Barbiturate, Acidose, Hyperkaliämie, Endotoxin, „myocardial depressant factor" u.a., s.S. 333). Ferner sind renal retinierte Stoffwechselendprodukte im Verlauf eines akuten Nierenversagens, bakterielle Toxine und alle jene Faktoren, die eine intravasale Gerinnung auslösen und begünstigen (s. unten!), in Rechnung zu stellen.

9.3.3. Nierenfunktion

In der überwiegenden Mehrzahl der Fälle wird ein *akutes Nierenversagen* durch eine renale Minderdurchblutung mit herdförmig disseminierten Ischämiebezirken als Folge eines vorausgegangenen Volumenmangelzustandes (Operation, Pankreatitis etc.) begünstigt oder sogar hervorgerufen. Daneben kommt toxischen Einwirkungen auf die Niere (nach Traumen mit ausgedehnter Gewebszertrümmerung als sog. Crush-Syndrom, bei septischen Zuständen, in der Schwangerschaft, nach Fehltransfusionen, bei Vergiftungen etc.) und postrenalen Abflußbehinderungen eine Bedeutung zu.

Klinische und experimentelle Befunde weisen eine hochgradige und anhaltende Herabsetzung der Inulinclearance und damit eine verminderte Bildung des Primärharnes, eine Herabsetzung der tubulären Wasser- und Natriumrückresorption mit der Folge renaler Wasser- und NaCl-Verluste und eine Beeinträchtigung auch anderer spezifischer Tubulusfunktionen (z.B. der tubulären Harnstoffsekretion) nach. In Anlehnung an einen von THURAU [43] für die physiologische Natriumkonservierung postulierten Mechanismus hat BUCHBORN [8] über die Pathogenese des akuten Nierenversagens folgende Vorstellung entwickelt:

Während der hauptsächlich vasoconstrictorisch bedingten, sympathisch bewirkten Minderdurchblutung der „Niere im Schock" kommt es im Bereich des Rindenkreislaufs nicht nur zur druckpassiven Herabsetzung des Glomerulumfiltrates, sondern auch zu multipel disseminierten Herden einer ischämischen Hypoxie. Sie beeinträchtigt — ebenso wie Nephrotoxine — den tubulären Natriumtransport und zieht so die Gefahr lebensbedrohlicher Natriumverluste nach sich. Vor allem die Herabsetzung der Natriumrückresorption im aufsteigenden Schleifenschenkel, die in der äußeren Markzone mit einem maximalen O_2-Bedarf parallel geht, hat einen Anstieg der frühdistalen Natriumkonzentration zur Folge und bewirkt — wahrscheinlich unter Mitwirkung des iuxtaglomerulären Apparates, vor allem der Macula densa — eine Senkung der glomerulären Filtratgröße durch anhaltende Drosselung der Vasa afferentia und verhindert so weitere Natriumverluste durch eine persistierende Oligurie (Abb. 9.4).

9.3.4. Mikrozirkulation und Gerinnungssystem

Störungen in der Capillarperfusion treten schon in der frühen Phase jedes Schocks auf: Hypostase und Stase, Geldrollenbildung von Erythrocyten („roter sludge") und Aggregationen von Thrombocyten und Leukocyten („weißer sludge") werden in verschiedenen Gebieten der Gefäßperipherie nachweisbar, hemmen ihrerseits wieder die Perfusionsgröße in der Mikrozirkulation mit allen Konsequenzen einer nunmehr gesteigerten apparenten Viscosität des Blutes [10], Absinken der Gewebssauerstoffdrücke, hypoxisch bedingter Durchlässigkeit der Capillaren für Eiweiß und zusätzlichen Volumenverlusten und Gewebshypoxydose. Während solche

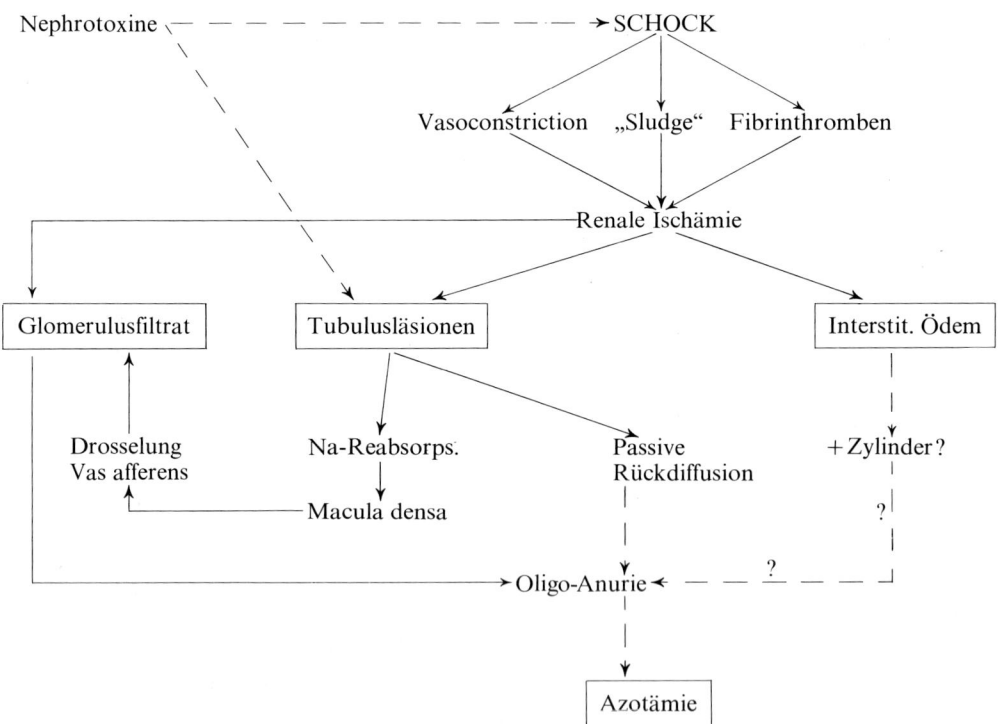

Abb. 9.4. Pathogenese des akuten Nierenversagens (nach [8])

Störungen in der Mikrozirkulation in frühen Stadien des Schocks noch reversibel sind, treten in späteren Phasen mehr und mehr Fibrindepositionen als verfestigende humorale Faktoren dazu, die die Stase des Blutes in der peripheren Zirkulation fixieren [20, 23] (Abb. 9.5).

Die Vorgänge der *intravasalen Gerinnung* können zu irreversiblen Funktionsstörungen führen : an der Niere infolge disseminierter Nierenrindennekrosen, an der Lunge infolge Verlegung des alveolocapillären Gasaustausches bis zur irreversiblen respiratorischen Insuffizienz [20].

Ursache dieser generalisiert einsetzenden ,,intravasalen Gerinnung" zu Fibrin ist eine kontinuierliche Aktivierung im System der Hämostase. Eine oft exzessive Hyperkoagulabilität mit Zunahme der Aktivität der Gerinnungsfaktoren V, VIII, IX und XII bei gleichzeitigem Aufbrauch und Verlust von Thrombocyten ist in diesem Stadium faßbar. Der Einstrom von Gewebsthrombokinase aus dem hypoxischen Gewebe, die zunehmende Acidose einerseits und die langsamere Rückkehr des stagnierenden aktivierten Blutes zur Clearance im reticuloendothelialen System von Leber und Milz andererseits sind als Ursache der Hyperkoagulabilität anzuschuldigen. Hinzu kommen bei speziellen Schockformen Endotoxine, die eine Aktivierung des Hageman-Faktors hervorrufen, ferner Fette mit Aktivierung der Vorphasenfaktoren

und Erythrocytenlipide nach Hämolyse und bei der Verbrennung, die zur peripheren Aktivierung der Hämostase beitragen [20, 23, 25].

Die mehr und mehr nun auch in der Bilanz der Hämostase sich steigernde Hyperkoagulabilität mündet in einem Teil der Fälle mit Schock in einen generalisierten Gerinnungsprozeß in der Strombahn. Analog dem Verhalten von gerinnendem Blut in vitro kommt es dabei zum Verlust der Faktoren I, II, V, VII, XIII, zu quantitativen und qualitativen Plättchenstörungen : das System der Hämostase wird im Rahmen des gesteigerten Umsatzes verbraucht (Verbrauchskoagulopathie nach LASCH [20, 21, 25, 33]). Diese Vorgänge müssen im Zusammenwirken mit einer gleichzeitig gesteigerten Fibrinolyse (sekundäre Hyperfibrinolyse) als Ursachen der dann eintretenden Hypokoagulabilität des Blutes von Schockpatienten angesehen werden.

Besondere Bedeutung gewinnen die Vorgänge der intravasalen Gerinnung mit sekundärer *Verbrauchskoagulopathie* beim Schock im Verlaufe einer gramnegativen Sepsis, bei der Fruchtwasserembolie, bei vorzeitiger Lösung der Placenta, auch bei Verlaufsformen eines anaphylaktischen Schocks und u.a. beim seltenen urämisch-hämolytischen Syndrom.

Abfall der Thrombocyten, des Prothrombinindex und der Plasmafibrinogenkonzentration sowie der Nachweis von Fibrinmonomeren sind

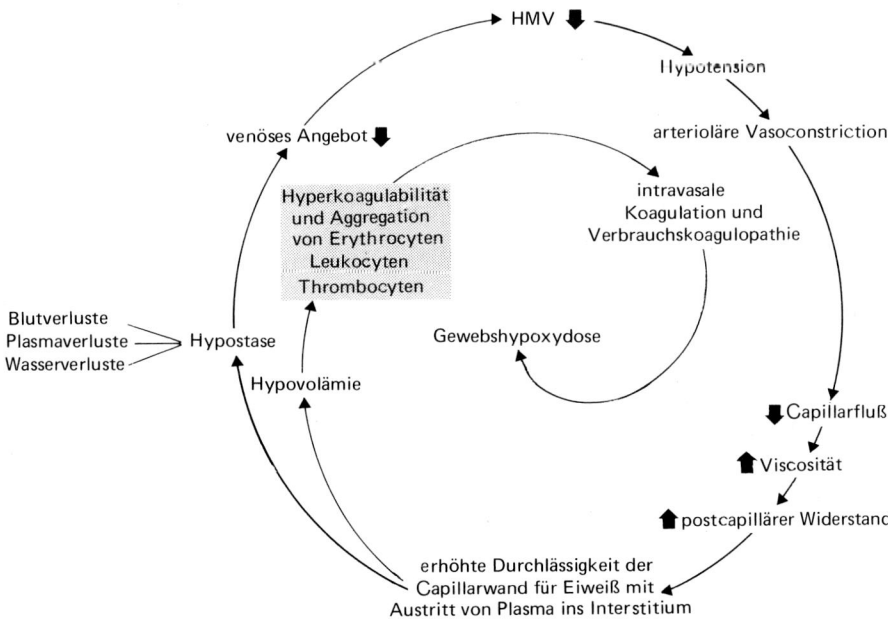

Abb. 9.5. Pathogenese des hypovolämischen Schocks mit besonderer Berücksichtigung der Störungen in der Mikrozirkulation [32]

diagnostische Hinweise für eine Verbrauchskoagulopathie und können eine Indikation zur Einleitung einer Streptokinasemedikation sein [20, 21, 33].

Histamin spielt beim *anaphylaktischen Schock* und im Verlaufe weiterer allergischer Reaktionen eine maßgebliche Rolle. Daneben kommt den Kininen im Gewebe bei manchen Schockformen wahrscheinlich eine pathogenetische Bedeutung zu. Bradykinin, Kallidin und Methionyl-Lysyl-Bradykinin sind Polypeptide mit 9–11 Aminosäuren, die lokale Schmerzempfindung, Vasodilatation und Erhöhung der Capillarpermeabilität mit sekundären Volumenverlusten durch die Capillarwand hervorrufen. Sie werden durch das proteolytische, gegen Trasylol empfindliche Enzym Kallikrein sowie durch Trypsin und durch Schlangengifte aus Vorstufen aktiviert. Dagegen ist ein universeller chemischer Schockmediator nicht bekannt [33].

9.3.5. Stoffwechsel und Sauerstoffverbrauch

Die hypoxischen Stoffwechselveränderungen im Schock sind hauptsächlich durch die kritisch verminderte Gewebsdurchblutung und erst in zweiter Linie durch Störungen des pulmonalen Gasaustausches *(Schocklunge)* bedingt. Eine Verminderung des Hämatokrits, gesteigerte Körpertemperatur und eine Hyperthyreose wirken sich gleichfalls ungünstig auf die Sauerstoffbilanz der Gewebsatmung aus.

Unter den Bedingungen der *Hypoxie* verlaufen sämtliche metabolischen Oxydationsschritte außerhalb der Atmungskettenphosphorylierung als Dehydrierungen ohne Beteiligung von Sauerstoff (anaerobe Glykolyse). Demzufolge ist die Produktion von energiereichen Phosphaten in Leber, Niere und Muskeln herabgesetzt und zusammen mit der konsekutiven Reduktion des Milchsäuredehydrogenasesystems steigen die Milchsäurekonzentration und der Lactat-Pyruvatquotient im Blut an, es kommt zur metabolischen Acidose (Normalwert der venösen Lactatkonzentration: 9–16 mg-% oder 1,0–1,8 mM/l).

Solange in der *Leber* die Milchsäurekonzentration noch niedrig ist, erfolgt eine hepatische Lac-

tatextraktion aus dem Blut und führt hier zur Resynthese von Glykogen aus Lactat. Im fortgeschrittenen Schock wird die mangeldurchblutete Leber selbst zur Quelle der Lactatproduktion und verstärkt die bestehende metabolische Acidose.

Entleerung der Glykogenspeicher, Verlust energiereicher Phosphatverbindungen (insbesondere von ATP), verminderte Desaminierung von Aminosäuren, Beeinträchtigung der Synthese von Harnstoff, Albumin und der Gerinnungsfaktoren, verminderte Acetylierungsfähigkeit zählen zu den hepatisch bedingten Stoffwechselstörungen, ferner eine Einschränkung der Phagocytosefähigkeit des reticuloendothelialen Systems [1].

Folgestörungen der Milchsäureacidose sind u.a. eine Umverteilung von Kationen zwischen Zellen und Extracellulärflüssigkeit mit Anstieg der Kaliumkonzentration und Abfall der Natriumkonzentration im Blutplasma, ein verstärkter Abbau von Gewebsproteinen mit Freisetzung von Polypeptiden, Anstieg der Aminosäurenkonzentration im Blut und negativer Stickstoffbilanz.

Den Energiebedarf des Ventrikelmyokards vermag die *anaerobe Glykolyse* weder in Normothermie noch in Hypothermie zu decken. Unter akut anoxischen Bedingungen entsteht innerhalb weniger Minuten ein rasch zunehmendes Energiedefizit in Gestalt eines Abfalles des Phosphokreatin- und ATP-Gehaltes [19].

Die schon 1877 von CLAUDE BERNARD beschriebene *Hyperglykämie* nach Einwirkung schockauslösender Faktoren (Blutverlust, Trauma) wird durch einen gesteigerten Abbau der Glykogenreserven in Leber und Skelettmuskulatur wie auch durch Gluconeogenese hervorgerufen und u.a. durch die im Schock gesteigerte Sekretion von Adrenalin und Cortisol vermittelt [7].

Tierexperimentell und klinisch fällt im fortgeschrittenen Schockzustand, und zwar im Gefolge der bereits erwähnten Perfusionsstörungen in der Gewebsperipherie, die respiratorische Sauerstoffaufnahme ab. *Sauerstoffdefizit* und *Lactacidose* stehen in enger Beziehung zueinander und gelten als prognostisch ungünstige Zeichen der eingetretenen Gewebshypoxydose [6] (Abb. 9.6). Bei einer Zunahme der arteriellen Lactatkonzen-

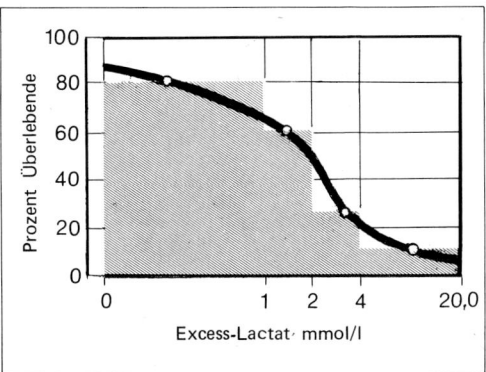

Abb. 9.6. Überlebensquote von 56 Patienten im Schock verschiedener Ätiologie bezogen auf das Exzeßlactat im venösen Blut als Schockindex [6]

tration von 2,1 auf 8 mM/l sinken die Überlebenschancen von 90% auf 10% ab [46]. Die kontinuierliche Registrierung der Sauerstoffaufnahme (Normalwert: etwa 250 ml/min) hat sich deshalb als ein wertvoller, dem arteriellen Blutdruck und dem Herzzeitvolumen überlegener Schockparameter erwiesen und hat jüngst in die routinemäßige Überwachung von Schockpatienten Eingang gefunden [29].

Die arterio-venöse Sauerstoffdifferenz (Normalwert: um 4 Vol. %) ist in den Anfangsstadien des Schocks infolge gesteigerter O_2-Utilisation des Capillarblutes erhöht; im fortgeschrittenen Schockgeschehen mit Mikrozirkulationsstörung, Öffnung arterio-venöser Anastomosen (besonders beim septischen Schock) kann die arterio-venöse O_2-Differenz normal oder sogar vermindert sein.

Die als *Gewebshypoxydose* bezeichnete Stoffwechselsituation ist morphologisch als cytoplasmatische bzw. mitochondriale Schädigung faßbar und geht mit herdförmigen oder disseminierten Zellnekrosen wechselnder Ausprägung in so gut wie allen Organen des Organismus, vornehmlich aber mit herdförmigen, läppchenzentralen Nekrosen in der Leber (Anstieg der Serumtransaminasen!) einher; im Darm finden sich u.a. hämorrhagische Infarzierungen und Flüssigkeitsverluste in das Darmlumen. In der Lunge finden sich Mikrothromben, eine interstitielle Verbreiterung der Alveolarsepten durch Ödem; Granulocyten und gewucherte Mesenchymzellen sind zu sehen. In späteren Stadien wird das Krankheitsbild von Zeichen der Bronchopneumonie, intraalveolärem Ödem und hyalinen Membranen überlagert. Folgezustand ist eine *respiratorische Insuffizienz,* die gekennzeichnet ist durch eine Gasaustauschstörung für O_2 und CO_2 mit Vergrößerung des Totraumanteiles an der Gasventilation, welche am besten mit einer Perfusionsstörung infolge Mikrothrombosierung der Lunge erklärt werden kann [4, 23 a].

9.4. Klinik

9.4.1. Symptomatologie

Die Symptome einer akuten Kreislaufinsuffizienz können alle Grade von vorübergehendem Schwindel bis zum Vollbild eines Kreislaufschocks mit Bewußtlosigkeit und Krämpfen durchlaufen und werden zusätzlich durch die Eigenart der Schockursachen (Verbrennung, Blutung, Herzinfarkt etc.) geprägt.

Im Schock machen die Patienten gewöhnlich einen schwerkranken Eindruck. Sie sind apathisch oder verwirrt, somnolent oder gar bewußtlos. Ihre Haut ist blaß, die Acren fühlen sich kühl an und sind von kaltem Schweiß bedeckt. Die arteriellen Pulse sind weich, die Extremitätenvenen sind im hypovolämischen Schock fast blutleer, beim akuten Rechtsherzversagen erscheinen die Halsvenen prall gefüllt. Der Muskeltonus und die Reflexerregbarkeit sind herabgesetzt. Meist klagen die Kranken über starken Durst. Eine beschleunigte Atmung, Abfall des Blutdrucks, Tachykardie und eine periphere Cyanose sind häufige, wenngleich nicht obligate Begleitsymptome. Schmerzen, Bluterbrechen, Meteorismus, erhöhte Bauchdeckenspannung, Fieber, Herzrhythmusstörungen und Orthopnoe weisen auf spezielle Ursachen oder auf Komplikationen, eine warme, trockene Haut auf ein septisches Geschehen [39], ein Laryngospasmus auf eine Anaphylaxie hin.

9.4.2. Verlauf

Auch der *zeitliche Verlauf* eines Schocks ist von
Fall zu Fall verschieden und erlaubt oft wertvolle
Rückschlüsse auf die Ursache. Geläufig ist der
dramatische Schockbeginn bei einem plötzlichen
Herzstillstand (Adams-Stokesscher Anfall), bei
massiver Lungenembolie oder beim anaphylaktischen Schock; der subakute Beginn beim Myokardinfarkt, bei larviert verlaufenen inneren Blutungen, unter starker Schmerzeinwirkung oder
im Verlaufe einer Peritonitis; charakteristisch ist
der ausgesprochen schleichende Beginn des Vo-
lumenmangel-Syndroms bei einer allgemeinen
Dehydration z.B. im Gefolge anhaltenden Erbrechens, im diabetischen Koma oder im Verlaufe polyurischer Nierenerkrankungen.

9.4.3. Komplikationen

Akutes Nierenversagen: Häufigste, meist reversible Komplikation eines Schocks ist das akute
Nierenversagen (sog. Schockniere). Unbehandelt kann diese Schockkomplikation innerhalb
weniger Tage bis Wochen im urämischen Koma
enden.
Im Gegensatz zur Oligurie im Rahmen der physiologischen Hypovolämiereaktion (s.S. 293)
mit konzentriertem Harn (osmotischer U/P-
Quotient $>1,5$), mit niedriger Urin-Natrium-
konzentration (<20 mval/l) und mit hoher
Urin-Harnstoffkonzentration (>1 g %) (sog.

Tabelle 9.3. Akutes Nierenversagen (i.w.S.)

Niere im Schock (funktionell)
Schockniere (organische Läsion)
Akute Glomerulonephritis
Perakute (=extracapilläre) Glomerulonephritis
Akute intrainfektiöse interstitielle Nephritis
Akuter beidseitiger Nierenarterienverschluß
Akuter Schub einer chronischen Pyelonephritis
Obstruktive Uropathien
während einer Schwangerschaft:
   Nierenversagen nach febrilem Abort
   Nierenversagen als Folge einer Aufpfropfgestose
   Nierenversagen bei sog. essentieller Schwanger-
   schaftstoxikose
Nierenversagen nach Entwässerung oder
Blutverlusten
Bilaterale Nierenrindennekrose (selten!)

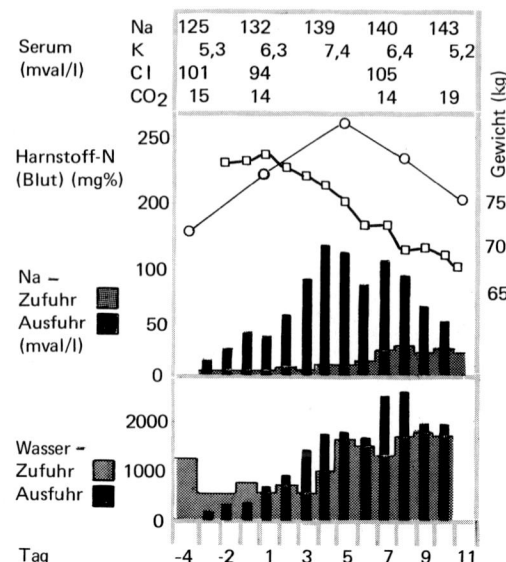

Abb. 9.7. Akutes Nierenversagen nach Blutungs-
schock, Stoffkonzentrationen im Serum bzw. Blut,
Körpergewicht und Natrium- bzw. Wasserbilanz im
oligurischen und polyurischen Stadium (nach [41])

Niere im Schock) wird das akute Nierenversagen
durch organische Läsionen des Nierentubulussy-
stems hervorgerufen und ist in der ersten Phase
neben einer stark herabgesetzten Urinausscheidung (<30 ml/Std, <400 ml/Tag) durch ein Absinken des osmotischen U/P-Quotienten auf
Werte um 1,0 und durch niedrige Harnstoff- und
Kreatininkonzentrationen sowie durch eine ansteigende Natriumkonzentration im Urin
(>35 mval/l) charakterisiert [8, 13].
Charakteristisch ist der *biphasische Verlauf eines
akuten Nierenversagens:* der oligurisch-anuri-
schen Phase mit der Gefahr der allgemeinen
Überwässerung und Hyperkaliämie folgt das
Stadium der Polyurie (Abb. 9.7). Erst nach Re-
stitution der tubulären Nierenfunktion, die mehrere Wochen in Anspruch nehmen kann, kehren
die Harnvolumina, die Fähigkeit der Harnkonzentrierung und die Elimination harnpflichtiger
Substanzen zur Norm zurück.
Differentialdiagnostisch sind eine Reihe primärer
Nierenkrankheiten, die gleichfalls mit der Symptomatologie einer akuten Oligo-Anurie vergesellschaftet sein können, zu berücksichtigen und
auszuschließen (Tabelle 9.3).

Andere Komplikationen: Thromboembolie, Lungenödem und Herzrhythmusstörungen zählen zu den gefürchteten Komplikationen eines kardiogenen Schocks. In der überwiegenden Zahl der Fälle stammen arterielle Embolien aus dem linken Herzen und gestalten durch die Symptome eines apoplektischen Insults, eines hämorrhagischen Mesenterialarterieninfarktes oder durch einen akuten Gliedmaßenverschluß den weiteren Verlauf. Ungleich häufiger, wenngleich oft nicht früh genug erkannt, treten rezidivierende venöse Thromboembolien postoperativ, posttraumatisch oder im Gefolge einer Herzinsuffizienz sowie bei allen Zuständen mit Hämokonzentration komplizierend hinzu.

9.4.4. Prognose

Eine eindeutige Korrelation zwischen dem klinischen Schweregrad des Schocks und der Prognose besteht im allgemeinen nicht. Erfahrungsgemäß verschlechtert sich die Prognose mit zunehmender Schockdauer und mit fortwirkenden Schockursachen.

Auftretende *Komplikationen* (Thromboembolie, Herzrhythmusstörungen, Lungenödem etc.), fortdauernde Blutverluste, nicht beherrschte septische Infektionen, ungenügende Schmerzstillung, eine respiratorische Insuffizienz mit arterieller Hypoxämie, Malnutrition und höheres Alter des Patienten belasten die Prognose. Als ungünstig im Sinne eines drohenden irreversiblen Schockstadiums gelten ferner ein Absinken des Herzminutenvolumens, eine ausgeprägte Lactacidose und die Symptome einer Verbrauchskoagulopathie (Thrombocytopenie, erniedrigter Prothrombinindex und Hypofibrinogenämie).

Von 100 Patienten mit einem akuten *Myokardinfarkt* erleiden 15 Patienten trotz kundiger Therapieführung einen kardiogenen Schock, entweder bedingt durch Herzrhythmusstörungen oder durch ein myogenes Herzversagen. Von allen Patienten im Schock sterben nach der übereinstimmenden Erfahrung sowohl von Herzzentren wie auch von allgemein-internistischen Abteilungen rund 85%; davon wiederum 83% an einem myogenen Versagen, 12% an Arrhythmien und 5%

an thromboembolischen Komplikationen. Die Kombination Schock und Lungenödem ist mit nahezu 100% Letalität belastet [27].

Beim *septischen Schock* durch gramnegative Bakterien — also beim sog. Endotoxinschock — liegt die Zahl der Überlebenden zwischen 30 und 50% [11].

Beim *anaphylaktischen Schock* des Erwachsenen beträgt die Mortalität über 50%, wesentlich günstiger ist die Prognose bei Kindern.

Beim *hypovolämischen Schock* ist die Prognose günstiger und wird weitgehend vom Grundleiden, vom Zeitpunkt und vom Umfang der Volumensubstitution bestimmt: im Verlaufe operativer Maßnahmen werden Blutverluste bis etwa 5% des zirkulierenden Volumens im allgemeinen gut vertragen. Demgegenüber erfordern Verluste um 10% bereits eine genaue Überwachung des Patienten, Verluste über 20% werden auch bei sonst kreislaufgesunden Personen und in Abhängigkeit vom zeitlichen Ablauf als kritisch bewertet. Erfahrungsgemäß werden Blut- und Flüssigkeitsverluste in Narkose schlechter vertragen.

9.4.5. Überwachung des Patienten

Die frühzeitige Erfassung von Blut-, Plasma- und Wasserverlusten, die Beobachtung des Patienten hinsichtlich seiner Ansprechbarkeit und im Hinblick auf eine sich entwickelnde Schocksymptomatik, die rechtzeitige Erkennung einer Krampfneigung oder eines drohenden Lungenödems und die Überwachung der Vitalgrößen (Herzfrequenz, arterieller und venöser Blutdruck, Atmung, Temperatur, Darmtätigkeit, äußere Flüssigkeitsbilanz) gehören zu den allgemeinen Aufgaben einer Intensivstation. Die Überwachung schockgefährdeter Patienten setzt deshalb nicht nur geeignete Einrichtungen, sondern auch geschultes Personal voraus [21, 22].

Herz-Kreislauf: Exakte arterielle Blutdruckwerte lassen sich nur durch die blutige Messung in der Arteria femoralis und in den Lungenarterien (transvenöse Einschwemmkatheter!) erzielen. Für praktische Belange genügt meist die indirekte Blutdruckmessung auskultatorisch oder palpatorisch, oft schon die Palpation des Radialis- oder des Carotispulses. Unerläßlich sind die fortlaufende Überwachung und Aufzeichnung von Elektrokardiogramm und mittlerer Pulsfrequenz mit einem Monitor-System.

Die *Messung des zentralen Venendrucks* erfolgt durch einen Venenkatheter, der bis in die Vena cava vorgeschoben wird. Atemschwankungen des Venendrucks von ca. 1 cm H_2O zeigen die richtige Lage des Katheters an. Die Höhe des Venendrucks (Normalwerte etwa von 5 bis 15 cm Wassersäule) bestimmt — vor allem im postoperativen Schock und in zahlreichen anderen Fällen — das Ausmaß der Volumensubstitution (Abb. 9.8) und ist für die Aufdeckung einer Übertransfusion oder eine beginnenden Rechtsherzinsuffizienz eine brauchbare, leicht faßbare und verläßliche Meßgröße.

Der venöse Zugang dient ferner der Blutentnahme, der Zufuhr von Medikamenten und von parenteralen Nährgemischen. In den meisten Fällen wird der Venenkatheter über Tage komplikationslos toleriert. Gelegentlich werden aber Thrombophlebitiden, Schmerzen entlang des Katheterverlaufs, seltener septische Komplikationen und vereinzelt sogar Vor-

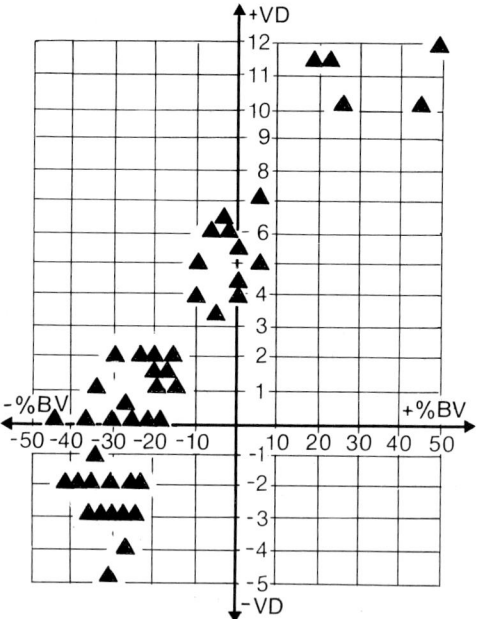

Abb. 9.8. Korrelation zwischen Blutvolumen und zentralem Venendruck. −% BV Blutvolumendefizit in % des Sollvolumens, +% BV Blutvolumenüberschuß in % des Sollvolumens, VD zentraler Venendruck (nach [9])

hofrupturen gesehen. Die Punktion der Vena anonyma sollte auf akute Notfälle mit der Notwendigkeit einer Infusion oder für die Applikation einer Schrittmachersonde bei sonst unerreichbarem venösen Zugang beschränkt bleiben, da bei unsachgemäßer Kanülentechnik eine Luftembolie droht. Gewarnt sei vor der Infusion differenter Lösungen (z.B. Kaliumchlorid, Noradrenalin, Mannit etc.) an Fußvenen: hier droht die Gefahr einer Gewebsnekrose bei paravenösem Einlauf.

Messungen des Herzschlag- und Minutenvolumens mit Hilfe der Farbstoff- oder Kälteverdünnungsmethoden, *des Druckes in der arteria pulmonalis* und *der arterio-venösen Sauerstoffdifferenz* (normal: 4-6 Vol.% bzw. 25% Sättigungsdifferenz , im Frühstadium des Schocks erhöht) vermittelt ein besseres Verständnis des hämodynamischen Schockgeschehens unter der Therapie und werden zunehmend routinemäßig geübt. Erfahrungsgemäß droht eine Kreislaufinsuffizienz bei einem Herz-Zeit-Volumen unter 2 l/min/m^2

Atmung: Nur bei Patienten mit einem normalen Hämoglobingehalt ist eine arterielle Hypoxämie an einer zentralen Cyanose erkennbar; sie fehlt dann, wenn Anämie oder eine schockbedingte Konstriktion der Hautgefäße zu einer Hautblässe geführt haben.

Für die quantititative Erfassung einer arteriellen Hypoxämie, einer Hyperkapnie und zur Kontrolle einer Beatmungstherapie ist die arterielle Blutgasanalyse (Erfassung von pO_2 und pH mit graphischer Ermittlung von pCO_2, Standardbicarbonat und Basenexceß nach der Methode von Sigaard-Andersen) notwendig und für die Überwachung respiratorischer Komplikationen unerläßlich [22] (s.S. 43).

Die kontinuierliche Registrierung der Sauerstoffaufnahme des Patienten ist apparativ sehr aufwendig, in der technischen Handhabung jedoch recht einfach, belästigt den Patienten nicht und erlaubt in Verbindung mit anderen hämodynamischen Parametern eine schnelle Aussage über die Effektivität der eingeleiteten therapeutischen Maßnahmen im Schock [29].

Die automatische Registrierung der Atemfrequenz gelingt über Dehnungsfühler oder — weniger störempfindlich — mit einem Thermistor, der in den Nasen-Rachenraum eingeführt oder auf ein Tracheostoma aufgesetzt werden kann.

Nierenfunktion: Für die Überwachung der äußeren Flüssigkeitsbilanz ist eine Messung der Urinausscheidung in Stundenportionen zu fordern. Im Kreislaufschock sinkt die stündliche Urinausscheidung unter einen Wert von 30 ml ab. Für eine Beurteilung der Urinproduktion innerhalb kurzer Zeitabstände ist deshalb die Einlegung eines Dauerkatheters und die stündliche Messung der Harnportionen notwendig.

Verwendet werden Nelaton-Katheter (Ch 18–20) oder Ballonkatheter. In der weiteren Versorgung muß vor allem darauf geachtet werden, daß keine Abflußstörung im Katheter entsteht. Bei Blutungen, stark infiziertem, trübem oder eingedicktem Urin muß selbstverständlich die Blase öfters sorgfältig gespült werden, bis der Blaseninhalt klar abläuft. Zweckmäßig sind kleine, mehrfach wiederholte Spülstöße mit 5–10 ml. Als Spülflüssigkeit benutzt man (körperwarm) abgekochtes Wasser, physiologische Kochsalzlösung mit Zusatz eines Antibioticums (z.B. Nebacetin), 3%ige Borsäurelösung, 1–2%ige Rivanollösung oder $1\,^0/_{00}$ Oxycyanatlösung [3].

Es muß erwähnt werden, daß die Messung des spezifischen Harngewichtes nach vorausgegangener Gabe von Blutersatzmitteln deswegen keinen informativen Wert mehr besitzt, weil die zu dieser Zeit ausgeschiedenen Makromoleküle der Ersatzmittel selbst ein relativ hohes spezifisches Gewicht besitzen und daher das Resultat verfälschen.

Zur Differenzierung eines Volumenmangelzustandes mit nur funktioneller Oligurie von einer beginnenden bzw. bereits eingetretenen Niereninsuffizienz wird man besser den Quotienten der Harnstoffkonzentration im Urin und Plasma (bei Nierenversagen unter 10,0) und den Natriumgehalt des Urins (bei Nierenversagen über 30 mval/l) heranziehen (s.S. 302).

Laboruntersuchungen: Die Diagnostik und Verlaufskontrolle des Schocks erfordert im gegebenen Falle neben der Überwachung der Vitalgrößen kontinuierliche Erfassung von Werten, die über die Nierenfunktion (Kreatinin, Harnstoff-N, Elektrolyte, Urinosmolalität), Blutverluste (Hämatokrit, Blutvolumen), Belüftung des Blutes (Blutgasanalyse), Infektionen (Blutkulturen), Störungen der Blutgerinnung (Gerinnungszeit, Thrombinzeit, Thrombocytenzahl, Thromboplastinzeit, Fibrinogen, Faktor VIII und IX, Prothrombin, Plasminogen, Thrombelasto-

gramm), über den Säuren-Basenhaushalt (pH, Standardbicarbonat, Lactat) und ggf. über spezielle Stoffwechselgrößen (Blutzucker, Serum- und Urinamylase, Harnsäure, Trijodthyronin und Thyroxin, Plasmacortisol) und in speziellen Fällen über die Ausscheidung von Giften im Urin Auskunft geben [21].

Näherungsweise lassen sich aus den Veränderungen des Hämatokritwertes entsprechende Veränderungen des *extracellulären Flüssigkeitsvolumens* ermitteln, was für die Substitution nicht akut entstandener extracellulärer Flüssigkeitsverluste praktische Bedeutung hat [15]:

$$dECF = \frac{20 \cdot KG}{100 - C_1} \cdot \frac{C_2 - C_1}{C_2}$$

(dECF = Verlust oder Überschuß an extracellulärer Flüssigkeit in Litern

KG = Körpergewicht in kg
C_1 = Soll-Hämatokrit in %
C_2 = Ist-Hämatokrit in %).

9.5. Therapie

9.5.1. Der allgemeine Behandlungsplan

Schocktherapie hat um so mehr Aussicht auf Erfolg, je schneller es gelingt, die auslösenden Schockfaktoren (z.B. eine extreme Herzrhythmusstörung, ein myogenes Herzversagen, ein Volumendefizit, eine septische Infektion, akute Schmerzzustände, Thromboembolie etc.) in ihrer Auswirkung abzuschwächen oder sogar zu beseitigen. Daneben gibt es eine Reihe von allgemeinen Maßnahmen, die den Weiterungen des Schockverlaufs (Niereninsuffizienz, Lungenödem, Atemlähmung, bestimmten Störungen der Mikrozirkulation) entgegenzuwirken versuchen [28].

Der größte Fehler in der Behandlung eines Schockzustandes besteht darin, *einen* pathogenetischen Faktor überzubewerten und daneben andere, gleichfalls therapeutisch beeinflußbare Störungen zu vernachlässigen.

Für das praktische Vorgehen ergeben sich einige allgemeingültige Grundsätze, die sich, in zeit-

Tabelle 9.4. Schocktherapie (allgemeiner Behandlungsplan [34]

Sofortmaßnahmen

1. Beim akuten Kreislaufstillstand: externe Herzmassage und ggf. künstliche Beatmung
2. Ausschluß bzw. Beseitigung von extremen Herzrhythmusstörungen: Herzstillstand, extreme Bradykardie oder extreme Tachykardie
3. Steigerung der Herzkraft (Herzglykoside)
4. Spezielle Maßnahmen bei Myokardinfarkt, Herztamponade, Thromboembolie, Blutungen und Entwässerung, Verbrennung, Sepsis, Anaphylaxie, Ventilpneumothorax, Intoxikation, Diabetes mellitus, bei Insektenstichen etc.
5. ggf. symptomatische Maßnahmen (z.B. Sympathicomimetica, Sympathicolytica, Thrombolytica, Antikoagulantien, Corticosteroide, Sauerstoff, Sedierung, Beseitigung einer Acidose, Schmerzstillung, Plasmaexpander, Elektrolytersatz etc.)
6. Intensivpflege: Lagerung, Flüssigkeitsbilanz, künstliche Ernährung, Überwachung der Vitalgrößen etc.
7. Behandlung von Komplikationen (Lungenödem, Niereninsuffizienz, zentrale Atemstörungen, Blutungen, Infektionen etc.)

Ärztliche Nachsorge und Prophylaxe

1. Behandlung des Grundleidens (Hypertonie, Hyperthyreose, Herzklappenfehler, Myocarditis, Infektion, Elimination von Blutungs- und Infektionsquellen, Entgiftung, künstliche Beatmung etc.)
2. Behandlung einer Herzinsuffizienz
3. Spezielle Behandlungsmaßnahmen (z.B. Antikoagulantien, Antiarrhythmica, Volumensubstitution, Elektrolytersatz, Antibiotica, Corticosteroide etc., Desensibilisierung bei Insektenstichallergie)
4. Intensivpflege

licher Reihenfolge ihrer Anwendung geordnet, in einem *Notfallplan* vereinigen lassen: Sofortmaßnahmen, ärztliche Nachsorge und Prophylaxe (Tabelle 9.4). Hierbei wird der Nachteil einer gewissen Schematisierung durch die Praktikabilität des Regimes aufgewogen.

9.5.2. Sofortmaßnahmen

Reanimation: Beim Syndrom des akuten Kreislaufstillstandes zielen die therapeutischen Bemühungen darauf hin, mit Hilfe der externen Herzmassage und nötigenfalls Mund-zu-Mund-Beatmung die Vitalfunktion aufrechtzuerhalten.

Ausschluß bzw. Beseitigung extremer Herzrhythmusstörungen: Die gezielte Notfalltherapie der akuten Kreislaufinsuffizienz setzt als nächsten Schritt eine einfache, wenngleich für das weitere Handeln entscheidende differentialdiagnostische Überlegung voraus, nämlich, ob ein als kardiogen vermuteter Schockzustand des betreffenden Patienten durch eine extreme Herzrhythmusstörung (Herzstillstand, extreme Bradykardie, extreme Tachykardie) erklärbar ist oder nicht. Diese Unterscheidung läßt sich in den meisten Fällen rasch und verhältnismäßig eindeutig durch die Auskultation des Herzens und mit Hilfe der Gefäßpulse (z.B. Radialispuls) und des EKg's treffen.

Bei extremer Bradykardie: Alupent-Infusion, transvenöse Schrittmachersonde; *bei extremer Tachykardie:* intravenöse Verabreichung von Lidocain (z.B. Xylocain), Ajmalin (z.B. Gilurytmal), Procainamid (z.B. Novocamid), Diphenylhydantoin (z.B. Phenhydan), ggf. Herzglykoside oder elektrische Defibrillation) (s.S. 261). Intravenöse Zufuhr dieser Pharmaka durch Venenpunktion, Venaesectio oder durch Punktion der Vena anonyma. Dagegen sind intrakardiale Injektionen in den meisten Fällen vermeidbar.

Herzglykoside: Vorausgesetzt, daß eine Vorbehandlung mit Herzglykosiden nicht erfolgt ist und ein myogenes Versagen des Herzens als Schockursache wahrscheinlich ist, erfordert die Notfallsituation die Zufuhr von mindestens 2 (möglichst geteilten) Einzeldosen eines Herzglykosids mit schneller oder mittlerer Abklingquote in den ersten 4 Std, z.B. $2 \times 0,25$ mg Strophanthin (z.B. Kombetin), oder $2 \times 0,25$ mg Digoxin (z.B. Lanicor), oder $2 \times 0,4$ mg Lanatosid-C (z.B. Cedilanid), oder $2 \times 0,2$ mg β-Methyl-Digoxin (Lanitop) und die Zufuhr von 2 weiteren Einzeldosen in den folgenden 12 Std. Die 1. Tagesdosis beträgt hiernach annähernd 0,8–1,0 mg, die Erhaltungsdosis der folgenden Tage etwa die Hälfte (Strophanthin) oder ein Viertel davon (Digoxin). Im allgemeinen gilt die Regel, so schnell zu sättigen wie nötig, aber so langsam wie möglich (s.S. 348).

Vorsicht ist dort am Platz, wo eine *herabgesetzte Glykosidtoleranz* erwartet werden muß: Hypokaliämie, ischämisches Herzleiden, Niereninsuffizienz und bei AV-Überleitungsstörungen. Bei bradykarden Herzrhythmusstörungen ist die Verabreichung von Herzglykosiden kontraindiziert [36].

Ein vergleichsweise höherer Glykosidbedarf und damit auch eine höhere Glykosidtoleranz ist bei Hypertonikern, bei Tachyarrhythmie durch Vorhofflimmern und -flattern, am volumenbelasteten Herzen (z.B. Mitralinsuffizienz, Aorteninsuffizienz), bei Hyperthyreose und bei allen fieberhaften Zuständen in Rechnung zu stellen.

In der Herztherapie empfiehlt es sich daher, mit Glykosiden schneller oder mittlerer Abklingquote zu arbeiten und sich durch Verabreichung kleiner bis mittlerer Einzeldosen additiv und unter sorgfältiger Kontrolle der Herzfrequenz an die Vollwirkdosis heranzutasten. (Weitere Einzelheiten zur Glykosidtherapie s.S. 348.)

Volumensubstitution: Generell muß bei allen Schockzuständen, selbst wenn diese nicht primär durch einen Volumenverlust entstanden sind, sekundär mit einer Hypovolämie gerechnet werden (Tabelle 9.5). In der allgemeinen Schocktherapie gelten die *Grundsätze der venendruckkontrollierten Volumensubstitution,* und zwar zunächst in begrenzter Menge (bis etwa 1,5 l) mit künstlichen Plasmaersatzstoffen (Gelatine = Haemaccel oder Dextran = Macrodex; cave allergische bzw. anaphylaktoide Reaktionen!) oder mit 5%igen Humanalbuminlösungen. Der hierdurch erzielte Volumenersatz mit nachfolgendem Blutdruckanstieg verbessert im Zusammenwirken mit der gleichzeitigen Hämodilution die Strömungsverhältnisse im Capillarbett mit Aufhebung der Stase, Verminderung der apparenten Viscosität, gesteigerter Strömungsgeschwindigkeit und gesteigertem O_2-Transport. Blut, insbesondere Konservenblut, kann über Thrombocytenaggregate eine bestehende Mikrozirkulationsstörung forcieren (s.S. 298). Neben dem Risiko der Übertragung einer Hepatitis (Tabelle 9.6) ist die Transfusion von Blutfrischplasma, Humantrockenplasma und gelagertem Plasma auch wegen möglicher immunbiologischer Reaktionen (Serumkrankheit) nicht ganz bedenkenlos. — Notfalls lassen sich in der Behandlung einer akuten Hypovolämie im Gefolge von Blut-

Tabelle 9.5. Diagnostische und therapeutische Maßnahmen bei akuter Magenblutung (nach [16a])

1. Krankenhausaufnahme (Intensivstation) unter Hinzuziehung eines Chirurgen, Sedierung.
2. Bestimmung von Blutgruppe und Rhesusfaktor, Überwachung der Vitalgrößen (Pulsfrequenz, arterieller und venöser Blutdruck, stündlich Hämoglobin und Hämatokrit, Prothrombinzeit, stündliche Urinausscheidung), Venenkanüle bzw. -katheter einlegen, Bereitstellung von Plasmaexpandern und Blutkonserven.
3. Volumenersatz bei Hypotension und beim Absinken der stündlichen Urinausscheidung unter 30 ml/Std.
4. Einführen einer weichen Magensonde (ohne Metallolive) durch die Nase zur Dekompression, zur Kontrolle der Blutung und Spülung mit Eiswasser.
5. Gastroskopie und Röntgenuntersuchung nach Volumenersatz und beim Fehlen von Schockzeichen.
6. Bei anhaltender Blutung ist operative Behandlung angezeigt.

Tabelle 9.6. Risiko einer Transfusionshepatitis

Vollblut	+
Ery-Konzentrat	
Kurzzeitkonservierung	+
Langzeitkonservierung	(+)
Gewaschene Erythrocyten	+
Leukocyten-Konzentrat	+
Thrombocyten-Konzentrat	+
Pool-Plasma	+
Einzelspender-Plasma	+
Serumkonserve (Biotest)	−
Serumkonserve (Behring)	−
Plasmaproteinlösung (PPL)	−
nach 10 Std Wärmebehandlung 60 °	
Albuminlösung 5%, 20%	−
nach 10 Std Wärmebehandlung	
Antihämophiles Plasma	+
Antihämophiles Globulin AHG	+
Cohn-Fraktion I	+
γ-Globulin (IgG)	(+)

+ = Hepatitisrisiko erwiesen; (+) = Hepatitisrisiko nicht sicher auszuschließen; − = kein Hepatitisrisiko.

und Plasmaverlusten auch mit großen Mengen von balancierten Elektrolytlösungen (z.B. 2–3mal soviel gepufferte Ringer-Lactat-Lösung wie Blut verloren wurde) gleichgute Resultate erzielen wie mit Blutkolloiden (Bedarfvolumina s. [44]).

Bei allen Zuständen von allgemeiner Entwässerung (z.B. im diabetischen Koma, bei polyurischen Krankheitszuständen, gastroenterale Wasserverluste, bei der akuten NNR-Insuffizienz) ist die Zufuhr von kolloidfreien Elektrolytlösungen unumgänglich. Die zu einer ausreichenden Substitution in den ersten 12 Std erforderlichen Volumina können beträchtlich sein und unter bestimmten Umständen (z.B. im Coma diabeticum) 8–10 l betragen.

Bei Überdosierung mit kolloidfreien Elektrolytlösungen drohen extravasale Sequestration mit Lungenödem (in erster Linie bei Patienten mit akutem Herzversagen und bei Niereninsuffizienz) und Hirnödem (bei toxisch Hirngeschädigten und bei Hochdruckencephalopathie).

Spezielle volumentherapeutische Maßnahmen sind zusätzlich dann erforderlich, wenn etwa bei hochgradiger Anämie gewaschene Erythrocyten oder bei Verbrennungen Plasmafraktionen übertragen werden müssen.

Neben dem symptomatischen Volumenersatz ist die *Elimination von Blutungsquellen* und die Erkennung anderer Ursachen von Blutplasma- und Wasserverlusten für die Verhütung und für die Beherrschung eines hypovolämischen Schocks entscheidend (Tabelle 9.7).

Vasopressoren: Nicht indiziert, weil unwirksam, ist die orale Verabreichung von vasoconstrictorisch wirksamen Pharmaka (z.B. Sympatol, Veritol, Effortil) beim Schock. Ungeeignet, ja sogar nachteilig sind intramuskuläre Injektionen in Depotform (z.B. Depot-Novadral) zur Schockprophylaxe. Die intravenöse Zufuhr von Sympathicomimetica vom Typ des Noradrenalins ist bei einem progredienten Schockzustand mit drohender Bewußtlosigkeit unumgänglich (Minutendosis von Noradrenalin [z.B. Arterenol] zwischen 5 und 20 µg i.v.). Dopamin (um 200 µg/min i.v.), ein Precursor von Noradrenalin, hat den Vorteil, neben einer Vasoconstriction von Haut- und Muskelgefäßen gleichzeitig die Nie-

Tabelle 9.7. Therapie des hypovolämischen Schocks

1. Lagerung und Schmerzstillung

2. Volumenersatz (unter Venendruckkontrolle)
   Dextran (Macrodex 6% mit 0,9% NaCl)
   Gelatine (Haemaccel)
   Humanalbumin (5%)
   Ringerlösung
   ggf. Bluttransfusion

3. Kausaltherapie und Prophylaxe
   z.B. Oesophagusvaricenblutung:
      Vasopressin, Tamponade, ggf. Notfalloperation
   Magenblutung:
      Magenspülung mit Eiswasser, Notendoskopie, ggf. operativer Eingriff
   Überdosierung von Dicumarolen:
      Vitamin K (Konakion)
      Heparin: Protaminsulfat (Protamin-Roche)
   Überdosierung von Streptokinase:
      Trasylol, ε-Aminocapronsäure
   Coma diabeticum:
      Insulin, Plasmaexpander, Elektrolytsubstitution, Alkalizufuhr
   hämorrhagische Diathesen:
      ggf. Thrombocytentransfusion Frischplasma, Prothrombin-Konzentrate (PPSB), Cohn-Fraktion I, Fibrinogen, etc.
   Addison-Krise:
      physiol. NaCl-Lösung, Hormonsubstitution
   Vena cava-Thrombose:
      Thrombolytica (Streptokinase), Antikoagulantien,
   akute Pankreatitis:
      Nahrungsentzug, Atropin, Magensaftdrainage, Elektrolytsubstitution
   Sepsis:
      gezielte Antibioticatherapie, Beseitigung bzw. Drainage der Infektionsquelle [38]

4. Zusätzliche (fakultative) Maßnahmen
   (nur nach sorgfältiger Abwägung der Indikation!)
   ggf. Sympathicomimetica
   (Noradrenalin, Dopamin, Orciprenalin),
   Sympathicolytica (Phentolamin, Phenoxybenzamin etc.)
   Mannit-Infusion (Osmofundin 20%)
   Furosemid (Lasix)
   Beatmung
   Herzglykoside
   Thrombolytica (Streptokinase-Streptase)
   Antikoagulantien (Heparin-Liquemin)
   niedermolekulares Dextran
   (Rheomacrodex 10% mit 0,9% NaCl)
   Corticosteroide

ren- und Mesenterialdurchblutung zu steigern. *Absolute Indikation* beim bedrohlichen Entfieberungskollaps und beim Schock infolge Überdosierung von Antihypertensiva! In jedem Falle sollen systolische Blutdruckwerte von annähernd 90–100 mm Hg erreicht, aber nicht überschritten werden, um die Perfusion lebensnotwendiger Organe (Herz, Gehirn) aufrechtzuerhalten. Jedoch ist die unkritische Anwendung vasoconstrictorischer Medikamente im Schock wegen der hierdurch induzierten Durchblutungsdrosselung der übrigen Organperipherie bedenklich. Bei dekompensierter metabolischer Acidose nimmt die Ansprechbarkeit der Widerstandsgefäße auf Noradrenalin ab. Bei bedrohlicher Oesophagusvaricenblutung Vasopressin [Octapressin] (20 E in 150 ml einer 10%igen Glucoselösung während 5–10 min infundieren).

Die Anwendung von *Sympathicomimetica* mit positiv inotroper und chronotroper sowie gefäßerweiternder Wirkung (Orciprenalin [z.B. Alupent], ein β-Receptoren-Agonist, wie auch von *Sympathicolytica* [Blockade der α-Receptoren], Phenoxybenzamin [z.B. Dibenzylin], Phentolamin [z.B. Regitin] oder von Mutterkornalkaloiden [z.B. Hydergin]) beschränkt sich auf Zustände mit arteriolärer Vasoconstriction bei normalem oder erhöhtem Venendruck und erfordert laufende arterielle und venöse Druckmessung und notfalls Volumensubstitution mit einem Plasmaexpander. Eine geringgradige Zunahme des arteriellen Blutdrucks, der arteriellen Blutdruckamplitude und ein leichtes Absinken des zentralen Venendrucks zusammen mit Steigerung der Diurese weisen auf einen Anstieg des Herzminutenvolumens und auf eine verbesserte periphere Perfusion hin [47] (Abb. 9.9). Am ischämischen Herzen ist die Zufuhr von Isoproterenol wegen des hierdurch induzierten gesteigerten O_2-Verbrauchs bedenklich [24]; im Dosisbereich von (~ 5 μg/min) wurden bereits bedrohliche tachykarde Herzrhythmusstörungen beobachtet [2]. Eine gesteigerte kardiale Empfindlichkeit des Herzens auf Katecholamine muß außerdem bei Patienten mit Halogenkohlenwasserstoffen (z.B. Tetrachlor-Kohlestoff, Trichloräthylen etc.) in Rechnung gestellt werden. Weder die adrenergische noch die adrenolytische Medikation hat die Prognose des Schocks oder spezieller Schockfor-

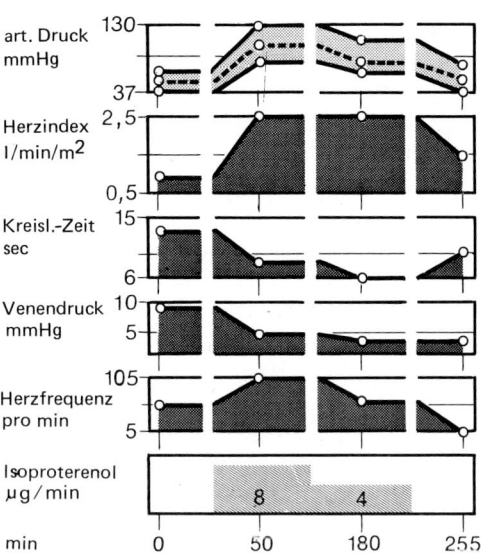

Abb. 9.9. Hämodynamik beim septischen Schock während Isoproterenol-Infusion. Man beachte den Anstieg des Herzauswurfs und des arteriellen Blutdrucks bei gleichzeitigem Absinken des Venendrucks (nach [47])

men beim Menschen statistisch beeinflußt [33].

Präparate mit zentral-analeptischer Wirkung (z.B. Coffein, Cardiazol, Coramin, Campher, Lobelin) haben sich beim Schock nicht bewährt. Einzige *Indikation für Adrenalin* (Suprarenin) ist der anaphylaktische Schock mit drohendem Glottis- bzw. Larynxödem (0.05–0.1 mg s.c., i.m. oder langsam i.v., wiederholt in Abständen von 1–2 min.).

Alkalitherapie: Kompensation einer schockbedingten Acidose mit Natriumbicarbonat (4% = 238 mval/500 ml) etwa 50 mval Bicarbonat pro Stunde, bei hochgradiger Acidose bis zu einer Gesamtmenge von 1 000 mval in 24 Std. Laufende pH-Kontrollen im arteriellen Blut erforderlich: bei pH-Werten > 7.30 soll die Bicarbonatzufuhr unterbrochen werden. Als Faustregel für eine Alkalitherapie bei Lactacidose kann gelten:

Zufuhr von mval $^-HCO_3$ = negativer Basenüberschuß $\times 0,3 \times$ kg Körpergewicht.

Antikoagulantien und Thrombolytica: Häufigste Indikationen sind die Lungenembolie und der nicht chirurgisch versorgbare akute Gliedmaßenarterienverschluß, ferner der akute Myokardinfarkt. — Im protrahierten Schock jeder Ätiologie treten Störungen der Mikrozirkulation in den Vordergrund (s.S. 298), bestimmen von sich aus den weiteren Verlauf mit und können bei drohender Verbrauchskoagulopathie durch den rechtzeitigen Einsatz von Heparin (Liquemin; probatorische Dosis: 5000 E i.v.) und in fortgeschrittenen Stadien von einer mit Streptokinase (z.B. Streptase) induzierten Thrombolyse aufgelöst werden. Beide Maßnahmen sind nicht ohne Risiko und erfordern fortlaufende Analysen des Gerinnungssystems (Thrombocyten, Quick-Test, Fibrinogenkonzentration, Äthanolgeliertest u.a.) [25]. (Dosierung und Kontraindikation s.S. 424).

Beatmung: O_2-Zufuhr ist bei jedem Schock geboten, beim Schock mit Lungenödem absolut indiziert (Sondenende im Nasopharynx. Cave: Schleimhautemphysem!). Intubation jedes bewußtlosen Patienten. Bei zentraler Atemdepression und bei pulmonal bedingter respiratorischer Insuffizienz mit erniedrigtem pO_2 und erhöhtem pCO_2 ist eine endotracheale Intubation und eine assistierte oder kontrollierte Dauerbeatmung angezeigt. Auf medikamentöse Atemanaleptica (z.B. Lobelin, Micoren) kann verzichtet werden.

Corticosteroide: Absolut indiziert beim anaphylaktischen Schock, in der Addison-Krise und nach Insektenstichen (100 mg wasserlösliches Hydrocortison, bzw. 50 mg Prednison oder Prednisolon i.v.)! Umstritten ist ihre Anwendung in der von LILLEHEI empfohlenen hohen Dosierung (30 mg/kg), Behandlungserfolge werden beim septischen Schock berichtet [11].

Mechanische Assistsysteme und Notfallchirurgie: Im Schock beim Myokardinfarkt sind in Herzzentren mechanische Assistsysteme in Erprobung, in erster Linie Modifikationen des Gegenpulsationsverfahrens, das darauf abzielt, die Herzarbeit zu vermindern und die Coronarperfusion zu vergrößern [24]. Andere Typen von assistierter Zirkulation, die das Prinzip der Herz-Lungenmaschine abwandeln, sind technisch enorm aufwendig, erfordern z.T. thoraxchirurgische Eingriffe und befinden sich überwiegend

noch in einem experimentellen Entwicklungsstadium. Es zeichnet sich aber für die weitere Zukunft eine Entwicklung ab, die auf den Versuch hinausläuft, den Patienten mit einem akuten Myokardinfarkt und im Schock durch künstliche Perfusion über Stunden zu assistieren, um ihn im Falle der nicht wiederherstellbaren Herzfunktion zunächst der coronarangiographischen Diagnostik und dann unmittelbar danach dem Herzchirurgen zuzuleiten: rekonstruktiver Coronareingriff oder/und Exstirpation eines Herzwandaneurysmas stehen dort zur Entscheidung an [33, 35].

Intensivpflege und Überwachung: Die Pflege schwerkranker Patienten erfordert geschultes Personal, ist aufwendig und verantwortungsvoll. Als allgemeiner Grundsatz gilt: Solange ein Schockzustand vorliegt, ist der Patient nicht transportfähig und die Anwesenheit des Arztes unerläßlich.

Zur *Decubitusprophylaxe* gehören: Antidekubitus-Matratzen und das Pudern schwitzender und aufliegender Körperstellen. Auf häufigen Lagewechsel und Vermeidung von örtlichen Wärmeapplikationen ist streng zu achten. Es liegen zahlreiche Beobachtungen über Verbrennungsschäden der Haut nach Anwendung von Wärmflaschen vor. Die Grenze der Verträglichkeit der Haut liegt physiologischerweise etwa bei 45 °C. Starker Applikationsdruck und Durchblutungsstörungen der Haut vermindern erfahrungsgemäß die Hautverträglichkeit auf Wärmereize; der Toleranzpunkt liegt dann um einige Grade niedriger. Sensibilitätsstörungen der Haut oder Ausschaltung der Temperaturempfindung durch Medikamente und Alkohol erhöhen die Verbrennungsgefahr.

Mundpflege und Salbenbehandlung von Cornea und Nasenschleimhaut, zur Verhütung von Schäden durch Austrocknung, müssen mehrmals täglich vorgenommen werden. Freihalten der oberen Luftwege durch Absaugen und durch Verwendung eines Mundtubus (Guedel-Tubus) sowie antiseptische Pflege von Blasenkathetern etc. sind Maßnahmen eines sorgfältig geführten Pflegebetriebes.

Behandlung von Komplikationen: Notwendig ist die frühzeitige Erkennung und die gezielte Bekämpfung eines Lungenödems. Praktisch gesehen laufen die meisten therapeutischen Maßnahmen zur Beseitigung eines Lungenödems auf eine Verminderung des Lungenblutvolumens und damit auf eine Senkung des Lungencapillardrucks hinaus. Kontraindiziert sind beim Lungenödem daher alle Mittel, die Blutdruck, Blutvolumen und Herzfrequenz steigern (Einzelheiten s.S. 321). *Beim drohenden akuten Nierenversagen* (Urinausscheidung < 30 ml/Std) werden Dopamin (180–200 µg/min i.v.) oder 100–250 ml einer 20%igen Mannit-Lösung plus Kochsalz (Osmofundin 20%) innerhalb 20–30 min zur Erzeugung einer osmotischen Diurese infundiert. Hohe Furosemiddosen (Lasix) (200–500 mg/ Std in 5% Glucoselösung) scheinen in dieser Situation ebenso zuverlässig wie Mannit zu wirken, ohne mit dem Risiko der Mannitretention und daraus resultierenden Hyperosmolarität, Hyponatriämie und Hypervolämie bei irreversibler Oligurie belastet zu sein. Liegt der Beginn der Oligurie länger als 48 Std zurück, besteht bereits eine isosthenurische Oligurie oder komplette Anurie, ist eine diuresesteigernde Mannit- oder Furosemidwirkung nicht mehr zu erwarten [13].

9.5.3. Ärztliche Prophylaxe und Nachsorge

Angesichts der hohen Letalität von Schockzuständen kommt der Verhütung des Schocks und seiner Komplikationen eine erhebliche Bedeutung zu.

Die weiteren therapeutischen Maßnahmen sind deshalb in erster Linie auf die *Beseitigung kausaler Faktoren* (Grundleiden, iatrogene Ursachen) gerichtet: beim Myokardinfarkt: Schmerzstillung, Lagerung und Antikoagulantien, ggf. Thrombolyse (s.S. 194); bei der Lungenembolie: Sedativa, Antikoagulantien oder Thrombolyse, ggf. gefäßerweiternde Pharmaka, Analgetica, bei massiver Embolisierung die Embolektomie (Trendelenburgsche Operation) (s.S. 214); beim tamponierenden Herzbeutelerguß: Punktion und Drainage, ggf. Notoperation (Fensterung).

Hierher gehören ferner: antihypertensive Therapie im Verlauf einer Hochdruckkrise (s.S. 395);

Thyreostatica, Jodapplikation, Neuroleptica und β-Blocker bei der drohenden thyreotoxischen Krise; frühzeitige Operationsindikation bei Herzvitien (s.S. 103 und 128); kausale und symptomatische Therapie der Endo-Myocarditis (s.S. 53); gezielte antibiotische Therapie von Infektionen, speziell der bakteriellen Endocarditis (s.S. 66 u. [39]); Elimination von Blutungsquellen, Entgiftung, Hormonsubstitution (z.B. bei der NNR-Insuffizienz); Behandlung einer myogenen Herzinsuffizienz, Abklärung operativer Indikationen nach gastrointestinaler Blutung; Desensibilisierung bei Insektenstichallergie [17].

Lungenödem-Prophylaxe (s.S. 323); Volumensubstitution und Elektrolytersatz vornehmlich bei polyurischen Nierenkrankheiten, bei Erbrechen und Diarrhoe; bei Exsudation in große Wundhöhlen (z.B. nach Rectumexstirpation, Pneumektomie, retroperitoneale Eingriffe); sachgerechte Sondentamponade bei Oesophagusvaricenblutung; forcierte Diurese während Risikooperationen als prophylaktische Maßnahme zur Verhütung eines akuten Nierenversagens, Vermeidung vasoconstrictorischer Medikamente; bei herabgesetztem Glomerulumfiltrat keine niedermolekularen Dextrane (Rheomacrodex) (intratubuläre Ausfällung!) und keine Fibrinolysehemmer (Epsilon-Aminocapronsäure) (Gefahr der irreversiblen Nierenrindennekrose)!

Nicht selten spielen *iatrogene Faktoren* bei der Schockentstehung mit, ihre Elimination kann ein wesentlicher Beitrag zur Schockprophylaxe sein: Entfieberungskollaps nach Antipyretica; orthostatische Komplikation nach Überdosierung von Antihypertensiva und von Neuroleptica; Entwässerung durch Diuretica; akute Herzinsuffizienz nach Verabreichung von β-Receptorenblockern; ungenügende Flüssigkeitssubstitution bei chronischer Diarrhoe, polyurischen Nierenerkrankungen, bei Diabetes mellitus; Digitalisierung trotz pathologischer Bradykardie; Penicillin bei Penicillinallergie; Herzkomplikationen nach übermäßiger Verabreichung von Aludrin-Spray bei Asthmatikern; ungezielte Antibioticatherapie septischer Krankheitszustände; unkontrollierte Anwendung von Antikoagulantien.

9.6. Literatur

1. AFFOLTER, H.: Zur Pathophysiologie des Schocks. Schweiz. med. Wschr. **102**, 1096 (1972).
2. AFFOLTER, H., DEBRUNNER, F., MANNHART, M., RITZ, R.: Zur Schocktherapie mit Isoprenalin. Dtsch. med. Wschr. **94**, 774 (1969).
3. ALKEN, C.E.: Leitfaden der Urologie. 3. Aufl. Stuttgart: Thieme 1966.
4. AYRES, ST. M., MUELLER, H., GIANELLI, ST., FLEMING, P., GRACE, W.J.: The lung in shock. Alveolar-capillary gas exchange in the shock syndrome. Amer. J. Cardiol. **26**, 588 (1970).
5. BLEIFELD, W., HANRATH, P., MATHEY, D., MERX, W.: Acute Myocardial Infarction. V: Left and Right Ventricular Haemodynamics in Cardiogenic Shock. Brit. Heart J. **36**, 822 (1974).
6. BRODER, G., WEIL, M.H.: Excess lactate an index of shock-reversibility in human patients. Science **143**, 1457 (1964).
7. BUCHBORN, E.: Stoffwechselveränderungen im Schock und ihre Bedeutung für die Schockbehandlung. Internist **3**, 522 (1962).
8. BUCHBORN, E.: Kreislaufschock und Nierenfunktion. Verh. dtsch. Ges. Kreisl.-Forsch. **33**, 47 (1967).
9. BURRI, C, ALLGÖWER, M.: Klinische Erfahrungen mit der Messung des zentralen Venendrucks. Schweiz. med. Wschr. **97**, 1414 (1967).
10. CHIEN, S.: Blood rheology and its relation to flow resistance and transcapillary exchange, with special reference to shock. Advanc. Microl. **2**, 89 (1969).
11. CHRISTY, J.H.: Treatment of gram-negative shock. Amer. J. Med. **50**, 77 (1971).
12. COHN, J.N.: Myocardial infarction shock revisited. Amer. Heart J. **74**, 1 (1967).
13. EDEL, H.H.: Akutes Nierenversagen. In: Therapie innerer Krankheiten (E. BUCHBORN, H. JAHRMÄRKER, J. KARL, G.A. MARTINI, W. MÜLLER, G. RIECKER, H. SCHWIEGK, W. SIEGENTHALER, W. STICH, Hrsg.). 2. Aufl. Berlin-Heidelberg-New York: Springer 1974.
14. GAUER, O.H., HENRY, J.P.: Circulatory basis of fluid volume control. Physiol. Rev. **43**, 423 (1963).
15. GIGON, J.P.: Zur Diagnose und Therapie des septischen Schocks. Schweiz. med. Wschr. **102**, 990 (1972).
16. GROSS, F.: The regulation of aldosterone secretion by the renin-angiotensin system under various conditions. Acta endocr. (Kbh.) Suppl. **124**, 41 (1967).
16a. HAFTER, E.: Praktische Gastroenterologie, 5. Aufl., Stuttgart: Thieme 1973.
17. Insect Allergy Committee of the American Academy of Allergy: Insect-sting allergy. Questionnaire study of 2606 cases. J. Amer. med. Ass. **193**, 115 (1965).
18. KRAMER, H.J., GONICK, H.C., KRÜCK, F.: Natriuretisches Hormon. Klin. Wschr. **50**, 893 (1972).
19. KÜBLER, W., SPIECKERMANN, P.G.: Die Wiederbelebungszeit des Herzens. Dtsch. med. Wschr. **95**, 1279 (1970).
20. LASCH, H.G., HEENE, D.L., HUTH, K., SANDRITTER, W.: Pathophysiology, clinical manifestations and therapy of consumption-coagulopathy („Verbrauchskoagulopathie"). Amer. J. Cardiol. **20**, 381 (1967).
21. LASCH, H.G., RIECKER, G.: Intensivtherapie beim Schock. Internist **10**, 234 (1969).
22. LAWIN, P.: Praxis der Intensivbehandlung. 2. Aufl. Stuttgart: Thieme 1971.
23. McKAY, G.D.: Disseminated Intravascular Coagulation. New York: Harper and Row 1965.
23a. MITTERMAYER, C., VOGEL, W., BURCHARDI, H., BIRZLE, H., WIEMERS, K., SANDRITTER, W.: Pulmonale Mikrothrombosierung als Ursache der respiratorischen Insuffizienz bei Verbrauchkoagulopathie (Schocklunge). Dtsch. med. Wschr. **95**, 1999 (1970).
24. MUELLER, H., AYRES, ST. M., GIANNELLI, ST., CONKLIN, E.F., MAZZARA, J.T., GRACE, W.J.: Effect of isoproterenol, 1-norepinephrine and intraaortic counterpulsation on hemodynamics and myocardial metabolism in shock following acute myocardial infarction. Circulation **45**, 335 (1972).
25. MÜLLER, G.: Disseminierte intravaskuläre Gerinnung und Schock. Schweiz. med. Wschr. **102**, 986 (1972).
26. MÜLLER, J.: Regulation of Aldosterone Biosynthesis. Berlin-Heidelberg-New York: Springer 1971.
27. NAGER, F.: Der akute Myokardinfarkt. Bern-Stuttgart-Wien: Huber 1970.
28. NAGER, F., STEINBRUNN, W.: Therapie des kardiogenen Schocks nach Herzinfarkt. Schweiz. med. Wschr. **97**, 389 (1967).
29. NEUHOF, H., HEY, D., GLASER, E., WOLF, H., LASCH, H.G.: Schocküberwachung von Patienten durch kontinuierliche Registrierung der Sauerstoffaufnahme. Med. Techn. (Berl.) H. 2, 1972.
30. RATSHIN, R.A., RACKLEY, CH.E., RUSSELL, R.O.: Hemodynamic evaluation of left ventricular function in shock complicating myocardial infarction. Circulation **45**, 127, (1972).
31. RENKIN, E.M., PAPPENHEIMER, J.R.: Wasserdurchlässigkeit und Permeabilität der Capillarwände. Ergebn. Physiol. **49**, 59 (1957).
32. RIECKER, G.: Störungen des Wasser- und Elektrolytstoffwechsels bei Nierenkrankheiten. In: Handbuch der inneren Medizin (H. SCHWIEGK, Hrsg.), 5. Aufl., Bd. 8, 1. Teil, S. 760 ff. Berlin-Heidelberg-New York: Springer 1968.

33. RIECKER, G., HABERMANN, E., EFFERT, S., LASCH, G., VERAGUT, U.P., GRUBER, U.F.: Aktuelle Probleme der Pathogenese und Therapie verschiedener Schockformen in der inneren Medizin. Verh. dtsch. Ges. inn. Med. **77**, 1249 (1971).

34. RIECKER, G., LASCH, H.G.: Schock, Kollaps, akute Kreislaufinsuffizienz. In: Therapie innerer Krankheiten (E. BUCHBORN, H. JAHRMÄRKER, J. KARL, G.A. MARTINI, W. MÜLLER, G. RIECKER, H. SCHWIEGK, W. SIEGENTHALER, W. STICH, Hrsg.), S. 18. 2. Aufl. Berlin-Heidelberg-New York: Springer 1974.

35. SANDERS, CH.A., BUCKLEY, M.J., LEINBACH, R.C., MUNDTH, E.D., AUSTEN, W.G.: Mechanical circulatory assistance: Current status and experience with combining circulatory assistance. emergency coronary angiography and acute myocardial revascularization. Circulation **45**, 1292 (1972).

36. SCHÖLMERICH, P.: Art und Häufigkeit unerwünschter Nebenwirkungen der Digitalisglykoside. In: Herzinsuffizienz-Pathophysiologie und Klinik (H. REINDELL, Hrsg.), S. 574. Stuttgart: Thieme 1968.

37. SCHÜREN, K.P., RAMDOHR, B., DISSMANN, W., BUSCHMANN, H.J., SCHRÖDER, R.: Untersuchungen über den Einfluß von Digitalis auf die Hämodynamik des akuten Myokardinfarktes. – II. Der Myokardinfarkt mit akuter schwerer Linksherzinsuffizienz und kardiogenem Schock. Klin. Wschr. **48**, 591 (1970).

38. SCHWIEGK, H., RIECKER, G.: Pathophysiologie der Herzinsuffizienz. In: Handbuch der inneren Medizin (H. SCHWIEGK, Hrsg.), 4. Aufl., Bd. 9, 1. Teil. Berlin-Göttingen-Heidelberg: Springer 1960.

39. SIEGENTHALER, W., LÜTHY, R., VETTER, H., SIEGENTHALER, G.: Diagnostik und Therapie der Septikämien. Schweiz. med. Wschr. **102**, 593 (1972).

40. SJOSTRAND, T.: Volume and distribution of blood and their significance in regulating circulation. Physiol. Rev. **33**, 202 (1953).

42. THOMAS, M., MALMCRONA, R., SHILLINGFORD, J.: Circulatory changes associated with systemic hypotension in patients with acute myocardial infarction. Brit. Heart J. **28**, 108 (1966).

43. THURAU, K.: Blutkreislauf der Niere. Verh. dtsch. Ges. Kreisl. Forsch. **33**, 1 (1967).

44. TRUNIGER, B.: Wasser- und Elektrolythaushalt. Diagnostik und Therapie. 3. Aufl. Stuttgart: Thieme 1971.

45. ULLRICH, K.J., RUMRICH, G., FUCHS, G.: Wasserpermeabilität und transtubulärer Wasserfluß corticaler Nephronabschnitte bei verschiedenen Diuresezuständen. Pflügers Arch. ges. Physiol. **280**, 99 (1964).

46. WEIL, M.H., AFIFI, A.A.: Experimental and clinical studies on lactate and pyruvate as indicators of the severity of acute circulatory failure (shock). Circulation **41**, 989 (1970).

47. WEIL, M.H., SHUBIN, H.: Diagnosis and treatment of shock. Baltimore: Williams and Wilkins 1967.

48. WEIL, H., SHUBIN, H.: Shock following acute myocardial infarction. Current understanding of hemodynamic mechanisms. Progr. cardiovasc. Dis. **11**, 1 (1968).

49. WEINER, M.W., WEINMAN, E.J., KASHGARIAN, M., HAYSLETT, J.P.: Accelerated reabsorption in the proximal tubule produced by volume depletion. J. clin. Invest. **50**, 1379 (1971).

50. WIEDERHOLT, M., STOLTE, H., BRECHT, J.P., HIERHOLZER, K.: Mikropunktionsuntersuchungen über den Einfluß von Aldosteron, Cortison und Dexamethason auf die renale Natriumresorption adrenalektomierter Ratten. Pflügers Arch. ges. Physiol. **292**, 316 (1966).

51. WOLFF, H.P., KOCZOREK, KH.R., BUCHBORN, E.: Klinische Aldosteronuntersuchungen. Verh. dtsch. Ges. inn. Med. **62**, 480 (1956).

10. Asthma cardiale und Lungenödem

Asthma cardiale und *Lungenödem* sind Symptome, nicht aber die Krankheit selbst. Die Behandlung dieser häufigen, akut auftretenden und oft lebensbedrohlichen Zustände ist dann am aussichtsreichsten, wenn sie auf die Grundkrankheit gerichtet ist und am lokalen Mechanismus der Ödembildung angreift.

10.1. Ätiologie und Pathophysiologie
(Tabelle 10.1)

Es entspricht alter ärztlicher Erfahrung, daß der Asthma cardiale-Anfall ebenso wie sein Korrelat, das Lungenödem, besonders bei Zuständen von akuter Drucksteigerung und Blutüberfüllung im Lungenkreislauf eintreten kann, d.h. bei akuten Herzrhythmusstörungen, bei akuter Linksherzinsuffizienz infolge arterieller Hypertonie im großen Kreislauf, speziell bei Blutdruckkrisen, bei der Aorteninsuffizienz, als Komplikation eines Herzinfarktes, bei Mitralstenosen mittleren Schweregrades, seltener bei der Aortenstenose, selten bei Tumoren und Kugelthromben im linken Vorhof [1, 6].

Bei Nierenkranken kann sich das Zusammentreffen einer Linksherzinsuffizienz infolge dekompensierten renalen Hochdrucks mit einer Hypalbuminämie (z. B. im Verlaufe eines nephrotischen Syndroms) begünstigend auf die Entstehung von Lungenödemattacken auswirken.

Eine spezielle Verlaufsform ist die sogen. fluid lung (Flüssigkeitslunge). Unter 607 Verlaufsbeobachtungen von oligurischen bzw. anurischen Nierenkrankheiten fand ALWALL [2] diese Komplikation am häufigsten bei Patienten mit akutem Nierenversagen und gewöhnlich durch eine allgemeine Überwässerung ausgelöst.

Zu den selteneren Ursachen eines Lungenödems gehören Gifte (Barbiturate, Urämiegifte, Nitrosegase, Phosgen, Heroin, Halogenkohlenwasserstoffe, Säurenebel), Bakterientoxine, die Lungenembolie, hypoxische Zustände (Höhenkrankheit), allergische Reaktionen sowie Erkrankungen des Zentralnervensystems (Gehirnblutungen, Encephalitis, Schädeltraumen) [14].

Auch eine *Verminderung des Intrathorakaldrukkes*, z.B. nach Punktion eines größeren Pleuraergusses kann zu einer Förderung der Lungenödembildung führen. Auf ähnliche Weise kommt es bei Bronchialasthma mit inspiratorischer Atmungserschwerung gleichfalls zu einer vermehrten Flüssigkeitstranssudation in der Lunge (Tabelle 10.1).

Der Vorgang der Ödementstehung in der Lunge unterscheidet sich grundsätzlich nicht von dem in anderen Körperabschnitten. Die Flüssigkeitsfiltration durch die Capillarwand ist dabei größer als der Flüssigkeitsabstrom aus dem Zwischengewebe [10].

Daß die Ödembildung in der Lunge so deletäre Folgen für den Organismus hat, liegt in der besonderen anatomischen Struktur dieses Organs begründet. Im Verhältnis zu anderen Geweben sind nämlich der extravasale Flüssigkeitsraum der Lunge und die Kapazität der Lymphdrainage [10] sehr klein, so daß schon bei einer relativ geringen extravasalen Flüssigkeitsansammlung dieses Ödem unter Ruptur der Alveolarepithelien in den Alveolarraum ausströmt und zu Störungen der Gasverteilung und des Gasaustausches mit der Gefahr schneller Erstickung führt.

10.1.1. Störungen der Ventilation

Der vermehrte Blut- und Flüssigkeitsgehalt der Lunge mit interstitieller und schließlich auch intraalveolärer Transsudation hat eine Reihe von ventilatorischen Funktionsstörungen zur Folge:

1. der bronchiale Strömungswiderstand ist erhöht;
2. es besteht eine Diffusionsstörung, die Diffusionskapazität ist vermindert (alveolo-capillärer Block);
3. das Belüftungs-Durchblutungsverhältnis ist herabgesetzt (Verteilungsinsuffizienz);
4. in fortgeschrittenen Fällen ist die gesamte alveoläre Ventilation vermindert (alveoläre Hypoventilation);
5. die Gesamtventilation und die Totraumventilation sind gesteigert;
6. die Compliance (Dehnbarkeit) der Lunge ist herabgesetzt;
7. die äußere Atemarbeit ist gesteigert.

Als Folge dieses gestörten transalveolären Gasaustausches und der intraalveolären Gasverteilung ist der arterielle Sauerstoffgehalt vermindert (arterielle Hypoxämie); die arteriellen Kohlensäuredrucke sind normal oder herabgesetzt; in fortgeschrittenen Stadien sind die pCO_2-Werte erhöht, es besteht eine respiratorische *und* metabolische Acidose (Schrifttum bei SCHWIEGK u. RIECKER [20]; methodische Grundlagen bei KÖNIG [15].

10.1.2. Lungencapillardruck

Die Capillarwände des Organismus sind unter normalen Verhältnissen so beschaffen, daß sie für Wasser und gelöste Salze gut durchgängig, für Proteine dagegen praktisch fast impermeabel sind. Das Flüssigkeitsgleichgewicht an der Lungencapillare ist nur dann hergestellt, wenn die Summe der hydrostatischen Drucke (Capillardruck, kolloidosmotischer Druck, Gewebsdruck) auf beiden Seiten der Capillarwand im Durchschnitt gleich groß ist. Da unter normalen Bedingungen der Gewebsdruck, also der intraalveoläre Druck, fast Null ist, wird die physiologische Flüssigkeitsfiltration aus der Lungencapil-

lare fast ausschließlich durch die Differenz von Capillardruck und kolloidosmotischem Druck des Blutes bestimmt.

Der normale Lungencapillardruck beträgt im Mittel 10 mm Hg bis 12 mm Hg. Im einzelnen schwankt aber der mittlere Capillardruck in Abhängigkeit vom postcapillären Strömungswiderstand (Mitralöffnungsfläche, Auswurf des linken Ventrikels), von der Lungengefäßelastizität, der Vasomotorik, vom Lungenblutvolumen und damit auch vom Blutdurchfluß [11; 17a].

So führt ein allgemeiner Sauerstoffmangel oder ein erhöhter Gehalt der Atmungsluft an Kohlensäure zu einer *Erhöhung des Pulmonalarteriendrucks,* und zwar durch eine allgemeine Vasoconstriction der peripheren Lungenstrombahn [9].

Viel bedeutsamer ist aber der *Einfluß des Lungenblutvolumens* auf den Lungencapillardruck. Bei Erhöhung des postcapillären Strömungswiderstandes (Mitralstenose, Linksinsuffizienz) oder bei allgemeiner Vasoconstriction im Hauptkreislauf (z.B. nach Adrenalin, nach Gehirntraumen) nimmt infolge der veränderten Blutverteilung das Lungenblutvolumen und damit der Lungencapillardruck, der Druck in der A. pulmonalis und konsekutiv der extravasculäre Flüssigkeitsgehalt der Lungen zu. Unter körperlicher Belastung kommen diese hämodynamischen Abweichungen vermehrt zur Auswirkung. Man weiß heute, daß beim gesunden Menschen etwa 20% des gesamten Blutvolumens im Thoraxraum gelagert sind, etwa 30% davon stehen dem Organismus als mobiles Blutdepot zur Verfügung. So wird rund $^1/_2$ l Blut schon beim einfachen Lagewechsel zwischen dem Lungenkreislauf und der unteren Körperhälfte hydrostatisch verschoben [21]. Bei pathologischer Salz-Wasser-Retention der Niere wird gleichfalls das Lungenblutvolumen zusammen mit der Gesamtblutmenge vergrößert und auf diesem Wege der Lungencapillardruck und der extravasculäre Flüssigkeitsgehalt der Lungen gesteigert; ein wichtiger Vorgang für das Auftreten von Lungenödem bei generalisierten Ödemkrankheiten.

Klinisch und experimentell liegt der *kritische Filtrationsdruck der Lungencapillaren* zwischen 16 und 25 mm Hg. Bei Patienten mit chronischer Lungenstauung (z.B. Mitralstenose) kommt es u.a. zu Veränderungen der physikalischen Eigenschaften der Capillarwände, was eine Erhöhung der kritischen Filtrationswerte über 35 mm Hg zur Folge hat und die Patienten vor Lungenödemattacken schützt [17].

Auf diesen hämodynamischen Wechselbeziehungen gründen sich die meisten therapeutischen *Sofortmaßnahmen* beim Auftreten eines Lungenödems: sei es durch einen Aderlaß, durch Ganglienblockade oder durch eine mechanische Venenstauung an den Extremitäten, durch diuretische Maßnahmen oder über eine Änderung der Blutverteilung durch Beseitigung einer Linksinsuffizienz. Bei jedem dieser Eingriffe sinkt der Filtrationsdruck in den Lungencapillaren infolge des verminderten Lungenblutvolumens ab. Die therapeutische Senkung des Lungencapillardrucks führt auch in solchen Fällen zum Erfolg, wo pathogenetisch andere Faktoren, z.B. eine Verminderung des kolloidosmotischen Drucks oder eine erhöhte Eiweißpermeabilität der Capillarwände (toxisches Lungenödem) vorherrschen.

Daß der Druckanstieg im Lungencapillarbett als die wesentliche Ursache des Lungenödems anzusehen ist, haben schon COHNHEIM und LICHTHEIM [5] und WELCH [23] erkannt. Später hat man mit Hilfe von Herzkathetermessungen im Anfall von kardialem Lungenödem sehr hohe Werte des Lungencapillardrucks (32-54 mm Hg) festgestellt und damit die alte Filtrationstheorie bestätigt [16; 17a].

10.1.3. Der kolloidosmotische Druck des Blutes

Die Serumeiweißkörper wirken dem Capillardruck kolloidosmotisch entgegen. Die Differenz zwischen dem kolloidosmotischen Druck des Blutes und dem Capillardruck ergibt unter physiologischen Bedingungen den *Filtrationsdruck* (-9 bis -17 mm Hg) [17a]. Der kolloidosmotische Druck des Serums beträgt normalerweise rund 25 mm Hg, was im wesentlichen durch den Gehalt an Albumin bedingt wird. Krankheitszustände, die mit einer Verminderung der Serumalbuminkonzentration einhergehen und die Infusion nichtkolloidaler Flüssigkeiten begünstigen

also das Auftreten eines Lungenödems. Ist der Lungencapillardruck normal, dann führt erst eine extreme Verminderung der Serumeiweiße zu einem Lungenödem. Bei Herzkranken dagegen kann sich das Zusammentreffen der pulmonalen Blutüberfüllung mit einer Hypalbuminämie als Folge der chronischen Stauungsleber begünstigend auf die Entstehung von Lungenödemattacken auswirken. Ferner führt die horizontale Lagerung von Ödemkranken zu einem Einstrom der Ödemflüssigkeit in die Blutbahn, was eine weitere Verminderung des kolloidosmotischen Druckes des Blutes und eine vermehrte Flüssigkeitstranssudation in die Lungen bewirkt, besonders dann, wenn bereits erhöhte Lungencapillardrucke bestehen [22].

10.1.4. Die Eiweißpermeabilität der Capillarwände

Die wasseranziehende Wirkung der Serumalbumine ist proportional ihrer Konzentration, wenn die Ödemflüssigkeit eiweißfrei ist. Bei morphologisch intakten Capillarmembranen findet eine Transsudation einer eiweißarmen Flüssigkeit statt. Im weiteren Ablauf des Lungenödems kommt es aber zu Schwellungen der Alveolarzellen, zu Veränderungen an den Endothelien und am periendothelialen Streifen, schließlich zur Auflösung des Membransystems der Capillarwand mit schleusenartigen Öffnungen und Unterbrechungen der Basalmembran des Epithels. Die Folge davon ist, daß neben Wasser und gelösten Salzen nunmehr auch Eiweiß in großen Mengen in die Ödemflüssigkeit gelangt. Hierdurch vermindert sich der effektive kolloidosmotische Druck des Blutserums, d.h. die Differenz zwischen dem intravasalen und extravasalen Kolloiddruck nimmt ab, was wiederum eine Steigerung der Flüssigkeitsfiltration und damit der Ödembildung hervorruft [18].

Zu Störungen der Capillarpermeabilität für Eiweiß kommt es besonders bei direkt toxischen, infektiösen oder hypoxischen Schädigungen der Lungencapillaren und unter der Einwirkung von Histamin [14]. Hierher gehört das Lungenödem bei Einwirkung toxischer Gase (Halogenkohlenwasserstoffe, Nitrosegase), unter dem Einfluß von Bakterientoxinen im Verlaufe von Pneumonien, Bronchopneumonien (besonders durch Grippeviren), bei Infarktpneumonien, bei der Anwendung capillartoxischer Substanzen (Barbiturate, E 605, Ammoniumchlorid, Muscarin), auf allergischem Wege im anaphylaktischen Schock und beim traumatischen Schock durch endogen entstandene Toxine, schließlich auch bei hochgradigem allgemeinen Sauerstoffmangel (z.B. im Schock, Höhenkrankheit) [7]. Trifft die vermehrte Wanddurchlässigkeit mit einer gleichzeitigen Erhöhung des Capillardrucks zusammen, dann nimmt der Eiweißdurchtritt weiter zu, da durch die Gefäßdehnung die Filtrationsoberfläche vergrößert wird. Man erkennt hieraus, wie umfassend eine therapeutisch herbeigeführte Senkung des Lungencapillardrucks in den Mechanismus der Ödembildung eingreift [1].

10.1.5. Der Gewebsdruck in der Lunge

Dieser entspricht dem intraalveolären Druck. Unter physiologischen Verhältnissen wird der intraalveoläre Druck im wesentlichen durch den zeitlichen Ablauf der Respiration bestimmt. Die Druckschwankungen betragen hierbei aber nur wenige Zentimeter H_2O, was sich auf die Flüssigkeitsfiltration praktisch nicht auswirkt. Die Verhältnisse ändern sich jedoch, wenn eine Flüssigkeitsansammlung im Alveolarraum oder im Pleuraraum auftritt oder wenn der inspiratorische Strömungswiderstand in den oberen Luftwegen zunimmt.

Umgekehrt führt eine *Preßdruckatmung* durch den erhöhten Ausatemwiderstand zu einem erhöhten Intrathorakaldruck, der den effektiven Capillardruck senkt und die Rückresorption der extravasalen Flüssigkeit fördert, was ein Lungenödem schnell zur Rückbildung bringen kann. Auf diese wichtige therapeutische Möglichkeit wird auf S. 322 näher eingegangen.

Dagegen führt eine *Verminderung des Intrathorakaldrucks* zu einer Erhöhung des effektiven Capillardrucks und damit zu einer Förderung der Lungenödembildung. Nicht selten tritt ein Lungenödem nach Punktion eines größeren Pleuraergusses auf. Auch bei Bronchusstenosen mit inspiratorischer Atmungserschwerung kommt es

über denselben Mechanismus zu einer vermehrten Flüssigkeitstranssudation in der Lunge. Die Veränderungen des Gewebsdrucks (hier des intraalveolären Drucks) gewinnen also unter verschiedenen pathologischen Bedingungen eine Bedeutung.

10.1.6. Der Einfluß einer Lymphabflußstörung

Das Lymphgefäßsystem der Lunge ist anatomisch so geringgradig ausgebildet, daß es nicht genügend Fassungsvermögen besitzt, um größere Flüssigkeitsmengen abzuleiten [10]. Unter klinischen Verhältnissen führt eine Venendrucksteigerung im großen Kreislauf zu einer Hemmung des pulmonalen Lymphabflusses in den Jugularvenenwinkel und kann möglicherweise die Bildung eines Lungenödems begünstigen. Umgekehrt führen dann therapeutische Maßnahmen wie Aderlaß, Ganglienblockade, heiße Fußbäder durch eine Senkung des Venendrucks zu einer Zunahme des Lymphabflusses aus der Lunge.

10.2. Klinik

10.2.1. Symptomatologie und klinischer Verlauf

Die Bezeichnung „*Herzasthma*" [12] umschreibt treffend einen akuten Zustand hochgradiger Atemnot mit den klinischen Zeichen der bronchialen Obstruktion (verlängertes Exspirium, Pfeifen und Giemen, zentrale Cyanose, exspiratorischer Stridor), der in der Mehrzahl der Fälle bei Überlastung und Insuffizienz des linken Ventrikels, bei Mitralstenose und in Abhängigkeit von anderen, extrakardialen Faktoren auftritt (Tabelle 10.1).

Das Asthma cardiale unterscheidet sich von anderen Formen der Dyspnoe bei Herzkranken dadurch, daß es in der Regel nicht immer in direkter zeitlicher Verbindung zu einer gesteigerten

Tabelle 10.1. Ätiologie und Pathogenese des Lungenödems

---

1. *Durch Erhöhung des Lungencapillardrucks*

   Linksherzinsuffizienz (z.B. Hypertonie, Aortenvitien, beim Myokardinfarkt)

   Mitralstenose, Kugelthrombus und Tumoren im
   linken Vorhof

   Hypervolämie (z.B. Übertransfusion mit Blut und
   Blutersatzstoffen)

2. *Durch Verminderung des kolloidosmotischen
   Drucks des Plasmas*

   Hypalbuminämie (z.B. nephrotisches Syndrom,
   Malabsorption)

   Überwässerung (z.B. Oligurie-Anurie)

3. *Durch gesteigerte Eiweißpermeabilität der
   Lungencapillaren*

   Intoxikationen (z.B. Barbiturate, Phosgen, Ur-
   ämietoxine, Heroin, Alkylphosphate)

   Bakterientoxine (z.B. Endotoxin)

   Inhalation von Allergenen

   Hypoxie (z.B. Schock, Höhenkrankheit, Asphy-
   xie)

4. *Durch Verminderung des intraalveolären
   Druckes (Gewebsdruck)*

   nach Drainage großer Pleuraergüsse

   Bronchialasthma

5. *Kombinierte Verlaufsformen*

   bei chronischer Niereninsuffizienz

   unter der Einwirkung von Adrenalin

   nach Lungenembolie

   Aspiration und Magensaftinhalation

   Schädigungen des ZNS

Arbeitsbelastung steht, sondern auch völlig
unabhängig davon auftreten kann.

Meistens werden diese Patienten im Schlaf unter
Alpträumen von hochgradiger Atemnot und
Hustenattacken überrascht, versuchen dann,
sich durch Aufrichten, Aufsetzen (Orthopnoe),
Öffnen des Fensters Erleichterung zu verschaf-
fen, und nicht selten beenden diese Hilfen bereits
innerhalb weniger Minuten und ohne weitere
ärztliche Hilfe den Anfall. Horizontale Körperlage, körperliche Anstrengung, reichliche Flüssigkeitszufuhr und Mahlzeiten am Vorabend,
Erregungen, Blutdruckkrisen, Herzrhythmusstörungen oder eine überfüllte Harnblase gelten
als auslösende Faktoren.

In anderen Fällen dauert die paroxysmale Dyspnoe an, nimmt sogar an Heftigkeit zu: Blässe,
profuser Schweißausbruch, Tachykardie, Halsvenenstauung, Galopprhythmus, betonter 2.
Herzton; bei Linksherzinsuffizienz tritt häufig
ein 3. Herzton auf; Halsvenenstauung bei konsekutiver Rechtsherzinsuffizienz, zentrale und periphere Cyanose, Hinfälligkeit, hochgradige
Atemnot in Inspirationsstellung, erschöpfende
Atemarbeit mit Einsatz der Atemhilfsmuskulatur, Unruhe bis zur Todesangst; die klinischen
Zeichen eines drohenden Schocks charakterisieren den lebensbedrohlichen Zustand des Patienten.

Als Zeichen des intraalveolären Lungenödems
auskultiert man zunächst über den basalen
Lungenabschnitt feuchte, feinblasige Rasselgeräusche, die in kurzer Zeit in grobes Rasseln
übergehen können und von Aushusten eines
schaumigen, gelegentlich blutig tingierten Sputums begleitet sind.

Röntgenbefunde: Im Frühstadium (interstitielles
Ödem) sind die Hili vergrößert und unscharf begrenzt, die Lungengefäßzeichnung vornehmlich
basal verstärkt, die Lungenfelder diffus schleie-
rig getrübt, die Zwerchfellkuppen abgrenzbar,
Auftreten Kerleyscher B-Linien (im Phreniko-
kostalwinkel horizontal verlaufend) und A-Li-
nien (radiär vom Hilus nach lateral oben verlaufend) [4]. Mit Eintritt von Flüssigkeit in die
Alveolen (intraalveoläres Ödem) werden die Ge-
fäßkonturen unscharf, vom Hilus ausgehend
und bevorzugt basal dehnen sich die diffusen
Fleckschatten bis in die Lungenperipherie aus
und konfluieren schließlich zu wolkigen Strukturen, die wegen ihrer annähernden Symmetrie in
beiden Lungen anfänglich einer Schmetterlings-
figur ähneln. Beim kardial bedingten Lungenödem sind die Herzdurchmesser vergrößert, bei
der „fluid lung" chronisch Nierenkranker kann
die Herzgröße im Normbereich gefunden werden [8].

10.2.2. Differentialdiagnose

Kardiales Asthma und Bronchialasthma sind
allein auf Grund der klinischen Untersuchungsbefunde (Auskultation, Perkussion) und ohne

Kenntnis des Krankheitsherganges gelegentlich schwer unterscheidbare Anfallssyndrome. Nichtsdestoweniger ist ihre Differenzierung von großer praktisch-therapeutischer Bedeutung: so sind die beim bronchialen Asthma eingesetzten Sympathomimetica beim kardialen Asthma geradezu kontraindiziert; umgekehrt sind die beim Asthma cardiale indizierten Opiate beim Bronchialasthma angewendet ein folgenschwerer Kunstfehler.

Auf die *kardiale Genese* weisen ein Hochdruck, die Auskultationsphänomene eines Aorten- oder Mitralfehlers und eine Tachyarrhythmia absoluta mit Pulsdefizit hin, ferner vorausgegangene Belastungsdyspnoe und Orthopnoe sowie auskultatorische Hinweise auf ein Lungenödem. Röntgenologisch finden sich Zeichen eines vergrößerten linken Ventrikels und Lungenstauung (s. oben!). — Für ein *Bronchialasthma* sprechen Anamnese, beschwerdefreie Intervalle, Emphysem und fehlendes kardiales Grundleiden [19].

Jede akute Dyspnoe sollte an eine *Lungenembolie* denken lassen, zumal wenn Krankheiten mit gehäuften thromboembolischen Komplikationen vorliegen (absolute Arrhythmie, tiefe Beinvenenthrombose, chronische Herzinsuffizienz, Malignom).

Die *periodische Atmung* (Cheyne-Stokes) (z.B. bei cerebralen Durchblutungsstörungen), die tiefe, acidotische Atmung (z.B. bei fortgeschrittener Niereninsuffizienz), die Dyspnoe beim Effort-Syndrom bis zum Übergang zur Hyperventilationstetanie und zentral bedingte Dyspnoeformen (z.B. bei Hirntumoren, Encephalitis) unterscheiden sich symptomatologisch deutlich von der kardialen Dyspnoe Herzkranker, die durch Belastungsdyspnoe und Orthopnoe charakterisiert ist.

Beim klinisch manifesten Lungenödem ist die *Erkennung des Grundleidens* entscheidend für die Notfalltherapie wie auch für die Nachsorge und Prophylaxe. Hypertonie, Herzgeräusche, Myokardinfarkt und eine Tachyarrhythmia absoluta mit Pulsdefizit weisen hier wiederum auf die kardiale Genese; eine Proteinurie gehört obligat zum nephrotischen Syndrom; Oligurie-Anurie zusammen mit den Befunden einer Niereninsuffizienz machen eine „fluid lung" im Gefolge ei-

ner positiven Flüssigkeitsbilanz wahrscheinlich; Zustände von Lungenödem unter besonderen Begleitumständen (z.B. Einatmung toxischer Gase, im Verlaufe einer Halogenkohlenwasserstoffvergiftung oder von Allgemeininfektionen), nach Pleurapunktion sind nosologisch unschwer zu differenzieren. Daß eine Lungenembolie von einem Lungenödem gefolgt sein kann, sei erwähnt.

10.2.3. Komplikationen

Asthma cardiale und Lungenödem sind ihrerseits Komplikationen verschiedenartiger Grundkrankheiten. Entsprechend wird der klinische Verlauf und die Prognose dieser akuten Zustände in den meisten Fällen durch die Eigenart des Grundleidens bestimmt: gefürchtet, weil prognostisch außerordentlich ungünstig, ist die Kombination eines Lungenödems (backward failure) mit einem Schock (forward failure) im Verlaufe eines Herzinfarktes. Nicht selten ist ein Lungenödem terminaler Zustand und unmittelbare Todesursache chronisch-konsumierender Leiden (z.B. Neoplasien), cerebraler Massenblutungen oder chronischer Herzkrankheiten. Häufigste Folgestörungen nach überstandener Attacke sind bakterielle Sekundärinfektionen mit bronchopneumonischen Infiltrationen vorwiegend in den basalen Lungenabschnitten. Dagegen ist eine massive *Hämoptoe* eine selten beobachtete Komplikation einer Lungenstauung.

10.3. Therapie und Prophylaxe

10.3.1. Der allgemeine Behandlungsplan

Praktisch gesehen laufen die meisten therapeutischen Maßnahmen auf eine Senkung des Lungenblutvolumens und damit auf eine Senkung des Lungencapillardrucks hinaus. Kontraindiziert sind beim unkomplizierten Lungenödem daher alle Mittel, die Blutdruck und Herzfrequenz steigern. Eine zweckdienliche Therapie des akuten Lungenödems geht daher in nicht weiter komplizierten Fällen nach folgendem Behandlungsplan vor:

A. Sofortmaßnahmen

    a) Maßnahmen, die die *Blutfüllung der Lunge verringern:* Lagerung, heiße Fußbäder, venöse Staubinden, Aderlaß, akute Diurese, Überdruckatmung, ggf. gefäßerweiternde Medikation.

    b) *Behandlung der Grundkrankheit* (Herzinsuffizienz, Tachykardie, Hypertonie, Hypoproteinämie, Niereninsuffizienz mit Überwässerung).

    c) Weitere symptomatische Maßnahmen: Sedierung, Sauerstofftherapie. Anwendung von Helium/Sauerstoffgemischen, oberflächenaktive Aerosole, Opiate ggf. Corticosteroide

B. Ärztliche Nachsorge und Prophylaxe

    a) Behandlung der Grundkrankheit (Herzinsuffizienz, Tachykardie, Hypertonie, Hypoproteinämie, Niereninsuffizienz mit Überwässerung, Pneumonie).

    b) Diätetischer Salzentzug

    c) Förderung der Diurese

    d) Lagerung (Herzbett)

    e) ggf. abendliche Opiatmedikation

    f) Antibiotika

    g) physikalische Behandlung

10.3.2. Behandlung des Grundleidens

Immer wird therapeutisch anzustreben sein, den jeweils vorherrschenden *ätiologischen* Faktor zu bekämpfen. Bei der akuten Linksinsuffizienz und bei der Tachyarrhythmia absoluta stehen Herzglykoside an erster Stelle, bei der paroxysmalen Tachykardie oder bei Fällen mit extremer Bradykardie muß die Frequenz normalisiert werden (s.S. 261). Auch das Lungenödem im Verlauf von hypertonischen Krisen verschiedener Genese spricht besser auf blutdrucksenkende Medikamente (z.B. Reserpin) als auf Herzglykoside an. Wie schon betont, ist beim akuten Nierenversagen eine Herzinsuffizienz nicht die einzige Ursache des Lungenödems; die Beseitigung der allgemeinen Überwässerung (hypotone Hyperhydration) durch Wasserentzug mittels extrakorporaler Dialyse und die sorgfältige Beachtung einer ausgeglichenen Flüssigkeitsbilanz gehören hier zur Prophylaxe weiterer Ödemattakken. Bei Krankheiten mit Hypalbuminämie kann die Zufuhr von Humanalbumin wirkungsvoll sein. Tritt ein Lungenödem nach Entleerung eines Hydrothorax auf, so ist Erhöhung des intraalveolären Drucks durch Preßatmung die geeignete Gegenmaßnahme.

10.3.3. Sofortmaßnahmen

Oft tritt aber die Wirkung der ätiologisch ausgerichteten Therapie zu langsam ein, um einen sofortigen Behandlungserfolg zu zeitigen. Daher sind wir auf bestimmte Sofortmaßnahmen angewiesen, die sich praktisch-klinisch bewährt haben und auf relativ einfache Weise durchführbar sind.

Man muß sich vor Augen halten, daß die meisten Zustände von Lungenödem eine große *spontane Rückbildungstendenz* erkennen lassen. Dies erklärt überhaupt erst, daß die meisten Anfälle von Lungenödem ohne ärztliche Hilfe und folgenlos ablaufen. Die spontane Rückbildung dieser leichteren Ödemzustände, zu denen auch die paroxysmale Dyspnoe gehört, wird vom Patienten instinktiv dadurch begünstigt, daß er mit der körperlichen Belastung innehält oder sich aus der liegenden in die aufrechte Körperlage erhebt und die unteren Extremitäten in sitzender Haltung herabhängen läßt. Besteht aber das akute Zustandsbild trotz der Selbsthilfe des Patienten fort, zeigt es sogar eine Progredienz oder führt es zu Weiterungen im Sinne eines allgemeinen Sauerstoffmangels, so sind dem Grade ihrer Wirkung nach folgende Behandlungsmöglichkeiten einzusetzen:

Ehe man zu eingreifenderen und riskanten Techniken greift, sollte man das alte Hausmittel eines **heißen Fußbades** oder heißer Wadenwickel anwenden. Die Hyperämisierung der unteren Extremitäten senkt den arteriellen Blutdruck und vermindert das Lungenblutvolumen. Diese Maßnahme eignet sich besonders dort, wo die Gefahr peripheren Kreislaufversagens besteht oder die Patienten nicht umzulagern sind.

Venöse Staubinden: Bläst man an 4 Extremitäten alternierend und jeweils nicht länger als 20 min Blutdruckmanschetten bis etwa 50 mm Hg auf, so führt dies zu merklichen Blutverteilungsänderungen mit Verminderung der Blutüberfüllung in der Lunge; die Verminderung der zirkulierenden Blutmenge beträgt etwa 600 cm³ [1]. Es empfiehlt sich aber, die Staubinden beim Abschluß der Behandlung nicht gleichzeitig zu lösen, da durch den vermehrten Blutrückstrom zum Herzen die Gefahr des Ödemrezidivs besteht.

Aderlaß: Der Aderlaß ist eine altbewährte Behandlungsmaßnahme beim Lungenödem. Schon die Entnahme von 150 cm³ Blut kann den Lungencapillardruck wesentlich senken. Ein solcher Aderlaß kann 2–3mal wiederholt werden. Der Erfolg tritt meist unmittelbar ein. Bei erheblicher Anämie, bei stark ausgebildeter Arteriosklerose und im Schockzustand ist von großen Aderlässen abzuraten. Im ersteren Fall wird die allgemeine Hypoxie verstärkt, bei schwerer Gefäßsklerose droht die Gefahr encephalomalacischer Komplikationen.

Akute Diurese: Die intravenöse Injektion von Furosemid 0,5–1,0 mg/kg (Lasix, 1 Amp. = 40 mg) oder von Etacrynsäure (Hydromedin, 1 Amp. = 50 mg) bewirkt in der Regel eine massive Diurese innerhalb weniger Minuten und im Gefolge davon eine Verminderung des intravasalen und extracellulären Flüssigkeitsvolumen in der Lunge, der Lungengefäßdrücke und des zentralen Venendrucks mit konsekutiver Besserung der Orthopnoe und im günstigsten Falle mit Verschwinden des Lungenödems [13]. Bei der Anwendung von Furosemid geht die Senkung der Lungengefäßdrucke der diuretischen Wirkung zeitlich voran, was auf extrarenale Wirkungen hinweist [6a]. Bei Patienten im Schock, bei Thromboembolie und bei klinisch manifesten cerebralen Durchblutungsstörungen sollte man mit akut-diuretischen Maßnahmen zurückhaltend sein.

Opiate: Als Mittel der Wahl hat sich bei fast allen Lungenödemformen die Morphininjektion (Eukodal, 0,01–0,02 s.c., i.m. bzw. Dilaudid-Atropin oder Scophedal) bewährt. Prophylaktisch empfiehlt sich die abendliche Verordnung von Morphin oder seiner Ersatzpräparate per os oder das Pantopon. Absolute Kontraindikationen für Morphium sind Fälle mit chronischer Hypoxie und Hyperkapnie (z.B. die respiratorische Globalinsuffizienz beim Lungenemphysem), Fälle von Niereninsuffizienz und akute cerebrale Durchblutungsstörungen. Folgenschwer kann die irrtümliche Anwendung von Morphium bei einem Anfall von Asthma bronchiale sein. — Der Wirkungsmechanismus dieser altbewährten Medikation ist bis heute unbekannt. Ein Teil der Wirkung ist sicherlich auf einen allgemeinen Sedierungseffekt mit Minderung des Angstgefühls und der äußeren Atemarbeit zurückzuführen.

Überdruckatmung: Läßt man den Patienten mit zusammengepreßten Lippen gegen ein Zigarettenmundstück oder gegen ein Spirometer ausatmen, so wird durch die intraalveoläre Drucksteigerung der Filtrationsdruck herabgesetzt. Der Ausatemwiderstand läßt sich mit leichtem Handdruck auf die Spirometerhaube beliebig variieren: der hierdurch erzeugte Preßdruck soll aber nicht mehr als 15 cm H_2O betragen, um die Atemarbeit des Patienten nicht unnötig zu erschweren. Während der Inspiration soll der Patient unbehindert Luft einatmen.

Trotzt die Behandlung eines Lungenödems allen konventionellen Maßnahmen oder besteht anhaltend eine respiratorische Insuffizienz mit Bewußtseinstrübung, dann ist — nach erneuter Überprüfung der Diagnose und der mitwirkenden Kausalfaktoren — die Intubation des Patienten und die kontrollierte maschinelle Überdruckbeatmung (bis 25 cm H_2O) mit anfänglich 100% Sauerstoff und ggf. kombiniert mit Sedation und Muskelrelaxation unumgänglich [3].

Ganglienblocker und Adrenolytica: Auch die Anwendung gefäßerweiternder Mittel, die zu einer Vergrößerung der Gefäßkapazität des großen Kreislaufs und zu einer Entlastung des Lungenkreislaufs führen, wirken im Sinne eines unblutigen Aderlasses. Am stärksten sind dabei ganglienblockierende Pharmaka wirksam: die Gefahr eines Kreislaufkollaps ist besonders bei Normotonikern gegeben, erfordert laufende Blutdruckkontrolle und verhindert eine breite Anwendung dieser Mittel. Am ehesten sind sie bei Blutdruckkrisen indiziert und dort viel weniger mit Nebenwirkungen belastet.

Besser steuerbar, wenngleich kürzer und schwächer wirksam sind adrenolytisch wirkende Pharmaka, z.B. das Imidazolin-Derivat Regitin (5 mg i.v. anschl. Dauerinfusion) oder Clonidin (Catapresan) (0,15 mg langsam i.v.) oder Nitroprussid-Natrium (1 µg/kg/min). (Zur Behandlung der Hochdruckkrisen s.S. 395.)

Die oft günstige Wirkung der intravenösen Euphyllinverabreichung (0,24 g) beruht neben der bronchodilatatorischen Wirkung mit Senkung der inspiratorischen Atemwiderstände auch auf einer peripheren Vasodilatation und einer diuretischen Wirkung. In leichteren Fällen kann auch einmal Nitroglycerin oder Papaverin helfen. Die Blockade des rechten Ganglion stellatum und die Spinalanaesthesie kommen nur in besonders hartnäckigen Fällen in Frage, sie eignen sich aber nicht als Routinemethoden.

10.3.4. Symptomatische Therapie

Allgemeine Sedierung, Verabreichung von Sauerstoff, Erleichterung der Atemarbeit, Abhusten der Ödemmassen und Verminderung der intrapulmonalen Schaumbildung, Antibiotica, physikalische Behandlungsmaßnahmen greifen zwar nicht unmittelbar in die Pathogenese des Lungenödems ein, tragen aber dazu bei, die lebensbedrohlichen Folgen der pulmonalen Diffusionsstörung und der intraalveolären Verteilungsstörung, nämlich die allgemeine Hypoxie, zu mildern und sekundäre Bronchopneumonien zu verhüten.

Die **Sauerstofftherapie** wird durch Nasenkatheter, Maske oder im Sauerstoffzelt durchgeführt. Hierbei können Konzentrationen bis zu 80% herangebracht werden. Der Sauerstoffstrom soll nicht weniger als etwa 3 l pro Minute betragen. Die Maßnahme bezweckt eine Erhöhung des intraalveolären O_2-Partialdrucks, um den Diffusionswiderstand der ödematösen Alveolarmembran zu überwinden. Höhere Sauerstoffkonzentrationen rufen hingegen eine Steigerung der Bronchialsekretion mit der Gefahr von Atelektasenbildung, von pneumonischen Prozessen sowie weiterer Einschränkung der atmenden Lungenoberfläche hervor.

Anwendung von Helium: Der Ersatz des Stickstoffanteils der Luft durch Helium (Sauerstoff-Helium-Gemisch im Verhältnis 1:4) führt zu einer starken Verminderung der Gasdichte und auf diesem Wege zu einer merklichen Verminderung der Atemarbeit, speziell der Strömungsarbeit. Dieses Verfahren ist beim schweren Bronchialasthma das Mittel der Wahl und wirkt prompt. Helium ist für den menschlichen Organismus als indifferent anzusehen. Nach unseren eigenen Erfahrungen (Lieferfirma: Linde-Nürnberg) ist Helium bei Fällen von Lungenödem besonders dort angezeigt, wo eine gleichzeitige Erhöhung der Atemwiderstände vorliegt.

Oberflächenaktive Aerosole: Hierbei wird Sauerstoff durch eine Waschflasche mit 50–60%igem Äthylalkohol geleitet, mit Alkohol aufgesättigt und mit dem Nasenkatheter zugeführt. Einen günstigen Einfluß hat dabei der Alkohol neben seiner physikalischen Wirkung auf die Ödemblasen wegen seines zentral-sedierenden Effektes, was bei Silikonen (10% Methylpolysiloxan) und beim Tacholiquin-Aerosol nicht der Fall ist. Ein Nachteil des Alkoholgemisches ist seine Feuergefährlichkeit.

Corticosteroide sind beim toxischen Lungenödem unter der Einwirkung inhalatorischer Noxen (z.B. Phosgen, H_2S, Methan, Rauch) und beim allergisch ausgelösten Lungenödem indiziert.

10.3.5. Ärztliche Nachsorge und Prophylaxe

Beseitigung kausaler Faktoren entsprechend dem allgemeinen Behandlungsplan (z.B. Commissurotomie bei Mitralstenose, Hochdrucktherapie); entwässernde Maßnahmen sowie Lagerung des Patienten zusammen mit abendlicher Opiatmedikation (z.B. $^1/_2$ ml Pantopon s.c. — entsprechend 5 mg Morphin) zielen ebenso wie die aufgeführten Sofortmaßnahmen darauf ab, die Flüssigkeitsbilanz in der Lunge durch Senkung des Lungenblutvolumens anhaltend zu beherrschen, um weitere Attacken zu verhüten.

10.4. Literatur

1. ALTSCHULE, M.D.: Acute pulmonary edema. New York: Grune and Stratton 1954.
2. ALWALL, N.: "Fluid lung" in anuria-oliguria. A study in 607 cases. In: Pathogenese und Therapie der Ödeme (A.GIGON, H. LUDWIG, Hrsg.). 6. Internat. Kongr. inn. Med., S. 107, Basel: Schwabe 1960.
3. AYRES, ST. M.: Ventilatory management in acute pulmonary edema. Amer. J. Med. **54**, 558 (1973).
4. CHATT, A.: Interstitial pulmonary edema. Circulation **45**, 1323 (1972).
5. COHNHEIM, J., LICHTHEIM, J.: Über Hydraemia und hydrämisches Ödem. Lungenödem. Virchows Arch. pathol. Anat. **69**, 106 (1877).
6. COURNAND, A., LEQUIME, J., REGNIERS, P.: L'insuffisance cardiaque chronique. Paris: Masson 1952.
6a. DIKSHIT, K., VYDEN, J.K., FORRESTER, J.S., CHATTERJEE, K., PRAKASH, R., SWAN, H.J.C.: Renal and extrarenal hemodynamic effects of furosemide in congestive heart failure after acute myocardial infarction. New Engl. J. Med. **288**, 1087 (1973).
7. DRINKER, C.K., FIELD, M.E.: Lymphatics, Lymph and Tissue Fluid. Baltimore: Williams and Wilkins 1933.
8. EMMRICH, J.: Flüssigkeitslunge. In: Peritonealdialyse (F. Scheler, Hrsg.). München: Urban und Schwarzenberg 1967.
9. EULER, U. v., LILJESTRAND, G.: Observations on the pulmonary arterial blood pressure in the cat. Acta physiol. Scand. **12**, 301 (1946).
10. FISHMAN, A.P.: Pulmonary edema. The water-exchanging function of the lung. Circulation **46**, 390 (1972).
11. GROSSE-BROCKHOFF, F., LOOGEN, F.: In: Pathologische Physiologie (F. GROSSE-BROCKHOFF, Hrsg.), 2. Aufl. Berlin-Heidelberg-New York: Springer 1969.
12. HOPE, J.: A Treatise on the Diseases of the Heart. London: Kidd 1832.
13. JAHRMÄRKER, H., AVENHAUS, H., GROHMANN, H., KOCZOREK, K.R.: Hämodynamische Auswirkungen der akuten Diurese bei Herzinsuffizienz. Verh. dtsch. Ges. Kreisl.-Forsch. **34**, 374 (1968).
14. KARLINER, J.S.: Noncardiogenic forms of pulmonary edema. Circulation **46**, 212 (1972).
15. KÖNIG, W.: Klinisch-physiologische Untersuchungsmethoden. Stuttgart: Thieme 1972.
16. LAGERLÖF, H., WERKÖ, L.: Studies on the circulation in man. IV. The pulmonary capillary venous pressure pulse in man. Scand. J. clin. Lab. Invest. **1**, 147 (1949).
17. LUEPKER, R., LIANDER, B., KORSGREN, M., VARNAUSKAS, E.: Pulmonary intravascular and extravascular fluid volumes in exercising cardiac patients. Circulation **44**, 626 (1971).
17a. LUTZ, P.L. DA, SHUBIN, H., WEIL, M.H., JACOBSEN, E., STEIN, L.: Pulmonary edema related to changes in colloid osmatic and pulmonary artery wedge pressure in patients after acute myocardial infarction. Circulation **51**, 350 (1975).
18. MEESSEN, H., SCHULZ, H.: Elektronenmikroskopische Untersuchungen des experimentellen Lungenödems. In: Bad Oeynhausener Gespräche, Bd. 1: Lungen und kleiner Kreislauf (LOCHNER, W., WITZLEB, E., Hrsg.) Berlin-Göttingen-Heidelberg: Springer 1957.
19. SCHERF, D., BOYD, L.J.: Cardiovascular Diseases. 3rd ed. London-New York: Grune and Stratton 1958.
20. SCHWIEGK, H., RIECKER, G.: Pathophysiologie der Herzinsuffizienz. In: Handbuch der inneren Medizin (H. Schwiegk, Hrsg.), Bd. 9, 1. Teil, 4. Aufl. Berlin-Göttingen-Heidelberg: Springer 1960.
21. SJÖSTRAND, T.: Volume and distribution of blood and their significance in regulating circulation. Physiol. Rev. **33**, 202 (1953).
22. STARLING, E.H.: Physiological factors involved in the causation of dropsy. Lancet **1896 I**, 1267.
23. WELCH, W.H.: Zur Pathologie des Lungenödems. Virchows Arch. path. Anat. **72**, 375 (1878).

11. Chronische Herzinsuffizienz

11.1. Einleitung

Eine Minderung der Herzleistung wirkt sich auf fast alle Organe und Funktionssysteme des Organismus aus. Die klinische Erfahrung lehrt, daß das Krankheitsbild der Herzinsuffizienz nicht nur durch kardiale Symptome, sondern viel ausgeprägter durch Funktionsstörungen der Organperipherie charakterisiert ist. Sie entstehen durch eine verminderte Organdurchblutung, durch die Blutüberfüllung des Venensystems und der Lungenstrombahn, durch eine gesteigerte Flüssigkeitsfiltration an den Capillarwänden zusammen mit einer gesteigerten renalen Salz-Wasser-Retention.

Am Anfang der Kausalkette steht eine Leistungsschwäche des Herzens, die sich in den meisten Fällen zuerst bei körperlicher Belastung (Belastungsinsuffizienz), später dann auch in Ruhe (Ruheinsuffizienz) manifestiert. Die Entwicklungsstufen der Herzinsuffizienz äußern sich daher in einem graduell unterschiedlichen Wechselspiel zwischen der gestörten Herzfunktion und den Reaktionen der Kreislaufperipherie, die ihrerseits wieder mechanisch, hormonell oder metabolisch auf die Herztätigkeit zurückwirken.

11.2. Nosologie

Häufigste *Ursache* einer chronischen Herzinsuffizienz ist eine Minderung der myokardialen Kontraktionskraft im Gefolge einer Volumen- oder Drucküberlastung eines Ventrikels (Hypertonie, Lungenembolie, Herzklappenfehler), ferner durch Störungen in der Sauerstoffversorgung des Herzens (coronare Herzkrankheit, Hypoxämie, Anämie), bei Hyperthyreose oder durch eine direkte Schädigung der Kontraktilität und Dehnbarkeit des Herzens (Myokarditis, Myokardfibrose, Amyloidose, Dys- oder Paraproteinämien, Toxine, negativ-inotrop wirkende Pharmaka etc.). Auch bradykarde oder tachykarde Herzrhythmusstörungen, eine mechanische Behinderung der Ventrikelaktion (z.B. beim Panzerherzen), oder ein unzureichender venöser Zufluß (z.B. bei allen hypovolämischen Zuständen) können die Pumpfunktion des Herzens beeinträchtigen (Tabelle 11.1.).

Tabelle 11.1. Nosologie der chronischen Herzinsuffizienz

Myokardiales Versagen

a) Drucküberlastung (z.B. Hypertonie)
b) Volumenüberlastung
   (z.B. Aorteninsuffizienz)
c) metabolische Störungen
   (z.B. Coronarinsuffizienz)
d) im Verlaufe von Kardiomyopathien
   (z.B. chronische Myokarditis) (s. Tabelle 3.1)

Rhythmusstörungen

a) Reizbildungsstörungen
   (z.B. Vorhofflimmern)
b) Erregungsleitungsstörungen
   (z.B. totaler AV-Block)

Mechanische Behinderung der Ventrikelaktion

a) Behinderung des Blutflusses durch die
   Kammern (z.B. Kugelthrombus im li. Vorhof)
b) Behinderung der Motilität
   (z.B. Constrictio pericardii)

Verminderung des venösen Angebotes

a) allgemeine Vasodilatation (z.B. Fieber)
b) Hypovolämie
   (z.B. bei polyurischen Nierenkrankheiten)
c) Strombahnhindernisse
   (z.B. Hohlvenenthrombose)

Demzufolge werden der klinische Verlauf, die therapeutischen Möglichkeiten und schließlich auch die Prognose eines Herzversagens in erster Linie durch die Eigenart des Grundleidens bestimmt.

11.3. Pathologische Anatomie

Makroskopische Befunde: Der Verschiedenheit der Entstehungsursachen stehen zwei gemeinsame Befunde gegenüber: Chronisch insuffiziente Herzen sind hypertrophiert und dilatiert.

Hypertrophie und Dilatation beschränken sich auf die überbeanspruchte Herzkammer. Beim chronisch dekompensierten Cor pulmonale ist nur die rechte Herzhälfte betroffen.

Ein dilatiertes Herz zeichnet sich durch eine abgerundete Spitze, eine Vergrößerung seines queren Durchmessers und eine Verlängerung seiner Herzachse aus. Es nähert sich der Kugelform.

Die Gewichtsvermehrung des insuffizienten Herzteiles beruht im wesentlichen auf einer Vermehrung der Muskelmasse. Dabei kann — wegen der Herzdilatation — eine Verdickung der Kammerwand vermißt werden, während sie bei der konzentrischen Hypertrophie (d.h. einer Gewichtsvermehrung ohne Dilatation) ins Auge fällt.

Mikroskopischer Aufbau hypertrophierter Herzen: Es wird auch heute noch oft die Auffassung vertreten, daß in hypertrophierten Herzen die Muskelfasern ein so exzessives Dickenwachstum aufweisen, daß sie schließlich an einer Versorgungsinsuffizienz zugrunde gehen. Den Feinbau des hypertrophierten Herzens können wir nur vor dem Hintergrund des physiologischen Wachstums der Herzmuskelfasern verstehen.

Der Herzmuskel ist ein zellkonstantes Organ. Bei der Geburt ist bereits die volle Anzahl der Muskelfasern vorhanden. Sie ist in der rechten Kammerwand so groß wie in der linken. Die Herzmuskelkerne teilen sich nach der Geburt noch einmal, und innerhalb der Säuglingszeit wird dann auch die endgültige Anzahl der Mus-

kelkerne [16, 25] und damit auch der Herzmuskelzellen erreicht. Die Herzmuskelfasern werden nach der Geburt entsprechend dem Herzwachstum länger und breiter, aber sie vermehren sich unter physiologischen Bedingungen nicht mehr. Deshalb sind sie bei der Geburt wesentlich schmaler als im Erwachsenenalter.

Das Herz wiegt beim normalgewichtigen erwachsenen Mann 300 bis 350 g, bei der Frau etwas weniger. Bei vermehrter Belastung hypertrophiert das Herz. Bis zu einem Gewicht von 500 g, das auch bei schwerster körperlicher Arbeit oder Hochleistungssport nicht überschritten wird, nehmen die Herzmuskelfasern wie beim physiologischen Wachstum an Länge und Breite noch weiter zu, aber sie vermehren sich nicht. Unter pathologischen Bedingungen kann das Herzgewicht von 500 g, das LINZBACH [23, 24, 25] als das *kritische Herzgewicht* bezeichnet hat, überschritten werden. Jenseits dieses Grenzwertes wachsen die Herzmuskelfasern nicht mehr schrankenlos weiter, sondern nun teilen sie sich. Ihre Zahl nimmt zu. Es kommt zu einer Hyperplasie. Bei einem Herzen mit extrem hohem Gewicht, z.B. von über 1000 g, sind die Herzmuskelfasern im Durchschnitt kaum dicker als in einem Herzen von 500 g. Allerdings variieren ihre Durchmesser stark. Die Herzmuskelkerne nehmen in hypertrophierten Herzen an Größe zu. Polyploide Kerne treten gehäuft auf. Dennoch bleibt die Zunahme des Kernvolumens hinter der Vergrößerung der Muskelzellen zurück. Die Kern-Plasma-Relation wird zu ungunsten des Zellkernes verschoben. Der kontraktile Apparat wird in hypertrophierten Herzen ausgebaut. Neue Myofilamente werden gebildet, und die Myofibrillen nehmen an Zahl (und Dicke?) zu [56].

Die *Blutversorgung* des hypertrophierten Herzens nimmt eine Schlüsselstellung ein. Im normalgewichtigen erwachsenen Herzen ist die Maschenweite der Capillaren in guter Annäherung gleich groß. Sie ist, ebenso wie die durchschnittliche Größe und Dicke einer Muskelfaser im erwachsenen Herzen, sozusagen eine Naturkonstante. Im Gegensatz zur zunehmenden Muskelfasergröße während des postnatalen Wachstums ist aber die Maschenweite des Capillarnetzes schon bei der Geburt so groß wie beim Erwach-

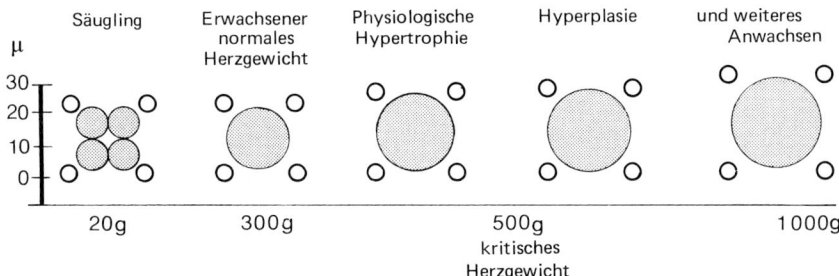

Abb. 11.1. Schema des Muskelfaserwachstums und der Maschenweite des Capillarnetzes in der linken Kammerwand. Abszisse: Herzgewicht in g. Ordina-te: Muskelfaserdicke und Maschenweite des Capillarnetzes in µ (nach [17])

senen. Deshalb liegen in einer Masche des Capillarnetzes beim Neugeborenen vier bis sechs Muskelfasern, beim Erwachsenen dagegen nur eine [17, 30, 41]. Beim Erwachsenen entfällt im Durchschnitt auf eine Muskelfaser eine Capillare. Dieser einfachen Zahlenrelation entspricht das Schema der Abb. 11.1, bei der sozusagen eine Muskelfaser im Erwachsenenherzen von vier Capillaren umgeben ist.

Im Rahmen einer *physiologischen Hypertrophie*, d.h. unterhalb des kritischen Herzgewichtes, werden die Muskelfasern länger und dicker und die Maschen im Capillarnetz dementsprechend etwas weiter. Jenseits des kritischen Herzgewichtes nimmt die Anzahl der Capillaren in gleichem Maße wie die der Muskelfasern zu. Das Verhältnis von einer Muskelfaser zu einer Capillare bleibt erhalten. Auch jetzt liegt eine Muskelfaser im Durchschnitt sozusagen zwischen vier Capillaren. Es wird also in der Peripherie alles getan, um einer Versorgungsinsuffizienz des hypertrophierten Herzens vorzubeugen.

Während wir heute die Anzahl der Capillaren und ihre Maschenweite im menschlichen Myokard recht gut kennen, wissen wir über die Capillarlänge — zwischen Arteriolen und Venolen — nur sehr wenig. Zu einem ersten Einblick verhilft uns die bei hypoxämischer Verfettung der Herzmuskelfasern auftretende sog. Tigerung, die auf einer sehr feintropfigen Verfettung von Muskelfasern am venösen Capillarende beruht. Aus dem Muster dieser Verfettung läßt sich eine Capillarlänge von etwa 1 mm berechnen [17, 19, 30].

Die Achillesferse für die Blutversorgung des Myokards liegt nicht im Capillarbereich, sondern in den Kranzarterien. Die großen epikardialen Coronararterienäste und ihre Ostien wachsen bis zum kritischen Herzgewicht harmonisch mit dem Myokard, jenseits von 500 g bleiben sie aber in ihrem Wachstum hinter dem Herzwachstum zurück [42, 54]. Hinzu kommt bei älteren Menschen oft eine einengende Coronarsklerose, die dann zu einer Durchblutungsstörung im Myokard führen kann.

Mikroskopische Befunde in chronisch insuffizienten Herzen: Die lichtmikroskopische Untersuchung läßt häufig bei einem Herzversagen nach chronischer Herzinsuffizienz ausgedehnte und schwerwiegende Veränderungen im Myokard vermissen. Bei Herzen mit stark erhöhtem Gewicht sind nicht selten kleine fleckförmige Narben und Nekrosen in den inneren Schichten der linken Kammerwand (seltener auch in der rechten) nachweisbar, aber der dadurch bedingte Ausfall an Muskulatur ist meist sehr gering im Vergleich zum erhaltenen Myokard.

Bei einer Minderzahl finden sich allerdings ausgedehntere Narben in der Herzmuskulatur. Wenn sie einen sehr großen Umfang erreichen, die Kammerwand weitgehend umzingeln und offenbar auf dem Boden einer Entzündung entstanden sind, kann man von einer Myocarditis constrictiva sprechen. Diese umfangreichen, zirkulär in der Muskulatur gelegenen Narben können die Herzaktion so stark behindern, daß sie zu einer chronischen Herzinsuffizienz und schließlich zum Herzversagen führen.

MEESSEN [33] sieht den Schlüssel zum Verständnis der Herzinsuffizienz in einer Verschiebung des normalen Gleichgewichtes der Strukturen in den Herzmuskelzellen.

MEERSON [32] hat sich sehr eingehend mit der experimentellen Aortenstenose beschäftigt. Er beschrieb dabei drei Stadien:

1. Schädigungsstadium: Unmittelbar nach der experimentellen Erzeugung des Herzfehlers wird das Myokard vermehrt belastet, sein O_2-Verbrauch steigt, die Proteinsynthese nimmt zu, die Bindegewebskerne vermehren sich, in den Muskelzellen nimmt zuerst die Masse der Mitochondrien zu, dann die Menge der kontraktilen Substanzen.

2. Stadium: Hypertrophie und relativ beständige Hyperfunktion. Der Herzfehler ist kompensiert, die Gewichtseinheit des hypertrophierten Myokards weist eine normale funktionelle Belastung, eine normale Energiebildung und einen normalen O_2-Verbrauch auf.

3. Stadium: Fortschreitende Kardiosklerose mit allmählicher Erschöpfung des Herzens. Die Nucleinsäure- und Proteinsynthese sind reduziert, die Mitochondrienmasse nimmt ab, es wird eine Erschöpfung oder ungenügende Kapazität des genetischen Apparates der Herzmuskelzellen vermutet [56].

Die Bedeutung der Herzdilatation für das Versagen hypertrophierter Herzen: Die Herzdilatation ist bei einem chronisch insuffizienten Herzen neben der Hypertrophie der hervorstechendste makroskopische Befund.

Der Dehnungsgrad der Herzmuskelfasern läßt sich mikroskopisch an den Querstreifungsabständen ermitteln. Die lichtmikroskopisch sichtbaren Z-Streifen begrenzen eine Sarkomere (s.S. 207 und Abb. 7.1). Mikroskopische Untersuchungen haben aber gezeigt, daß in stark dilatierten, chronisch insuffizienten Herzen keine Überdehnung der Muskelfasern vorliegt. Ihre Sarkomeren sind im Durchschnitt nicht länger als bei einem normalgewichtigen Herzen mit enger Kammerlichtung. In chronisch insuffizienten Herzen kommt es zu einem *Umbau im Gefüge des Myokards* mit Verlängerung (Wachstum) von Herzmuskelfasern und Ver-

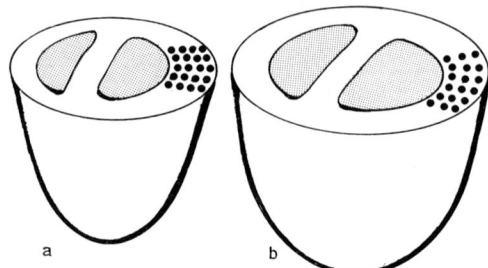

Abb. 11.2a u. b. Anzahl der Herzmuskelzellen pro Querschnitt in der gesunden und der gefügedilatierten Kammer. (a) Herz von normaler Weite. In der linken Kammer sind 25 Muskelfasern im Querschnitt eingezeichnet, in fünf Schichten (in Wirklichkeit 500 Schichten). (b) Herz mit Gefügedilatation. In diesem Beispiel ist die Anzahl der Herzmuskelzellen auf 21 vermindert und in 3 Schichten angeordnet (in Wirklichkeit etwa 350 Schichten) (nach [26])

lagerungen im Gefüge (Abb. 11.2). Diese Veränderungen bezeichnete LINZBACH [23, 24, 27] als *Gefügedilatation.* Inzwischen ist auch im Tierexperiment an chronisch insuffizienten Herzen bestätigt worden, daß bei ihnen keine übermäßige Dehnung der Herzmuskelfasern vorliegt.

Zu diesen Befunden paßt auch, daß in dilatierten Herzen die Gewichtseinheit des Myokards mit gleichem O_2-Verbrauch arbeitet wie normalgewichtige Herzen. Die Muskelfasern eines chronisch insuffizienten Herzen arbeiten also *nicht* im Bereich des absteigenden Schenkels der Starling-Kurve. Die Ursache ihres Versagens liegt nicht in einer gefährlichen Überdehnung der Herzmuskelfasern. Obwohl die Sarkomeren nicht überdehnt sind, spielt die Herzdilatation dennoch eine wesentliche Rolle für das Versagen dieser Herzen. Mit zunehmendem Kammervolumen steigt also die Spannkraft, die erforderlich ist, um das Blut in der Kammerlichtung auf den systolischen Druck zu bringen, steil an. Auf diese vermehrte Belastung antworten die Herzmuskelfasern mit einer Hypertrophie. Eine ideale Anpassung ist dann erreicht, wenn die Gewichtseinheit im hypertrophierten Myokard nur so viel Spannkraft entwickeln muß, wie in einem normalgewichtigen Herzen. Diese Anpassung dürfte bei mäßiger Dilatation und normalem Druck in der Regel erreicht werden. Bei sehr starker Dilatation — und mitunter auch noch erhöhtem

Druck — wird aber die Anpassungsbreite des Myokards nicht selten überschritten. Verdoppelungen des Herzgewichtes unter pathologischen Bedingungen kommen oft vor, eine Zunahme auf das Dreifache ist jedoch selten, und nur in extremen Ausnahmefällen steigt das Herzgewicht auf über 1000 g. Unter extremen Bedingungen bleibt die Anpassungsfähigkeit des Herzmuskels also häufig hinter dem Bedarf zurück, und die Herzmuskelfasern müssen ständig unter einer vermehrten Belastung arbeiten. Sie dürfte in vielen Fällen eine führende Rolle beim schließlich eintretenden Herzversagen spielen.

Aus diesen Befunden läßt sich schließen, daß die *Herzdilatation* eine Schlüsselstellung beim Versagen chronisch insuffizienter Herzen einnimmt. Die pathophysiologischen Überlegungen erleichtern uns das Verständnis dafür, daß ein chronisch insuffizientes Herz schließlich versagen kann, ohne daß schwerwiegende mikroskopisch sichtbare Veränderungen in der Myokardstruktur vorliegen müssen [18].

11.4. Pathophysiologie

Auf die Erfordernisse der Kreislaufperfusion bezogen, sprechen wir dann von einer Herzinsuffizienz, wenn der Blutauswurf des Herzens in einem Mißverhältnis zu den Bedürfnissen der Organperipherie steht. Der Schweregrad eines Herzversagens kann daher durch die Differenz zwischen Auswurf-Soll und tatsächlichem Herzauswurf bemessen werden. Konventionelle Meßgrößen (Herzzeitvolumen, Schlagvolumen, Herzarbeit, enddiastolischer Druck, enddiastolisches Volumen, Auswurffraktion etc.) und die hieraus resultierenden Funktionskurven zwischen enddiastolischem Druck bzw. Volumen und der Herzarbeit bzw. Schlagarbeit werden zur Ermittlung der Pumpfunktion unter pharmakologischen Eingriffen und bei pathologischen Funktionszuständen herangezogen und durch Einbeziehung der Druck-Anstiegsgeschwindigkeit und der Faser-Verkürzungsgeschwindigkeit quantitative Anhaltspunkte für den Kontraktilitätszustand des Herzens gewonnen (Tab. 11.7).

Allerdings stößt die quantitative Erfassung dieser Meßgrößen am intakten Kreislauf auf beträchtliche methodische Schwierigkeiten.

Die *Mechanik des Herzens* wird durch zwei voneinander unabhängige Mechanismen determiniert:

1. durch eine druck-volumenabhängige Schlagarbeit (Frank-Starling-Mechanismus), und
2. durch einen primär myokardialen Regulationsmechanismus (Kontraktilität, Inotropiezustand).

11.4.1. Die Mechanik des insuffizienten Herzens

Druck-Volumen-Diagramm: Volumen und Druck sind die beiden Grundgrößen, die die mechanischen Äußerungen des Herzens charakterisieren. Setzt man sie in einem Druck-Volumen-Diagramm miteinander in Beziehung, so erhält man auf überschaubare Weise Auskunft über das Zusammenwirken beider Größen während des Herzcyclus (Abb. 11.3). O. FRANK ist es auf diese Weise bereits im Jahre 1895 gelungen, die wesentlichen Prinzipien der Herzmechanik zu formulieren [9]. Später hat dann STARLING (1908) das Herzlungenpräparat entwickelt und die mechanische Tätigkeit des Herzens mit dem Energiestoffwechsel in Beziehung gesetzt [50, 51].

Am erschlafften Ventrikel, also am Ende einer Diastole, ist die Beziehung zwischen Volumen und Druck durch die sog. *Ruhe-Dehnungs-Kurve*, gewöhnlich identisch mit der sog. isometrischen und isotonischen Minima-Kurve, gegeben. Die Steilheit des jeweiligen Kurvenverlaufs gibt die *Volumenelastizität* des betreffenden Ventrikels $(E' = \Delta P / \Delta V)$ an. Der reziproke Wert $(\Delta V / \Delta P)$ entspricht sinngemäß der Volumendehnbarkeit. Wie man in Abb. 11.3 erkennt, verläuft die Ruhe-Dehnungs-Kurve im Bereich kleiner Ventrikelvolumina fast abszissenparallel, dort ist die Dehnbarkeit des Ventrikels am größten. Volumenänderungen gehen hier ohne gröbere Druckänderungen vor sich. Mit zunehmender Ventrikelfüllung steigen die Herzinnendrücke infolge abnehmender Dehnbarkeit an: der Kurvenverlauf wird steiler [53].

Am Warmblüterherzen ist die Lage der Ruhe-Dehnungs-Kurve im *Druck-Volumen-Diagramm* vom Herzgewicht, von plastischen Herzmuskeleigenschaften, vom gleichzeitigen Füllungszustand des Nachbarventrikels und von der Herzbeutelelastizität und -plastizität abhängig [53].

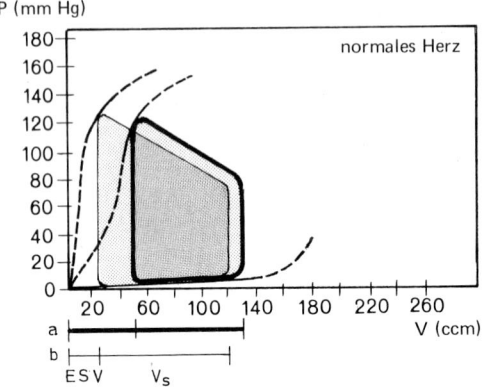

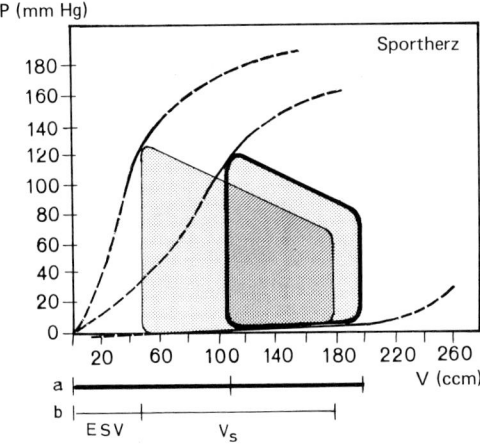

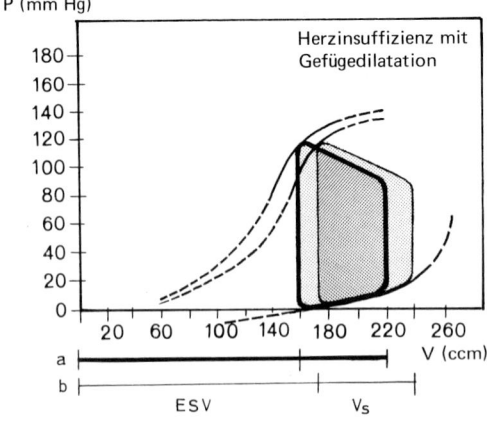

Abb. 11.3. Druck-Volumenbeziehungen (schematisiert) am normalen Herzen, beim Sportherzen und am gefügedilatierten, insuffizienten Herzen

Das pathologisch dilatierte, chronisch insuffiziente Herz ist durch eine *verminderte Dehnbarkeit* charakterisiert. Die Volumenzunahme eines Ventrikels kann also nur unter erheblichem Druckanstieg der Kammer und der vorgeschalteten Vorhof- und Gefäßabschnitte mit allen hämodynamischen und hydrostatischen Folgeerscheinungen erreicht werden.

Dagegen kommt es bei der *Massenvermehrung des Sportherzens* im Rahmen der physiologischen Hypertrophie zu keiner Erhöhung der intraventriculären Drücke, was nur mit einer Zunahme der Dehnbarkeit beider Ventrikel im Rahmen der allgemeinen physiologischen Kreislaufanpassung erklärt werden kann. Die Verknüpfung von physiologischer Herzhypertrophie mit einer Zunahme der Volumendehnbarkeit der Ventrikel erscheint vom physiologischen Standpunkt aus deswegen so sinnvoll, weil es dem Organismus auf diesem Wege gelingt, ohne jegliche Druckbelastung des Niederdrucksystems ein größeres Reserveblutvolumen in den Herzhöhlen unterzubringen.

Mit Erhöhung der Ausgangsfaserlänge bzw. des enddiastolischen Volumens einer Kammer (preload) werden Kontraktionskraft bzw. isometrische Spannungsentwicklung und Schlagvolumen erhöht (sog. *Frank-Starling-Mechanismus*). Die Beziehung zwischen dem enddiastolischen Druck oder Volumen und der Schlagarbeit des Herzens kann unter gegebenen Ausgangsbedingungen als Funktionskurve des Herzens angesehen werden. Diese Funktionsbeziehung wird durch positiv inotrope Einflüsse (z.B. durch eine

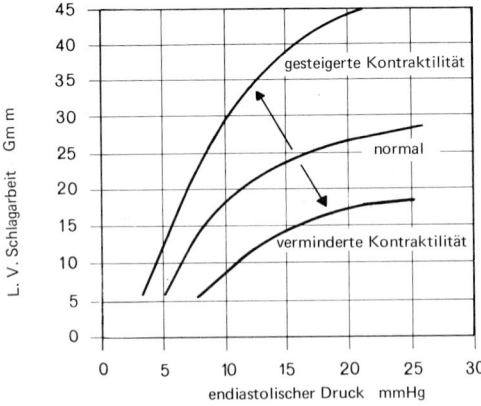

Abb. 11.4. Beziehungen zwischen enddiastolischem Ventrikeldruck und Schlagarbeit des linken Ventrikels bei verschiedenen Inotropiezuständen

adrenerge Stimulation) oder durch negativ inotrope Pharmaka (z.B. Propranolol, Barbiturate) überspielt und modifiziert. Für das Herz existiert somit in Abhängigkeit von der kontraktilen Ausgangslage des Myokards eine Schar ventriculärer Funktionskurven (Abb. 11.4).

Herzvolumen und Herzarbeit: Das enddiastolische Volumen (EDV) eines normalen linken Ventrikels beträgt rund 130 ml; bei einem mittleren Schlagvolumen (SV) von etwa 70 ml beträgt das endsystolische Ventrikelvolumen (ESV) näherungsweise 60 ml. Dieses endsystolische Ventrikelvolumen, auch als *Restblut* bezeichnet, besteht zum größten Teil aus dem systolischen Reservevolumen, welches die eigentliche *Leistungsreserve des Ventrikels* ist. Ein verbleibender, sehr kleiner Anteil des Restblutes, das Residualvolumen, ist selbst bei stärkerer Kontraktion nicht mobilisierbar. Bei gesunden Personen liegt das prozentuale Verhältnis von Schlagvolumen zum enddiastolischen Ventrikelvolumen (SV/EDV), also die Auswurffraktion, über 50%.

Am *Sportherzen* ist die Restblutmenge der linken Kammer vergrößert, das Verhältnis von Schlagvolumen/Restblut/Kammergewicht beträgt annähernd 6/12/20, was bedeutet, daß das endsystolische Ventrikelvolumen in Ruhe hier mindestens doppelt so groß ist wie das Schlagvolumen, es hat sich also im Vergleich zum normalen Herzen verdoppelt bis vervierfacht. Erst mit dieser Vermehrung der systolischen Leistungsreserve finden Beobachtungen eine Erklärung, wo bei trainierten Personen Herzminutenvolumina bis zu 35 l und maximale Schlagvolumina bis 180 ml beobachtet wurden (Abb. 11.5).

Zwischen der röntgenologisch meßbaren Herzgröße und dem maximalen Schlagvolumen bestehen enge Beziehungen, gleichfalls zum maximalen Sauerstoffpuls (=pro Systole transportiertes Sauerstoffvolumen). Eine gestörte Beziehung zwischen diesen Größen weist auf eine eingeschränkte Leistungsreserve des Herzens hin (s.S. 49). Zahlenmäßig kann dieses Mißverhältnis durch den Herzvolumen-Leistungsquotienten (=Herzvolumen/maximaler Sauerstoffpuls) ausgedrückt werden [35].

Vergrößerte Herzmuskelmasse, vermehrte diastolische Dehnbarkeit, vergrößertes Restblutvolumen sind die unerläßlichen Voraussetzungen für die Höchstleistungen des Sportherzens.

Der *Mechanismus des chronisch-insuffizienten Herzens* mit Gefügedilatation unterscheidet sich davon grundlegend: die Dehnbarkeit ist am Arbeitspunkt vermindert, das enddiastolische Ventrikelvolumen und der enddiastolische Ventrikeldruck sind deutlich erhöht; in Extremfällen wurden an Hochdruckherzen enddiastolische Ventrikelvolumina bis zu 500 ml gefunden. Stellt man noch in Rechnung, daß bei Herzinsuffizienz bereits in Ruhe die mittleren Schlagvolumina vermindert sind und sich bei körperlicher Belastung nur unwesentlich oder überhaupt nicht vergrößern, so resultieren hieraus im Gefolge der verminderten Auswurffraktion stark vergrößerte Restblutmengen, die das Mehrfache vom gesunden Herzen betragen. Da die vergrößerte Restblutmenge aber nicht mehr als systolische Leistungsreserve verfügbar ist, stellt sie ein gewaltig vergrößertes Residualvolumen dar (Tabelle 11.7 und Abb. 11.11). Bei körperlicher Belastung kommt es zu einem weiteren Anstieg des enddiastolischen Kammerfülldrucks mit weite-

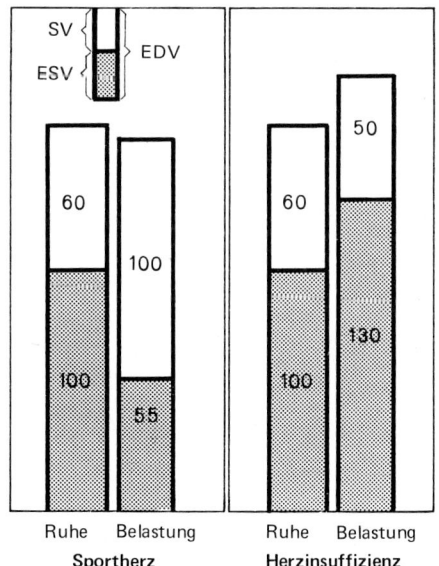

Abb. 11.5. Enddiastolisches und endsystolisches Kammervolumen sowie Schlagvolumen am Sportherzen und bei Herzinsuffizienz (Belastungsinsuffizienz) in Ruhe und während körperlicher Belastung. Man beachte die Zunahme des enddiastolischen und endsystolischen Kammervolumens bei Herzinsuffizienz unter Belastungsbedingungen. (Nach [12])

rer Dilatation der Herzhöhlen und Abnahme der Auswurffraktion (s. Abb. 11.5). Möglicherweise wird über diese extreme Dehnung der verbliebenen Muskelfasern der letztmögliche Arbeitszuwachs des Herzens erzwungen.

Bei einer *Herzdilatation* mit erhöhtem enddiastolischen Kammerdruck kommen die physikalischen Gesetzmäßigkeiten, die die Muskelwandspannung in den Ventrikeldruck umsetzen, besonders ungünstig ins Spiel. So beträgt die Kraftentfaltung K einer Einzelfaser bei einem bestimmten Ventrikeldruck P:

$$K = \frac{P \cdot r^2 \cdot \pi}{n}.$$

Zur Erzielung eines bestimmten Innendrucks (P) der Herzhöhle ist somit eine um so größere Kraftentfaltung (K) seitens der Myokardfaser notwendig, je größer der Radius (r) des Hohlraums und je geringer die Wanddicke (n) einer Kammer ist.

Veranschaulicht werden diese Verhältnisse durch Berechnungen von LINZBACH [25]: Für eine normale linke Kammer von 100 g Gewicht ergibt sich am Ende der Anspannungszeit eine Wandspannung je cm² Muskelquerschnitt von $1,4 \cdot 10^5$ dyn·cm^{-2}, in der Austreibungsphase von 0,4. — Beim Sportherzen liegen die entsprechenden Werte bei 1,0 und endsystolisch bei 0,8. — Ganz anders jedoch bei einer linken Kammer mit exzentrischer Druckhypertrophie mit einem Kammergewicht von 300 g, einem Restblut von 200 ml und einem Schlagvolumen von 50 ml. Hier beträgt in der isometrischen Phase der Systole die Kraftentfaltung des Muskelquerschnittes bereits $2,3 \cdot 10^5$ dyn·cm^{-2} und am Ende der Systole sogar 3,9. Wie man sieht, ist der Wert am Anfang der Systole rund doppelt so groß wie beim gesunden Herzen und erreicht am Ende der Systole sogar das Dreifache des Normalwertes, was die Progredienz einer Herzinsuffizienz erklärt.

Inotropie und Kontraktilitätsparameter: Spannungsentwicklung und zeitlicher Kontraktionsablauf werden durch die Vorgänge der elektromechanischen Koppelung determiniert und durch hormonelle Einflüsse (z.B. Katecholamine) sowie durch Stoffwechselvorgänge (z.B. durch die Aktivität der Membran-ATPase) modifiziert. Nach den verfügbaren experimentellen Befunden pflanzt sich die Erregung entlang der Zellmembran durch Einstülpungen des Sarko-

lemms (sog. transversales Tubulussystem) in das Zellinnere fort (Abb. 11.6) und bewirkt von dort aus eine sprunghafte Freigabe von *Calciumionen* aus dem longitudinalen Tubulussystem des sarkoplasmatischen Reticulums: a) mit Einwirkung auf den Tropomyosin-Troponin-Komplex, wodurch eine Deblockierung der Interaktionsorte zwischen Aktin und Myosin ermöglicht wird; b) durch eine Aktivierung der Myosin-ATPase mit konsekutiver ATP-Spaltung und nachfolgender Herstellung neuer Aktin-Myosin-Bindungen mit Spannungs- bzw. Längenänderung des Muskels. Somit sind als Quellen der kontraktionswirksamen Calciumionen die extracelluläre Calciumkonzentration, der Calciumstrom durch die Zellmembran während der Erregung und die Freigabe von Calciumionen aus Bindungen des sarkoplasmatischen Reticulums anzusehen.

Die *Erschlaffung* setzt voraus, daß Calciumionen wieder aus dem Myoplasma verschwinden, was größtenteils durch die aktive Rückbindung in das longitudinale System erfolgt.

Veränderte physikochemische Eigenschaften der kontraktilen und regulatorischen Proteine, verminderte Calciumfreisetzung im longitudinalen System, herabgesetzte Speicherfähigkeit des sarkoplasmatischen Reticulums, Hemmung des Calciumeinstroms durch die Zellmembran oder eine verminderte extracelluläre Calciumkonzentration sind mögliche Ursachen einer Insuffizienz des kontraktilen Apparates auf molekularer Basis und können bei der Entstehung einer Herzinsuffizienz im Gefolge einer Herzhypertrophie, unter der Einwirkung bestimmter Pharmaka, bei Alterungsvorgängen des Myokards, bei Myokarditis oder bei Störungen des Proteinstoffwechsels (Unterernährung, Paraproteinämien, Antimetaboliten) beteiligt sein. Dagegen ist die auf dem Boden einer Hypoxie (coronare Insuffizienz, Hypoxämie) entstandene Herzinsuffizienz durch die Störung der oxydativen Phosphorylierung mit nachfolgendem Mangel an energiereichen Phosphaten hinreichend erklärt.

Änderungen des Inotropiezustandes sind mechanisch durch Änderungen von Kontraktionsgrößen bei gegebenen Ausgangsbedingungen, d.h. bei Konstanz von preload und afterload charak-

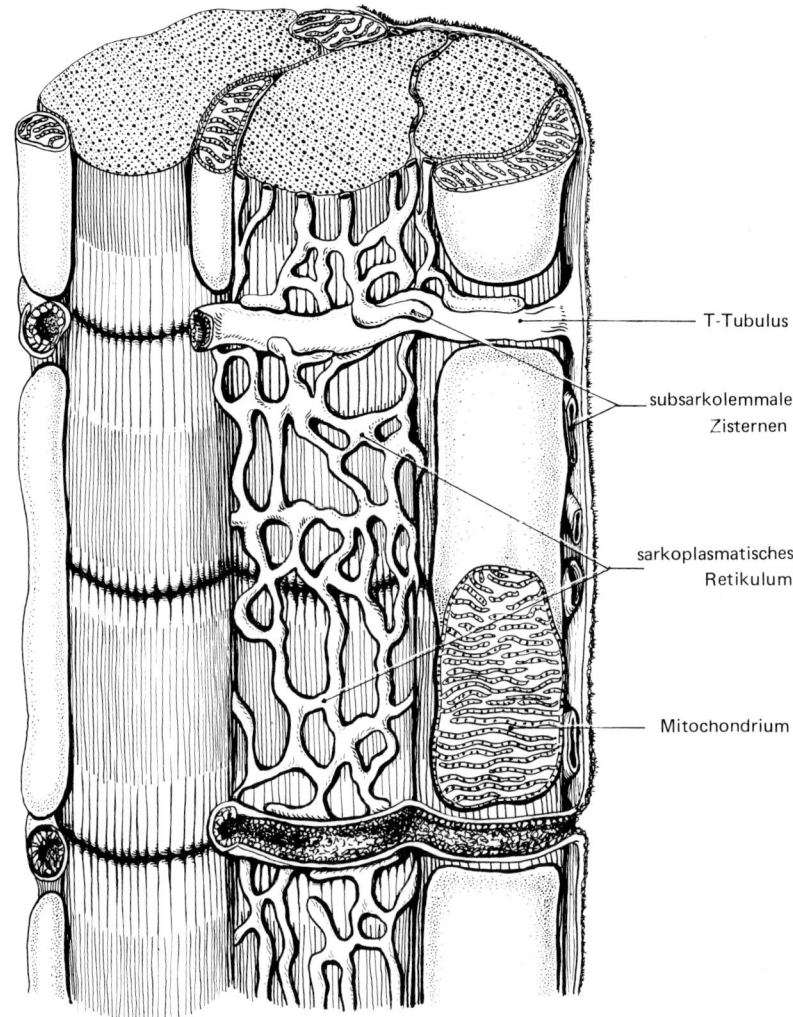

T-Tubulus

subsarkolemmale
Zisternen

sarkoplasmatisches
Retikulum

Mitochondrium

Abb. 11.6. Struktur der Arbeitsmuskulatur des Herzens

terisiert. Als *positiv inotrope Eingriffe* gelten u.a.: die pharmakologischen Wirkungen von Noradrenalin, Calcium, Glykoside, Nitrate, Glucagon, Isoproterenol und einer Frequenzsteigerung, ferner von Cortisol, Aldosteron, Aldosteronantagonisten, Insulin, Thyroxin und Trijodthyronin. — *Negativ inotrop* wirken u.a.: β-Receptorenblocker, Calciumentzug, Hypoxie, Barbiturate, Morphin und eine Frequenzabnahme.

An der intakten Herzmuskelzelle aktivieren *Katecholamine* (Adrenalin, Noradrenalin, Isoproterenol) das strukturgebundene Adenylcyclase-System an einem noch hypothetischen Angriffsort der Zellmembran, das mit dem β-Receptor identisch ist. Unter Verbrauch von Adenosintriphosphat (ATP) und in Gegenwart von Mg^{++} kommt es dann zu einer vermehrten Bildung von cyclischem 3',5'-Adenosinmonophosphat (3',5'-AMP). Ähnlich wie an der Leberzelle steigt bei erhöhter cellulärer Konzentration von cyclischem 3',5'-AMP die Aktivität der Phosphorylase-b-Kinase an, nimmt durch Transformation der Phosphorylase-b in -a die Glykogenolyse zu und wird Glucose-1-Phosphat zur Substratutilisation der Herzmuskelzelle bereitgestellt. Der

Abbau von cyclischem 3′,5′-AMP zu 5′-AMP durch die Phosphodiesterase wird durch ATP und Pyrophosphat sowie durch Methylxanthine (Theophyllin, Coffein), nicht aber durch Katecholamine gehemmt. Die vermehrte Bildung von cyclischem 3′,5′-AMP, die Aktivierung der Phosphorylase und der positiv inotrope Effekt sind zeitlich eng miteinander verknüpft und lassen sich sowohl durch Adrenalin als auch durch Glucagon induzieren. β-Receptorenblocker (Propranolol) hemmen den Adrenalineffekt, nicht dagegen die Wirkung von Glucagon auf dieses System, was auf verschiedenartige Receptoren oder verschieden konfigurierte Adenylcyclasen hinweist. Bei chronischer Herzinsuffizienz ist die Adenylcyclaseaktivität vermindert [48].

Nach der von FLECKENSTEIN [8] vertretenen Auffassung beruht die physiologische Steigerung der Kontraktionskraft des Herzens unter dem *Ein-*

fluß der sympathischen Überträgerstoffe Adrenalin und Noradrenalin in erster Linie auf einer Verstärkung des transmembranären Calciumeinstroms durch die depolarisierte Membran. Hierdurch wird die calciumabhängige Myofibrillen-ATPase stärker aktiviert und die während der Verkürzung utilisierte Menge an ATP gleichzeitig mit der systolischen Kraftentwicklung in die Höhe getrieben. — Calciumentzug hebt die Fähigkeit zur Bildung von Aktionspotentialen nicht auf, jedoch erlischt die Kontraktilität rasch (sog. *elektro-mechanische Entkoppelung*).

Umgekehrt wird die Passage des Calciumkanals durch die Zellmembran durch zweiwertige Kobalt- oder Nickelionen konzentrationsabhängig mehr oder weniger vollständig blockiert. Dadurch wird die transmembranäre Calciumversorgung der Myokardfasern unterbunden, so

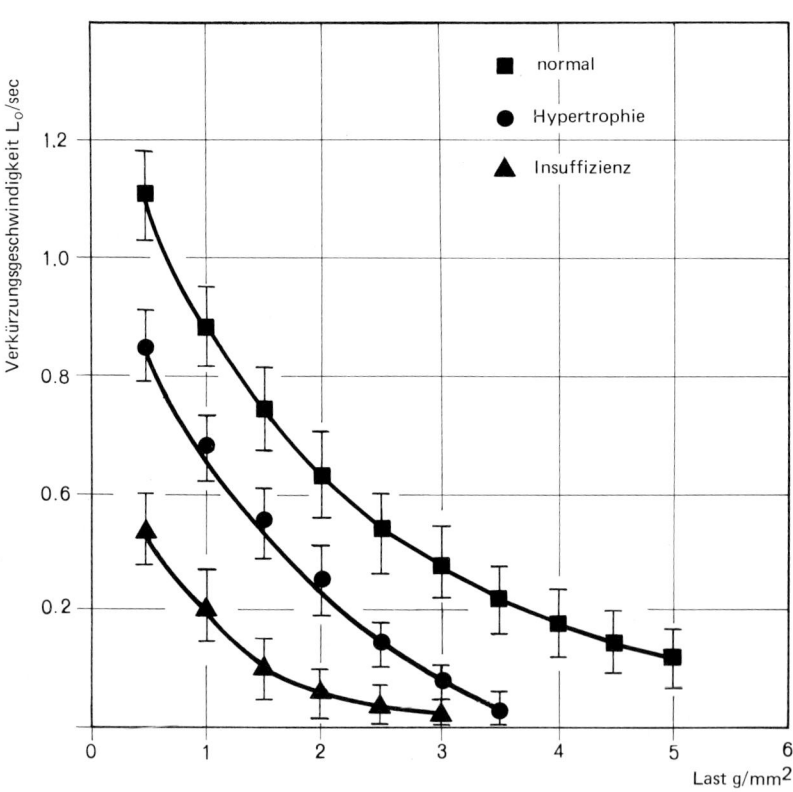

Abb. 11.7. Kraft-Geschwindigkeitskurven des isolierten Papillarmuskels (Katze). Am hypertrophierten und noch ausgeprägter am insuffizienten Myokard sind die entsprechenden Kurven nach links, d.h. zu niedrigeren Last- und Geschwindigkeitswerten verschoben (negative Inotropie) (nach [49])

daß die Kontraktilität selektiv erlischt. Der natriumabhängige Erregungsprozeß zeigt dagegen — trotz der Blockade des Calciumsystems und des hieraus resultierenden Verlusts der Kontraktilität — kaum eine Veränderung. Auch Verapamil (Isoptin) gilt als spezifischer Inhibitor des Calciumkanals in der Säugetiermyokardfaser. Ein einziges Molekül dieser Verbindung kann am Papillarmuskel den elektromechanischen Koppelungseffekt von mehreren Tausend Calciumionen reversibel blockieren und so die Kontraktilität der Myokardfaser selektiv und dosisabhängig herabsetzen [8]. Substanzen vom Typ des Verapamils stehen somit als besondere Gruppe den Inhibitoren des myokardialen Erregungsvorganges (Lokalanaesthetica, Antiarrhythmica, antifibrillatorische Stoffe) gegenüber, die den transmembranären Natrium-Influx weit stärker als den Calciumeinstrom herabzusetzen imstande sind.

Die *quantitative Erfassung der Kontraktilität* des Herzens *in situ* erfolgt aus der Messung der maximalen Geschwindigkeit der isometrischen Spannungs- bzw. Druckentwicklung, bezogen auf den intraventriculären Druck. Methodische Voraussetzung ist eine frequenzgetreue Druckmessung — im Idealfall mittels Stahlkatheter oder Katheter-Tip-Manometer — sowie eine Registrierung der Druckgrößen auf Schreibern mit hoher zeitlicher Auflösung und hoher Eigenfrequenz (z.B. Photoschreiber, UV-Schreiber).

Am hypertrophierten und chronisch insuffizienten menschlichen Herzmuskel, sind die auf die Ausgangsfaserlänge bezogene isotonische Muskelverkürzung und Verkürzungsgeschwindigkeit sowie die maximale isometrische Muskelspannung, die Herzarbeit (das Produkt aus Muskellast und Muskelverkürzung) und die Herzleistung (Produkt aus Muskellast und Muskelverkürzung pro Zeiteinheit) gegenüber einem Normalkollektiv signifikant vermindert. Im gleichen Sinne sind die Werte für das Zeitintervall vom Beginn der Ventrikelkontraktion bis zu der maximalen Druckanstiegsgeschwindigkeit ($t-dp/dt_{max}$) verlängert. Unter experimentellen Bedingungen ist die Kraft-Geschwindigkeitskurve des hypertrophierten und des insuffizienten Herzmuskels nach links, d.h. zu niedrigeren Werten verschoben (Abb. 11.7).

Diese Untersuchungsergebnisse weisen darauf hin, daß bei chronischer Herzinsuffizienz wesentliche Größen der Herzmechanik im Vergleich zur Normalfunktion reduziert sind, und daß eine Störung der Beziehungen zwischen Herzmechanik und Sauerstoffverbrauch zuungunsten der myokardialen Leistungsfähigkeit (= verminderter Wirkgrad) anzunehmen ist.

Herzauswurf und Organdurchblutung: Die Normalwerte des Herzschlag- und Minutenvolumens gesunder Personen streuen beträchtlich und sind vom Sauerstoffverbrauch, vom Trainingszustand und von der Körperlage abhängig. Bei einer klinisch manifesten Herzinsuffizienz ist das Herzschlag- und Minutenvolumen sowie die Auswurffraktion des insuffizienten Ventrikels [52 a, 52 b] gegenüber dem individuellen Sollwert erniedrigt („*low output failure"*), (Abb. 11.8). *Belastungstests* (s.S. 49 u. 345) sind geeignete Verfahren, die Leistungsreserve eines Herzens zu schätzen. Höhere Grade von chronischer Herzinsuffizienz weisen während einer körperlichen Belastung nur einen geringen Anstieg des Herzauswurfs auf, gleichzeitig sind die enddiastolischen Kammerfülldrucke erhöht. Die im Vergleich zu Normalpersonen mangelhafte Stei-

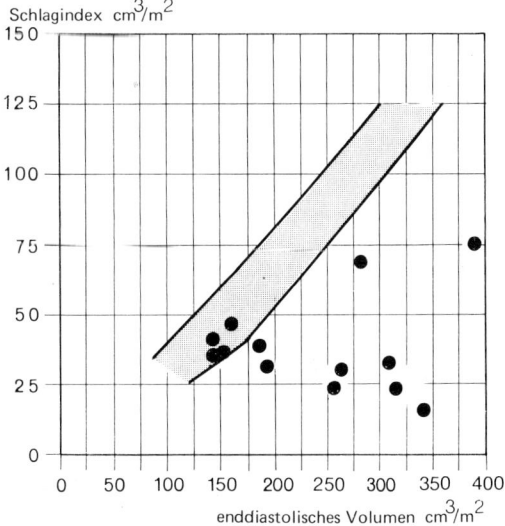

Abb. 11.8. Korrelation zwischen Schlagindex und enddiastolischem Ventrikelvolumen pro m² bei insuffizienten rechten Kammern. Die punktierte Fläche stellt den Streubereich der suffizienten Ventrikel dar (nach [31])

gerung des Herzschlagvolumens wird bis zu einem gewissen Grade durch eine gleichzeitige Frequenzsteigerung ausgeglichen. Hieraus erklärt sich die klinische Erfahrung, daß Herzkranke bei Arbeitsbelastung einen ungleich stärkeren Frequenzanstieg zeigen im Vergleich zu trainierten oder untrainierten Normalpersonen.

Bei höhergradiger Herzinsuffizienz ist bereits in Ruhe das Herzschlag- und Minutenvolumen stark erniedrigt, die Herzfrequenz und die enddiastolischen Kammerfülldrücke erhöht. Einseitige Rechtsherzinsuffizienz oder einseitige Linksherzinsuffizienz verhalten sich in dieser Hinsicht nicht anders als eine doppelseitige Herzinsuffizienz, da die ungenügende Förderleistung des einen Herzabschnittes die Auswurfmenge auch der anderen Herzhälfte bestimmt.

Im Gefolge einer Hyperthyreose, bei arterieller Hypoxämie, bei arteriovenösen Fisteln, bei Morbus Paget und bei Beri-Beri-Krankheit wird ein gegenüber der Norm erhöhtes Herzminutenvolumen beobachtet, was als „high output failure" bezeichnet wird. Auch in diesen Fällen von Herzinsuffizienz ist das gemessene Herzminutenvolumen gegenüber dem individuellen Sollwert erniedrigt.

Die Erniedrigung des Herzminutenvolumens bei der chronischen Herzinsuffizienz führt im Rahmen der normalen Blutdruckregulation zu einer generalisierten arteriolären Vasoconstriction mit Erhöhung des gesamten peripheren Kreislaufwiderstandes. Beim gesunden Menschen beträgt der *mittlere periphere Strömungswiderstand* um 1 100 bis 1 600 dyn·sec·cm^{-5}. Im Zustand der Herzinsuffizienz werden bei der Mehrzahl der Patienten Steigerungen des Gesamtwiderstandes auf mehr als das Doppelte dieses Wertes beobachtet, und zwar in umgekehrter Korrelation zum Herzauswurf. Beide Größen bleiben auch im Zustand der chronischen Herzinsuffizienz so fein aufeinander abgestimmt, daß größere Blutdruckabweichungen bei Herzkranken nicht beobachtet werden. Erst hochgradige Formen und ein akutes Herzversagen werden durch die periphere Vasoconstriction nicht mehr kompensiert, dann sinkt der Blutdruck ab. Besonders ausgeprägt manifestiert sich die Steigerung des peri-

pheren Strömungswiderstandes unter den Bedingungen einer Arbeitsbelastung [44].

Folgen des verminderten Herzminutenvolumens und der peripheren Vasoconstriction ist eine verminderte Blutdurchströmung in bestimmten Teilkreisläufen. Dieses Durchströmungsdefizit der Organperipherie läßt sich durch Messung der arterio-venösen Sauerstoffdifferenz gut erfassen. Verlangsamt sich bei chronischer Herzinsuffizienz der Blutumlauf um einen gewissen Betrag, dann entnimmt die Gewebsperipherie der Volumeneinheit mehr Sauerstoff, d.h. die *arterio-venöse Sauerstoffkonzentrationsdifferenz* wird größer. Dies gilt sowohl für Partialkreisläufe einzelner Organe als auch für den Gesamtkreislauf. Im letzteren Falle wird die arterio-venöse Sauerstoffdifferenz aus der arteriellen Sauerstoffsättigung (z.B. des Femoralarterienblutes) und aus der venösen Sauerstoffsättigung des zentralvenösen Mischblutes (A. pulmonaris) bestimmt. Unter normalen Bedingungen beträgt die arterio-venöse Sauerstoffdifferenz des Gesamtkreislaufs von liegenden, ruhenden Patienten rund 4,0 Vol.%. Bei Patienten mit chronischer Herzinsuffizienz kann dieser Wert um ein Vielfaches der Norm erhöht sein. Besonders deutlich tritt dies bei körperlicher Belastung hervor. Die mangelhafte Steigerung des Herzminutenvolumens bringt es mit sich, daß ein großer Teil des Sauerstoffmehrverbrauches der Gewebsperipherie nur noch durch eine vermehrte Ausnutzung des Capillarblutes gedeckt werden kann.

Von der peripheren Durchblutungsdrosselung werden in erster Linie der Nieren- und der Mesenterialkreislauf, ferner die Hautdurchblutung, schließlich die Muskeldurchblutung, weniger das Gehirn betroffen (Tabelle 11.2). Die Verminderung der Nieren- und Abdominaldurchblutung ist sogar stärker, als es der Verminderung des Herzminutenvolumens entspricht, was besonders unter den Bedingungen körperlicher Belastung in Erscheinung tritt. Man muß dies als einen Regulationsvorgang betrachten, der das Herzminutenvolumen zugunsten der arbeitenden Körpermuskulatur umverteilt.

Coronardurchblutung und *Sauerstoffverbrauch* des insuffizienten Herzens (bezogen auf Gewichtseinheit Herzmuskel) sind normal oder erhöht und werden im Einzelfalle von der Ursache

Tabelle 11.2 Verteilung des Herzauswurfs unter Ruhebedingungen beim Gesunden und bei Herzpatienten mit und ohne klinisch manifeste Herzinsuffizienz (nach [55])

| | Normal-person | Herzkranke | | | |
| | | ohne Herzinsuffizienz | | mit Herzinsuffizienz | |
	Blutfluß (ml/min)	Blutfluß (ml/min)	in % des Normalwertes	Blutfluß (ml/min)	in % des Normalwertes
Eingeweide	1400	1200	80	800	53
Nieren	1100	650	59	350	32
Gehirn	750	600	80	500	67
Coronarien	250	300	120	300	120
Skeletmuskulatur	1200	1200	100	1200	100
Haut	500	150	30	50	10
Andere Organe	600	300	75	200	50
Herzauswurf	5800	4400	77	3400	60

der Herzinsuffizienz (Druck- oder Volumen-überlastung des Herzens) und damit von der Herzmuskelmasse, ferner von der Herzfrequenz und vom Grad der Dilatation (Zunahme der intramyokardialen Wandspannung!) bestimmt. Absolut bedingen diese Komponenten eine Steigerung des Gesamtsauerstoffverbrauchs des Herzens, der überwiegend durch eine Steigerung der Coronardurchblutung und durch eine vermehrte O_2-Extraktion gedeckt wird; demzufolge ist die coronare arterio-venöse Sauerstoffdifferenz erhöht.

Die *Abnahme der Nierendurchblutung* führt zu einer Abnahme des Glomerulumfiltrates, weniger stark zur Verminderung des renalen Plasmaflusses, infolgedessen steigt die Filtrationsfraktion an. (Zur renalen Salz-Wasser-Retention s.S. 340).

Die *verminderte Durchblutung im Mesenterialkreislauf* wird zu einem Teil durch eine arterioläre Vasoconstriction, zum anderen durch die Abflachung des Druckgefälles zwischen Pfortader und Lebervenen im Gefolge des erhöhten zentralen Venendrucks hervorgerufen. Unter den Bedingungen körperlicher Belastungen kann der Mesenterialfluß auf weniger als ein Viertel seines Normalwertes absinken, die Sauerstoffextraktion des Lebervenenblutes ist dann nahezu total [55], was die hypoxiebedingten Leberzellschäden und -nekrosen besonders in den zentrilobulären Abschnitten der Leber verständlich macht.

11.4.2. Die Pathogenese des kardialen Ödems (Abb. 11.9)

Venenmechanik und Rückstautheorie: Bei einer akuten Insuffizienz des linken Ventrikels wirft dieser vorübergehend weniger Blut aus als der noch suffiziente rechte Ventrikel. Hierdurch wird eine bestimmte Menge Blut aus dem Hauptkreislauf in die Lungenstrombahn verlagert, das zentrale Blutvolumen steigt an [46]. Da die Volumenkapazität des Lungenkreislaufs wesentlich kleiner ist als die des Hauptkreislaufs, kommt es dabei zu einer Steigerung der Blutdrücke in den Lungengefäßen und im linken Herzen (Abb. 11.10). Orthopnoe, Asthma cardiale und Lungenödem sind die klinischen Erscheinungsbilder dieser *pulmonalen Hypertonie* im Gefolge einer Linksherzinsuffizienz (Einzelheiten s.S. 315).

Bei vorbestehender Vergrößerung der Gesamtblutmenge und damit des Lungenblutvolumens und begünstigt durch hydrostatische Einflüsse (z.B. Horizontallagerung, Salz-Wasser-Retention) ist die *Dehnbarkeit des Lungengefäßsystems* bereits herabgesetzt und es genügt dann schon ein sehr kleiner zusätzlicher Blutvolumenzuwachs in diesem Gefäßbett, um eine klinisch manifeste Lungenblutüberfüllung hervorzurufen. Umgekehrt gelingt es am Krankenbett, durch eine hydrostatische Verlagerung einer kleinen Blutmenge aus dem Lungenkreislauf in die unteren Körperabschnitte (z.B. durch aufrechte

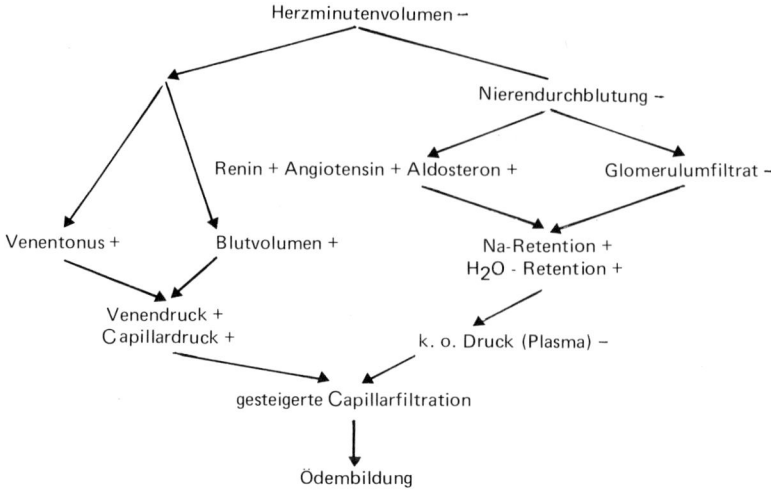

Abb. 11.9. Pathogenese des kardialen Ödems

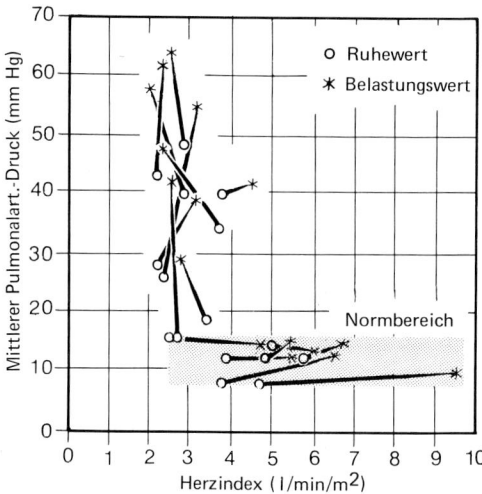

Abb. 11.10. Die Beziehungen zwischen Herzauswurf und Lungenarteriendruck bei Arbeitsbelastung von gesunden (umrandete Werte) und herzinsuffizienten Personen. Das abnorme Ansteigen des Lungenarteriendrucks bei Herzinsuffizienz ist Ausdruck der verminderten Gefäßdehnbarkeit infolge Lungenstauung und Abnahme der Gefäßelastizität (nach [14])

Körperhaltung, heiße Fußbäder, Anlegen venöser Staubinden oder Preßdruckatmung), das lebensbedrohliche Syndrom eines Asthma cardiale-Anfalles zu beseitigen (s.S. 321).
Nach diesen klinischen Erfahrungen und pathophysiologischen Gegebenheiten muß man daran

festhalten, daß die klassische *Rückstautheorie* für den Fall einer Linksherzinsuffizienz auch heute noch zu Recht besteht.

Bei chronischer Rechtsherzinsuffizienz erklärt sich die venöse Hypertonie während körperlicher Belastung und bei höherem Insuffizienzgrad auch in Ruhe durch pathologisch-anatomische Venenwandveränderungen, durch eine gesteigerte venomotorische Aktivität und durch einen vermehrten Blutinhalt mit dem Ergebnis einer nachweislich verminderten Dehnbarkeit des gesamten Niederdrucksystems.

Einen dominierenden Einfluß auf die venöse Hypertonie bei chronischer Herzinsuffizienz übt die *vergrößerte Blutmenge* aus [57]. In den meisten Fällen herrscht dabei die Vergrößerung des Plasmavolumens gegenüber dem Erythrocytenvolumen vor. Bei Zuständen schwerer Hypoxie (Emphysem, kongenitale Herzfehler mit Rechts-Links-Shunt) ist dagegen das Erythrocytenvolumen stärker vermehrt als das Plasmavolumen. Ferner bestehen Beziehungen zu den Herzvolumina, zum Geschlecht, zur körperlichen Aktivität und zum klinischen Schweregrad der Herzinsuffizienz (Abb. 11.11).

Gesteigerte Capillarfiltration [36]: Das kardiale Ödem ist gleichbedeutend mit einer Ansammlung frei verschieblicher, eiweißarmer Flüssigkeit im interstitiellen Gewebsraum. Pathophy-

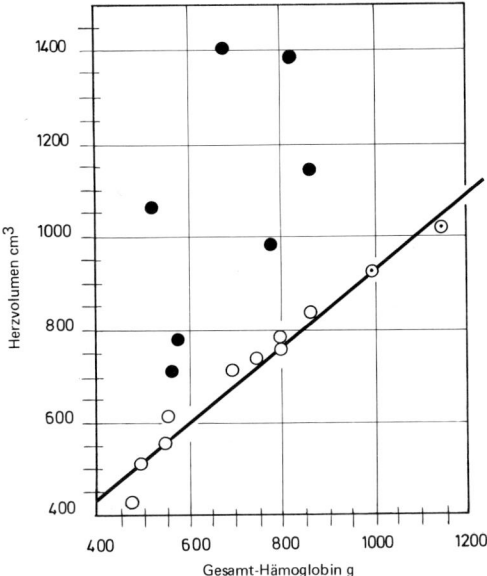

Abb. 11.11. Die gesamte Hämoglobinmenge des Menschen in Beziehung zum Herzvolumen (röntgenologisch im Liegen gemessen). Bei untrainierten (○) und trainierten (⊙) Personen besteht eine proportionale Beziehung beider Größen. Patienten mit Herzinsuffizienz (●) lassen eine unverhältnismäßige Vergrößerung ihres Herzvolumens erkennen (nach [46])

siologisch müssen hierfür folgende Faktoren in Betracht gezogen werden:

1. Eine Erhöhung des effektiven Filtrationsdruckes an der Capillarmembran,
2. eine Verminderung des effektiven kolloidosmotischen Druckes,
3. eine gesteigerte Eiweißdurchlässigkeit der Capillarwand und
4. ein verminderter Lymphtransport.

Bei der chronischen Herzinsuffizienz wirkt sich in erster Linie die Erhöhung des Venendruckes proportional auf den *Filtrationsdruck der capillären Strombahn,* dort vornehmlich an den abhängigen Partien aus. Die Steigerung des intrahepatischen Capillardrucks führt zu Ascitesbildung, diejenige im Thoraxraum zu Flüssigkeitsansammlungen in den Pleurahöhlen, vorwiegend rechts.

Bei länger bestehendem Ödem und besonders bei stehenden Höhlenergüssen steigt der Eiweißgehalt des Transsudates kontinuierlich an. Bei hochgradiger *Verlangsamung der Mikrozirkula-*

tion mit lokaler Hypoxie und Acidose wird die Capillarwand vermehrt für Eiweiß durchlässig, was infolge des nun verminderten effektiven kolloidosmotischen Druckes die Ödembildung begünstigt. In gleicher Richtung wirkt eine zusätzliche Verminderung der Serum-Albumine, z.B. im Gefolge alimentär bedingter Hypoproteinämien, bei chronischen Infektionen, beim Malabsorptionssyndrom, beim nephrotischen Syndrom, bei Fällen mit Lebercirrhose etc.

Extracelluläre Flüssigkeitsvolumina: Die klassische Auffassung des kardialen Ödems geht dahin, daß die frei verschiebliche interstitielle Flüssigkeit wie auch das extracelluläre Flüssigkeitsvolumen vergrößert sind. Die extracelluläre Flüssigkeit besteht 1. aus dem Plasmavolumen, 2. aus der interstitiellen Flüssigkeit und 3. aus dem Lymphvolumen. Die Vergrößerung des Plasmavolumens und des Lymphvolumens treten beim kardialen Ödem gegenüber der Vergrößerung des Volumens der interstitiellen Flüssigkeit zurück.

Die Menge der extracellulären Flüssigkeit kann mit der Thiocyanat- oder der Inulinmethode nach dem Verdünnungsprinzip annähernd genau bestimmt werden. Nach Abzug der Plasmamenge, die mit Farbstoffmethoden bestimmt wird, erhält man dann das Volumen der interstitiellen Flüssigkeit plus dem Lymphvolumen.

Messungen des extracellulären Flüssigkeitsvolumens bei Patienten mit kardialem Ödem ergaben eine Erhöhung des Inulinraumes auf über das Doppelte im Vergleich zu Herzgesunden mit gleichzeitiger Vergrößerung des Verteilungsraumes für Natrium (Abb. 11.12). In der Regel müssen etwa 6 l Flüssigkeit retiniert worden sein, bis Ödeme sichtbar werden [44].

Intracelluläres Flüssigkeitsvolumen: Aus Untersuchungen über die intracelluläre Wasser- und Elektrolytbilanz kann man entnehmen, daß bei den Wasser- und Mineralstoffwechselstörungen des kardialen Ödems auch der intracelluläre Raum beteiligt ist. Im Stadium der Ödembildung findet sich übereinstimmend auch eine Zunahme des intracellulären Flüssigkeitsvolumens und eine Abnahme der intracellulären Kaliumkonzentration. Beide Veränderungen kehren sich im Stadium der Ödemausschwemmung um.

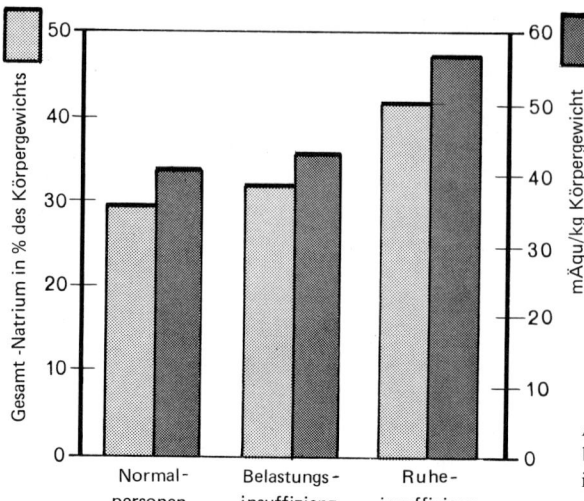

Serum

Abb. 11.12. Die Größe des Natriumraumes bei Gesunden, bei Patienten mit Belastungsinsuffizienz und bei Patienten mit Ruheinsuffizienz des Herzens. (Nach [55a])

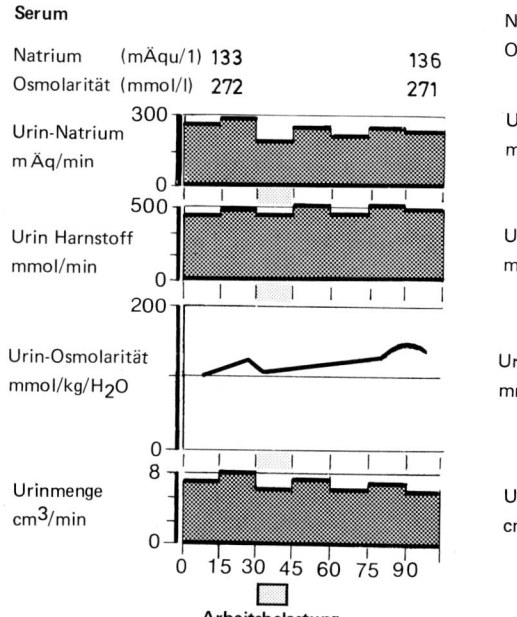

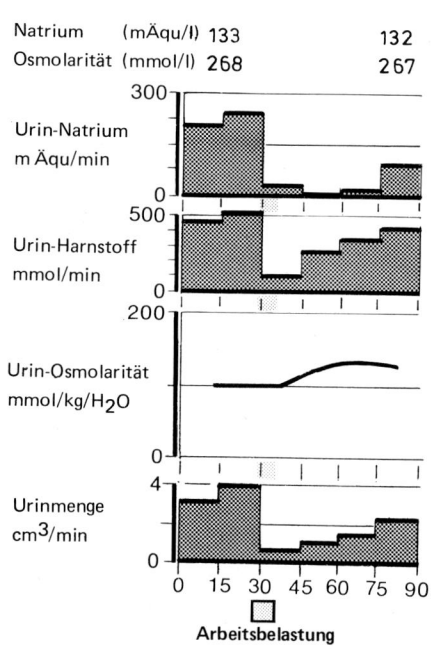

Abb. 11.13. Das Verhalten der Urin-Natriumausscheidung vor, während und nach körperlicher Belastung bei Gesunden (linkes Bild) und bei dekompensierter Herzinsuffizienz (rechtes Bild) [6a]

Renale Salz-Wasser-Retention: Im Stadium der Ödembildung besteht eine positive Bilanz für das ödembildende Material, nämlich für Wasser und Elektrolyte, vornehmlich für Natrium und Chlorid, und zwar als Folge einer verminderten Natriumausscheidungsfähigkeit der Niere und in Abhängigkeit von der diätetischen Kochsalzzufuhr (Abb. 11.13).

Die *Kochsalztoleranz* des gesunden Organismus beträgt annähernd 30 g. Patienten mit leichter Herzinsuffizienz scheiden maximal noch 4–10 g Kochsalz, solche mit mittelgradiger Herzinsuffizienz annähernd 2–3 g und Patienten mit schwerer Herzinsuffizienz nur noch 0,5–1,0 g oder weniger aus. Die durchschnittliche tägliche Kochsalzzufuhr bei normaler Ernährungsweise beträgt um 10 g, sie liegt also erheblich über der Natriumtoleranz herzinsuffizienter Patienten und erklärt die progressive Ansammlung von Ödemen unter normalen Ernährungsbedingungen, und die Notwendigkeit einer kochsalzarmen Diätform bei der Behandlung einer ödematösen Herzinsuffizienz.

Bei der chronischen Herzinsuffizienz ist die *Nierendurchblutung* und im geringeren Maße auch die *Menge des Glomerulumfiltrats* erniedrigt, was unter körperlicher Belastung verstärkt in Erscheinung tritt. Allerdings geht das Ausmaß der renalen Natriumretention der Verminderung des Glomerulumfiltrats und der Nierendurchblutung nicht immer parallel, was zusätzlich eine gesteigerte tubuläre Natriumrückresorption zwingend nahelegt [44].

Für die gesteigerte *tubuläre Rückresorption von Natrium* sind mehrere Faktoren im Spiel: eine verminderte mittlere Durchflußzeit im Nierentubulus mit gesteigerter fraktioneller Rückresorption; eine Erhöhung des kolloidosmotischen Druckes in der peritubulären Flüssigkeit; eine verminderte Markdurchblutung mit Erhöhung des Konzentrationsgradienten im Gegenstromsystem von der Nierenbasis zur Papillenspitze hin, mit sekundärem Anstieg der osmotischen Endharnkonzentration; schließlich eine gesteigerte Aktivität des antidiuretischen Hormons, der Katecholamine und eine intrarenale Wirkung von Angiotensin II, möglicherweise eine Mitwirkung der Prostaglandine E_2 und A_2 und nicht zuletzt die Auswirkung eines vornehmlich unter körperlicher Belastung bzw. bereits im Stadium der Ruheinsuffizienz stimulierten Renin-Angiotensin-Aldosteronsystems mit sekundärem Aldosteronismus.

Im Stadium der Ödembildung besteht durchgehend eine reziproke Beziehung zwischen der Natriumausscheidung und der Aldosteronmenge im Harn (Abb. 11.14)[4]. Dabei ist der *Plasmareninspiegel* erhöht, die Sekretionsrate von *Aldosteron* gesteigert, die metabolische Clearance von Aldosteron in der Leber infolge eines reduzierten hepatischen Blutdurchflusses erniedrigt und infolgedessen die mittlere Plasmakonzentration von

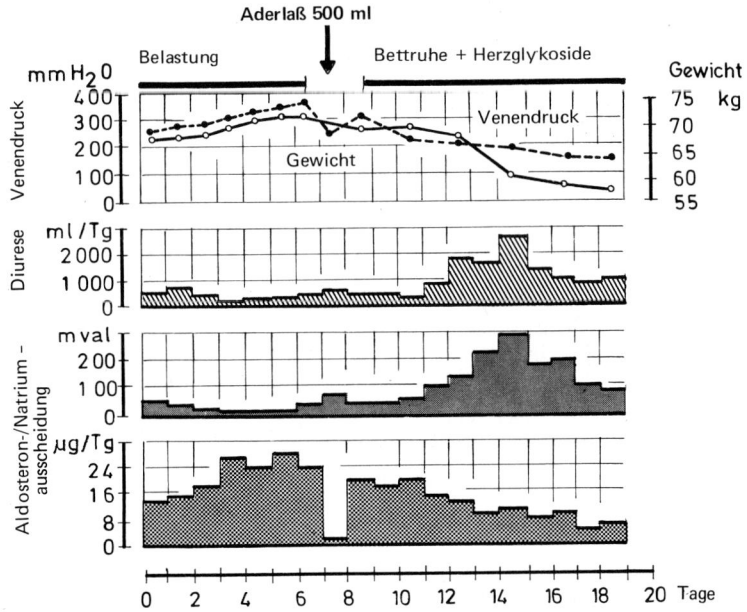

Abb. 11.14. Beziehungen zwischen Aldosteronausscheidung und Natriumausscheidung im Harn im Stadium der kardialen Dekompensation und unter dem Einfluß therapeutischer Maßnahmen. (Nach [55b])

Aldosteron erhöht. Bei gleichzeitig herabgesetzter renaler Clearance von Aldosteron ist die biologische Halbwertszeit dieses Hormons deutlich verlängert [33a].

11.5. Klinik

Wichtigste Voraussetzung für eine wirkungsvolle Therapie einer chronischen Herzinsuffizienz ist die Erkennung *kausaler* Faktoren. Dementsprechend richtet sich der Untersuchungsvorgang

1. mit herkömmlichen Methoden auf die Erfassung häufiger Ursachen einer Herzinsuffizienz (Hypertonie, Klappenfehler, coronare Herzkrankheit, Herzrhythmusstörungen etc.) und
2. werden spezielle Untersuchungstechniken mit gezielter Fragestellung eingesetzt (Tabelle 11.3 und 11.7).

11.5.1. Symptomatologie und klinischer Verlauf

Symptomatologie, klinischer Verlauf und Spätprognose einer chronischen Herzinsuffizienz werden vornehmlich durch Art und Ausmaß des Grundleidens, durch den klinischen Schweregrad und durch das Auftreten von Komplikationen (z.B. Thromboembolie, Lungenödem, cerebrovasculäre Insulte, Infektionen, Herzrhythmusstörungen) bestimmt. Typisch ist die Befundkonstellation eines vergrößerten Herzens zusammen mit Leistungsminderung, venöser Einflußstauung und generalisierten Ödemen (sog. feuchte Dekompensation; backward failure = Rückwärtsversagen). Davon abzugrenzen sind Zustände von Herzinsuffizienz, bei denen die Symptome der venösen Einflußstauung vor dem linken oder rechten Herzen nicht nachweisbar sind und bei denen vornehmlich die Auswirkungen eines verminderten Herzauswurfs mit Hypotonie, Schwindel, Encephalomalacie, intermittierenden Abdominalbeschwerden (postprandial!) und muskuläre Ermüdbarkeit vor-

Tabelle 11.3. Untersuchungen bei chronischer Herzinsuffizienz

A. Routinemäßig angewandte Methoden
1. Anamnese und Beschwerdebild
2. Körperliche Untersuchung
3. Elektrokardiogramm und Vektorkardiogramm
4. Phonokardiogramm, Apexkardiogramm, Carotispulskurve
5. Klinisch-chemische Untersuchungen
6. Röntgenuntersuchungen der Thoraxorgane

B. Mit spezieller Fragestellung angewandte Methoden
1. Herzkatheteruntersuchung
2. Ventrikulographie und Coronarangiographie
3. Lungenfunktionsprüfung
4. Echokardiographie
5. Serologische, virologische und bakteriologische Untersuchungen
6. Erfassung von Myokardantikörpern
7. Hormonanalyse
8. Zellelektrolyte
9. Myokardbiopsie

Tabelle 11.4. Symptomatologie der doppelseitigen chronischen Herzinsuffizienz

Nachweisbare Grundkrankheit
Herzvergrößerung
Leistungsminderung

Symptome des Rückwärtsversagens:
Orthopnoe
Belastungsdyspnoe
Asthma cardiale, Lungenödem
venöse Einflußstauung
Lebervergrößerung
Höhlenergüsse
generalisierte Ödeme

Symptome des Vorwärtsversagens:
Hypotonie
Schwindel
muskuläre Ermüdbarkeit
cerebrale Herdsymptome
intermittierende Abdominalbeschwerden
hochgestellter Harn

herrschen (sog. forward failure = Vorwärtsversagen) (Tabelle 11.4).
Die **Anamnese** der herzinsuffizienten Patienten gibt Hinweise auf Ursachen, Progredienz, klinischen Schweregrad (Tabelle 11.5) sowie auf Komplikationen und therapeutische Ansprechbarkeit des Herzleidens. Herzgeräusche in der

frühen Kindheit und zentrale Cyanose bei Geburt weisen auf angeborene Herz- und Gefäßanomalien mit Rechts-/Links-Shunt, Angaben über fieberhaften Gelenkrheumatismus bzw. rezidivierende eitrige Tonsillitiden auf eine mögliche rheumatische Genese der zugrundeliegenden Herzkrankheit hin. Hochdruckkrankheit und coronare Herzkrankheit sind häufige Vorkrankheiten der chronischen Herzinsuffizienz und ihrerseits ursächlich bestimmt und durch Risikofaktoren belastet. Arterielle Embolien der Vorgeschichte weisen entweder auf eine Mitralstenose oder auf einen durchgemachten Herzinfarkt hin. Intermittierendes und schließlich permanentes Vorhofflimmern bzw. -flattern mit Tachyarrhythmia absoluta und ebenso alle Formen einer pathologischen Bradykardie verschiedener Ursache (s.S. 259) gehen häufig mit dem klinischen Erscheinungsbild einer doppelseitigen Herzinsuffizienz einher. Septische Infektionen, katarrhalische Infekte — nicht selten im Verein mit körperlichen Überlastungen — kommen als Vorkrankheiten einer chronischen Endo-Myokarditis mit konsekutiver Herzinsuffizienz in Betracht (s.S. 53). Asthma bronchiale, das chronische bronchitische Syndrom, Lungengerüsterkrankungen verschiedener Ätiologie und rezidivierende venöse Thromboembolien sind bekannte und häufige Grundkrankheiten der chronischen Rechtsherzinsuffizienz (chronisches Cor pulmonale) und werden auf Seite 214 gesondert dargestellt.

Das **Beschwerdebild** dieser Patienten ist recht einheitlich charakterisiert durch Leistungsminderung infolge Ermüdbarkeit, allgemeiner Hinfälligkeit, Atemnot und ggf. Schwindel und Herzschmerzen. Entsprechend der Empfehlungen der New York Heart Association aus dem Jahre 1945 lassen sich diese subjektiven Angaben der Patienten in 4 klinische Schweregrade einordnen (Tabelle 11.5). Davon abzugrenzen sind alle anfallsweise auftretenden Symptome wie das Asthma cardiale und Lungenödem (s.S. 318), Synkopen und die Symptome eines kardiogenen Schocks (s.S. 301). Als Beschwerden werden ferner geschildert: Kältegefühl der Extremitäten, Neigung zu Nagelmykosen und Unterschenkelgeschwüren, Schmerzen im rechten Oberbauch (Stauungsleber), Blähbauch (portale Hyperten-

Tabelle 11.5. Einteilung der klinischen Schweregrade von Herzkrankheiten (nach New York Heart Assoc. 1945)

Grad I:

Herzkranke ohne Einschränkung der körperlichen Leistungsfähigkeit. Bei gewohnter körperlicher Betätigung kommt es nicht zum Auftreten von Dyspnoe, anginösem Schmerz oder zu Palpitationen.

Grad II:

Patienten mit leichter Einschränkung der körperlichen Leistung. Diese Kranken fühlen sich in Ruhe und bei leichter Tätigkeit wohl. Beschwerden machen sich erst bei stärkeren Graden der gewohnten Betätigung bemerkbar.

Grad III:

Patienten mit starker Beschränkung der körperlichen Leistung. Diese Kranken fühlen sich in Ruhe wohl, haben aber schon bei leichten Graden der gewohnten Tätigkeit Beschwerden.

Grad IV:

Patienten, die keine körperliche Tätigkeit ausüben können, ohne daß Beschwerden auftreten. Die Symptome der Herzinsuffizienz können sogar in Ruhe auftreten und werden durch körperliche Tätigkeit verstärkt.

sion), Nykturie, Inappetenz und Übelkeit (Stauungsgastritis).

Die körperliche Untersuchung läßt Subikterus, zentrale und periphere Cyanose, Orthopnoe, Ruhe- und Belastungsdyspnoe, — ggf. mit verlängertem Exspirium —, kalte Akren und beim klinischen Schweregrad IV akrale Nekrosen, Meteorismus, generalisierte Ödeme, hier vornehmlich an den abhängigen Partien, Leistungsminderung und Hinfälligkeit dieser Kranken rasch erkennen. Die arteriellen Pulse sind weich und gewöhnlich ist die Herzfrequenz mäßig erhöht, bei der tachykarden Form der absoluten Arrhythmie besteht ein Pulsdefizit. Im Liegen sind die Halsvenen prall gefüllt, oft ist die a-Welle des Jugularvenenpulses überhöht. Ein systolischer Venenpuls zusammen mit einer palpablen Leberpulsation weisen auf eine zusätzliche, meist relative Tricuspidalinsuffizienz hin. Bei Kompression des Leberorgans tritt ein hepatojugulärer Reflux mit sichtbarer Prallfüllung der Jugularvenen auf. Der arterielle Blutdruck ist nicht charakteristisch verändert, in fortgeschrittenen Stadien finden sich eine verminderte Blutdruckamplitude und eine Hypotonie.

Perkutorisch findet sich regelhaft eine Vergrößerung des Herzens. Hebender Herzspitzenstoß und pathologische Herzgeräusche und Töne weisen auf spezielle Ursachen hin. Die Lungenstauung gibt sich durch vorwiegend basale, feuchte, teilweise ohrnahe Rasselgeräusche, ggf. durch Entfaltungsknistern zu erkennen. Eine bronchospastische Komponente mit verlängertem Exspirium und giemenden Rasselgeräuschen ist beim Asthma cardiale die Regel. Der Stauungserguß des Pleuraraums ist häufig auf der rechten Seite lokalisiert.

Der zentrale **Venendruck** ist bei der doppelseitigen Herzinsuffizienz und bei Rechtsherzinsuffizienz erhöht und steigt bei körperlicher Belastung und bei intravenöser Volumenzufuhr weiter an. — In Abhängigkeit vom Grade der Lungenstauung besteht eine Verteilungs-Störung der alveolären Ventilation ggf. mit herabgesetzter Diffusionskapazität; hierdurch ist die arterielle Sauerstoffsättigung herabgesetzt, die Sauerstoffsättigung des venösen Mischblutes stärker vermindert und infolgedessen die **arteriovenöse Sauerstoffdifferenz** des Gesamtkreislaufs pathologisch erhöht; in der Regel ist dabei der Kohlensäuredruck erniedrigt (Hypokapnie im Gefolge einer Hyperventilation). — Im dekompensierten Zustand ist die tägliche **Urinausscheidung** vermindert, das spezifische Harngewicht erhöht, regelmäßig findet sich eine geringgradige Eiweißbeimischung (unter $0,5^0/_{00}$), in seltenen Fällen werden stärkere Proteinurien sogar bis zur Ausbildung eines nephrotischen Syndroms beobachtet; als Folge des sekundären Aldosteronismus ist der Na/K-Quotient unter 0,5 vermindert.

Das Elektrokardiogramm läßt bei der chronischen Herzinsuffizienz keine spezifischen Veränderungen erkennen. Reizbildung, Reizleitung und Erregungsrückbildung sowie der Lagetyp werden vom Grundleiden und der Glykosidmedikation sowie von begleitenden Herzrhythmusstörungen bestimmt.

Röntgenologische Untersuchung der Thoraxorgane: Durchgehender Befund bei der *Ruheinsuffizienz* (klinischer Schweregrad IV) ist eine Vergrößerung des Transversaldurchmessers des

Tabelle 11.6. Röntgenologische Stadieneinteilung des suffizienten (I) und insuffizienten (II, III, IV) drucküberlasteten rechten oder linken Herzens. (Nach [35])

Stadium I:

   Normale Form und Größe des Ventrikels (konzentrische Hypertrophie)

Stadium II:

   Beginnende Größenzunahme des Ventrikels (exzentrische Druck-Hypertrophie) und des vorgelagerten Vorhofes. Asymmetrisches, noch normal großes Herz

Stadium III:

   Zunehmende Dilatation des rechten oder linken Ventrikels und Vorhofes (Gefügedilatation). Herzgröße außerhalb der Norm

Stadium IV: (bei Linksbelastung):

   Vergrößerung des linken Ventrikels und Vorhofes und des rechten Herzens („Mitralisation" des Herzens)

Herzens auf der dorsoventralen Herzfernaufnahme sowie des größten Tiefendurchmessers im Seitenbild als Ausdruck der Gefügedilatation des Herzens. (Zur Herzvolumenmessung s.S. 30). Druck- oder Volumenüberlastung (z.B. bei Herzklappenfehlern) modifizieren Herzgröße und Konfiguration [35]. Umgekehrt schließt eine fehlende Herzvergrößerung eine beginnende Herzinsuffizienz (Belastungsinsuffizienz) nicht aus (Tabelle 11.6). Bei Linksherzinsuffizienz ist die Lungengefäßzeichnung betont, die Hili sind unscharf aufgefasert und der linke Vorhof ist vergrößert, entsprechend ist der Retrokardialraum eingeengt. Bei chronischer Lungenstauung, vornehmlich bei der Mitralstenose finden sich costophrenische Septumlinien (Kerleysche Linien) als Ausdruck der venösen pulmonalen Hypertonie. Pulsierende Hili, Klappenverkalkungen, vorspringendes Pulmonalissegment weisen auf spezielle Herzfehler hin (s.S. 91, 133). Verminderte Randpulsationen am linken Herzrand werden sowohl bei Herzinsuffizienz als auch bei Perikardergüssen, beim Panzerherzen und im Bereich akinetischer Myokardbezirke nach Myokardinfarkt beobachtet. Bei ausgeprägter pulmonaler Hypertonie mit degenerativen Veränderungen im Bereich der Lungenendstrombahn fällt die Diskrepanz zwischen erweiterten zentralen und verengten peripheren Pulmonalarterien (sog. amputierter Hilus) ins Auge. (Zum Röntgenbefund beim Lungenödem s.S. 319).

Eine Vergrößerung des röntgenologisch faßbaren absoluten Herzvolumens ohne Herzleistungsminderung wird als Normvariante, bei Hochleistungssportlern, bei der Akromegalie, bei Verlagerung des Herzens durch Thoraxdeformierung (z.B. Trichterbrust) und bei adhärenten Perikardcysten beobachtet und muß von der Gefügedilatation des druck- und volumenüberlasteten Herzens und von den Kardiomyopathien i.e.S. sowie vom Perikarderguß abgegrenzt werden.

Quantitative Funktionsprüfung: Bei einer Herzinsuffizienz aus myogener Ursache ist die Kontraktilitätsreserve ($\Delta dp/dt_{max}$ unter adrenerger Stimulation) reduziert. Während einer individuell-maximalen körperlichen Belastung besteht eine inadäquate Steigerung des Herzschlag- und Minutenvolumens *(Belastungsinsuffizienz)*. Infolgedessen ist die maximale O_2-Transportkapazität des Kreislaufs aus kardialer Ursache herabgesetzt, was die Verminderung der maximalen O_2-Aufnahme und die Einschränkung der körperlichen Leistungsfähigkeit dieser Patienten erklärt. Die klinische Symptomatologie wird durch die dabei verminderte Organperfusion (Lunge, Niere etc.) und durch die zeitlich vorausgehende, belastungsinduzierte venöse Hypertonie vor dem insuffizienten Ventrikel hervorgerufen. Bei einer *Ruheinsuffizienz* des Herzens sind diese Funktionsgrößen bereits in Ruhe pathologisch verändert (Tabelle 11.7).

Differentialdiagnose: Von der chronischen Herzinsuffizienz abzugrenzen sind die *extrakardialen Ursachen* einer chronischen venösen Einflußstauung. Hierher gehören intrathorakal gelegene Strombahnhindernisse (z.B. Mediastinaltumoren, Lymphome, Thymom, Struma nodosa, Aortenaneurysma, cystische Geschwülste, Hohlvenenthrombosen), die Ursachen lokaler Ödeme an den oberen (z.B. beim Costoclavicularsyndrom) und an den unteren Extremitäten (z.B. bei der Beckenvenenthrombose, bei der chronischen Beckenvenensperre, beim postthrombotischen Syndrom, angeborene und erworbene Lymphödeme) und die Lebervenensperre (Budd-Chiari-Syndrom).

Generalisierte Ödeme ohne zentrale Venendrucksteigerung werden bei allen Krankheitszuständen mit nephrotischem Syndrom, bei allgemeiner Überwässerung im Verlaufe oligurischer Nierenkrankheiten, beim alimentären Eiweißmangel, bei Hypalbuminämie verschiedener Genese (z.B. Lebercirrhose, eiweißverlierende Gastroenteropathie, albumin leakage-Syndrom, Analbuminämie), beim Malabsorptionssyndrom, als Nebenwirkung von Pharmaka (z.B. Phenylbutazon, Succus liquiritiae, Corticoste-

Tabelle 11.7. Quantitative Funktionsprüfung bei doppelseitiger chronischer Herzinsuffizienz (Veränderungen in Abhängigkeit vom hämodynamischen Schweregrad)

Kontraktilitätsreserve	vermindert bzw. aufgehoben
Kontraktilität ($dp/dt_{max}/IP$)	vermindert
Maximale O_2-Aufnahme ($l_{O_2/min/kg}$)	vermindert bzw. vita minima
Druck-Flußbeziehung im Lungenkreislauf (mm Hg/l·min)	erhöhte Drucke
	verminderter Durchfluß
Herzvolumen EDV (ml)	erhöht
AF (%)	vermindert
diastolische Dehnbarkeit ($\Delta V/\Delta P$)	herabgesetzt
Schlagindex (ml/m²)	vermindert
Herzindex (1/min/m²)	vermindert
a.v. O_2-Differenz (Vol.-%)	erhöht
Zentraler Venendruck (mm Hg)	erhöht

roide, speziell das 9-α-fluoro-Hydrocortison), bei bestimmten Endokrinopathien (z.B. Cushing-Syndrom, Hypothyreose, prämenstruell, angeborenes und erworbenes adrenogenitales Syndrom), bei der Schwangerschaftsnephropathie, bei septischen Zuständen, bei der akuten diffusen Glomerulonephritis sowie u.U. beim Kaliummangel beobachtet.

Typische **Komplikationen** einer chronischen Herzinsuffizienz sind Thrombose und Embolie (Hypozirkulation und Hämokonzentration), Bronchopneumonie (Stauungslunge), Encephalomalacie (verminderter Herzauswurf), Lebernekrosen und akrale Hautnekrosen (Zentralisation des Kreislaufs), Elektrolytstörungen (Verteilungshyponatriämie, -hyperkaliämie, metabolische Acidose) und prärenal bedingtes Nierenversagen.

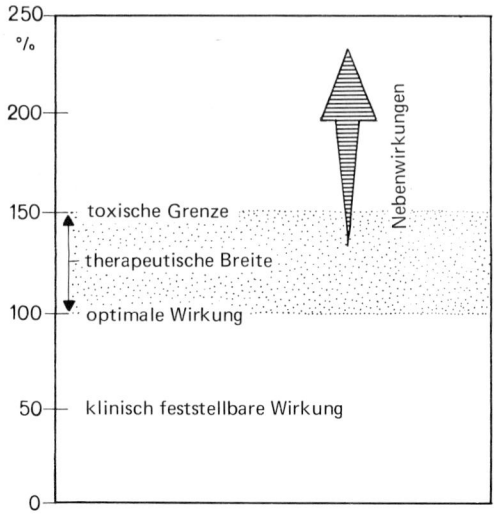

Abb. 11.15. Schematische Darstellung der Glykosidwirkung bis zur toxischen Grenze

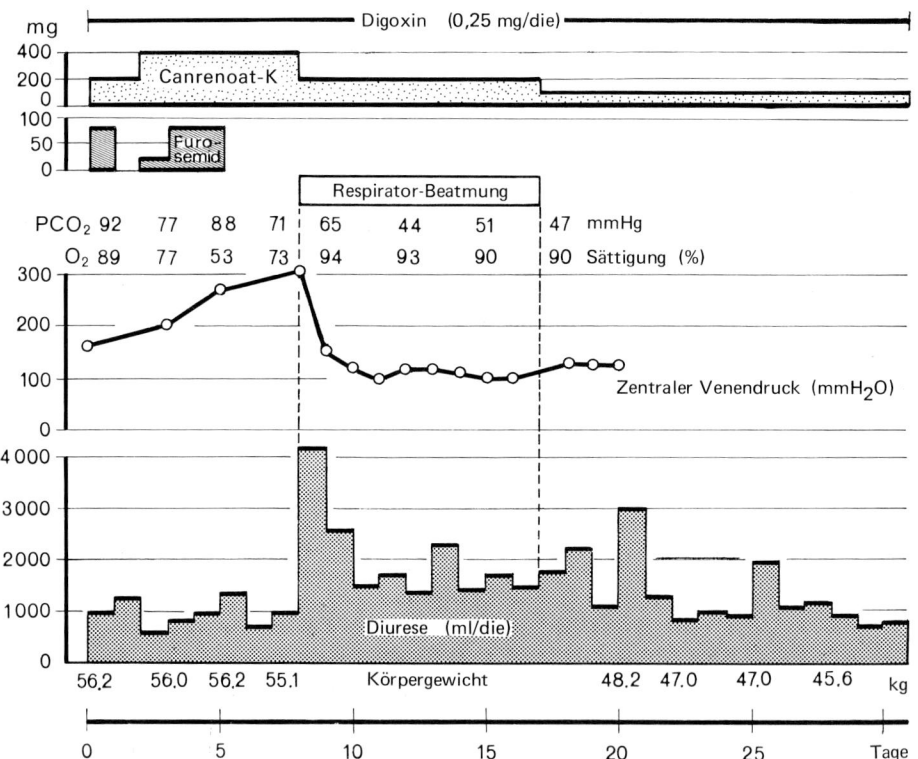

Abb. 11.16. 50jährige Patientin mit chronischem Cor pulmonale bei Zustand nach alter Lungentuberkulose. Akute Bronchopneumonie, zunehmend Zeichen einer Rechtsherzinsuffizienz. Keine Rekompensation mit Glykosiden, Diuretica und antibiotischer Therapie. Unter Respiratorbeatmung Rückgang der Rechtsherzbelastung durch Zunahme der O_2-Sättigung und Abnahme der durch alveoläre Hypoventilation bedingten Lungengefäßconstriction. Normalisierung des zentralen Venendrucks, Zunahme der Diurese, Rückgang der Ödeme (nach [28])

Die **Prognose** einer Herzinsuffizienz ist günstig, wenn die Grundkrankheit zu einem möglichst frühen Zeitpunkt therapeutisch beherrscht werden kann.

Eindeutig und eindrucksvoll ist die verbesserte Lebenserwartung der angeborenen und erworbenen Vitien nach rechtzeitiger operativer Korrektur sowie die Operationsergebnisse einer Aneurysmektomie; erwiesen ist die verbesserte Lebenserwartung und eine Verminderung der Organkomplikationen beim Hochdruckpatienten unter einer konsequenten, antihypertensiven Therapie; lebensrettend der *gezielte* Einsatz von Antibiotica bei der Endocarditis lenta; symptomatisch wirksam die Verabreichung von β-Receptorenblockern und Glykosidentzug bei der obstruktiven Kardiomyopathie und die Beatmungstherapie beim chronischen Cor pulmonale mit respiratorischer Insuffizienz (Abb. 11.16); lebensverlängernd und einzige Möglichkeit einer Rekompensation ist der Schrittmachereinsatz bei bradykarder Herzrhythmusstörung mit den Zeichen der Herzinsuffizienz.

Belastet ist die Prognose bei chronischer Myokarditis, bei der Alkohol-Kardiomyopathie und bei der sog. primären Kardiomyopathie sowie bei allen Fällen mit fortgeschrittener Gefügedilatation, am ischämischen Herzen des klinischen Schweregrades IV. und beim chronischen Cor pulmonale.

11.6 Therapie (Tabelle 11.8)

11.6.1. Kausaltherapie

Eine rationale Therapie der chronischen Herzinsuffizienz ist auf die *Beseitigung kausaler Faktoren* mit dem Ziel einer Steigerung des Herzauswurfs unter Ruhe- und Belastungsbedingungen gerichtet. Voraussetzungen einer wirkungsvollen Herzbehandlung ist die richtige und umfassende Diagnosestellung. Zu den kausalen, d.h. auf das Grundleiden gerichteten Behandlungsmaßnahmen gehören z.B. Herzoperationen bei angeborenen und erworbenen Herzfehlern, eine antihypertensive Behandlung beim arteriellen Blut-

Tabelle 11.8. Behandlungsmaßnahmen bei chronischer Herzinsuffizienz

1. *Behandlung des Grundleidens*
   z.B. Hypertonie, Hyperthyreose, Asthma bronchiale, Sepsis

2. *Medikamentöse Therapie*
   Herzglykoside
   Diuretica
   ggf. Antiarrhythmica, Corticosteroide, Thrombolyse, Antibiotica, Thyreostatica etc.

3. *Elektrotherapeutische Maßnahmen*
   Herzschrittmacher (transvenös, epikardial)
   Defibrillation (sog. Kardioversion)

4. *Chirurgische Eingriffe*
   Commissurotomie (Mitralstenose)
   Klappenersatz
   Perikardektomie
   Aneurysmektomie
   coronarer Bypass
   Beseitigung angeborener Vitien

5. *Allgemeine Behandlung:*
   Bettruhe, Lagerung, Lebensweise
   Diät
   Sauerstoffzufuhr
   Punktion von Ergüssen, Aderlaß

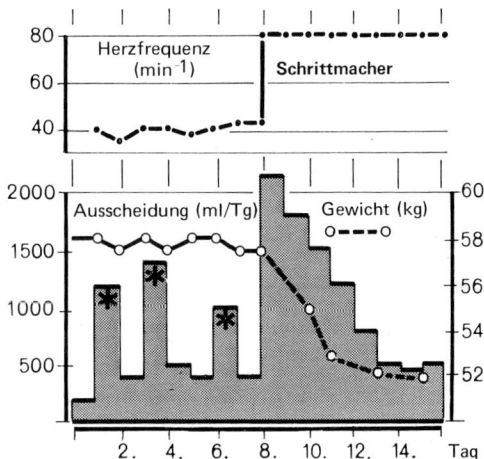

Abb. 11.17. (Kasuistik). Bei einer 37 Jahre alten Patientin bestanden eine Kardiomyopathie mit bradykarder Flimmerarrhythmie (Kammerfrequenz 35–40 min) und hydropische Herzinsuffizienz. Durch Bettruhe, Natriumrestriktion und Salureticatherapie (Furosemid: 40 mg p.o. = *) konnte keine wesentliche Besserung herbeigeführt werden. Nach elektrischer Steigerung der Herzfrequenz resultierte eine rasche Ödemausschwemmung und klinische Besserung

hochdruck, eine operative Beseitigung von Gefäßstenosen bei coronarer Herzkrankheit, eine
thyreostatische Therapie bei chronischer Herzinsuffizienz im Gefolge einer Hyperthyreose, die
gezielte antibiotische Therapie bei bakterieller
Endokarditis, die Corticosteroidbehandlung
(ggf. Immunsuppression) fortgeschrittener Stadien einer Sarkoidose und von Lungenfibrosen
anderer Genese beim chronischen Cor pulmonale sowie einer Beatmungstherapie bei gleichzeitiger respiratorischer Insuffizienz (Abb.
11.16). Hierher gehören auch medikamentöse
und elektrotherapeutische Maßnahmen bei tachykarden oder bradykarden Herzrhythmusstörungen mit chronischer Herzinsuffizienz. Eine
durch Bradykardie bedingte Herzinsuffizienz
kann in vielen Fällen durch Normalisierung der
Herzfrequenz durch Schrittmacherbehandlung
wirksam gebessert werden (Abb. 11.17).

11.6.2. Herzglykoside

Chemische Struktur: Allen Herzglykosiden
gemeinsam ist das Cyclopentanoperhydrophen-
anthren-Gerüst in bestimmter sterischer Anordnung mit folgenden Substituenten: In 3-Stellung
eine OH-Gruppe, die mit Zucker veräthert ist, in
14-Stellung eine OH-Gruppe und in 17-Stellung
der ungesättigte Lactonring. Je nachdem, ob der
Lactonring 5- oder 6gliedrig ist, unterscheidet
man Cardenolide (Digitalis-, Strophanthus-,
Convallaria-Glykoside) und Bufadienolide
(Szilla-Glykoside und herzwirksame Kröten-
gifte). Die Zucker sind weniger für die Herzwirksamkeit, vielmehr für das physikochemische
Verhalten im Organismus von Bedeutung (Resorption, Verteilung, Abbaugeschwindigkeit
etc.) und entscheiden dadurch über die therapeutische Anwendbarkeit der betreffenden Glykoside. Für die Herzwirksamkeit sind folgende
Strukturelemente des Glykosidmoleküls von Bedeutung: 1. der Carbonylsauerstoff des β-ständi-
gen Lactonringes; 2. der β-ständige Sauerstoff in
3-Stellung [21].

Wirkungsmechanismus: Herzglykoside bewirken
an der Myokardzelle eine Steigerung der Inotropie, d.h. der Kontraktionskraft, eine Senkung

der Sinusfrequenz, eine Verlangsamung der
atrioventriculären Überleitung und eine Zunahme der muskelcellulären Erregbarkeit. Diese
Wirkungen sind allen in der Therapie verwendeten Glykosiden gemeinsam; sie unterscheiden
sich pharmakologisch in ihrer Wirkungsge-
schwindigkeit, Wirkungsdauer und Resorption.

*Der spezifische Wirkungsmechanismus der Herz-
glykoside* ist eng mit Veränderungen des intra-
extracellulären Kalium-, Natrium- und Cal-
ciumstoffwechsels verknüpft. Der pharmakologischen Wirkung geht eine Bindung von Herzglykosiden an den spezifischen Receptor an der
Zellmembran voraus. Untersuchungen der Eigenschaften dieses membrangebundenen *Glykosidreceptors* zeigten:

1. die spezifische Bindung von tritium-markier-
ten kardioaktiven Steroiden (S) an den Receptor
(R) folgt dem Massenwirkungsgesetz:

$$S + R \underset{k_{-1}}{\overset{k_{+1}}{\rightleftharpoons}} SR$$

wobei SR den Steroid-Receptor-Komplex darstellt: 2. Es gibt nur *eine* Receptorart in mehreren
Organen einer Species (Rind, Hund, Meerschweinchen, Mensch); 3. bei digitalisempfindli-
chen Species ist die Affinität des Receptors zum
Herzglykosid erhöht (Ratte < Meerschweinchen,
Rind < Mensch); 4. die Affinität des Receptors
ist für verschiedene Herzglykoside unterschiedlich.

Entsprechend der obengenannten Gleichung
können die Geschwindigkeitskonstanten für die
Assoziation (k_{+1}), für die Dissoziation (k_{-1}) sowie die Dissoziationskonstante (K_D) als Maß
für die Affinität bestimmt werden.

Der Herzglykosidreceptor ist ein Teil der
($Na^+ + K^+$)-aktivierten Membran-ATPase. Die
Menge an Herzglykosid-Receptor ist direkt proportional der spezifischen ($Na^+ + K^+$)-ATPase-
Aktivität (U/mg). Die Affinität des Receptors zu
den Herzglykosiden kann direkt mit der halbmaximalen Hemmung der ($Na^+ + K^+$)-ATPase

der Zellmembran korreliert werden: Je höher die Dissoziationskonstante (K_D) des Herzglykosid-Receptor-Komplexes, desto höher ist die Herzglykosidkonzentration, die für eine halbmaximale Hemmung der ($Na^+ + K^+$)-ATPase benötigt wird. Durch Erniedrigung der Affinität bindet der Herzglykosid-Receptor in Gegenwart von K^+ weniger Herzglykosid (s.S. 358). Die Herzglykosid-Sensitivität unter Hypokaliämie ist somit auf eine Zunahme der Affinität des Receptors zum Herzglykosid zurückzuführen. Ca^{++}-Ionen wirken antagonistisch zu K^+; sie erhöhen in Abwesenheit und Gegenwart von K^+ die Affinität des Receptors zu Herzglykosiden [7].

Bei Kenntnis der Dissoziationskonstanten des Herzglykosid-Receptor-Komplexes und den Herzglykosid-Serumspiegeln kann die prozentuale *Sättigung des Receptors* errechnet werden. Unter therapeutischen Bedingungen läßt sich überschlagsweise eine Sättigung von 10–30% des Receptors mit Herzglykosid errechnen [7].

Die Befunde zahlreicher Autoren lassen den Schluß zu, daß die *glykosidbedingte Hemmung der Transport-ATPase* über eine Abnahme der intracellulären Kalium- und eine Zunahme der intracellulären Natriumkonzentration eine Erhöhung bzw. Umverteilung der cellulären Cal-

ciumfraktion zugunsten der biologisch aktiven bewirkt. Die Zunahme der ionisierten Calciumfraktion im Cytoplasma bewirkt über eine Aktivierung der Myofibrillen-ATPase und den Zusammenschluß von Actin und Myosin unter gleichzeitiger Inaktivierung von Troponin und Tropomyosin die positiv inotrope Wirkung [18a, 37].

Über die einzelnen Schritte des gesamten Reaktionsablaufes, insbesondere jedoch über die Mechanismen, die zur Vermehrung der intracellulären biologisch aktiven Calciumfraktion führen, besteht bisher wenig Klarheit.

Pharmakokinetik und Stoffwechsel: Enterale Resorption, Schnelligkeit des Wirkungseintritts und Abklinggeschwindigkeit unterscheiden die Herzglykoside untereinander und müssen bei der Wahl des Präparates und im Dosierungsplan berücksichtigt werden.

Unter Berücksichtigung pharmakodynamischer Vorgänge wird neuerdings der Begriff „*Bioavailability*" verwendet, worunter man nach RIEGELMAN (1972) „the relative extent and rate at which an administered dose reaches the general circulation" versteht, was mit der enteralen Resorptionsquote keineswegs identisch ist [6].

Bei der oralen Glykosidtherapie ist Herzglykosiden mit hohen enteralen Resorptionsquoten (Di-

Tabelle 11.9. Enterale Resorptionsquoten, Abklingquoten und mittlere Erhaltungsdosen (in mg/Tag) verschiedener Glykoside. Die angegebenen Erhaltungsdosen stellen Mittelwerte dar. Es ist zu berücksichtigen, daß der individuelle Glykosidbedarf von der Hälfte (50%) bis zum Doppelten (200%) der angegebenen Werte schwanken kann. Angaben nach [5, 11, 1, 18a]

Glykosid	Präparat z.B.	Enterale Resorptionsquote	Abklingquote	Mittlere Erhaltungsdosis (mg/Tag) i.v.	oral
Digitoxin	Digimerck	>90%	7% Tg.	0,15	0,15
Acetyldigitoxin	Acylanid	75%	10% Tg.	0,2	0,25
Lanatosid	Cedilanid	40%	20% Tg.	0,4	1,0
Digoxin	Lanicor	um 70%	20% Tg.	0,3	0,5
β-Acetyldigoxin	Novodigal	mit	20% Tg.	0,3	0,4
α-Acetyldigoxin	Sandolanid	breiter	20% Tg.	0,3	0,4
α-Acetyldigoxin	Dioxanin	Streuung	20% Tg.	0,3	0,4
β-Methyl-Digoxin	Lanitop	>90%	20% Tg.	0,2	0,2
Proscillaridin	Talusin	30%	50% Tg.	0,3	1,0
Peruvosid	Encordin	50%	40% Tg.	0,3	0,9
k-Strophanthin i.v.	Kombetin	—	20–40% Tg.	0,2	—
k-Strophanthin p.o.	Strophoral	<5%	40% Tg.	—	7,5

gitoxin: >90%, β-Methyldigoxin: >90%; β-Acetyldigoxin: 60–80%) der Vorzug zu geben (Tabelle 11.9). Störungen der enteralen Glykosidresorption werden bei gesteigerter Darmmotilität, beim Malabsorptionssyndrom und bei portaler Hypertension beobachtet.

Als *Latenz* wird die Geschwindigkeit des Wirkungseintritts bis zum Wirkungsmaximum am Herzen verstanden. Bei intravenöser Applikation beginnt die Wirkung bei den meisten Herzglykosiden schon nach einigen Minuten. Am schnellsten wirken Strophanthin und β-Methyldigoxin.

Serumkonzentration: Mit Hilfe von radioimmunologischen Verfahren (^{14}C- oder tritium-markiertes Digoxin) ist es heute möglich, die aktuelle Glykosidkonzentration im menschlichen Serum zu bestimmen. Bei der radioimmunchemischen Messung von Digoxin gehen die Metabolite, die durch die Abspaltung der Zuckerringe entstehen, in die radioimmunchemische Messung mit ein. Erst wenn es zu metabolischen Veränderungen des Steroidanteils kommt, tritt eine Änderung der Bindungsfähigkeit des Antikörpers ein. Da die Digoxinmetabolite bis zum Digoxigenin kardioaktiv sind, werden beim radioimmunchemischen Nachweis alle kardioaktiven Metabolite in nahezu gleichem Ausmaß mitbestimmt. Die Acetylgruppe des β-Acetyldigoxin wird bei Resorption durch den Darm abgespalten, so daß im Serum und Urin nach oraler Gabe von β-Acetyldigoxin ausschließlich Digoxin nachweisbar ist. Am volldigitalisierten Patienten liegen die Normwerte im Nanogrammbereich pro Milliliter (10^{-9}g/ml). Bei klinischer Glykosidintoxikation wurden Werte über 2 ng/ml ermittelt (s. Abb. 11.19). Allerdings läßt sich die Glykosidtoleranz des Organismus bzw. des Herzens mit diesem Verfahren nicht erfassen [47].

Die Abklingquote gibt den Wirkungsverlust eines Glykosids infolge Ausscheidung und Abbau an. Sie ist zugleich die tägliche Erhaltungsdosis und kann deshalb als Maß für die Steuerbarkeit eines Glykosids gelten. Zwischen der Abklingquote der Wirkung und der Eliminationsgeschwindigkeit der verschiedenen Herzglykoside besteht eine gute Korrelation [18a]. Die Abklingquote beträgt für Digitoxin etwa 7%, für Digoxin um 20% und

für Strophanthin um 20–40%. Präparate mit rascher Abklingquote (Strophanthin) eignen sich besonders für die therapeutische Anpassung an wechselnde klinische Situationen, erfordern jedoch häufigere Einzelapplikationen, um einen gleichmäßigen Wirkspiegel zu gewährleisten. Der Nachteil von Glykosiden mit niedriger Abklingquote (Digitoxin) liegt in dem langsamen Rückgang einmal aufgetretener Intoxikationserscheinungen. Digoxin-Verbindungen nehmen eine günstige Mittelstellung ein und sind als Standardpräparate der oralen Dauerdigitalisierung anzusehen.

Von besonderer therapeutischer Bedeutung ist die *Nierengängigkeit* eines Glykosids. β-Methyldigoxin, Digoxin (10% metabolisiert) und Strophanthin werden in biologisch aktiver Form über die Nieren aus dem Organismus eliminiert. Bei nierengesunden Personen beträgt die *renale Clearance* von intravenös appliziertem 12α-^{3}H-β-Methyldigoxin 73 ± 16 ml/min, von ^{3}H-g-Strophanthin 97 ± 18 ml/min und von ^{3}H-Digitoxin um 2 ml/min und zwar in Abhängigkeit vom Glomerulumfiltrat, von der Bindung des Glykosids an Plasmaeiweiße, vom metabolischen Abbau und von der Ausscheidung in Galle und Darm. Für die Eiweißbindung betragen die Relativzahlen von g-Strophanthin 0,5%, Methyl-Digoxin 30%, Digoxin 30% und Digitoxin 94% [20]. Mit der hohen Eiweißaffinität von Digitoxin geht auch eine hohe Lipidlöslichkeit einher, wodurch die Eliminierung dieses Glykosids durch die Leber erleichtert wird. Demzufolge ist bei reduziertem Glomerulumfiltrat die renale Ausscheidung von Digoxin und Strophanthin verzögert (s. Abb. 11.19) und die Eliminationsgeschwindigkeit dann erheblich verlängert [22]. Digoxin und Methyl-Digoxin werden etwa zu einem Fünftel mit der Galle in den Darm ausgeschieden. Etwa ein Sechstel der renal ausgeschiedenen Menge wird mit dem Kot ausgeschieden. Dagegen gelangt nicht-metabolisiertes Digitoxin näherungsweise zu gleichen Teilen im Urin und Kot zur Ausscheidung [20, 40].

Beim *Abbau von Digitoxin* konkurrieren drei Prozesse miteinander:
1. eine Zuckerabspaltung;
2. eine C-12-Hydroxylierung und
3. eine Koppelung an Säuren, die vorwiegend mit

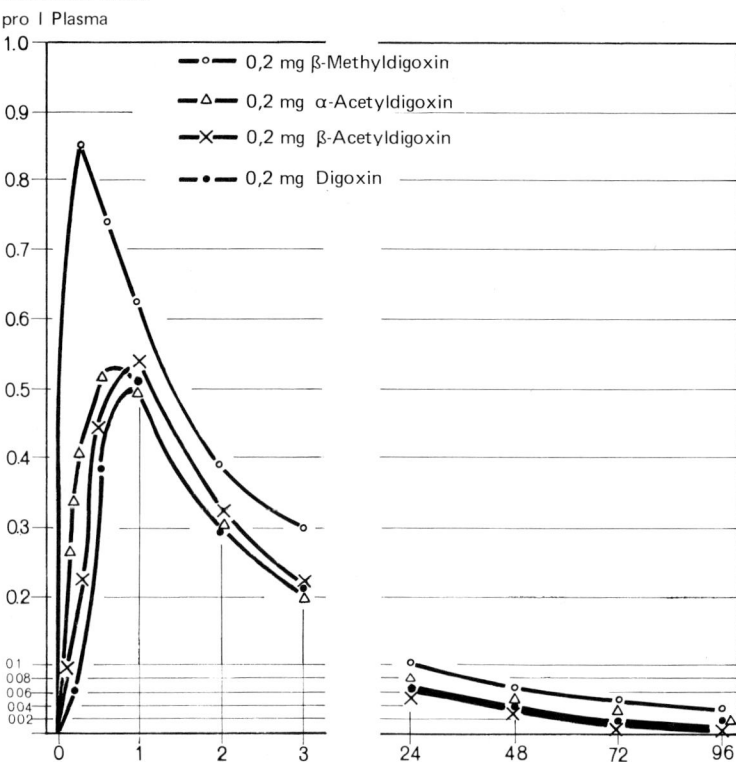

Prozent der Dosis
pro l Plasma

— ○ — 0,2 mg β-Methyldigoxin
— △ — 0,2 mg α-Acetyldigoxin
— × — 0,2 mg β-Acetyldigoxin
— • — 0,2 mg Digoxin

Abb. 11.18. Plasmakonzentrationen der Gesamtra-dioaktivität nach oraler Gabe identischer Dosen von Digoxin, α-Acetyldigoxin, β-Acetyldigoxin und β-Methyldigoxin. Man beachte den steilen Konzentra-tionsanstieg und die im Vergleich zu Digoxin und Acetyldigoxin hohe Spitzenkonzentration von β-Methyldigoxin als Ausdruck der raschen und sub-totalen enteralen Resorption (nach [40])

der Galle ausgeschieden und im Darm wieder ge-spalten und rückresorbiert werden (sog. entero-hepatischer Kreislauf). Die Koppelungspro-dukte können den Organismus als wasserlösliche Substanzen über die Nieren verlassen.

Dosierung: Für die wichtigsten handelsüblichen Glykosidpräparate sind die mittleren Erhal-tungsdosen in Tabelle 11.9 angegeben. Sie stellen Mittelwerte dar, da der individuelle Glykosidbe-darf variabel ist und zwischen der Hälfte und dem Doppelten der mittleren Erhaltungsdosis schwanken kann (Abb. 11.15). Bei Hyperthy-reose und bei Fieber ist mit einem erhöhten Gly-kosidbedarf zu rechnen, bei eingeschränkter Nierenfunktion ist eine Dosisreduktion ange-zeigt (Abb. 11.19).

Messungen der Serumkonzentration, der Serum-elimination und der Urinausscheidung von 3H-

Ouabain und 3 H-Digitoxin bei Normalpersonen und bei Patienten mit Hyperthyreose ergaben eine erniedrigte Serumkonzentration, eine schnellere Glykosidelimination und eine gestei-gerte Urinausscheidung der verabreichten Gly-koside bei Patienten mit Hyperthyreose. Unab-hängig von der Pharmakokinetik sind aber auch isolierte Herzen im Zustande einer experimentel-len Hyperthyreose vermindert glykosidempfind-lich, was auf eine lokale Beeinflussung des Wirk-mechanismus von Herzglykosiden durch Schild-drüsenhormone hinweist.

Die *„Vollwirkdosis"* entspricht dem Körperbe-stand an Glykosiden und ist die theoretische Ge-samtmenge, die für eine optimale Wirkung *(Vollsättigung)* erforderlich ist. Bei Digitalisprä-paraten liegt die Vollwirkdosis zwischen 1,2 und 2 mg, für Strophanthin, Szilla-Glykoside und Convallatoxin bei etwa 0,7 mg.

In der praktischen Durchführung der Glykosidbehandlung muß zwischen *Sättigungsdosis* und
Erhaltungsdosis unterschieden werden. Am undi-
gitalisierten Patienten können in den ersten 6 Std
50% der sog. Vollwirkdosis verabfolgt werden.
Die der Initialdosis folgenden Digitalisgaben
sollten im Rahmen der Sättigungstherapie 25%
der Vollwirkdosis nicht überschreiten. Eine langsame Sättigung wird erreicht, wenn die Glykosidbehandlung mit der jeweiligen Erhaltungsdosis eingeleitet wird. Bei Digoxinverbindungen ist
mit einer vollen Wirkung (Sättigung) dann erst
nach etwa 8–10 Tagen zu rechnen, bei Strophanthin wird die Vollwirkdosis nach 3–4 Tagen und
bei Digitoxin erst nach 4–5 Wochen erreicht. —

In Notfällen (z.B. Lungenödem, kardiogener
Schock) erweist sich eine schnelle Sättigung als
klinisch notwendig. Hier kommt dann vornehmlich die intravenöse Applikation in Frage.

Zwischen oraler Glykosiddosis und gemessener
Serum-Digoxinkonzentration besteht bei ungestörten Resorptionsverhältnissen eine lineare
Korrelation. Bei einer täglichen Dosierung von
0,375 bis 0,5 mg Digoxin bzw. 0,3–0,4 mg β-Acetyldigoxin werden mittlere Serum-Digoxinkon-
zentrationen um 1,3 ng/ml, bei Patienten mit den
klinischen Zeichen einer Digitalisintoxikation
Werte über 4,0 ng/ml gemessen (Abb. 11.19)
[22]. Die entsprechenden Serumkonzentrationen
von Digitoxin liegen bei 16 ng/ml bzw. 34 ng/ml.
Nach oraler Darreichung von β-Methyldigoxin
verläuft die Resorption wesentlich rascher und
liegen die Serum-Konzentrationen wesentlich
höher als bei oraler Gabe von Digoxin und β-
Acetyldigoxin in gleicher Dosis (Abb. 11.18).

Präparatewechsel: Der Wechsel von Glykosid-
präparaten ist in der Regel unnötig und beinhaltet sogar Nachteile für die Therapie. Bei ungenü-
gendem Therapieerfolg ist eine Überprüfung der
Diagnose und des Dosierungsplanes erfolgreicher als ein Wechsel des Glykosidpräparates.
Gefahren der Glykosidintoxikation birgt der
Wechsel von Digitoxin (langsame Abklingquote!) auf Strophanthin. Umgekehrt kann beim
Übergang von Strophanthin auf Digitoxin wegen der verhältnismäßig hohen Abklingquote
des Strophanthins (20–40%) ein vorübergehender Wirkungsverlust eintreten.

Indikationen: Die Applikation von Herzglykosiden ist bei jeder Verlaufsform von Herzmuskelinsuffizienz (Belastungsinsuffizienz, Ruheinsuffizienz) indiziert. Bei tachykarden Herzrhythmusstörungen (Tachyarrhythmia absoluta im
Gefolge von Vorhofflimmern bzw. -flattern)
kann die überleitungshemmende Glykosidwir-

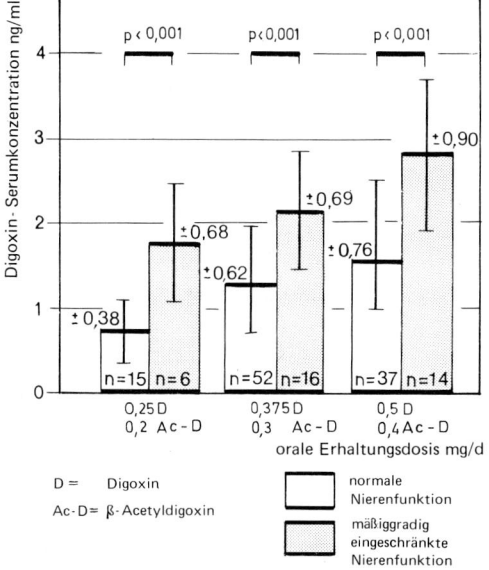

Abb. 11.19. Digoxinkonzentration bei Patienten mit
weitgehend intakter und mäßiggradig eingeschränkter Nierenfunktion (Serumkreatinin 1,3 bis 2,0 mg/
100 ml) unter unterschiedlicher Erhaltungstherapie;
Mittelwerte und Standardabweichung der Einzelwerte (nach [22])

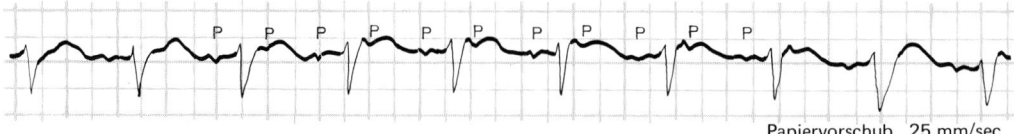

Papiervorschub 25 mm/sec

Abb. 11.20. Pat. A.H., 68 Jahre. Paroxysmale atriale
Tachykardie mit 2:1-Block nach vorangegangener

Glykosidtherapie (β-Acetyldigoxin, 2 × 0,2 mg tgl.)
bei eingeschränkter Nierenfunktion

kung therapeutisch genutzt werden. Klinische Kriterien einer wirksamen Glykosidtherapie sind die Pulsverlangsamung, die Beseitigung eines zuvor bestandenen Pulsdefizits, eine vermehrte Diurese, Abnahme von Belastungs- und Ruhedyspnoe und eine verbesserte körperliche Leistungsfähigkeit. — Eine *prophylaktische Glykosidbehandlung* ist in einzelnen Fällen (z.B. bei Pneumonie oder vor größeren operativen Eingriffen älterer Patienten) sinnvoll.

Kontraindikationen: Kontraindiziert sind Glykoside bei obstruktiver Kardiomyopathie, bei Hypercalcämie verschiedener Genese und bei Glykosidintoxikation. Eine Dosisreduktion ist geboten bei bradykarden Herzrhythmusstörungen, beim Carotissinus-Syndrom und bei allen Zuständen mit einer verminderten Glykosidtoleranz: Hypokaliämie (s.S. 357), coronare Herzkrankheit, Acidose, arterielle Hypoxämie, eingeschränkte Nierenfunktion, unter Reserpinbehandlung, vor Kardioversion, beim AV-Block II. Grades, bei pathologischer Bradykardie und bei Hypothyreose.

Nebenwirkungen: An erster Stelle (95%) stehen *Herzrhythmusstörungen* in Form von supraventriculären und ventriculären Extrasystolen monotoper und heterotoper Entstehung, teilweise in Bigeminusform, Vorhoftachykardie (Abb. 11.20), Kammertachykardie bis zum Kammerflimmern und Sinusbradykardie; ferner AV-Überleitungsstörungen wechselnden Grades (Tabelle 11.10). Es folgen *gastrointestinale Zeichen* (40–60%) mit Appetitlosigkeit, Nausea sowie Erbrechen und Diarrhoe und *neurologische Symptome* (Schwindelzustände, Halluzinatio-

nen, Krämpfe, Kopfschmerzen und Unruhe) [43]. Die Xanthopsie ist vergleichsweise selten. Eine noch seltenere Nebenerscheinung der Digitalisglykoside sind Östrogeneffekte an den Genitalschleimhäuten und Brustdrüsen.

Verminderte Glykosidtoleranz oder *Überdosierung* sind die häufigsten Ursachen einer Glykosidintoxikation. Erkennung klinisch durch radioimmunchemische Digoxinbestimmung (Abb. 11.19) oder Messung der Speichelelektrolyte (Kalium- und Calciumkonzentration erhöht!).

Behandlung einer Glykosidintoxikation: Absetzen des Glykosids, Kaliumsubstitution, Antiarrhythmica.

11.6.3. Diuretica (Tabelle 11.11)

Bestehen unter einer Glykosidbehandlung die klinischen Zeichen einer Herzmuskelinsuffizienz mit den Zeichen der Lungenstauung und/oder generalisierten Ödemen fort, so ist eine diuretische Therapie indiziert. Grundsätzlich sollte jede entwässernde Therapie so protrahiert wie möglich vorgenommen werden. Jede überschießende Diurese ist wegen der damit verbundenen Risiken (s. unten) zu vermeiden.

Wirkungsmechanismus: Bei therapeutischer Dosierung lassen sich bevorzugte *Angriffsorte* nachweisen, die für die Auswahl zu therapeutischen Zwecken maßgebend sind:

1. Diuretica mit vorwiegend proximalem Angriffsort (osmotische Diuretica, z.B. Mannit und Carboanhydratasehemmer).

Tabelle 11.10. Häufigkeit von Herzrhythmusstörungen und a.v.-Überleitungsstörungen im Gefolge einer Glykosidintoxikation [43]

Art der Rhythmusstörungen	Zahl der Fälle	%
ventriculäre Extrasystolie	49	34,3
Bigeminie	38	26,6
partieller Block 1. Grades	36	25,2
supraventriculäre Extrasystolie	18	12,6
partieller Block 2. Grades	10	7,0
Sinusbradykardie	6	4,2
supraventriculäre Tachykardie mit part. Block	6	4,2
totaler Block	4	2,8
Wenckebachsche Periodik	3	2,1
ventriculäre Tachykardie	3	2,1

Tabelle 11.11

Diureticum (Gruppe)	Substanz	Handelspräparat	Normdosis ggf. tgl.
Thiacide und wirkungsgleiche Substanzen z.B.	Hydrochlorothiacid	Esidrix	1 Tabl. (à 25 mg)
	Thiabutacid	Saltucin	1 Tabl. (à 5 mg)
	Chlorthalidon	Hygroton	1 Tabl. (à 100 mg)
Rasch wirksame Saluretica	Furosemid	Lasix	1–2 Tabl. (à 40 mg) Amp. (à 20 mg)
	Etacrynsäure	Hydromedin	1 Tabl. (à 50 mg) Amp. (à 50 mg)
Antikaliuretische Substanzen	Spironolacton	Aldactone, Osyrol	100–400 mg
	Canrenoat-K	Aldactone p.i.	200–400 mg
	Triamteren	Jatropur	2 Kaps. (à 50 mg)
	Amilorid	Arumil	1–2 Tab. (à 5 mg)
Kombination antikaliuretische Substanz + Salureticum	Aldactone 50 — Saltucin (Tabl.) (50 mg Spironolactone + 5 mg Thiabutacid) Aldactone — Saltucin pro inject. (200 mg Canrenoat-K + 6 mg Saltucin) Dytide H (Tabl.) 50 mg Triamteren + 25 mg Hydrochlorothiacid) Moduretik (Tabl.) (5 mg Amilorid-Hydrochlorid + 50 mg Hydrochlorothiacid)		

[a] Amilorid als Monosubstanz ist nicht im Handel

2. Diuretica, die im aufsteigenden Schenkel der Henleschen Schleife angreifen und dort die Natriumresorption hemmen: Furosemid, Etacrynsäure.
3. Diuretica, die in den distalen Natriumtransport eingreifen: Benzothiadiazine; Chlorthalidon; Spironolacton, Triamteren und Amilorid (Tabelle 11.11).

Thiacide und Chlorthalidon sowie Furosemid und Etacrynsäure bewirken über die vermehrte Natrium- und Wasserausscheidung hinaus eine Kaliummehrausscheidung im Urin, während Spironolactone, Triamteren und Amilorid kaliumretinierend wirken.

Furosemid und Etacrynsäure gehören zu den rasch wirksamen Diuretica, bei den Thiaciden ist mit einem diuretischen Effekt von der 2.–8. Std zu rechnen und Chlorthalidon zeigt eine verzögerte diuretische Wirkung, die sich über 1–3 Tage erstrecken kann. Der diuretische Effekt der Aldosteronantagonisten ist bei der Herzinsuffizienz verhältnismäßig gering ausgeprägt. Wegen ihrer kaliumretinierenden Wirkung werden diese Substanzen in der Regel mit kaliumverlierenden Diuretica (Thiacide, Etacrynsäure, Furosemid) kombiniert verabfolgt. Kaliumretinierend wirken Triamteren und Amilorid durch direkt tubulären Angriff und nicht durch Aldosteron-Antagonismus.

Indikationen: Die Verabreichung von Diuretica ist bei allen generalisierten Ödemzuständen und Höhlenergüssen, speziell kardialer Genese, indiziert. Zur Behandlungsindikation bei arterieller Hypertonie s.S. 391. Zur Anwendung von Diuretica bei allg. Überwässerung und beim Lungenödem s.S. 322.

Rasch wirksame Diuretica (Furosemid, Etacrynsäure) werden beim Asthma cardiale und Lungenödem eingesetzt. In der Regel werden Aldosteronantagonisten kontinuierlich, die übrigen Diuretica intermittierend und nach Maßgabe des Diureseeffektes (Gewichtskontrolle!) verabfolgt. Bei *eingeschränkter Nierenfunktion* (Glomerulumfiltrat < 20 ml/min) verlieren die Thiacide ihre Wirksamkeit auf die Natrium- und Wasserausscheidung. Ein geringer blutdrucksenkender Effekt bleibt erhalten. Dagegen bleibt Furosemid in höheren Dosen auch bei erniedrigtem Glomerulumfiltrat wirksam, ebenso Etacrynsäure. Unumgänglich ist die gleichzeitige *Be-*

Tabelle 11.12. Anwendungsbereiche der Diuretica (nach [45])

1. *Ödeme*
   Akute Ödeme (Hirnödem, Lungenödem)
   Chronische Ödeme (kardiale, hepatische, renale, toxisch-allergische, postthrombotische und idiopathische Ödeme)

2. *Arterielle Hypertonie*
   Essentielle Hypertonie
   Renale, endokrine und kardiovasculäre Hypertonieformen, wenn keine kausale Therapie möglich ist.

3. *Niereninsuffizienz*
   Akutes Nierenversagen (Frühphase)
   Chronische Niereninsuffizienz

4. *Weitere Anwendungsmöglichkeiten*
   Schlafmittelvergiftungen
   Diabetes insipidus
   Glaukom
   Hypercalciämie
   Idiopathische Hypercalciurie
   Dilutionshyponatriämie

Tabelle 11.13. Nebenwirkungen der diuretischen Therapie [39]

Hypovolämie Hyponatriämie	praktisch alle Diuretica
Kaliummangel Verminderte KH-Toleranz Harnsäurediathese Metabolische Alkalose	Thiacid-Derivate Furosemid Etacrynsäure Chlorthalidon
Hyperkaliämie Metabolische Acidose	Spironolacton Canrenoat-Kalium Triamteren Amilorid
Gynäkomastie Vermehrtes Schwitzen Hirsutismus Dys- und Amenorrhoe	Spironolacton Canrenoat-Kalium

Verminderte renale
  Calciumausscheidung
Akute hämorrhagische
  Pankreatitis
Allergische Gefäß-
  prozesse
Leukopenie, Thrombo-
cytopenie
Durchfälle
	Thiacid-Derivate

Gesteigerte Calcium- ausscheidung	Furosemid Etacrynsäure
Agranulocytose Thrombocytopenie Gehörverlust Benommenheit Oberbauchschmerzen Durchfalle	Etacrynsäure

handlung der Grundkrankheit (Kausaltherapie!) unter Hinzuziehung weiterer symptomatischer Maßnahmen (Dauerdigitalisierung, Kaliumsubstitution, Regelung der Kochsalz- und Flüssigkeitszufuhr, Einschränkung der körperlichen Belastung, ggf. antihypertensive Behandlung, Sauerstofftherapie etc.) (Tabelle 11.8). Zur Behandlung des Asthma cardiale und Lungenödems s.S. 320. Höhlenergüsse (Hydrothorax und Ascites) werden in der Regel und zwecks Vermeidung von Eiweißverlusten diuretisch behandelt; bei bedrohlichen Verdrängungssymptomen: Entlastungspunktion.

Kontraindikationen: Am schockgefährdeten Patienten sind Diuretica kontraindiziert. Ferner verbietet sich die Verabreichung kaliumverlierender Diuretica (Thiacide, Furosemid, Etacrynsäure) bei allen Zuständen mit erniedrigter Serumkaliumkonzentration. Komplikationsbelastet, besonders bei chronischer Niereninsuffizienz, ist die gleichzeitige Anwendung von kaliumretinierenden Diuretica (Aldosteronantagonisten, Triamteren oder Amilorid) insbesondere zusammen mit oraler bzw. intravenöser Kaliumverabreichung: Gefahr der Kaliumintoxikation mit bedrohlichen kardialen Komplikationen (AV-Leitungsstörungen, Schenkelblockierun-

gen, Kardiodepression, diastolischer Kammerstillstand). Eine fortgeschrittene Herzinsuffizienz ist thromboemboliegefährdet und macht vor Anwendung diuretischer Maßnahmen eine Antikoagulantientherapie erforderlich!

Nebenwirkungen (Tabelle 11.13): Unter den Nebenwirkungen der Diuretica gehört der allgemeine Kaliummangel zu den häufigsten und auch folgenschwersten Komplikationen der Ödemtherapie:

Der allgemeine Kaliummangel

Der stofflichen Emanzipation von der Umgebung dienen Einrichtungen der Zelle, welche durch die selektive Permeabilität der Zellmembranen für geladene und ungeladene Teilchen und durch den aktiven, d.h. energieabhängigen Stofftransport bewerkstelligt werden [34].

Die Vorgänge, speziell die *intra-extracelluläre Ionenverteilung*, haben für die spezifischen Zellfunktionen, z.B. für die Erregungsvorgänge an den Nerven- und Muskelzellen, für die Kontraktilität von Muskelzellen, für den basalen Glucosetransport am Skeletmuskel und für die Resorption und Sekretion an epithelialen Zellen eine große Bedeutung. Dies macht auch verständlich, daß Störungen im Kaliumhaushalt geeignet sind, lebensbedrohliche Funktionsabweichungen bestimmter Organleistungen, vornehmlich des Herzens, hervorzurufen [3].

Beim gesunden Menschen beträgt *das gesamte austauschbare Kalium* durchschnittlich 3440 mval oder rund 46 mval/kg Körpergewicht. Davon befinden sich 3200 mval, also mehr als 83% in den Körperzellen und nur rund 58 mval extracellulär. Aufgrund von postmortalen Ganzkörperanalysen enthält die Körpermuskulatur ca. 60–83% des gesamten Kaliumbestandes. Aus zahlreichen experimentellen und klinischen Untersuchungen geht hervor, daß der überwiegende Anteil des bei einem allgemeinen Kaliummangel in Verlust geratenen Körperkaliums aus der intracellulären Flüssigkeitsphase, insbesondere der Skeletmuskulatur stammt. Dabei entspricht ein Abfall der Serum-Kalium-Konzentration um rund 1 mval/l einem allgemeinen Kaliumverlust von rund 280 mval [38].

Ätiologie des allgemeinen Kaliummangels: Zu den häufigsten Ursachen eines allgemeinen Kaliummangels zählen Kaliumverluste auf renalem oder enteralem Wege. Neben den kaliumverlierenden Nephropathien (z.B. chronische Pyelonephritis, polyurisches Stadium des akuten Nierenversagens, im Verlaufe einer forcierten Diurese bei Intoxikationen) induzieren Mineralocorticoide, eine metabolische Acidose, die Verabreichung von Diuretica der Thiacidgruppe, Furosemid und Etacrynsäure sowie eine Freisetzung cellulär gebundener Kaliumionen bei negativer Stickstoffbilanz und bei glykogenolytischen Prozessen (z.B. Diabetes mellitus) eine negative Kaliumbilanz des Organismus durch vermehrte renale Ausscheidung (Tabelle 11.14).

Tabelle 11.14. Ursachen eines allgemeinen Kaliummangels

I. Verminderte Kaliumzufuhr:
  Mangelernährung

II. Renale Kaliumverluste:
  a) primär renale Ursachen:
    „potassium-losing nephritis"
    polyurisches Stadium des akuten Nierenversagens
    metabolische Alkalose versch. Ätiologie
    tubuläre Acidose
    Fanconi-Syndrom
    renale Gefäßprozesse
    Saluretica

  b) hormonelle Ursachen:
    Mineralocorticoid-Exzeß
      bei Herzinsuffizienz
      bei Lebercirrhose
      postoperativ
      beim Conn-Syndrom
      iatrogen

  c) metabolische Ursachen:
    negative Stickstoffbilanz
    Glykogenabbau
    Diabetes mellitus

III. Enterale Kaliumverluste:
  Erbrechen
  Enterocolitis versch. Ätiologie
  Sprue
  Malabsorptionssyndrome
  Fisteln
  Drainagen
  Verner-Morrison-Syndrom
  = pankreatogene endokrine Diarrhoe
  villöse Adenome
  allgemeiner Natriummangel
  Laxantienabusus

Die verhältnismäßig rasche Entstehung eines Kaliummangelzustandes mit z.T. bedrohlichen Organkomplikationen nach wiederholtem Erbrechen, unter Sondendrainage, beim Laxantienabusus verschiedener Ätiologie, erklärt sich zwanglos aus der relativ hohen Kaliumkonzentration des Magensaftes (bis zu 35 mval/l), des Pankreassaftes und des Dünndarminhaltes.

Bei villösen Adenomen, bei gewissen endokrin aktiven Pankreasadenomen (Verner-Morrison-Syndrom) und bei der Sprue muß neben der Kaliumresorptionsstörung eine gesteigerte Kaliumsekretion der Schleimhaut in das Darmlumen als

Ursache der Kaliumverarmung angeschuldigt werden.

Wenngleich die letztgenannten enteral bedingten Kaliummangelzustände nicht häufig vorkommen, so ist ihre Erkennung doch von ausschlaggebender Bedeutung, da eine bloß symptomatische Kaliumsubstitutionstherapie hier quantitativ nicht mehr ausreicht und erst die kausale Therapie mit Ausschaltung des Kaliumverlustes die Überlebenschance dieser Patienten sichert.

Symptomatologie des allgemeinen Kaliummangels (Tabelle 11.15): Erfahrungsgemäß besteht zwischen der absoluten Serum-Kalium-Konzentration und der klinischen Symptomatik wie auch zu den EKG-Veränderungen *keine* enge Korrelation. Bei einer *raschen* Senkung der Serum-Kalium-Konzentration tritt das Kaliummangelsyndrom zu einem früheren Zeitpunkt (um 3,0 mval/l) in Erscheinung, während beim chronischen Kaliummangel oft sehr niedrige Serum-Kalium-Konzentrationen gemessen werden, ohne daß charakteristische Symptome nachweisbar zu sein brauchen.

Tabelle 11.15. Klinische Auswirkungen eines allgemeinen Kaliummangels

I. *auf neuro-muskuläre Substrate:*
herabgesetzte Erregbarkeit von Nerven und Muskeln
Adynamie

II. *auf die Nierenfunktion:*
gestörte Harnkonzentrierung mit Polyurie
gesteigerte Ausscheidung von Wasserstoffionen (metabolische Alkalose)

III. *auf das Herz*
EKG: PQ, ST-T, QT, TU
gesteigerte Glykosidempfindlichkeit
Herzdilatation

IV. *auf den Gastrointestinaltrakt:*
Darmparalyse

V. *ferner:*
Beeinflussung der Kohlenhydrattoleranz
des Säuren-Basen-Gleichgewichts
des allgemeinen Zellstoffwechsels
(Elektrolyte, akt. Stofftransport)
Einfluß auf den arteriolären Gefäßtonus
Hemmung der Aldosteronproduktion
u.a.

Im Vordergrund des klinischen Bildes steht die allgemeine Adynamie, die in schweren Fällen in schlaffe Lähmungen der Skeletmuskulatur bis zur bedrohlichen Lähmung der Atmungsmuskulatur übergehen kann. Delirante Zustandsbilder im Sinne einer exogenen Psychose werden häufig verkannt und haben deshalb eine ungünstige Prognose. Funktionsstörungen der glatten Muskulatur sind durch Blasenentleerungsstörungen und durch Obstipation bis zum paralytischen Ileus, bei Gebärenden durch Wehenschwäche charakterisiert.

Unter den *kardiovasculären Störungen* deutet das Absinken des Blutdruckes und die Vergrößerung des Herzens auf eine Beteiligung der Gefäß- und Herzmuskulatur hin. Die begleitenden Herzrhythmusstörungen sind durch heterotope Reizbildungsstörungen teils in Form von Extrasystolen bis zu bedrohlichen, therapeutisch schwer beeinflußbaren Kammertachykardien bzw. Kammerflimmern charakterisiert. Zum Teil müssen diese Herzrhythmusstörungen auch im Gefolge der gesteigerten Glykosidempfindlichkeit gesehen werden.

Das Hypokaliämie-EKG ist folgendermaßen charakterisiert: Abflachung der T-Welle, Senkung der ST-Strecke, präterminale T-Negativierung, Vergrößerung der U-Welle und Überlagerung von T-Wellenende und U-Wellenbeginn (TU-Verschmelzungswelle) (Abb. 2.4 und S. 19).

Differentialdiagnostisch sind die Formen von *Verteilungshypokaliämie* abzugrenzen. Hierher gehört die Senkung der Serum-Kalium-Konzentration im Verlauf einer Alkalitherapie bei metabolischer Acidose, die Verschiebung von Kaliumionen in den Zellraum unter der Wirkung von Insulin und die hypokaliämische Verlaufsform der familiären Muskelparalyse.

Pathophysiologie des allgemeinen Kaliummangels: In der Skeletmuskulatur nimmt der celluläre Kaliumgehalt linear zur extracellulären Kaliumkonzentration ab. Im Gegensatz dazu werden am Herzmuskel die cellulären Kaliumkonzentrationen auch unter Kaliummangelbedingungen im Normbereich gefunden [29].

Elektrophysiologisch führt eine akute Senkung der extracellulären Kaliumkonzentration zu einer Überhöhung der intra-extracellulären Potentialdifferenz. Die Meßwerte decken sich unter diesen Bedingungen exakt mit dem nach der Potentialgleichung von HODGKIN und HOROWICZ (1959) errechenbaren Wert [3]. Bei extremer Senkung der extracellulären Kaliumkonzentration ist die Zellmembran depolarisiert, die Zelle wird unerregbar, was Lähmungen und Herzstillstand erklärt.

Im Vergleich dazu führt ein *chronischer* Kaliummangel zu Funktionsänderungen der Zellmembran von Herz- und Skeletmuskelzellen, die sich nicht allein durch die intra-extracelluläre Konzentrationsdifferenz von Kaliumionen erklären lassen. Die Meßwerte liegen außerhalb der physiologischen Beziehung, was einmal als Hinweis auf nunmehr veränderte Permeabilitätseigenschaften anzusehen ist und zum anderen durch eine Mitbeteiligung des aktiven Natriumefflux verstanden werden kann. Funktionelles Resultat dieser Vorgänge ist dann eine trotz Kaliumverarmung noch normale Schwellenreizstromstärke der Skeletmuskelzelle, was, wenigstens zum Teil, die klinische Symptomarmut beim chronischen Kaliummangel erklärt [3].

An der *Herzmuskelzelle* findet man eine Zunahme der Anstiegsgeschwindigkeit des Aktionspotentials, möglicherweise wird hierdurch die Erregungsfortleitung im Herzmuskelgewebe beschleunigt und zusammen mit einer Steigerung der Spontanautomatie die Entstehung von tachykarden Reizbildungsstörungen, speziell der gefürchteten Kammertachykardie, hervorgerufen [2, 29].

Unter physiologischen Bedingungen wird die im Vergleich zum extracellulären Milieu hohe intracelluläre Kaliumkonzentration durch einen aktiven Kaliumtransport, und zwar entgegen dem elektrochemischen Gradienten an der Zellmembran, unter Verbrauch von Stoffwechselenergie und in Abhängigkeit von der extracellulären Kaliumkonzentration aufrechterhalten.

Für den eigentlichen Transportvorgang postuliert man eine *Carrier-Substanz,* die in der Lage ist, ATP zu hydrolysieren. Das Enzym wurde in den verschiedensten Geweben gefunden und als Transport-ATPase oder Membran-ATPase bezeichnet [15] (S. 348).

Herzglykoside hemmen den aktiven Kationentransport und zwar als Inhibitoren der Mem-

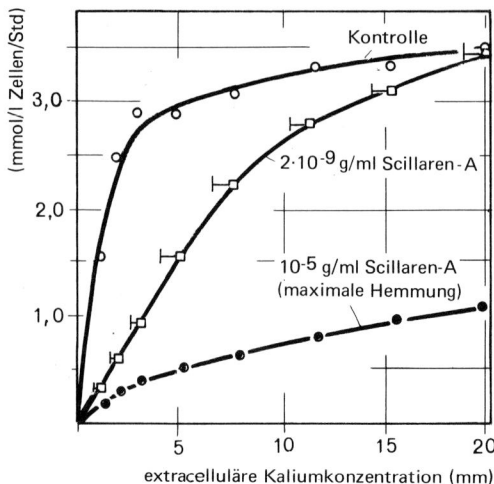

Abb. 11.21. Der celluläre Kaliumeinstrom in Abhängigkeit von der extracellulären Kaliumkonzentration. Unter der Einwirkung von Glykosiden wird der aktive Kaliumtransport gehemmt, wobei sich gleichfalls eine Abhängigkeit von der extracellulären K-Konzentration erkennen läßt (nach [10])

bran-ATPase (Abb. 11.21). Wahrscheinlich ist der spezifische Receptor der therapeutischen Glykosidwirksamkeit ein Teil dieses membrangebundenen Enzymsystems. Demzufolge steht die Menge des receptorgebundenen Glykosids in linearer Beziehung zur Hemmung der $(Na^+ + K^+)$-ATPase der Zellmembranen [7] (S. 348).

Eine *akute Senkung der extracellulären Kaliumkonzentration* bewirkt demnach eine Herabsetzung der Gesamtaktivität des Enzyms, besonders ausgeprägt in Gegenwart einer steigenden Glykosidkonzentration. Mit den klinischen Beobachtungen kongruent ist, daß hier die halbmaximale Hemmkonzentration für Herzglykosid nach links, d.h. zu niedrigeren Konzentrationen verschoben ist.

Umgekehrt führt eine sukzessive Erhöhung der extracellulären Kaliumkonzentration zu einer verminderten Affinität des Glykosidreceptors, was die Wirksamkeit einer Kaliumtherapie bei Glykosidintoxikation ausreichend erklärt [7]. Von besonderem Interesse ist der Befund, daß unter dem Einfluß eines chronischen Kaliummangels die spezifische Membran-ATPase-Aktivität um mehr als das Doppelte gegenüber dem

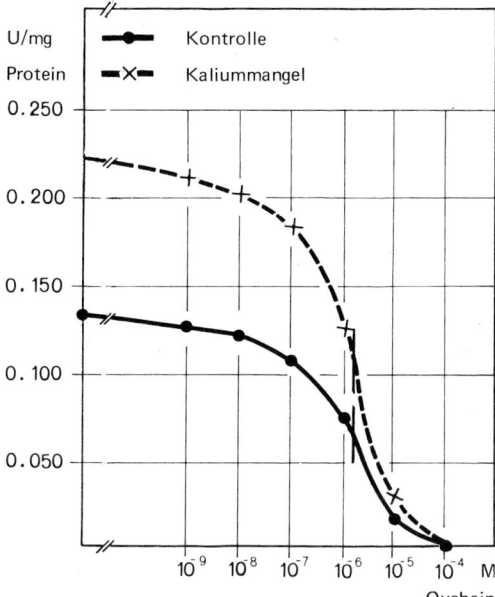

Abb. 11.22. (a) Einfluß von Ouabain (= g-Strophanthin) auf die Na-K-(Membran-)ATPase-Aktivität von Ventrikelmuskulatur normaler Meerschweinchen bei Kaliumkonzentrationen von 5 mval/l und 2 mval/l im Reaktionsgemisch. Man beachte die Erniedrigung der Gesamtaktivität und die Erniedrigung der halbmaximalen Hemmkonzentration von Ouabain (= g-Strophanthin) [2]

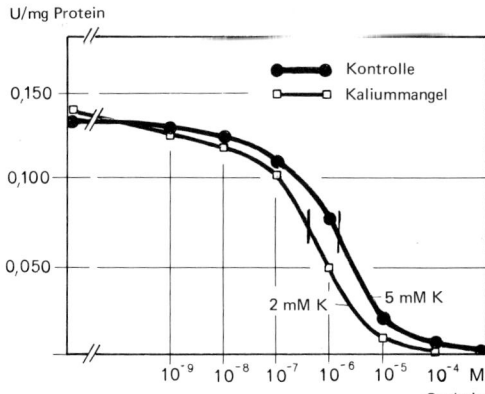

Abb. 11.22. (b) Einfluß von Ouabain (= g-Strophanthin) auf die Na-K-(Membran-)ATPase-Aktivität von Ventrikelmuskulatur kaliumverarmter Meerschweinchen bei 2 mval/l im Reaktionsgemisch und von Ventrikelmuskulatur normaler Meerschweinchen bei 5 mval/l Kalium im Reaktionsgemisch. Man beachte die unter beiden Bedingungen gleiche Gesamtaktivität des Enzyms sowie die erniedrigte halbmaximale Hemmkonzentration von Ouabain (= g-Strophanthin) bei niedriger Kaliumkonzentration (nach [2])

Kontrollwert ansteigt. Dies hat zur Folge, daß trotz erniedrigter extracellulärer Kaliumkonzentration nunmehr eine etwa gleichgroße Gesamtaktivität vorhanden ist wie im Normalzustand (Abb. 11.22 a u. b).

Insgesamt kann dieses Phänomen als ein Anpassungsvorgang (möglicherweise durch Enzyminduktion) an ein chronisches Kaliumdefizit verstanden werden. Dieser Befund steht in Übereinstimmung mit der klinischen Erfahrung, daß gerade bei akuten Änderungen der extracellulären Kaliumkonzentration Herzrhythmusstörungen häufig und bedrohlich sind, wohingegen das chronische Kaliumdefizit besser toleriert wird.

Als Ausdruck der negativen Inotropie ist die Kraft-Geschwindigkeits-Kurve ebenso wie die Längen-Spannungs-Kurve des isolierten Papillarmuskels im Zustande des chronischen Kaliummangels zu niedrigeren Werten verlagert, die Verkürzungsgeschwindigkeit und die maximale isometrische Spannungsanstiegsgeschwindigkeit herabgesetzt sowie bei gleichbleibendem Sauerstoffverbrauch des Myokardgewebes die äußere Herzarbeit vermindert [13].

11.6.4. Allgemeine Behandlungsmaßnahmen

Der herzinsuffiziente Patient sollte eine schonende Lebensweise führen und seine körperliche Belastungstoleranz einhalten. Im Zustande der Ruheinsuffizienz ist dies nur durch Bettruhe zu erreichen, jedoch ist eine völlige Immobilisierung wegen der Gefahr thromboembolischer Komplikationen nicht sinnvoll. Eine zumindest stundenweise sitzende Körperhaltung mit gewickelten Beinen wirkt der Entstehung einer hypostatischen Pneumonie entgegen, wobei krankengymnastischen Übungen (z.B. isometrische Spannungsübungen, Streichmassage der unteren Extremitäten) prophylaktische Bedeutung zukommt. Bei Orthopnoe und Anfällen mit Asthma cardiale besteht eine sachgemäße Lagerung in einer Aufrichtung des Oberkörpers und Herabhängen der unteren Extremitäten zur Verminderung des pulmonalen Blutangebotes (Herzbett!). Besonders bei älteren Patienten mit bestehender Lungenstauung droht die Komplikation einer Stauungsbronchopneumonie (ggf. Antibioticatherapie). Diätetische Natrium- und Flüssigkeitsreduktion, Gewichtsreduktion adipöser Patienten, Zufuhr nicht voluminöser, calorienarmer und eiweißreicher Mahlzeiten unterstützen diese Maßnahmen. Eine ausreichende Kaliumzufuhr wird durch einen reichlichen Genuß von Obst und Gemüse gewährleistet. Ein generelles Verbot von Kaffee und Tee ist nicht gerechtfertigt. Besonderer Wert ist auf die tägliche Gewichtskontrolle zu legen. Ggf. Punktion von Höhlenergüssen, Sauerstoffzufuhr (s. Abb. 11.15), Antikoagulantientherapie, Corticosteroide.

11.6.5. Die sog. therapierefraktäre Herzinsuffizienz

Läßt sich bei herzinsuffizienten Patienten trotz sachgerechter Therapie keine Besserung herbeiführen, so handelt es sich definitionsgemäß um eine therapierefraktäre Herzinsuffizienz. Diesem Zustand liegen häufig ungenügend behandelte bzw. unerkannte Ursachen zugrunde: z.B. eine unbehandelte arterielle Hypertonie oder eine therapiebedürftige Hyper- und Hypothyreose. Auszuschließen sind weiterhin unerkannte

Tabelle 11.16. Sog. therapierefraktäre Herzinsuffizienz

---

1. *Terminalstadien chronischer Herzkrankheiten*
2. *unerkannte bzw. ungenügend behandelte Ursachen:*
   Hochdruck
   Panzerherz, Pericarderguß
   Endo-Myokarditis
   Herzklappenfehler
   Herzrhythmusstörungen
   Hyperthyreose
3. *Komplikationen:*
   Herzwandaneurysma
   Thromboembolie
   β-Receptorenblocker, Reserpin, Alkohol
4. *Fehldiagnose:*
   „fluid lung" bei oligurischer Niereninsuffizienz
   nephrotisches Syndrom
   Beckenvenenthrombose
   Mediastinalprozesse

Komplikationen (Lungenembolie, Überwässerung, Pneumonie, oder eine unzureichende Glykosidtherapie); findet eine therapierefraktäre Herzinsuffizienz hierdurch keine ausreichende Erklärung, so sind differentialdiagnostisch weitere kardiale, extrakardiale und exogene Ursachen in Betracht zu ziehen (Tabelle 11.16):

a. *Myokardiale Ursachen:* In Terminalstadien einer chronischen Herzinsuffizienz sind häufig die morphologischen Herzveränderungen im Sinne der Gefügedilatation soweit fortgeschritten, daß eine Besserung der gestörten Kontraktilität kaum noch möglich ist. Die notwendigen Glykosiddosen liegen an der Grenze der Toxicität oder es treten bereits vor Erzielung eines therapeutischen Effektes toxische Erscheinungen auf. — Auch bei floriden Myokarditiden (z.B. rheumatischer Genese) erweist sich eine Glykosidtherapie häufig als wirkungslos. Ferner ist zu beachten, daß es im Rahmen der meisten Infektionskrankheiten zu einer toxischen Mitbeteiligung des Herzmuskels kommt, die zu einer Herzinsuffizienz führen kann. Bei Patienten mit coronarer Herzkrankheit ist ein Herzwandaneurysma als Ursache einer Herzinsuffizienz auszuschließen. — Die hypertrophische obstruktive Kardiomyopathie wird, solange noch keine Herzinsuffizienz besteht, durch Herzglykoside ungünstig beeinflußt (s.S. 348). — Negativ inotrope Pharmaka und Noxen (z.B. Alkohol, Narkotica, Neuroleptica, Reserpin, Propranolol, Pethidin etc.) sowie biochemisch noch nicht klassifizierte Toxine bei chronischer Niereninsuffizienz können zur Ursache einer therapierefraktären Herzinsuffizienz werden.

b. *Perikardiale Ursachen:* Die akute Perikarditis tritt meist als Komplikation anderer Grundkrankheiten auf wie Urämie, Sepsis, Pneumonie, Tuberkulose, rheumatisches Fieber, Kollagenosen oder maligner Geschwülste und kann in ausgeprägten Fällen mit Tamponade, die eine lebensrettende Herzbeutelpunktion erforderlich macht, einhergehen. Die Perikarditis constrictiva (Panzerherz) ist die häufigste Ursache einer sog. therapierefraktären Herzinsuffizienz. In etwa der Hälfte der Fälle fehlen die typischen Perikardverkalkungen (s.S. 81). — Das Myokardinfarkt-Spätsyndrom (Dressler-Syndrom) ist charakterisiert durch Fieber, Leukocytose, perikardiale und pleurale Ergußbildungen (s.S. 83). Präkordiale Schmerzen, Leberstauungen und periphere Ödeme als Folge der Perikarditis bzw. eines Perikardergusses können eine Herzinsuffizienz vortäuschen. Typisch ist für dieses Krankheitsbild die erfolglose Therapie mit Glykosiden und das sofortige Ansprechen auf Corticosteroide.

Tumoren und Cysten sind seltene Ursachen einer therapierefraktären Herzinsuffizienz. Durch ein Vorhofmyxom kann eine therapieresistente Mitralstenose vorgetäuscht werden.

c. *Endokardiale Ursachen:* Unter den möglichen endokardialen Ursachen sind in erster Linie die floride bakterielle und rheumatische Endokarditis zu nennen. Bei Vorliegen einer Mitralstenose ist von Digitalis keine wesentliche Besserung zu erwarten, es sei denn bei schneller Flimmerarrhythmie, wobei die überleitungshemmende Glykosidwirkung therapeutisch ins Spiel kommt. Hier ist sinngemäß eine operative Beseitigung des Strömungshindernisses durch Commissurotomie anzustreben. Seltene Ursachen sind die Endomyokardfibrose, die Fibroelastose und die Endocarditis fibroplastica Löffler.

d. *Herzrhythmusstörungen:* Die bradykarde Herzinsuffizienz stellt eine Indikation zur Schrittmachertherapie dar (s.S.279 und Abb. 11.16), die Tachyarrhythmia absoluta im Gefolge von Vorhofflimmern und -flattern wird digitalisiert (s.S. 351). (Zur Behandlung anderer Formen tachykarder Herzrhythmusstörungen s.S. 261)

e. *Extrakardiale Ursachen:* Häufige und klinisch bedeutsame Ursachen einer Therapieresistenz sind chronische Erkrankungen der Atemwege (Asthma bronchiale, bronchitisches Syndrom), des Lungenparenchyms (z.B. Lungenfibrosen, Lungenemphysem) und der Lungengefäße (Thromboembolie, primäre pulmonale Hypertonie), ferner die Hyper- und Hypothyreose und so gut wie alle Formen der arteriellen Hypertonie und, wenngleich selten, die Kardiomegalie bei STH-Überproduktion der Hypophyse, ferner die bereits erwähnten Verlaufsformen der Niereninsuffizienz.

11.7. Literatur

1. BELZ, G.G.: Die herzwirksamen Glykoside. München: Lehmann 1971.
2. BOLTE, H.-D., LÜDERITZ, B., ERDMANN, E.: Beziehungen zwischen Elektrolytstörungen und Glykosidwirkungen. In: Medikamentöse Therapie bei Nierenerkrankungen (R. KLUTHE Hrsg.), S. 138. Stuttgart: Thieme 1971.
3. BOLTE, H.-D., LÜDERITZ, B., RIECKER, G.: Der allgemeine Kaliummangel (Elektrolytgradienten und Membranpermeabilität an Herz- und Skeletmuskelzellen). Klin. Wschr. **49**, 306 (1971).
4. BUCHBORN, E., KOCZOREK, KH.R., WOLFF, H.P.: Aldosteron, Glomerulusfiltrat und Natriumretention. Klin. Wschr. **37**, 71 (1959).
5. BURGER, H., SPÜHLER, O.: Acetyldigoxin, ein neues herzaktives Glykosid. Schweiz. med. Wschr. **96**, 1389 (1966).
6. DENGLER, H.J.: Die Bedeutung der Pharmakokinetik für die Arzneimitteltherapie. Internist **15**, 13 (1974).
6a. DUNCAN (1955); zit. [44].
7. ERDMANN, E. SCHONER, W.: Charakterisierung des Strophanthinrezeptors der Zellmembran aus Herz, Niere und Hirn. Verh. dtsch. Ges. Kreisl.-Forschg. **39**, 174 (1973).
8. FLECKENSTEIN, A.: Physiologie und Pharmakologie der transmembranären Natrium-, Kalium- und Calcium-Bewegungen. Arzneimittel-Forsch. **22**, 2019 (1972).
9. FRANK, O.: Zur Dynamik des Herzmuskels. Z. Biol. **32**, 370 (1895).
10. GLYNN, J.M.: The movement of water and salts through natural membranes. Symposium on Water and Electrolyte Metabolism. Amsterdam 1960, p. 3 ff. Amsterdam: Elsevier 1961.
11. GREEF, K. (Hrsg.): Probleme der klinischen Prüfung herzwirksamer Glykoside. Darmstadt: Steinkopff 1968.
12. GROSSE-BROCKHOFF, F.: Pathologische Physiologie. Berlin-Heidelberg-New York: Springer 1969.
13. GUNNING, J.F., HARRISON, C.E., COLEMAN, H.N.: The effects of chronic potassium deficiency on myocardial contractility and oxygen consumption. J. Molec. Cell. Cardiol. **4**, 139 (1972).
14. HICKAM, J.B., CARGILL, W.H.: Effects of exercise pressure in normal persons and in patients with cardiovascular disease and pulmonary emphysema. J. clin. Invest. **27**, 10 (1948).
15. HODGKIN, A.L., KEYNES, R.D.: Active transport

of cations in giant axons from Sepia and Loligo. J. Physiol. (Lond.) **128**, 28 (1955).

16. HORT, W.: Morphologische Untersuchungen an Herzen vor, während und nach der postnatalen Kreislaufumschaltung. Virch. Arch. path. Anat. **326**, 458–484 (1955).

17. HORT, W.: Quantitative Untersuchungen über die Kapillarisierung des Herzmuskels im Erwachsenen- und Greisenalter, bei Hypertrophie und Hyperplasie. Virch. Arch. path. Anat. **327**, 560–576 (1955).

18. HORT, W.: Morphologie der akuten und chronischen Herzdilatation und Herzinsuffizienz. Verh. dtsch. Ges. Kreisl.-Forsch. **34**, S. 1–15 (1968).

18a. JAHRMÄRKER, H. (Hrsg.): Digitalistherapie. Beiträge zur Pharmakologie und Klinik. Berlin-Heidelberg-New York: Springer 1975.

19. KNIERIEM, H.J.: Über den Bindegewebsgehalt des Herzmuskels des Menschen. Arch. Kreisl.-Forsch. **44**, 231–259 (1964).

20. KRAMER, P.: Veränderungen der Pharmakokinetik von Herzglykosiden bei Niereninsuffizienz. Habil.-Schrift Göttingen, 1974.

21. KUSCHINSKY, G., LÜLLMAN, H.: Pharmakologie. 5. Aufl. Stuttgart: Thieme 1972.

22. LARBIG, D., KOCHSIEK, K., SCHRADER, CHR.: Klinische Aspekte der radioimmunchemischen Bestimmung der Serum-Digoxinkonzentration. Dtsch. med. Wschr. **97**, 139 (1972).

23. LINZBACH, A.J.: Die pathologische Anatomie der röntgenologisch feststellbaren Form- und Größenänderungen des menschlichen Herzens. Fortschr. Röntgenstr. **77**, 1 (1952).

24. LINZBACH, A.J.: Über das Längenwachstum der Herzmuskelfasern und ihrer Kerne in Beziehung zur Herzdilatation. Virchows Arch. path. Anat. **328**, 165 (1956).

25. LINZBACH, A.J.: Die pathologische Anatomie der Herzinsuffizienz. In: Handbuch der inneren Medizin (H. SCHWIEGK, Hrsg.), Bd. 9, 1. Teil, 4. Aufl. Berlin-Göttingen-Heidelberg: Springer 1960.

26. LINZBACH, A.J., KYRIELEIS, CHR.: Herzerweiterung und Herzversagen. Umschau in Wissenschaft und Technik **21**, 709 (1966).

27. LINZBACH, A.J., LINZBACH, M.: Die Herzdilatation. Klin. Wschr. **29**, 621–630 (1951).

28. LÜDERITZ, B., AVENHAUS,H.: Zur Differentialdiagnose und Therapie der digitalisrefraktären Herzinsuffizienz. Ther. d. Gegenw. **111**, 1238 (1972).

29. LÜDERITZ, B., BOLTE, H.-D., STEINBECK, G.: Einzelfaserpotentiale und zelluläre Elektrolytkonzentrationen des Ventrikelmyokards bei chronischem Kaliummangel. Klin. Wschr. **49**, 369 (1971).

30. LUDWIG, G.: Capillary Pattern of the Myocardium. In: Functional Morphology of the Heart (BAJUSZ, E., JASMIN, G., BAROLDI, G., Eds.), p. 238–271. Basel: Karger 1971.

31. LÜTHY, E.: Die Hämodynamik des suffizienten und insuffizienten rechten Herzens. Basel: Karger 1962.

32. MEERSON, F.S.: Hyperfunktion, Hypertrophie und Insuffizienz des Herzens. Berlin: Verlag Volk und Gesundheit 1969.

33. MEESSEN, H.: Morphologische Grundlagen der akuten und der chronischen Myokardinsuffizienz. Verh. dtsch. Ges. Path. **51**, 31–66 (1967).

33a. MÜLLER, J.: Regulation of Aldosterone Biosynthesis. Berlin-Heidelberg-New York: Springer 1971.

34. NETTER, H.: Theoretische Biochemie. Physikalisch-chemische Grundlagen der Lebensvorgänge. Berlin-Göttingen-Heidelberg: Springer 1959.

35. REINDELL, H., WINK, K., BARMEYER, J., BLÜMCHEN, G., BUCHWALSKY, R., HEISS, H.W., JAEDICKE, W., KEUL, J.: Die funktionelle Röntgendiagnostik des Herzens. Internist **14**, 406 (1973).

36. RENKIN, E.M., PAPPENHEIMER, J.R.: Wasserdurchlässigkeit und Permeabilität der Capillarwände. Ergebn. Physiol. **49**, 59 (1957).

37. REPKE, K.: Über den biochemischen Wirkungsmechanismus von Digitalis. Klin. Wschr. **42**, 157 (1964).

38. RIECKER, G.: Störungen des Wasser- und Elektrolytstoffwechsels bei Nierenkrankheiten. In: Handbuch der inneren Medizin (H. SCHWIEGK, Hrsg.), Bd. 8, 1. Teil, S. 760ff, 5. Aufl. Berlin-Heidelberg-New York: Springer 1968.

39. RIEGER, J., GIRNDT, J., SCHELER, F.: Nebenwirkungen der diuretischen Therapie. Nieren- u. Hochdruckkrankh. **2**, 93 (1974).

40. RIETBROCK, N., ABSHAGEN, U.: Stoffwechsel und Pharmakokinetik der Lanataglykoside beim Menschen. Dtsch. med. Wschr. **98**, 117 (1973).

41. ROBERTS, J.T., WEARN, J.T.: Quantitative changes in the capillary-muscle-relationship in human heart during normal growth and hypertrophy. Amer. Heart J. **21**, 617 (1941).

42. SCHOENMACKERS, J.: Die Herzkranzschlagadern bei der arterio-kardialen Hypertrophie. Z. Kreisl.-Forsch. **38**, 321–336 (1949).

43. SCHÖLMERICH, P.: Die Glykosidintoxikation mit besonderer Berücksichtigung der Mineralstoffwechselstörungen. Regensburg. Jb. ärztl. Fortbild. **12**, 357 (1965).

44. SCHWIEGK, H., RIECKER, G.: Pathophysiologie der Herzinsuffizienz. In: Handbuch der inneren Medizin (H. SCHWIEGK, Hrsg.), Bd. 9, 1. Teil, 4. Aufl. Berlin-Göttingen-Heidelberg: Springer 1960.

45. SIEGENTHALER, W.: Diuretica. In: Therapie innerer Krankheiten (E. BUCHBORN, H. JAHRMÄRKER, J. KARL, G.A. MARTINI, W. MÜLLER, G. RIEKKER, H. SCHWIEGK, W. SIEGENTHALER, W. STICH, Hrsg.), 2. Aufl. Berlin-Heidelberg-New York: Springer 1973.

46. SJÖSTRAND, T.: Volume and distribution of blood

and their significance in regulating circulation. Physiol. Rev. **33**, 202 (1953).

47. SMITH, T.W., BUTLER, V.P., HABOR, E.: Characterization of antibodies of high affinity and specifity for the digitalis glycoside digoxin. Biochemistry **9**, 331 (1970).

48. SOBEL, B.E., MAYER, M.E.: Cyclic adenosine monophosphate and cardiac contracticity. Circulat. Res. **32**, 407 (1973).

49. SPANN, J.F., BUCCINO, R.A., SONNENBLICK, E.H., BRAUNWALDT, E.: Contractile state of cardiac muscle obtained from cats with experimentally produced ventricular hypertrophy and heart failure. Circulat. Res. **21**, 341 (1967).

50. STARLING, E.H.: The Linacre Lecture on the Law of the Heart. London: Longmans 1908.

51. STARLING, E.H.: The law of the heart. Lancet **1921 I**, 212.

52a. STRAUER, B.E., BOLTE, H.D., HEIMBURG, P., RIECKER, G.: Zur koronaren Herzkrankheit I.: Eine korrelative Studie über Hämodynamik und Kontraktilität an 110 Patienten. Zschr. Kardiol. **64**, 300 (1975).

52b. STRAUER, B.E., BOLTE, H.D., HEIMBURG, P., RIECKER, G.: Zur koronaren Herzkrankheit II.: Eine Analyse diastolischer Druck-Volumen-Beziehungen und linksventrikulärer Dehnbarkeit an 110 Patienten. Zschr. Kardiol. **64**, 311 (1975).

53. ULLRICH, K.J., RIECKER, G., KRAMER, K.: Das Druck-Volumendiagramm des Warmblüterherzens (isometrische Gleichgewichtskurven). Pflügers Arch. ges. Physiol. **259**, 481 (1954).

54. VOGELBERG, K.: Die Lichtungsweite der Coronarostien an normalen und hypertrophen Herzen. Z. Kreisl.-Forsch. **46**, 101 (1957).

55. WADE, O.L., BISHOP, J.M.: Cardiac Output and Regional Blood Flow. Oxford: Blackwell 1962.

55a. WARNER, G.F., DOBSON, E.L., RODGERS, C.E., JOHNSTON, M.E., PACE, N.: Measurement of total "sodium space" and total body sodium in normal individuals and in patients with cardiac edema. Circulation **5**, 915 (1952).

55b. WOLFF, H.P., KOCZOREK, KH.R.: Aldosteron in der klinischen Medizin. Dtsch. med. Wschr. **83**, 201, 250 (1958).

56. WOLLENBERGER, A., KLEITKE, B., SCHULZE, W.: Über den Status der Mitochondrien in hypertrophierten Herzen von Hunden mit allmählich entstandener Aortenstenose. Acta biol. med. germ. **17**, 334–342 (1966).

57. WOLLHEIM, E.: Die Bestimmung der zirkulierenden Blutmenge. Z. klin. Med. **108**, 463 (1928).

12. Der arterielle Bluthochdruck

12.1. Einleitung

Die klinische Bedeutung der Hochdruckkrankheit liegt einmal in der Häufigkeit ihres Auftretens und zum anderen wirkt sie sich als Schrittmacher degenerativer Gefäßveränderungen mit sekundärer Durchblutungsdrosselung lebenswichtiger Organe (Gehirn, Herz, Nieren) aus und setzt auf diesem Wege die statistische Lebenserwartung der Hochdruckpatienten beträchtlich herab. Voraussetzungen einer wirksamen Therapie des arteriellen Bluthochdrucks ist die Aufdeckung der Ursache bzw. die Beeinflussung der beteiligten pathogenetischen Mechanismen [61b].

Beim *Erwachsenen mittleren Lebensalters* gelten Ruheblutdruckwerte — nach der Riva-Rocci-Methode gemessen — von systolisch 160 mm Hg und höher sowie diastolische Werte von 95 mm Hg und höher als pathologisch (in Anlehnung an die WHO-Klassifikation).

Die *Grenzen zwischen Normotonie und Hypertonie* sind fließende. Nächtliche Blutdruckwerte erreichen ein Minimum zwischen 0 und 5.00 Uhr, die höchsten Werte werden in den späten Vormittags- und Abendstunden gemessen. Vorübergehende Blutdrucksteigerungen im Gefolge von Emotionen, bei akuter intermittierender Porphyrie, bei fieberhaften Infektionen und im Verlauf akuter Vergiftungen (Thallium, Blei, CO) zählen nicht zur Hochdruckkrankheit im engeren Sinne. Ferner verfälschen ein vergrößerter Armumfang (> 24 cm), höheres Lebensalter und eine Manschettenbreite von < 12 cm die Meßwerte nach oben.

Um eine reaktive und damit passagere Blutdruckerhöhung von einer Hypertonie abzugrenzen, sind wiederholte Blutdruckmessungen erforderlich. — Steht der Patient unter antihypertensiver Medikation, ist die Blutdruckmessung im Liegen *und* Stehen erforderlich, um orthostatische Reaktionen frühzeitig zu erkennen.

12.2. Pathologische Anatomie der Hypertonie

Dem sehr seltenen *Elastizitätshochdruck* liegt eine arteriosklerotisch bedingte Starre der Aorta und der anderen großen elastischen Arterien zugrunde, die zu einer starken Verminderung oder zu einem vollständigen Verlust der Windkesselfunktion führt. Eine Engerstellung der Arteriolen wird bei einer Hypertonie infolge einer Elastizitätsverminderung der großen Arterien oder einer vermehrten Volumenbelastung vermißt. Sie nimmt dagegen beim Widerstandshochdruck eine Schlüsselstellung ein. Auf diese Hypertonie mit Erhöhung des peripheren Widerstandes konzentriert sich die folgende Ausführung.

Eine Lichtungseinengung läßt sich in Arteriolen des großen Kreislaufes in späteren Stadien eines Widerstandshochdruckes an den arteriolosklerotisch verengten Gefäßen leicht erkennen. In frühen Stadien sind sie dagegen postmortal bisher nicht nachgewiesen worden. Es wird angenommen, daß anfangs eine *funktionelle Engerstellung der Arteriolen* durch Kontraktion ihrer glatten Muskeln eintritt.

Ein etwas länger bestehender *Widerstandshochdruck* führt im großen Kreislauf zu einer Mediaverdickung im arteriellen Gefäßsystem. Mit subtilen Meßmethoden lassen sich in kleinen Arterien mit einem Radius über 100 μ eine deutliche Verdickung der Media nachweisen [53].

Mit kleiner werdendem Gefäßdurchmesser nimmt die Mediaverdickung ab und bei Arteriolenradien unter 10 μ wurde sie selbst bei schwerster Hypertonie vermißt. Daraus folgern die Verfasser, daß in diesen kleinen Gefäßen ein normaler Blutdruck herrscht, und daß der Hauptort des erhöhten peripheren Widerstandes offenbar in den Arteriolen und kleinen Arterien mit Gefäßradien bis zu etwa 100 μ zu suchen sei.

Bei längerem Bestehen eines Widerstandshochdruckes stellen sich eindrucksvolle lichtmikroskopisch sichtbare Veränderungen an den Arteriolen ein. Es kommt zu einer Arteriolosklerose, meist in Form einer Hyalinose. Für die Stärke ihrer Ausprägung ist ebenso wie für die Mediahypertrophie nicht die Ätiologie der Hypertonie, sondern nur ihre Schwere und ihre Dauer maßgebend. Allerdings ergeben sich deutliche Unterschiede in den verschiedenen Gefäßprovinzen. Am stärksten befallen sind die Arteriolen der Niere, dann folgen Pankreas, Gehirn und Nebennierenkapsel. Auch im Auge entwickelt sich eine deutliche Arteriolosklerose beim Widerstandshochdruck. In der Aderhaut sind die Arteriolenveränderungen am schwersten, in der Netzhaut hinken sie nach.

Ein Verlust an glatter Muskulatur verwandelt die Arteriolen in ziemlich starre Röhren und fixiert im Verein mit der Lichtungseinengung die Hypertonie. Besonders folgenschwer ist die Arteriolosklerose der Niere. Eine Mangeldurchblutung der Glomerula führt zu einer roten Granularatrophie und kann eine Renalisierung des Hochdruckes bewirken.

Die schwersten Veränderungen an kleinen Arterien und Arteriolen treten bei einer länger bestehenden malignen Hypertonie auf. Die *Insudation in die Gefäßwände* nimmt stark zu, sie werden nekrotisch und sind oft von Blutungen durchsetzt. Die *Prädilektionsstellen* ähneln denen bei der Arteriolosklerose. Am schwersten sind die Nieren (Abb. 12.1) betroffen, und die Patienten erliegen oft einem Nierenversagen bei maligner Nephrosklerose. Auch in Pankreas, Milz und Herz stellen sich meist deutliche Gefäßwandnekrosen ein, denen Gewebsuntergänge im Versorgungsgebiet der Arteriolen nachfolgen.

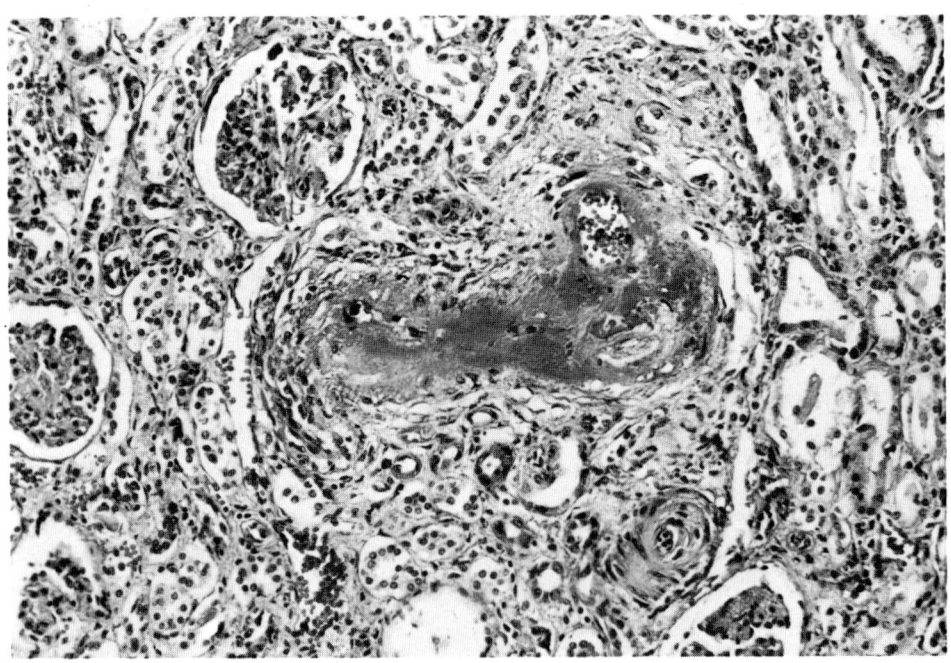

Abb. 12.1. Arteriolonekrose in der Niere bei maligner Hypertonie. In der nekrotischen Arteriolenwand liegen einige Erythrocyten

Heute dominiert die Vorstellung, daß die *maligne Nephrosklerose* Folge einer länger bestehenden, zunehmenden arteriellen Hypertonie ist. Diese Auffassung wird durch die Anamnese der Mehrzahl der Patienten mit maligner Nephrosklerose gestützt, bei denen sich nach einer meist mehrjährigen Hypertonie allmählich in Wochen oder Monaten eine Niereninsuffizienz entwickelt [6]. Von dieser sekundären malignen Nephrosklerose sind überwiegend Männer befallen, und mikroskopisch treten chronische Gefäßwandveränderungen mit Intimaverdickung kleiner Arterien hervor.

Umstritten ist dagegen die *primäre maligne Nephrosklerose,* bei der die Veränderungen an den kleinen Nierenarterien der Hypertonie vorausgehen sollen. Schon FAHR [11] hat die maligne Nephrosklerose als eine primär entzündliche Erkrankung der Nierengefäße aufgefaßt und exogenen Faktoren bei ihrer Entstehung eine wesentliche Rolle zugeschrieben. In jüngster Zeit haben BOHLE und KRECKE [6] einige Beobachtungen mitgeteilt, bei denen die für eine maligne Nephrosklerose charakteristischen renalen Gefäßveränderungen mit Nekrosen in Vasa afferentia und auch begleitenden Thrombenbildungen der malignen Hypertonie vorausgingen. Klinisch sollte nach ihren Untersuchungen an die Möglichkeit einer primären malignen Hypertonie vor allem dann gedacht werden, wenn nach einem uncharakteristischen Infekt sehr schnell eine akute Niereninsuffizienz auftritt. Im Gegensatz zur sekundären soll die primäre maligne Nephrosklerose überwiegend Frauen befallen, die im Durchschnitt jünger als Patienten mit sekundärer maligner Nephrosklerose sind. Bemerkenswert sind zwei Einzelbeobachtungen, bei denen eine maligne Nephrosklerose bei Frauen in engem zeitlichem Zusammenhang mit der Einnahme von Ovulationshemmern aufgetreten ist [5, 63].

In den großen Arterien vom elastischen und muskulären Typ sind die sklerotischen Veränderungen im Durchschnitt bei Hypertonikern stärker ausgeprägt als bei Normotonen. Dies ist für die Coronarsklerose und die Aortensklerose bei Menschen in jüngerem und mittlerem Lebensalter erwiesen. Im höheren Alter wird der fördernde Einfluß der Hypertonie oft durch andere begünstigende Faktoren überdeckt und übertroffen. Bei den *Hirnbasisarterien* mit ihrer im Durchschnitt geringeren Sklerose ist aber auch noch im Alter eine verstärkte Arteriosklerose unter dem Einfluß der Hypertonie nachweisbar [14]. Nicht selten bevorzugt die Arteriosklerose bei Hypertonikern periphere Äste [31].

Nierenarterienstenosen können Ursache einer renalen Hypertonie sein oder symptomlos bleiben. Meist sind sie arteriosklerotisch bedingt. Sie treten bei Hypertonikern gehäuft auf und kommen nicht selten doppelseitig vor. Ihre Vorzugslokalisation ist das proximale Drittel der Nierenarterien, oft mit Fortreichen bis zur Aorta.

Weniger häufig liegt einer Nierenarterienstenose eine *fibromuskuläre Hyperplasie* zugrunde. In diesen Sammeltopf gehören fibromuskuläre Media-Hyperplasien sowie Intimafibrosen (mit Elasticahyperplasie). Eine stenosierende Adventitiafibrose ist vielleicht der Gruppe der retroperitonealen Fibrosen zuzuordnen [65].

Eine Hypertonie im großen Kreislauf führt nicht nur im Gefäßsystem zu Anpassungs- und Folgeveränderungen, sondern auch am Herzen. Als Antwort auf den erhöhten peripheren Widerstand stellt sich eine konzentrische Druckhypertrophie ein [32]. Sie ist Ausdruck einer kompensierten Hypertonie. Beim dekompensierten Hochdruck findet sich eine exzentrische Hypertrophie. Sie charakterisiert die chronische Herzinsuffizienz.

Tabelle 12.1. Einteilung der arteriellen Hypertonie

A. nach der Ätiologie
1. primäre (=essentielle) Hypertonie
2. sekundäre Hypertonie

B. nach der Verlaufsform
1. benigne Hypertonie
2. maligne (=akzelerierte) Hypertonie

C. nach pathogenetischen Gesichtspunkten
1. Widerstandshochdruck
2. Elastizitätshochdruck
3. Schlagvolumenhochdruck

D. nach therapeutischen Gesichtspunkten
1. operable (heilbare) Hochdruckformen
2. konservativ (=symptomatisch) zu behandelnde Hochdruckformen

12.3. Einteilung der Hypertonieformen (Tabelle 12.1 und 12.2)

Nach der Verlaufsform (Tabelle 12.1): Unabhängig von der Verursachung des Hochdrucks unterscheiden wir benigne und maligne Verlaufsformen. Die maligne Hypertonie ist symptomatologisch durch einen beeinträchtigten Allgemeinzustand, durch exzessiv erhöhte systolische *und* diastolische Blutdruckwerte (und zwar ohne exakte Festlegung von Grenzwerten) und durch fortgeschrittene Gefäßveränderungen der Niere (mit Niereninsuffizienz), des Augenhintergrundes (des Schweregrades III und IV mit Visusstörungen) und des Herzens (mit den Zeichen einer Herzinsuffizienz, mit begleitenden Herzrhythmusstörungen und Hinweisen auf eine coronare Herzkrankheit) charakterisiert. Neben dem Schweregrad der Organveränderungen weist ein akzelerierter Verlauf auf die Malignität des hochdruckinduzierten Gefäßprozesses.

Nach der Ursache (Tabelle 12.2): Ätiologisch wird der primäre (essentielle) Hochdruck unbekannter Ursache von den sekundären (symptomatischen Hochdruckformen) mit bekanntem Grundleiden unterschieden. Zur letzteren Gruppe gehören neben dem renalen Hochdruck verschiedener Genese die hormonell induzierte Hypertonie (z.B. beim Cushing-Syndrom, beim primären Aldosteronismus, beim Phäochromocytom), der renovasculäre Hochdruck, der Hochdruck in der oberen Körperhälfte bei der angeborenen Aortenisthmusstenose und seltenere Hochdruckformen (z.B. zentralnervöser Genese).

Tabelle 12.2. Einteilung der arteriellen Hypertonie

A. Primäre oder essentielle Hypertonie (45%)

B. Sekundäre Hypertonie (55%)

   1. Renale Hypertonie

      a) renovasculäre Hypertonie
      b) renal-parenchymatöse Hypertonie:
         akute Glomerulonephritis
         chronische Glomerulitiden
         chronische Pyelonephritis
         Nierentuberkulose
         chronische interstitielle Nephritis
         Nierenbeteiligung bei Diabetes mellitus
         Nierenbeteiligung bei Kollagenosen
         Nierencysten, Nierentumoren
         Niereninfarkt
         Hydronephrose
         Nierenamyloidose
         Bleischrumpfniere
         Strahlenfibrose der Nieren

   2. Endokrine Hypertonie:
      Phäochromocytom
      Cushing-Syndrom
      primärer Aldosteronismus
      Hyperthyreose
      Hyperparathyreoidismus
      Akromegalie
      Pseudohermaphroditismus
      Oestrogene

   3. Kardiovasculäre Hypertonie:
      Aortenisthmusstenose
      suprarenale Aortenstenose

      supravalvuläre Aortenstenose
      spezielle Aortenbogensyndrome
      Aortensklerose
      Gestörte Baroreceptorenfunktion
      Erhöhtes Schlagvolumen
      Aorteninsuffizienz
      pathologisch Bradykardie
      Arteriovenöse Kurzschlüsse
      Hyperdyname kardiovasculäre Störungen
      Pharmakologisch-toxische Wirkungen
      Erhöhtes extracelluläres Volumen
      Hyperhydration
      Polycythämia vera
      Hypertonie infolge Störungen an den postganglionären vasculären adrenergen Synapsen bzw. an der glatten Gefäßmuskelzelle

   4. Neurogene Hypertonie:
      Hirntumoren
      Hirngefäßverschlüsse
      Meningoencephalitis
      Polyneuritis
      diencephales Syndrom

   5. Schwangerschaftshypertonie:
      Präeklampsie, Eklampsie

   6. Hypertonie bei Stoffwechselkrankheiten:
      Akute intermittierende Porphyrie

   7. Hypertonie durch Medikamente
      Lakritze und Carbenoxolon
      Ovulationshemmer
      ,,cheese-disease"

Die verfeinerte Hochdruckdiagnostik und die Aufklärung der nosologischen Zusammenhänge hat den Anteil der essentiellen Hypertonie zugunsten der sekundären Hochdruckformen zurückgedrängt (Abb. 12.2).

Nach der Pathogenese: Entsprechend der Mosaiktheorie von PAGE stellt die arterielle Hypertonie die Resultierende einer Konstellation von Teilfaktoren dar, von denen einer mehr oder weniger dominierend ist. In der überwiegenden Mehrzahl der Fälle prädominiert eine Erhöhung des peripheren Strömungswiderstandes (Widerstandshochdruck); in den Anfangsstadien der essentiellen Hypertonie und unter speziellen klinischen Bedingungen (Hyperthyreose, Anämie etc.) wird das durchschnittliche Blutdruckniveau durch ein gesteigertes Herzzeitvolumen determiniert *(„Schlagvolumenhochdruck")*. Dagegen ist der Begriff eines *„Elastizitätshochdrucks"* umstritten. Die überhöhten systolischen Blutdruckwerte mit gleichzeitig erniedrigtem diastolischen Druck bei einer Aorteninsuffizienz oder am langsam schlagenden Herzen (z.B. beim totalen AV-Block) zählen nicht zur Hypertonie i.e.S., solange dabei der arterielle Mitteldruck nicht erhöht ist. Demzufolge erübrigt sich bei diesen letztgenannten Zuständen eine antihypertensive Behandlung, die sich sogar nachteilig auswirken würde.

Nach dem Behandlungsmodus: Die Anwendung grundsätzlich verschiedener Behandlungsmethoden rechtfertigt schließlich eine Einteilung der Hochdruckformen in *operativ heilbare* (etwa 5%) und *konservativ* zu behandelnde Hypertonien (etwa 95%).

Die wichtigsten *operablen* Hypertonieformen:
Aortenisthmusstenose,
Phäochromocytom,
Nierenarterienstenose,
einseitige Nierenparenchymerkrankungen,
Cushing-Syndrom,
Nebennierenrinden-Adenome.

Zur konservativen Therapie gehören alle kausal auf das Grundleiden ausgerichteten Behandlungsverfahren (z.B. beim Diabetes mellitus, bei der chronischen Pyelonephritis) zusammen mit antihypertensiv wirkenden Pharmaka mit verschiedenartigem pharmakologischem Angriffspunkt (s.S. 392).

12.4. Symptomatologie und klinischer Verlauf

Anamnese: Eine sorgfältig erhobene Krankheitsgeschichte liefert nicht selten die ersten verwertbaren Hinweise auf Ursache und klinische Verlaufsform einer Hochdruckkrankheit. Familiär gehäuftes Auftreten von Hochdruck, Herzinfarkten und cerebro-vasculären Insulten weisen auf eine essentielle Hypertonie; fieberhafte Harnwegsinfektionen, Scharlach, eitrige Tonsilliden und Nierensteinkoliken, ferner vorausgegangene Sondierung der Ureteren, Phenacetinmißbrauch auf renale Ursachen; rasche Progredienz eines Hochdrucks läßt an eine renovasculäre Ursache denken; neuerdings ist das Auftreten von Hypertonie unter Contraceptiva und unter Östrogentherapie im Klimakterium bekannt geworden.

Beschwerdebild: In den Frühstadien einer Hypertonie werden entweder keine Beschwerden angegeben oder vieldeutige Symptome wie Herzklopfen, psychische Erregbarkeit, Hitzegefühl

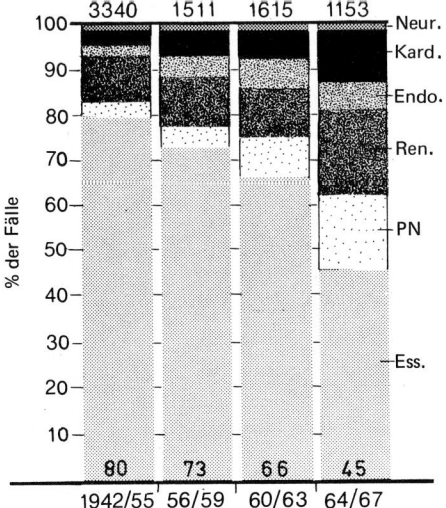

Abb. 12.2. Häufigkeit sekundärer Formen einer Hypertonie und der essentiellen Hypertonie in einem Beobachtungszeitraum von 1942 bis 1967 (nach [33a])

im Gesicht, Kopfschmerzen, Schwindel bei plötzlichem Lagewechsel geschildert und gelegentlich über Nasenbluten, Hämoptoe und subconjunctivale Blutungen berichtet.

In fortgeschrittenen Stadien der Hochdruckkrankheit und bei der malignen Verlaufsform prägen distinkte *Organsymptome* das Beschwerdebild: Angina pectoris, Belastungsdyspnoe, Asthma cardiale-Anfälle, Nykturie und die neurologischen bzw. psychiatrischen Symptome der akuten und chronischen Hochdruckencephalopathie sowie der fortschreitenden Niereninsuffizienz.

In der Gruppe der *Patienten mit cerebralen Spätkomplikationen* infolge Hochdruck-Encephalopathie dominiert das allgemeine Nachlassen der geistigen Leistungsfähigkeit und des Gedächtnisses mit Verstimmungen und gröberen psychotischen Störungen. Es handelt sich dabei um körperlich begründbare Psychosen im Sinne von KURT SCHNEIDER (1962).

Ein akutes Auftreten von Benommenheit, Desorientiertheit bis zum Koma, zusammen mit allgemeinen Hirndruckzeichen und wechselnden motorischen Reizerscheinungen, wird beim akuten Nierenversagen, bei allgemeiner Überwässerung, während Hämodialyse (sog. Disäquilibrium-Syndrom) und als Komplikation der malignen Hypertonie beobachtet, der meistens ein Hirnödem zugrunde liegt.

Zu den häufigsten neurologischen Symptomen bei Patienten mit renalem Hochdruck und Niereninsuffizienz gehören Kopfschmerzen, Augenflimmern, flüchtige Amaurosen, Photopsien, dysarthrische Störungen, passagere Facialisasymmetrien, flüchtige Mono- und Hemiplegien mit Pyramidenbahnzeichen.

Seltener sind Hemianopsie, Hemeralopie, Diplopie, Ptosis und Gehörverlust. Bei akuter intrakranieller Drucksteigerung können Erbrechen, Miosis, Bradykardie und eine Stauungspapille in Gemeinschaft mit den oben geschilderten psychischen Alterationen hinzutreten.

Die *hirnorganischen Anfallssyndrome* gehören gleichfalls zu den Komplikationen des renalen Hochdrucks mit Niereninsuffizienz und werden durch andere Begleitumstände (z.B. Gefäßprozesse, hämorrhagische Diathese, Überwässerung, Hyperkaliämie) begünstigt.

Sie sind unspezifisch, dementsprechend richtet sich der Typus der Anfälle mehr nach der Lokalisation als nach der Art der ursächlichen Störung. Neben den nur vereinzelt beobachteten, extrapyramidal entstandenen Blickkrämpfen oder Schauanfällen, Züngelkrämpfen und anderen motorischen Paroxysmen im Kopfbereich gehören dazu die viel häufigeren und für ein symptomatisches Anfallsleiden typischen fokalen Anfälle (motorische Jackson-Anfälle, Adversivanfälle), denen manchmal postparoxysmale, meist reversible Paresen folgen; ferner die psychomotorischen Anfälle (sog. Dämmerattacken) mit motorischen Automatismen, tonischen Bewegungsabläufen und psychischen Alterationen. Schließlich die generalisierten Krampfanfälle, die nicht selten mit Herdsymptomen beginnen und von einem Dämmerzustand oder Durchgangssyndrom gefolgt sein können.

Sofern der Blutdruck nicht sofort durch Einsatz des gesamten therapeutischen Rüstzeugs gesenkt wird, können solche Anfälle über Atemstörungen und eine tiefe Bewußtlosigkeit zum Tode führen. Wird die Blutdruckkrise beherrscht, klingt der Anfall im allgemeinen ohne psychiatrische oder neurologische Residuen ab.

Untersuchung des Kranken: Die erstmalige Untersuchung eines Hypertonikers erfordert die Blutdruckmessung an allen vier Extremitäten, um eine Aortenisthmusstenose, Aortenabgangsstenosen und Verschlüsse der Gefäßstämme im Bereich der unteren Körperhälfte zu erkennen.

Anfänglich sind die Blutdruckwerte labil, grenzwertig, in fortgeschrittenen Stadien verhältnismäßig gleichbleibend (sog. fixierte Hypertonie). Häufig sind krisenhafte Blutdrucksteigerungen Ursache von Anfällen (Angina pectoris, Asthma cardiale, psychiatrische Durchgangssymptome und passagere neurologische Reiz- und Ausfallssymptome). Blutdruckkrisen entstehen unabhängig von der Ätiologie eines Hochdrucks, d.h. sie werden nicht nur beim Phäochromocytom beobachtet und sind keineswegs immer durch äußere Einflüsse ausgelöst.

In wechselnder Ausprägung wird ein Pulsus durus, ein hebender Spitzenstoß, ein betonter zweiter Herzton im zweiten ICR parasternal rechts, fakultativ Strömungsgeräusche entlang der aortalen Ausflußbahn und im Jugulum, bei beginnender Linksherzinsuffizienz ein abgeschwächter 1. Herzton und das Auftreten eines 3. Herztones beobachtet.

In fortgeschrittenen Stadien bestimmen die *Symptome der kardialen Beteiligung* in Form der akuten und chronischen Herzinsuffizienz, häufig von Herzrhythmusstörungen (meist in Form von Vorhofflimmern, -flattern) begleitet, zusammen mit den Zeichen der Linksherzhypertrophie, Herzdilatation, Lungenstauung und schließlich mit generalisierten Ödemen den körperlichen Befund.

Elektrokardiogramm: Rund die Hälfte aller Hypertoniekranken zeigt keine EKG-Veränderungen. Schwere und Dauer der Hypertonie führen zur Drucküberlastung des linken Ventrikels und im Verein der sie begleitenden Massenvermehrung des linken Ventrikels und mit Störungen der Coronardurchblutung zu charakteristischen Veränderungen des Elektrokardiogramms in wechselnder Ausprägung:

1. Linkstyp, pathologischer Linkstyp, überdrehter Linkstyp,
2. Kriterien des Hochspannungs-EKG,
3. Sokolow-Index pathologisch erhöht $(R_{V_5} + S_{V_1} \geqq 3,5 \text{ mV})$,
4. inkompletter resp. kompletter Linksschenkelblock,
5. abszissenkonvexe ST-Senkung mit Übergang in ein präterminal negatives, diphasisches T in I, AVL und V_{4-6},
6. negative U-Wellen in I, AVL, V_{5-6},
7. R/T in V_{5-6}, I und AVL $\geqq 10$,
8. $R_1 + S_m \geqq 2,5 \text{ mV}$.

Schenkelblockbilder, AV-Überleitungsstörungen, Reizbildungsstörungen wechselnden Ursprungs sowie Hinweise auf ischämische Herdzeichen sind im Einzelfalle zu beobachten.

Röntgen-Thorax: In den Frühstadien einer Hypertonie und solange eine konzentrische Herzhypertrophie besteht, können Größe und Konfiguration des Herzens sowie der abgehenden arteriellen Gefäßstämme, Hili und Lungengefäßzeichnung unauffällig sein. Im Zustande der Gefügedilatation (exzentrische Hypertrophie) ist das Herz nach links vergrößert, der linke Ventri-

kelbogen verlängert, vermehrt gerundet und nach unten verlagert. Das Gefäßband ist verbreitert, die Aorta ascendens und der Arcus aortae elongiert, der Aortenknopf prominent, die Hili sind nun unscharf begrenzt, die Lungengefäßzeichnung betont, nicht selten wird ein Winkelerguß (am häufigsten rechts) nachgewiesen.

Eine gleichzeitig bestehende Niereninsuffizienz mit Überwässerung („fluid lung"), Vorhofflimmern, Tricuspidalinsuffizienz und ein Perikarderguß sind geeignet, den typischen Röntgenbefund des Hochdruckherzens zu modifizieren (s. S. 315).

Schweregrade der Hochdruckkrankheit:

I. Passagere Blutdrucksteigerungen, keine Beschwerden, keine objektivierbaren Folgeerscheinungen oder Komplikationen,

II. diastolischer Druck > 100 mm Hg, subjektive Beschwerden, Belastungsinsuffizienz des Herzens, Linksbelastungszeichen im EKG,

III. diastolischer Blutdruck > 115 mm Hg, Herzinsuffizienz des klinischen Schweregrades III–IV, eingeschränkte Nierenfunktion, zerebrale Insulte, Angina pectoris,

IV. Maligne Hypertonie (= akzelerierte Verlaufsform).

12.5 Risikofaktoren, Organkomplikationen und Lebenserwartung

Die Spätprognose des unbehandelten Hochdrucks: Zwischen Blutdruckhöhe und Übersterblichkeit von Hochdruckkranken besteht eine verwertbare Korrelation dahingehend, daß die Sterblichkeit von Hochdruckkranken mit systolischen Blutdruckwerten bis zu 170 mm Hg bereits das Doppelte derjenigen normotensiver Personen beträgt und bei einer Blutdruckerhöhung auf über 200 mm Hg sprunghaft bis auf das Achtfache ansteigt [12] (Abb. 12.3).

In den 16 Beobachtungsjahren der Framingham-Studie trat eine Herzinsuffizienz bei Hypertoniepatienten sechsmal häufiger auf als bei Normotensiven. Dabei ergab die zusätzliche Bewertung des diastolischen Drucks keine bessere statistische Voraussage, ebenso nicht das Produkt aus Blutdruck und Herzfrequenz [25].

Die *Verlaufsdauer* einer benignen Hypertonie schwankt in weiten Grenzen zwischen 10 und 50 Jahren. Ungleich kürzer ist der Krankheitsablauf einer malignen Hypertonie, die sich aus einer benignen Form entwickeln kann oder ohne

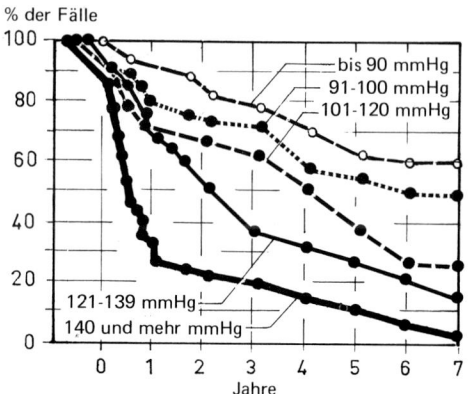

Abb. 12.3. Überlebenskurven von Hypertonikern bei 5 Gruppen mit verschiedenem diastolischen Blutdruck (Prozentzahl der nach bestimmter Zeit noch Lebenden) vor der Ära wirksamer Antihypertonica (nach [51])

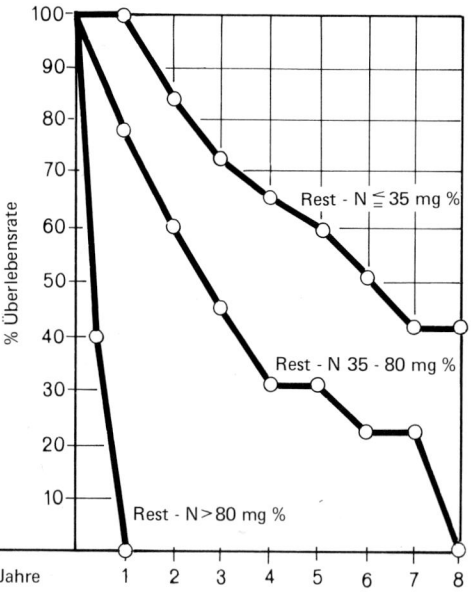

Abb. 12.4. Die Prognose der malignen Hypertonie, geordnet nach dem Grade der Nierenfunktionseinschränkung (nach [18])

benignes Vorstadium entsteht. Bei der malignen, d.h. akzelerierten Form der essentiellen Hypertonie beträgt das durchschnittlich erreichte Lebensalter etwa 50 Jahre, bei der malignen Verlaufsform eines renalen Hochdrucks nur etwa 40 Jahre. In einem unbehandelten Patientenkollektiv mit maligner Hypertonie lebten nach 1 Jahr nach Diagnosestellung nur noch 30% der Kranken (Abb. 12.5).

Der klinische Verlauf und die Krankheitsdauer des unbehandelten Hochdrucks wird ganz wesentlich von den begleitenden *Organschäden,* vornehmlich des Herzens, des Gehirns und der Nieren beeinflußt. Sind bereits degenerative Myokardschäden oder eine Einschränkung der Nierenfunktion nachweisbar, dann verdoppelt sich die Sterblichkeitsrate im Vergleich zum komplikationsfreien Verlauf [4]. Dabei lassen sich recht enge Beziehungen zwischen der Sterblichkeitsquote und dem Ausmaß der Fundusveränderungen resp. der Niereninsuffizienz nachweisen (Abb. 12.4) [18, 47]. Mehr als die Hälfte der Hochdruckpatienten sterben an einer Herzinsuffizienz oder an einem Myokardinfarkt; bei etwa 50% der Herzinfarktkranken ist vor Eintritt des Infarktereignisses eine Hypertonie festgestellt worden. Hochdruck, Hypercholesterinämie und Zigarettenkonsum wirken sich potenzierend auf die Coronarmorbidität aus (Abb. 6.4). Häufigste Ursache eines apoplektischen Insults ist der Hirninfarkt durch Thrombose oder Ischämie. Mehr als die Hälfte dieser Patienten sind Hypertoniker. Eine Massenblutung des Gehirns ist in $^2/_3$ der Fälle und intermittierende cerebrovasculäre Durchblutungsstörungen zu 50% durch eine Hypertonie begünstigt und verursacht.

Bei bestimmten Formen des renalen Hochdrucks wird die Lebenserwartung des Patienten nicht allein vom Hochdruck, sondern ganz entscheidend von der *Progredienz des Grundleidens* (z.B. einer Pyelonephritis, einer Glomerulonephritis oder einer Angiitis) bestimmt. Hieraus erklärt sich zwanglos die große Variabilität der individuellen Krankheitsdauer beim renalen Hochdruck. Demzufolge stehen bei den renalen Hochdruckformen die Urämie, bei der essentiellen Hypertonie dagegen kardiale Komplikationen (Myokardinfarkt, Herzinsuffizienz) und cerebrovasculäre Komplikationen (Hirnblutungen oder Hirninfarkt durch Thrombose oder Ischämie) an erster Stelle der Todesursachen.

Die Spätprognose des behandelten Hochdrucks: Die sachkundige Behandlung einer Hypertonie führt in den meisten Fällen zu einer Besserung des Befindens, zu einer Senkung cerebro-vasculärer Komplikationen, zu einer zeitlichen Verlegung des urämischen Ausgangs, zur Verhütung der Herzinsuffizienz durch Entlastung des drucküberlasteten linken Ventrikels und zu einer Verhütung coronarsklerotischer Komplikationen und auf diesem Wege zu einer nachweislich verbesserten Spätprognose (Abb. 12.5). Durch die *Elimination operabler Hochdruckursachen* (z.B. einer Aortenisthmusstenose, eines Phäochromocytoms, einer Nierenarterienstenose) hat die Mehrzahl der Fälle sogar eine dauerhafte Heilungschance (s.S. 384).

Dieser Therapieeffekt basiert auf einer Verlangsamung des degenerativen Gefäßprozesses, und zwar in umgekehrter Korrelation zur Vorschädigung des betreffenden Organes. Beispielsweise sind die Überlebensraten behandelnder maligner

Hypertonien mit einer mittelschweren Niereninsuffizienz (Rest-N = 35 mg%) wesentlich höher im Vergleich zu Patienten mit fortgeschrittener Niereninsuffizienz (Rest-N 35–80 mg%) [18] (s. Abb. 12.4).

Dagegen ist der Erfolg einer blutdrucksenkenden Therapie bei der benignen Hypertonie wegen der individuellen Streuung und wegen der variablen Blutdruckspitzenwerte in Abhängigkeit von den Untersuchungs- und allgemeinen Lebensumständen schwieriger zu beurteilen. Das vorhandene Schrifttum berichtet eine Abnahme der Todesfälle auf ein Drittel bis ein Sechstel im Vergleich zu früheren Kontrollgruppen [2].

12.6. Spezielle Formen der Hypertonie

12.6.1. Primäre (= essentielle) Hypertonie

Epidemiologie: In der Bundesrepublik leben schätzungsweise etwa 6,3 Millionen Menschen mit einer Hypertonie und etwa 3,8 Millionen davon leiden an einer hypertensiven Herzkrankheit. In den Dörfern mancher europäischer Länder ist die Häufigkeit der Hypertonie geringer als in den Städten und als in den industrialisierten Gebieten (z.B. Spanien, Griechenland), dagegen sind diese regionalen Unterschiede in den USA minimal.

Die Häufigkeit der Verteilung der Hypertonie in nicht-westlichen Kulturen sind von verwirrender Vielfalt. Es gibt hochentwickelte Völker, bei denen diese Krankheit kaum vorkommt (z.B. manche Bevölkerungsgruppen in Indien) und andere, die etwa auf gleicher Entwicklungsstufe leben (z.B. Neger auf den Westindischen Inseln oder die Bantu in Südafrika), bei denen die Hypertonie nicht nur häufiger ist, sondern auch schwerer verläuft als in westlichen Bevölkerungsgruppen. Trotz vieler Untersuchungen fehlt es noch an streng vergleichbaren Studien, die nicht nur die Hypertonie mit ihren Folgen, sondern auch den Ernährungszustand, die sozio-kulturelle Entwicklung und die soziale Situation unter vergleichendem Aspekt erfaßt [43].

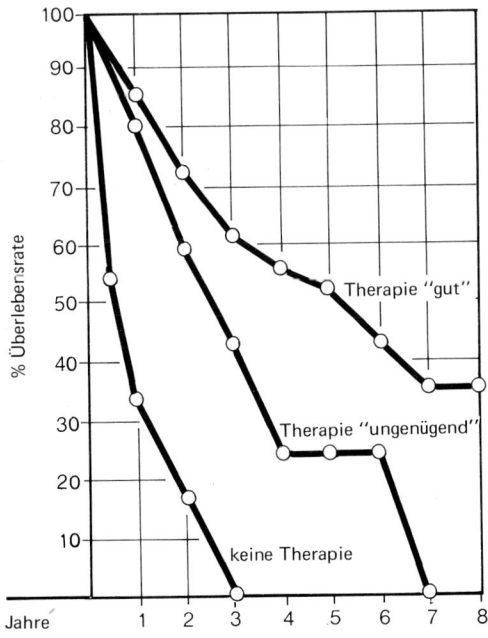

Abb. 12.5. Die Prognose der behandelten malignen Hypertonie (nach [18])

Während in fast allen Entwicklungsländern Personen, die zur oberen *Sozialschicht* gehören, häufiger ein Hypertonie haben als Angehörige der Unterschichten, ist es in den westlichen Industrienationen meist umgekehrt [42]. Der wichtigste Befund der sozialen Epidemiologie der Hypertonie ist die außerordentliche Häufigkeit und Schwere dieser Krankheit bei den Negern in den USA [42]. Die Häufigkeitsunterschiede sind am größten in den Südstaaten, auf dem Lande und in den unteren Einkommensschichten. Im Nordosten der USA, in den großen Städten und in den oberen Einkommensschichten bestehen die geringsten Hypertonieunterschiede zwischen Negern und Weißen [42, 43]. Man kann daraus schließen, daß die Unterschiede der Hypertoniehäufigkeit zwischen Negern und Weißen um so geringer werden, je ähnlicher ihre Lebensbedingungen sind (PFLANZ [43, 44a]).

Genetik: Erbfaktoren beeinflussen nicht nur das normale Blutdruckniveau, sondern sind auch für die krankhafte Blutdruckerhöhung von Bedeutung. Hierfür sprechen systematische Untersuchungen an Zwillingen und die vielfach beobachtete familiäre Häufung der Hochdruckkrankheit und ihrer Folgezustände [24]. Hiernach erkrankt jeweils ein Elternteil der Probanden und die Hälfte der Probandengeschwister an einer Hypertonie. Die *Ergebnisse der Zwillingsforschung* rechtfertigen die Hypothese einer multifaktoriell genetischen Grundlage (Polygenie) der Hypertonie [45, 46]. Ein wichtiger Hinweis für die multifaktorielle Entstehung der essentiellen Hypertonie ist vor allem die nachgewiesene kontinuierliche quantitative Variabilität des Blutdruckverhaltens, entsprechend einer eingipfligen Gauss-Verteilungskurve mit der unscharfen Trennbarkeit in normale und pathologische Blutdruckwerte. Die krankhaften Normalabweichungen lassen sich somit als Extremvarianten der Normalverteilungskurve ansehen [24].

Psychosomatik: In der Erwartungshaltung, bei Bereitstellungs- und Notfallreaktionen, unter Angst, Wut, Ärger steigt der Blutdruck an. In zahlreichen Experimenten mit Tieren läßt sich zeigen, daß prolongierte seelische Belastungen zu einer dauernden Blutdruckerhöhung führen. Diese Versuche sind bei Affen, Ratten und Katzen gemacht worden [7]. Nach GRACE und GRA-

HAM [15] beginnt eine Hypertonie häufig dann, wenn ein Individuum in einer chronischen Erwartungsspannung lebt. Auslösende Situationen sind häufig in Zeiten vermehrter und langanhaltender Angst, Zeitnot, wachsender Anspannung. Allerdings sind sich die Vertreter der Streß-Hypothese auch bewußt, daß nicht die Belastung als objektives Ereignis obligat zur Hypertonie führt, sondern daß es auf die Bedeutung der Situation für das Individuum ankommt [44].

Nach BRÄUTIGAM und CHRISTIAN [7] sieht man heute das Schwergewicht in einer charakteristischen *Persönlichkeitsstruktur* in Form einer „Helferhaltung". In einer spezifischen Bescheidenheitseinstellung werden alle eigenen Bedürfnisse zurückgestellt gegenüber dem Wunsch, durch Leistung von anderen Bejahung zu gewinnen. Gerade diese von verschiedenen Beobachtern relativ einheitlich als Helferhaltung, Zwanghaftigkeit, chronisch-gehemmte Aggressivität beschriebenen Züge geben den manifesten Persönlichkeitszügen das Gewicht einer charakteristischen Reaktionsbildung zur Beherrschung der eigenen, als gefährlich erlebten Antriebe. Das manifeste Wahrnehmen und Verhalten scheint jedenfalls bei vielen Hypertonikern eine Abwehrform gegenüber eigenen aggressiven Bedürfnissen darzustellen.

In testpsychologischer Sicht imponiert auch eine Neigung zu recht starken Aggressionen anderer gegenüber, sie erlauben jedoch keine Emotionen dieser Art. Es besteht eine tiefgehende Verdrängung dieser Aggressivität und auch anderer affektiver Reaktionen [7].

Erfahrungsgemäß ist eine *psychoanalytische Dauertherapie* des Hypertonikers nur in Ausnahmefällen erfolgversprechend. Die entsprechenden Erfahrungen verschiedener Arbeitsgruppen sind enttäuschend, eine eindeutige Besserung der Krankheit war nur in wenigen Fällen anhaltend zu erzielen [9, 44, 44a].

WEINER, ein hervorragender Kenner dieser Probleme, folgert aus der Literatur: „Es gibt keine überzeugenden Hinweise dafür, daß psychologische und soziale Faktoren beim Menschen für sich allein eine ätiologische oder pathogenetische Rolle bei der essentiellen Hypertonie spielen. Das äußerste, was man heute sagen kann, ist, daß solche Faktoren eine Rolle spielen könnten bei der Modifikation des Verlaufes und vielleicht auch der Prognose der Krankheit" [57a].

Herz- und Kreislaufdynamik: In den Anfangsstadien einer essentiellen Hypertonie — und situativ bedingt — findet sich, vor allem bei jugendlichen Kranken und bei den labilen Verlaufsformen der essentiellen Hypertonie, ein erhöhtes Herzzeitvolumen, das teils durch ein erhöhtes Schlagvolumen, teils durch eine erhöhte Herzfrequenz bedingt ist. In der Mehrzahl der Fälle liegt das Herzzeitvolumen von Hypertonikern im Normbereich mit einer guten Korrelation zwischen dem erhöhten peripheren Strömungswiderstand und dem mittleren Blutdruck [50, 60].

An der *Erhöhung des peripheren Strömungswiderstandes* sind vor allem die Haut- und Nierengefäße sowie das Splanchnicusgebiet betroffen. Bei psychischem Streß in aufrechter Körperlage, unter körperlicher Belastung und bei Kälteeinwirkungen (sog. Cold pressure-Test) reagiert der Hypertoniker mit einem stärkeren Zuwachs des arteriolären Gefäßwiderstandes und des mittle-

ren arteriellen Blutdrucks als der Normotoniker.

Die *Dehnbarkeit des Niederdrucksystems* ist herabgesetzt und der Tonus der Arm- und Fingervenen erhöht. Infolgedessen können der periphere Venendruck und der Capillardruck bereits im Stadium der kardiovasculären Kompensation leicht erhöht sein.

Der *Druck in der A. pulmonalis, der Lungencapillardruck und der linke Vorhofdruck* sind bei essentieller Hypertonie normal oder nur geringgradig erhöht. Erst im Gefolge einer Linksherzinsuffizienz wird der kleine Kreislauf in Mitleidenschaft gezogen (s.S. 338).

Solange keine manifeste Herzinsuffizienz besteht, sind das *Plasma- und Erythrocytenvolumen* normal oder in der Patientengruppe mit erhöhtem Herzminutenvolumen geringgradig vermindert [50]. Bei positiver Salzbilanz, begleitender Herzinsuffizienz und eingeschränkter Nierenfunktion sind *extracelluläres Flüssigkeitsvolumen* und Plasmavolumen erhöht, im Gefolge diuretischer Maßnahmen häufig vermindert.

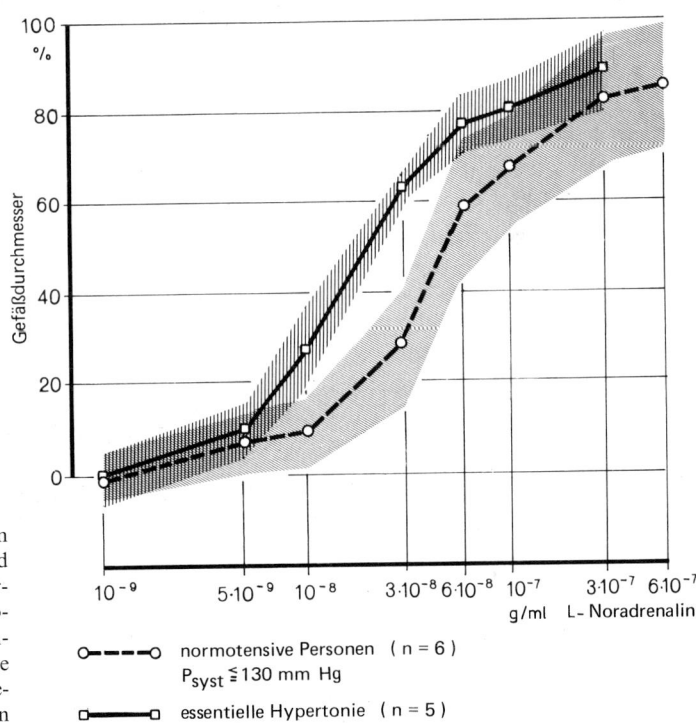

Abb. 12.6. Beziehung zwischen Noradrenalinkonzentration und Gefäßdurchmesser an kleinen Arterien (in vitro) gesunder Personen und von Patienten mit essentieller Hypertonie. Bei Hypertonie ist die Ansprechbarkeit der Gefäßmuskulatur auf Noradrenalin gesteigert (nach [10])

Die *arterielle Pulswellengeschwindigkeit* ist bei der essentiellen Hypertonie gesteigert. Die Umformungszeit des Herzens ist verlängert, die Austreibungszeit verkürzt. Die Coronardurchblutung (berechnet in ml pro 100 g Herzmuskel) ist bei der Hypertonie normal oder erhöht, der coronare Widerstand ist erhöht und die Coronarreserve dann eingeschränkt.

Katecholamine und gesteigerte Erregbarkeit der Gefäßmuskulatur: Durch Erregung des Sympathicus wird Noradrenalin aus den sympathischen Nervenendigungen freigesetzt und bewirkt lokal durch Erregung entsprechender Receptoren eine Änderung des Tonus der glatten Gefäßmuskulatur und somit eine Änderung der Gefäßweite. In physischen wie psychischen Streß-Situationen kommt es auf diesem Wege zu einer Vasoconstriction in bestimmten Gefäßgebieten mit Blutdruckanstieg und nachfolgend zu einer vermehrten Urinausscheidung von Adrenalin und Noradrenalin. Die Wirksamkeit von Medikamenten in der Hochdrucktherapie, die in die Funktion des sympathischen Nervensystems sowie in den Adrenalinstoffwechsel eingreifen, legen den Gedanken nahe, daß gewisse Hochdruckformen, in erster Linie die essentielle Hypertonie, in Zusammenhang mit Funktionsstörungen des adrenergen Systems stehen.

Bei der essentiellen Hypertonie ist die Urinausscheidung von Katecholaminen und deren Metaboliten nur leicht vermehrt. Die vielfach beobachtete und neuerdings auch am isolierten Gefäß nachgewiesene *gesteigerte Gefäßreagibilität* gegenüber Noradrenalin bei Patienten mit essentieller Hypertonie läßt vermuten, daß bei dieser Erkrankung entweder eine Inaktivierungsstörung für Noradrenalin oder eine *gesteigerte Empfindlichkeit der Effektorzellen* vorliegt [10] (Abb. 12.6). Eine von Liebau beobachtete verminderte Noradrenalin-Elimination aus dem Blutkreislauf bei Patienten mit essentieller Hypertonie spricht zugunsten einer *Störung des Aufnahmemechanismus in die Speichervesikel der sympathischen Nervenendigungen* [30]. Plasma-noradrenalin-Konzentration und diastolische Blutdruckhöhe sind positiv korreliert [35] (Abb. 12.7 u. 12.8).

Es ist jedoch sehr unwahrscheinlich, daß sympathische Überaktivität für einen chronischen

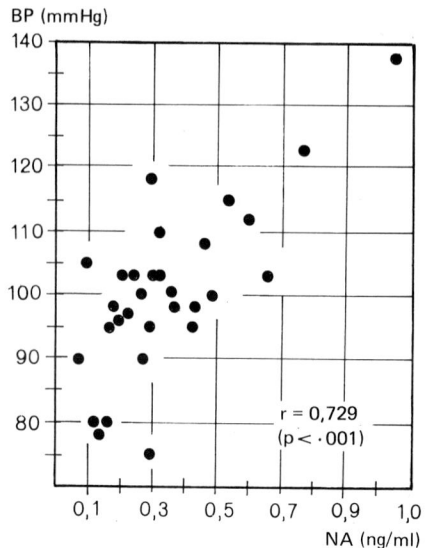

Abb. 12.7. Beziehung zwischen diastolischem Ruheblutdruck (BP) und basaler Noradrenalinkonzentration (NA) im Plasma von Patienten mit essentieller Hypertonie (nach [35])

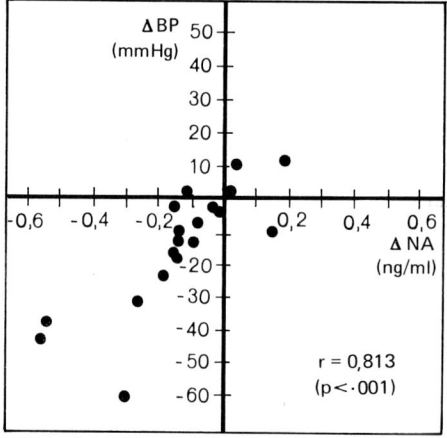

Abb. 12.8. Änderungen von Ruheblutdruck (Δ BP) und Plasma-Noradrenalinkonzentration (Δ NA) nach Verabreichung eines Ganglienblockers (Pentolinium) bei Patienten nach essentieller Hypertonie (nach [35])

Hochdruck verantwortlich sein kann, da ausgedehnte Sympathektomie in schweren Fällen den Zustand nur vorübergehend bessert, obwohl sie die maligne Form in die benigne überführt. Trotzdem besteht die Möglichkeit, daß es in der frühen labilen Phase der essentiellen Hypertonie ein neurogenes Element gibt und daß dieses zusammen mit anderen Faktoren durch Erzeugung funktioneller Veränderungen in den Nieren zum Übergang des Hochdruckes in ein irreversibles Stadium beiträgt [28 a].

Natriumhaushalt: Die Rolle des Natriums in der Pathogenese der essentiellen Hypertonie ist nicht hinreichend geklärt. Hochdruck und täglicher Kochsalzverzehr sind in bestimmten Erdteilen positiv korreliert. Experimentell ist die NaCl-Empfindlichkeit beim Mineralocorticoid-Hochdruck genetisch determiniert. Bei Patienten mit essentieller Hypertonie wird das austauschbare Gesamtnatrium des Organismus erhöht gefunden [62]. Vermutet wird, daß der Natriumgehalt der Gefäßwände von Patienten mit essentieller Hypertonie erhöht ist und auf diesem Wege die gesteigerte Erregbarkeit der glatten Gefäßmuskulatur auf pressorische Reize konditioniert.

Plasmarenin und Aldosteronsekretion sind unter physiologischen Bedingungen mit der Nierendurchblutung (Abb. 12.9) und mit der täglichen Natriumbilanz eng korreliert (Abb. 12.10). Bei Patienten mit essentieller Hypertonie werden erniedrigte (20%), normale und erhöhte Werte der Plasmareninaktivität bzw. Aldosteronsekretion beobachtet (Abb. 12.10). Unter diuretischer Therapie besteht eine enge Korrelation zwischen Abnahme des Blutvolumens und Zunahme der Plasmareninaktivität. β-Rezeptorenblocker bewirken eine Senkung erhöhter Reninwerte.

Bei den Patienten mit erniedrigter Plasmareninaktivität wurden auffallend weniger kardiovaskuläre Komplikationen (Apoplexie, Herzinfarkt) beobachtet im Vergleich zu solchen mit normalen oder erhöhten Werten. Aufgrund dieser Befunde kann die Plasmareninaktivität als ein potentieller Risikofaktor für die essentielle Hypertonie angesehen werden [8]. Bei der low renin- und normal renin-Hypertonie weisen die Untersuchungsergebnisse auf die Dominanz eines Volumenfaktors in der Pathogenese hin (Wirksamkeit von Diuretica!). Demgegenüber spielt bei high renin-Hypertonien und einem Teil der normal renin-Fälle eher eine Renin-Angiotensin-induzierte Vasokonstriktion eine Rolle (Wirksamkeit von Betablockern!) [8a]. Mit Ausbildung renaler degenerativer Gefäßveränderungen, besonders

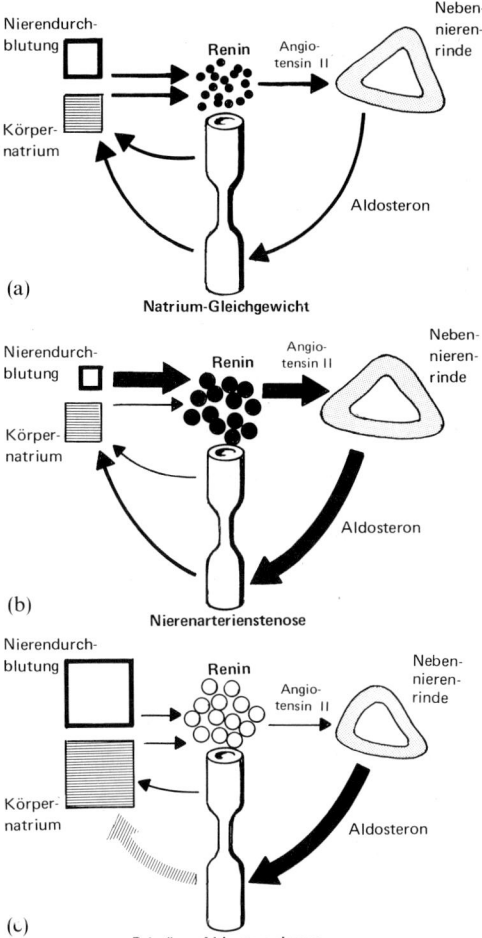

(a) **Natrium-Gleichgewicht**

(b) **Nierenarterienstenose**

(c) **Primärer Aldosteronismus**

Abb. 12.9 a–c. Aktivität des Renin-Angiotensin-Aldosteronsystems a) unter normalen Bedingungen, b) bei Drosselung der Nierendurchblutung und c) beim primären Aldosteronismus (nach [61 a])

ausgeprägt bei der malignen Verlaufsform, kommt es zu einer Aktivierung des Renin-Angiotensin-Aldosteron-Systems mit Ansteigen der Plasmareninaktivität und der Aldosteronsekretion (s. hierzu auch S. 381, 382, Abb. 12.12 und Schema 1).

Patienten mit essentieller Hypertonie, bei denen das Renin-Angiotensin-Aldosteron-System vermindert auf solche Reize anspricht, welche die Renin-Abgabe stimulieren (Injektion von Furosemid oder Etacrynsäure, Orthostase), scheiden eine Kochsalzbelastung beschleunigt aus. Andere Patienten mit essentieller Hypertonie, bei

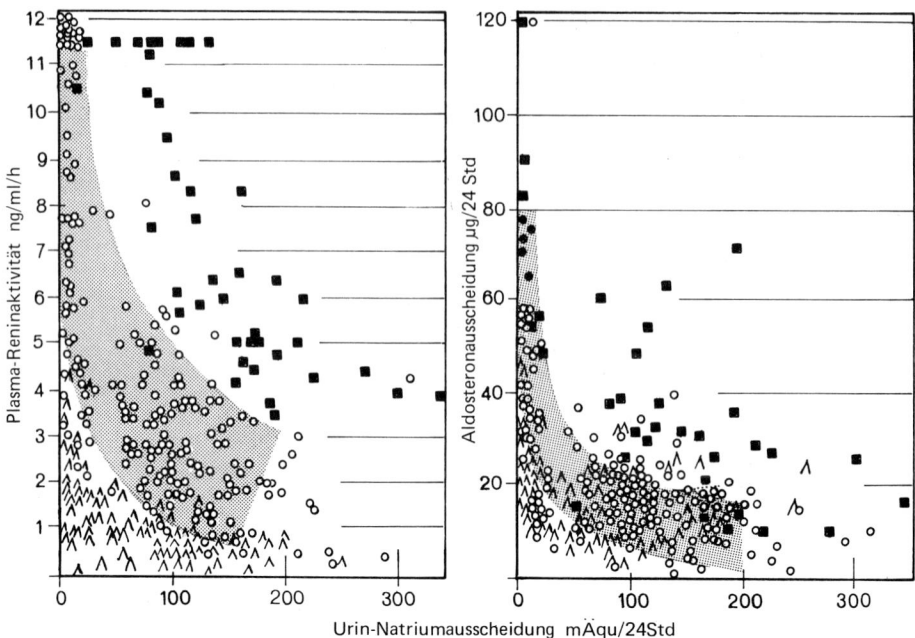

Abb. 12.10. Korrelation zwischen Plasmareninaktivität bzw. Aldosteronausscheidung (24 Std) und renaler Natriumausscheidung bei normotensiven Personen (schraffiertes Areal). Patienten mit essentieller Hypertonie lassen erniedrigte (∧), normale (○) oder gesteigerte (■) Plasmareninaktivitäten resp. Aldosteronwerte im 24 Std-Urin erkennen (nach [8])

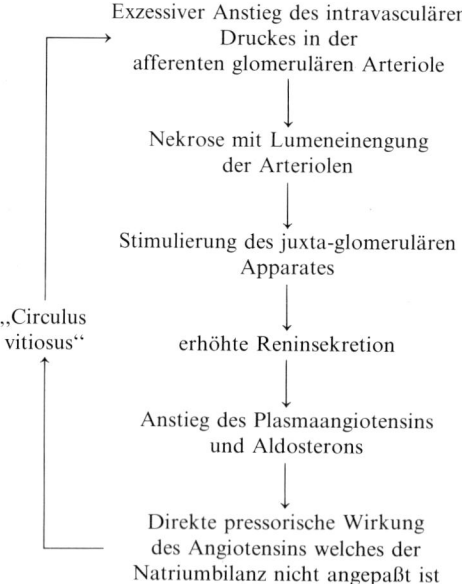

Exzessiver Anstieg des intravasculären Druckes in der afferenten glomerulären Arteriole

↓

Nekrose mit Lumeneinengung der Arteriolen

↓

Stimulierung des juxta-glomerulären Apparates

↓

„Circulus vitiosus"   erhöhte Reninsekretion

↓

Anstieg des Plasmaangiotensins und Aldosterons

↓

Direkte pressorische Wirkung des Angiotensins welches der Natriumbilanz nicht angepaßt ist

Schema 1. Hypothese über den pathogenetischen Mechanismus der malignen Phase der essentiellen Hypertonie (aus [28a])

denen die gleichen Reize das Renin-Angiotensin-Aldosteron-System anregen, eliminieren zugeführtes Kochsalz in normaler Weise [17].

Der *Wirkungsmechanismus von Angiotensin II* an der glatten Gefäßmuskulatur wurde durch neuere Untersuchungen [40] aufgeklärt: Die spezifische Bindung von Angiotensin an einen Membranreceptor der mikrosomalen Fraktion der glatten Gefäßmuskelzelle bewirkt eine Freisetzung von Calciumionen und damit eine Erhöhung der Calcium-Konzentration am kontraktilen Myofilament. Noradrenalin beeinflußt diesen Vorgang nicht.

Baroreceptoren: Nach den klassischen Untersuchungen von HERING (1927), HEYMANS (1929) und KOCH (1931) unterliegt der arterielle Blutdruck einer Selbststeuerung, wobei die Aktivität der Pressoreceptoren nicht nur von der absoluten Druckhöhe, sondern auch von der Änderungsgeschwindigkeit des Druckes, also vom Differentialquotienten des Druckes nach der Zeit abhängt. VOLHARD stellte 1948 die Hypothese auf, daß bei der Hypertonie die Depressornerven infolge Abnahme der Dehnbarkeit der verdickten dehnungsempfindlichen Arterienabschnitte erst bei einem höheren Innendruck ansprechen, daß also deren Reizschwelle erhöht sei. — Bei experimenteller renaler Hypertonie fand sich eine gleich starke Receptorenaktivität im Vergleich zum normotonen Kreislaufzustand [38]. Vom Sinus caroticus des Menschen abgeleitete Elektroneurogramme zeigten bei Patienten mit essentieller Hypertonie trotz des erhöhten endosinualen Druckes ein impulsverarmtes Aktionsstrombild [19]. Auch elektronenoptische Untersuchungen weisen auf degenerative Veränderungen in den Terminalzellen der großen Receptoren im Sinus caroticus und damit auf eine Funktionsminderung unter hypertonen Bedingungen hin [52]. Jüngste Untersuchungen prüften die *baroreflektorische Sensitivität* in Abhängigkeit vom Alter wie vom Blutdruck und finden gleichfalls bei hypertonen Patienten eine umgekehrte Beziehung zwischen Blutdruck und Reflexaktivität im Bereich des Carotissinus [16]. Als Resultat der genannten Untersuchungsergebnisse darf mindestens auf eine Mitbeteiligung der Selbststeuerungsmechanismen des Kreislaufs im Sinne einer verminderten Baroreflexaktivität bei der essentiellen Hypertonie geschlossen werden.

Nierenfunktion: Die Nierenfunktion ist in den frühen Stadien der Erkrankung normal. Im Gefolge später auftretender arteriosklerotischer Veränderungen kommt es zu wechselhaft ausgeprägten Funktionseinschränkungen der Niere. Zunächst nimmt die renale Plasmadurchströmung ab, während das Glomerulumfiltrat noch normal bleiben kann, d.h. die Filtrationsfraktion nimmt zu. In fortgeschrittenen Stadien der essentiellen Hypertonie sind beide Clearance-Größen stark herabgesetzt, Tm_{PAH} nimmt ab, das Konzentrationsvermögen der Niere ist herabgesetzt [48]. Bei der malignen Verlaufsform ist die Funktionsstörung der Niere rasch progredient und von einer Proteinurie, Hämaturie, Polyurie und konsekutiv von generalisierten Ödemen begleitet. Unter therapeutischen Maßnahmen sind diese Nierenfunktionsstörungen teilweise reversibel.

Veränderungen des Augenhintergrundes: Die Beurteilung des Augenhintergrundes bei Hypertoniekranken basiert auf Veränderungen der Pa-

pille, der Netzhautarterien (Kaliberschwankungen, Kreuzungsphänomene, Engstellung) und auf Parenchymveränderungen in der Netzhaut (Blutungen, „cotton-wool"-Herde).

Bei der essentiellen Hypertonie junger Menschen sind die Arterien etwas vermehrt geschlängelt, die Reflexstreifen verbreitert und gelblich-rot („Kupferdrahtarterien"). An den Kreuzungsstellen mit Arterien sind die Venen sanduhrartig eingeschnürt (Gunnsches Zeichen) oder sie weichen bogenförmig aus (Salussches Zeichen). Bei älteren Patienten werden im Maculabereich weiß-gelbe fettige Degenerationen, Kaliberschwankungen der Arterien und Blutungsherde kombiniert mit arteriosklerotischen Veränderungen beobachtet. In fortgeschrittenen Stadien des Hochdrucks ist die Verengung der Arterien ausgeprägter, deren Reflexstreifen sind schmal und weiß („Silberdrahtarterien"), die weißen Netzhautherde (cotton wool-Exsudate) und Blutungen treten zahlreicher auf (Stadium III), schließlich wird die Papille ödematös, unscharf begrenzt und prominent (Stadium IV) [29].

12.6.2. Die sekundären Formen der Hypertonie

Renaler Hochdruck: Im Jahre 1836 hat RICHARD BRIGHT auf das gleichzeitige Vorkommen von Nierenerkrankungen und Herzhypertrophie hingewiesen. Der deutsche Kliniker FRANZ VOLHARD postulierte, „daß der blasse Hochdruck renal bedingt und reno-humoral durch einen aus der Niere stammenden Stoff bewirkt wird" [55]. (Zur Pathophysiologie und Endokrinologie des renovasculären Hochdrucks s.S. 382 und Abb. 12.12.)

Rund ein Drittel aller Hypertonieformen werden durch Parenchymerkrankungen der Niere und durch urologische Krankheiten hervorgerufen (Abb. 12.2). Dabei schwankt die Häufigkeit einer Hypertonie bei den einzelnen Krankheiten beträchtlich: So werden in fortgeschrittenen Stadien der chronischen Glomerulonephritis in 80% der Fälle Hypertonien beobachtet, im Endstadium der chronischen interstitiellen Nephritis aber nur bei 25% der Kranken.

Das Vollbild der *akuten proliferativen Glomerulonephritis* geht mit erhöhten arteriellen Blutdruckwerten bis 180 mm Hg systolisch einher, jedoch ist in der Hälfte aller Fälle mit oligosymptomatischen Verlaufsformen zu rechnen. Die Erkrankung heilt in der Mehrzahl der Fälle folgenlos ab, das Fortbestehen einer Hypertonie spricht für einen Übergang in eine postakute proliferative Verlaufsform. — Die *akute membranöse Glomerulonephritis* verläuft meist normoton und in Schüben, etwa 15% gehen in proliferative Verlaufsformen mit höherer Hypertoniequote über. — Die *subakute (perakute) Glomerulonephritis* geht nach einem anhypertonen Initialstadium in den meisten Fällen in einen Hochdruck mit akuter Herzdilatation und Herzinsuffizienz über, der zusammen mit der Niereninsuffizienz den rasch progredienten Krankheitsablauf bestimmt. — *Fokalnekrotisierende Glomerulitiden* sind mit etwa 10% Hypertoniehäufigkeit belastet. — Die *postakute perimembranöse Glomerulonephritis* verläuft meist normoton und unter den Zeichen eines nephrotischen Syndroms. Bestehen von Anfang an erhöhte Blutdruckwerte, ist mit einer prognostisch ungünstigen Verlaufsform zu rechnen. — Die *postakute proliferative Glomerulonephritis* ist symptomarm, lediglich bei akuten Krankheitsschüben und rascher Progredienz werden Blutdrucksteigerungen beobachtet. — Bei der *chronisch-sklerosierenden Glomerulonephritis* tritt das nephrotische Syndrom in der Regel gegenüber der progredienten Hypertonie mit vasculären Komplikationen und zunehmender Niereninsuffizienz zurück [46b]. — Im späteren Verlaufsstadium eines Goodpasture-Syndroms ist der Blutdruck erhöht.

Eine *akute Pyelonephritis* verläuft gewöhnlich ohne Blutdrucksteigerung. In etwa der Hälfte der Fälle mit chronischer Pyelonephritis tritt eine arterielle Hypertonie auf [34]. Die Kombination von mehreren ätiologischen Faktoren (essentielle Hypertonie vergesellschaftet mit chronischer Pyelonephritis) akzeleriert den Hochdruckverlauf. Für die *chronische Pyelonephritis* sind benigner Verlauf, Neigung zu Blutdruckschwankungen, Abhängigkeit der Blutdrucklage von akuten Entzündungsschüben und enge Beziehung der Blutdruckerhöhung zur Ausdehnung einer pyelonephritischen Schrumpfniere charakteristisch. In weniger als einem Fünftel

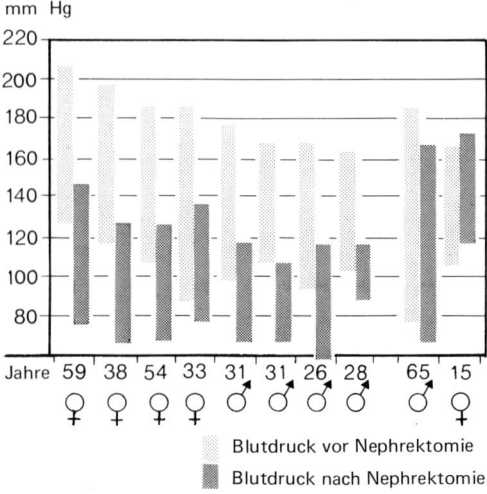

Abb. 12.11. Erfolg der Operation (Nephrektomie) bei 10 Fällen von einseitiger, chronischer Pyelonephritis mit renaler Hypertonie. Blutdruck vor und nach Nephrektomie. Man beachte die Blutdrucksenkung auch bei älteren Patienten (nach [51])

der Fälle ist mit einer malignen Verlaufsform zu rechnen. Während der Gravidität können unter dem Bilde einer sog. *Schwangerschaftsnephropathie* bis dahin anhypertone Verlaufsformen der chronischen Pyelonephritis manifest werden. Unter einer zielstrebigen antibiotischen Therapie kann der Hochdruck der chronischen Pyelonephritis rückläufig sein. Mit einer Blutdrucksenkung nach Exstirpation einer einseitig betroffenen Niere ist in 40% der Fälle zu rechnen [54] (Abb. 12.11).

Flüchtige Blutdrucksteigerungen werden bei schweren Verlaufsformen einer akuten *interstitiellen Nephritis* beobachtet. Bei der chronischen interstitiellen Nephritis (z.B. Phenacetin-Niere, Balkan-Nephritis) werden erst in fortgeschrittenen Stadien und mit Auftreten einer Niereninsuffizienz in etwa 20% der Fälle chronische Blutdrucksteigerungen beobachtet. — Bei der *Gichtnephropathie*, die meist im mittleren Lebensalter auftritt, besteht in etwa der Hälfte der Fälle ein arterieller Bluthochdruck verschiedenen Schweregrades.

Beim *akuten Nierenversagen* kommt es nur bei überwässerten Kranken zu einer Blutdrucksteigerung. — Weder bei der *Plasmocytomniere* noch bei der Nierenbeteiligung bei *Makroglobulinämie Waldenström* werden regelhaft Blutdrucksteigerungen beobachtet. Auch die Nierenamyloidose geht in der Regel mit normalem oder nur leicht erhöhtem Blutdruck einher. Lediglich in Fällen mit einem glomerulären Befall von Amyloid wird bei etwa einem Drittel der Patienten eine Hypertonie festgestellt. — *Die diabetische Nephropathie* kann mit der Symptomatologie eines nephrotischen Syndroms verlaufen; ZOLLINGER hat bei vollentwickelter diabetischer Glomerulussklerose (noduläre Form) stets eine Hypertonie gefunden [22, 64].

In jüngster Zeit beschrieben BOCK und BOHLE [5] bei einer 21jährigen normotonen Frau ein perakut verlaufenes Krankheitsbild mit *maligner Hypertonie* und rasch progredientem, irreversiblem Nierenversagen nach kurzer Behandlung mit zwei verschiedenen Östrogen-Gestagen-Kombinationspräparaten. Morphologisch fand sich das Bild der malignen Nephrosklerose. Die Analyse dieses und eines anderweitig beobachteten, nahezu gleichartigen Falles führt zu folgenden Schlußfolgerungen:
1. Die Ovulationshemmer haben primär einen histologisch als maligne Nephrosklerose erscheinenden renalen Gefäßprozeß mit sekundärer maligner Hypertonie und Nierenversagen in Gang gesetzt, der anfangs blutdruckunabhängig verläuft.
2. In den ersten Wochen und Monaten nach Beginn der Einnahme von Ovulationshemmern sollte der Blutdruck mehrfach kontrolliert werden.

Entzündliche Gefäßveränderungen in den Nieren werden am häufigsten bei der Periarteriitis nodosa und beim Lupus erythematodes disseminatus acutus beobachtet und gehen in etwa der Hälfte der Fälle im Gefolge der entzündlichen Veränderungen der Glomerulumschlingen und der kleinen Arterien mit einer Hypertonie, nicht selten maligner Verlaufsform einher. Bei der *Wegenerschen Granulomatose* entwickelt sich nur selten eine Hypertonie. — Hochdruck und Niereninsuffizienz beeinflussen den Krankheitsverlauf einer *Sklerodermie* erheblich: Die mittlere Überlebensdauer, vom Zeitpunkt des Auftretens der klinischen Zeichen renaler Beteiligung an gerechnet, betrug 13 Monate für das Zeichen „Hypertonie", 7 Monate für „Proteinurie" und 1 Monat für „maligne Hypertonie + Azotämie" [8b].
In der Pathogenese der Hypertonie und der Azotämie bei Sklerodermie dürfte auf Grund von

Beobachtungen dem Renin-Angiotension-System eine (allerdings noch nicht ganz geklärte) Rolle zukommen: Bei einem sorgfältig untersuchten Patienten fanden sich bioptisch und später autoptisch eine enorme Hyperplasie des juxtaglomerulären Apparats und gleichzeitig extrem erhöhte Plasmareninwerte, während sich ein rasch fortschreitendes, terminales, akutes Nierenversagen einstellte [52b].

Das Auftreten einer renal bedingten Hypertonie bei ein- oder doppelseitiger *Nierentuberkulose* ist eher selten. — Beim Vorhandensein von *Cystennieren* wird in etwa bei der Hälfte der Patienten eine renale Hypertonie beobachtet, maligne Verlaufsformen sind selten. — Seltene Ursachen einer renalen Hypertonie sind die *Strahlenfibrose der Nieren,* Nierentumoren, Harnabflußstörungen und die einseitig hypoplastische Niere.

Extracelluläre Flüssigkeitsvolumina: Bei renalen Hochdruckformen besteht nach den umfassenden Untersuchungen von VORBURGER [56] eine signifikante Korrelation zwischen dem systolischen oder diastolischen Blutdruck einerseits und allen extracellulären Compartments (Plasmavolumen, extracelluläre Flüssigkeitsvolumen, totales austauschbares Körpernatrium) andererseits.

Die renal-parenchymatösen Hypertonien mit fortgeschrittener Niereninsuffizienz können in 2 Gruppen eingeteilt werden: in eine reine vom Hydratationsgrad abhängige, die nach Korrektur der Überhydrierung verschwindet, und eine zweite, nicht nur vom Hydratationsgrad abhängige Hypertonie, die auch nach Erreichen normaler extracellulärer Flüssigkeitsvolumina persistiert (etwa 10% dieser Fälle). Die Ergebnisse nach Nephrektomie deuten auf renale pressorische Faktoren hin. Aber auch am nephrektomierten Patienten steigt nach Überhydrierung der arterielle Blutdruck wieder an [56]. In einer Patientengruppe mit Niereninsuffizienz, bei der sich der Hochdruck durch Dialyse nicht senken ließ, war das Plasmarenin durchweg deutlich bis stark vermehrt. Die beidseitige Nephrektomie führte in allen Fällen zu einer Blutdrucksenkung. Hiernach kann die Prognose, ob durch Nephrektomie eine sonst nicht zu behandelnde Hypertonie des Langzeitdialysepatienten günstig beeinflußt werden kann, aufgrund der Bestimmung des Plasmarenins gestellt werden [57].

Herz-Kreislauf-Dynamik: Die Bestimmung des Herzminutenvolumens bei hypertensiven chronischen Urämikern zeigt, daß an der Blutdruckerhöhung bei der renal-parenchymatösen Hypertonie eine Erhöhung des Herzminutenvolumens bzw. des Schlagvolumens beteiligt ist [56]. Die Kontraktilitätsreserve des Herzens ist vermindert [49]. Hingegen ist der periphere Gesamtwiderstand nicht durchweg erhöht. Bei klinisch manifester Herzinsuffizienz liegt das Herzzeitvolumen im Normbereich, das Schlagvolumen ist vermindert und die Herzfrequenz erhöht [1]. Anämie, Hyperkaliämie und Überwässerung sind Faktoren, die pathogenetisch zusätzlich in Rechnung gestellt werden müssen.

Renovasculärer Hochdruck: *Pathophysiologie:* Durch eine Verminderung der Nierendurchblutung (z.B. Drosselung der Nierenarterien, Umhüllung der Niere mit verschiedenen Kunststoffen) gelingt es am häufigsten, experimentell einen Hochdruck zu erzeugen (sog. Goldblatt-Hochdruck) [17]. Beim „one-kidney"-Modell wird eine Nierenarterie eingeengt und die gegenseitige Niere entfernt; beim „two-kidney"-Modell wird eine Nierenarterie verengt und die gegenüberliegende Niere intakt gelassen. Diese unterschiedlichen Versuchsanordnungen mit Erzeugung eines Drosselungshochdrucks, haben, was die Folgestörungen und ihre Interpretation betrifft, beträchtliche Verwirrung hervorgerufen.

Erst in jüngster Zeit konnte die Arbeitsgruppe um LARAGH [8] die methodisch bedingte Verschiedenheit beider Pressormechanismen beweisen. An Hand von Untersuchungen mit Angiotensin-II-Antikörpern oder mit dem kompetitiven Inhibitor Sar^1-ala^8-Angiotensin-II scheint das „two-kidney"-Modell vorwiegend Renin-abhängig zu sein, während beim „one-kidney"-Modell andere Faktoren (z.B. Vergrößerung der Extracellularflüssigkeit, Vergrößerung des gesamten austauschbaren Natriums) die Hypertonie aufrechterhalten.

Die endogene Bildung von Angiotensin kann durch *Hemmstoffe der Renin-Substrat-Reaktion* oder der Konversion von Angiotensin I in II beeinträchtigt werden. Ein kürzlich gefundener Hemmstoff der Renin-Substrat-Reaktion, das Pepstatin, vermag in vitro die Freisetzung von Angiotensin weitgehend zu unterdrücken und einen experimentell gesteigerten Blutdruck kurzfristig zu senken. In ähnlicher Weise können Peptide verwendet werden, die das „converting enzyme" hemmen, das die Umwandlung von Angiotensin I in II katalysiert [17].

Unter der Einwirkung eines chronisch erhöhten Blutdrucks steigen an der ungedrosselten Niere die Natriumausscheidung und Urinmenge an, gleichzeitig nehmen die freie Wasserclearance sowie die osmotische Clearance zu. Bei erhaltener kontralateraler Niere gleicht die Funktion der gedrosselten Niere einer normalen Niere, abgesehen von einer niedrigeren Natriumresorption in den distalen Tubuli und eine Abnahme der Netto-Kaliumsekretion [36]. Nach unilateraler Nephrektomie hat die verbliebene gedrosselte Niere die gesamte exkretorische Leistung zu übernehmen: ihre Flüssigkeits- und Natriumausscheidung steigt an.

Bei intakter kontralateraler Niere kann der druckpassive Natriumverlust zu einer zusätzlichen Aktivierung des Renin-Aldosteron-Systems führen. Nicht in allen Fällen wird hierdurch der Natriumverlust ausgeglichen, bei einem Teil der Tiere bleibt die Natriumbilanz negativ, das extracelluläre Flüssigkeitsvolumen und das Körpergewicht nehmen ab, der Allgemeinzustand verschlechtert sich und trotz Blutdruckabfalls bilden sich die Veränderungen nicht mehr zurück und die Tiere sterben innerhalb weniger Tage. Dieser Zustand ist mit dem malignen Hochdruck des Menschen vergleichbar. — Dabei treten extrem hohe Aldosteron- und Reninkonzentrationen im Plasma auf, die als ein Versuch der Natur aufzufassen sind, dem Natriumverlust entgegenzuwirken [17].

Weder beim experimentellen Goldblatt-Hochdruck noch bei der Nierenarterienstenose des Menschen ist demzufolge eine strenge Korrelation zwischen der Aktivität des Renin-Angiotensin-Aldosteron-Systems und dem Grad der Blutdrucksteigerung zu erwarten. Trotzdem liegt unter bestimmten Bedingungen die pathogenetische Bedeutung des Renin-Angiotensin-Aldosteron-Systems für die Konditionierung eines renovasculären Hochdrucks auf der Hand. Außerdem muß angenommen werden, daß Aldosteron den Pressoreffekt von Angiotensin II direkt potenziert [26]. — Zur diagnostischen Bestimmung von Plasmarenin im Nierenvenenblut s. unten und Abb. 12.12.

Unabhängig von der Plasmareninaktivität wird die Aldosteronsekretion durch eine Reihe anderer, direkt auf die Zona glomerulosa der Nebennierenrinde einwirkender Faktoren (z.B. extracelluläre Kaliumkonzentration, ACTH, Serotonin) determiniert [41].

Erhöhte Plasmareninwerte wurden bei Hypertoniepatienten mit chronischer Pyelonephritis, Cystennieren, bei unilateraler Nierenhypoplasie, nach Nierentransplantation, bei Nierentumoren, beim Phäochromocytom, während der Gravidität und unter dem Einfluß von Contraceptiva, bei Schwangerschaftstoxikose, ferner bei Hyperthyreose und bei generalisierten Ödemkrankheiten ohne Hypertonie (s.S. 341) gemessen [58].

Die Häufigkeit eines renovasculären Hochdrucks liegt um 4% aller Hypertonieformen. In der Mehrzahl der Fälle liegt eine Nierenarterienstenose durch Atheromatose der Nierenstammarterie, durch einen fibromuskulären Wulst oder thromboembolischen Ursprung zugrunde. Seltenere Ursachen sind Aneurysmen und arteriovenöse Fisteln im Bereich der Arteria renalis, die hypoplastische Zwergniere, nach Ligatur aberrierender Nierenarterien ohne Resektion des zugehörigen Gewebes und Kompression der Nierenarterien durch Tumoren, Cysten, Hämatome etc. Bei der Neurofibromatose Recklinghausen werden gehäuft renovasculäre Hypertonien beobachtet [39]. Das Auftreten einer Hypertonie bei Nierentumoren (Hypernephrom, Wilms-Tumoren u.a.) beruht wahrscheinlich auf einer Kompression der Nierenarterie oder des Parenchyms durch die Geschwulst.

Anamnestisch weisen das plötzliche Auftreten einer Hypertonie und auskultatorisch der Nachweis eines abdominellen Gefäßgeräusches (2–3 QF beiderseits des Nabels) auf die Möglichkeit einer Nierenarterienstenose hin.

Die Befundkonstellation „Hypokaliämie + Hypertonie" ist als Symptom mehrdeutig und wird beim renovasculären Hochdruck, bei der malignen Hypertonie verschiedener Genese, unter der Thiacidtherapie des Hochdrucks und beim primären Aldosteronismus beobachtet.

Röntgenologisch sind Größenunterschiede der Nieren, eine verzögerte Kontrastmittelausscheidung im Frühurogramm (1, 2, 3, 4 und 5 min nach Injektion) und ein verspäteter Auswaschefekt im Späturogramm (15–20 min nach Injektion) verdächtig auf eine Stenosierung der Nierenstammarterie. — Die *Renovasographie* beweist den anatomischen Befund und sollte bei jeder ätiologisch ungeklärten Hypertonie im mittleren Lebensalter (etwa bis zum 50. Lebensjahr) nach Ausschluß anderer Hochdruckursachen obligat durchgeführt werden.

Herzauswurf: Beim renovasculären Hochdruck liegen die Herzindices durchschnittlich höher im Vergleich zum essentiellen (=primären) Hochdruck. In beiden Krankheitsgruppen ist der periphere Strömungswiderstand erhöht [54a].

Die seitengetrennte Nierenfunktionsprüfung mittels Ureterenkatheter ergibt auf der stenosierten Seite ein vermindertes Harnvolumen, eine verminderte Natriumausscheidung, eine erniedrigte Natriumkonzentration, eine vermehrte Gesamtosmolalität und eine erhöhte Inulin- und PAH-Konzentration. Ferner ist das Glomerulumfiltrat und die Plasmadurchströmung auf der Seite der gedrosselten Niere herabgesetzt. Die tubuläre Rejektionsfraktion für Natrium (im modifizierten HOWARD-Test nach RAPOPORT ermittelt) ist infolge der erhöhten tubulären Rückresorption von Natrium vermindert.

Bestimmungen von Plasmarenin (seitengetrennt aus dem Nierenvenenblut vor und nach Provokation durch Orthostase oder Salzentzug) sind Prüfmöglichkeiten, um die Hochdruckwirksamkeit einer Stenose zu beurteilen (Abb. 12.12). Die höchste Treffsicherheit mit mehr als 80% ergibt sich aus dem Verhältnis der seitengetrennt bestimmten Sekretionsraten von Renin, die aus der AV-Differenz der Renin-Konzentration und dem renalen Plasmafluß errechnet werden können. Die geringste Treffsicherheit weist die Reninbestimmung im peripheren Plasma unter Ruhebedingungen auf [61].

In der Suchdiagnostik der renovasculären Hypertonie wird das *Isotopennephrogramm* (Hippuran-^{131}J) als nicht-invasive, wenngleich technisch aufwendige

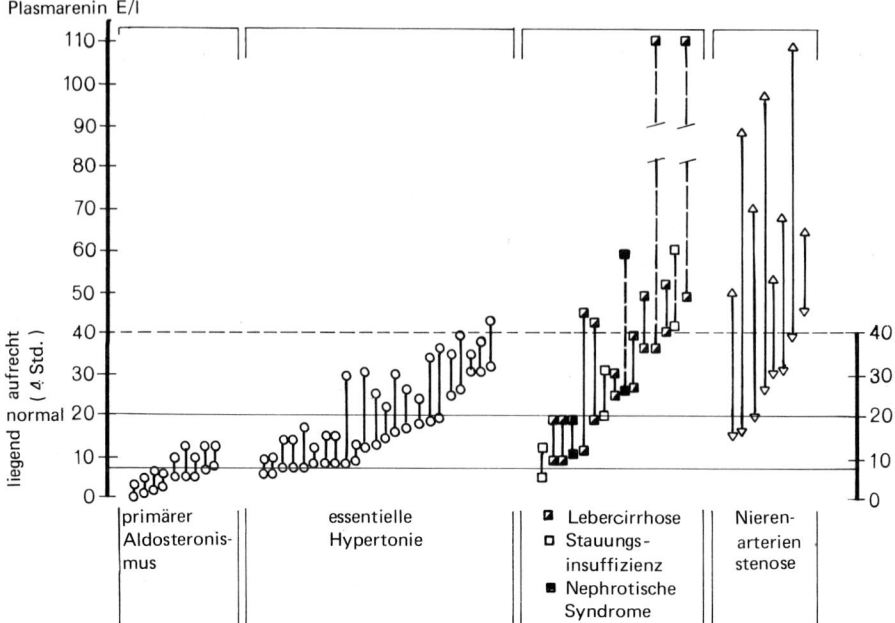

Abb. 12.12. Plasmarenin vor und nach Stimulierung (Orthostase) bei primärem und sekundärem Aldosteronismus (nach [61])

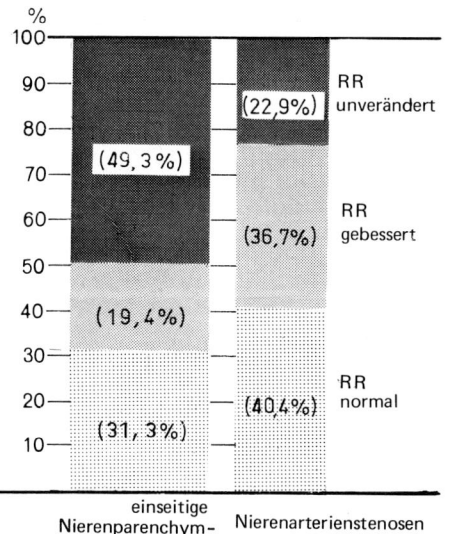

Abb. 12.13. Operationserfolge bei einseitigen Nierenparenchymerkrankungen und bei Nierenarterienstenosen (nach [20])

und nicht genügend zuverlässige Suchmethode in der Diagnostik einseitiger Nierenerkrankungen eingesetzt. — Der Angiotensin-Belastungstest hat sich als Suchmethode nicht bewährt.

Die operative Revascularisierung der Niere erfolgt entweder durch Desobliteration mit Streifenplastik, durch Resektion und End-zu-End-Naht, durch splenorenale End-zu-Seit-Anastomose, durch aorto-renale Umgehung oder durch Interposition einer Prothese. Ggf. werden Nephrektomie und Heminephrektomie eingesetzt.

Die Operationsmortalität liegt im Schrifttum zwischen 6 und 12% und unter den operierten Patienten kommt es in rund der Hälfte der Fälle zu einer Normalisierung des Blutdrucks, etwa weitere 25 bis 30% der Patienten gelten als gebessert und rund 20% müssen als Versager bezeichnet werden (Abb. 12.13). Die Operationserfolge sind um so besser, je jünger die Patienten sind und je kürzer die Hochdruckdauer ist. Im Falle einer signifikanten Seitendifferenz der Reninsekretion ist in 80 bis 90% der operierten Fälle eine Heilung oder durchgreifende Besserung der Hochdrucksituation zu erwarten [33]. — Arteriosklerotische Gefäßveränderungen der nicht-gedrosselten Niere sind Folgestörungen eines langjährig bestehenden renovaskulären Hochdrucks [61]. Demzufolge wird

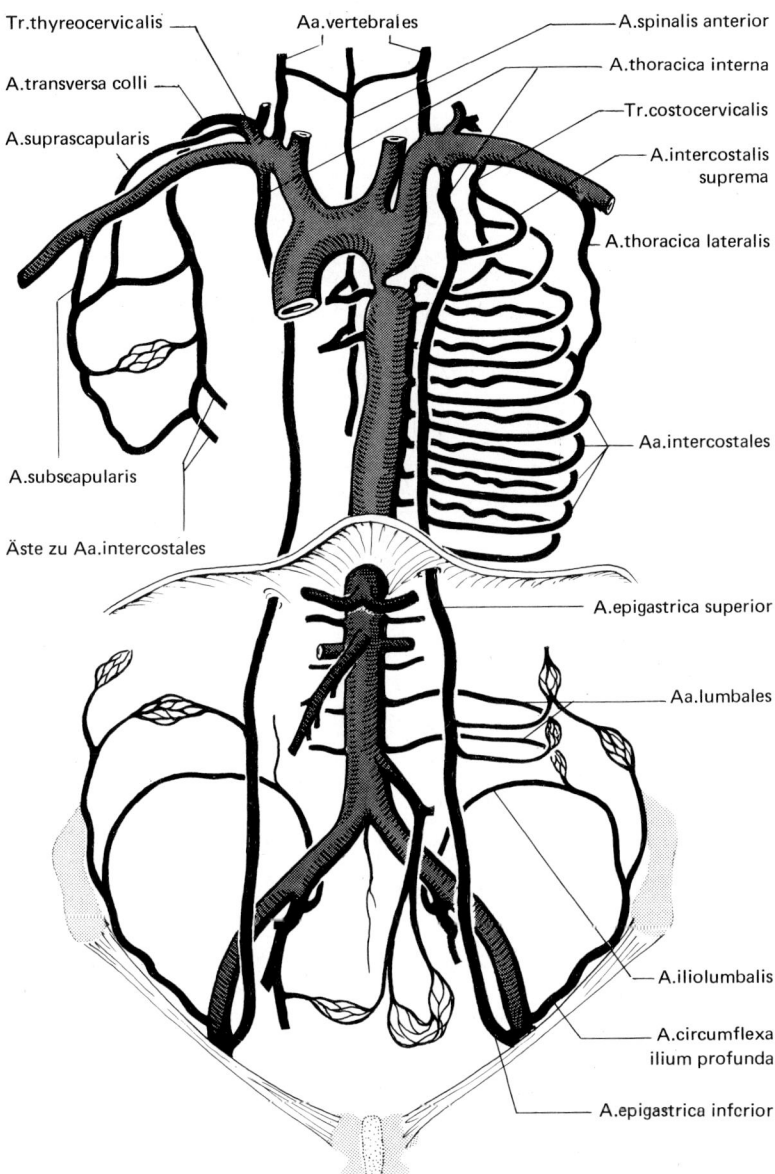

Abb. 12.14. Der Kollateralkreislauf bei Coarctatio aortae (aus [21])

bei Patienten jenseits des 50. Lebensjahres die Indikation zur Operation nur noch mit Zurückhaltung gestellt.

Aortenisthmusstenose (Coarctatio aortae): Diese Hochdruckursache belegt etwa etwa 10% aller angeborenen Herz-Gefäß-Anomalien und rund 0,5% aller Hypertonieformen.

In den meisten Fällen besteht eine Einengung im Anfangsteil der descendierenden Aorta, Ausmaß und Länge der Stenose sind variabel (Abb. 12.14). Entsprechend der anatomischen Beziehung zum Ductus arteriosus bzw. Ligamentum arteriosum werden eine präductale (infantiler Typ) und eine postductale Isthmusstenose (Erwachsenenform) unterschieden. Im einzelnen sind die zahlreichen Varianten in der folgenden *Einteilung nach* EDWARDS zusammenge-faßt:

1. Isthmusstenose distal des Ductus arteriosus mit geschlossenem (Erwachsenenform) oder offenem Ductus.
2. Isthmusstenose proximal des Ductus arteriosus mit offenem Ductus (Infantiler Typ) oder geschlossenem Ductus.
3. Isthmusstenose mit Anomalien der linken oder rechten A. subclavia oder des Aortenbogens:
   a) Atresie oder Stenose der linken A.subclavia,
   b) Stenose der rechten A.subclavia,
   c) anomaler Ursprung der rechten A.subclavia distal oder proximal der Isthmusstenose,
   d) doppelter Aortenbogen mit Stenose des rechten und Isthmusstenose des linken Aortenbogens.
4. Isthmusstenose ungewöhnlicher Lokalisation:
   a) proximal der linken A.subclavia mit normalen Ästen oder anomalem Ursprung der rechten A.subclavia,
   b) multiple Stenosen,
   c) Stenosen der tieferen Brustaorta oder der Bauchaorta.

Unter dem Begriff „atypische suprarenale Aortenkoarktation" fassen wir folgende Formen zusammen:

1. atypische Stenosen der thorako-abdominalen Aorta oberhalb der Nierenarterien,
2. atypische abdominale Aortenstenosen im Bereich der Nierenarterien, die sogenannten interrenalen Stenosen, mit oder ohne zusätzliche Abgangsstenose der Nierenarterien,
3. atypische Aortenstenosen auch unterhalb der Nierenarterien bei Einbeziehung einer Nierenarterie, gegebenenfalls einer Polarterie in die Stenose.

Bei der großen Mehrzahl der Erwachsenen liegt die Striktur wenig unterhalb des Ligamentum arteriosum, sie ist sanduhrförmig (Durchmesser des Lumens gewöhnlich 0,5–2,0 mm) und kurz, selten atretisch oder lang (in Einzelfällen bis 10 cm). Bei gleichzeitigem offenem Ductus Botalli entsteht ein Links-Rechts-Shunt, wenn der Ductus oberhalb der Isthmusstenose mündet (Entwicklung zur pulmonalen Hypertonie möglich), bzw. ein Rechts-Links-Shunt, wenn der Ductus groß ist und unterhalb der Isthmusstenose mündet. In diesen Fällen besteht eine Cyanose der unteren Körperhälfte.

Die *Kollateralversorgung* der unteren Körperhälfte erfolgt über Äste der A. subclavia, im besonderem über die A. thoracica interna, die über die Interkostalarterien Anschluß an die Brustaorta gewinnt. Daneben sind der Truncus costocervicalis und der Truncus thyreocervicalis an der Kollateralversorgung beteiligt.

Die häufigsten *subjektiven Beschwerden* bestehen in Kopfschmerzen, Schwindelerscheinungen, Druckgefühl im Kopf und Nasenbluten (Hypertonie!); die Minderdurchblutung der unteren Körperhälfte führt zu kalten Füßen, rascher Ermüdbarkeit der Beine bei längerem Gehen, selten zur Claudicatio intermittens (Differentialdiagnose: arterielle Verschlußkrankheit). Bei Männern finden sich gelegentlich Potenzstörungen. In auffälligem Gegensatz zur kräftigen Entwicklung des Oberkörpers und der Arme steht manchmal der grazile und schlanke Bau der unteren Körperhälfte und der Beine. — Die überwiegende Mehrzahl der Jugendlichen und Erwachsenen ist beschwerdefrei, die Diagnose wird dann bei einer routinemäßigen *Blutdruckmessung* gestellt: Arterielle Blutdruckdifferenz (systolisch >40 mm Hg) zwischen der oberen und unteren Körperhälfte.

Auskultation und Phonokardiographie: Typisch ist ein spätsystolisches spindelförmiges Geräusch im 2.–3. ICR links parasternal, was über den 2. Herzton hinausreicht, häufig im Rücken lauter hörbar ist und dort eine zusätzliche Verspätung erfährt (dorsale Herzgeräusch-Verspätung). Über dem Herzen kann jedenfalls das Geräusch sehr diskret sein, es fehlt bei Atresie regelhaft. Der 1. Herzton ist normal, ihm folgt nicht selten ein „ejection click" (aortaler Dehnungston), der Aortenklappenschlußton kann betont sein. Ein systolisches Geräusch über der Aorta läßt an eine begleitende bicuspidale Aortenklappe bzw. dadurch entstandene Aortenstenose (häufige Kombination!) denken, diastolische Geräusche sind Ausdruck einer Aorteninsuffizienz oder eines offenen Ductus arteriosus Botalli. Bei stärkerer Linkshypertrophie entsteht ein Vorhofton, ein 3. Herzton ist bei Jugendlichen physiologisch, kann aber eine beginnende Linksherzinsuffizienz anzeigen.

Elektrokardiographisch besteht ein Linkstyp, in fortgeschrittenen Fällen mit erheblicher Hypertonie eine Linkshypertrophie. Ausgeprägte Formen eines pathologischen Linkstyps lassen an eine begleitende valvuläre Aortenstenose denken.

Röntgenologisch ist das Herz entsprechend der Hypertonie linksbetont, evtl. bereits vergrößert, die Aorta ascendens erweitert. Der Aortenknopf ist meist betont und weist in manchen Fällen eine typische Kerbe auf. Bei der Durchleuchtung sind die unterschiedlichen Pulsationen der Aorta oberhalb und unterhalb der Stenose besonders gut erkennbar, stets ist auch nach Verkalkungen der Aortenklappe zu fahnden (bicuspidale Aortenklappe→Verkalkung, evtl. Stenose). Beweisend für die Aortenisthmusstenose sind Rippenusuren am Unterrand der 3.–8. Rippe, die durch Arrosionen der z.T. aneurysmatisch erweiterten und geschlängelt verlaufenden Intercostalarterien entstehen, bei Kindern allerdings in der Regel noch fehlen.

Die *Herzkatheterisierung* dient der Feststellung des Druckgradienten durch Messung des prä- und poststenotischen Druckes (Simultanmessung) und dem Ausschluß einer begleitenden Aortenklappenstenose, nötigenfalls durch Transseptal-Katheter. Für die operative Korrektur ist außerdem eine angiographische Darstellung von Lage und Länge der Stenose sowie der Kollateralversorgung der unteren Körperhälfte notwendig.

Die *mittlere Lebenserwartung* der nichtoperierten Patienten wird mit 35 Jahren angegeben, jedoch ist der Verlauf im Einzelfall variabel und vom Schweregrad der Stenose und begleitenden Mißbildungen abhängig. Die meisten Erwachsenen sterben an den Folgen der Hypertonie, bei der Sektion ist in diesen Fällen die Arteriosklerose oberhalb der Stenose besonders ausgeprägt. Kindliche Todesfälle beruhen in der Regel auf einem zusätzlichen offenen Ductus Botalli mit seinen hämodynamischen Folgen. Ernste Komplikationen sind die Ruptur der Aorta, die Disse-

kation der Aortenwand und die Endocarditis lenta (Ductitis), sehr selten sind intrakranielle Blutungen als Folge angeborener Hirnbasis-aneurysmen.

Die Diagnosestellung ist gleichbedeutend mit der Operationsindikation. Das günstigste *Operationsalter* liegt zwischen dem 5. und 20. Lebensjahr. Als Operationsverfahren kommen die Resektion der Stenose mit End-zu-End-Anastomose und bei ausgedehnter Stenose, Hypoplasie oder Aplasie der Aorta sowie beim Vorliegen prä- und poststenotischer Aneurysmen die Gefäßprothese als Implantat oder als Umgehung (Bypass) zur Anwendung [37].

Die Angaben über die *Operationssterblichkeit* schwanken zwischen 2 und 15%, im Mittel um 9%. Die Operationssterblichkeit wird ganz wesentlich von der Alterszusammensetzung des Krankengutes bestimmt. Häufigste unmittelbare Todesursachen sind Herzversagen mit Lungenödem, Anastomoseninsuffizienz, intraoperative Blutungen, nekrotisierende Arteriitis mit Infarkten im Magen-Darm-Bereich und Hirnblutungen, Embolien und Rückenmarksläsionen (A. spinalis anterior!) [21].

In etwa 2/3 der Fälle kann mit einer Normalisierung des Blutdruckes gerechnet werden. Bei den Versagerfällen liegt entweder eine Reststenose vor oder, vornehmlich bei älteren Patienten, eine (renale?) Fixierung des Hochdrucks trotz erfolgreicher Beseitigung des Strömungshindernisses. Das Fortbestehen des typischen Gefäßgeräusches in der Umgebung der Anastomosenstelle wird auch nach Normalisierung des Blutdruckes festgestellt und läßt sich nicht im Sinne einer verbliebenen Reststenose verwerten. Gewöhnlich verschwinden die subjektiven Beschwerden der Patienten fast unmittelbar nach der Operation.

Phäochromocytom: Zu den operablen Hochdruckformen gehört das Phäochromocytom (0,1 – 0,5% aller Hochdruckformen). Typisch ist das Auftreten von Blutdruckkrisen in rund 50% der Fälle. Die Blutdruckkrise wird von dem Patienten durch Herzklopfen, Schweißausbruch, Tremor, pulsierende Kopfschmerzen, Sehstörungen, Atemnot und gelegentlich durch eine begleitende Diarrhoe wahrgenommen. Objektiv lassen sich Herzrhythmusstörungen verschiedener Genese (Sinusarrhythmie, Knotentachykardie, ventriculäre und supraventriculäre Extrasystolen) bis zum Kammerflimmern objektivieren. Die *Anfälle* treten entweder spontan oder durch äußere Anlässe provoziert (Kompression des Nierenlagers, Pressen beim Stuhlgang oder bei der Miktion, Aufregungen und Rauchen) auf.

Neben der symptomatischen Blutdrucksteigerung werden Stoffwechselsymptome wie Hypermetabolismus, Hyperglykämie und Glucosurie, gelegentlich Diabetes mellitus, im Anfall eine Leukocytose mit Lymphocytose beobachtet.

Lysisteste (z.B. durch intravenöse Injektion von Phentolamin-Regitin) sind unzuverlässig und wenig aussagekräftig. — Provokationsteste (z.B. durch Injektion von Histamin, Glukagon oder Thyramin) sind wegen der nicht vorhersehbaren Blutdruckreaktion nicht ungefährlich und bei bestehender Hypertonie kontraindiziert.

Entscheidend sind der biochemische Nachweis einer *vermehrten Katecholaminausscheidung im Harn* (Normalwert bis 200 γ/24 Std), erhöhte Plasmakonzentrationen von Adrenalin und Noradrenalin im Abflußgebiet beider Nebennieren in der V. cava inferior und eine erhöhte Ausscheidung des Metaboliten Vanillyl-Mandelsäure (VMA) (Normalwert 2–6 mg/24 Std). Diese Untersuchungen müssen bei jedem ungeklärten Hypertoniefall im jugendlichen und mittleren Lebensalter obligat durchgeführt werden (Tabelle 12.4).

80% der Phäochromocytome sind in den Nebennieren, in der Mehrzahl auf der rechten Seite lokalisiert, der Rest in den Bauchganglien, selten intrathorakal. Maligne Tumoren sind selten und machen höchstens 1/10 aller Phäochromocytom-Geschwülste aus. Über familiäres Vorkommen eines Phäochromocytoms mit autosomal-dominanter Vererbung wird berichtet. Gehäuft treten Phäochromocytome bei Neurofibromatose Recklinghausen auf, dort kombiniert mit Ganglioneuromen, Hippel-Lindau-Syndrom und kombiniert mit einem medullären Schilddrüsencarcinom [39].

Ziel der *Therapie* ist die operative Exstirpation des Tumors mit der Aussicht auf vollständige Heilung des Patienten in der Mehrzahl der Fälle.

In der präoperativen Behandlungsphase hat sich der α-Receptorenblocker Phenoxybenzamin (Dibenzylin) in einer Tagesdosis zwischen 20–60 mg bewährt. Bei tachykarden Herzrhythmusstörungen supraventriculärer Genese ist zusätzlich die Anwendung eines β-Receptorenblockers in Form von Propranolol in einer Dosierung bis 160 mg indiziert. Dagegen ist die Anwendung von Guanethidin und von Ganglienblockern absolut kontraindiziert. Intraoperativ ist Phentolamin (Regitin) in Form einer Dauerinfusion die geeignete Medikation bei durch Manipulation ausgelösten Blutdruckkrisen. Postoperativ kommt gelegentlich eine sympathicomimetische Therapie in Form von Noradrenalin zur Verhütung hypotoner Zustände zur Anwendung. Andererseits kann die Hypertonie nach Entfernung des Tumors noch Wochen und Monate überdauern.

In einer Nachuntersuchung der Mayo-Klinik normalisierte sich der Blutdruck bei 18 von insgesamt 24 operierten Patienten, bei den restlichen 6 Patienten erzielte der operative Eingriff nur eine mäßige Blutdrucksenkung. Die Versagerquote betrug hiernach rund 25%.

Cushing-Syndrom: Das Cushing-Syndrom ist eine relativ seltene Ursache (ca. 1% aller Hypertoniefälle), klinisch-symptomatologisch rasch erfaßbar und operativ heilbar.

Klinisch charakterisieren Büffelnacken, Stammfettsucht, Acne vulgaris, Striae distensae, Adynamie, Polydipsie und Polyurie, bei Frauen Hirsutismus und Amenorrhoe das Zustandsbild.

Eine arterielle Blutdrucksteigerung wird in etwa 80% der Fälle beobachtet. Selten verläuft dieser Hochdruck unter dem Bilde des malignen Hochdrucks mit sekundärer maligner Nephrosklerose. In den meisten Fällen liegt eine benigne Verlaufsform mit nur gering überhöhten Blutdruckwerten vor.

Bei der *Blutuntersuchung* sind Polyglobulie, Eosinopenie und Leukocytose und relative Lymphopenie hinweisende Befunde.

Röntgenologisch prävaliert die Osteoporose bis zur Fischwirbelbildung, *metabolisch* die verminderte Glucose-Stoffwechseltoleranz (Steroiddiabetes!). Im Serum wird fakultativ eine Hypokaliämie mit metabolischer Alkalose gefunden.

Der *Nachweis einer erhöhten Cortisol-Sekretions-rate* (normal: 7–29 mg/24 Std), einer erhöhten Cortisol-Plasmakonzentration (normal: 8–15 γ%) bei aufgehobener Tagesschwankung und schließlich einer vermehrten renalen Ausscheidung von Cortisol (normal bis zu 100 γ täglich), von C-17-Ketosteroiden (normal: weniger als 10 mg/Tag), zusammen mit einem negativen Dexamethason-Hemmtest, haben Beweiswert. Die Stimulierung der Steroidgenese mittels ACTH gelingt bei all den Cushing-Patienten, bei denen eine Nebennierenrindenhyperplasie vorliegt (HVL-Adenom oder corticotrop überaktiver HVL) [28]. Der Metopirontest ist beim NNR-Tumor negativ.

Unter den therapeutischen Möglichkeiten (medikamentöse Therapie mit anabol wirksamen

Hormonen oder Adrenostatica; Strahlentherapie der Hypophyse oder Operation) steht die totale bilaterale *Adrenalektomie* heute an erster Stelle [28]. Die Operationsmortalität beträgt weniger als 5%. Postoperativ ist eine Substitutionstherapie mit Cortison und ggf. Mineralocorticoiden notwendig.

Mineralocorticoid-Überproduktion (Tabelle 12.3): Unter den Überfunktionszuständen der Nebennierenrinde wird eine Hypertonie noch bei bestimmten hereditären Störungen der Steroid-Biosynthese, z.B. beim kongenitalen adrenogenitalen Syndrom mit 11-β-Hydroxylase-Mangel und bei dem uneinheitlichen Syndrom des 17-Hydroxylase-Mangels beobachtet. Hierher gehört auch der primäre Aldosteronismus (Conn-Syndrom) durch Adenome und die noduläre Hyperplasie der Nebennierenrinde mit gesteigerter Aldosteronproduktion [61].

Die klinische *Symptomatologie* des primären Aldosteronismus wird durch eine Hypertonie meist benigner Verlaufsform und durch typische Störungen des Elektrolytstoffwechsels mit Hypokaliämie, Hypernatriämie, Polyurie, Polydypsie, Nykturie und Hyposthenurie charakterisiert.

Diagnostisch wichtigstes Kriterium eines primären Aldosteronismus ist die pathologisch erhöhte und autonome Aldosteronsekretion gemeinsam mit einer erniedrigten Plasmareninaktivität.

Differentialdiagnostisch sind die eingangs genannten Syndrome von Hypertonie mit Hypermineralocorticoidismus und die Formen des sekundären Aldosteronismus abzugrenzen.

Die Befundkonstellation Hypertonie und Hypokaliämie wird außerdem noch bei maligner Hypertonie, beim renovaskulären Hochdruck, beim Cushing-Syndrom und im Gefolge eines Thiacid-behandelten Hochdrucks beobachtet.

Der primäre Aldosteronismus gehört zu den operativ heilbaren Hypertonieformen. Die Hypertonie normalisiert sich in 2/3 der Fälle, die Versagerfälle erklären sich durch Gefäßschädigungen der Niere in Form eines sog. renalisierten Hochdrucks.

Schwangerschaftstoxikose (Nephropathia gravidarum): Als *Spätgestose oder Toxikose* wird

Tabelle 12.3. Syndrome mit Hypertonie und Hypermineralocorticoidismus [61]

A. *Hypermineralocorticoidismus mit Reninsuppression und Aldosteronismus*

1. Reiner primärer Aldosteronismus infolge solitären(r) Nebennierenrindenadenome(s) [Klassisches Conn-Syndrom]
2. Reiner Aldosteronismus bei bilateraler Nebennierenrindenhyperplasie [NNRHP]
3. Hypermineralocorticoidismus mit Aldosteronismus infolge solitären(r) Nebennierenrindenadenome(s)
4. Hypermineralocorticoidismus mit Aldosteronismus bei bilateraler Nebennierenrindenhyperplasie
5. „Dexamethasonempfindlicher" Aldosteronismus
6. Hypermineralocorticoidismus bei Cushing-Syndrom

B. *Hypermineralocorticoidismus mit Renin- und Aldosteronsuppression*

1. Hypermineralocorticoidismus bei 17-Hydroxylasemangel
2. Hypermineralocorticoidismus bei 11-β-Hydroxylasemangel

C. *Hypermineralocorticoidismus mit Hyperreninämie und Aldosteronismus bei*

1. fortgeschrittener essentieller Hypertonie
2. malignem Hochdruck
3. renovaskulärer Hypertonie

ein Krankheitsbild bezeichnet, das mit Hochdruck, Proteinurie und generalisierten Ödemen einhergeht und von Kopfschmerzen, Sehstörungen, Bewußtseinsstörungen (Präeklampsie) bis zu hirnorganischen Krampfanfällen und Bewußtlosigkeit (Eklampsie) begleitet sein kann. Als Organkomplikationen werden cerebrale Blutungen, Niereninsuffizienz und Linksherzinsuffizienz beobachtet. Die Gestose tritt vornehmlich in der ersten Schwangerschaft auf, wird meist erst im letzten Trimenon klinisch manifest und klingt gewöhnlich nach der Entbindung folgenlos ab. — Bestand bereits vor der Schwangerschaft eine Hypertonie bzw. Grundkrankheiten mit Hypertonieneigung (chronische Pyelonephritis, Diabetes mellitus), dann spricht man von „Aufpfropfgestose".

Die Bedeutung des Schwangerschaftshochdrucks liegt vornehmlich in der gesteigerten perinatalen Letalität bei den verschiedenen Gestoseformen mit Anstieg der Frühgeburtenfrequenz. Die Gehirnblutung ist die häufigste mütterliche Todesursache. Eine seltene, wenngleich folgenschwere Komplikation ist die doppelseitige, symmetrische Rindennekrose der Niere. Die mütterliche Mortalität bei Eklampsie liegt heute bei 8–15%, bei den Präeklampsien unter 1%.

Bei Fällen von schwerer chronischer Nephritis vor und bei Beginn der Schwangerschaft ist die Schwangerschaftsunterbrechung in den ersten vier Graviditätsmonaten angezeigt. Dagegen ist beim reinen essentiellen Hochdruck ohne Nierenschädigung keine Indikation zur Schwangerschaftsunterbrechung gegeben.

Hormonale Kontraceptiva und Hypertonie: Im allgemeinen werden unter der Behandlung mit hormonalen Kontraceptiva pathologische Blutdruckwerte nicht erreicht. Bei der Minderzahl von Patienten entwickelt sich aber nach der Anwendung von Östrogenen eine Hypertonie oder es verstärkt sich ein schon vorbestehender Hochdruck. Ein Absetzen der Behandlung führt in den meisten Fällen zu einer Besserung oder zu einer völligen Rückbildung der Hypertonie. Eine erneute Behandlung mit Ovulationshemmern induziert die Hypertonie von neuem. Eine Stimulierung des Renin-Angiotensin-Aldosteron-Systems wird pathogenetisch angeschuldigt.

12.7. Differentialdiagnose und gezielte Suchdiagnostik

Die heute weitgehend standardisierten Untersuchungsprogramme bei Hypertonie sind exemplarisch für das, was unter einer gezielten, stufenweise aufgebauten Suchdiagnostik zu verstehen ist (Tabelle 12.4.). In den meisten Fällen wird die Diagnose, zumindest die begründete Vermutungsdiagnose bereits mit den einfachen aber umfassenden Hilfsmitteln der Anamnese und der „bedside"-Untersuchungstechnik gestellt.

Ein Beispiel hierfür ist die Blutdruckdifferenz an den oberen und unteren Extremitäten bei der

Tabelle 12.4. Hypertonie (Suchdiagnostik).

Obligate Untersuchungen

   I. Anamnestische Hinweise:
     (Vorkrankheiten, familiäre Belastung)
     Leitsymptome (RR-Differenz,
     abdom. Gefäßgeräusch, Habitus)
     kleines Labor (Urinsediment, Proteinurie), *EKG*

  II. Röntgen:
     Thorax
     i.v. Pyelogramm
     mit Früh- und Späturogramm

     Labor:
     Serum-Kreatinin, Kreatininclearance
     Blutzucker, Lipoproteinmuster
     Harnstoff-N
     Serum-Natrium, -Kalium, -Bicarbonat

III. Katecholamine (Tagesausscheidung)
     Vanillyl-Mandelsäure (Tagesausscheidung)
     Nierenangiographie

Fakultative Untersuchungen mit spezieller Indikation:
     Bakteriologische Untersuchung des Urins
     Aortographie
     Renovasographie
     Seitengetrennte Nierenfunktionsprüfung
     Plasmacorticoide (Tagesrhythmik)
     Tagescorticolausscheidung
     Aldosteronsekretion
     Isotopennephrogramm
     Katecholamine im Plasma (v. cava inf.)
     Plasmareninbestimmung (Nierenvenenblut)
     Inulin- und PAH-Clearance
     Immunologische Methoden
     Urologische Untersuchung
     Nierenbiopsie

Aortenisthmusstenose, das Aussehen des Kranken beim Cushing-Syndrom, ein abdomineller Gefäßgeräusch bei der Nierenarterienstenose, die Erkennung des Schwangerschaftshochdruckes und die Bedeutung der Harnuntersuchung bei Nierenparenchymerkrankungen.

Beweisend sind schließlich die mit Hilfe spezieller *Untersuchungsmethoden* gewonnenen Untersuchungsbefunde: die Differenzierung renaler Parenchymerkrankungen mit Hilfe der Nierenbiopsie, des renovasculären Hochdrucks mit Hilfe der Renovasographie mit seitengetrennter Nierenfunktionsprüfung, der Überfunktionszustände der Nebennieren durch Bestimmung der endokrinologischen Parameter im Plasma und Urin etc. (Tabelle 12.4) [59].

12.8. Die Behandlung der Hypertonie

Es ist erwiesen, daß eine dauernde therapeutische Blutdrucksenkung die Lebenserwartung des Hypertonikers verbessert und Organkomplikationen verhütet (Abb. 12.5). Wichtigste Voraussetzung einer gezielten Hochdrucktherapie ist die Erkennung der Hochdruckursache; d.h. ohne Differentialdiagnose keine Differentialtherapie.

Die beiden wichtigsten *Behandlungsgrundsätze* sind:
1. Jeder arterielle Bluthochdruck ist behandlungsbedürftig!
2. Kausaltherapie vor symptomatischen Maßnahmen!

Zur *Kausaltherapie* mit Aussicht auf Heilung gehören:
a) Die obligat indizierten chirurgischen Eingriffe
   bei der Aortenisthmusstenose
   beim Phäochromocytom
   beim Cushing-Syndrom
   beim Conn-Syndrom;
b) die fakultativ indizierten chirurgischen Eingriffe
   bei der Nierenarterienstenose
   bei einseitigen Nierenparenchymerkrankungen
   bei obstruktiven Harnwegsprozessen;

c) die internistische Behandlung des Grundleidens
   z.B. einer chronischen Pyelonephritis
   eines Diabetes mellitus
   einer Gichtniere
   entzündliche Gefäßerkrankungen der Niere.

Die *symptomatische Therapie* ergänzt die kausale Hochdrucktherapie und kommt vornehmlich bei den ätiologisch ungeklärten und bei den nichtoperablen Hochdruckformen zur Anwendung. Sie folgt folgenden allgemeinen Behandlungsgrundsätzen:
Regelung der Lebensweise,
Gewichtsreduktion bei Adipositas,
Einschränkung der Kochsalzzufuhr,
Sedierung,
Medikamentöse Blutdrucksenkung,
Dauerdigitalisierung,
ggf. Unterbrechung einer Östrogenmedikation,
Psychosomatische Behandlung in Einzelfällen.

Praktische Gesichtspunkte: Zur nichtchirurgischen Kausaltherapie gehört die Behandlung eines Diabetes mellitus, einer chronischen Pyelonephritis, einer Glomerulonephritis, von entzündlichen Gefäßerkrankungen, von Stoffwechselstörungen (z.B. Hyperlipoproteinämien, Harnsäurediathese, akute intermittierende Porphyrie) und die Elimination bekannter Risikofaktoren (s.S. 411).

Die *Auswahl* der antihypertensiven Medikamente und ihre Kombination richtet sich nach

Tabelle 12.5. Prinzipien der medikamentösen Blutdrucksenkung:

---

1. *Dauerbehandlung* und nicht Intervallbehandlung.
2. Individuelle Wahl des Pharmakons, vorzugsweise Kombinationstherapie (Abb. 12.15).
3. Bei Therapiebeginn: ansteigende Dosierung und langsame Blutdrucksenkung.
4. Häufige, möglichst tägliche Blutdruckkontrollen im Liegen und Stehen (ggf. durch Selbstblutdruckmessung des Patienten).
5. Beachtung von *Überdosierung* (orthostatische Hypotension, Schwindel, Tachykardie, Acotämie) und von *Nebenwirkungen* (Diarrhoe, Sedation, Depression, nasale Kongestion, Impotenz etc.)
6. Beachtung der *Kontraindikationen*:
   (akuter Myokradinfarkt)
   Carotisstenose bzw. Basilaris-Syndrom.

Tabelle 12.6. Wirkungsmechanismen antihypertensiv wirkender Pharmaka

1. Hemmung .vegetativer Zentren im ZNS (Reserpin, Clonidin).

2. Hemmung der Impulsübertragung in den Ganglien des sympathischen Systems (Ganglienblocker).

3. Aufhebung des Speichervermögens für Noradrenalin in den postganglionären Nervenendigungen (Reserpin, Guanethidin).

4. Blockierung des Noradrenalin-Receptors durch Substanzen mit großer Affinität und fehlender „intrinsic activity" (Phenoxybenzamin, Phentolamin).

5. Synthese einer „falschen" Transmittersubstanz α-Methyl-Noradrenalin (durch α-Methyldopa).

6. Hemmung der Biosynthese der Katecholamine durch Tyrosinhydroxylase-Inhibitoren

7. „Chemische Sympathektomie" durch vorübergehende Zerstörung der adrenergen Endstrecke durch das körperfremde 6-Hydroxydopamin [27].

8. Direkte Hemmung der glatten Gefäßmuskulatur (Saluretica, Natriumentzug, Diazoxid).

9. Verminderung des Herzminutenvolumens (alle Maßnahmen, die das extracelluläre Flüssigkeitsvolumen vermindern, ferner Propranolol).

10. Verminderung des extracellulären Flüssigkeitsvolumens (Saluretica).

11. Verminderung der Plasmareninaktivität und der Aldosteronsekretion (Propranolol).

12. Antagonismus am Aldosteronreceptor des proximalen und distalen Nierentubulus (Spironolactone, Canrenoat-Kalium).

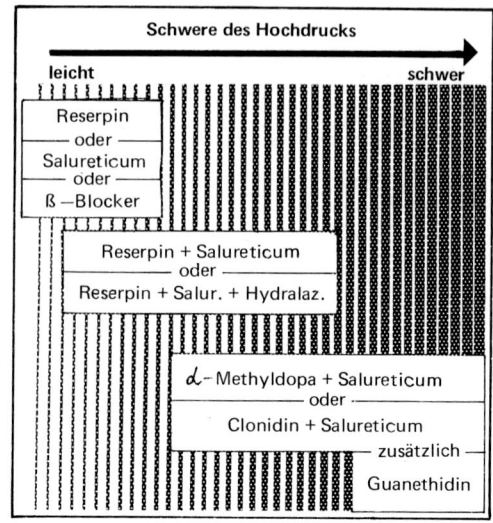

Abb. 12.15. Schmeatische Darstellung der Pharmakotherapie des Hochdrucks (nach [4a])

dem Schweregrad der Hypertonie unter Berücksichtigung schon eingetretener Organschäden (Augenhintergrund, Herz, Nieren, Gehirn). In *Verlauf und Prognose* werden die leicht-, mittel- und höhergradigen Formen der benignen Hypertonie vom akzelerierten Verlauf der malignen Hypertonie abgegrenzt und therapeutisch berücksichtigt. So erfordern eine chronische Hochdruckencephalopathie, eine manifeste coronare Herzkrankheit oder eine Niereninsuffizienz mit kompensierter Retention eine besonders vorsichtige Blutdrucksenkung. Orthostatische Hypotension erfordert vorübergehend Dosisreduktion und limitiert im Einzelfalle den Grad der therapeutisch erreichbaren Blutdrucksenkung.

Basistherapeuticum leichter und mittelschwerer Hochdruckfälle sind Diuretica, die in niedriger Dosierung und unter Berücksichtigung der Kontraindikationen (s.S. 353) auch bei jahrelangem Gebrauch kaum objektive oder subjektive Nebenwirkungen verursachen (Abb. 12.15). Sie wirken schwach blutdrucksenkend und führen deshalb nur in leichten Fällen zu einem befriedigenden Behandlungsergebnis. Sie eignen sich zur *Kombinationstherapie*, weil sie die Wirkung anderer Antihypertensiva potenzieren und dem natriumretinierenden Effekt der meisten Antihypertensiva durch ihre natriuretische Wirkung entgegenwirken (Abb. 12.16). Außerdem mildern sie die strengen Kostformen der salzarmen Diät. Bevorzugt wird die Verabreichung langwirkender Verbindungen von Diuretica (z.B. Chlorthalidon, Polythiacid oder Cyclopenthiacid) [13] (s. Tabelle 12.7). (*Nebenwirkungen und Kontraindikationen* s.S. 355).

So gut wie alle Diuretica vermindern beim Hypertoniker durch die tubuläre Transporthemmung von Natriumionen das extracelluläre Flüssigkeitsvolumen und das Plasmavolumen. Ferner reduzieren sie auf diesem Wege den austauschbaren Natriumgehalt des Körpers. Damit schienen der antihypertensive Effekt der Saluretica und auch die Verstärkung der Wirkung anderer Antihypertensiva durch natriuretische Wirkung erklärt. Es zeigte sich jedoch, daß bei anhaltender Diureticatherapie sowohl Plasmavolumen als auch Gesamtkörpernatrium wieder zur Norm zu-

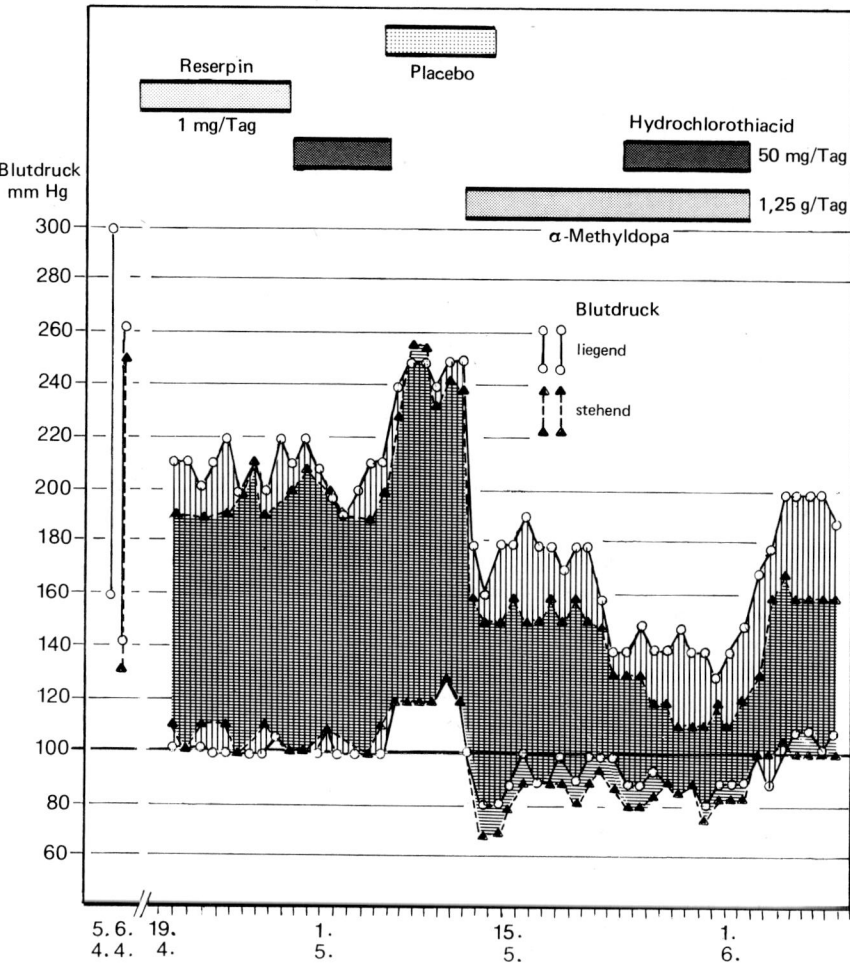

Abb. 12.16. Vergleich der blutdrucksenkenden Wirkung von Reserpin (Serpasil), Hydrochlorothiazid (Esidrix) und Alpha-Methyl-Dopa (Presinol) bei einem Patienten mit primärer benigner Hypertonie. Verstärkung der Wirkung von Alpha-Methyl-Dopa durch Hydrochlorothiazid (nach [4a])

rückkehren können, der antihypertensive Effekt, d.h. die Verminderung des peripheren Gefäßwiderstandes, aber bestehen bleibt. Man muß daraus schließen, daß Saluretica ihre blutdrucksenkende Wirkung auch über eine direkte Beeinflussung der Widerstandsgefäße ausüben, und zwar im Sinne einer Hemmung der glatten Gefäßmuskulatur, deren Mechanismus im einzelnen noch nicht sicher aufgeklärt ist.

Die Verabreichung von *Aldosteron-Antagonisten* in Form von Spironolacton (Aldactone, Osyrol) 200–400 mg/die) ist sowohl bei Hypertonien fortgeschrittenen Grades mit sekundärem Aldosteronismus, ebenso bei low renin-Hypertonie, wie auch in Fällen mit Hypokaliämie zur Verhü-

tung von renalen Kaliumverlusten bei Patienten mit Diabetes mellitus, bei Gicht, also dort, wo sich kaliumverlierende Saluretica vom Thiacidtyp verbieten, indiziert und wirkungsvoll.

In leicht- und mittelschweren Hochdruckfällen bieten sich einzeln oder kombiniert folgende Antihypertensiva an: Rauwolfiaalkaloide in Form des Reserpin (z.B. Serpasil), Dihydralazin (Nepresol), α-Methyldopa (Presinol, Sembrina, Aldometil), Clonidin (Catapresan) und β-Receptorenblocker in Form des Propranolol (Dociton) unter Beachtung der Nebenwirkungen und Kontraindikationen.

Tabelle 12.7. Chemische Zusammensetzung von Kombinationspräparaten (mg pro Tablette bzw. Dragee) [52a]

Adelphan-Esidrex	Reserpin	0,1	mg	Elfanex	Reserpin	0,1	mg
	Dihydralazin	10	mg		Dihydralazin	10	mg
	Hydrochlorothiazid	10	mg		Hydrochlorothiazid	10	mg
Aldactone 50-Saltucin	Spironolacton	50	mg		Kaliumchlorid	300	mg
	Thiabutazid	5	mg		(etwa 4 mval K $^+$)		
Bendigon	Reserpin	0,15	mg	Modenol	Reserpin	0,07	mg
	Mefrusid	15	mg		Rescinamin	0,07	mg
	Mesoinositol-hexanicotinat	150	mg		Raubasin	0,7	mg
					Thiabutazid	3,3	mg
Briserin	Reserpin	0,1	mg		Kaliumchlorid	300	mg
	Dihydroergocristin	0,58	mg		(etwa 4 mval K +)		
	Clopamid	5	mg	Nortensin	Reserpin	0,4	mg
Caprinol	Reserpin	0,1	mg		Furosemid	60	mg
	Mefrusid	10	mg	Pacepir	Rad. Rauwolfiae serp.	50	mg
	α-Methyl-Dopa	125	mg		Hydroflumethiazid	50	mg
Combipresan	Clonidin	0,075	mg		Kaliumchlorid	625	mg
	Chlorthalidon	15	mg		(etwa 8,4 mval K $^+$)		
Darebon	Reserpin	0,25	mg	Repicin	Reserpin	0,1	mg
	Chlorthalidon	50	mg		Bendroflumethiazid	2	mg
Di-Chlotride-K mit Reserpin	Reserpin	0,0625	mg		Kaliumchlorid	200	mg
	Hydrochlorthiazid	12,5	mg		(etwa 2,7 mval K $^+$)		
	Kaliumchlorid	572	mg	Resaltex	Reserpin	0,125	mg
	(etwa 7,7 mval K $^+$)				Hydrochlorothiazid	25	mg
Drenusil-R	Reserpin	0,25	mg		Triamteren	50	mg
	Polythiazid	1	mg	Saltubol	Reserpin	0,1	mg
Durotan 100	Reserpin	0,1	mg		Cyclothiazid	5	mg
	Xipamid	4	mg	Sembrina-Saltucin	α-Methyl-Dopa	250	mg
					Thiabutazid	1	mg

Unwiderlegt ist bisher die Behauptung, daß bei Frauen in der Menopause die Anwendung von Rauwolfia-Alkaloiden ein 2–4fach größeres Risiko der Entwicklung von Mamma-Carcinomen bewirkt.

β-Rezeptorenblocker (Propranolol = Dociton und verwandte Substanzen) sind Pharmaka der ersten Wahl beim hyperkinetischen Herzsyndrom, bei der Hypertonie im Gefolge einer Hyperthyreose, bei blutdrucklabilen, jugendlichen Hypertonikern und in der Frühphase der essentiellen Hypertonie. Neuerdings wird über eine verbesserte Spätprognose bei Hochdruckkranken mit gesteigerter Plasmareninaktivität durch Propranolol berichtet. Bei fast allen Fällen senkt dieser β-Blocker die Plasmareninaktivität erheblich, gleichzeitig vermindert sich die Aldosteronsekretion [8]. Kontraindikationen: Obstruktive Ventilationsstörungen, pathologische Bradykardien, dekompensierte Herzinsuffizienz.

Bei höhergradiger *Einschränkung der Nierenfunktion* (Plasmakreatinin über 2,5 mg%, Kreatinin-Clearance unter 30 ml/min) sind die Kombinationspräparate aus Rauwolfiaalkaloiden, Thiaciden, Diuretica und Kalium (z.B. Modenol, Repicin und Pacepir) zu vermeiden. Dagegen ist bei Dihydralazin (Nepresol, ferner im Adelphan) mit einer Kumulation nicht zu rechnen; ferner kommt hier die getrennte Rezeptur von Rauwolfiaalkaloiden (Reserpin) zur Anwendung. α-Methyldopa hat sich in der antihypertensiven Therapie bei fortgeschrittener Niereninsuffizienz gleichfalls bewährt, jedoch erfordert diese Therapieform Dosisreduktion, da ebenso wie bei Guanethidin (Ismelin) mit einer Häufung von Nebenwirkungen gerechnet werden muß. — Da Thiacidderivate bei höhergradiger Niereninsuffizienz wirkungslos, evtl. sogar nephrotoxisch sind, gehört die Salureticatherapie nicht zur Hypertoniebehandlung der fortgeschrittenen Niereninsuffizienz. Dasselbe gilt für die kaliumretinierenden Saluretica. Allerdings bewirkt Furosemid (Lasix) auch bei höhergradiger Einschränkung der Nierenfunktion in hoher Dosierung (250 mg bis 1,0 g) immer noch eine Diurese und Natriurese, z.T. allerdings unter erheblichen Kaliumverlusten (*Cave*: Schädigungen des Hörorgans!).

Diazoxid, ein Derivat aus der Gruppe der Benzothiadiazine, wirkt zwar antihypertensiv aber nicht diuretisch und führt zu Hyperglykämie und unerwünschter Natriumretention. Seine Anwendung beschränkt sich auf lebensbedrohliche Hochdruckkrisen (150–300 mg i.v., Wirkdauer 3–8 Std).

In der Mehrzahl der Hochdruckfälle mit fortgeschrittener Niereninsuffizienz gelingt es, durch Verminderung des extracellulären Flüssigkeitsvolumens und des austauschbaren Natriums mittels *Dialyse* oder durch hochdosierte Diuretica (Furosemid-Lasix) (s. oben!) zusammen mit strenger *Bilanzierung* der Natrium- und Flüssigkeitszufuhr den Blutdruck zu senken. Bei dialyserefraktären Fällen vermag die *bilaterale Nephrektomie* noch eine Drucksenkung zu bewirken (s.S. 381).

Beim Phäochromocytom ist präoperativ Phenoxybenzamin (Dibenzylin) und intraoperativ Phentolamin (Regitin), letzteres in Form einer Dauerinfusion unter fortlaufender Blutdruckkontrolle, das Pharmakon der Wahl (s.S. 388).

Nebenwirkungen von Antihypertensiva: Häufig treten Sedation (Reserpin, Clonidin, α-Methyl-Dopa), Mundtrockenheit (α-Methyl-Dopa, Clonidin), Hypokaliämie, Hyperglykämie und Hyperurikämie (Thiacide, Furosemid, Ethacrynsäure), Kongestion der Schleimhäute, besonders der Nasenschleimhaut (Reserpin), Gynäkomastie (Spironolacton) und Durchfälle (Guanethidin), seltener Ejakulationsstörungen (α-Methyl-Dopa, Guanethidin), Gesichtsröte, Fieber und Lupus erythematodes-Syndrom (Hydralazin), positiver Coombs-Test und hämolytische Anämie (α-Methyl-Dopa), Depressionen (Reserpin, α-Methyl-Dopa), Hyperglykämie (Diazoxid) und Parotisschmerzen (Clonidin) in Erscheinung [3].

Die antihypertensive Wirkung von Guanethidin (z.B. Ismelin) und von Clonidin (z.B. Catapresan) wird durch tricyclische Antidepressiva abgeschwächt bzw. aufgehoben.

Für die *Sofortbehandlung einer hypertonen Krise* sind, unabhängig von der Ätiologie und nach Maßgabe der bewirkten Drucksenkung, folgende Maßnahmen geeignet:

1. Verapamil (Isoptin) 5 mg langsam intravenös,
2. Reserpin (Serpasil) 0,5 – 2 mg intravenös,
3. Clonidin (Catapresan) 0,15–0,3 mg langsam intravenös
4. Phentolamin (Regitin) 5–10 mg intravenös oder als Dauerinfusion
5. Diazoxid, 150–300 mg intravenös (bis zu 5 Einzeldosen täglich)
6. Nitroprussid-Natrium 0,5–1,5 µg/kg/min intravenös (cave: Lichtempfindlichkeit der gelösten Substanz) [42a].

Die antihypertensive Wirkung dieser Pharmaka wird durch zusätzliche Verabreichung eines Salureticums (z.B. Etacrynsäure = Hydromedin, 50–100 mg intravenös oder von Furosemid = Lasix, 80–100 mg intravenös) unterstützt. Diese Maßnahme ist dann obligat, wenn die Hochdruckkrise mit einem Asthma cardiale bzw. Lungenödem vergesellschaftet ist.

In der *Schwangerschaft* kommen Reserpin oder α-Methyldopa unterstützt durch Saluretica zur Anwendung. Die Prophylaxe der Toxikose mit Saluretica ist noch umstritten. Die Prognose für Mutter und Kind wird vorwiegend vom Ausmaß der Nierenbeteiligung bestimmt. Diabetes mellitus sowie endokrine Störungen anderer Art verschlechtern die Aussicht auf einen ungestörten Schwangerschaftsverlauf. Bei maligner Verlaufsform der Hypertonie ist eine Schwangerschaft absolut kontraindiziert, ebenso bei eingeschränkter Nierenfunktion im Verlaufe einer Glomerulonephritis, Pyelonephritis und bei Cystenniere [3].

Hypertonie und Narkose: Entgegen früheren Ansichten haben neuere Untersuchungen gezeigt, daß die Gefahren der Narkose bei einem Hochdruckkranken ohne antihypertensive Behandlung größer sind, als wenn eine suffiziente Hochdrucktherapie bis zum Operationstermin fortgeführt wird [26a].

Wegen Unwirksamkeit oder unerwünschter Nebenwirkungen werden folgende Pharmaka heute nicht mehr routinemäßig in der Hochdrucktherapie eingesetzt: Mutterkornalkaloide (z.H. Hydergin), sog. Ganglienblocker (z.B. Arfonat), Monoaminooxydasehemmer (z.B. Eutonyl).

12.9. Literatur

1. ANTHONISEN, P., HOLST, E.: Determination of cardiac and other hemodynamic data in uremic patients using the dye dilution technique. Scand. J. Lab. Invest. **12**, 481 (1960).
2. ARNOLD, O.H.: Einfluß der Therapie auf die Prognose der Hochdruckerkrankung. In: Hochdruckforschung (L. HEILMEYER, H.J. HOLTMEIER, Hrsg.). Stuttgart: Thieme 1965.
3. ARNOLD, O.H.: Therapie der arteriellen Hypertonie. In: Exp. Medizin, Pathologie und Klinik, Bd. 30. Berlin-Heidelberg-New York: Springer 1970.
4. BEECHGAARD, P.: Der Spontanverlauf der benignen Hypertonie. In: Essentielle Hypertonie. (K.D. BOCK, P. COTTIER Hrsg.). Berlin-Göttingen-Heidelberg: Springer 1960.
4a. BOCK, K.D.: Medikamentöse Therapie der Hypertonie. In: [23].
5. BOCK, K.D., BOHLE, A.: Perakut verlaufende primäre maligne Nephrosklerose mit irreversiblem Nierenversagen und maligner Hypertonie nach Ovulationshemmern. Dtsch. med. Wschr. **98**, 757 (1973).
6. BOHLE, A., KRECKE, H.: Über das Sanarelli-Shwartzman-Phänomen (sog. generalisiertes Shwartzman-Phänomen) des Menschen. Klin. Wschr. **37**, 803–814 (1959).
7. BRÄUTIGAM, W., CHRISTIAN, P.: Psychosomatische Medizin. Stuttgart: Thieme 1973.
8. BRUNNER, H.R., LARAGH, J.H., BAER, L., NEWTON, M.A., GOODWIN, F.T., KRAKOFF, L.R., BARD, R.H., BÜHLER, R.F.: Essential Hypertension: Renin and aldosterone, heart attack and stroke. New Engl. J. Med. **286**, 441 (1972).
8a. BÜHLER, R.F.: Essentielle Hypertonie: Renin und Aldosteron, Schlüssel zur Pathogenese und Therapie. Schweiz. med. Wschr. **104**, 1013 (1974).
8b. CANNON, P.J., HASSAR, M., CASE, D.B., CASARELLA, W.J., SOMMERS, S.C., LEROY, E.C.: The relationship of hypertension and renal failure in scleroderma (progressive systemic sclerosis) to structural and functional abnormalities of the renal cortical circulation. Medicine (Baltimore) **53**, 1 (1974).
9. EIFF, V. A.W.: Essentielle Hypertonie, Klinik, Psychophysiologie und Psychopathologie. Stuttgart: Thieme 1967.
10. ETTINGER, U., SEIBEL, K., RIECKER, G.: The reactivity of isolated small arteries for norepinephrine

in essential hypertension. Int. J. clin. Pharmacol. **4**, 121 (1970).
11. FAHR, TH.: Pathologische Anatomic des Morbus Brightii. In: Handbuch der speziellen pathologischen Anatomie und Histologie, 6. Bd. S. 368 ff. Berlin: Springer 1925.
12. FISHBERG, A.: Hypertension and Nephritis. 5. ed., p. 242–356. London: 1954.
13. FREIS, E.D.: The Chemotherapy of Hypertension. J. Amer. med. Ass. **218**, 1009 (1971).
14. GIERTSEN, J.C.: Atherosclerosis in an autopsy series. 7. Relation of hypertension to atherosclerosis. Acta path. microbiol. scand. **66**, 331–340 (1966).
15. GRACE, W.J., GRAHAM, D.T.: Relationship of specific attitudes and emotions to certain bodily diseases. Psychosom. Med. **14**, 4 (1952).
16. GRIBBIN, B., PICKERING, T.G., SLEIGHT, P.: Effect of age and high blood pressure on baroreflex sensivity in man. Circulat. Res. **29**, 424 (1971).
17. GROSS, F.: Niere und Hochdruck. Klin. Wschr. **50**, 621 (1972).
18. HANY, A., SCHAUB, F., NAGER, F.: Die Prognose der behandelten malignen Hypertonie. Dtsch. med. Wschr. **90**, 20 (1965).
19. HAUSS, W.H., SCHMITT, G.: On the electroneurograms of the carotid sinus in man with concepts on the pathogenesis of arterial blood pressure disease. Z. Kreisl.-Forsch. **50**, 218 (1961).
20. HEBERER, G., EIGLER, F.W., ALBRECHT, K.F.: Chirurgische Möglichkeiten bei Hochdruckerkrankungen. Langenbecks Arch. klin. Chir. **308**, 548 (1964).
21. HEBERER, G., RAU, G., LÖHR, H.H.: Aorta und große Arterien. Berlin-Heidelberg-New York: Springer 1966.
22. HEINTZ, R.: Renale Hypertonie. In: Arterielle Hypertonie. Pathogenese, Klinik, Therapie. (R. HEINTZ, H. LOSSE, Hrsg), S. 203. Stuttgart: Thieme 1969.
23. HEINTZ, R., LOSSE, H. (Hrsg.): Arterielle Hypertonie. Pathogenese, Klinik, Therapie. Stuttgart: Thieme 1969.
24. JÖRGENSEN, G.: Genetik des hohen Blutdrucks. In: Arterielle Hypertonie. Pathogenese, Klinik, Therapie. (R. HEINTZ, H. LOSSE, Hrsg.), S. 169. Stuttgart: Thieme 1969.
25. KANNEL, W.B., GORDON, T., SCHWARTZ, M.J.: Systolic versus diastolic blood pressure and risk of coronary heart disease. Amer. J. Cardiol. **27**, 335 (1971).
26. KOCZOREK, K.R., AVENHAUS, H.: Der Pressoreffekt von synthetischem Angiotensin II bei primär chronischer Nebennierenrindeninsuffizienz (M. Addison). Klin. Wschr. **43**, 277 (1965).
26a. KRÖNIG, B., JAHNECKE, J.: Hypertonie und Narkose. Internist **15**, 170 (1974).
27. KUSCHINSKY, G., LÜLLMANN, H.: Kurzes Lehrbuch der Pharmakologie. 5. Aufl. Stuttgart: Thieme 1972.

28. LABHART, A.: Klinik der inneren Sekretion. 2. Aufl. Berlin-Heidelberg-New York: Springer 1971.

28a. LEDINGHAM, J.M.: Ätiologie und Pathogenese der Hypertonie. Internist 15, 114 (1974).

29. LEYDHECKER, W.: Grundriß der Augenheilkunde. Berlin-Heidelberg-New York: Springer 1968.

30. LIEBAU, H.: Klinisch-experimentelle Untersuchungen zur Inaktivierung von Noradrenalin bei Patienten mit essentieller, renaler und mit alpha-Methyldopa behandelter Hypertonie. Habil.-Schrift, Mainz 1970.

31. LIEBEGOTT, G.: Die Gefäßveränderungen beim Hochdruck. In: Hochdruckforschung (L. HEILMEYER, H.J. HOLTMEIER, HRSG.). Stuttgart: Thieme 1965.

32. LINZBACH, A.J.: Die pathologische Anatomie der Herzinsuffizienz. In: Handbuch der Inneren Medizin (H. SCHWIEGK, Hrsg.), 9. Bd. 1. Teil, S. 706–800. Berlin-Heidelberg-Göttingen: Springer 1960.

33. LOHMANN, F.W., DISSMANN, TH., GOTZEN, R., MOLZAHN, M., OELKERS, W., RÜCKER, G., BAUMGÄRTEL, H., BACHMANN, D.: Funktionsdiagnostik und Spätergebnisse bei operierten Hypertonie-Patienten mit Nierenarterienstenose. Dtsch. med. Wschr. 96, 1347 (1971).

33a. LOSSE, H.: Klinische Einteilung der arteriellen Hypertonie. In: [23].

34. LOSSE, H., KIENITZ, M.: Die Pyelonephritis. Stuttgart: Thieme 1966.

35. LOUIS, W.J., DOYLE, A.E., ANAVEKAR, S.: Plasma norepinephrine levels in essential hypertension. New Engl. J. Med. 288, 599 (1973).

36. LOWITZ, H.D., STUMPE, K.O., OCHWADT, B.: Natrium- und Wasserresorption in den verschiedenen Abschnitten des Nephrons beim experimentellen renalen Hochdruck der Ratte. Pflügers Arch. ges. Physiol. 304, 322 (1968).

37. LÜDERITZ, B., HEIMBURG, P., RIECKER, G.: Aneurysma disseccans bei Aortenisthmusstenose. Dtsch. med. Wschr. 97, 562 (1972).

38. McCUBBIN, J.W., GREEN, J.B., PAGE, I.H.: Baroceptor function in chronic renal hypertension. Circulat. Res. 4, 205 (1956).

39. MESSERLI, F.H., FUNK, H.U., SCHÜRCH, W.: Renovaskuläre Hypertonie bei Neurofibromatose. Schweiz. med. Wschr. 103, 372 (1973).

40. MEYER, PH., BAUDOUIN, M., FERMANDJIAN, S., WORCEL, W., MORGAT, J.L., FROMAGEOT, P.: Angiotensin receptors in smooth muscle cell. Hypertension 1972. Berlin-Heidelberg-New York: Springer 1972.

41. MÜLLER, J.: Regulation of aldosterone biosynthesis. Berlin-Heidelberg-New York: Springer 1971.

42. National Center for Health Statistics, Series 11, No. 13: Hypertension and hypertensive heart disease in adults. Washington 1966.

42a. PALMER, R.F., LASSETER, K.C.: Sodium Nitroprusside. New Engl. J. Med. 292, 294 (1975).

43. PFLANZ, M.: Essentielle Hypertonie. Epidemiologie. Soziologie. In: Arterielle Hypertonie. Pathogenese, Klinik, Therapie. (R. HEINTZ, H. LOSSE, Hsrg.), S. 163. Stuttgart: Thieme 1969.

44. PFLANZ, M.: Psychosomatische Aspekte der Hypertonie. In: Arterielle Hypertonie. Pathogenese, Klinik, Therapie. (R. HEINTZ, H. LOSSE, Hrsg.), S. 185. Stuttgart: Thieme 1969.

44a. PFLANZ, M.: Psychische soziale Faktoren bei der Entstehung des Hochdrucks. Internist 15, 124 (1974).

45. PICKERING, G.W.: Die Erblichkeit der Hypertonie. In: High Blood Pressure. 2. ed. London: Churchill 1968.

46. PICKERING, G.W.: High blood pressure. London: Churchill 1968.

46a. RENNER, E.: Glomeruläre Nierenerkrankungen. In: HORNBOSTEL, H., KAUFMANN, W., SIEGENTHALER, W. (Hrsg.): Innere Medizin in Praxis und Klinik, Band II. Stuttgart: Thieme 1973.

47. REUBI, F.: Die Spätwirkungen der medikamentösen Hochdruckbehandlung auf die Nierenfunktion bei Patienten mit essentieller Hypertonie. In: Essentielle Hypertonie (K.D. BOCK, P. COTTIER, Hrsg.), S. 343. Berlin-Göttingen-Heidelberg: Springer 1960.

48. REUBI, F.: Nierenkrankheiten. Bern-Stuttgart: Huber 1960.

49. RIECKER, G., VÖLKER, W., STRAUER, B.E.: Cardiac and Circulatory Disorders in Renal Insufficiency. In: Uremia. S. 72. Stuttgart: Thieme 1972.

50. SAFAR, M.E., WEISS, Y.A., LEVENSON, J.A., LONDON, G.M., MILLIEZ, P.M.: Hemodynamic study of 85 patients with borderline hypertension. Amer. J. Cardiol. 31, 315 (1973).

51. SARRE, H., LINDNER, E.: Prognose der arteriellen Hypertonie, entsprechend Blutdruck und Augenhintergrundveränderungen. Klin. Wschr. 26, 102 (1948).

52. SCHMITT, KNOCHE und HAUSS: In: Hypertonie: Pathogenese, Klinik und Therapie. S. 87. Stuttgart-New York: Schattauer 1969.

52a. SIEGENTHALER, W., WÜRSTEN, D., VETTER, W., BECKERHOFF, R., SIEGENTHALER, G.: Die Behandlung der essentiellen Hypertonie. Schweiz. med. Wschr. 104, 937 (1974).

52b. STONE, R.A., TISHER, C.C., HAWKINS, H.K., ROBINSON, R.R.: Juxtaglomerular hyperplasia and hyperreninemia in progressive systemic sclerosis complicated by acute renal failure. Amer. J. Med. 56, 119 (1974).

53. SUWA, N., TAKAHASHI, T.: Morphological and morphometrical analysis of circulation in hypertension and ischemic kidney. In: Fortschritte der morphologischen Pathologie (F. BÜCHNER, Hrsg.). München 1971.

54. TANQUIST, E.J.: Relationship of pyelonephritis

and hypertension and its prognostic outlook. Clin. Med. **59**, 175 (1952).

54a. TARAZI, R.C., FROHLICH, E.D., DUSTAN, H.P.: Contribution of Cardiac Output to Renovascular Hypertension in Man. Am. J. Cardiol. **31**, 600 (1973).

55. VOLHARD, F.: Die Pathogenese des Hochdruckes. Verh. dtsch. Ges. Kreisl.-Forsch. **15**, 40 (1949).

56. VORBURGER, CH.: Flüssigkeits- und Elektrolyträume bei der chronischen Niereninsuffizienz. Basel-Stuttgart: Schwabe 1971.

57. WEIDMANN, P., MAXWELL, M.H., LUPU, A.N., LEWIN, A.J., MASSRY, S.G.: Plasma renin activity and blood pressure in terminal renal failure. New Engl. J. Med. **285**, 757 (1971).

57a. WEINER, H.: Psychosomatic research in essential hypertension: Retrospect and prospect. In: KOSTER, M., MUSAPH, H., VISSER, P. (Eds.): Psychosomatics in essential hypertension, pp. 58–116. Basel: Karger 1970.

58. WERNING, C.: Das Renin-Angiotensin-Aldosteron-System. In: Biochemie und Klinik. (GR. WEITZEL, N. ZÖLLNER, Hrsg.). Stuttgart: Thieme 1972.

59. WERNING, C., SIEGENTHALER, W.: Diagnostische Maßnahmen bei arterieller Hypertonie. Dtsch. med. Wschr. **95**, 2082 (1970).

60. WEZLER, K., BÖGER, A.: Die Dynamik des arteriellen Systems. Ergebn. Physiol. **41**, 292 (1939).

61. WOLFF, H.P., ABDELHAMID, S.: Hypermineralocorticoidismus und Hypertonie. Klin. Wschr. **49**, 293 (1971).

61a. WOLFF, H.P., BARTH, CH., BIRO, G., BOHLE, A., DHOM, G., DISTLER, A., HELBER, A., LIEBAU, H., PURJESZ, I., ROSCHER, S., SCHÜRHOLZ, J., VECSEI, P., WEINGES, K.F.: Normokaliämischer primärer Aldosteronismus. Klin. Wschr. **46**, 357 (1968).

61b. WOLFF, H.P., RIECKER, G. (Hrsg.): Hypertonie. Internist **15**, 113 (1974).

62. WOODS, J.W. u.a.: Arch. intern. Med. **123**, 366 (1969).

63. ZACHERLE, B.J., RICHARDSON, J.A.: Irreversible renal failure secondary to hypertension induced by oral contraceptives. Ann. intern. Med. **77**, 83 (1972).

64. ZOLLINGER, H.U.: Pathologische Anatomie der Nierenkrankheiten. In: Handbuch der inneren Medizin (H. SCHWIEGK, Hrsg.), 5. Aufl. Bd. 8, Teil 1. Berlin-Heidelberg-New-York: Springer 1968.

65. ZOLLINGER, H.U.: Niere und ableitende Harnwege. In: Spezielle pathologische Anatomie (W. DOERR, E. UEHLINGER, Hrsg.), Bd. 3. Berlin-Heidelberg-New York: Springer 1966.

13. Chronische Hypotension

Eine chronische Hypotension ist gekennzeichnet durch eine Erniedrigung des Ruheblutdruckes unter den Altersnormalwert. Als untere Grenze des physiologischen Bereichs gilt ein Wert von 100–105/65–70 mm Hg. Systolische Blutdrucke um 90 mm Hg brauchen aber nicht mit Beschwerden vergesellschaftet zu sein, solche niedriger als 80 mm Hg werden nur selten ohne gleichzeitige Schocksymptomatik beobachtet [9]. Auf die therapeutischen Maßnahmen beim Schocksyndrom wird an anderer Stelle ausführlich eingegangen (s.S. 305).

Zur Vermeidung von Fehldeutungen empfiehlt sich außer einer korrekten Meßtechnik (Berücksichtigung des Armumfanges des Patienten; Plazierung der Blutdruckmaschette u.a.) die Messung an allen Extremitäten, da umschriebene Stenosierungen (z.B. an der Art. subclavia) bei Nichterkennung eine generalisierte Hypotension vortäuschen können.

Eine chronische Hypotension gewinnt nur dann Krankheitswert, wenn sie verknüpft ist mit einer Verminderung der Durchblutung einzelner Organe mit entsprechender klinischer Symptomatik (z.B. Schwindelneigung bei Orthostase).

13.1. Primäre (konstitutionelle) Hypotension

Diese Hypotonieform wird besonders häufig beobachtet bei leptosomen Personen, besonders jungen Frauen, bei denen gleichzeitig die Zeichen einer vegetativen Übererregbarkeit nachweisbar sind.

13.2. Sekundäre Hypotension

Im internistischen Krankengut ist eine chronische Hypotension, sofern sie nicht als konstitutionell anzusehen ist, ein *Symptom einer bedingenden Grundkrankheit* (Tabelle 13.1). Infolgedessen muß die Berücksichtigung dieser Grundkrankheit das therapeutische Handeln bestimmen. Eine gewisse Sonderstellung unter den verschiedenen Formen der sekundären Hypotension nimmt die *idiopathische Positionshypotonie* („postural hypotension") ein. Sie ist gekennzeichnet durch ein völliges Fehlen der Blutdruckregulation bei Aufrichtung des Körpers bis zur Orthostase. Die Empfindlichkeit der Patienten auf pressorische Substanzen ist außerordentlich gesteigert, da eine reflektorische Gegenregulation fehlt. (Einzelheiten siehe [5,14]). Hauptsymptom ist ein stets reproduzierbarer markanter Abfall des arteriellen systolischen und diastolischen Blutdrucks bei aufrechter Körperposition praktisch ohne Beeinflussung der Pulsfrequenz. Außerdem sind Herzzeitvolumen, intravasales Volumen und venöse Konstriktion bei diesen Patienten deutlich reduziert [14]. Einzelne Varianten des Syndroms (BRADBURY und EGGLESTON, 1925) [6, 7] sind im Hinblick auf die Therapie ohne Bedeutung.

13.3. Symptomatologie

Patienten mit chronischer Hypotension klagen häufig über eine Neigung zu Schwindel, Sehstörungen, Schlafbedürfnis, Konzentrationsschwäche, Neigung zu Schweißausbrüchen, körperliche und geistige Leistungsminderung. Diese Beschwerden lassen das subjektive Gefühl der Unterlegenheit und Resignation aufkommen und sind mit einer psychischen Konstellation

Tabelle 13.1. Chronische Hypotension (Einteilung)

A. Primäre (konstitutionelle) Hypotension

B. Sekundäre Hypotension

    kardiovasculär:

        Aortenstenose
        Mitralstenose
        Aortenbogensyndrom
        Myokardiopathien
        Orthostase
        Varicosis an den unteren Extremitäten
        postthrombotisches Syndrom
        supines hypotensives Syndrom (Abflußstö-
        rung der V. cava inf. z.B. bei Graviditas)

    hypovolämisch:

        chronische Dehydration
        Blutungen
        Anämie
        Hypalbuminämie (nephrotisches Syndrom,
        Malnutrition u.a.)

    endokrin:

        Nebennierenrindeninsuffizienz
        (M. Addison)
        Hypothyreose
        adrenogenitales Syndrom
        Bartter-Syndrom
        Hyperbradykininämie [8]

    neurogen:

        idiopathische Positionshypotonie
        (postural hypotention) (s. [6, 7, 14])
        Sympathektomie
        Tabes dorsalis
        Syringomyelie
        Hirntumoren
        postcommotionelles Syndrom
        Urämie [13]

    infekтiös-toxisch:

        im Anschluß an Infektionskrankheiten und In-
        toxikationen

    medikamentös:

        Antihypertensiva
        Adrenolytica
        Neuroleptica
        Narkotica
        Antikonvulsiva (z.B. L-Dopa)
        Antidepressiva (z.B. Imipramin,
        Amitriptylin)

verbunden, bei der „Faktoren wie Neurasthenie im konstitutionstypologischen Sinne mindestens so ausschlaggebend sind wie emotionale Bela-stungen" [12].

Im *Stehversuch* beobachtet man häufig eine Ver-kleinerung der Blutdruckamplitude, einen An-stieg der Pulsfrequenz sowie im Elektrokardio-gramm eine Senkung der ST-Strecken, eine Ab-flachung der T-Zacken sowie eine Überhöhung der P-Zacke und eine gelegentliche Veränderung des QRS-Komplexes im Sinne einer Rechtsrota-tion. Die *Beschwerden* bei Hypotension können sich in ausgeprägten Fällen steigern bis zur Syn-kope. Eine Synkope ist definiert als ein kurzfri-stiger Bewußtseinsverlust infolge einer vermin-derten cerebralen Durchblutung. Ursachen für eine Synkope sind sinngemäß aus Tabelle 13.1 zu ersehen. Auslösende Ereignisse können plötz-liche, heftige Schmerzen sowie schwere psy-chisch-emotionale Alterationen sein. Die durch eine Synkope erzwungene horizontale Körper-lage ist meistens bereits die erste Therapie. Akute Hypotension und Schocks (s.S. 305).

13.4. Therapie

Die *Behandlung der Grundkrankheit* muß erstes Ziel des therapeutischen Vorgehens sein. Läßt sich so die Symptomatologie der chronischen Hypotension nicht beeinflussen, sind folgende Maßnahmen erfolgversprechend:

Physikalisch-therapeutische Verfahren: Empfoh-len wird ein nicht abrupt einsetzendes, sondern allmählich gesteigertes Körpertraining; isome-trisches Muskeltraining, Haltungs- und Atem-übungen. Wechselduschen, Bürstenmassagen sowie Kneippsche Anwendungen sollen zum Training des Gefäßsystems beitragen. Auch kli-matische Reize (See, Hochgebirge) wirken manchmal günstig. Zu warnen ist vor einer kör-perlichen Schonung, und die Verordnung von Bettruhe gilt als kontraindiziert. Physikalisch-therapeutische Verfahren, die vorwiegend zu ei-ner peripheren Vasodilatation führen, wie bei-spielsweise Sauna und Kohlensäurebäder, sind nicht zu empfehlen.

Medikamentöse Behandlung: a) *Vorwiegend arteriell konstringierende Substanzen*; z.B. Etilefrin (Effortil), 3–5mal 5 mg/Tag oral, (Effortil Depot) 2–3mal 25 mg/Tag oral. Leider sind zahlreiche im Handel befindliche Sympathicomimetica bei oraler Anwendung nur schwach wirksam wie z.B. Norphenyl-Ephrin (Novadral) und (p-hydroxyphenyl) 2-Äthanolamin (Norphen) oder Hydroxyphenyl-Methylamino-Aethanol-Tartrat (Sympatol). Bessere Erfahrungen werden mit den entsprechenden Retard-Präparaten gemacht (z.B. Norphen retard; Novadral retard), die den Vorteil einer länger anhaltenden Wirkstoffkonzentration im Blut haben. Dabei werden die Ruheblutdruckwerte nur unwesentlich beeinflußt, während im Stehversuch (Kipptisch) die orthostasebedingten Blutdruckänderungen deutlich geringer werden [10, 11].

Nicht mehr gebräuchlich sind zentrale Analeptica vom Typ des Cardiazol und Coramin!

b) *Vorwiegend venös-konstringierende Substanzen:* z.B. Dihydroergotamin (Dihydergot 3mal 1–2 mg/Tag oral oder mit mehr protrahierter Wirkung Dihydergot® retard 2–3 × 2,5 mg/Tag oral. Dabei empfiehlt sich zu Beginn der Behandlung eine Dosierung von 5 mg morgens und 2,5 mg mittags. Es ist zu berücksichtigen, daß der gewünschte Therapieerfolg erst nach etwa 3–4 Tagen eintritt. Bei Beschwerdefreiheit ist eine Reduktion der Dosis auf eine morgendliche Gabe von 2,5 mg Dihydergot® retard meistens ausreichend. Eine Steigerung der Dosis kann bei Unwirksamkeit der Behandlung auf 7,5 mg morgens und 5 mg mittags versuchsweise erfolgen.

Diese Substanz soll den Vorzug haben, daß bei ihrer Anwendung Nebenwirkungen wie Tachykardie und unerwünscht starke Blutdruckanstiege selten sind [1]. Außerdem wird durch die venöse Constriction die zirkulierende Blutmenge erhöht, was einer „unblutigen Infusion" gleichkommt [4].

c) *Mineralocorticoide:* In neuerer Zeit wird zunehmend häufig die Anwendung von Mineralocorticoiden empfohlen. Sie ist besonders erfolgversprechend bei der Behandlung der orthostatischen Regulationsstörung [2]. Die früher nur intramuskulär mögliche Applikationsform mit Desoxycorticosteronacetat (DOCA) kann heute meistens ersetzt werden durch die orale Anwendung von 9 a-Fluor-Hydrocortison (Astonin H®) 1–4mal 0,1 mg/Tag oral. Unter dieser Behandlung lassen in einem hohen Prozentsatz die subjektiven Beschwerden nach. Der Ruheblutdruck steigt leicht an, kann aber auch unverändert bleiben. Das Körpergewicht nimmt um 0,5–1 kg zu. Ein stärkerer Gewichtsanstieg wird bei einer Erhaltungstherapie von mehr als 0,1 mg/Tag gelegentlich beobachtet, wobei dann auch die Entwicklung von Ödemen, besonders als Lidödem morgens nach dem Aufstehen, bemerkt wird. Auf diese Zeichen der Überwässerung ist zu achten. Sie kann eine Reduktion der Dosis bzw. einen Wechsel des Medikamentes erzwingen. Die orale Behandlung mit Mineralocorticoiden kann bei therapeutischer Effizienz häufig nach 2–3 Monaten ausschleichend beendet werden.

Kontraindiziert sind Mineralocorticoide bei manifester Herzinsuffizienz, Lebercirrhose, Spätgestose, nephrotischem Syndrom und anderen Ödemzuständen, ferner bei Hypertonie. Es sei erwähnt, daß eine hormonelle Contraception häufig als Nebeneffekt die Symptomatologie der chronischen Hypotension günstig beeinflußt. Cave: Hypertonie!

Haben sowohl eine medikamentöse Therapie mit vasokonstringierenden Substanzen als auch mit Mineralocorticoiden nicht den gewünschten Therapieerfolg, dann empfiehlt sich eine Kombination von Dihydroergotamin mit Mineralocorticoiden (Astonin-H®).

Diätetik: Vermeidung von alkoholischen Getränken zur Verhinderung einer peripheren Vasodilatation, Bevorzugung mehrerer kleiner vor wenigen Mahlzeiten, Salzzulagen, reichliche Trinkmengen; Vermeidung von Obstipation. Es ist eine allgemeine ärztliche Erfahrung, daß bei vielen Patienten mit chronischer Hypotension der morgendliche Genuß von Kaffee oder Tee oder die orale Medikation von 0,1 g Coffein per os den sogenannten „toten Punkt" am Morgen überwinden helfen.

Bandagierung der unteren Extremitäten, *Druckanzüge,* etc. Bei Patienten mit Varicen an den unteren Extremitäten und beim postthrombotischen Syndrom wirkt sich die Anwendung von Gummistrümpfen, Bandagierungen der unteren

Extremitäten bis zum Knie und darüber sehr oft günstig aus auf die Höhe des Blutdruckes. Auf dem gleichen Wirkungsmechanismus beruht die bei Positionshypotonie wirksamste Behandlung in Form von Druckanzügen („Antigravity suit").

Solche Druckanzüge werden anhand exakter Körperabmessungen individuell angefertigt. Kollapszustände und Schwindel verschwinden unter ihrer Verwendung fast völlig. Der Anzug sollte jedoch nur beim Sitzen und Stehen getragen werden, da er im Liegen unerwünschte Blutdrucksteigerungen hervorrufen kann. Er muß jeweils nach 6–12 Monaten ersetzt werden, da er auf die Dauer seine Elastizität einbüßt [3].

Für den therapeutischen Erfolg beim einzelnen Patienten ist unter besonderer Abwägung seiner klinischen Symptomatologie eine mehr oder minder weitgehende Kombination der dargestellten therapeutischen Möglichkeiten zu empfehlen.

13.5. Literatur

1. BACHMANN, K., GRAF, N., HEYNEN, H.P.: Regulationsstörungen des Kreislaufs und ihre Behandlung mit Dihydergotamin. Fortschr. Therapie 86, 1 (1968).
2. BETHGE, H.: Pathophysiologische Grundlagen der Mineralocorticoid-Behandlung bei orthostatischer Kreislaufregulationsstörung. Internist 13, 281 (1972).
3. BURCKHARDT, D., STRÄSSLE, B.: Idiopathische Hypotonie — pharmakologische Tests und Therapieerfolg mit Druckanzug. Dtsch. med. Wschr. 91, 2080 (1966).
4. RIECKERT, H.: Primäre Therapieziele bei der hypotonen Fehlregulation. Fortschr. Therapie 89, 1 (1971).
5. VÖLLM, K.R., SCHAUB, F.: Zur sogenannten postural hypotension-lageabhängige Hypotonie bei idiopathischer Störung der neurovegetativen Kreislaufregulation. Schweiz. med. Wschr. 94, 33 (1964).
6. BRADBURY, S., EGGLSTON, C.: Postural hypotension: A report of three cases. Am. Heart J. 1, 73–86 (1925).
7. MARK, G.: Die idiopathische orthostatische Hypotonie. Schweiz. Med. Wschr. 99, 1877–1886 (1969).
8. STREETEN, D.H.P., KERR, L.P., KERR, C.B., PRIOR, J.C., DALAKOS, T.G.: Lancet 1972 II (1048).
9. WESTERMANN, K.W.: Pathophysiologische Grundlagen der Hypotonie. Internist 14, 483–490 (1973).
10. TRIEB, G., ASCHKE, J., NUSSER, E.: Zur Kreislaufwirkung von Norphen retard bei Patienten mit statisch-labiler (hypotoner) Blutdruckregulationsstörung. Med. Klinik 66, 1147–1154 (1971).
11. BRAASCH, W., BUCHHOLD, J., KÖHLER, C.: Zur Therapie orthostatischer Regulationsstörungen. DMW 96, 1557–1562 (1971).
12. KEREKJARTO, M.: Psychosomatische Beschwerden bei Hypotonie. Internist 14, 521–524 (1973).
13. KERESCH, E.S., KRANFIELD, S.J., UNGER, A., POPPER, R.W., CANTOR, S., COHN, K.: Autonomic insufficiency in uremia as a cause of hemodialysis-induced hypotension. New. Engl. J. Med. 290, 650–653 (1974).
14. IBRAHIM, M.M., TARAZI, R.C., DUSTAN, H.P., BRAVO, E.L.: Idiopathic Orthostatic Hypotension: Circulatory Dynamics in Chronic Autonomic Insufficiency. Am. J. Cardiol. 34, 288–301 (1974).

14. Krankheiten der Gefäße

14.1. Begriffe und Definitionen

Gefäßkrankheiten können Ursache und Folge von Durchblutungsstörungen sein. Lokale Durchblutungsstörungen führen bei entsprechender Dauer zu morphologischen Veränderungen der Gefäßwände. Somit bedingen nicht nur organische, sondern auch funktionelle Störungen der Durchblutung pathologisch-anatomisch faßbare Alterationen organischer Strukturen. Wenn auch die Symptomatik der Gefäßkrankheiten meist zunächst an den Extremitäten manifest wird, so handelt es sich doch in der Regel um *Systemerkrankungen,* die nicht oder nur selten lokal begrenzt sind, meist aber das Gefäßsystem in seiner Gesamtheit erfassen.

Nach der Funktion gegliedert, besteht das Gefäßsystem aus elastischen Gefäßen (Windkesselarterien), muskulären Arterien (Verteiler), Arteriolen (präcapilläre Widerstandsgefäße), Capillaren (Austauschgefäße), Venolen (postcapilläre Widerstandsgefäße) und Venen (Kapazitätsgefäße) [2]. Die *Klassifikation der Angiopathien* umfaßt nach anatomischen Gesichtspunkten die Krankheiten der Arterien, der Venen, der Capillaren und der Lymphgefäße. Es wird weiterhin eine begriffliche Trennung in *Makro-* und *Mikroangiopathien* sowie in *generalisierte* und *lokale Formen* vorgenommen (Tabelle 14.1). —

Die *nosologische Einteilung* unterscheidet zwischen degenerativen, entzündlichen, angeborenen und funktionell-vasomotorischen Formen der Gefäßkrankheiten (Tabelle 14.2). Zusätzlich ist der *zeitliche Verlauf von Gefäßerkrankungen* (akut, subakut, chronisch, subchronisch) und die Beeinflussung der Gewebsdurchblutung (obliterierend und nicht obliterierend) zu berücksichtigen. In *therapeutischer Hinsicht* wird zwischen konservativ und chirurgisch angehbaren Gefäßkrankheiten unterschieden. Die *prognostische Einteilung* bezieht sich auf eine normale bzw. verkürzte Lebenserwartung (vgl. Tabelle 14.1). —

Unter Zugrundelegung *anatomischer Einteilungsprinzipien* setzen sich die Krankheiten der Arterien aus organischen und funktionellen Formen zusammen (Tabelle 14.2). Die organischen Gefäßleiden nehmen ihren Ausgang in pathologischen Prozessen der Gefäßwand selbst. Die funktionellen Störungen hingegen führen aufgrund krankhafter Reaktionen des Gefäßnervensystems zu pathologischen Veränderungen. Zu den organischen Erkrankungen der Arterien mit Verschlußsymptomatik werden u.a. die obli-

Tabelle 14.1. Klassifikationen der Angiopathien

1. *Anatomisch:* (s. auch Tabelle 14.2.)
   arteriell
   venös
   capillär
   lymphatisch

2. *Nosologisch:*
   degenerativ
   entzündlich
   angeboren
   funktionell-vasomotorisch

3. *Zeitlich:*
   akut — subakut
   chronisch — subchronisch

4. *Gewebsdurchblutung:*
   obliterierend
   nicht obliterierend

5. *Therapeutisch:*
   konservativ
   chirurgisch

6. *Prognostisch:*
   verkürzte Lebenserwartung
   normale Lebenserwartung

Tabelle 14.2. Einteilung der Gefäßkrankheiten nach anatomischen Gesichtspunkten

I. Erkrankungen der Arterien

   1. Organische Formen:

     mit Verschluß:
       obliterierende Arteriosklerose
       arterielle Embolie
       arterielle Thrombose
       Thrombangitis obliterans
       (v. WINIWARTER-BUERGER)
       Periarteriitis nodosa
       Angiitiden anderer Genese (z.B. Lues)
       diabetische Angiopathie
       (mit Neigung zu Gangrän)

     ohne Verschluß:
       arterielles Aneurysma
       arterio-venöse Fistel

   2. Funktionelle Formen:

     verengend:
       Digitus mortuus
       (Raynaudsche Krankheit,
       Raynaud-Phänomen)
       Akrocyanose
       Livedo
       Brachialgia paraesthetica nocturna
     erweiternd: Erythromelalgie

II. Erkrankungen der Venen
   Varicosis
   Thrombophlebitis und Phlebothrombose
   postthrombotisches Syndrom
   Ulcus cruris varicosum

III. Erkrankungen der Capillaren
   vasculäre Purpura
   „Capillaritis" bei akuter Glomerulonephritis
   infektiös-toxische Capillarschädigung

IV. Erkrankungen der Lymphgefäße
   Lymphangitis
   Lymphödem (angeboren oder erworben)

V. Tumoren und Dysplasien der Blutgefäße

terierende Arteriosklerose, die arterielle Embolie, die arterielle Thrombose, die Thrombangitis obliterans und die Periarteriitis nodosa gerechnet. Organische Formen ohne Verschlußsymptomatik stellen das arterielle Aneurysma und die arteriovenöse Fistel dar. — Unter den funktionellen Erkrankungen sind die Raynaudsche Krankheit, die Akrocyanose und die Brachialgia paraesthetica nocturna (mit verengender Symptomatik) und die Erythromelalgie mit funktioneller Erweiterungsbereitschaft der Arterien und Arteriolen die wichtigsten.

14.2. Krankheiten der Arterien

14.2.1. Pathologische Anatomie

Die Arteriosklerose ist kein neuentstandenes Zivilisationsleiden. Sie wurde z.B. schon bei ägyptischen Mumien nachgewiesen. Mit der ständig steigenden Lebenserwartung in der Neuzeit nimmt jedoch ihre Bedeutung immer mehr zu, und in der Todesursachenstatistik stehen heute die Folgen arteriosklerotischer Gefäßerkrankungen neben den bösartigen Tumoren in vielen Ländern — nicht nur in Mitteleuropa und den USA — an der Spitze [7].

Unter einer Arteriosklerose versteht man einen verschiedenartigen, herdförmigen Prozeß, der sich vorwiegend in der Intima der Aorta und der großen Arterien abspielt. Dabei kommt es zur Ausbildung vielgestaltiger Veränderungen [4].

An der *Aorta* tritt manchmal ein fettfreies Intimaödem in Form eines glasigen Fleckes auf. Wesentlich häufiger sind aber grauweißliche bis graugelbliche Beete (Plaques), die sich durch einen unterschiedlich starken Gehalt an kollagenen und elastischen Fasern sowie Lipiden auszeichnen. Fettablagerungen treten in unterschiedlicher Form auf. Bei Menschen im jüngeren und mittleren Alter werden gehäuft Lipoidflecke beobachtet, in denen die Lipoide in oberflächlichen Schichten der Intima in umgewandelten glatten Muskelzellen [14, 18] und Makrophagen abgelagert sind. In großen Polstern liegen die Lipoide dagegen bevorzugt an der Basis und häufig extracellulär. Oft fallen Cholesterinkristalle aus. Während an der Basis sklerotischer Polster oft Ödeme und Nekrosen auftreten, wird die Oberfläche meist von einer bindegewebigen Deckplatte bedeckt. Diese kann einreißen, es kommt zur Geschwürbildung, und der weiche „atheromatöse" Inhalt des Polsterzentrums und der Basis ergießt sich dann in den Blutstrom. So können Cholesterinkristalle in verschiedene Organe verschleppt werden und dort Embolien hervorrufen [25, 27].

An der Basis größerer Polster treten häufig Verkalkungen, manchmal sogar Verknöcherungen auf. In extremen Fällen kann die Aorta in ein weitgehend starres, kalkhartes Rohr umgewandelt werden, vor allem im Bauchteil.

In den *Organarterien* ist die Elastica interna im Bereich arteriosklerotischer Polster oft aufgesplittert und unterbrochen.

Arteriosklerotische Geschwüre können vom Endothel überhäutet werden und dadurch „ausheilen". Teilprozesse der Arteriosklerose sind rückbildungsfähig. Ödeme können wieder resorbiert werden, und selbst bei Verkalkungen sind noch Abbauvorgänge möglich [25].

Die arteriosklerotischen Intimaveränderungen lassen bestimmte Prädilektionsstellen erkennen. In der Aorta finden sie sich bevorzugt an Gefäßabgängen.

In *muskulären Arterien* tritt nicht selten ein besonderer Typ mit Mediaverkalkung auf, der vor allem den Oberschenkelarterien ein gänsegurgelartiges Aussehen verleiht (Arteriosklerose vom Mönckeberg-Typ). Diese in der Media lokalisierte Veränderung muß nicht zwangsläufig mit einer stärkeren Intimasklerose gekoppelt sein.

An größeren Arterien, besonders an der Aorta und den Beckenarterien, führt die Arteriosklerose nicht selten zu einer Lichtungserweiterung. Folgenschwerer ist in der Regel aber eine Lichtungseinengung, die in Organarterien, besonders des Herzens und des Gehirns, gefürchtet ist, weil sie bei starker Ausprägung oft Infarkte nach sich zieht. Eine hochgradige Lichtungseinengung einer Organarterie kann zwar allein durch eine Arteriosklerose erfolgen, sehr oft ist aber eine Thrombose daran beteiligt. Eine Thrombose entwickelt sich praktisch nie in einer unversehrten Arterie; fast immer entsteht sie auf dem Boden einer Arteriosklerose.

Die Arteriosklerose kann Aorta und große Körperarterien etwa gleich stark befallen. Öfter treten aber deutliche Unterschiede in verschiedenen Gefäßprovinzen auf. Einer ausgeprägten Arteriosklerose der Aorta kann z.B. eine geringe Coronarsklerose und Hirnbasisarteriensklerose gegenüberstehen und umgekehrt, oder bei einer ausgeprägten Coronarsklerose können Aorta und Hirnbasisarterien deutlich geringer befallen sein, um nur ein paar der möglichen Kombinationen aufzuzählen.

Der morphologische Werdegang der Arteriosklerose ist heute noch nicht in allen Einzelheiten

geklärt. Der Gedanke liegt nahe, ein Intimaödem als Initialveränderung aufzufassen, während ein großes, teils bindegewebiges, teils nekrotisches arteriosklerotisches Polster ohne Zweifel eine Spätveränderung darstellt. Ob eine Intimaverfettung eine obligate Vor- oder Zwischenstufe darstellt, ist noch ungeklärt. Auch steht noch nicht fest, wie häufig ein Intimaödem einem fibrösen Polster vorausgeht. In der Aorta werden herd- oder straßenförmige Ödeme gelegentlich beobachtet, in den Coronararterien sind sie aber eine große Rarität.

Arteriosklerotische Wanddefekte werden nicht selten von *Thromben* bedeckt. In der Aorta sind sie fast durchweg parietal, in Organarterien (z.B. des Herzens und des Gehirns) nicht selten obturierend. Die Thromben können endothelisiert, organisiert und in die Intima inkorporiert werden. Es gilt heute als erwiesen, daß inkorporierte Thromben weitere Schichten auf arteriosklerotischen Beeten bilden können [28]. Unklar ist aber noch, wie häufig dieser Prozeß eintritt. Die Thrombose stellt im wesentlichen eine Komplikation der Arteriosklerose dar. Ob sie als Initialveränderung eine wesentliche Rolle spielt, ist bis heute nicht erwiesen.

Für die Entstehung arteriosklerotischer Veränderungen ist der Wandbau der Arterien von wesentlicher Bedeutung. In der Aorta und ihren großen Ästen sind die Intima und das innere Drittel der Media frei von Capillaren. Dieser Wandanteil wird durch Diffusion von der Lichtung und — in seinen äußeren Abschnitten — von den Endverzweigungen der Vasa vasorum versorgt. Mit zunehmender Intimadicke, die sich mit fortschreitendem Alter einstellt, kann die Versorgung in diesem gefäßfreien Abschnitt kritisch werden. Manifest wird die Versorgungsnot beim Auftreten von Nekrosen in arteriosklerotischen Polstern.

Nach heutiger Vorstellung strömt vom Blut her ein Plasmastrom in die inneren Wandschichten der Aorta und ihrer großen Äste ein. Er fließt nach außen und zur Peripherie hin (in Richtung des Blutstromes, vergl. [6, 21]). Mit diesem Plasmastrom gelangen wohl auch Lipide in die Arterienwände. Schon in der normalen Aortenintima nehmen freie und veresterte Cholesterine, Phospholipide und Glyceride mit zunehmendem Alter beständig zu. Sie sind qualitativ denen im Blutplasma ähnlich. Elektronenmikroskopisch läßt sich zeigen, daß markierte Moleküle in der Größenordnung von Plasmaproteinen nach kurzer Zeit von der Lichtung her in die subendotheliale Schicht gelangen.

Wie weit Änderungen in den Mucopolysaccharid-Komplexen der Intima, die für die Wasserpassage und die Siebfunktion wesentlich sind, für die Entstehung der Arteriosklerose eine Rolle spielen, steht bis heute noch nicht fest. Dagegen weiß man, daß mechanische Läsionen der Intima die Entstehung einer Arteriosklerose begünstigen.

Die Arteriosklerose wird nicht durch einen einzigen Faktor bedingt. Sie hat eine *Polyätiologie*. Auf eine ganze Reihe verschiedener Schädigungen reagieren die Wände der großen Arterien relativ monoton mit sklerotischen Veränderungen. Die *Risikofaktoren* sind besonders eingehend für die Coronarsklerose geprüft worden. Ohne Zweifel nimmt die Schwere der arteriosklerotischen Veränderungen mit steigendem Lebensalter zu: im Laufe der Zeit summieren sich die schädigenden Faktoren. Als wesentliche Risikofaktoren sind heute die Hypertonie im großen Kreislauf, erhöhte Blutlipidwerte, der Diabetes mellitus und das Zigarettenrauchen bekannt (Einzelheiten s.S. 411). Bei einer arteriellen Hypertonie nimmt die Wandspannung [21] in den inneren Schichten der großen Arterien zu. Es ist ungewiß, ob dadurch die Entstehung von Mikrotraumen im Endothel begünstigt wird, die der Entstehung arteriosklerotischer Wandveränderungen Vorschub leisten können.

Bei Patienten mit *Hyperlipidämie* besteht im Durchschnitt eine recht gute Korrelation mit den klinisch feststellbaren Komplikationen der Arteriosklerose und der Mortalität dieser Patienten. Diesen Komplikationen liegen sehr oft Thrombosen zugrunde, die sich auf dem Boden der Arteriosklerose entwickelt haben. Es gibt aber bisher keine kombinierte klinisch-pathologisch-anatomische Untersuchung, die zuverlässig Auskunft über die Korrelation erhöhter Plasmalipidwerte und der Schwere der Arteriosklerose beim Menschen gibt [8].

Beim Diabetiker ist, vor allem bei schlechter Einstellung, eine Häufung von Herzinfarkten und Unterschenkelgangrän bekannt, denen eine schwere Arteriosklerose oft mit obturierender Thrombose zugrunde liegt.

Die Kenntnis der Risikofaktoren gestattet, in einem Kollektiv Voraussagen über die zu erwartende Häufigkeit arteriosklerotischer Komplikationen (etwa coronarer Herzerkrankungen) zu machen. Die Gefahr steigt beim Vorliegen mehrerer Risikofaktoren wesentlich an. Für den einzelnen Patienten ist jedoch eine sichere Voraussage nicht möglich, weil die Konstitution wesentlich über den Werdegang der Arteriosklerose mitentscheidet. Es bekommen z.B. nicht alle Hypertoniker oder alle Patienten mit Hypercholesterinämie eine schwere Arteriosklerose. Diese innere *Disposition* können wir bisher nur aus den Reaktionen des Organismus erschließen, aber nicht in Maß und Zahl fassen. Die Konstitution stellt auch im Werdegang der Arteriosklerose den größten Unsicherheitsfaktor dar. Sie kann bei gleichen Risikofaktoren den einen Patienten weitgehend verschonen und den anderen vorzeitig sterben lassen.

Panarteriitis nodosa (Periarteriitis nodosa): Diese Erkrankung befällt mittlere und kleine Arterien, vor allem in Nieren, Herz, Leber, Pankreas, Gallenblase, Gehirn, peripheren Nerven und Skeletmuskeln. Die Gefäße werden nicht diffus, sondern herdförmig befallen. An Organoberflächen treten nicht selten knötchenförmige, im Durchschnitt 2–4 mm große Verdickungen im Verlauf der Arterien auf, bevorzugt an Verzweigstellen und manchmal perlschnurartig.

Auf dem Querschnitt sind die Gefäße oft nur sektorförmig befallen. In frühen Stadien beherrschen Medianekrosen mit fibrinöser Wanddurchtränkung sowie entzündliche Infiltrate aus eosinophilen Granulocyten, Lymphocyten und Plasmazellen das Bild. Bald setzt eine starke bindegewebige Proliferation der Intima ein, in der Adventitia vermehren sich die Fibroblasten, und die Medianekrose wird organisiert. Oft finden sich verschieden alte Veränderungen an verschiedenen Stellen (Abb. 14.1).

Auf dem Boden der Wandnekrosen können Aneurysmen und sogar Rupturen entstehen. Dagegen führen Intimaproliferationen und begleitende Thromben zur Lichtungseinengung. KUSS-

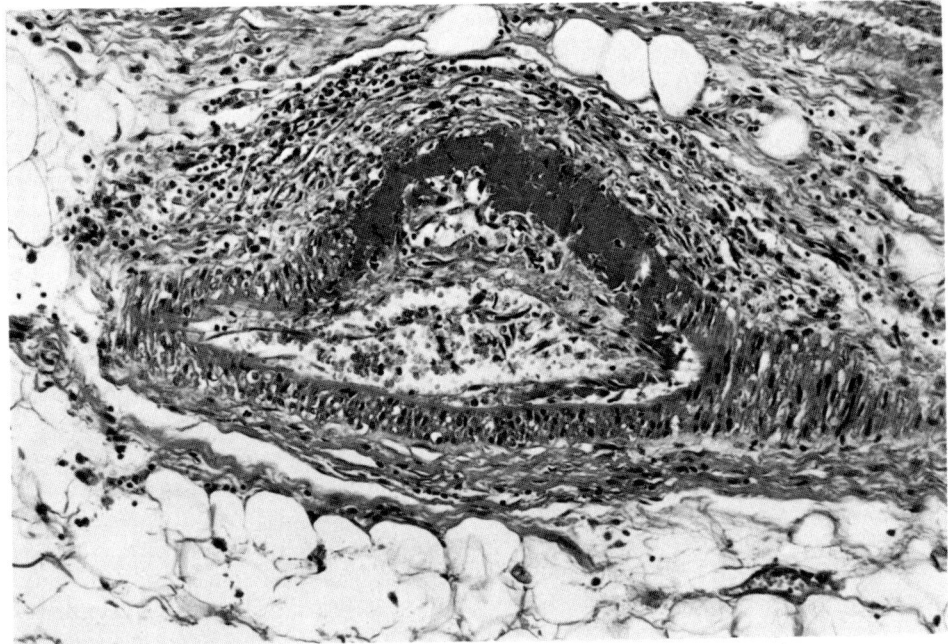

Abb. 14.1. Panarteriitis nodosa. Die Media der kleinen Arterien ist in der oberen Hälfte der Cicumferenz nekrotisch. Die benachbarte Intima ist durch ein junges Bindegewebe verbreitert, die Adventitia mit Granulocyten und Lymphocyten infiltriert.

MAUL und MAIER [20], die als erste eingehend die Periarteriitis nodosa beschrieben haben, vermuteten den Angriffspunkt in der Adventitia. Heute sprechen mehr Argumente für eine zentrifugale Entstehung von der Lichtung her, und manche Autoren vermuten die ersten Veränderungen in der glatten Muskulatur der Media. Die *Ätiologie* der klassischen Panarteriitis ist bisher unbekannt. Eine Hypertonie kann ihren Ablauf begünstigen, aber sie ist nicht die auslösende Ursache.

Der Panarteriitis eng verwandt ist die *allergische* oder *Überempfindlichkeits-Angiitis* (Hypersensitivity-Angiitis nach ZEEK). Bei ihr sind nur kleine und kleinste Arterien sowie Venen befallen. Die Nekrosen umfassen die ganze Circumferenz, und die Gefäßwandveränderungen befinden sich an verschiedenen Stellen offenbar im gleichen Stadium. Am häufigsten betroffen sind Nieren, Herz und Lungen. Die Erkrankung führt meist rasch zum Tode.

Kurz erwähnt sei, daß *nekrotisierende Arteriitiden* auch bei den sog. Kollagenkrankheiten auftreten können (rheumatisches Fieber, Erythematodes visceralis und Dermatomyositis).

Thrombangitis obliterans: Hinter einer juvenilen Extremitätengangrän wird — besonders bei jüngeren Männern, die stärkere Raucher sind — oft eine Thrombangitis obliterans vermutet. Dieser Symptomenkomplex ist jedoch häufig durch eine frühzeitige Arteriosklerose mit nachfolgender Thrombose [39] oder durch eine Embolie bedingt. Er kann aber auch durch eine Thrombangitis obliterans [26] hervorgerufen werden, die sich durch eine ausgeprägte Intimaproliferation und eine begleitende Thrombose auszeichnet. Die Erkrankung beginnt wahrscheinlich mit entzündlichen Veränderungen in der Intima. Eine proliferierende Endangitis mit Organisation der aufgelagerten obturierenden Thromben leitet zum bindegewebigen Verschluß über. Die befallenen Arterienteilstücke werden zu schmalen, derben Strängen. Außer den Extremitätenarterien können auch viscerale Arterien (z.B. am Herzen, Magen-Darm-Kanal oder Gehirn) befallen sein. Die *Abgrenzung* der Thrombangitis obliterans gegen andere Arterienerkran-kungen, besonders gegen arteriosklerotische, kann auch morphologisch sehr schwierig sein, und von manchen Autoren wird die Selbständig-keit dieses Krankheitsbildes sogar angezwei-felt.

Andere entzündliche Arterienerkrankungen seien nur kurz erwähnt. Durch Übergreifen einer Entzündung von außen (z.B. bei einer Lepto-meningitis) oder von innen (z.B. bei einer Septic-ämie) kann sich eine unspezifische bakterielle oder abakterielle Arteriitis entwickeln.

Spezifische Entzündungen kommen bei Tuberku-lose und Lues vor. Unter den Allgemeininfektio-nen sind entzündliche Veränderungen kleiner Arterien ferner bei Rickettsiosen bekannt. Bei der Wegenerschen Granulomatose treten nekro-tisierende und granulomatöse Arteriitiden auf. Eine Riesenzellarteriitis wird am häufigsten in der Temporalarterie beobachtet. Dem Aorten-bogensyndrom (und der pulseless-disease) liegt oft eine Entzündung des Aortenbogens oder sei-ner großen Äste (A. subclavia) mit begleitender Thrombose zugrunde (Takayashu-Syndrom). Beim rheumatischen Fieber und bei der chroni-schen Polyarthritis können gelegentlich Aorta, A. pulmonalis und auch Organarterien miter-kranken, und bei der diffusen Sklerodermie führt eine Miterkrankung von Organarterien zu Lich-tungseinengungen durch Intimaproliferation.

Aneurysmen: Ein Aneurysma stellt eine meist umschriebene Arterienerweiterung dar, die auf dem Boden einer pathologischen Wandverände-rung entstanden ist. Folgende Aneurysmenarten werden unterschieden:

1. Aneurysma verum: Die Gefäßwand ist erhal-ten und vorgebuchtet.

2. Aneurysma dissecans: Die Gefäßwand ist im Mediabereich aufgesplittert.

3. Aneurysma spurium: Aus der verletzten Ge-fäßwand ist Blut in das periarterielle Gewebe ausgetreten.

ad 1. Aneurysma verum (Hier sollen nur die Aor-tenaneurysmen kurz besprochen werden): An der Brustaorta entstehen sie in der Regel bei ei-ner Mesaortitis luica. Heute werden sie nur noch selten beobachtet. Im tertiären Stadium der Lues

kommt es auf dem Boden einer perivasculären plasmacellulären Entzündung der Vasa vasorum der Brustaorta zu kleinen Nekrosen in der Aor-tenwand mit Verlust von elastischen Fasern und einer Schwächung der Wandstruktur. Die Aneu-rysmen können sehr umfangreich werden, be-nachbarte Organe komprimieren, Knochen usu-rieren und gelegentlich sogar nach Zerstörung der vorderen Thoraxwand durch die Brusthaut perforieren.

Viel häufiger kommen heute Aneurysmen der Bauchaorta vor. Sie liegen meist infrarenal und treten bei Männern wesentlich häufiger als bei Frauen auf. Bei diesen Aneurysmen ist die Wandschwäche in der Regel auf dem Boden ei-ner fortgeschrittenen Arteriosklerose entstan-den. Meist liegen sie an der vorderen oder ante-rolateralen Aortenwand, und häufig sind sie mit geschichteten Thromben ausgefüllt. Eine zuneh-mende Wandverdünnung prädisponiert zur Ruptur. Die Rupturgefahr steigt mit wachsender Größe der Aneurysmen. Eine Rupturblutung er-gießt sich gewöhnlich in das retroperitoneale Bindegewebe und kann in die freie Bauchhöhle durchbrechen.

ad 2. Aneurysma dissecans: Es entwickelt sich oft auf dem Boden einer idiopathischen Mediane-krose, selten auf dem Boden einer Arteriosklero-se. Oft beginnt es mit einem quergestellten Einriß der inneren Aortenwandschichten oberhalb der Klappen, seltener im Bogenteil oder in der ab-steigenden Brustaorta. Das Blut wühlt sich durch den Defekt in die Media der Aorta ein, und die neu entstandene Lichtung umgibt oft als ein zweites Gefäßrohr zirkulär die Aorta. In der Regel bricht das dissezierende Aneurysma in der Bauchaorta oder in den Becken-Arterien wieder in die Lichtung ein. Der Durchbruch kann aber auch in den Herzbeutel oder nach außen in die Pleurahöhle oder in die Bauchhöhle erfolgen und dann zu einer tödlichen Blutung führen. Abrisse von Interkostalarterien können eine Ischämie im Rückenmark und neurologische Ausfälle zur Folge haben.

Bei längerem Bestehen wird die innere Oberflä-che des dissezierenden Aneurysmas von einer Neo-Intima ausgekleidet, in der sich sogar arte-riosklerotische Veränderungen entwickeln kön-nen.

ad 3. Aneurysma spurium: Es entsteht meist traumatisch bei einer Gefäßverletzung mit erhaltenem periadventitiellen Gewebe. Diese falschen Aneurysmen werden schon nach wenigen Wochen von einem kapselartigen, oft derben Bindegewebe umgeben, und sie erhalten eine Endothelauskleidung.

14.2.2. Physiologische Vorbemerkungen

Die Arterien dienen der Verteilung des durch das Herz ausgeworfenen Blutvolumens auf die einzelnen Organsysteme. Die Blutverteilung erfolgt entsprechend den metabolischen Bedürfnissen der einzelnen Gewebe. Für die arterielle Hämodynamik ist vor allem der *Perfusionsdruck* wesentlich, der durch Schlagvolumen bzw. Inotropie des Herzens, lokalen Gefäßwiderstand und distal gerichtete Blutströmungsgeschwindigkeit determiniert wird. Die „Windkesselarterien" ermöglichen einen kontinuierlichen Fluß des rhythmisch ausgeworfenen Blutvolumens. — In den Arteriolen wird der Blutströmung der Hauptwiderstand entgegengesetzt, wobei dem constrictorischen und dilatatorischen Nervensystem regulierende Funktionen zukommen. Wesentlich sind weiterhin die Trägerstoffe Acetylcholin sowie die Katecholamine.

Ein *akuter Arterienverschluß* führt zu einem systolischen und diastolischen Druckanstieg proximal der Stenose. Distal des Verschlusses kommt es zu einem erheblichen Blutdruckabfall, der durch die funktionelle Dilatation der Kollateralarterien bald particll zurückgeht. Der Gefäßverschluß führt naturgemäß zu einer arteriellen Insuffizienz bzw. Ischämie bei Ruhe oder bei Belastung.

Chronisch stenosierende Arterienerkrankungen führen in Abhängigkeit zum Ausmaß des Verschlusses zu Strömungsbehinderung und damit zu entsprechenden klinischen Symptomen. Bei der Stenosierung eines Rohres (Gefäßes) hängt die Durchströmung von dem Druckgradienten zwischen dem proximal und distal der Stenose gelegenen Abschnitt ab, sowie von dem Querschnitt des Restlumens. Neben dem Ausmaß der Stenose und dem Druckgradienten ist für den Durchfluß der periphere arterioläre Widerstand

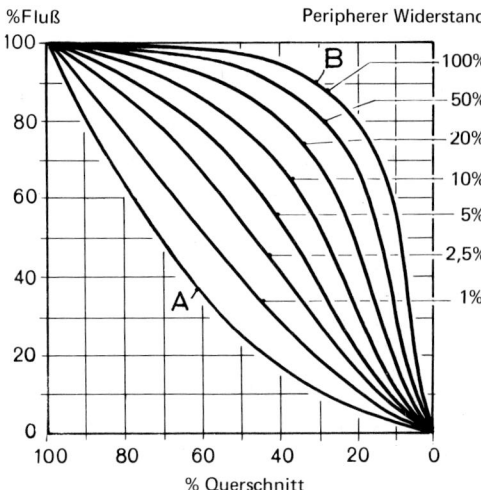

Abb. 14.2. Beziehungen zwischen Durchfluß (in Prozent des Flusses im nicht-stenosierten Rohr) und Stenosequerschnitt (in Prozent des Rohrquerschnittes) in Abhängigkeit von der Höhe des Abflußwiderstandes. Konstanter Perfusionsdruck. A: freier Abfluß, B: höchster Abflußwiderstand (nach [11])

entscheidend (Abb. 14.2). Mit einer wirksamen Stenose, d.h. Veränderung des Drucks und der Stromstärke ist erst dann zu rechnen, wenn das Gefäßlumen um mehr als 75% unter den kritischen Querschnitt eingeengt wird, der bei den Beinarterien bei ca. 4,5 bzw. 2,5 mm² Restdurchmesser liegt [17]. Jenseits des Strömungshindernisses ist die Blutdruckamplitude verkleinert, die Stromstärke herabgesetzt. Bei Absinken des arteriellen Mitteldrucks kommt es kompensatorisch zur Ausbildung eines Kollateralkreislaufs und zu peripherer Vasodilatation.

14.2.3. Klinik

Allgemeine Symptomatologie: Im Vordergrund der klinischen Symptomatik bei Durchblutungsstörungen steht der *Schmerz*. Schmerzcharakter und Dauer sind unterschiedlich. Der Belastungsschmerz (Claudocatio intermittens, Dyspraxia intermittens) tritt nie in Ruhe, sondern nur bei ununterbrochener Dauerbelastung auf. Bei Sistieren der Muskelarbeit lassen die Beschwerden charakteristischerweise nach. Die Schmerzen sind meist an den unteren Extremitäten lokalisiert. Ein Äquivalent dieses intermittierenden Hinkens stellt die *Dyspragia intermittens abdominalis arteriosklerotica* ORTNER dar. Der spontane Dauerschmerz (Ruheschmerz) ist durch Ischämie der peripheren Nerven verursacht und findet sich bei beginnender Nekrose durch Gefäßverschlüsse. Davon abzugrenzen ist der Entzündungsschmerz bei Arteriitiden und Phlebitiden und der spastische Schmerz bei Morbus Raynaud. Parästhesien, Hyperästhesien, Hypästhesien und Kältegefühl sind weitere subjektive Beschwerden im Rahmen der allgemeinen Symptomatologie der Gefäßerkrankungen. Unter den klinisch objektivierbaren Krankheitsbefunden ist die *Hautfarbe* oft richtungsweisend. Die Intensität der Hautröte, die Farbintensität, die Cyanose oder der rasche Wechsel von Farbqualitäten beim Raynaudschen Syndrom (Blässe, Cyanose, hyperämische Nachröte) sind wesentliche diagnostische Hilfen. — Hautfarbe und *Oberflächentemperatur* können mit Einschränkung als grobe Parameter der peripheren Durchblutung gelten.

Nicht wenige Varianten der *Dermographie* (z.B. Dermographia alba, rubra, elevata) kennzeichnen eine besondere Reaktionslage der Haut auf mechanische Einwirkungen. Die *Hautatrophie* ist Ausdruck lange währender arterieller Insuffizienz der betroffenen Körperpartien oder Extremitäten. Hautsklerosierungen stehen im Zusammenhang mit dem Raynaudschen Syndrom. Auch *Störungen des Haarwachstums und des Fingernagelwachstums* werden in Zusammenhang mit Durchblutungsstörungen gebracht. Naturgemäß begünstigt eine verminderte Durchblutung die Infektionsgefahr der betroffenen Hautpartien. *Trockene Gewebsnekrosen,* schwärzliche Verfärbung und Abstoßung mumifizierter Gewebsteile sind die schweren Folgen von Gewebsverschlüssen.

Die von distal nach proximal fortschreitende *Gangrän* ist charakteristisch für die diabetische Angiopathie. Zur allgemeinen Symptomatik gehören auch trophische Störungen sowie pathologische Abweichungen der palpatorisch und auskultatorisch objektivierbaren Befunde (Stenosengeräusche).

Arterielle Verschlußkrankheiten:

Definition: Der Begriff der arteriellen Verschlußkrankheit ist eine klinische Bezeichnung, die sich auf eine Verlegung oder Einengung der arteriellen Strombahn, vornehmlich größerer Arterien und meist im Bereich der Extremitäten bezieht. Die zugrunde liegenden pathologischen Veränderungen sind pathogenetisch und morphologisch unterschiedlich und betreffen meist das gesamte arterielle Gefäßsystem.

Epidemiologie: Von arteriellen Verschlußkrankheiten sind Frauen dreimal seltener betroffen als Männer. Bis zur Menopause besteht beim weiblichen Geschlecht ein hormoneller Schutz gegenüber der Arteriosklerose. Die Morbiditätskurve erreicht ihr Maximum ca. ein Jahrzehnt später als beim Mann. — Der arterielle Gliedmaßenverschluß findet sich häufiger als bislang angenommen wurde: Von den 40–44jährigen Männern haben nur 1%, von den 60–64jährigen jedoch 8% Stenosen oder Verschlüsse, die zu 5/6 an den unteren Extremitäten beobachtet werden [41]. Angeborene Verlaufsanomalien der distalen Gliedmaßenarterien sind hingegen relativ selten. Gliedmaßenarterienverschlüsse kommen kaum isoliert vor: bei einem Kollektiv von 6400 Berufstätigen im Alter von 15–64 Jahren wurden in einem Drittel der Verschlußkranken (75) Verschlüsse in mehreren Extremitäten gefunden. Ein Zehntel dieser Patienten hatte eine Apoplexie durchgemacht, ein Drittel litt an einer coronaren Herzkrankheit [40]. Chronische Arterienverschlüsse finden sich ganz überwiegend im Bereich der unteren Gliedmaßen, einschließlich der Aorta und Beckengefäße. Nur ca. 10% betreffen die Schultergürtel- und Kopfarterien. Die Mortalität peripherer Durchblutungsstörungen ist gering. Ein letaler Krankheitsverlauf wird meist durch die kardialen und cerebralen Manifestationen der Gefäßsklerose bedingt (Myokardinfarkt, apoplektischer Insult). Die arteriellen Verschlußkrankheiten der Extremitäten stellen für sich gesehen kein lebensbedrohliches Leiden dar. Die Prognose wird vielmehr durch Komplikationen des Coronargefäßsystems (Myokardinfarkt) oder der cerebralen Gefäße (Apoplexie) belastet. Erst wenn mehrere Arterien verschlossen sind, ist mit der Ausbildung von Nekrosen zu rechnen. Prognostisch wesentlich ist die Lokalisation der

Nekrose. Ein distaler Gefäßverschluß ist günstiger zu beurteilen als ein proximal gelegener oder gar ein doppelseitiger z.B. im Bereich der Becken- oder Oberschenkelarterien. Im Einzelfall determinieren die Kollateralen wesentlich den Verlauf der Erkrankung. So sind die therapeutischen Chancen der totalen Verschlüsse der Femoralis- und Poplitea-Arterien wegen der langen Kollateralwege besonders ungünstig.

Ätiologie und Pathogenese: In 90% der Fälle beruhen die chronischen Gefäßverschlüsse auf arteriosklerotischen Veränderungen und in etwa 10% auf entzündlichen Gefäßprozessen. Unter den letzteren ist die Endangitis obliterans die wichtigste.

Die **Arteriosklerosis obliterans** (Atheromatose, Arteriosklerose) stellt eine degenerative Arterienerkrankung dar (s. pathologische Anatomie), mit Wandveränderungen, Elastizitätsverlust und Lumeneinengung. Die Mönckeberg-Sklerose (Mediasklerose), die zu Mediaverkalkungen führt, geht primär nicht mit einer Lumeneinengung der Gefäße einher. Bei Fehlen eindeutig definierbarer Ursachen kommt den Risikofaktoren der Arteriosklerose hervorragende Bedeutung zu:

1. familiäre Belastung
2. Geschlecht (männliches Geschlecht bevorzugt betroffen)
3. Ernährung (Fett, Kohlenhydrate)
4. körperliche Inaktivität
5. Fettsucht
6. essentielle Fettstoffwechselstörung
7. Nicotinabusus
8. Hypertonie
9. Diabetes mellitus
10. Hypothyreose
11. nephrotisches Syndrom
12. Gicht, Hyperuricämie
13. Streß (Katecholamine)
14. Hyperparathyreoidismus
15. Morbus Cushing.

Besonders hervorzuheben sind unter den Risikofaktoren der Diabetes mellitus und der Nicotinabusus. Im Rahmen der Bluthochdruckkrankheit kommt es zu pathologischen Veränderungen an Aorta, Arterien, Arteriolen, Coronar- und Cerebralgefäßen mit Begünstigung der Entwick-

lung chronischer Gefäßverschlüsse (s.a. Pathologische Anatomie).

Als besondere Form der Arteriosklerose ist die diabetische *Makroangiopathie* aufzufassen, die die mittleren und großen arteriellen Gefäße betrifft. Die diabetische *Mikroangiopathie* bezieht sich auf die Arteriolen und Capillaren. Die klinische Manifestation besteht in (diabetischer) Retinopathie, (diabetischer) Nephropathie und Angiopathie der Haut.

Die *Lipoidstoffwechselstörungen* (z.B. Hypercholesterinämie, Hyperlipidämie) disponieren vor allem zu stenosierenden und obliterierenden Veränderungen an den unteren Extremitäten. Bei der Hypothyreose finden sich Gefäßveränderungen bei Erhöhung des Serum-Cholesterin-Spiegels. Die Hypercalcämie bei Hyperparathyreoidismus (primär, sekundär) zieht Verkalkungen der kleinen Arterien nach sich.

Die **Thrombangitis obliterans** (Endangitis obliterans, v. Winiwarter-Buergersche Erkrankung, Morbus Buerger) ist als mögliche Ursache der arteriellen Verschlußkrankheit die wichtigste unter den Arteriitiden. Sie stellt eine entzündliche Systemerkrankung der Arterien dar, die vornehmlich die kleinen und mittleren Arterien befällt und im späteren Stadium auch die großen Gefäße erfaßt. Die Erkrankung tritt bevorzugt zwischen dem 30. und 40. Lebensjahr auf. Eine histologische Abgrenzung von der Arteriosklerose ist meist nicht möglich, da es in fortgeschrittenen Stadien der Krankheit zusätzlich zur Ausbildung einer Arteriosklerose kommt. — Die Ätiopathogenese der Buergerschen Erkrankung ist bisher nicht geklärt. Nicotin, Kälteschäden und chronische Infekte scheinen eine pathogenetische Bedeutung zu besitzen.

Die *Symptomatik* besteht in Ruhe- und Belastungsschmerz, trophischen Störungen und Nekrosen der betroffenen Gebiete, vorzugsweise der unteren Extremitäten. Zusätzlich findet sich häufig eine Thrombophlebitis. In der überwiegenden Zahl der Fälle ist das männliche Geschlecht betroffen.

Arteriitiden unterschiedlicher Genese. Neben der vergleichsweise häufigen Buergerschen Erkrankung können entzündliche Veränderungen der Arterien auch im Rahmen allgemeiner Infektionskrankheiten, von Systemerkrankungen oder auf der Basis allergisch-hyperergischer Prozesse entstehen. Hierbei dominiert meist die Symptomatik der zugrundeliegenden Systemerkrankung.

Arteriitiden werden bei lokalen unspezifischen Entzündungen (Absceß, Phlegmone) und Allgemeininfektionen (Grippe, Pneumonie, Diphtherie) sowie bei rheumatischen Prozessen ebenso beobachtet wie bei spezifischen Erkrankungen (Tbc, Lues). Auch im Zusammenhang mit Kollagenerkrankungen treten an den Extremitäten Arteriitiden auf: z.B. Lupus erythematodes, Sklerodermie mit Raynaud-artigen Beschwerden, Dermatomyositis.

Die **Riesenzellarteriitis** (Wegenersche Granulomatose) wird als respiratorische Form der Panarteriitis nodosa angesehen und betrifft vornehmlich Nase, Luftwege und Lunge. Entzündliche und granulomatöse Alterationen der kleinen Arterien und Venen breiten sich von den oberen Luftwegen auf die Lunge aus. Es kann hierbei auch zu einer Generalisierung kommen. Diese seltene Erkrankung betrifft Frauen und Männer gleichermaßen bevorzugt zwischen der 3. und 5. Lebensdekade. Ursächlich werden hyperergische Reaktionen auf unspezifische Infekte der Luftwege diskutiert.

Die *Klinik* ist zunächst gekennzeichnet durch ulceröse oder granulomatöse Entzündungen im Bereich der oberen Luftwege. Nasenbluten ist ein häufiges Symptom. Später finden sich granulomatöse, z.T. einschmelzende Herde in der Lunge. In fortgeschrittenen Stadien besteht eine generalisierte Vasculitis entsprechend der Panarteriitis nodosa (s.u.) mit Beteiligung zahlreicher Organe.

Die *Prognose* dieser Erkrankung ist infaust. Die mittlere Überlebenszeit beträgt weniger als ein Jahr. Als Todesursache kommen die respiratorische Insuffizienz sowie Herz- und Niereninsuffizienz in Frage. Therapeutisch können Corticosteroide in mittleren Dosierungen und Immunsuppressiva eingesetzt werden.

Die **Arteriitis temporalis** (Arteriitis cranialis, senile Riesenzellarteriitis, HORTON) ist eine thrombosierende und nekrotisierende Gefäßerkrankung, die vorwiegend ältere Patienten jenseits des 60. Lebensjahres betrifft, bei Überwiegen des weiblichen Geschlechtes. Die Ursache ist unbekannt. Pathologisch-anatomisch findet sich eine Panarteriitis, die zu nekrotischen und granulomatösen Alterationen mit Riesenzellen führt. Vorwiegend manifestiert sich die Erkrankung an den Gefäßen des Aortenbogens bzw. den Temporalarterien. Die klinische Symptomatik ist durch Kopf- und Gesichtsschmerzen, vornehmlich Nackenkopfschmerzen, gekennzeichnet sowie durch Fieber, Leukocytose und Beschleunigung der Blutkörperchensenkungsgeschwindigkeit. In mehr als der Hälfte der Fälle finden sich Sehstörungen. Die arteriitischen Veränderungen an den Augen können bis zur Erblindung führen.

Die Diagnose der Erkrankung wird durch eine Probeexcision aus einer Temporalarterie gesichert. Die Therapie besteht in der konsequenten Applikation von Corticosteroiden.

Die **Panarteriitis nodosa** (hyperergische Arteriitis nodosa, Periarteriitis nodosa, Polyarteriitis nodosa, KUSSMAUL-MAIER) tritt meist im Rahmen einer schweren Allgemeinerkrankung auf und ist durch die Beteiligung innerer Organe charakterisiert. Nur selten kommt es zu Gefäßverschlüssen. Männer sind häufiger als Frauen betroffen, vorzugsweise zwischen dem 2. und 5. Lebensjahrzehnt. Die Ursache der Erkrankung ist unbekannt. Das klinische Bild ist vielfältig: in etwa der Hälfte der Fälle besteht eine Hypertonie. Akutes Fieber mit Schüttelfrost wird nicht selten beobachtet. In mehr als 50% der Erkrankungen finden sich Proteinurie, Hämaturie, Niereninsuffizienz und Ödeme als Ausdruck einer Nierenbeteiligung. Die BKS ist beschleunigt, im Differentialblutbild zeigt sich eine Eosinophilie.

Eine Beteiligung der Coronararterien kann zu Rhythmusstörungen, pektanginösen Beschwerden und Myokardinfarkt führen. Bei aneurysmatisch veränderten Coronararterien besteht die Gefahr einer Ruptur mit konsekutiver Herzbeuteltamponade. Daneben können zahlreiche Organe (Lunge, Haut, Gelenke, ZNS) betroffen sein. Die diagnostische Sicherung gelingt durch Excision entzündlich veränderter Gefäße (z.B. aus der Wadenmuskulatur). Die Prognose der Panarteriitis nodosa ist nicht einheitlich. Neben rasch zum Tode führenden Fällen kommen chronisch sich über Jahre hinziehende Krankheitsverläufe vor. Niereninsuffizienz, Herzinsuffizienz und Hypertonie belasten die Prognose. Die Behandlung besteht in einer Langzeittherapie mit Corticosteroiden.

Die *Livedo racemosa* findet sich sekundär bei der Periarteriitis nodosa wie auch bei Endangitis obliterans, Arteriosklerose, Hypertonie, Tbc und Lues. Es handelt sich um bläulich-rote Gefäßfiguren an Rumpf und Extremitäten, die rankenförmig angeordnet sind. Pathologisch-anatomisch finden sich arteriitische und phlebitische Gefäßwandveränderungen.

Bei Arzneimittelunverträglichkeit kann es zu hyperergischen Gefäßreaktionen mit Ausbildung einer **Hypersensitivitätsangiitis** — einer Sonderform der nekrotisierenden Panangiitis — kommen, die häufig die Extremitäten befällt; dane-

ben werden viscerale Formen beobachtet, die im Verlauf der Panarteriitis nodosa entsprechen. Prognostisch ist die cutane Form der Hypersensitivitätsangiitis wesentlich günstiger zu beurteilen als die viscerale Verlaufsform.

Klinische Symptomatik: Klinisch wird die arterielle Verschlußkrankheit meist nach der Verschlußlokalisation eingeteilt bzw. nach der im Vordergrund stehenden Symptomatik.

Eine Stenosierung des Arterienlumens um ca. zwei Drittel bleibt noch weitgehend ohne Auswirkungen auf das Strömungsvolumen (s.o.). Erst eine zusätzliche Verengung oder Verlegung führt zu einer insuffizienten Blutversorgung, besonders bei vermehrter Muskelarbeit, und hat die typischen Beschwerden der Claudicatio intermittens bzw. des Latenzschmerzes zur Folge. In Ruhe kann sogar eine Lumeneinengung bis zu 95% ohne Symptome bleiben. Die Versorgung der poststenotischen Gewebsbezirke wird durch die Funktionstüchtigkeit des Kollateralkreislaufs determiniert, der den wichtigsten Kompensationsmechanismus darstellt.

Die *Symptomatik* der arteriellen Verschlußkrankheit besteht vornehmlich in lokalisationsabhängigen Schmerzen, Parästhesien, Kälte- und Schweregefühl und rascher Ermüdbarkeit der betroffenen Extremitäten. Weitere klinische Zeichen sind trophische Störungen wie Haarausfall, Haut- und Muskelatrophie, schlecht heilende Wunden und in extremen Fällen Nekrose und Gangrän.

Nach der Symptomatologie erfolgt eine Einteilung in vier Stadien (Tabelle 14.3). Der Bezug

Tabelle 14.3. Arterielle Verschlußkrankheiten (Stadieneinteilung nach FONTAINE)

Stadium	
I	Kältegefühl, Empfindungsstörung, rasche Ermüdbarkeit der Extremität, Interdigitalmykose
II	Claudicatio intermittens = Belastungsinsuffizienz
II a	leichteren Grades
II b	erhebliche Einschränkung
III	ischämischer Ruheschmerz, keine trophischen Störungen, muskuläre Inaktivitätsatrophie
IV	ischämischer Ruheschmerz mit trophischen Störungen (Nekrose und Gangrän)

Tabelle 14.4. Klinische Schweregrade bei arteriellen Verschlußkrankheiten (nach STEIN)

Schwere-grade	Kompen-sation	Gefäßbefunde	Durchblutung
I	vollständig	partielle Einengung oder ausgedehnte Kollateralen	nur Einschränkung der „Luxusdurchblutung"
II	teilweise	hochgradige Stenose oder vollständiger Verschluß mit reichlich Kollateralen	in Ruhe ausreichend, bei Belastung ungenügend (verminderte Reserve)
III	schlecht	Verschluß mit wenig Kollateralen	Ruhedurchblutung ungenügend
IV	fehlend	Verschluß ohne Kollateralen, multiple periphere Verschlüsse	bereits in Ruhe Ischämie

der klinischen Schweregrade zur Durchblutung und zu den Gefäßbefunden ist in Tabelle 14.4 wiedergegeben.

Die Lokalisationstypen können im einzelnen wie folgt unterschieden werden:

a) peripherer Typ,
b) Carotis-Vertebralis-Typ,
c) Schulter-Arm-Typ,
d) Arm-Hand-Typ,
e) Aorten-Typ, Aortenbogen-Syndrom,
f) Beckentyp,
g) Oberschenkeltyp.

Man spricht von einem *peripheren Typ* bei der arteriellen Verschlußkrankheit, wenn Unterschenkel- oder Unterarmarterien oder die Digitalarterien verschlossen sind. Bevorzugt findet sich dieser Verschlußtyp, bei dem meist mehrere Arterien verschlossen sind, bei Diabetikern und bei jüngeren Patienten mit Endangitis obliterans. Differentialdiagnostisch sind funktionelle Zirkulationsstörungen auszuschließen.

Der *Carotis-Vertebralis-Typ* bezeichnet Verschlüsse oder Obliterationen im Bereich der Aorta, Arteria subclavia sinistra, des Truncus brachiocephalicus und der Carotisgabel (Abb. 14.3). Während der Verschluß der Arteria carotis externa nur von untergeordneter klinischer Bedeutung ist, kann es bei obliterierenden Veränderungen der Arteria carotis communis

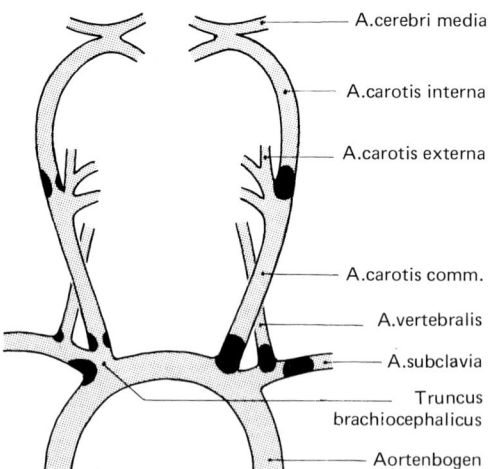

A.cerebri media

A.carotis interna

A.carotis externa

A.carotis comm.

A.vertebralis

A.subclavia

Truncus brachiocephalicus

Aortenbogen

Abb. 14.3. Hauptlokalisationen von Stenosen und Verschlüssen im Bereich des Aortenbogens und der extrakraniellen Arterien [17]

oder interna zu ausgeprägten Krankheitssymptomen kommen.

Der *Verschluß der Arteria carotis interna* bietet eine sehr wechselnde klinische Symptomatik, die vorwiegend durch die Funktion des Kollateralkreislaufs determiniert wird. Das Vollbild des Carotis-Interna-Syndroms ist charakterisiert durch eine kontralaterale Hemiparese, Hemianopsie und Hemihypästhesie und hochgradige Visusverminderung bzw. homolaterale Blindheit aufgrund der ausgefallenen Arteria centralis retinae. Weit häufiger als das Vollbild des Arteria carotis interna-Verschlusses finden sich Übergangsformen und Zwischenstufen des Syndroms. Hier haben kurzdauernde Sehstörungen, flüchtige Hemiparesen, Aphasie und kurzdauernde Desorientiertheit als Ausdruck einer intermittierenden cerebralen Insuffizienz zu gelten. Ein Ausfall der Arteria ophthalmica wird vergleichsweise selten beobachtet, da dieses Gefäß über Anastomosen der Arteria carotis externa versorgt werden kann.

Die Auslösung derartiger cerebraler Insuffizienzerscheinungen ist auch im Rahmen kardiovasculärer Störungen möglich (z.B. Blutdruckabfall bei Schock, Herzinfarkt, bei Herzrhythmusstörung, beim Carotis-Sinus-Syndrom [Carotisdruck]).

Der schubweise Verlauf neurologischer Ausfallerscheinungen weist auf eine chronisch progrediente cerebro-vasculäre Insuffizienz hin [17].

Ein *Verschluß der Arteria vertebralis* betrifft partiell oder vollständig das Versorgungsgebiet des Hirnstammes. 22% der durch Obliteration bedingten apoplektischen Insulte sind im Vertebralis-Gebiet lokalisiert [37]. Bereits ganz geringe Lumeneinengungen der Arteria vertebralis führen zu einer signifikanten Minderdurchblutung mit entsprechender Symptomatik. Der Verschluß beider Vertebralarterien ist als letale Komplikation anzusehen. Das Vertebralis-Syndrom kann klinisch sehr unterschiedlich ausgeprägt sein, je nach Ausmaß und zeitlicher Entwicklung des Verschlusses. Als *Prodromi* finden sich bei rasch einsetzendem Vertebralisverschluß Erbrechen und Übelkeit. Später kommt es zu Gesichtsfeldausfällen, Tetraparese und Trübung des Sensoriums. Der Tod tritt unter den Zeichen der Atem- und Kreislaufinsuffizienz ein. Die Prognose des Vertebralisverschlusses ist wegen der unzureichenden Kollateralen und der begrenzten therapeutischen Möglichkeiten ungünstig. Die schwerste Form der arteriellen Verschlußkrankheit vom Carotis-Vertebralis-Typ ist der zentrale Insult mit Hemiplegie, Hemianopsie und Aphasie.

Eine intermittierende Vertebralis-Basilaris-Insuffizienz auf der Basis einer passageren Zirkulationsstörung im Vertebralis-Basilaris-Gebiet ist durch Drehschwindel, Doppelbilder, Dämmerzustände und vorübergehenden Bewußtseinsverlust gekennzeichnet. Erbrechen, Gang- und Sprachstörungen sind häufige Symptome. Die genannten Zeichen können Vorläufer des sog. *Basilaris-Syndroms* sein. Dieses schwere Krankheitsbild geht mit doppelseitigen Hirnnervenparesen einher. Die Pupillen sind beiderseits lichtstarr; es bestehen doppelseitige Pyramidenbahnstörungen und Tetraparesen, das Babinski-Phänomen ist beiderseits positiv. Weiterhin finden sich Schluck- und Artikulationsstörungen. Das klinische Bild geht bald in einen komatösen Zustand über. Atemlähmung und Kreislaufversagen führen meist rasch zum Exitus letalis.

Differentialdiagnostisch ist der Carotis-Vertebralis-Typ von zahlreichen Erkrankungen abzugrenzen, wie Hochdruckencephalopathie, Gefäßwandaneurysma, subduralem Hämatom u.a.

25–30% der cerebralen Durchblutungsstörungen beruhen auf stenosierenden Veränderungen extracranieller Arterien. In ca. 85% handelt es sich um eine obliterierende Arteriosklerose, in 12% um entzündliche Arteriopathien. Seltene Ursachen sind angeborene Mißbildungen, Thrombosierung eines Aneurysmas, Tumor oder ein „Kinking" der Arterien [17].

Zum *Schulter-Arm-Typ* der arteriellen Verschlußkrankheit gehören obliterierende Prozesse der Aa. subclaviae, axillares, brachiales und des Truncus brachiocephalicus.

Zum sog. *„subclavian steal"-Syndrom* kann es beim Verschluß der Arteria subclavia vor dem Abgang der Arteria vertebralis kommen, wenn die Arteria vertebralis (bei Strömungsumkehr) als Kollateralgefäß für den Arm dient. Beson-

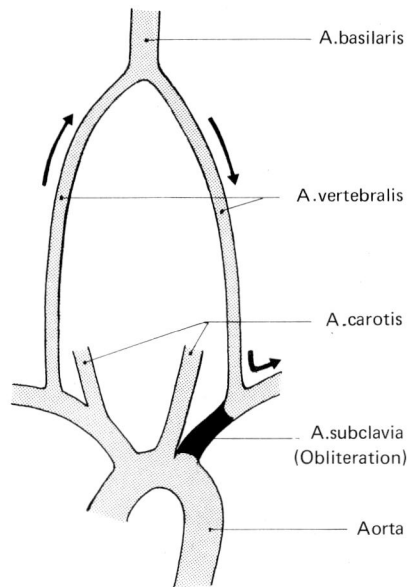

Abb. 14.4. Strömungsumkehr in der Arteria vertebralis infolge Obliteration der Arteria subclavia. Mögliche Ursache einer cerebralen Durchblutungsstörung im Sinne eines „Subclavian steal"-Syndroms [32]

ders bei erhöhtem Blutbedarf des Armes durch körperliche Arbeit kommt es zur Strömungsumkehr in der Arteria vertebralis und „Anzapfung" des cerebralen Versorgungsgebietes über die Arteria basilaris (Abb. 14.4).

Der sog. *Arm-Hand-Typ* bezeichnet obliterierende, stenosierende Prozesse der Arteria brachialis und ihrer Äste. Wegen guter Kollateralfunktion fehlen häufig klinische Beschwerden. Nicht selten finden sich Digitalarterienverschlüsse bei entzündlicher Arteriopathie (Endangitis obliterans, rheumatische Arteriitis, Kollagenosen). Auch die Symptomatik einer Halsrippe oder eines Morbus Raynaud ist differentialdiagnostisch zu erwägen.

Arteriosklerose, arterielle Thrombose, Lues oder die unspezifische juvenile Arteriitis (TAKAYASHU) können Ursache des *Aortenbogen-Syndroms* sein. Die Symptomatik besteht in Schmerzen, Parästhesien und Muskelschwäche der oberen Extremitäten, in neurologischen Zeichen, Krämpfen (evtl. Apoplexie) oder ischämischen Veränderungen des Gesichtes (Ulcera, Verminderung der Sehfähigkeit, Claudicatio der Gaumenmuskulatur). Klinisch imponieren eine ein- oder doppelseitige Pulslosigkeit: „pulseless disease", Rippenusuren und Pulsationen auf dem Rücken als Zeichen hypertrophischer Kollateralgefäße. Ferner werden systolische Geräusche über dem Aortenbogen und den großen Gefäßen registriert. Bei der Takayashu-Erkrankung sind häufig der gesamte Aortenbogen und seine Gefäßabgänge betroffen.

Beim *Aorten-Typ* (Abb. 14.5) kann es zum totalen Verschluß von Aorta abdominalis oder Aortenbifurkation (Leriche-Syndrom) kommen, oder zu partiellen Obliterationen. Die Symptomatik besteht in ausgeprägter Schwäche der Beine, Potenzstörung, Ischialgien, Blässe und Kälte der unteren Extremitäten und fehlenden

Femoralispulsen; betroffen sind vorwiegend Männer über 50 Jahren.

Das *Ortnersche Syndrom* (Dyspragia intermittens angiosklerotica [arteriosklerotica] abdominalis) ist durch hypoxämische Schmerzen im Bereich der Darmmuskulatur gekennzeichnet, die auf chronischen Verschlüssen der Mesenterialarterien beruhen. Vorwiegend betroffen sind die Arteria mesenterica superior, seltener die Arteria mesenterica inferior und die Arteria coeliaca. Die klinische Symptomatik stellt ein Äquivalent der Claudicatio intermittens dar. Im Vordergrund stehen kolikartige Abdominalschmerzen, die meist (aber nicht obligat) postprandial auftreten (Angina abdominalis). Ca. eine Stunde nach der Nahrungsaufnahme lassen die Schmerzen nach. Die Erkrankung findet sich vorzugsweise beim männlichen Geschlecht zwischen der 4. und 7. Lebensdekade. Ursächlich ist in ca. 90% der Fälle eine obliterierende Arteriosklerose anzunehmen. Selten finden sich auskultierbare Gefäßgeräusche. Meteorismus, Völlegefühl und Obstipation sind häufige Symptome. Die diagnostische Objektivierung der Erkrankung ist nur durch die angiographische Darstellung der Mesenterialarterien möglich.

Der Verschluß der Arteria iliaca externa ist beim *Becken-Typ* am häufigsten. Pulsausfall an der Leistenbeuge und distal davon, Oberschenkelschmerzen und (selten) trophische Störungen sind die wichtigsten klinischen Zeichen. Bei Verschluß der Arteria iliaca interna bestehen Potenzstörungen. Das männliche Geschlecht zwischen 50 und 65 Jahren ist vorzugsweise betroffen.

Relativ häufig treten Gefäßverschlüsse vom *Oberschenkel-Typ,* insbesondere Stenosierungen der Arteria femoralis superficialis auf. Im Vordergrund stehen klinisch die Claudicatio intermittens der Wadenmuskulatur, der Pulsausfall distal der Arteria poplitea, Kältegefühl und Parästhesien der Füße. In schweren Fällen finden sich trophische Störungen (Muskelatrophie, Alteration der Hautfarbe) und nachfolgend Gangrän. Gehäuft ist die Kombination mit Coronarsklerose und Diabetes mellitus.

Akuter Arterienverschluß:

Arterielle Thrombose: Einem akuten oder subakuten Arterienverschluß mit thrombosierenden

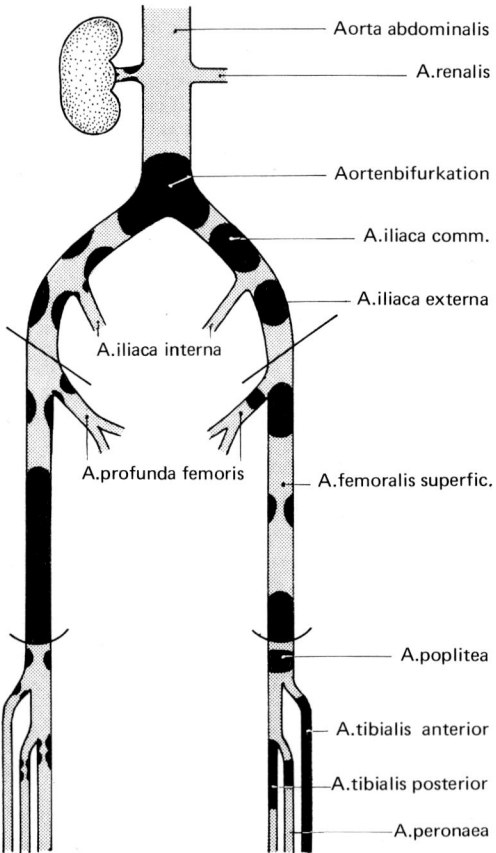

Abb. 14.5. Wichtigste Stenose- und Verschlußlokalisation in der unteren Körperhälfte [17]

Aorta abdominalis
A.renalis
Aortenbifurkation
A.iliaca comm.
A.iliaca externa
A.iliaca interna
A.profunda femoris
A.femoralis superfic.
A.poplitea
A.tibialis anterior
A.tibialis posterior
A.peronaea

Veränderungen innerhalb der Gefäße liegt in der überwiegenden Zahl der Fälle eine obliterierende Arteriosklerose zugrunde. Gelegentlich sind iatrogene Komplikationen (nach Arterienpunktion) in Erwägung zu ziehen. Seltene Kausalfaktoren sind eine Arteriitis (s. oben), ein Trauma oder ein Aneurysma (s. unten). Die klinischen Zeichen bestehen in heftigen Schmerzen, in fehlenden peripheren Arterienpulsen, in Kältegefühl, cyanotisch verfärbter Haut und Sensibilitätsstörungen, wenn es sich um ein vollständiges Ischämie-Syndrom handelt. Bei unvollständigem Verschluß (ca. 50% der Fälle) sind die Schmerzen geringer. Es bestehen Muskelschwäche und Parästhesien. Differentialdiagnostisch ist in erster Linie an eine arterielle Embolie zu denken.

Arterielle Embolie: Bei arteriellen Embolien liegt in den meisten Fällen eine Verschleppung von thrombotischem Material aus dem Herzen mit konsekutivem, akuten Arterienverschluß zugrunde. In 40–60% handelt es sich um ein rheumatisches Vitium, vorzugsweise um Mitralstenosen mit Vorhofflimmern. Die Embolien können aber auch nach Herzinfarkt oder bei subakuter arterieller Endokarditis auftreten oder ihren Ur-

sprung in der Aorta bzw. ihren Ästen oder in einem Aneurysma nehmen. Selten liegt den Embolien eine Thrombophlebitis zugrunde, wobei der Thrombus über ein offenes Foramen ovale (gekreuzte Embolie) in das linke Herz gelangt. Das Krankheitsbild des akuten Arterienverschlusses ist recht typisch: es entsteht ein plötzlich einsetzender heftiger Schmerz, die betroffene Extremität ist blaß und kühl, die arteriellen Pulse sind nicht zu tasten. Häufig bleibt der Embolus an einer Gefäßbifurkation hängen (z.B. Bifurkation der Aorta als „reitender Embolus"). Mikroembolien führen zu weniger charakteristischen Schmerzen, die rasch abklingen. Bei akutem arteriellen Gliedmaßenverschluß ist eine Notfalltherapie geboten (s. Tabelle 14.5).

Arterielle Aneurysmen:

Das Aneurysma stellt eine umschriebene solitäre oder multiple Erweiterung der Arterienwand dar. Ursächlich kommen Arteriosklerose, Trauma, cystische Medianekrose (GSELL-ERDHEIM), eine luetische Arteriitis, Morbus Bechterew oder angeborene Anomalien in Frage. Grundsätzlich wird bei den Aneurysmen — d.h. den mit der Lichtung des Herzens oder der großen Arterien in offener Verbindung stehenden Räumen — unterschieden zwischen den wahren Aneurysmen als umschriebener Ausbuchtung der Gefäßwand, den unechten Aneurysmen, die eine Defektbildung der Gefäßwand darstellen und dem Aneurysma dissecans. Letzteres besteht in einer Spaltung der Gefäßwand, so daß zwei nebeneinanderliegende Räume entstehen (s. oben). Häufig ist die Diagnose eines Aneurysmas ein Zufallsbefund ohne Vorliegen subjektiver Beschwerden. Gelegentlich wird bei Druck auf die Nervenäste die Symptomatik durch periphere Schmerzen bestimmt. Ein akutes, vollständiges Ischämie-Syndrom (s. oben) kann bei Thrombosierung eines Aneurysmas auftreten. Als besonders schwere Komplikation gilt die Aneurysma-Ruptur (Pathologische Anatomie, s.S. 408).

Aneurysmen im Bereich der *thorakalen* Aorta können durch Verdrängung (Oesophagus, Trachea) zur Dysphagie und Atemnot führen. Auch das Bild eines Aortenbogen-Syndroms kann aneurysmatisch bedingt sein. Als besonders rupturgefährdet muß das luetische Aortenaneurysma gelten. Das *abdominale* Aortenaneurysma (s. Tabelle 14.6) ist häufig palpatorisch als stark pulsierende Resistenz zu diagnostizieren. Oft besteht ein deutliches systolisches Strömungsgeräusch. Durch Kompressionserscheinungen (z.B. Nierenarterien) kann die Symptomatik

Tabelle 14.5. Sofortmaßnahmen bei Embolie der Extremitätenarterien [11]

1. Tieflagerung der betroffenen Extremitäten
2. Verbot örtlicher Wärmeanwendung
3. lockere Umhüllung mit Watte oder Wolltuch,
4. zur Verhütung der Sekundärthrombose: sofort 15 000 E Heparin i.v. (keine Depot-Präparate!)
5. zur Schmerzausschaltung: Opiate in vorsichtiger Dosierung (Cave: Kreislaufdepression!)
6. bei kardialer Insuffizienz: sofortige Glykosidbehandlung
7. bei schockbedingter Blutdrucksenkung keine gefäßerweiternden Mittel; periphere Kreislaufmittel, z.B. Effortil
8. bei guter Blutdrucklage: 150 mg Eupaverin langsam i.v.
9. keine orale Nahrungszufuhr (Narkosevorbereitung!)
10. Entscheidung über weiteres therapeutisches Verfahren:
    gefäßchirurgischer Eingriff
    oder Fortsetzung der Antikoagulantientherapie
    oder thrombolytische Therapie

Tabelle 14.6. Abdominales Aortenaneurysma [11]

Häufigkeitsgipfel: 7. Lebensjahrzehnt

Ätiologie: überwiegend arteriosklerotisch,
selten luetisch oder traumatisch

Lokalisation: meist infrarenale Aorta

*Symptome des nicht-rupturierten Aneurysma
(fakultativ):*

allgemein: Rückenschmerzen (lageabhängig)

gastrointestinal: Blähungen, Völlegefühl nach
Nahrungsaufnahme; urologisch: Nierenkoliken,
Flankenschmerz

neurologisch: ischialgiforme Schmerzen,
Parästhesien der unteren Körperhälfte

angiologisch: Claudicatio intermittens,
Beschwerden im Sinne eines Aorten-
bifurkationsverschlusses

*Symptome des rupturierten Aneurysma
(fakultativ):*

allgemein: plötzlich einsetzender unerträgli-
cher Leibschmerz, Schwächegefühl,
drohende Ohnmacht

gastrointestinal: paralytischer Ileus,
evtl. Bluterbrechen, Blutstuhl

urologisch: Anurie, Makrohämaturie

angiologisch: venöse Stauung der unteren
Körperhälfte

Rupturquote: ca. 30%; Rupturrisiko von der
Größe des Aneurysma abhängig!

Prognose unbehandelt:
ein Drittel der Patienten sterben innerhalb
von 2 Jahren
zwei Drittel sterben innerhalb von 5 Jahren

Prognose nach Ruptur:
16% sterben innerhalb von 6 Std,
12% sterben innerhalb von 6–24 Std,
72% überleben die ersten 24 Std

Operationsrisiko unrupturiert: ca. 10%

Operationsrisiko rupturiert: ca. 55%

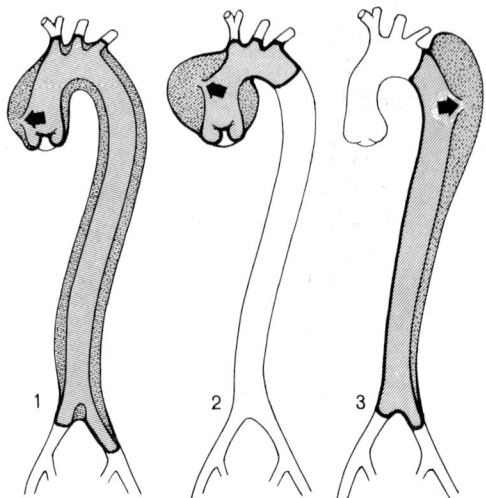

Abb. 14.6. Klassifikation der Aneurysmata dissecantia aortae. Typ I: Dissektion der Aorta ascendens, des Aortenbogens und des distalen Bereichs der Aorta in unterschiedlicher Ausdehnung. Typ II: Aneurysma dissecans mit Lokalisation im Bereich der Aorta ascendens. Typ III: Aneurysma dissecans, ausgehend vom Abgang der Arteria subclavia sinistra oder distal derselben mit unterschiedlicher peripherer Ausdehnung [5]

der Aortenwand in einem bereits geschädigten Wandbezirk. Das intramurale Hämatom führt erst dann zum Einreißen der Intima.

Die *Einteilung* der disseziierenden Aortenaneurysmen erfolgt heute meist nach der Klassifikation von DE BAKEY [5] (Abb. 14.6). Danach unterscheidet man die Typen I, II und III: Der *Typ I* umfaßt die Dissektion der Aorta ascendens, des Aortenbogens mit unterschiedlicher distaler Ausdehnung; der *Typ II* bezeichnet die im Bereich der Aorta ascendens lokalisierte Dissektion. Beim *Typ III* beginnt das Aneurysma am Abgang der linken Arteria subclavia oder distal davon und erstreckt sich in wechselnder Ausdehnung nach distal. Der proximal der linken Arteria subclavia gelegene Aortenbezirk ist bei dem Typ III nicht betroffen. Bei dieser Klassifikation ergeben sich naturgemäß Mischformen der einzelnen Typen. Etwa 50% der beobachteten Aneurysmen entfallen auf Typ I (30% auf Typ II und 20% auf Typ III). Die häufigste Komplikation ist die Ruptur des Aneurysma mit meist letalem Krankheitsverlauf. In 70% der Fälle erfolgt

starken Schwankungen unterliegen. Die peripheren arteriellen Aneurysmen lassen sich ebenso durch vermehrte Pulsation und systolische Strömungsgeräusche erkennen.

Besondere klinische Bedeutung kommt dem *Aneurysma dissecans* zu. Die Pathogenese ist nicht sicher geklärt. Derzeit wird weniger ein primärer Intimaeinriß als Ursache für die Entstehung eines Aneurysma dissecans angesehen als vielmehr die Ruptur eines Vas vasorum

die Ruptur in den Perikardspalt, mit einer akuten Herzbeuteltamponade als Folge. Die in etwa 10% eintretende Rückperforation des Aneurysma dissecans in das Lumen der Aorta stellt die Möglichkeit für den Übergang in ein chronisches Stadium dar und ist als relativ günstige Entwicklung anzusehen. Sie schützt aber keineswegs vor einer tödlich ausgehenden Ruptur. Ein derartiges rückperforiertes Aneurysma dissecans kann jahrelang symptomlos verlaufen und ist allgemein nur bei einem Aneurysma dissecans des Typ III zu erwarten [23].

Die Prognose des Aneurysma dissecans ist relativ ungünstig. 24 Std nach Eintritt der Dissektion sind noch 80% der Patienten am Leben. Nach 3 Tagen nur mehr 56%, nach einem Monat nur noch 20% und nach einem halben Jahr nur noch 9% der Patienten [12].

Die *Diagnose des Aneurysma dissecans* bereitet meist erhebliche Schwierigkeiten. In 85% der Fälle geht das Ereignis mit äußerst heftigen Schmerzen einher, die abhängig von der Lokalisation und Ausbreitung der Dissektion retrosternal, präcordial, am Hals, interscapulär oder abdominal auftreten können und bei einem Viertel aller Kranken von Symptomen eines Kreislaufschocks begleitet werden. Oft stehen die Folgen der durch das Aneurysma bedingten Kompressionserscheinungen wie cerebrale Durchblutungsstörungen, Ischämie-Symptome peripherer Nerven, ggf. Mesenterialarterien- oder Nierenarterienverschluß, Dyspnoe und Orthopnoe im Vordergrund; seltener sind Hämatemesis und Hämoptysen.

Differentialdiagnostisch sind perakute Schmerzzustände im Thoraxraum abzugrenzen: Myokardinfarkt, Spontanpneumothorax, Lungenembolie, akute Pleuritis bzw. Perikarditis, traumatische Hiatushernie, Perforation eines Sinus valsalvae-Aneurysma und andere. In Betracht zu ziehen sind auch Erkrankungen der Nachbarorgane (Pankreatitis, Magenperforation etc.). Hinweise auf eine Dissektion sind 1. der Schmerz, 2. die klinische Symptomatik unter häufigem Einschluß neurologischer Zeichen und 3. eine akut auftretende Aortenklappeninsuffizienz (bei Distension des Klappenansatzes). Den sicheren Nachweis eines Aneurysma dissecans kann jedoch nur die Aortographie liefern.

Arterio-venöse (a.-v.) Fisteln:

Arterio-venöse Kurzschlußverbindungen zwischen großen oder kleinen Arterien und Venen können angeboren — häufig kombiniert mit Hämangiomen — oder erworben sein (Trauma, iatrogen: Cimino-Shunt, nach Operation). Das Lumen der Verbindung ist wesentlich größer als bei den (physiologischen) a.-v.-Anastomosen. Die angeborenen a.-v.-Fisteln treten vor allem an Händen und Füßen auf. Oft entwickelt sich das Vollbild erst beim Erwachsenen. Die (vornehmlich traumatisch) erworbenen a.-v.-Fisteln sind gewöhnlich von größerer hämodynamischer Relevanz als die angeborenen (z.B. Ductus arteriosus Botalli). Wenn die a.-v.-Fisteln vor Epiphysenschluß bestehen, resultiert ein vermehrtes Längenwachstum der betroffenen Extremität. Eine kardiale Belastung (Hypertrophie, Dilatation, Herzinsuffizienz) als Folge des gesteigerten Herzminutenvolumens entwickelt sich erst bei großen a.-v.-Kurzschlüssen. Hämodynamisch wirksam sind unter den angeborenen Fisteln die a.-v.-Kurzschlußverbindungen bei Morbus Paget, die einen Pulsus celer et altus bedingen.

Klinisch resultiert eine ödematöse Schwellung der Haut, gelegentlich pulsierende Venenstauungen und eine Überwärmung der betroffenen Gewebsbezirke. Auskultatorisch ist ein meist kontinuierliches (systolisch-diastolisches) Geräusch über der Fistel festzustellen. Bei großen a.-v.-Kurzschlüssen sind die peripheren Pulse abgeschwächt. Bei Kompression der Fistel tritt eine Verlangsamung der Pulsfrequenz auf. Zur genauen Abklärung von a.-v.-Fisteln bedarf es meist der Angiographie. Diagnostische Hinweise geben ferner Venendruckmessung und Bestimmung der arterio-venösen O_2-Differenz.

Funktionelle Störungen:

Die funktionellen Zirkulationsstörungen können in Erkrankungen mit funktioneller Verengungs- und Erweiterungsbereitschaft von Arterien und Arteriolen unterteilt werden. Es handelt sich vorwiegend um funktionelle Fehlreaktionen nerval gesteuerter Hautgefäße. Die funktionellen Störungen der Durchblutungsregulation können zu organischen Veränderungen der Gefäße führen (s. oben). Die Durchblutungsdrosselung durch periphere Vasoconstriction kann nerval endogen oder durch exogene Einflüsse (mechanische oder chemische Reize) bedingt sein. Eine große Rolle spielen ferner konstitutionelle Faktoren: betroffen sind vor allem vegetativ Labile und Jugendliche, wobei das weibliche Geschlecht überwiegt.

Eine funktionelle arterielle Verengungsbereitschaft besteht beim *Morbus Raynaud.* Es handelt sich hierbei um eine intermittierende Vasoconstriction und Ischämie der Digitalarterien. Meist sind mehrere Finger beteiligt (Raynaud-Syndrom). Sind nur einzelne Digitalarterien betroffen, so wird vom Digitus mortuus gesprochen. Die Vasoconstriction tritt gewöhnlich anfallsartig auf, ausgelöst durch psychische Erregung, häufiger aber durch Kälteeinwirkungen. Die betroffenen Bezirke (Finger oder Teile der Hand) werden weiß oder cyanotisch bis zur spontanen Lösung des Anfalls und Wiederauftreten der normalen Hautfarbe. Der Anfall selbst ist häufig mit starken Schmerzen verbunden. Ein Verschwinden der arteriellen Pulse besteht nicht. Während der Digitus mortuus bei beiden Geschlechtern zu beobachten ist, findet sich der Morbus Raynaud überwiegend bei Frauen.

Die intermittierende Akrocyanose der Finger und Hände führt in Spätstadien zu obliterierenden Gefäßveränderungen und trophischen Hautstörungen.

Das Raynaud-Syndrom kann jedoch nicht nur aufgrund funktioneller Vasoregulationsstörungen auftreten, sondern auch auf dem Boden einer organischen Erkrankung: Endangitis obliterans, bei embolischen Digitalarterienverschlüssen, bei Patienten mit Halsrippenanomalien sowie bei Kollagenkrankheiten (z.B. Sklerodermie). Bei der Raynaudschen Krankheit sind die progredienten Verlaufsformen prognostisch ungünstiger zu beurteilen als die langsam fortschreitenden. Bei 100 Raynaud-Kranken fand sich ein maligner Verlauf, wenn die Krankheit zwischen dem 15. und 30. Lebensjahr aufgetreten war. Dies war bei 25% der Patienten der Fall. In jüngeren oder späteren Jahren aufgetretene Formen der Raynaudschen Erkrankung zeigten demnach eine bessere Prognose [1].

Auf konstitutioneller Basis beruht die *Akrocyanose,* die bei Jugendlichen auftritt und in einer lividen fleckförmigen Hautveränderung der Acren besteht. Diese Form der arteriellen Vasoconstriction kommt auch symptomatisch bei hypophysären und ovariellen Dysregulationen vor.

Zu wechselnd ausgeprägten ischämischen Beschwerden kann es durch Kompression größerer Arterien kommen: das *Scalenus-Anterior-Syndrom* findet sich bei Hypertrophie des Musculus scalenus anterior und Druck auf die Arteria subclavia. Entsprechend besteht das *Pectoralis-Minor-Syndrom* in einer Kompression von Arteria und Vena subclavia und Plexus brachialis. Ferner können ein- oder doppelseitig angelegte Halsrippen zu Kompressionserscheinungen führen. Zwischen erster Rippe und Schlüsselbein wird die Arteria subclavia beim sog. *Costo-Clavicular-Syndrom* komprimiert.

Das *Hyperabduktions-Syndrom* wird mit dem Costo-Clavicular-Syndrom als *Schulter-Gürtel-Syndrom* zusammengefaßt. Die gemeinsame Symptomatik sind arterielle und venöse Durchblutungsstörungen sowie neurale Kompressionserscheinungen bei Dorsal- und Abwärtsbewegung der Schulter (Costo-Clavicular-Syndrom) bzw. bei Abduktion und Hyperabduktion der Arme (Hyperabduktionssyndrom). Als Indikation für ein operatives Vorgehen müssen Atrophie der Muskulatur der oberen Extremität sowie eine ausgeprägte Stauung und neurale Kompressionserscheinungen angesehen werden. Bei nachgewiesener Strömungsbehinderung im Durchtrittsbereich der Arteria und Vena subclavia zwischen erster Rippe und Schlüsselbein kann die Resektion der ersten Rippe beiderseits zu einer völligen Remission der klinischen Symptomatik führen [35].

Vasomotorische Dysregulationen bestehen bei der *Brachialgia paraesthetica nocturna,* die durch nächtlich auftretende Par- und Hypästhesien gekennzeichnet ist; tagsüber gehen die Beschwerden zurück. Bei diesem Syndrom spielen Haltungsschäden und Deformierungen der Halswirbelsäule eine kausale Rolle.

Als Ursache der *Erythromelalgie* (Erythralgie) wird eine funktionelle Weitstellung der Arteriolen — als Gefäßwandreaktion auf Wärmereize — angenommen.

Klinisch besteht eine anfallsartig auftretende Schwellung und Rötung der Unterschenkel und Füße (Fußsohle), begleitet von heftigen Schmerzen. Die Anfälle treten besonders bei Wärmeexposition (Hauttemperatur über 32° C) auf. Die Anfallsdauer liegt bei ca. 2 Std; das weibliche

Geschlecht wird bevorzugt betroffen. Neben dieser seltenen idiopathischen Form kann die Erythromelalgie Ausdruck organischer Grunderkrankungen sein: Arteriosklerose, Endangitis obliterans, Hypertonie, Diabetes mellitus, Lupus erythematodes, Schwermetallvergiftung, Gicht u.a. [17].

14.2.4. Therapeutische Richtlinien

Wegen des fließenden Übergangs zwischen der Arteriosclerosis obliterans und der Endangitis obliterans als den wichtigsten kausalen Faktoren der arteriellen Verschlußkrankheit ist das therapeutische Vorgehen in vieler Hinsicht gleichartig (Tabelle 14.7).

Chronische arterielle Verschlüsse: Eine kausale Therapie, bzw. die Prophylaxe, ist nur dann erfolgversprechend, wenn die ätiologischen Momente bekannt sind und somit angegangen werden können.

Bei der Endangitis obliterans (Winiwarter-Buergersche Erkrankung) gilt der Nicotinabusus als entscheidender Risikofaktor. Vielfältige Beobachtungen sprechen dafür, daß der vollständige Verzicht auf die Inhalation von Tabakrauch den Krankheitsverlauf günstig beeinflussen kann.

Bei der Arteriosclerosis obliterans sind neben dem Nicotin zahlreiche weitere Risikofaktoren bekannt (s. oben). Daraus ergeben sich entsprechende Möglichkeiten kausal-therapeutischen Vorgehens: die konsequente Behandlung einer arteriellen Hypertonie, die Therapie einer diabetischen Stoffwechsellage, die Reduzierung des Übergewichtes durch diätetische Maßnahmen, die medikamentöse Therapie essentieller Fettstoffwechselstörungen, die Behandlung der Hyperurikämie etc.

Eine verhältnismäßig wirksame *Prophylaxe* thrombotischer Gefäßverschlüsse bedeutet die Antikoagulantientherapie (Marcumar, Sintrom) bei Einstellung des Quick Wertes auf einen therapeutischen Bereich zwischen 15 und 25% der Norm. (Zur Antikoagulantientherapie s.S. 196.) Bei dieser Behandlung gelingt es jedoch nicht, die Thrombocytenabscheidungen an der Gefäßwand zu verhindern, die in der Pathogenese obliterierender Gefäßverschlüsse von entscheidender Bedeutung sind. Die Erfolge einer Langzeitbehandlung mit Acetylsalicylsäure (Colfarit) (1–3mal 0,5g/die) sind noch nicht eindeutig beurteilbar.

Unter den *symptomatischen Therapiemöglichkeiten* kommen konservative und chirurgische Maßnahmen in Frage (Tabelle 14.7). Alle Behandlungsversuche müssen jedoch auf eine Verbesserung des Sauerstoffangebotes in den minderdurchbluteten Gewebsbezirken ausgerichtet sein.

Aktives Training (Gehen, Schwimmen) ist eine wirksame Maßnahme, um eine Hyperämie in den durchblutungsgestörten Extremitäten herbeizuführen.

Tabelle 14.7. Therapie chronischer arterieller Verschlüsse [13]

1. *Verbesserung der Durchblutung über Kollateralen:*
   aktives Training, Gehen, Schwimmen, Ratschowsche Rollübungen, intraarterielle Infusionen (ATP 1 mg/min), systemische Applikation von vasoaktiven Medikamenten, Erhöhung des zentralen arteriellen Druckes, Tieflagerung der betroffenen Extremität, Digitalisierung

2. *Verbesserung der Zirkulation in der Endstrombahn durch Verminderung der Blutviscosität:*
   Rheomacrodex-Infusion, Trental-Infusion (3 mg/kg Körpergewicht), Schlangengift (Arwin)

3. *Verbesserung der Sauerstofftransportkapazität:*
   Behebung einer eventuell entstehenden Anämie, hyperbare Oxygenation

4. *Veränderung der Blutverteilung zugunsten der Haut:*
   vasoaktive, an Hautgefäßen angreifende Medikamente, Sympathicusblockade, Sympathektomie

5. *Wiederherstellung der obliterierten Strombahn:*
   Spätlyse mit Streptokinase, Rekanalisierung mittels Katheter (nach DOTTER), Thrombendarteriektomie, Gefäßtransplantat

6. *Kausale Therapie und Prophylaxe:*
   Beseitigung oder Reduzierung von Risikofaktoren, Antikoagulantiendauertherapie, Thrombocytenadhäsions- und -aggregationshemmung, lokale Infektprophylaxe

Eine Verbesserung des Sauerstoffangebotes durch Erzeugung einer Hyperämie im Versorgungsgebiet obliterierter Arterien ist durch intraarterielle Infusionen von Adenosintriphosphorsäure (ATP 1 mg/min) möglich. Bei schlechter Kompensation ist allerdings ein gegenteiliger Effekt zu erwarten. Die Anwendung vasodilatatorischer Medikamente bedarf einer genauen Abwägung im Einzelfall. Während Hydergin und Nicotinabkömmlinge die Hautdurchblutung fördern, führt z.B. Vasculat zu einer vermehrten Muskeldurchblutung. Raubasin (Lamuran) hat eine Stromvolumenzunahme in Haut *und* Muskel zur Folge.

Die Wirksamkeit einer sachgerechten *Digitalisierung* bei Durchblutungsstörungen und bestehender (auch latenter Herzinsuffizienz) steht außer Frage. (Glykosidtherapie s.S. 348.) Wirksam ist ferner die Erhöhung des hydrostatischen Druckes durch Tieflagern der betroffenen Extremitäten.

Das O_2-Angebot kann ggf. weiter verbessert werden durch eine Anämiebehandlung, evtl. auch durch hyperbare Oxygenierung. Eine Verminderung der Blutviscosität gelingt durch Rheomacrodex-Infusionen (500 ml/die, maximal über 8–10 Tage).

Sympathicusblockade (10–20 ml 1%ige Novocain-Lösung) und Sympathektomie führen zu einer Verbesserung der Hautdurchblutung.

Bei thrombotischen Ablagerungen, die noch nicht organisiert sind, besteht die Möglichkeit einer Spätlyse mit Streptokinase (s. unten).

Unter den *chirurgischen Maßnahmen* (Abb. 14.7) ist die Thrombarteriektomie zu nennen, die vor allem bei großen Arterienverschlüssen eine dauerhafte Desobliteration verspricht. — Kunststoffprothesen oder körpereigene Venen finden Verwendung, wenn Gefäßtransplantate notwendig werden.

Bei arteriellen Verschlußkrankheiten vom peripheren Typ (besonders Endangitis obliterans) kann die Sympathektomie zu einer Verbesserung der Hautdurchblutung führen.

Bei irreversiblen ausgedehnten Gewebsschädigungen aufgrund arterieller Verschlüsse kann schließlich die (heute seltener gewordene) Amputation notwendig werden.

Akute arterielle Gefäßverschlüsse: Bei akuten arteriellen Verschlüssen ist differentialtherapeutisch zwischen Embolie- und Thrombosebehandlung zu unterscheiden (Tabelle 14.8). Die Sofortmaßnahmen bei akuten embolischen Extremitätenarterienverschlüssen sind in Tabelle 14.5 und 14.8 wiedergegeben. Bei embolischen Verschlüssen einer großen Extremitätenarterie

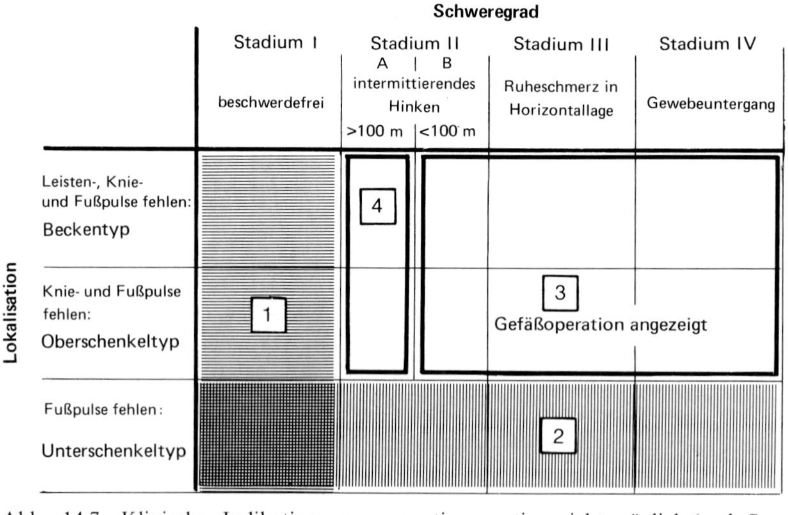

Abb. 14.7. Klinische Indikation zur operativen Wiederherstellung der arteriellen Strombahn bei chronischem Gefäßverschluß. Gruppe 1: Gefäßoperation nicht erforderlich. Gruppe 2: Gefäßoperation nicht möglich (evtl. Sympathektomie). Gruppe 3: Gefäßoperation klinisch angezeigt, Angiographie! Gruppe 4: Gefäßoperation bei mangelndem Erfolg der konservativen Therapie angezeigt [30]

Tabelle 14.8. Differentialtherapie akuter Verschlüsse von Extremitätenarterien [13]

Diagnose	Therapie		Kontra-indizierte Verfahren
	1. Wahl	2. Wahl	
Embolie			
Große Extremitätenarterien	Embolektomie	Thrombolyse	
periphere Extremitäten-arterien	24 Std Warten auf Spontanlyse unter Heparin	Thrombolyse (Embolektomie)	
multiple Embolien:			
a) ausschließlich Gehirn und Mesenterialgefäße	Thrombolyse	Embolektomie	
b) mit Hirn- oder Mesenterial-arterienembolie	Embolektomie (evtl. auch der Hirn- oder Mesen-terialembolie)	Abwarten der Spontanlyse oder der Kompensation	Thrombolyse
Thrombose			
ausreichend kompensiert	Thrombolyse	rekonstruktive Chirurgie, Abwarten der Kompensation	
schlecht kompensiert	rekonstruktive Chirurgie	(Thrombolyse)	

ist die Embolektomie vorrangig. Hierbei wird das Gefäß in Höhe des Verschlusses freigelegt und der Embolus direkt entfernt. — Bei der indirekten Embolektomie (periphere Extremitätenarterienverschlüsse) wird nach Eröffnung des Gefäßes das Gerinnsel mit einem Ringstripper, der in das Gefäßlumen eingeführt wird, entfernt, oder mit einem distal des Embolus aufblasbaren Ballonkatheter nach FOGARTY.

Eine thrombolytische Therapie (s. unten) ist vor allem bei multiplen Embolien, die einer Embolektomie nicht zugänglich sind, angezeigt. Als Kontraindikation müssen Embolien in den Hirnarterien, in den Mesenterialarterien sowie alle Zustände, die ein erhöhtes Blutungsrisiko beinhalten, gelten. (Einzelheiten s. Tabelle 14.9).

Bei der arteriellen Thrombose steht die thrombolytische Behandlung unter Beachtung der Kontraindikationen im Vordergrund. Mit einer erfolgreichen Streptokinasetherapie ist unter entsprechenden Voraussetzungen in der Mehrzahl der Fälle von akuter arterieller Thrombose zu rechnen. Erst in zweiter Linie kommt hier eine Thrombarteriektomie in Frage (s. Tabelle 14.8).

Thrombolysetherapie: Unter den Substanzen, die nach eingetretener Gerinnung eine Fibrinolyse herbeiführen können und somit thrombolytisch wirken, besitzen nur die Streptokinase (aus Streptokokkenkulturen) und die Urokinase (aus menschlichem Urin) sowie Mischpräparate klinische Bedeutung. Der Wirkungsmechanismus der Streptokinase beruht auf der Bildung von Plasmin (aus Plasminogen) bzw. eines Aktivators, der Plasminogen in Plasmin umwandelt und dadurch eine Fibrinspaltung ermöglicht. Urokinase zeigt eine ähnliche Wirkung. Thromben, die noch nicht organisiert sind und Plasminogen enthalten, sind einer Thrombolysetherapie durch Streptokinase und Urokinase zugänglich.

Die Einleitung einer thrombolytischen Therapie ist zu erwägen bei nicht organisierten arteriellen Stenosen bei Atheromatose, bei lebensbedrohlichen Lungenembolien, bei Arterienverschlüssen, die sich nicht operativ angehen lassen, ferner bei frischem Retinaarterienverschluß. Beim akuten Myokardinfarkt kommt eine Streptokinasebehandlung in Frage, sofern das Infarktereignis nicht länger als 12 Std zurückliegt.

Als besonders wirkungsvoll hat sich bei Arterienverschlüssen die kombinierte Gabe von Streptokinase und Heparin erwiesen. Es ist dabei wesentlich, daß nach initialer Streptokinaseinfusion das Heparin nach Abnahme des Plasminogens zusätzlich appliziert wird.

Die Thrombolyse sollte nach erfolgtem Streptokinasetoleranztest bzw. Urokinaseresistenztest unter Kontrolle der Thrombinzeit, des Quick-Wertes und des Serum-Fibrinogenspiegels vorgenommen werden. Bei anfänglicher Streptokinaseunverträglichkeit können Corticosteroide intravenös verabreicht werden (z.B. Fortecortin). Die Erstdosierung liegt bei 250000 E Streptokinase innerhalb von 20 min, die folgende Stundendosis bei 100000 E (als Infusion). Die Thrombinzeit sollte auf das Dreifache der Norm verlängert sein. Bei Normalisierung der Thrombinzeit als Folge einer Fibrinogenverminderung ist entweder die Streptokinasedosis zu vermindern oder zusätzlich Heparin zu applizieren, um eine Verlängerung der Thrombinzeit zu erreichen.

Die nicht unerheblichen Nebenwirkungen der Streptokinase (bzw. Urokinase)-Therapie bestehen in Blutungen und allergisch-anaphylaktischen und unspezifischen Reaktionen (Erbrechen, Übelkeit, Schüttelfrost, Fieber, hypotone Reaktionen). Ferner kann es bei vorbestehenden Herzthromben zu Embolien kommen (z.B. bei Mitralstenose mit Vorhofflimmern). Die Kontraindikationen der Thrombolysetherapie sind daher genau zu beachten (s. Tabelle 14.9).

Die Prophylaxe akuter arterieller Verschlüsse besteht neben kausalen Maßnahmen (Operation des Mitralvitiums, Defibrillation) naturgemäß in einer konsequenten Antikoagulantienbehandlung mit Cumarinpräparaten (s.S. 198). Ggf. kommt auch Acetylsalicylsäure (Colfarit) in Frage (s. oben).

Bei den *symptomatischen Arteriitiden* bestimmt das Grundleiden das therapeutische Vorgehen. Bei der Arteriitis temporalis sind Corticosteroide und Antiphlogistica indiziert (s. oben). Auch bei der Panarteriitis nodosa sind Behandlungsversuche mit Corticosteroiden gerechtfertigt. Bei der Wegenerschen Granulomatose können zudem Immunsuppressiva (z.B. Imurek) in einer Dosie-

Tabelle 14.9. Kontraindikationen der Thrombolysetherapie mit Strepto- und Urokinase [24]

Absolute Kontraindikation:

1. Hypertonie (systolisch > 200, diastolisch > 110 mm Hg)
2. Schwangerschaft in den ersten 14 Wochen
3. Zustand nach Apoplexie
4. Ulcera ventriculi et duodeni
5. intestinale Malignome
6. hämorrhagische Diathesen
7. Status postoperativus in den ersten 7 Tagen post operationem
8. Zustand nach Aorten- oder Herzpunktion in den letzten 2 Wochen
9. größere äußere Wunden
10. Tracheotomie
11. nasotracheale bzw. orotracheale Intubation
12. cavernöse Lungen-Tbc
13. Bronchial- und Gallengangscarcinom
14. Hiatushernie mit Sickerblutung
15. Lithiasis des uropoetischen Systems
16. Cystopyelitis haemorrhagica
17. Colitis ulcerosa
18. Lebercirrhose und chronische Hepatitis
19. Diabetische Retinopathie
20. Glaskörperblutung
21. Aortenaneurysma
22. überhohe Antistreptokinasetiter z.B. nach vorheriger Streptokinasetherapie (Urokinase möglich)
23. Arterienkatheter in den letzten 14 Tagen
24. Arterien-(Femoralis)punktionen in den letzten 10 Tagen
25. Mitralstenose mit Vorhofflimmern im Stadium thromboembolicum

Relative Kontraindikation:

1. schwere Niereninsuffizienz
2. schwere Herzinsuffizienz
3. elektrischer Schrittmacher
4. (Blasen)-Dauerkatheter
5. intramuskuläre Injektionen in den letzten 2 Wochen
6. hohes Alter (> 80 Jahre) (Risiko der Lysis von Cerebralarterienfibrininsudaten)

rung von 50–200 mg täglich eingesetzt werden (s. oben).

Aneurysmen und arterio-venöse Fisteln sollten, soweit möglich, gefäßchirurgisch angegangen werden.

Wegen der klinischen Bedeutung sei auf die *Therapie der Aortendissektion* in diesem Kapitel besonders eingegangen. Hier kommen operative und konservative Maßnahmen in Betracht. Die distale Rückperforation des Dissektionssackes in die Aorta stellt einen von der Natur vorgezeichneten Weg eines operativen Vorgehens dar. Diese Methode wurde 1955 erstmals erfolgreich von DE BAKEY in Form einer distalen Fensterung des Dissektionssackes angewendet. Weitere operative Verfahren: Naht des Intimarisses, Durchtrennung des Aortenquerschnittes möglichst in der Nähe des Intimaeinrisses und Neuvernähung unter Rekonstruktion des ursprünglichen Wandaufbaus, ferner die Teilresektion des aneurysmatisch veränderten Aortenabschnittes mit Vernähung des Dissektionsspaltes und die Totalresektion des Aneurysmas. Die Operationsletalität beträgt heute etwa 20% bei Typ II und III (s. oben), 67% bei Typ I. Wegen der hohen Letalität scheint ein operatives Vorgehen nach Ablauf der akuten Phase der Dissektion aussichtsreicher. Wesentlich für den Dauererfolg ist eine konsequente postoperative antihypertensive Therapie. Ist eine Operation nicht möglich (hohes Alter, schwere Begleiterkrankung), so muß konservativ behandelt werden. Diese Therapie besteht in Sedierung, kontrollierter Blutdrucksenkung auf systolische Werte um 100–120 mm Hg. Zurückhaltung ist geboten mit positiv inotrop wirkenden Medikamenten (Digitalis) wegen der ungünstigen Auswirkungen einer hohen Druckanstiegsgeschwindigkeit auf die aortale Wandspannung und -dehnung. Als therapeutisch günstig im Sinne einer Herabsetzung der Herzkraft haben sich β-Receptorenblocker vom Typ des Propranolol erwiesen.

Bei *funktionellen Störungen* (Morbus Raynaud) und Digitus mortuus bzw. funktionellen Durchblutungsstörungen ist die Vermeidung auslösender Momente entscheidend.

Bei der Raynaudschen Erkrankung ist demnach für lokalen Kälteschutz der Hände und Füße zu sorgen, ebenso wie für die Vermeidung einer allgemeinen Auskühlung des Körpers.

Die wichtigsten medikamentösen Maßnahmen sind Reserpin (0,5–1,5 mg/die), α-Methyldopa (maximal 2 mg/die), Hydergin 3–6mal 20 Tropfen/die. In besonders schweren Fällen ist die Sympathektomie zu erwägen.

Bei der *Akrocyanose* kommen physikalische Maßnahmen, Hydergin und Reserpin in Frage.

Die funktionellen Kompressions-Syndrome sind sinngemäß durch die Resektion einer Halsrippe bzw. durch Scalenotomie zu bessern. Beim Hyperabduktions-Syndrom (s. oben) kann die Resektion der ersten Rippe zu einer Remission der Beschwerden führen.

Bei der *Erythromelalgie* sind medikamentöse Behandlungsversuche mit Dihydroergotamin, Procain und Roßkastanienextrakt erfolgversprechend.

14.3. Krankheiten der Venen

14.3.1. Pathologische Anatomie

Entzündliche Venenerkrankungen: Eine *akute Phlebitis* entsteht meist durch Übergreifen von der Nachbarschaft (Periphlebitis), z.B. bei Phlegmonen oder Abscessen. Seltener entwickelt sie sich von der Lichtung her (Endophlebitis), z.B. nach Infusionen oder Venenpunktion. Eine eitrige Phlebitis wird meist durch Streptokokken oder Staphylokokken hervorgerufen.

Eine akute Phlebitis kann chronisch werden, eine chronische Phlebitis kann aber auch durch Übergreifen einer chronischen Entzündung auf die Venenwand entstehen. In Spätstadien bleibt eine Fibrosierung der Venenwand zurück.

Eine Phlebitis ist meist von einer *Thrombose* begleitet. Der Pathologe spricht von einer *Thrombophlebitis,* wenn eine primäre, deutlich ausgeprägte Entzündung der Venenwand vorliegt, der die Thrombose in der Regel erst nachfolgt. Der Kliniker ist mit der Diagnose Thrombophlebitis dagegen großzügiger, er reiht in diese Gruppe oft auch primäre Thrombosen ein, weil sie im Organisationsstadium von einer Hyperämie der Venenwand und geringen entzündlichen Wandinfiltraten begleitet werden.

Eine *eitrige Thrombophlebitis* ist als Sepsisherd gefürchtet. Sie kann vor allem beim Übergreifen einer Otitis media oder einer eitrigen Mastoiditis auf den Sin. sigmoideus oder transversus, beim Übergreifen eines retrotonsillären Abscesses auf die V. jugularis, nach längerdauernder eitriger

Appendicitis in Venen des Mesenteriolums oder des Mesenteriums, bei einer Infektion von Uterusvenen nach Wochenbettfieber oder Abort und bei Furunkeln der Oberlippe oder Nase in den Vv. angulares und im Sin. cavernosus entstehen.

Unter den *spezifischen Phlebitiden* spielt heute nur noch die tuberkulöse Venenentzündung eine gewisse Rolle. Eine Intimatuberkulose kann Quelle einer hämatogenen Streuung werden.

Bei der seltenen *Thrombophlebitis migrans* springt die Entzündung nach und nach von einer oberflächlichen Vene zur anderen über. Gelegentlich sind auch viscerale Venen mitbefallen.

Eine Thrombophlebitis migrans begleitet öfter eine Thrombangitis obliterans oder geht ihr voraus. Sie wird aber auch bei malignen Tumoren (besonders bei Pankreascarcinom), bei Polycythämie und nach Splenektomie beobachtet. Mikroskopisch können neben unspezifischen entzündlichen Veränderungen auch tuberkelähnliche Granulome vorkommen.

Varicen: Venenerweiterungen werden untergliedert in diffuse gleichmäßige Lichtungserweiterungen (= Phlebektasien) und in umschriebene knoten- oder sackförmige Dilatation (= Varicen). Histologisch finden sich in älteren Varicenwänden vielfältige Veränderungen. Die Intima ist in der Regel diffus oder herdförmig bindegewebig verdickt. Fettablagerungen kommen nur selten vor. Die Media wird zunehmend bindegewebig ersetzt, schließlich können die glatten Muskelfasern ganz verschwinden. Häufig sind die ausgesackten Venenwände verdickt, z.T. aber auch verdünnt. Dann droht die Gefahr einer Ruptur. Thrombosen in Varixknoten stellen selten eine Emboliequelle dar. Organisierte Thromben können verkalken und zu Phlebolithen umgewandelt werden. Im ausgesackten Venengebiet sind die Klappen insuffizient.

Bei Patienten mit Krampfadern entwickeln sich oft Beinleiden. Die Haut atrophiert zunächst, sie schuppt und neigt zu Ekzemen, an die sich oft eine Überpigmentierung anschließt. Auch kommt es nach längerer Zeit zu Ödemen und einer Verdickung der Epidermis. In der mangel-

haft versorgten Haut entstehen oft langwierige Unterschenkelgeschwüre.

14.3.2. Physiologische Vorbemerkungen

Die Venen (Kapazitätsgefäße) stellen den wichtigsten Blutspeicher des Herzkreislaufsystems dar. Die extrathorakalen Venen enthalten etwa 50–60% des Gesamtblutvolumens, während die Arterien nur etwa 15% enthalten. Der Rückstrom des langsam fließenden, nicht pulsierenden Blutes zum Herzen ist an die Funktion der Muskelfascienpumpe auf die dünnwandigen Gefäße und den herzwärts gerichteten Klappenapparat geknüpft. Aus der Druck-Volumen-Beziehung des venösen kapazitiven Niederdrucksystems geht hervor, daß erst eine erhebliche Volumenzunahme zu einem Druckanstieg führt (Abb. 14.8). Krankheiten, die mit einem erhöhten zentralen Venendruck einhergehen, weisen meist einen gesteigerten *Venentonus* auf (Herzinsuffizienz). Den zusätzlichen Tonusveränderungen passen sich die Venen (im Gegensatz zu den Arterien) durch Änderung ihrer Querschnittsfläche an (kollabiert, oval, rund).

Im Gegensatz zu den arteriellen Gefäßverschlüssen, die ein vermindertes Blutangebot an die Pe-

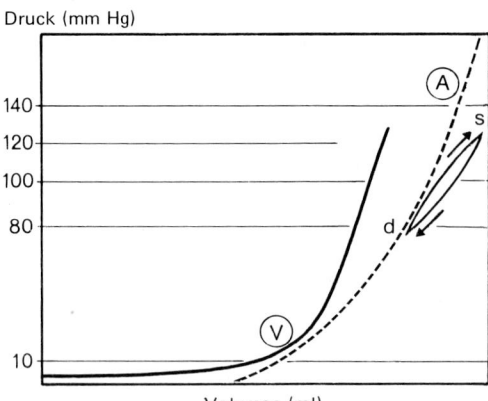

Abb. 14.8. Beziehung zwischen intravasalem Druck und Volumen. Venen (V): kleine Druckunterschiede führen zu großen Volumenänderungen (dehnbare Wand). Arterien (A): große Druckunterschiede bewirken geringe Änderungen des intravasalen Volumens (wenig dehnbare Wand), (s): systolischer, (d): diastolischer Blutdruck [36]

ripherie zur Folge haben, führen *venöse Zirkulationsstörungen* vornehmlich zu Drucksteigerungen mit Behinderung der Rückfiltration. Der akute Venenverschluß bedingt nur selten hämodynamisch wirksame Störungen, da meist eine Kompensation durch Anastomosen gewährleistet ist. Massive Venenverschlüsse (Thrombosen) gehen mit einer Venenstauung, d.h. Venendruckerhöhung einher, die durch Capillardruckerhöhung ein Stauungsödem zur Folge hat. Zu einer wirklichen Duchblutungsstörung kommt es aber in der Regel nicht. Hypoxie und Nekrose treten nur bei ausgedehnter Verlegung der Abflußwege auf (akute Thrombose eines Hirnsinus, Nierenvene, Darmvene). Auch chronische Venenverschlüsse können meist weitgehend durch Kollateralen kompensiert werden. Eine wesentliche Druckerhöhung kann jedoch unter Belastungsbedingungen resultieren.

Von erheblicher Bedeutung für die Krampfaderentstehung und ihre Folgen ist die *Venenklappeninsuffizienz.* Durch die Venenklappen wird ein Rückstrom des Blutes (z.B. bei raschem Aufrichten des Körpers) verhindert. Wesentlich ist diese Klappenfunktion vor allem bei Muskelarbeit, wenn das durch die Muskelpumpe in Richtung zum Herzen gepreßte Venenblut nicht zurückfließen kann. Die Konsequenzen einer Klappeninsuffizienz liegen somit vorwiegend in einer Steigerung des venösen Druckes bei nur unwesentlicher Beeinträchtigung der Stromstärke. — Wenn auch stenosebedingte — und wandabhängige — Gefäßgeräusche vorwiegend im arteriellen System bzw. bei arterio-venösen Fisteln beobachtet werden, so findet sich doch gelegentlich auch über der Vena jugularis ein aufgrund einer Lumeneinengung verursachtes Summen („Nonnensausen"), dem jedoch kein Krankheitswert zukommt.

14.3.3. Epidemiologie

Bei den Zirkulationsstörungen der Extremitäten überwiegen die Erkrankungen des venösen Systems. Bei der Varicosis spielt in über 70% der Fälle eine familiäre Belastung (besonders mütterlicherseits) eine Rolle. 15–20% der Menschen weißer Hautfarbe haben als Varicenträger zu gelten. Dabei überwiegt das weibliche Geschlecht. In etwa 80% handelt es sich um primäre Formen (s. unten), davon in etwa 70% beidseitig.

Bei *einseitigem Befall* dominiert die linke Seite. Die primären Formen beginnen am häufigsten zwischen dem 20. und 30. Lebensjahr. Das Ulcus cruris muß als eine der wichtigsten zur Invalidität führenden Volkskrankheiten gelten. In der Hälfte der Fälle tritt es im Alter von 30–60 Jahren auf und betrifft in zwei Dritteln das weibliche Geschlecht [17].

Bei 3641 Männern und 781 Frauen der chemischen Industrie Basels wurden in 62% der Fälle Varicen gefunden. In 58% der Fälle handelte es sich um leichtere Formen (Besenreiser, reticuläre Varicen); klinisch relevante Varicen bestanden in 4% der Fälle. Der Geschlechtsunterschied war gering: Frauen (meist kinderlos) zu Männern = 1,3:1 [31].

14.3.4. Allgemeine Symptomatologie

Die Erkrankungen des venösen Systems zeigen einen unterschiedlichen Verlauf. Thrombosen der tiefen Beinvenen sind meist — besonders bei bettlägrigen Patienten — symptomarm. Gelegentlich kommt es in fortgeschrittenen Stadien zu Schweregefühl und krampfartigen Schmerzen. Eventuell finden sich lokale Schmerzen im Bereich der Fußsohle oder tiefer Wadenschmerz bei Dorsalflexion des Fußes. Die die Prognose wesentlich determinierende Gefahr der tiefen Beinvenenthrombose besteht in der Möglichkeit oft tödlicher Lungenembolien. In den meisten Fällen resultiert im Anschluß an tiefe Beinvenenthrombosen — begünstigt durch unsachgemäße Behandlung — ein postthrombotisches Syndrom, das seinerseits wieder zur Entwicklung neuer Thrombosen führen kann.

Auch der *varicöse Symptomenkomplex,* der eigentlich die primären Varicen, d.h. die aufgrund einer Bindegewebsschwäche entstandenen Veränderungen der Beinvenen umfaßt, führt häufig zu Thrombophlebitiden, dadurch zum postthrombotischen Syndrom und sekundären Varicen mit den beschriebenen Folgeerscheinungen.

(Zur klinischen Einteilung und Klassifikation s. Tabelle 14.2.)

Varicosis:

Als Varicen (Krampfadern) bezeichnet man stark geschlängelte, erweiterte Venen. Die subcutanen Venen wechselnder Weite können knäuelförmig oder sackartig oder cylindrisch ausgeweitet sein. Man findet dieses Krankheitsbild bevorzugt bei Frauen. Pathogenetisch sind die Varicen auf konstitutioneller Basis (primäre Varicen) zu trennen von den sekundären Varicen, die sich nach Venenentzündungen entwikkeln.

Die *primären Varicen* beruhen wahrscheinlich auf einer erblichen Venenwandschwäche, die eine Klappenschlußunfähigkeit begünstigt — mit der Entwicklung von Krampfadern als Folge. Hormonelle und mechanische Faktoren scheinen ferner eine ursächliche Rolle zu spielen. Häufig werden die Varicen bereits in der Pubertät oder während der Schwangerschaft manifest. Mechanische Einflüsse, Tumoren, Gravidität, Obstipation sowie langes Stehen und Sitzen dürften begünstigend für die Varicenentstehung sein. Die primären Krampfadern sind vorzugsweise an der Innenseite von Ober- und Unterschenkel, d.h. im Einzugsgebiet der Vena saphena magna lokalisiert, ferner im Bereich der Vena saphena parva (Abb. 14.9). In dem sog. *varicösen Symptomenkomplex* werden neben den primären Varicen das begleitende Lymphödem, Verhärtung, Atrophie und Pigmentierung der Haut zusammengefaßt.

Die *pathophysiologische Bedeutung* liegt in dem verminderten Rücktransport des venösen Blutes. Bei Klappeninsuffizienz der tiefen Beinvenen er-

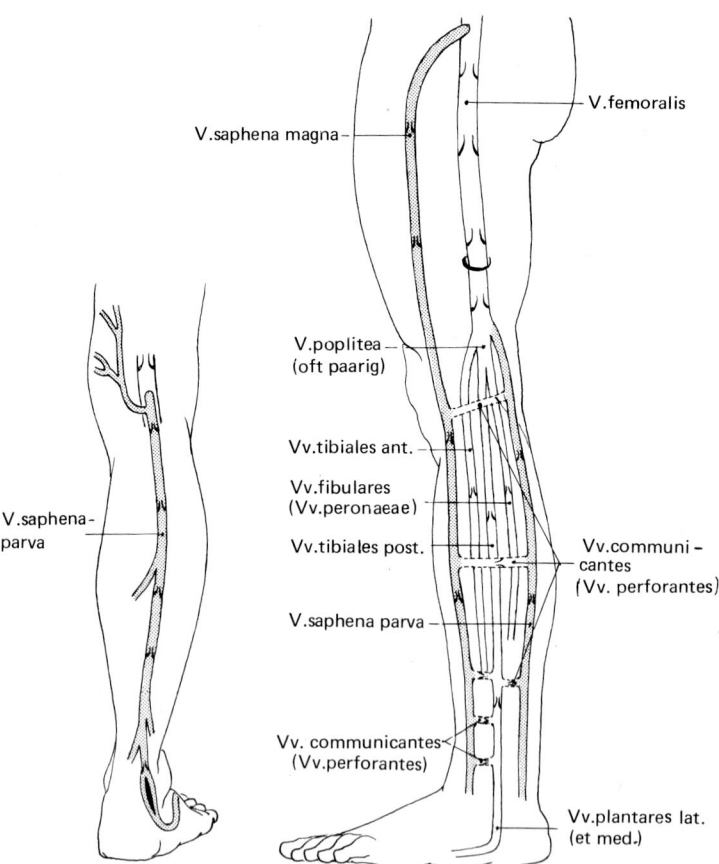

Abb. 14.9. Venensysteme der unteren Extremitäten [17]

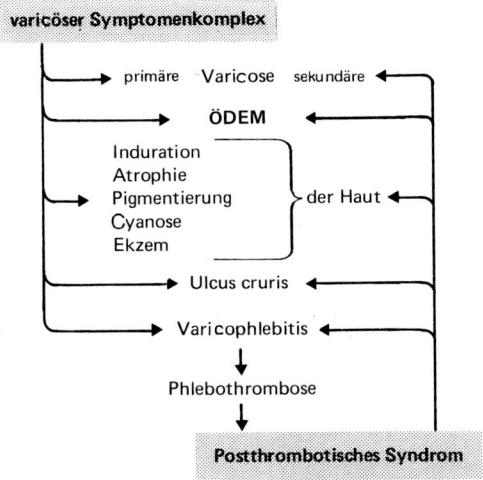

Abb. 14.10. Beziehungen zwischen varicösem Symptomenkomplex und postthrombotischem Syndrom [15]

folgt durch die Arbeit der Muskelfascienpumpe der venöse Bluttransport in die oberflächlichen Venen. Als Folge des erhöhten Veneninnendrucks entwickeln sich konsekutiv Varicen und Ödeme (Erhöhung des hydrostatischen Druckes). *Klinisch* erscheinen zunächst ektatisch geschlängelte Venen evtl. mit dem Bild varicöser Knoten, späterhin treten unterschiedlich ausgeprägte Ödeme hinzu (s. oben). Die trophischen Hautveränderungen bestehen (ebenso wie beim postthrombotischen Syndrom) in Induration, Atrophie, Pigmentierung, Cyanose und Ekzem (Abb. 14.10).

Diagnostisch sind der Perthessche und der Trendelenburgsche Test von Bedeutung, die der Prüfung der Klappenfunktion der Venae communicantes und der Durchgängigkeit der tiefen Beinvenen bzw. der Vena saphena magna dienen (s.S. 47). Die Phlebographie ist vor allem zur Abklärung einer Operationsindikation von Wichtigkeit (s.S. 48).

Sekundäre Varicen (erworbene Krampfadern) entstehen auf der Basis einer venösen Abflußbehinderung, am häufigsten im Rahmen eines postthrombotischen Syndroms. Primäre Varicen begünstigen die Entwicklung von Thrombophlebitiden bzw. Thrombosen. Die Unterscheidung zwischen primären und sekundären Krampf-

adern kann daher im Einzelfall sehr schwierig sein, da z.B. beim postthrombotischen Syndrom beide Formen nebeneinander bestehen können.

Sonderformen der Varicosis: Oesophagusvaricen, die im unteren Drittel der Speiseröhre lokalisiert sind und röntgenologisch zu den typisch rundlich-ovoiden Aussparungen führen, haben meist ihre Ursache in einer Lebercirrhose. Durch Erhöhung des portalen Drucks kommt es zur Ausprägung von Anastomosen zwischen portalen Venen und Körpervenen. Meist fehlen bei den Oesophagusvaricen die typischen Wandaussakkungen, so daß es sich definitionsgemäß nicht um Varicen im engeren Sinne handelt. Blutungen aus Oesophagusvaricen als Folge von Gefäßarrosionen bedingen nicht selten einen letalen Krankheitsverlauf bei Lebercirrhose.

Bei den *Hämorrhoiden* handelt es sich um varicöse Veränderungen des unteren Mastdarmendes, wobei die erweiterten Venengeflechte sowohl innerhalb wie außerhalb des Analrings lokalisiert sein können. Für die inneren Hämorrhoiden werden Abflußstörungen im Pfortadergebiet verantwortlich gemacht, während die äußeren Hämorrhoiden in chronischer Obstipation und sitzender Lebensweise sowie Gravidität ihre Ursache haben sollen.

Thrombophlebitis und Phlebothrombose.
Mehr als 90% der Venenthrombosen entwickeln sich an den unteren Extremitäten. An der Thrombogenese sind lokale und allgemeine Faktoren beteiligt. Zu ersteren gehören Schädigung der Gefäßwand (mechanisch, toxisch, allergisch), Verlangsamung der Blutströmung (Herzinsuffizienz, Schock), erzwungene Ruhigstellung (längere Bettlägrigkeit, Zustände nach Operationen). Zu den allgemeinen Faktoren rechnet man Bewegungsmangel und Fettsucht sowie eine Erhöhung der Gerinnungsfähigkeit des Blutes (z.B. Thrombocytose bei Polycythämie). Die einzelnen Faktoren sind meist in unterschiedlichem Maße an der Thromboseentstehung beteiligt. Mit hohen Alter nimmt die Thrombose an Häufigkeit zu.

Als *Thrombophlebitis* bezeichnet man den thrombotischen Venenverschluß aufgrund primär entzündlicher Veränderungen der Gefäßwand. Nach Klinik und Verlauf ist zu unterscheiden zwischen oberflächlicher und tiefer Thrombophlebitis. Bei der erstgenannten bestehen schmerzhafte, druckempfindliche und strangartig verdickte derbe Hautvenen. Die umgebende Haut ist entzündlich gerötet. Schmerzen gehören zu den regelmäßigen Symptomen. Nur in schweren Fällen besteht Fieber. Die Gefahr von Lungenembolien aufgrund oberflächlicher Thrombophlebitiden ist gering. In der Regel klingt das Krankheitsbild nach wenigen Wochen ab. Selten kommt es zum Übergreifen auf die tiefen Venen. Unter den Sonderformen der akuten oberflächlichen Thrombophlebitiden sind die septische Thrombophlebitis (mit Schüttelfrost) und die Varicophlebitis (im Bereich von Krampfadern) zu nennen. Nicht selten kommt es zur iatrogenen Thrombophlebitis nach paravenösen Infusionen oder Injektionen.

Die akute Thrombophlebitis der tiefen Venen verläuft häufig symptomarm. Kommt es zu Venenthrombosen ohne entzündliche Veränderungen, so spricht man von *Phlebothrombose*. Eine sichere diagnostische Trennung zwischen diesen beiden Formen des Venenverschlusses ist häufig nicht möglich. Erst im weiteren Verlauf der Erkrankung kommt es in der betroffenen Extremität zu ziehenden Schmerzen, die gelegentlich krampfartigen Charakter annehmen können („Zerreißschmerz"). Schmerzen der Plantarmuskulatur (Innenseite) (Payrsches Zeichen) und Wadenschmerzen bei Dorsalflexion des Fußes (Homansches Zeichen) sind weitere diagnostische Hinweise. Eventuell sind schmerzhafte Resistenzen palpabel. Daneben bestehen meistens eine Erhöhung der Pulsfrequenz, eine BKS-Erhöhung und Fieber; die besondere Gefahr der tiefen Beinvenenthrombose (Vena femoralis) liegt in der Möglichkeit nicht selten letal verlaufender Lungenembolien.

Zu den Sonderformen der Phlebothrombose gehört das *Paget-v. Schroetter-Syndrom*. Es handelt sich hierbei um einen akuten Achselvenenstau infolge einer Thrombose der Vena axillaris, einer narbigen Kompression oder eines Spasmus bei angiospastischer Reaktionslage nach mechanischer Überlastung. Im Vordergrund der Symptomatik stehen die Schwellung des betroffenen Armes, Spannungsgefühl und bewegungsabhän-

Tabelle 14.10. Lokalisierte Ödeme

A. Obere Extremitäten:

Paget-v. Schroetter-Syndrom:
Verlegung der Vena axillaris;
nach Mammaoperationen (80% Narbenzug,
10% Thrombosen, Metastasen)
Lymphknotenpakete
(z.B. Lymphogranulomatose)
Cava superior-Syndrom
(Gesicht, Hals, obere Extremitäten)
Mediastinaltumoren
Schwielige Mediastinitis
Aortenaneurysma

B. Untere Extremitäten:

Postthrombotisches Syndrom (65% der Fälle)
Initialödem bei tiefer Beinvenenthrombose
Status varicosus
chronische Beckenvenensperre
(Tumoren, Thrombosen, Entzündung, Parasiten)
Cava inferior-Syndrom: je nach Höhe Einbeziehung der Leber (eiweißreicher Ascites)
und der Nieren (Proteinurie)

giger Schmerz sowie evtl. krampfartige Schmerzen in der Achselhöhle. Diagnostisch entscheidend ist die Phlebographie. Das Paget-v. Schroetter-Syndrom ist differentialdiagnostisch von anderen lokalisierten Ödemen abzugrenzen (Tabelle 14.10).

Eine *Vena cava superior-Thrombose* (z.B. als Folge eines Tumors) führt zu erheblicher Venenstauung und einem ausgedehnten Umgehungskreislauf im Bereich der oberen Thoraxapertur. Ferner bestehen Cyanose und Schwellung des Gesichts. Die *akute Beckenvenenthrombose* geht mit heftigen Schmerzen im ganzen Bein mit Ausstrahlung in Hüfte und Leisten einher. Bei der *Phlegmasia alba dolens* handelt es sich um eine ascendierende Beckenvenenthrombose aus den Beinvenen. Als eine Sonderform gilt die *Phlegmasia coerulea dolens*, die infolge ausgedehnter Venenthrombosen der oberflächlichen und tiefen Venen eine ganze Extremität betrifft (z.B. beim Carcinom). Die klinische Symptomatik besteht in der rot-cyanotischen Schwellung der betroffenen Extremität mit erheblicher Stauung der Hautvenen. Die tiefen Venen sind druckempfindlich. Durch Ascension kann es weiter zur Thrombose der Vena cava inferior kommen, mit Anschwellung und Cyanose der Beine, der Bauchwand und der Genitalien.

Ein *Budd-Chiari-Syndrom* kann durch Verschluß der Lebervenen entstehen. Klinisch stehen massive schmerzhafte Lebervergrößerung (seltener Milzvergrößerung), evtl. Ascites und schwere Leberfunktionsstörungen im Vordergrund. Zu den intrahepatischen Ursachen dieses Syndroms gehören Thrombosen, Tumoren, Echinokokuscysten, Cholangitis u.a. Extrahepatische Kausalfaktoren sind Traumen, Kontrazeptiva und narbige Verziehungen. Es ist auch über ein Budd-Chiari-Syndrom auf der Grundlage einer beginnenden proliferativen Myelopathie berichtet worden, die zu einer partiellen Thrombose der Vena cava inferior und der Lebervenen geführt hatte [19]. Durch Einleitung einer Streptokinasetherapie konnte eine eindrucksvolle Remission des Krankheitsbildes erreicht werden. Eine seltene Thromboseform ist die schubweise mit wechselnder Lokalisation auftretende *Thrombophlebitis migrans.*

Postthrombotisches Syndrom:
Das postthrombotische Syndrom stellt einen Folgezustand nach akuter oder subakuter Phlebothrombose bzw. Thrombophlebitis dar. Im Rahmen des akuten thrombotischen Verschlusses der tiefen Venen kommt es zu einem Kollateralkreislauf über die Venae communicantes in die oberflächlichen Venen, die dadurch ektatisch werden, d.h. sich zu Krampfadern entwickeln (sekundäre Varicen), und den Rücktransport des Blutes nur noch unvollkommen gewährleisten. Durch die Venendrucksteigerung und die Lymphabflußstauung entstehen Ödeme und trophische Störungen. Die klinische Symptomatik der durch Induration, Atrophie und Pigmentierung charakterisierten Veränderungen tritt nach einer Latenzzeit zwischen 1 und 30 Jahren nach Abklingen des akuten Prozesses auf [17]. Die Ausprägung des postthrombotischen Syndroms mit fließenden Übergängen zum sog. varicösen Symptomenkomplex (s. oben) wechselt sehr nach Lokalisation und Ausdehnung des Grundprozesses und wird wesentlich durch die Art und die Dauer der Behandlungsmaßnahmen bestimmt. Abgesehen von den trophischen Störungen leiden die Patienten an Schweregefühl und Schmerzen der Extremitäten beim Stehen und Sitzen; in schweren Fällen besteht Ruheschmerz. Im einzelnen können je nach Ausprägung ver-

schiedene Verlaufsformen unterschieden werden: die ödematöse und die varicöse Form, die lymphödematöse Form, Mischformen und der trophisch ulceröse Verlauf.
Ulcus cruris venosum: Als Folge der gestörten Trophik beim postthrombotischen Syndrom können sich einzelne oder multiple Ulcera entwickeln. Eine banale Verletzung kann Anlaß zu nicht heilenden, sich vergrößernden Geschwürsbildungen sein. Malleolär oder retromalleolär bilden sich wechselnd große Ulcera aus mit kallösem, unregelmäßigen Rand und Induration des umgebenden Gewebes. Das Ulcus cruris varicosum ist eine Komplikation von Varicen mit trophischen Hautveränderungen. Daneben werden (selten) ulceröse Prozesse an den Unterschenkeln bei Phlegmasia coerulea dolens (s. oben) bei oberflächlicher Thrombophlebitis beobachtet.

14.3.5. Therapeutische Richtlinien

Varicosis: Für die Prophylaxe der Varicosis und der Klappeninsuffizienz ist es wesentlich, der Überdehnung der Venen entgegenzuwirken: d.h. Vermeidung eines hohen Venendrucks bei langem, ruhigen Stehen oder Sitzen sowie aktives Training in Form von Gehübungen (längere Spaziergänge und Schwimmen). Grundlagen der Varicentherapie sind weiterhin die Hochlagerung der Beine und eine exakte Kompressionstherapie (s. unten).
Bei der Varicenbehandlung ist differentialtherapeutisch möglichst zwischen primären und sekundären Varicen zu unterscheiden. Die unkomplizierten primären Varicen bedürfen keineswegs immer einer Therapie, so daß hier den Behandlungsmaßnahmen prophylaktische (oder eventuell nur kosmetische) Bedeutung zukommt.

Kompressionstherapie: Der Kompressionsverband dient der Therapie und Prophylaxe von Venenerkrankungen und Gewebsstauungen durch Kompression oberflächlicher und tiefer Venen.

Fixierte, nicht nachgiebige Verbände (Zinkleimverband) sind indiziert bei akuten, subakuten und chronischen Thrombosen und Phlebitiden der oberflächlichen und tiefen Venen (postthrombotisches Syndrom, Ulcera cruris). Kontraindikationen stellen arterielle Verschlußkrankheiten und septische Phlebitiden dar. Fixierte, elastische Verbände (Pflasterbinde) sind als Dauerverband nach Abklingen akuter Venenerkrankungen geeignet. Nicht fixierte elastische Verbände kommen vor allem prophylaktisch und zur Nachbehandlung der Venenerkrankungen in Frage sowie bei leichten und mittelschweren venösen Stauungen und Ulcus cruris ohne Begleitphlebitis. — Günstig sind Zweizuggummistrümpfe nach Maß. Über Nacht müssen die Gummibinden abgenommen werden [10].

Varicenverödung: Bestehen Zirkulationsstörungen im Sinne einer venösen Rückflußbehinderung (venöse Insuffizienz), so kommen Verödung oder Operation der Varicen in Betracht. Prinzipiell lassen sich kleine Varicen, Unter- und Oberschenkelvaricen an der Streck- und Außenseite veröden. Die Ausschaltung der Varicen durch Verödung kommt vor allem dann in Frage, wenn Seitenäste der Vena saphena magna betroffen sind. Es wird bei diesem Verfahren eine lokale Thrombose der Intima erzeugt, die schließlich zu einer fibrösen Vernarbung führt.

Nach Punktion der zu behandelnden Varicen im distalen Abschnitt wird ein Verödungsmittel (Varigloban, Varicocid u.a.) injiziert (bei Airblocktechnik zusätzlich Luftinjektion) und anschließend ein Schaumgummikompressionsverband angelegt, den der Patient bei Umhergehen zu tragen hat (Einzelheiten s. [33]). Wegen der Gefahr von Überempfindlichkeitsreaktionen sollte stets ein injizierbares Corticoid (z.B. Urbason) bereitliegen. Als Kontraindikation gelten schwere Allgemeinerkrankungen, hohes Alter, akute Infekte und unbehandelte venöse Stauungszustände.

Die *operative Entfernung* der Varicen ist vor allem bei Insuffizienz der Venae communicantes indiziert. Auch bei ausgedehnten Krampfadern und Convoluten ist eine operative Beseitigung zu erwägen. Wenn der Hauptstamm der Vena saphena magna oder parva betroffen ist, wird eine operative Ausschaltung erfolgversprechender sein als eine Verödung. Die Venenstämme werden nach Unterbindung und Ligatur aller Seiten-

äste extrahiert: sog. Stripping (Methode nach BABCOCK).

Sekundäre Varicen sollten erst verödet werden, wenn eine Verlegung der tiefen Beinvenen ausgeschlossen ist, d.h. wenn keine Kollateralfunktion der gestauten oberflächlichen Venen besteht.

Thrombophlebitis und Phlebothrombose: Bei oberflächlicher *Thrombophlebitis* braucht keine Bettruhe eingehalten zu werden. Der Patient sollte mit einem Kompressionsverband bei lokaler Auflage Heparinoid-haltiger Salben umherlaufen. Bei starken Schmerzen sind zusätzlich antiphlogistische und analgetische Medikamente zu verabreichen (Butazolidin, Tanderil). Antibiotica sind in unkomplizierten Fällen nicht erforderlich. Auch bei der *tiefen Thrombophlebitis* kann Bettruhe vermieden werden. Ein gut sitzender Kompressionsverband mit Gummi- oder Pflasterbinden und systematische Gehübungen sollten an erster Stelle stehen. Bei bettlägrigen Kranken muß das Fußende hochgestellt werden, um den venösen bzw. lymphatischen Rückstrom zu erleichtern. Eventuell sind Antiphlogistica zu verabreichen.

Obligat ist bei tiefer Thrombophlebitis neben der Kompressionsbehandlung die Antikoagulantientherapie unter Berücksichtigung der Kontraindikationen. Es kann mit Heparin i.v. als Dauerinfusion 1000–1500 E pro Std oder mit 10000–15000 E i.v. alle 4–6 Std begonnen werden. Nach wenigen Tagen sollte mit Cumarinpräparaten (Marcumar, Sintrom) (s. oben) über Monate evtl. Jahre fortgefahren werden.

Eine chirurgische Behandlung ist vor allem bei Verschluß großer Gefäße, mit der Gefahr von Nekrosen, indiziert.

Nur unter klinischen Bedingungen kommt eine thrombolytische Therapie (mit Streptokinase oder Urokinase) bei akuten Venenthrombosen in Betracht (s.S. 424). (Kontraindikationen s. Tabelle 14.9.)

Beim postthrombotischen Syndrom mit chronisch venöser Insuffizienz ist eine konsequente Kompressionsbehandlung vorrangig: zunächst mit elastischen Verbänden, die eine starke Kompression bis zur Entstauung gewährleisten. Danach sind Zweizuggummistrümpfe nach Maß anzuraten. Unterstützend wirken physikalische und hydrotherapeutische Maßnahmen. Die Ligatur insuffizienter Venae communicantes und die Verödung bzw. operative Entfernung sekundärer Varicen sind weitere Maßnahmen zur Verbesserung der gestörten venösen Hämodynamik. Die Prognose des postthrombotischen Syndroms quoad sanationem ist nicht günstig.

Bei *Ulcus cruris* sind Analgetica und Antiphlogistica häufig indiziert. Bei schweren Entzündungen ist eine Ruhigstellung notwendig. Fernerhin ist auf eine Reinigung des Ulcus mit physiologischer Kochsalzlösung zu achten. Sobald als möglich sollte eine Kompression des Ulcus mit einer Schaumgummiplatte erfolgen. Zur Vermeidung eines Ulcus cruris sind naturgemäß die obengenannten prophylaktischen Maßnahmen von besonderer Bedeutung.

14.4. Krankheiten der Capillaren

In *funktioneller Hinsicht* entsprechen die Capillaren Austauschgefäßen. Entscheidend für den Stoffwechselaustausch unter Beteiligung von Filtrations-, Resorptions- und Diffusionsvorgängen sind die Beziehungen zwischen kolloidosmotischem und hydrostatischem Druck. Bei ausgeglichenem Flüssigkeitshaushalt (d.h. ohne Vorliegen von Ödemen oder Gewebsaustrocknung) entspricht die Flüssigkeitsbewegung vom intra- in den extravasalen Raum der Capillaren der vom extra- in den intravasalen Raum. Der Filtrationsdruck, der sich aus der Differenz zwischen hydrostatischem Druck und Gewebsdruck ergibt, begünstigt den Flüssigkeitsaustritt in den Extravasalraum, während der kolloidosmotische vom Plasmaeiweiß abhängige Druck den Wiedereintritt der Flüssigkeit aus dem Extravasalraum fördert. Der normale kolloidosmotische Druck der Bluteiweißkörper beträgt etwa 25–30 mm Hg. Der Gewebsdruck liegt bei 2–5 mm Hg. Der hydrostatische Druck liegt im arteriellen Schenkel der Capillaren bei 40–45 mm Hg, im venösen Schenkel der Capillaren bei 10–15 mm Hg. — Im arteriellen Schenkel liegt demnach der hydrostatische über dem kolloidosmotischen Druck, so daß hier ein vermehr-

ter Ausstrom von Flüssigkeit stattfindet. Im venösen Schenkel hingegen überwiegt der kolloidosmotische über den hydrostatischen Druck, so daß hier ein Flüssigkeitseinstrom resultiert [22].

Beim *kardial* bedingten Ödem sind die Capillaren selbst intakt, es besteht jedoch eine Erhöhung des hydrostatischen Drucks durch Rückstau vor dem insuffizienten Herzen. Ferner besteht eine mechanische Insuffizienz des Lymphsystems, da die Druckerhöhung in den großen Venen über den Ductus thoracicus in die Lymphgefäße übertragen wird und mithin eine ausreichende Drainage der interstitiellen Flüssigkeit unmöglich wird.

Beim *Quincke-Ödem* und bei der *Urticaria* findet sich im extracapillären Raum eine Flüssigkeit, die durch einen höheren Eiweißgehalt als beim kardialen Ödem gekennzeichnet ist.

Diabetische Mikroangiopathie: Bei vielen Diabetikern stellt sich an Capillaren eine charakteristische Verdickung der Basalmembranen ein [29, 34]. Sie erstreckt sich entweder über weite Abschnitte oder ist herdförmig betont. Ausgeprägt tritt sie in Capillaren der Haut und der Skeletmuskulatur auf.

Eine Verdickung capillärer Basalmembranen ist jedoch für einen Diabetes mellitus nicht spezifisch. Sie tritt nicht bei allen Diabetikern auf, und selten kommt sie auch bei Nicht-Diabetikern vor. Zu berücksichtigen ist ferner, daß die Dicke der Basalmembranen im Alter zunimmt, so daß im Greisenalter dickere Basalmembranen als bei jugendlichen Diabetikern vorkommen können [16]. Darüber hinaus gibt es deutliche regionäre Unterschiede. Die Basalmembranen in Muskelcapillaren der unteren Extremität sind dicker als in anderen Skeletmuskeln [38]. Auch streuen die Einzelwerte stark.

Die verdickten Basalmembranen bei der diabetischen Mikroangiopathic sind bei elektronenmikroskopischer Untersuchung entweder homogen oder lamellär geschichtet. Manchmal schließen sie sogar Zelldetritus ein. Bei ihrer Entstehung dürfte der Anbau den Abbau überwiegen. Ob dabei auch eine Quellung eine Rolle spielt, ist ungeklärt. Auch ist unbekannt, ob die diabetische Stoffwechsellage (mit Hyperglykämie bzw. Insulinmangel) oder genetische Anomalien die Verdickung der capillären Basalmembranen begünstigen.

Ferner ist noch ungenügend geklärt, welche funktionellen Störungen Verdickungen der Basalmembranen nach sich ziehen. Der Gedanke liegt nahe, in einer verdickten Basalmembran ein Hindernis für den Durchtritt von Molekülen und Entzündungszellen zu sehen und damit z.B. die verminderte Resistenz der Haut von Diabetikern gegen Infektionen oder eine verzögerte Wundheilung in Zusammenhang zu bringen. Es sei jedoch daran erinnert, daß eine Verdickung der Basalmembran nicht unbedingt die Permeabilität erschweren muß. Bei der Nephrose ist sie in den Glomeruli sogar gesteigert.

Die **vasculäre Purpura** (s. Tabelle 14.11) beruht wahrscheinlich auf einer erhöhten Gefäßfragilität unter Beteiligung mechanischer, toxischer und allergischer Einflüsse. Im Vordergrund der Symptomatik stehen die petechialen (punktförmigen) Hautblutungen. Eine vasculäre Purpura wird ferner im Zusammenhang mit Störungen des Gerinnungssystems beobachtet, z.B. Willebrand-Jürgens-Syndrom, Morbus Waldenström (Tabelle 14.11).

Die **idiopathische Purpura** aufgrund verminderter Capillarresistenz findet sich vor allem bei

Frauen (besonders prämenstruell) sowie im Alter.

Die **symptomatische Purpura** wird bei Hypertonie, Lebercirrhose, Urämie, Diabetes mellitus und anderen Erkrankungen beobachtet, ferner bei toxisch infektiösen Einflüssen (Scharlach, Endocarditis) sowie bei Arzneimittelüberempfindlichkeit. Neurovasculäre Störungen scheinen bei der „Stigmatisation" eine Rolle zu spielen. Bei der Schönlein-Henochschen Erkrankung finden sich sekundär hämorrhagische Veränderungen auf der Basis einer allergischen Angiitis.

Die **Vasculitis allergica Ruiter** kann im Rahmen arzneimittelbedingter Arthus-Typ-Reaktionen beobachtet werden. Es bestehen hier enge Beziehungen zur Purpura Schönlein-Henoch und Purpura rheumatica.

Weitere Formen vasculärer hämorrhagischer Diathesen im Sinne einer Purpura sind die *Purpura pigmentosa progressiva* (wahrscheinlich allergisch bedingt) und die *Purpura beim Ehlers-Danlos-Syndrom* auf dem Boden einer Kollagenstörung. Die **Purpura fulminans** tritt als schweres Krankheitsbild häufig postinfektiös auf (z.B. nach Scharlach); bei Meningokokken- und Staphylokokkensepsis (Waterhouse-Friderichsen-Syndrom).

Beim Skorbut handelt es sich um eine C-Avitaminose mit ausgedehnten Schleimhautblutungen.

Bei Leukosen kann es aufgrund der veränderten Blutzusammensetzung (mit oder ohne begleitende Thrombocytose) zu Thrombosen und Embolien in der Endstrombahn kommen. Insbesondere bei der chronischen Myelose besteht die Gefahr von Leukocytenthromben bzw. Gefäßverschlüssen durch leukotisches Material.

Bei der **Urticaria** besteht eine allgemeine oder diffuse Erhöhung der Capillarpermeabilität mit der Ausbildung von Hautquaddeln. Ursächlich kommen Medikamente, Infekte und Allergene in Frage. Ferner physikalische Faktoren (Kälte, Wärme). Das **Quincke-Ödem** besteht in einer plötzlichen ausgedehnten Hautschwellung. Ätiologisch sind idiopathische bzw. familiäre, sowie vor allem allergische Faktoren zu nennen. Sowohl bei der Urticaria wie beim Quincke-Ödem

Tabelle 14.11. Vasculäre Purpura [17]

1. Purpura simplex sive idiopathica
   (herabgesetzte Capillarresistenz;
   prämenstruell, im Senium)

2. Purpura symptomatica
   (Hypertonie, Leberzirrhose, Urämie,
   toxisch-infektiös, neurovasculär)

3. Purpura rheumatica (Schönlein-Henoch)
   Sonderformen:
   a) Purpura Majocchi
      (Purpura annularis teleangiectodes)
   b) Kokardenpurpura
   c) Purpura fulminans Henoch
      (postinfektiös, z.B. Scharlach;
      Meningokokken- und Staphylokokkensepsis,
      Waterhouse-Friderichsen-Syndrom)
   d) Purpura necroticans

4. Purpura bei Vitamin-C-Mangel (Skorbut,
   Möller-Barlow)

5. Ehlers-Danlos-Syndrom (Cutis hyperelastica)

6. v. Willebrand-Jürgens-Syndrom
   (Angiohämophilie, Pseudohämophilie)

handelt es sich um allergische Sofortreaktionen vom anaphylaktischen Typ (Typ I).

Therapeutisch steht bei allen Capillarerkrankungen die Behandlung des Grundleidens im Vordergrund. Das Absetzen von auslösenden Medikamenten bzw. Vermeidung der kausalen Noxe, Beseitigung einer C-Avitaminose usw.

Insbesondere bei den allergisch bedingten Formen von vasculärer Purpura, Urticaria und angioneurotischem Ödem sind Corticoide wirksam. Als weitere symptomatische Maßnahmen können gefäßabdichtende Medikamente gegeben werden. Besonders beim Quincke-Ödem und bei Urticaria haben sich Antihistaminica bewährt. Schwere Allgemeinsymptome finden sich bei der sog. Serumkrankheit nach Schutzimpfungen. Hier sind Corticosteroide, gelegentlich auch immunsuppressive Medikamente indiziert, ebenso wie bei der chronischen Vasculitis vom Typ Schönlein-Henoch [17].

14.5. Krankheiten der Lymphgefäße

Das Lymphgefäßsystem ermöglicht die Drainage der interstitiellen eiweißhaltigen Flüssigkeit. Dem Lymphtransport dienen dabei ähnliche Mechanismen wie dem venösen Bluttransport (Klappen-Haut-Muskel-Pumpe). Die sehr dünne bzw. fehlende Basalmembran erleichtert den Übertritt der Plasmaproteine in die blindsackartigen Endigungen der Lymphbahnen. Bei Überforderung der Transportkapazität des Lymphsystems kommt es zur Ödembildung, z.B. bei übermäßiger Produktion interstitieller Flüssigkeit oder bei verminderter Transportfähigkeit infolge von Erkrankungen der Lymphgefäße (Sklerose), fernerhin bei kongenitalen und erworbenen Lymphgefäß- und Lymphknotenveränderungen (Aplasie, Hypoplasie der Gefäße, Lymphangiopathia obliterans). Lymphödeme resultieren schließlich auch bei posttraumatischen Lymphangiopathien, bei Lymphangitis und Lymphadenitis. Das nicht-entzündliche, obstruktive Lymphödem ist ein häufiges Symptom bei ausgedehntem Tumorbefall von Lymphknotenstationen.

Besondere Bedeutung kommt dem Lymphsystem bei der Pathogenese des kardialen Ödems zu. Die Rechtsherzinsuffizienz führt zu einer Erhöhung des hydrostatischen Drucks. Durch Rückstauung vor dem insuffizienten Herzen resultiert konsekutiv eine mechanische Insuffizienz des Lymphsystems, da die Drucksteigerung in den großen Venen über den Ductus thoracicus in die Lymphgefäße übertragen wird und somit eine ausreichende Drainage der interstitiellen Flüssigkeit unmöglich wird [22].

Die nicht über die Capillargefäße rückresorbierte interstitielle proteinhaltige Flüssigkeit wird über die Lymphgefäße und die Lymphknoten, welche Filterfunktion besitzen, und den Ductus thoracicus wieder dem venösen System zugeführt. Ähnlich den Venen können varicös erweiterte (Lymphangiektasie), klappeninsuffiziente oder entzündlich veränderte Lymphgefäße (Lymphangiopathia obliterans) den Flüssigkeitsrückstrom behindern und zu einer Lymphostase führen. Neben derartigen angeborenen oder erworbenen Prozessen kommt auch eine gesteigerte Lymphproduktion bzw. eine veränderte Zusammensetzung der Lymphe als Ursache eines Lymphödems in Frage (s. Tabelle 14.12).

Die **Lymphangitis** stellt eine bakterielle, entzündliche Veränderung der Lymphbahnen dar, die ih-

---

Tabelle 14.12. Klassifikation der Lymphödeme [9]

A. Primäre Lymphödeme

  I. Hereditäre (Typ Nonne-Milroy, Typ Meige)
 II. Nicht hereditäre
     a) angeborenes Lymphödem
        essentielles
        bei Frühgeburten
        bei Bonnevie-Ullrich-Syndrom

     b) nicht angeborene
        idiopathische und Lymphoedema praecox

B. Sekundäre Lymphödeme

  1. nach Infektionen
     (bakteriell und mykotisch) lokal
     allgemein (Typhus, Influenza, Malaria)
  2. nach parasitären Erkrankungen
     (Filaria bancrofti)
  3. nach Thrombophlebitis
  4. nach akuter und chronischer Lymphangitis
  5. neoplastisch
  6. iatrogen (chirurgische Entfernung von
     Lymphknoten, Radium, Röntgen)

ren Ausgang in einer Lokalinfektion (Absceß, Furunkel, Venenentzündung) nimmt, die im Einzelfall aber oft schwer nachzuweisen ist. Es bestehen zentripetal verlaufende strang- oder netzförmig gerötete Lymphgefäße, die oft nur in geringem Maße druckschmerzhaft sind. Daneben findet sich meist eine Entzündung der zugehörigen Lymphknoten bei Bestehen allgemeiner Entzündungszeichen wie Leukocytose, Fieber und BKS-Erhöhung.

Als Operationsfolge oder traumatisch bedingt (seltener angeboren) können sich **Lymphfisteln** bilden. Die möglichen klinischen Folgen bestehen in Chylurie, Chylothorax, Chyloperikard, Ascites oder in einer eiweißverlierenden Enteropathie.

Unter einem **Lymphödem** (Tabelle 14.12) wird ein ein- oder doppelseitiges Ödem verstanden, das zu Beginn eine teigig-weiche Beschaffenheit aufweist, in fortgeschrittenen Stadien aber derb und kaum noch eindrückbar wird. Ein ausgeprägtes Lymphödem der Beine mit erheblichen Deformierungen der betreffenden Extremität wird als Elephantiasis bezeichnet.

Das klinische Beschwerdebild besteht in Spannungs- oder Schweregefühl und eventuell zusätzlicher Bewegungseinschränkung. Ätiologisch und vor allem therapeutisch wichtig ist die Einteilung in primäre (oder essentielle) und sekundäre Lymphödeme.

Zu den ersteren gehört das familiäre Lymphödem, das vorwiegend beim weiblichen Geschlecht beobachtet wird. Es tritt entweder zur Pubertät als Lymphoedema praecox oder im späteren Erwachsenenalter auf (Lymphoedema tardum). Vorzugsweise ist eine untere Extremität diffus betroffen. Davon abzugrenzen ist das angeborene primäre Lymphödem und das idiopathische, sporadisch (häufig zunächst prämenstruell) auftretende Lymphödem. Mögliche Komplikation des primären Lymphödems sind Lymphangitis, Erysipel und Lymphfisteln.

Häufiger und klinisch bedeutungsvoller als das primäre Lymphödem sind die sekundären Formen.

Das lymphangitische Lymphödem hat seine Ursache in einem Erysipel, weniger häufig in allgemeinen infektiösen Erkrankungen wie Pneu-

monie und Tuberkulose. Die ödematöse Schwellung entwickelt sich in der Regel nach Abklingen der akuten Symptomatik der Lymphangitis. Ein parasitär bedingtes Lymphödem findet sich bei der Malaria. Die tropische Elephanthiasis wird durch die Filaria bancrofti hervorgerufen.

Tumormetastasen, Morbus Hodgkin und Tbc führen aufgrund regionären Lymphknotenbefalls nicht selten zu einem Lymphödem. Relativ häufig ist das Lymphödem nach Radiatio oder Operation bei carcinomatösen Veränderungen (s. Tabelle 14.12).

Therapie: Die Behandlung der Lymphangitis besteht in der chirurgischen Therapie des Primärherdes. Als konservative Maßnahmen sind kühlende Umschläge, Hochlagerung und Ruhigstellung der betroffenen Extremität wesentlich. Zusätzlich kann ein Breitbandantibioticum gegeben werden.

Das *primäre Lymphödem* entzieht sich einer kausalen Behandlung. Unter den symptomatischen Maßnahmen sind permanent zu tragende Kompressionsverbände bzw. Gummistrümpfe anzuraten, um eine Zunahme des Ödems zu vermeiden. In fortgeschrittenen Stadien ist das mechanische Auspressen durch kräftige Binden (in Narkose) zu erwägen. Diuretica, Streptokinase (bei Induration des Ödems) und physikalische Maßnahmen können zusätzlich angewendet werden.

Die Therapie des *sekundären Lymphödems* besteht naturgemäß in einer konsequenten Behandlung und Prophylaxe des Grundleidens (Filaria bancrofti, Erysipel, Mykosen usw.). Zusätzlich zu den obengenannten symptomatischen Maßnahmen ist eine Antikoagulantientherapie bei Gefahr entzündlicher Mikrothromben indiziert.

14.6. Mißbildungen der Blutgefäße

Zu den *Dysplasien der Blutgefäße* sind angeborene und erworbene Angiektasien und Hamartome zu zählen. Unabhängig davon kommen maligne oder benigne Geschwülste der Gefäße vor. Das cavernöse Hämangiom stellt einen bläulich schimmernden Gefäßknoten der Haut oder Muskulatur dar. Als Angioma racemosum wird ein traubenartiges Convolut von ektatischen geschlängelten Gefäßen bezeichnet. Der Naevus flammeus oder angiomatosus ist als Feuermal bekannt.

Gefäßmißbildungen finden sich ferner im Rahmen zahlreicher Phakomatosen. Auf angeborene a.-v.-Fisteln wurde oben eingegangen (s.S. 419). Als diagnostischer Hinweis bei Lebercirrhose können die sog. Spinnennaevi gelten, die aus einem arteriellen Gefäßknäuel mit zentraler Pulsation bestehen und überwiegend an Oberarmen, Brust und Gesicht lokalisiert sind. Zu den gutartigen Hämangioblastomen ist das capilläre Angiom zu rechnen, das sich auch (multipel) beim Morbus Recklinghausen findet. Als schmerzhafter Knoten aus knäuelförmigen arterio-venösen Anastomosen kann der Glomustumor imponieren.

Gut- und bösartige Tumoren der großen Gefäße sind außerordentlich selten.

Im Rahmen *mesenchymaler Fehlentwicklung* findet sich relativ häufig eine Gefäßbeteiligung. Das Marfan-Syndrom kann mit einer Aorteninsuffizienz, einer Dissektion der Aorta sowie mit einer cystischen Medianekrose einhergehen. Ein Aortenaneurysma infolge mucoider Mediadegeneration findet sich bei der Osteogenesis imperfects. (Zur vasculären Purpura beim Ehlers-Danlos-Syndrom s. oben.)

Zahlreiche Varianten von Gefäßmißbildungen ergeben sich aus *Fehlentwicklungen der Gefäßanlage* während der Embryonalzeit. Häufig sind diese Dysplasien ohne klinische Symptomatik und stellen Zufallsbefunde bei einer Angiographie dar. Hämodynamische Konsequenzen sind am ehesten bei abnormer Dilatation oder Stenose zu erwarten (z.B. Coarctatio aortae [3]).

Hier seien nur der rechtsseitig absteigende und der doppelseitige Aortenbogen erwähnt. Ferner die Hypoplasie der Aorta ascendens, die Subclavia lusoria und die klinisch wichtigen Verlaufsvarianten der Arteria dorsalis pedis. Eine besondere Rolle in der Hochdruckgenese spielen Stenosen im Bereich der Arteriae renales. Entsprechend zahlreiche Fehlanlagen und Varianten des Gefäßverlaufs und der Gefäßweite werden beim venösen System gefunden.

Die *Therapie* bei Mißbildungen der Gefäße muß im Einzelfall nach Art, Ausdehnung und Symptomatologie sorgfältig abgewogen werden. Lokale und konservative Maßnahmen sind nur selten erfolgversprechend. Beim Glomustumor ist die Excision indiziert. In den meisten Fällen werden chirurgische, strahlentherapeutische oder kombinierte Maßnahmen in Frage kommen.

14.7. Literatur

1. BLAIN, A., COLLER, F.A., CARVER, G.B.: Raynaud's disease. A study of criteria for prognosis. Surgery **29**, 387 (1951).
2. BOLLINGER, A.: Periphere Zirkulation. In: Klinische Pathophysiologie (W. Siegenthaler, Hrsg.). Stuttgart: Thieme 1973.
3. BOLTE, H.-D., LÜDERITZ, B., STRAUER, B.E.: Kardiovaskuläre Formen der arteriellen Hypertonie. Internist **15**, 139 (1974).
4. BREDT, H.: Morphologie und Pathogenese der Arteriosklerose. In: Arteriosklerose (G. Schettler, Hrsg.), S. 1–50. Stuttgart: Thieme 1961.
5. DE BAKEY, M.E., HENLY, W.S., COOLEY, D.A., MORRIS JR., G.C., CRAWFORD, E.S., BEALL JR., A.C.: Surgical management of dissecting aneurysms of the aorta. J. thorac. cardiovasc. Surg. **49**, 130 (1965).
6. DOERR, W.: Perfusionstheorie der Arteriosklerose. Stuttgart: Thieme 1963.
7. DUGUID, J.B.: Thrombosis as a factor in the pathogenesis of coronary atherosclerosis. J. Path. Bact. **58**, 207 (1946).
8. FRENCH, J.E.: Atherosclerosis. In: General Pathology (H.W. Florey, Ed.). 4th ed., p. 549. London: Lloyd-Luke (Medical Books) 1970.
9. GREGL, A.: Indikation und Technik der Lymphographie in der inneren Medizin. Internist **14**, 397 (1973).
10. HAID, H.: Kompressionsverband. In: Angiologie, Grundlagen, Klinik und Praxis (HEBERER, G., RAU, G., SCHOOP, W., Hrsg.). Stuttgart: Thieme 1974.
11. HEBERER, G., RAU, G., LÖHR, H.H.: Aorta und große Arterien. Berlin-Heidelberg-New York: Springer 1966.
12. HEINRICH, F.: Aneurysma dissecans aortae. Med. Welt (Stuttg.) NF **21**, 650 (1971).
13. HESS, H.: Arterielle Durchblutungsstörungen. In: Therapie innerer Krankheiten (BUCHBORN, E., JAHRMÄRKER, H., KARL, J., MARTINI, G.A., MÜLLER, W., RIECKER, G., SCHWIEGK, H., SIEGENTHALER, W., STICH, W., Hrsg.), 2. Aufl. Berlin-Heidelberg-New York: Springer 1974.

14. HESS, R., STÄUBLI, W.: Ultrastructure of vascular changes. In: Atherosclerosis (SCHETTLER, G., BOYD, S., Ed.), p. 49. Amsterdam: Elsevier 1969.

15. HILD, R.: Krankheiten der Venen. In: Innere Medizin (G. SCHETTLER, Hrsg.). Stuttgart: Thieme 1969.

16. JORDAN, S.W., PERLEY, M.J.: Microangiopathy in diabetes mellitus and aging. Arch. Path. **93**, 261–265 (1972).

17. KAPPERT, A.: Lehrbuch und Atlas der Angiologie. 7. Aufl. Bern-Stuttgart-Wien: Huber 1974.

18. KNIERIEM, H.J.: Elektronenmikroskopische Untersuchungen zur Bedeutung der glatten Muskelzellen für die Pathohistogenese der Arteriosklerose. Beitr. path. Anat. **140**, 298 (1970).

19. KÖSTERING, H., BRUNNER, G., HEIMBURG, P., CREUTZFELDT, W.: Thrombose beim Budd-Chiari-Syndrom infolge partieller Thrombose der Vena cava inferior und Lebervene. Dtsch. med. Wschr. **96**, 1532 (1971).

20. KUSSMAUL, A., MAIER, R.: Über eine bisher nicht beschriebene eigentümliche Arterienerkrankung (Periarteriitis nodosa), die mit Morbus Brighti und rapid fortschreitender allgemeiner Muskellähmung einhergeht. Dtsch. Arch. Klin. Med. **1**, 484 (1866).

21. LINZBACH, A.J.: Die Bedeutung der Gefäßwandfaktoren für die Entstehung der Arteriosklerose. Verh. Dtsch. Ges. Path. **41**, 24 (1958).

22. LÜDERITZ, B.: Das kardiale Ödem. Nieren- u. Hochdruckkrankh. **2**, 46 (1974).

23. LÜDERITZ, B., HEIMBURG, P., RIECKER, G.: Aneurysma dissecans bei Aortenisthmusstenose. Dtsch. med. Wschr. **97**, 562 (1972).

24. MARX, R.: Antikoagulantien und Thrombolytika. In: Therapie innerer Krankheiten (E. BUCHBORN, H. JAHRMÄRKER, J. KARL, G.A. MARTINI, W. MÜLLER, G. RIECKER, H. SCHWIEGK, W. SIEGENTHALER, W. STICH, Hrsg.), 2. Aufl. Berlin-Heidelberg-New York: Springer 1974.

25. MEYER, W.W.: Cholesterinkristallembolien kleiner Organarterien und ihre Folgen. Virch. Arch. path. Anat. **314**, 616 (1947).

26. MEYER, W.W.: Zum Gewebsbild der Thrombangitis obliterans, insbesondere über die entzündliche Entstehung und weitere Umwandlung der Fibrinablagerungen in der Intima. Virch. Arch. path. Anat. **314**, 681 (1947).

27. MEYER, W.W.: Beobachtungen über die Abheilung arteriosklerotischer Geschwüre der Aorta. Virch. Arch. path. Anat. **319**, 44 (1950).

28. MORGAN, A.D.: The Pathogenesis of Coronary Occlusion. Oxford: Blackwell 1956.

29. OTTO, H., THEMANN, H., WAGNER, H.: Qualitative und quantitative elektronenmikroskopische Untersuchungen an Hautcapillaren jugendlicher Diabetiker. Klin. Wschr. **45**, 299 (1967).

30. RAU, G.: Untersuchungsverfahren. In: Angiologie, Grundlagen, Klinik und Praxis (HEBERER, G., RAU, G., SCHOOP, W., Hrsg.). Stuttgart: Thieme 1974.

31. SCHNEIDER, M., GLAUS, L., WIDMER, L.K., LEU, H.J.: Sind Varizenträger venenkrank? Dtsch. med. Wschr. **98**, 343 (1973).

32. SCHOOP, W.: Angiologiefibel. 2. Aufl. Stuttgart: Thieme 1957.

33. SIGG, K.: Varizen, Ulcus cruris und Thrombose. Berlin-Göttingen-Heidelberg: Springer 1962.

34. STARY, H.C.: Disease of small blood vessels in diabetes mellitus. Amer. J. med. Sci. **252**, 357 (1966).

35. STRAUER, B.E., RASTAN, H.: Das Hyperabduktionssyndrom. Dtsch. med. Wschr. **97**, 1335 (1972).

36. THULESIUS, O.: General Consideration of the Circulation. In: Circulation in the Extremities. (D.I. ABRAMSON, Ed.). New York: Academic Press 1967.

37. TSCHABITSCHER, H., RUPPRECHT, A.: Chronische obliterierende Angiopathie der extracraniellen Hirnarterien. (In: Herz, Gefäße, Atmungsorgane, endokrines System.) In: Innere Medizin in Praxis und Klinik HORNBOSTEL, H., KAUFMANN, W., SIEGENTHALER, W., Hrsg.) Stuttgart: Thieme 1973.

38. VRACKO, R.: Skeletal muscle capillaries in Nondiabetics. A quantitative analysis. Circulation **41**, 285 (1970).

39. WESSLER, S., MING, S., GUREWICH, V., FREIMAN, D.G.: A critical evaluation of thromboangiitis obliterans. New. Eng. J. Med. **262**, 1149 (1960).

40. WIDMER, L.K.: Morbidität an Gliedmaßenarterienverschluß bei 6400 Berufstätigen. Baseler Studie. Bibl. cardiol. (Basel) **13**, 67 (1963).

41. WIDMER, L.K., GLAUS, L.: Die Epidemiologie des Verschlusses der Gliedmaßenarterien. Schweiz. med. Wschr. **100**, 761 (1970).

42. ZEEK, P.M.: Periarteriitis nodosa: A critical review. Amer. J. clin. Path. **22**, 777 (1952).

15. Zeittafel

1543 A. VESAL: De corporis humani fabrica

1628 W. HARVEY: Exercitatio anatomica de motu cordis et sanguinis in animalibus

1752 A. v. HALLER begründet die experimentelle physiologische Forschung

1761 G.B. MORGAGNI: De sedibus et causis morborum

1768 W. HEBERDEN: Klassische Beschreibung der angina pectoris

1785 W. WITHERING: Klinische Wirkungen der Digitalis purpurea

1822 L. OKEN gründet die Versammlung deutscher Naturforscher und Ärzte

1843 E. du BOIS-REYMONT: Messung des Verletzungsstroms am Skeletmuskel mittels Galvanometer

1852 R. VIRCHOW: Zellularpathologie

1870 A. FICK: Berechnung des Herzminutenvolumens aus Sauerstoffverbrauch und a.v.-O_2-Differenz

1877 A.D. WALLER: erste Registrierung einer Herzstromkurve am Menschen

1895 W.C. RÖNTGEN: „Über eine neue Art von Strahlen"
O. FRANK: Druck-Volumendiagramm des Herzens

1897 G.N. STEWART: Bestimmung der Kreislaufzeiten

1898 R. TIGERSTEDT und P.C. BERGMANN: Isolierung des Enzyms Renin aus normalen Kaninchennieren

1903 W. EINTHOVEN: Saitengalvanometer

1906 F. VOLHARD postuliert die humorale Pathogenese des renalen Hochdrucks
A. FRAENKEL führt die intravenöse Strophanthintherapie ein

1908 E.H. STARLING: „The law of the heart"

1914 K.F. WENCKEBACH: „Die unregelmäßige Herztätigkeit"; therapeutische Anwendung von Chinin bei der Arrhythmia perpetua

1916 W. HOWELL entdeckt das Heparin

1918 V. SCHMIEDEN: Extrapleurale Perikardektomie

1919 P. SAXL und R. HEILIG: Einführung von Merbaphen (Novasurol) als erstes synthetisches Quecksilberdiureticum

1923 J.A. SICARD und G. FORESTIER: Kontrastmitteldarstellung des rechten Herzens und der Lungengefäße am Menschen

1926 D.D. VAN SLYKE: Säuren-Basengleichgewicht

1928 J. BARCROFT: Sauerstoffaufnahme durch die Lunge als Diffusionsvorgang.
E. WOLLHEIM: Bestimmung der zirkulierenden Blutmenge (Trypanrot)
Erste Tagung der Deutschen Gesellschaft für Kreislaufforschung in Köln (Vorsitz: Geheimrat Prof. Dr. H.E. HERING)

1929 W. FORSSMANN: Erste Katheterisierung des Herzens im Selbstversuch

1933 S. DIETRICH und H. SCHWIEGK: Das EKG bei der angina pectoris

1934 H. GOLDBLATT: Experimenteller Drosselungshochdruck
G. DOMAGK: Sulfonamidbehandlung bakterieller Infektionen

1935 P.S. HENCH und E.C. KENDALL isolieren Cortison aus der Nebennierenrinde

1938 R.E. GROSS und J.P. HUBBARD: Erste erfolgreiche Durchtrennung eines Ductus arteriosus apertus Botalli

1941 A. FLEMING: Einführung von Penicillin in die Therapie

1944   A. WEBER: Herzschallregistrierung
1947   C.S. BECK: Elektrische Defibrillation des menschlichen Herzens
1948   R.P. AHLQUIST: Hypothese von α- und β-Rezeptoren des adrenergen Systems
1949   W.B. SCHWARTZ: Einführung von Acetazolamid als Diuretikum
1950   C.B. DEMING und J.A. LUETSCHER: sodium retaining factor (Aldosteron) bei generalisierten Ödemzuständen
       W.D. KEIDEL: Begründung der Echokardiographie
1952   R.W. WILKINS: Reserpin als Antihypertensivum
1953   J.H. GIBBON: Erster Einsatz einer Herz-Lungenmaschine bei der Operation eines Vorhofseptumdefektes
1957   C.M. KAGAWA: Aldosteronantagonisten
       R. BROCK: Erste klinische Beschreibung der hypertrophischen obstruktiven Kardiomyopathie
       F.C. NOVELLO und J.M. SPRAGUE führen Chlorothiazid als erstes Diureticum der Benzothiadiazingruppe ein
1959   E.W. SUTHERLAND: zyklisches AMP als „second messenger" von Hormonwirkungen
       A.L. HODGKIN und P. HOROWICZ: Einfluß von Natrium- und Kaliumionen auf das Membranpotential der Muskelzelle
1960   A. SENNING und W.M. CHARDACK: Implantation eines internen künstlichen Herzschrittmachers
       W.B. KOUWENHOVEN: Externe Herzmassage
1962   F.M. SONES: Coronarangiographie
       S.SAKAKIBARA und S. KONNO: Endocavitäre Myokardbiopsie
1965   J.C. SKOU: Hemmung der (Na^+-K^+) empfindlichen Membran-ATPase durch Herzglykoside
1966   Die Framingham-Studie zur Erfassung koronarer Risikofaktoren
1969   M.ADAM: Aorto-coronarer Bypass
       B.J. SCHERLAG: Einführung der His-Bündel — Elektrokardiographie in die Klinik
1970   T.W. SMITH: Radioimmunoassay zur Bestimmung von therapeutischen und toxischen Glykosidkonzentrationen im Serum

16. Sachverzeichnis

Diagnose und Therapie in der Praxis
Übersetzt nach der amerikanischen
Ausgabe von M.A. Krupp,
M.J. Chatton et al. Bearbeitet,
ergänzt und herausgegeben von
K. Huhnstock, W. Kutscha unter Mit-
arbeit von H. Dehmel
3. erweiterte Auflage. 27 Abbildungen
XVIII, 1337 Seiten. 1974
Gebunden DM 78,–; US $32.00
ISBN 3-540-06571-7

Therapie innerer Krankheiten
Herausgeber: E. Buchborn,
H. Jahrmärker, H.J. Karl, G.A. Martini,
W. Müller, G. Riecker, H. Schwiegk,
W. Siegenthaler, W. Stich
2. korrigierte Auflage. 32 Abbildungen
XXXI, 650 Seiten. 1974
Gebunden DM 48,–; US $19.70
ISBN 3-540-06574-1

Digitalistherapie
Beiträge zur Pharmakologie und
Klinik
Herausgeber: H. Jahrmärker,
44 Abbildungen. VIII, 109 Seiten
1975. DM 28,–; US $11.50
ISBN 3-540-07210-1

H. MÖRL
Der „stumme" Myokardinfarkt
Mit einem Geleitwort von G. Schettler
15 Abbildungen. 16 Tabellen
XIII, 113 Seiten. 1975 (Ein Klinik-
taschenbuch). DM 18,80; US $7.80
ISBN 3-540-07318-3

Geriatrie in der Praxis
Herausgeber: W.H. Hauss,
W. Oberwittler. Mit Beiträgen zahl-
reicher Fachwissenschaftler
42 Abbildungen. XVI, 298 Seiten. 1975
Gebunden DM 48,–; US $19.70
ISBN 3-540-07005-2

H. EWERBECK
**Differentialdiagnose von Krankheiten
im Kindesalter**
Ein Leitfaden für Klinik und Praxis
28 Tabellen. Etwa 290 Seiten. 1976
Gebunden DM 48,–; US $19.70
ISBN 3-540-07527-5

**Therapie der Krankheiten
des Kindesalters**
Herausgeber: G.-A. von Harnack
Mit Beiträgen zahlreicher Fach-
wissenschaftler. 16 Abbildungen.
Etwa 960 Seiten. 1976
Gebunden DM 96,–; US $39.40
ISBN 3-540-07447-3

Preisänderungen vorbehalten

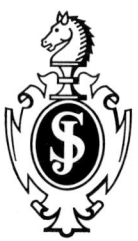

Springer-Verlag
Berlin Heidelberg New York

W. PIPER
Innere Medizin
61 Abbildungen. XX, 536 Seiten
1974 (Heidelberger Taschenbücher,
Bd. 122, Basistext Medizin)
DM 19,80; US $8.20
ISBN 3-540-06207-6

M.J. HALHUBER, R. GÜNTHER,
M. CIRESA
EKG-Einführungskurs
Eine praktische Propädeutik der
klinischen Elektrokardiographie.
Unter Mitwirkung von P. Schumacher,
W. Newesely
5. völlig neu bearbeitete Auflage
98 Abbildungen. VIII, 164 Seiten.
1975. DM 24,–; US $9.90
ISBN 3-540-07445-7

D.B. DUBIN
Schnell-Interpretation des EKG
Ein programmierter Kurs. Mit einem
Vorwort von H. Gillmann. Übersetzung
aus dem Englischen von R. Kern,
U.K. Lindner
246 Abbildungen. XIV, 258 Seiten
1975. DM 38,–; US $15.60
ISBN 3-540-07315-9

Internistische Krebstherapie
Herausgeber: K.W. Brunner,
G.A. Nagel. Mit Beiträgen zahlreicher
Fachwissenschaftler
50 Abbildungen. Etwa 500 Seiten
1975. Gebunden DM 69,–; US $28.30
ISBN 3-540-07455-4

Interdisziplinäre Schmerzbehandlung
Von R. Frey, J.J. Bonica,
H.U. Gerbershagen, D. Gross
13 Abbildungen. VIII, 102 Seiten
1974. DM 18,–; US $7.40
ISBN 3-540-06575-X

L. DEMLING, M. CLASSEN,
P. FRÜHMORGEN
Atlas der Enteroskopie
Endoskopie des Dünndarms und des
Dickdarms, retrograde Cholangio-
Pancreatiocographie. Unter Mitarbeit
von H. Koch, H. Bauerle
289 z.T. farb. Abbildungen
VIII, 252 Seiten. 1974
Gebunden DM 228,–; US $93.50
ISBN 3-540-06555-5

**Endoskopie und Biopsie in der
Gastroenterologie**
Technik und Indikation
Herausgeber: P. Frühmorgen,
M. Classen. Mit Beiträgen zahlreicher
Fachwissenschaftler. Mit einem Geleit-
wort von L. Demling
100 Abbildungen. XII, 223 Seiten
1974. (Ein Kliniktaschenbuch)
DM 19,80; US $8.20
ISBN 3-540-06762-0

Preisänderungen vorbehalten

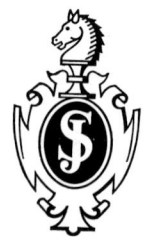

Springer-Verlag
Berlin Heidelberg New York